Pichlmayrs Chirurgische Therapie

E. Nagel · D. Löhlein (Hrsg.)

Eckhard Nagel · Dietrich Löhlein (Hrsg.)

Pichlmayrs Chirurgische Therapie

Allgemein-, Viszeral- und Transplantationschirurgie

3., völlig neu bearbeitete Auflage

Mit 46 Abbildungen
und 64 Tabellen

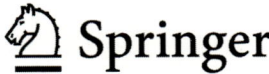 Springer

Prof. Dr. med. Dr. phil. ECKHARD NAGEL
Leiter des Chirurgischen Zentrums
Bereich Allgemein-, Viszeral- und Transplantationschirurgie
Klinikum Augsburg
Stenglinstr. 2, 86156 Augsburg
und
Geschäftsführender Direktor des Instituts für Medizinmanagement
und Gesundheitswissenschaften
Universität Bayreuth
Prieserstr. 2, 95444 Bayreuth

Prof. Dr. med. DIETRICH LÖHLEIN
Direktor der Chirurgischen Klinik
Klinikum Dortmund gGmbH
Beurhausstr. 40, 44137 Dortmund

Bibliografische Information der Deutschen Bibliothek
Die Deutsche Bibliothek verzeichnet diese Publikation in der Deutschen Nationalbibliografie;
detaillierte bibliografische Daten sind im Internet über <http://dnb.ddb.de> abrufbar.

ISBN-10 3-540-65980-3 Springer Berlin Heidelberg New York
ISBN-13 978-3-540-65980-8 Springer Berlin Heidelberg New York

Springer ist ein Unternehmen von Springer Science+Business Media
springer.de
© Springer-Verlag Berlin Heidelberg 2006
Printed in Germany

Die Wiedergabe von Gebrauchsnamen, Handelsnamen, Warenbezeichnungen usw. in diesem Werk
berechtigt auch ohne besondere Kennzeichnung nicht zu der Annahme, dass solche Namen im Sinne der Warenzeichen- und Markenschutz-Gesetzgebung als frei zu betrachten wären und daher
von jedermann benutzt werden dürften.

Produkthaftung: Für Angaben über Dosierungsanweisungen und Applikationsformen kann vom
Verlag keine Gewähr übernommen werden. Derartige Angaben müssen vom jeweiligen Anwender
im Einzelfall anhand anderer Literaturstellen auf ihre Richtigkeit überprüft werden.

Planung: Gabriele Schröder, Springer-Verlag, Heidelberg
Desk Editing: Stephanie Benko, Springer-Verlag, Heidelberg
Herstellung: ProEdit GmbH, Elke Beul-Göhringer, Heidelberg
Satz: K. Detzner, Speyer
Umschlaggestaltung: deblik, Berlin

24/3151 beu-göh – 5 4 3 2 1 0 – Gedruckt auf säurefreiem Papier

Geleitwort

Ich freue mich sehr, dass die „Chirurgische Therapie" nach dem Tode meines Mannes wieder aufgelegt wird. Um dies zu verwirklichen, wurden die einzelnen Kapitel von seinen früheren Mitarbeitern nach dem aktuellen Stand des Wissens und der Technik neu bearbeitet. Das Kapitel „Der Organspender" wurde um eigene Abschnitte zur Nieren-, Leber- und Pankreastransplantation erweitert, denn Eingriffe auf diesen Gebieten der Transplantationschirurgie zählen dank laufend erzielter Fortschritte in den letzten Jahren inzwischen zur „Routine".

Von allen Büchern meines Mannes habe ich die „Chirurgische Therapie" immer besonders geschätzt. Es ist das ideale Buch für den praktischen Gebrauch aller im chirurgischen Bereich Arbeitenden. Sehr übersichtlich und formal weitgehend standardisiert sind die einzelnen Themengebiete mit Definitionen, Diagnostik, Differentialdiagnostik, Operationsindikationen, operativer Therapie sowie Vor- und Nachbehandlung geschildert und erklärt. Die Ausführungen sind gut verständlich, das schnelle Auffinden des gewünschten Kapitels wird durch ein Daumenregister erleichtert.

Nicht nur für die chirurgischen Kollegen, sondern auch für mich als Anästhesistin und für meine Mitarbeiter war gerade dieses Buch stets eine wertvolle Hilfe in unserer täglichen Arbeit. Die genauen Informationen über die chirurgischen Maßnahmen bei den einzelnen Eingriffen hat sowohl unsere Bemühungen um den Patienten als auch die Zusammenarbeit mit den chirurgischen Partnern optimiert.

Ich habe das Buch stets gerne und viel benutzt und danke den Kollegen, insbesondere Eckhard Nagel und Dietrich Löhlein, die diese Neuauflage ermöglicht haben.

Ina Pichlmayr
Juni 2005

Vorwort

Die vorliegende 3. Auflage der „Chirurgischen Therapie" ist die erste, die nicht mit Rudolf Pichlmayr als Erst-Herausgeber erscheint. Er verstarb am 29. August 1997 während des 37. Internationalen Weltkongresses für Chirurgie in Acapulco/Mexiko. Sein Tod ist menschlich wie fachlich für diejenigen, die ihn kannten, ein bis heute nur schwer zu verarbeitender Verlust. Der 1996 von ihm als Präsidenten der Deutschen Gesellschaft für Chirurgie erfolgreich organisierte Kongress in Berlin war nicht nur Ausdruck seiner hohen Anerkennung als Chirurg und Lehrstuhlinhaber, sondern spiegelte auch in seiner Thematik – Bewahren, Wandel und Fortschritt – das ausgeprägte gesellschaftliche und wissenschaftliche Engagement von Rudolf Pichlmayr wider.

Insbesondere Letzteres hat die Entscheidung, die „Chirurgische Therapie" neu aufzulegen und in „Pichlmayrs Chirurgische Therapie" umzubenennen, maßgeblich beeinflusst.

Der wissenschaftlich-medizinische Fortschritt muss, so war seine Überzeugung, in klarer Form in den klinischen Behandlungsalltag integriert werden. Dass didaktisch hierfür Behandlungsleitlinien eine bedeutende Rolle spielen können, hat Rudolf Pichlmayr bereits in den 70er-Jahren erkannt, zu einer Zeit, als der Begriff in der Medizin noch weitgehend unbekannt war. Bereits die erste Auflage der „Chirurgischen Therapie" war ausgezeichnet von didaktischer Klarheit, die sowohl interessierten Studenten, in der Facharztausbildung befindlichen Kollegen als auch erfahrenen Chirurgen einen wertvollen Überblick über die modernen chirurgischen Therapiemöglichkeiten geben konnte.

Legt man die zum Teil wichtigen Entwicklungen bei den Behandlungsmöglichkeiten in der Chirurgie seit dem Erscheinen der zweiten Auflage zugrunde, kann es nur in seinem Sinne sein, wenn sein Werk durch die vorliegenden Aktualisierungen eine Fortführung und auch eine Extension erfährt. Um dem Leser den visionären Charakter von Rudolf Pichlmayr näherzubringen, wurden seine jeweiligen Vorbemerkungen zu den einzelnen Kapiteln im Wesentlichen beibehalten und lediglich durch neue Anmerkungen ergänzt.

Seine Visionen, Ideale und Überzeugungen sind aber nicht nur in seiner Einstellung zur Wissenschaft, sondern vor allem in seinem Verhältnis zu den Patienten zum Ausdruck gekommen. Sie spiegeln sich auch in der Tatsache wider, dass er in den Jahren seiner Tätigkeit an der Medizinischen Hochschule Hannover, als Leiter der Klinik für Abdominal- und Transplantationschirurgie von 1968 bis 1997, Gründer einer ausgesprochen erfolgreichen operativen Schule war. Es sind deshalb nicht zufällig seine Schüler, die eine sehr behutsam redigierte, neu überarbeitete Auflage der „Chirurgischen Therapie" präsentieren. Eine in 30 Jahren gewachsene chirurgische Schule, die wesentliche Inhalte der allgemein-, viszeral- und transplantationschirurgischen Versorgung neu entwickelt hat, bietet für den Lernenden ein gut nachvollziehbares System, das den gesamten chirurgischen Behandlungsablauf und seine Möglichkeiten vermittelt.

Hierzu wurden Anzahl und Aufteilung der Kapitel verändert. Das Kapitel „Periphere Gefäßchirurgie" konnte entfallen, nachdem dieser Bereich immer weniger zum operativen Spektrum der Allgemein- und Viszeralchirurgie gehört. Umgekehrt macht die Entwicklung im Bereich der hepatobiliären Chirurgie eine Dreiteilung der Kapitel Gallenwege, Leber und portale Hypertension notwendig. Damit konnte und sollte ein Schwerpunkt Rudolf Pichlmayrs herausgestellt werden, den seine Schüler vertieft haben.

Als weiteres Vermächtnis unseres Lehrers wurde die Transplantationschirurgie mit 4 Kapiteln in das Buch aufgenommen.

Ganz im Sinne der ersten beiden Auflagen wurden besonders neuere operative Techniken wie das laparoskopische Vorgehen in den jeweiligen Anwendungsgebieten berücksichtigt und eine Wertung im Vergleich zum konventionellen Vorgehen vorgenommen. Gleiches gilt für innovative diagnostische Möglichkeiten.

Es war bereits ein besonderer Wunsch von Rudolf Pichlmayr, die modernen Entwicklungen in der Informationstechnologie auch für die Wissensvermittlung speziell in der Chirurgie zu nutzen. So war er einer der Ersten, die aus dem Operationssaal via Telematik Eingriffe in andere Länder übertrugen. So ist es nur folgerichtig, dass diesem Buch eine DVD beiliegt, die den Text ergänzt und eine konkrete Vorstellung ausgewählter, beschriebener Operationstechniken ermöglicht.

Insgesamt findet sich also eine spannende Synopse bewährter und aktueller didaktischer Strategien zur Vermittlung des gesamten Wissensspektrums im Bereich der Allgemein-, Viszeral- und Transplantationschirurgie.

Die Herausgabe des Buches ist ein Gemeinschaftswerk, nicht nur der Autoren. Es gilt insbesondere Herrn Spengler zu danken, der die Koordination der einzelnen Arbeitsschritte in seiner Verantwortung hatte. Thomas Gardner von 3rd Vision und Dr. Karl Jähn aus Bayreuth waren für die Erstellung der DVD federführend zuständig. Frau Schröder, Frau Benko und Herr Wurm vom Springer-Verlag sowie Frau Beul-Göhringer von der Pro Edit GmbH haben die Erstellung des Buches betreut. Die Sekretariate in Bayreuth, Frau Helga Hofstetter, in Augsburg, Frau Marion Maerz, und in Dortmund, Frau Vera Pieper, haben die zusätzlichen Belastungen mit Bravour gemeistert. So danken wir ihnen allen und unseren Mitarbeiterinnen und Mitarbeitern in Klinik und Universität besonders herzlich.

Es freut uns, dieses Buch für alle an der Chirurgie Interessierten in dieser neuen Version vorlegen zu können. Wir tun dies in der Absicht, den zentralen Leitsatz unseres Mentors und Lehrers Rudolf Pichlmayr: „Wahrung des Bestandes, Wandel und Fortschritt der Chirurgie" mit der vorliegenden Ausgabe lebendig bleiben zu lassen.

Eckhard Nagel, Dietrich Löhlein
Augsburg, Bayreuth, Dortmund, im Juni 2005

Inhaltsverzeichnis

Mitarbeiterverzeichnis

W. O. BECHSTEIN, Prof. Dr. med.
Klinik für Allgemein- und Gefäßchirurgie
Johann-Wolfgang-Goethe-Universität Frankfurt
Theodor-Stern-Kai 7, 60590 Frankfurt/M.

F. BRAUN, Dr. med.
Klinik für Allgemeine Chirurgie und Thoraxchirurgie
Chirurgische Klinik, Zentrum für operative Medizin I
Christian-Albrechts-Universität Kiel
Arnold-Heller-Str. 7, 24105 Kiel

T. BREIDENBACH, Dr. med., Dipl.-Biol.
Chirurgisches Zentrum, Bereich Allgemein-, Viszeral-
und Transplantationschirurgie
Klinikum Augsburg
Stenglinstr. 2, 86156 Augsburg

C. E. BROELSCH, Prof. Dr. med., Dr. h.c. mult.
Klinik für Allgemein- und Transplantationschirurgie
Universitätsklinikum Essen
Hufelandstr. 55, 45147 Essen

H. DRALLE, Prof. Dr. med.
Klinik und Poliklinik für Allgemeinchirurgie
Martin-Luther-Universität Halle/Wittenberg, Klinikum Kröllwitz
Ernst-Grube-Str. 40, 06097 Halle

D. DRÜCKE, Dr. med.
Klinik für Plastische Chirurgie
Schwerbrandverletzten- und Handchirurgiezentrum
Berufsgenossenschaftliche Kliniken Bergmannsheil
Universitätsklinik
Bürkle-de-la-Camp Platz 1, 44789 Bochum

T. O. GOLDA, Dr. med.
Chirurgische Klinik und Transplantationszentrum
Knappschaftskrankenhaus – Ruhr-Universität Bochum
In der Schornau 23–25, 44892 Bochum

G. Gubernatis, Prof. Dr. med.
Deutsche Stiftung Organtransplantation Region Nord
Stadtfelddamm 65, 30625 Hannover

W. Hiller, Prof. Dr. med.
Klinik für Viszeral- und Thoraxchirurgie, Klinikum Lippe-Detmold
Röntgenstr. 18, 32756 Detmold

J. Jähne, Prof. Dr. med.
Klinik für Allgemein-, Viszeral- und Gefäßchirurgie
Henriettenstiftung Hannover
Marienstr. 72–90, 30171 Hannover

S. Kübler, Dr. med.
Klinik für Allgemein-, Viszeral- und Gefäßchirurgie
Henriettenstiftung Hannover
Marienstr. 72–90, 30171 Hannover

H. Lang, Prof. Dr. med.
Klinik für Allgemein- und Transplantationschirurgie
Universitätsklinikum Essen
Hufelandstr. 55, 45147 Essen

D. Löhlein, Prof. Dr. med.
Chirurgische Klinik
Klinikum Dortmund gGmbH
Beurhausstr. 40, 44137 Dortmund

H. Mayer, Dr. med.
Klinik Vincentinum
Franziskanergasse 12, 86152 Augsburg

H. J. Meyer, Prof. Dr. med.
Klinik für Allgemein- und Viszeralchirurgie
Städtisches Klinikum Solingen
Gotenstr. 1, 42653 Solingen

E. Nagel, Prof. Dr. med. Dr. phil.
Chirurgisches Zentrum
Bereich Allgemein-, Viszeral- und Transplantationschirurgie
Klinikum Augsburg
Stenglinstr. 2, 86156 Augsburg

H. R. Nürnberger, Dr. med.
Chirurgische Klinik, Klinikum Dortmund gGmbH
Beurhausstr. 40, 44137 Dortmund

K. J. Oldhafer, Prof. Dr. med.
Klinik für Allgemein- und Viszeralchirurgie
Allgemeines Krankenhaus Celle
Siemensplatz 4, 29223 Celle

R. Raab, Prof. Dr. med.
Klinik für Allgemein- und Viszeralchirugie
Städtische Kliniken Oldenburg gGmbH
Dr.-Eden-Str. 10, 26133 Oldenburg

B. Ringe, Prof. Dr. med.
The Liver Bilary and Pancreas Center
at Hahnemann University Hospital
216 North Broad Street
5th Floor, Feinstein Building
Philadelphia, Pennsylvania 19102
USA

K. D. Rumpf, Prof. Dr. med.
Kurfürst-Wilhelm-Str. 8, 36093 Künzell-Engelhelms

H. U. Steinau, Prof. Dr. med.
Klinik für Plastische Chirurgie
Schwerbrandverletzten- und Handchirurgiezentrum
Berufsgenossenschaftliche Kliniken Bergmannsheil
Universitätsklinik
Bürkle-de-la-Camp Platz 1, 44789 Bochum

G. Tidow, PD Dr. med.
Klinik für Allgemeinchirurgie, Klinikum Hannover Nordstadt
Haltenhoffstr. 41, 30167 Hannover

H. Treckmann
Chirurgische Klinik, Klinikum Dortmund gGmbH
Beurhausstr. 40, 44137 Dortmund

R. Viebahn, Prof. Dr. med.
Chirurgische Klinik und Transplantationszentrum
Knappschaftskrankenhaus – Ruhr-Universität Bochum
In der Schornau 23–25, 44892 Bochum

P. Vogt, Prof. Dr. med.
Klinik für Plastische, Hand- und Wiederherstellungschirurgie
Klinik der Medizinischen Hochschule Hannover
im Krankenhaus Oststadt
Podbielskistr. 380, 30659 Hannover

A. Weimann, Prof. Dr. med.
Klinik für Allgemein- und Viszeralchirurgie
Städtisches Klinikum „St. Georg"
Delitzscher Str. 141, 04129 Leipzig

H. Ziegler, Dr. med.
Ernsdorfer Str. 77A, 83209 Prien/Chiemsee

Schilddrüse

H. DRALLE

Vorbemerkungen

Die wichtigsten Fortschritte der letzten Jahre auf dem Gebiet der Schilddrüsenerkrankungen beruhen auf *Verbesserungen der Diagnostik.* Hierzu gehören v. a. hormonanalytische und nuklearmedizinische Methoden, wie die *In-vitro-Bestimmungen* der Schilddrüsenhormone und des thyreotropen Hormons durch Radioimmunoassays sowie die Schilddrüsensonographie und die Aspirationszytologie. Diese Entwicklungen haben dazu geführt, dass die Chirurgie der Schilddrüsenerkrankungen zunehmend den pathophysiologischen Gegebenheiten angepasst wurde und dass zu der früher routinemäßig durchgeführten beidseitigen subtotalen Resektion nach Kocher *vermehrt spezielle morphologieorientierte Operationsverfahren* hinzugekommen sind. Wenngleich sich auch nuklearmedizinische und medikamentöse Behandlungsformen etwa bei den Zuständen der Schilddrüsenüberfunktion weiter entwickelt haben, stellt doch die operative Behandlung weiterhin einen wesentlichen Faktor in der Therapie benigner Schilddrüsenerkrankungen dar.

Gerade durch verbesserte Diagnostik und durch genaue pathomorphologische Studien ist das Problem der *Behandlung maligner Schilddrüsenerkrankungen* zunehmend aktualisiert worden. Die Klassifizierung der Schilddrüsenkarzinome entsprechend ihrem histologischen Differenzierungsgrad mit sehr unterschiedlichen Wachstums- und Metastasierungseigenschaften erfordert eine dem Tumortyp und dem Tumorstadium angepasste Behandlungsform, wobei die totale Thyreoidektomie weiterhin die Therapiegrundlage der meisten Schilddrüsenmalignome darstellt. Die Behandlungsrichtlinien bei malignen Schilddrüsenerkrankungen sind zwar vereinheitlicht worden (Leitlinien der Deutschen Krebsgesellschaft und der Deutschen Gesellschaft für Chirurgie 2000), weitere Langzeitergebnisse müssen v. a. bezüglich der Indikation zu eingeschränkten Operationsverfahren bei bestimmten Formen des differenzierten Frühkarzinoms abgewartet werden. Ein Hauptproblem der Karzinomchirurgie besteht weiterhin in der Differenzierung des szintigraphisch „kalten", potentiell als maligne zu betrachtenden Solitärknotens. Da wegen der Häufigkeit dieser Befunde eine generelle operative Entfernung nicht möglich ist, wird eine weitere Eingrenzung des individuellen Malignitätsrisikos angestrebt. Dies kann v. a. durch die Kombination der klinischen Befunde (Anamnese, Palpationsbefund) mit den Ergebnissen der Sonographie und der Punktionszytologie erreicht werden. Dennoch bleibt aufgrund des hohen Differenzierungsgrads der meisten Schilddrüsenkarzinome die Karzinomdiagnostik im Bereich der Schilddrüse weiterhin ein wesentliches Problem gerade auch für die Indikation und operative Behandlung dieser Tumoren.

Anmerkungen

Hinsichtlich der Resektionsstrategie bei der benignen Knotenstruma hat sich in den letzten Jahren der zurückbelassene, häufig dorsal gelegene Schilddrüsenknoten als der wesentliche operativ zu beeinflussende Risikofaktor für die Rezidiventwicklung herausgestellt. Die bestmögliche Entfernung allen knotentragenden Gewebes ist daher das Hauptziel der Operation; diesem entsprechend sollte die Resektionsstrategie individualisiert werden, d. h. morphologieorientiert sein (s. Leitlinien der Deutschen Gesellschaft für Chirurgie 1996). Hinsichtlich des N. recurrens und der Nebenschilddrüsen wird heute nach langjährigem Dissens deren routinemäßige Darstellung empfohlen, da durch prospektive Evaluationsstudien überzeugend gezeigt werden kann, dass die Komplikationsrate durch schonende Darstellung gesenkt werden kann.

Bei der operativen Strategie in der Behandlung des Schilddrüsenkarzinoms konnte ein Konsens dahin gehend erzielt werden, dass differenzierte Frühkarzinome unter bestimmten Bedingungen (im Gesunden entfernt, unifokal, nicht hereditär, kein Hinweis für Lymphknoten- oder Fernmetastasen) organerhaltend operiert werden können. Bei allen anderen Karzinomformen ist die totale Thyreoidektomie und zentrale Lymphadenektomie Standardverfahren. Beim hereditären medullären Karzinom ist das Ziel, durch Frühoperation molekulargenetisch identifizierter Genträger den Operationszeitpunkt in die Phase der Karzinomentstehung vorzuverlagern. Hier müssen weitere Untersuchungen zeigen, welche Befundkonstellation (Mutationstyp, Kalzitoninspiegel) den kritischen Transformationszeitpunkt am genauesten charakterisiert.

1.1
Diagnostik und Indikation

1.1.1
Allgemeines

Die klinische Einteilung der Schilddrüsenerkrankungen hat sowohl morphologische als auch funktionelle Kriterien zu berücksichtigen, wobei sich diese gelegentlich überschneiden. Die hier verwendeten Einteilungen und Definitionen werden im Folgenden dargestellt.

1.1.1.1
Euthyreote Struma

Die euthyreote Struma ist eine nichtentzündliche, benigne Schilddrüsenvergrößerung mit euthyreoter Stoffwechsellage und intakter hypophysärer Regulation. Die häufigste Ursache ist Jodmangel, andere, weitaus seltenere, sind Wachstumsfaktoren, strumigene Substanzen und Störungen in der Schilddrüsenhormonsynthese.

Die Struma diffusa kommt endemisch vor in Jodmangelgebieten, besonders bei Jugendlichen und während der Gravidität. Unter Substitution mit Jodid ist in manchen Fällen ein Stillstand des Wachstums zu erreichen.

Die Struma nodosa wird ebenfalls vermehrt in Jodmangelgebieten beobachtet, sie ist häufiger bei älteren Patienten. Sie ist charakterisiert durch regressive Veränderungen, adenomatöse Umbauvorgänge mit nur geringem Karzinomrisiko, und stellt hauptsächlich ein mechanisches Problem dar. Durch Substitution mit Jod und/oder Schilddrüsenhormonen ist sie nur gering zu beeinflussen.

1.1.1.2
Autonomie und Hyperthyreose

Bei der *Schilddrüsenautonomie* besteht eine funktionelle Autonomie (Jodaufnahme, Schilddrüsenhormonsynthese und -sekretion) einzelner Schilddrüsenzellen bzw. Schilddrüsenfollikel oder Follikelgruppen (Studer et al. 1985). Die Autonomie manifestiert sich klinisch und/oder wird szintigraphisch nachgewiesen als unifokale (ca. 25%), multifokale (ca. 50%) oder disseminierte Schilddrüsenautonomie (ca. 25%; Bähre et al. 1988). Die Schilddrüsenautonomie wird als autoregulatorische Fehlanpassung an den Jodmangel aufgefasst. Bei Persistieren des alimentären Jodmangels nimmt die Schilddrüsenautonomie mit steigendem Lebensalter, mit Schilddrüsengröße und mit knotigem Umbau zu. Im Anfangsstadium besteht lediglich eine intrathyreoidale Funktionsstörung, aus der sich mit Zunahme der Veränderungen oder unter erhöhter exogener Jodzufuhr eine latente oder auch klinisch und laborchemisch manifeste Hyperthyreose entwickeln kann (Joseph et al. 1980).

Bei der *Hyperthyreose* besteht eine vermehrte periphere Schilddrüsenhormonwirkung meist thyreoidaler, selten extrathyreoidaler Ursache. Thyreoidale Ursachen sind Schilddrüsenautonomie oder funktionsstimulierende Schilddrüsenautoantikörper bei der Immunthyreopathie (M. Basedow). Extrathyreoidale Ursachen sind hypophysäre Regulationsstörungen und Störungen des peripheren Schilddrüsenhormonmetabolismus.

Im Folgenden werden Einzelheiten zu den wichtigsten Ursachen einer Hyperthyreose noch einmal zusammengefasst.
- Solitäres autonomes Adenom (unifokale Autonomie):
  - *Hauptcharakteristikum:* szintigraphisch stark speichernder Knoten
  - Adenom kompensiert: übrige Schilddrüse nicht oder nur partiell supprimiert (szinitigraphisch dargestellt)
  - Adenom dekompensiert: übrige Schilddrüse vollständig supprimiert (szintigraphisch nicht dargestellt)
  - Ohne Hyperthyreose: unabhängig vom szintigraphischen Befund klinisch und laborchemisch euthyreote Stoffwechsellage
  - Mit Hyperthyreose: unabhängig vom szintigraphischen Befund klinisch und laborchemisch hyperthyreote Stoffwechsellage
- Multiple autonome Knoten bzw. multifokale und disseminierte Autonomie (szintigraphisch multifokal oder disseminiert vermehrte Speicherung):
  - *Bedeutung*: häufig lavierte Hyperthyreosesymptome, besonders kardialer Art und im höheren Lebensalter. Auslösung einer akuten Hyperthyreose durch jodhaltige Kontrastmittel möglich. Karzinomrisiko in autonomen Adenomen minimal, in Strumen mit Autonomie gering (ca. 4%; Wahl et al. 1982).
- Immunthyreopathie (M. Basedow):
  - Im Anfangsstadium meist diffuse Schilddrüsenerkrankung ohne oder mit Schilddrüsenvergrößerung und ohne oder mit synchroner/metachroner endokriner Orbitopathie.
  - *Ursache:* wachstums- und/oder funktionsstimulierende oder blockierende Autoantikörper gegen den TSH-Rezeptor.
  - *Vorkommen:* w : m = 5 : 1, Altersgipfel 30. bis 40. Lebensjahr

> **CAVE** Der Spontanverlauf einer Hyperthyreose ist individuell nicht genau vorhersehbar, die Auslösung einer Hyperthyreose durch jodhaltige Kontrastmittel und Medikamente ist möglich.

1.1.1.3
Thyreoiditis

Der Begriff Thyreoiditis umfasst verschiedene entzündliche Schilddrüsenerkrankungen unterschiedlicher Pathogenese, z. B.
- akute Thyreoiditis
  - eitrig oder nichteitrig (z. B. strahlenbedingt),
- spezielle Formen wie
  - akute-subakute Thyreoiditis de Quervain,
  - chronische Thyreoiditis (Struma lymphomatosa Hashimoto, atrophische Thyreoiditis),
  - sklerosierende Thyreoiditis (Riedel-Struma),

- spezifische Thyreoiditis (z. B. bei Tuberkulose oder Sarkoidose) und
- andere Thyreoiditisformen (z. B. postpartale Thyreoiditis).

Eine lymphozytäre Thyreoiditis wird häufig innerhalb oder in der Umgebung von papillären Karzinomen gefunden. Ein erhöhtes Risiko für die Entwicklung maligner Lymphome besteht wahrscheinlich bei der Hashimoto-Thyreoiditis (Holm et al. 1985; Pedersen 1996).

1.1.1.4
Schilddrüsentumoren

Entsprechend der histologischen und klinischen Klassifizierung der WHO (Hedinger 1988) können folgende Schilddrüsentumoren unterschieden werden:

I.	Epitheliale Tumoren	
	Benigne	Follikuläres Adenom
		Andere
	Maligne	Follikuläres Karzinom (gekapselt – breit invasiv; Varianten: oxyphil, hellzellig)
		Papilläres Karzinom (Varianten: Mikrokarzinom <1 cm, gekapselt, follikulär, diffus sklerosierend, oxyphil)
		Medulläre Karzinome (sporadisch, familiäres medulläres Karzinom und C-Zell-Hyperplasie; Varianten: gemischt medullär-follikulär)
		Undifferenziertes Karzinom
		Andere
II.	Nichtepitheliale Tumoren	
III.	Malignes Lymphom	
IV.	Verschiedene Tumoren	
V.	Metastase	
VI.	Nicht klassifizierbare Tumoren	
VII.	Tumorähnliche Läsionen	

Den oxyphilen und hellzelligen Tumorvarianten fehlt häufig die Jodspeicherfunktion (Bedeutung bei der Tumornachsorge). Papilläre Strukturen stellen stets ein Karzinom dar, papilläre Strukturen in einem im übrigen follikulär gebauten Karzinom bedeuten stets die Eingliederung zum papillären Karzinom, da sich diese Tumoren auch klinisch wie papilläre Karzinome verhalten (Franssila 1973). Eine „aberrierende Struma" ist fast immer eine Metastase eines differenzierten, meist papillären Schilddrüsenkarzinoms in einem benachbarten Lymphknoten.

Die klinische Stadieneinteilung der Schilddrüsenkarzinome erfolgt nach der TNM-Klassifikation maligner Tumoren der UICC (Wittekind, Meyer und Bootz, 2003).

Klinische Klassifikation (TMN)	
T	*Primärtumor*
TX	Primärtumor kann nicht beurteilt werden
TO	Kein Anhalt für Primärtumor
TI	Tumor 2 cm oder weniger in größter Ausdehnung, begrenzt auf Schilddrüse
T2	Tumor >2 cm, aber nicht mehr als 4 cm in größter Ausdehnung, begrenzt auf Schilddrüse
T3	Tumor >4 cm in größter Ausdehnung, begrenzt auf Schilddrüse (d. h. Ausbreitung in den M. sternothyreoideus oder perithyroidales Weichgewebe)

T4a   Tumor mit Ausbreitung jenseits der Schilddrüsenkapsel und Invasion einer oder mehrerer der folgenden Strukturen: subkutanes Weichgewebe, Larynx, Trachea, Ösophagus, N. recurrens

T4b   Tumor infiltriert prävertebrale Faszie, mediastinale Gefäße oder umschließt die A. carotis

T4a[1]   (nur undifferenziertes Karzinom) Tumor (unabhängig von der Größe) auf die Schilddrüse beschränkt[2]

T4b[1]   (nur undifferenziertes Karzinom) Tumor (unabhängig von der Größe) mit Ausbreitung jenseits der Schilddrüsenkapsel[3]

N – Regionäre Lymphknoten

NX   Regionäre Lymphknoten können nicht beurteilt werden

N0   Kein Anhalt für regionäre Lymphknotenmetastasen

N1   Regionäre Lymphknotenmetastasen

N1a   Metastasen in Lymphknoten des Level VI (prätracheal und poaratracheal, eingeschlossen prälaryngeale und Delphi-Lymphknoten; s. Fußnote S. 27)

N1b   Metastasen in anderen unilateralen, bilateralen oder kontralateralen zervikalen oder oberen mediastinalen Lymphknoten

M – Fernmetastasen

MX   Fernmetastasen können nicht beurteilt werden

M0   Keine Fernmetastasen

M1   Fernmetastasen

pTNM: Pathologische Klassifikation

Die pT-, pN- und pM-Kategorien entsprechen den T-, N- und M-Kategorien.

pN0   Selektive Neck-Dissektion und histologische Untersuchung üblicherweise von 6 oder mehr Lymphknoten.

Wenn die untersuchten Lymphknoten tumorfrei sind, aber die Zahl der üblicherwiese untersuchten Lymphknoten nicht erreicht wird, soll pN0 klassifiziert werden.

▶ *Anmerkung*
Multifokale Tumoren gleich welcher Histologie, sollen mit (m) gekennzeichnet werden, wobei die höchste T-Kategorie die Klassifikation bestimmt.

[1] Alle undifferenzierten/anaplastischen Karzinome werden als T4 klassifiziert.
[2] Intrathyreoidale undifferenzierte Karzinome: chirurgisch resektabel beurteilte Karzinome.
[3] Extrathyreoidale undifferenzierte Karzinome: chirurgisch als nicht resektabel beurteilte Karzinome.

Einige Charakteristika der häufigsten Schilddrüsentumoren sind im Folgenden zusammengefasst.

● Gutartige epitheliale Tumoren:
Am häufigsten follikuläres Adenom; meist hormonell inaktiv („kalter" Knoten), andererseits als hormonell aktiver Tumor die häufigste histologische Form beim szintigraphisch autonomen Adenom.

● Maligne epitheliale Tumoren:
Therapeutisch und prognostisch entscheidend ist die Trennung der differenzierten papillären und follikulären Tumortypen von den medullären und undifferenzierten (anaplastischen) Karzinomen und das jeweilige Tumorstadium. Das Alter zum Zeitpunkt der Erstmanifestation hat bei den differenzierten Karzinomen Bedeutung (bei jüngeren Patienten bis zum 50. Lebensjahr ist die Prognose deutlich besser als für ältere Patienten). Ein Lymphknotenbefall ist beim follikulären (als Zeichen eines insgesamt fortgeschrittenen Tumorstadiums) und beim medullären Karzinom, wahrscheinlich auch beim papillären Karzinom prognostisch ungünstig (Scheumann et al. 1994). Das medulläre Karzinom kommt in ca. 30% als familiäre Erkrankung vor, die familiäre Form ist in etwa 50% mit einem Phäochromozytom und/oder einem primären Hyperparathyreoidismus assoziiert (multiple endokrine Neoplasie Typ 2; Tabelle 1.1).

Tabelle 1.1. Häufigkeit und biologisches Verhalten der wichtigsten Formen der Schilddrüsenkarzinome. (Nach Woolner et al. 1961; Mazzaferri et al. 1977; McConahey et al. 1986; Schröder 1988)

Karzinomtypen[a]	Relative Häufigkeit (%)	Lebensalter; Verhältnis männlich:weiblich	Primäre Ausbreitungswege	Bevorzugte Metastasierungswege	Prognostisch bedeutsame Tumorausdehnung	Multizentrizität (bilaterales Vorkommen)	Besonderheiten
Papilläres Karzinom	40–50	Alle Altersgruppen, jüngere bevorzugt; 1:3	Lymphogen	Regionale Lymphknoten	Mikrokarzinom (<10 mm), gekapselt, intra-/extrathyreoidal	Bis zu 80%	Transformation in anaplastisches Karzinom möglich
Follikuläres Karzinom	20–40	4.–6. Jahrzehnt; 1:3	Hämatogen	Lunge, Skelett, Gehirn	Gekapselt (mikroangio-invasiv), invasiv	Kontralaterale Metastasierung selten	Transformation in anaplastisches Karzinom möglich
Medulläres Karzinom	5–10	Alle Lebensalter, 2.–3. Jahrzehnt beim familiären Typ; 5.–7. Jahrzehnt beim sporadischen Typ; 1:1,5	Lymphogen und hämatogen	Regionale Lymphknoten	Vorhandensein von Lymphknotenmetastasen	Bis zu 75%	Sporadisch Familiär bzw. bei MEN2 (Kombination mit Phäochromozytom und primärem Hyperparathyreoidismus)
Undifferenziertes (anaplastisches) Karzinom	10–25	Mittleres und höheres Lebensalter; 1:4	Lymphogen und hämatogen, lokal infiltrativ	Regionale Lymphknoten, Lunge, Skelett, Gehirn	Organbegrenzt, organüberschreitend	Bis zu 80%	Bei Diagnosestellung meist organüberschreitendes Wachstum, inkurabel

[a] Erhebliche Unterschiede der relativen Häufigkeit: In Jodmangelgebieten überwiegen follikuläre, in ausreichend jodversorgten Gebieten papilläre Karzinome (Hedinger 1981).

1.1.2
Diagnostik

1.1.2.1
Allgemeines

Die Häufigkeit von Schilddrüsenerkrankungen und die große Bedeutung der Frühdiagnose für die Therapie der Schilddrüsenkarzinome erfordern die Einbeziehung dieses Organs in die allgemeinärztliche Untersuchung. Dabei steht die *klinische Untersuchung* im Vordergrund. Sie hat auf Formveränderungen und Resistenzen zur Erkennung von Tumoren, ggf. auch auf deren Wachstum und Konsistenz und auf Symptome möglicherweise larviert verlaufender Hyper- oder Hypothyreosen (z. B. mit kardialen oder psychischen Symptomen) zu achten. Bei Anhaltspunkten für eine Schilddrüsenerkrankung wird die klinische Untersuchung zur Erkennung struktureller Schilddrüsenveränderungen heute v. a. durch die *Sonographie*, bei nodulären Veränderungen zusätzlich durch die *Szintigraphie* und ggf. *Punktionszytologie* ergänzt. Zur Klärung der Schilddrüsenfunktion werden die Schilddrüsenszintigraphie und zur Bestimmung der peripheren Stoffwechsellage die quantitativen radioimmunologischen In-vitro-Bestimmungen der *Schilddrüsenhormone* und des *thyreotropen Hormons* (thyreoidstimulierendes Hormon, TSH) im Serum eingesetzt. Die Ursache einer Hyperthyreose kann durch die Bestimmung von Schilddrüsenautoantikörpern eingegrenzt werden [z. B. Immunthyreopathie (M. Basedow), nichtimmunogene Thyreopathie (Schilddrüsenautonomie)].

Die Diagnostik von Schilddrüsenerkrankungen ist heute somit in der Regel präzise und meist wenig invasiv durchzuführen. Es sollte möglich sein, sowohl tumoröse Strukturveränderungen als auch funktionelle Störungen dieses in Konturen gut sichtbaren und der klinischen Untersuchung leicht zugänglichen Organs frühzeitig zu erkennen.

1.1.2.2
Hormonanalysen, Schilddrüsenautoantikörper und Tumormarker

Hormonanalysen
Die In-vitro-Diagnostik der Schilddrüsenhormone dient der Beurteilung der peripheren Stoffwechsellage. Der Thyroxin(T4)-Spiegel ist der wichtigste Parameter für die Sekretionsleistung der Schilddrüse. Trijodthyronin (T3) ist dagegen das peripher eigentlich wirksame Hormon, es stammt nur zu 30% aus der Schilddrüse, der Hauptteil wird peripher durch Monodejodierung gebildet (Hesch u. Köhrle 1986). Im Serum sind die Schilddrüsenhormone an Transportproteine gebunden. Für die In-vitro-Diagnostik steht heute eine große Anzahl kommerziell erhältlicher Testkits zur Verfügung. Um den gezielten Einsatz der Hormonanalysen zu ermöglichen, sollte die Wahrscheinlichkeit einer Schilddrüsenfunktionsstörung zunächst durch Anamnese und klinische Untersuchung abgeschätzt werden. Laborchemisch ist eine Schilddrüsenfunktionsstörung am einfachsten mit Hilfe der ultrasensitiven Bestimmung des basalen TSH *auszuschließen.* Für den *Nachweis* einer Schilddrüsenfunktionsstörung ist die Bestimmung von freiem T4 bzw. T3 erforderlich (Reiners 1988; Pickard et. al. 1993).

Bei normalem basalen TSH ist eine primäre Hypothyreose ausgeschlossen. Erst bei pathologischem oder im sog. Grauzonenbereich liegenden basalen TSH sind zur Quantifizierung der Funktionsstörung Schilddrüsenhormonbestimmungen im Serum durchzuführen. Ein TRH(Thyreotropin-releasing-Hormon)-Test (Bestimmung des basalen TSH, i.v.-Gabe von 200 µg TRH, erneute TSH-Bestimmung 30 Minuten später) wird heute nur

Tabelle 1.2. Gezielter Einsatz von Hormonanalysen entsprechend klinischer Fragestellung. (Nach Reiners 1988)

	TSH basal	FT4	FT3
Erstdiagnostik			
Ausschluss Funktionsstörung	+	–	–
Nachweis Hyperthyreose	+	+	+
Nachweis Hypothyreose	+	+	–
Verlaufskontrolle			
Levothyroxintherapie (Struma, postoperativ, Hypothyreose)	+	–	+
Antithyreoidale Therapie (M. Basedow, Autonomie)	+	+	+

noch ausnahmsweise durchgeführt (z. B. bei schweren extrathyreoidalen Erkrankungen und gleichzeitigem Verdacht auf eine Schilddrüsenerkrankung).

Bei supprimiertem basalen TSH wird der Nachweis einer manifesten Hyperthyreose durch Bestimmung eines erhöhten Serum-T4 und/oder -T3 geführt. Bei erhöhtem basalen TSH wird der Nachweis einer manifesten Hypothyreose durch Bestimmung eines erniedrigten Serum-T4 geführt. Da die Schilddrüsenhormone zu über 99% an Bindungsproteine gebunden werden, sind Fehlinterpretationen bei der Bestimmung von Gesamthormonkonzentrationen nicht selten (z. B. bei Gravidität oder Einnahme von Antikonzeptiva). Die Bestimmung der freien, nicht proteingebundenen Hormone (FT4, FT3), insbesondere 2-Schritt-FT4-RIA, bieten daher eine größere diagnostische Sicherheit (Reiners 1988; Pickard et. al. 1993; s. Tabelle 1.2).

Schilddrüsenautoantikörper

Heute nachweisbare Schilddrüsenautoantikörper sind
- mikrosomale Antikörper (MAK, Antikörper gegen Mikrosomen, identisch mit Antikörpern gegen das thyreoidale Enzym Peroxydase, TPO),
- Thyreoglobulinantikörper (TG-AK, TAK, Antikörper gegen das intrathyreoidale Prohormon Thyreoglobulin) und
- Thyreotropinrezeptorantikörper (TRAK, thyroid stimulating immunoglobulin, TSI).

Für die autoimmunologisch bedingte Hyperthyreose werden funktionsstimulierende Autoantikörper verantwortlich gemacht, sie werden mit dem sog. TRAK-Assay erfasst und sind bei über 90% aller Patienten mit M. Basedow nachweisbar. Vor allem bei der Erstdiagnose einer diffusen Hyperthyreose bei Patienten ohne endokrine Orbitopathie ist mit Hilfe der Bestimmung schilddrüsenstimulierender Autoantikörper häufig eine Abgrenzung zur Hyperthyreose auf dem Boden einer diffusen Schilddrüsenautonomie möglich. Für die Therapiekontrolle und v. a. für die Prognose der thyreoidalen Autoimmunerkrankung ist der TRAK-Assay jedoch nur eingeschränkt verwertbar.

TPO- und TG-AK sind beim M. Basedow und der lymphozytären Thyreoiditis Hashimoto ebenfalls in den meisten Fällen nachweisbar, ein fehlender Nachweis schließt allerdings eine Immunthyreopathie nicht aus, wie andererseits ein positiver Nachweis dieser beiden Autoantikörper nicht beweisend ist für eine derartige Schilddrüsenkrankheit. Hohe Titer beider Autoantikörper sind jedoch als diagnostisch für eine Autoimmunthyreoiditis anzusehen.

Tumormarker

Als Tumormarker beim Schilddrüsenkarzinom werden heute routinemäßig

- Thyreoglobulin, das Prohormon der Follikelzellen und
- Kalzitonin, das Sekretionsprodukt der parafollikulären (C-)Zellen

bestimmt.

Thyreoglobulin (TG) ist auch physiologisch in geringen Mengen im Blut nachweisbar. Methodische Schwierigkeiten der TG-Bestimmung können sich durch mögliche Interferenzen mit endogenen TG-Autoantikörpern im Serum ergeben. Die wichtigste klinische Anwendung der TG-Bestimmung im Serum liegt in der Verlaufskontrolle des differenzierten Schilddrüsenkarzinoms. Nach vollständiger Ablation des Schilddrüsengewebes durch totale Thyreoidektomie und Radiojodtherapie ist Thyreoglobulin im Serum nicht mehr nachweisbar. Erhöhte Thyreoglobulinspiegel nach erfolgter Primärtherapie weisen auf persistierendes Tumorgewebe oder ein Tumorrezidiv hin. Die Bestimmung von Thyreoglobulin im Serum konnte daher in der Tumornachsorge teilweise die routinemäßige ^{131}J-Ganzkörperszintigraphie ersetzen.

Im Gegensatz zur Thyreoglobulinbestimmung beim differenzierten Schilddrüsenkarzinom, die lediglich eine Bedeutung für die Erkennung eines postablativen Rezidivs oder von Rest-Tumorgewebe hat, ist das basale oder pentragastrin- bzw. kalziumstimulierte *Kalzitonin* im Serum ein sensibler Tumormarker sowohl zur Primärdiagnose als auch zur Rezidiverkennung, da Kalzitonin in größeren, den Normwert im Serum übersteigenden Mengen nur von Tumorzellen sezerniert wird (Raue 1985). Immunhistochemisch synthetisieren alle C-Zell-Karzinome Kalzitonin, bei normalen Kalzitoninspiegeln (basal und stimuliert) im Serum ist daher ein medulläres Schilddrüsenkarzinom (primär oder Rezidiv) unwahrscheinlich. Aufgrund der hohen Aussagekraft der Kalzitoninbestimmung und der Bedeutung einer frühzeitigen und radikalen Therapie des medullären Schilddrüsenkarzinoms sollte diese Untersuchung sowohl beim Verdacht auf eine familiäre Erkrankung als auch bei Patienten mit bekanntem medullärem Karzinom bzw. multipler endokriner Neoplasie Typ 2 durchgeführt werden.

Ob die Kalzitoninbestimmung als Routinemethode bei benigner Knotenstruma zur Früherkennung eines sporadischen medullären Schilddrüsenkarzinoms eingesetzt werden kann, ist derzeit noch nicht abschließend zu beurteilen. Eine Konzentration von >100 pg/ml spricht für das Vorliegen eines medullären Karzinoms (Scheuba et al. 1999). Bei Fehlen anderer auf ein Karzinom hinweisender Befunde sollte zur Indikationsstellung einer Operation sicherheitshalber präoperativ eine *zweimalige* Bestimmung des basalen Kalzitonins und des Kalzitonins nach Stimulation mit Pentagastrin und/oder Kalzium durchgeführt werden.

1.1.2.3
Sonographie

Die Sonographie ist als nichtinvasives und beliebig wiederholbares Verfahren eine entscheidende Untersuchungsmethode zur Strukturanalyse der Schilddrüse in Ergänzung zu den klinischen und ggf. funktionsanalytischen Befunden (Pfannenstiel 1988). Besonders aussagefähig ist sie bei knotigen Veränderungen in suprasternalen Schilddrüsenanteilen. Folgende Strukturqualitäten werden unterschieden: echoarm, echoreich, echokomplex und echofrei. Die Sonographie trägt damit besonders zur Aufdeckung klinisch nicht festzustellender kleiner Knoten (primär und bei der Karzinomnachsorge), zur Differenzierung von klinisch manifesten Knoten und zur Vermeidung eines Übersehens von Knoten (besonders vor Rezidivoperationen) sowie zur Lokalisationsdiagnostik von Karzinomrezidiven im Halsbereich bei. Sie erhöht die Treffsicherheit einer diagnostischen Punktion.

1.1.2.4
Szintigraphie

Die Hauptbedeutung der Szintigraphie liegt in der funktionellen Differenzierung verschiedener Schilddrüsenareale, besonders von knotigen Veränderungen („kalt, warm,
heiß"; Emrich 1988). In der Nachsorge nach Schilddrüsenoperation kann sie heute vielfach durch die Sonographie und durch In-vitro-Hormonanalysen abgelöst werden.

- Prinzip
  Anreicherung von Radionukliden in speichernden Schilddrüsenarealen. Zur Einschränkung der Strahlenbelastung der Schilddrüse wird ^{99m}Tc (Halbwertszeit 6 h) und
  ^{123}J (Halbwertszeit 13 h) gegenüber ^{131}J (Halbwertszeit 8 Tage) bevorzugt.
- Voraussetzung
  keine vorherige Jodapplikation, Ausschluss einer Schwangerschaft.
- Aussage und Bewertung
  Aufnahmeintensität des Schilddrüsenparenchyms für Jod bzw. Technetium, das in
  Form des Pertechnats in ähnlicher Weise und nach den gleichen funktionellen Parametern bei Stimulation oder Suppression kurzfristig in der Schilddrüse angereichert
  wird; damit Aussage über Größe, Lage und Homogenität des speichernden Parenchyms, Differenzierung von kalten, warmen und heißen Bereichen, Beschaffenheit der
  Abgrenzung von Arealen mit unterschiedlicher Speicherungsfähigkeit (z. B. unscharfer
  Übergang vom normalen zum kalten Bereich beim Karzinom). Überlegenheit des ^{131}J-
  Szintigramms in Empfindlichkeit und Genauigkeit bei Tumor- und Metastasensuche.
- Fehlermöglichkeiten
  Jod- und ^{99m}Tc-Szintigraphie können unterschiedliche Befunde ergeben, da Technetium im Gegensatz zu Jod nicht im Schilddrüsengewebe gespeichert wird. Kalte Areale
  stellen sich erst ab etwa einer Größe von 0,5 cm szintigraphisch dar. Somit ist eine
  Früherfassung von Karzinomen unterhalb dieser Größenordnung nicht möglich. Retrosternale oder intrathorakale Anteile einer Knotenstruma sind oft stark degenerativ-
  zystisch verändert, speichern daher wenig Radiojod und können somit auch aufgrund
  der Strahlenabsorption durch das Sternum oft nicht dargestellt werden. Heiße Bereiche
  (autonome Adenome) können zur Inaktivität der übrigen Schilddrüse oder anderer
  Schilddrüsenareale führen. Hier ist heute eine Differenzierung meist mit Hilfe der γ-
  Kamera möglich (Emrich 1988). Kalte Bereiche müssen als organisch kalte Areale und
  damit als potentiell maligne angesehen werden.
- Anmerkung
  Sonographie und Szintigraphie sind komplementäre Verfahren zur strukturellen und
  funktionellen Beurteilung intra- und ggf. extrathyreoidaler Veränderungen. Zur Operationsvorbereitung sind v. a. bei Vorliegen einer Schilddrüsenautonomie beide Verfahren weiterhin erforderlich. Bei diffuser, nichtknotiger Struma, z. B. bei M. Basedow,
  kann auf die Durchführung der Szintigraphie verzichtet werden.

1.1.2.5
Punktionszytologie

Ziele der Punktionszytologie sind v. a.
- Verringerung des Risikos, ein Karzinom zu übersehen,
- ggf. Bestätigung einer Verdachtsdiagnose Karzinom und
- ggf. die sich daraus ergebende Operationsplanung.

Um das Risiko, ein Karzinom nicht zu diagnostizieren, zu vermindern, sollten alle klinisch oder sonographisch bzw. szintigraphisch *verdächtigen knotigen* und *manche diffusen Schilddrüsenveränderungen* punktiert werden. Bei Zysten bedeutet dies die Abpunktion des Inhalts und eine zusätzliche Punktion der Zystenwand bzw. der Umgebung. Kalte Knoten sollten aus mehreren Stichrichtungen, d. h. an mehreren Stellen punktiert werden. In heißen Knoten ist ein Karzinomrisiko sehr gering, sie brauchen daher nicht generell punktiert zu werden, in hyperthyreoten Strumen ist jedoch in etwa 4% der Fälle mit Karzinomen zu rechnen. Weiterhin sind konservativ zu behandelnde Thyreoiditisformen sicherheitshalber zu punktieren.

> **!** *Nota bene:* Falsch-negative Befunde sind auch bei exakter, sonographisch geführter Punktionstechnik und kompetenter zytopathologischer Untersuchung – die zwei wichtigsten Voraussetzungen für den Wert einer Punktionszytologie – möglich, besonders dadurch, dass der Tumorbereich nicht getroffen wird. Also darf ein negativer zytologischer Befund nicht davon abhalten, bei klinischem Verdacht auf eine maligne Veränderung die Indikation zur Operation zu stellen.

Zu den Veränderungen, die an Malignität denken lassen und damit eine Indikation zur operativen Intervention darstellen, gehören besonders
- schnell wachsende und derbe sowie
- auffallend weiche

Solitärknoten.

Weiter ist bei dem zytologischen Befund einer follikulären Neoplasie stets eine Operationsindikation gegeben, da hier nur aufgrund einer fehlenden Kapsel- und/oder Gefäßinvasion ein Malignitätsausschluss möglich ist (Droese u. Schicha 1987). Papilläre Strukturen stellen immer ein Karzinom und damit eine Operationsindikation dar.

In der Regel wird man bei klinischem und/oder sonographischem Karzinomverdacht und der schon hierdurch klar gegebenen Operationsindikation versuchen, durch Punktion zytologisch zu untersuchendes Material zu erhalten, um bei Bestätigung der Verdachtsdiagnose von vornherein das entsprechende Operationsverfahren wählen zu können.

> **CAVE** Wegen der Möglichkeit falsch-positiver Befundung (sehr selten, evtl. nach Thyreostatikatherapie möglich) sollte intraoperativ vor einer totalen Thyreoidektomie nochmals eine Sicherung der Verdachtsdiagnose durch Schnellschnitthistologie/-zytologie erfolgen.

Gegen die Punktion eines wahrscheinlichen Karzinoms bei ohnehin gegebener Operationsindikation könnte die Gefahr einer Tumorzellinokulation im Stichkanal sprechen, dies ist jedoch bei diagnostischen Schilddrüsenpunktionen nur extrem selten beobachtet worden. Insgesamt ist die Komplikationsrate minimal und betrifft ggf. eine leichte Blutung. Die Untersuchung kann ambulant und ggf. wiederholt durchgeführt werden. Abgesehen von erhöhter Blutungsneigung (z. B. bei Antikoagulanzientherapie, Hämangiosarkom) gibt es keine Kontraindikation gegen eine Punktion.

1.1.2.6
Computertomographie und Magnetresonanztomographie

Sie haben besonders zum Nachweis und zur Größenbestimmung retrosternaler, retrotrachealer und intrathorakaler Strumaanteile sowie zum Nachweis organüberschreitender Schilddrüsenkarzinome Bedeutung.

> **CAVE**
> Die Applikation von Kontrastmittel ist bei möglicher Indikation für eine Radiojoddiagnostik und/oder -therapie kontraindiziert.

1.1.2.7
Diagnostik der einzelnen Erkrankungen

Für die exakte Diagnose und Differentialdiagnose von Schilddrüsenerkrankungen ist neben Anamnese (besonders Wachstum der Schilddrüse, Symptome, Jod- oder Medikamentenverabreichung, Begleiterkrankungen, Familienanamnese, frühere Halsbestrahlung) und klinischer Untersuchung (Größe, Konsistenz und Homogenität der Schilddrüse, Lymphknotenvergrößerungen im Halsbereich) die sich aus der Fragestellung jeweils ergeben-

Tabelle 1.3. Wichtige diagnostische Verfahren bei den einzelnen Schilddrüsenerkrankungen

Schilddrüsen-erkrankungen	In-vitro-Diagnose	Sonographie	Szintigraphie	Punktions-zytologie
Struma diffusa/nodosa	Bei nachgewiesener Euthyreose (s. Tabelle 1.2) keine weitere In-vitro-Diagnostik erforderlich	Erforderlich zur Knotenanalyse und -lokalisation, Volumenbestimmung, Therapiekontrolle	Nicht erforderlich bei diffuser Struma, erforderlich zur Funktionsanalyse bei nodöser Struma	Bei diffuser Struma fakultativ (Nachweis entzündlicher Veränderungen) empfehlenswert bei (multi-)nodöser Struma, obligat bei „kalten" Solitärknoten
Hypothyreose	Nachweis s. Tabelle 1.2, TPO- und TG-AK bei Verdacht auf erworbene Hypothyreose (z. B. Thyreoiditis)	Evtl. zur Volumenbestimmung oder bei Verdacht auf Thyreoiditis (Echoarmut)	Nur bei nodulären Veränderungen oder postoperativ	Nur bei Verdacht auf Thyreoiditis oder Karzinom
Autonomie und Hyperthyreose Autonomie	Ausschluss/Nachweis einer Funktionsstörung (Tabelle 1.2)	Erforderlich zur Knotenanalyse und Lokalisation	Obligat zum Nachweis und zur Lokalisation funktionsautonomen Gewebes	Bei Karzinomverdacht
Immunthyreopathie (M. Basedow)	Ausschluss/Nachweis einer Funktionsstörung (Tabelle 1.2), TPO-AK und TRAK empfehlenswert (insbesondere bei Fehlen einer endokrinen Orbitopathie)	Zur Diagnosesicherung (diffuse Echoarmut) und Größenbestimmung, Nachweis nodulärer Veränderungen	Evtl. zur Funktionsanalyse bei zusätzlichen Knoten oder vor Radiotheraphie	Bei Karzinomverdacht
Thyreoiditis	Ausschluss einer Funktionsstörung (s. Tabelle 1.2), TPO- und TG-AK	Zur Diagnosesicherung, typische Echostruktur (diffuse Echoarmut)	Nur bei diagnostischen Besonderheiten (Knoten)	Zur Diagnosesicherung und bei Karzinomverdacht (nodulärer Knoten)
Struma maligna	Nur zum Ausschluss einer Funktionsstörung (s. Tabelle 1.2)	Obligat zur Tumorlokalisation und -ausdehnung (Schilddrüse, Lymphknoten im Halsbereich)	Zur funktionellen Charakterisierung intrathyreoidaler Knoten	Obligat zur Diagnosesicherung und bei Karzinomverdacht

de geeignete Kombination spezieller Untersuchungsverfahren wichtig. Diese wird sich auch an den lokalen Gegebenheiten orientieren und ist somit nicht streng standardisiert. Die Bedeutung der einzelnen Untersuchungen für die einzelnen Erkrankungen geht aus Tabelle 1.3 hervor.

1.1.3
Indikation

Hauptindikationen zur operativen Therapie sind
- mechanische Veränderungen (euthyreote knotige oder diffuse Struma),
- Hormonüberproduktion (Hyperthyreose bei Schilddrüsenautonomie oder Immunthyreopathie),
- Malignitätsverdacht,
- Karzinomausschluss,
- Karzinombehandlung und
- evtl. Karzinomprophylaxe (kalter Knoten, C-Zell-Hyperplasie).

1.1.3.1
Euthyreote Struma

Der Grad der mechanischen und kosmetischen Auswirkungen und die Wachstumsgeschwindigkeit der Struma bestimmen im Wesentlichen die Operationsindikation.

Als Behandlungsalternative ist bei einer euthyreoten diffusen Struma geringen Grades und besonders bei Jugendlichen und während der Gravidität zunächst eine Behandlung mit Jodid angezeigt. Bei einer Knotenstruma mit multiplen kalten Bereichen (zystisch-degenerativ oder adenomatös) ist eine Behandlung mit Hormonen oder Radiojod weniger erfolgreich, besonders letztere kann jedoch bei schlechtem Allgemeinzustand des Patienten oder erhöhter Gefahr einer Schädigung des N. recurrens (Rezidivstruma) und fehlendem Karzinomverdacht versucht werden.

Das Karzinomrisiko in einer typischen Knotenstruma ist relativ gering (5%), steigt allerdings im chirurgischen Krankengut auf bis zu 15% an. Verdachtsmomente ergeben sich v. a. bei Wachstumsbeschleunigung eines Bereichs mit derber Konsistenz.

 Generell ist die Operationsindikation bei euthyreoter Struma, insbesondere nach erfolglosem medikamentösen Therapieversuch früh zu stellen, um Schädigungen an der Trachea mit ihren Folgen für die Respiration zu vermeiden.

Voraussetzung für eine großzügige Operationsindikation ist jedoch neben niedrig kalkuliertem Operationsrisiko auch die Möglichkeit einer konsequenten Nachbehandlung und Nachbetreuung.

1.1.3.2
Autonomie und Hyperthyreose

Die Indikation zur operativen Behandlung eines autonomen Adenoms ist meist gegeben, wenn dies eine Hyperthyreose verursacht. Eine Operationsindikation besteht auch bei autonomen Adenomen *ohne* Hyperthyreose, wenn die Adenome größer als 3 cm im

Durchmesser sind; in diesen Situationen ist die Entwicklung einer Hyperthyreose sehr häufig (ca. 45–55%; Hamburger 1980). Dagegen können kleine solitäre autonome Adenome ohne Hyperthyreose unter regelmäßiger Funktionskontrolle ohne Therapie beobachtet werden (*Cave*: Verabreichung von Jod). Hier ist nur in ca. 10% mit späterem Wachstum oder mit der Entwicklung einer Hyperthyreose zu rechnen. Bei jedem nichtoperativen Vorgehen ist eine regelmäßige sonographische Kontrolle zum bestmöglichen Ausschluss eines Karzinoms zu wählen. Bei szintigraphisch dekompensiertem, jedoch zum Untersuchungszeitpunkt euthyreoten autonomen Adenom wird man auch in der Regel eine Behandlungsindikation sehen, da hierbei interkurrente leicht hyperthyreote Schübe nicht selten vorkommen.

Bei gegebener Behandlungsindikation kann zwischen Operation und Radiojodbehandlung gewählt werden. Der Hauptvorteil der Operation liegt in der sofortigen Beseitigung einer Hyperthyreose, eine zusätzliche Indikation zur Operation kann in einer gleichzeitig vorhandenen Knotenstruma bzw. einem kalten Knoten liegen. Die ebenfalls sehr wirksame Radiojodtherapie vermeidet das Operationsrisiko, das Strahlenrisiko bei diesem Indikationsgebiet erscheint auch bei jungen Menschen nicht relevant.

Bei der Immunthyreopathie (M. Basedow) ist in aller Regel zunächst eine medikamentös-thyreostatische Behandlung angezeigt, besonders bei nicht oder nur gering vergrößerter Schilddrüse, bei Jugendlichen und bei Patienten in höherem Alter. Bei einem Hyperthyreoserezidiv unter oder nach medikamentöser Thyreostase sowie bei stärkeren Nebenwirkungen der Therapie (Leukozytopenie, Cholestase) und bei zunehmender Schilddrüsenvergrößerung ist eine Operation am sinnvollsten. Andernfalls, besonders bei nicht oder wenig vergrößerter Schilddrüse, kommt v. a. die Radiojodtherapie in Betracht. Hierbei stellt sich allerdings ein Therapieerfolg erst langsam ein (bis zu 6 Monaten), die Hypothyreoserate wird mit 5–20% nach einem Jahr und bis zu 50–80% nach 10 Jahren angegeben, auch hier ist die Strahlenbelastung jedoch als nicht gravierend anzusehen, andere Morbiditätsgefahren fehlen. Die Indikation zur Operation ist somit hauptsächlich bei der primär chronisch-rezidivierenden Immunthyreopathie, bei Ineffektivität oder Nebenwirkungen der thyreostatischen Therapie, zur raschen Beseitigung der Hyperthyreose und bei erheblicher Struma gegeben. Die Hypothyreoserate dürfte bei der hier indizierten ausgedehnten Schilddrüsenresektion in ähnlicher Höhe wie nach der nuklearmedizinischen Behandlung liegen.

> **!** Bei akuter schwerer Hyperthyreose (thyreotoxische Krise), wie sie gelegentlich im Spontanverlauf einer Hyperthyreose, besonders aber nach Jodbelastung (z. B. intravenöse oder orale Kontrastmittelgabe, Einnahme jodhaltiger Medikamente) und vorbestehender Struma bzw. autonomem Adenom auftritt, ist eine dringende Operationsindikation gegeben, wenn nicht innerhalb von zwei bis vier Tagen ein klares Ansprechen auf eine medikamentös-thyreostatische Therapie erkennbar wird (Dralle et al. 1985).

1.1.3.3
Thyreoiditis

Akut entzündliche, z. T. oft primär nicht näher zu differenzierende *Thyreoiditisformen* werden zunächst antibiotisch behandelt und nur bei Auftreten von Einschmelzungen oder akuter Atemnot operiert.

Bei der *„eisenharten" Struma Riedel* ist eine Operationsindikation bei Karzinomverdacht (z. B. sonographisch) oder Tracheakompression gegeben. Wenn eine totale Thyreoidektomie aus technischen Gründen oder wegen des Risikos einer beidseitigen Rekurrensparese nicht möglich ist, sollte zumindest eine suffiziente Dekompression der Trachea angestrebt werden.

Bei der *Thyreoiditis lymphomatosa Hashimoto* ist zunächst eine konservative Therapie mit Schilddrüsenhormonen angezeigt. Eine Operationsindikation besteht v. a. bei Karzinomverdacht (kalter Knoten in Hashimoto-Thyreoiditis mit deutlich erhöhter Karzinominzidenz), gelegentlich auch zur Beseitigung einer auftretenden Hyperthyreose und bei stärkeren lokalen Symptomen.

1.1.3.4
Schilddrüsentumoren

Kalter Knoten

Mit Ausnahme autonomer Adenome speichern benigne Schilddrüsentumoren kein oder nur vermindert Jod und sind somit szintigraphisch „kalt". Da fehlende Jodspeicherung aber auch für praktisch alle malignen Tumoren der Schilddrüse zutrifft, und normale oder verstärkte Jodspeicherung darin nur sehr selten vorkommt, ist der szintigraphische Befund eines kalten Knotens stets bezüglich möglicher Malignität weiter zu untersuchen. Die Häufigkeit eines Karzinombefunds in einem kalten Knoten liegt je nach Patientengut zwischen 1 und 10%, bei „chirurgischen", also bereits vorausgewählten Patienten bei bis zu 30% (Brooks et. al.1988).

Da die operative Entfernung aller kalten Knoten kaum realisierbar ist, kommt es auf eine Eingrenzung der Fälle mit erhöhtem Karzinomrisiko an. Diesbezügliche Verdachtsmomente sind im Folgenden kurz dargestellt.

- *Klinik, Anamnese*
  Rasches Wachstum, Wachstum eines Knotens in vorbestehender Struma. Frühere Halsbestrahlung, familiäres medulläres Schilddrüsenkarzinom bzw. multiple endokrine Neoplasie. Größe des Knotens (Karzinomrisiko in großen Knoten höher als in kleinen, dies ist jedoch ein sehr relatives und gefährliches Kriterium, da hierbei eine Frühdiagnose in kleinen Knoten unterlassen werden könnte). Derbe Konsistenz (harte – nichtzystische oder verkalkte – Knoten sind besonders verdächtig), ebenso auch auffallend weiche. Lymphknotenvergrößerungen (ipsi- oder kontralateral).
- *Alter*
  Besonderes Risiko unter 25 und über 60 Jahren.
- *Geschlecht*
  Kalte Knoten sind bei Frauen häufiger, der relative Karzinomanteil ist jedoch bei Männern größer.
- *Sonographie*
  Echoarme Knoten, unscharfe Randbegrenzung.
- *Szintigraphie*
  Unscharfer Aktivitätsabfall vom „kalten" Knoten zur übrigen Schilddrüse.
- *Punktionszytologie*
  follikuläre Neoplasie.

Der Karzinomausschluss aufgrund des Fehlens der oben angegebenen Verdachtsmomente kann nie absolut sicher sein, ein kleiner Teil von Karzinomen wird sich dabei jedenfalls über einige Zeit der Erkennung entziehen. Wichtig ist, dass zumindest klinische Untersuchung und Sonographie ggf. wiederholt überprüft werden und generell oder zumindest bei Verdachtsmomenten durch Punktionszytologie ergänzt werden, und dass die *Indikation zur Operation bereits aufgrund des Verdachts in nur einem Verfahren gegeben* ist. Aufgrund der noch verbleibenden Unsicherheit und der entscheidenden Bedeutung einer

Frühdiagnose gerade beim medullären und undifferenzierten Schilddrüsenkarzinom ist die Operationsindikation beim kalten Solitärknoten weit zu stellen.

Malignome
Hierbei ist prinzipiell eine dringende Operationsindikation gegeben. Sofern durch zytologische Untersuchungen präoperativ eine Differenzierung des vorliegenden Tumors möglich ist, ergeben sich folgende Gesichtspunkte:
- *Differenzierte* (papilläre, follikuläre) und *medulläre Karzinome* stellen in jedem Stadium eine Operationsindikation dar.
- *Undifferenzierte Karzinome* sind bei Diagnosestellung meist lokal fortgeschritten und selten kurativ operabel. Solange eine kontinuierliche Tumorinfiltration bis in Trachea und Ösophagus jedoch ausgeschlossen werden kann, ist auch hier der Versuch einer radikalen Tumorresektion mit anschließender frühpostoperativer externer Bestrahlung gegeben.

Bei einem *malignen Lymphom* der Schilddrüse (meist Non-Hodgkin-Lymphom) ist nach Ausschluss einer extrathyreoidalen Manifestation (thorakales und abdominelles Staging) ebenfalls die Indikation zur primär operativen Behandlung gegeben. Hier sind frühpostoperative (bei extrathyreoidalem Befall ggf. ausschließlich durchgeführte) externe Bestrahlung bzw. kombinierte Radiochemotherapie wichtige Behandlungsmodalitäten.

1.2
Operative Therapie allgemein

Die Hauptindikationen für eine operative Behandlung sind in Tabelle 1.4 zusammengestellt.

1.2.1
Euthyreote Struma

Operationsziel ist die Verkleinerung des Schilddrüsenparenchyms, besonders in degenerativ-zystischen Bereichen und damit die Beseitigung mechanischer Verdrängungserscheinungen. Dies kann durch typische beidseitige subtotale Resektion (Kocher 1907; Enderlen u. Hotz 1918) mit Belassen von etwa je $3 \times 2 \times 2$ cm bis $4 \times 3 \times 2$ cm großen Schilddrüsenresten beidseits erreicht werden.

Gegenüber diesem früheren Standardvorgehen wird heute empfohlen, den Schilddrüsenrest jeweils in den Regionen zu erhalten, die überwiegend normales Parenchym zeigen (s. Leitlinien zur Therapie der benignen Struma 1998). Dies ist zwar bei multinodulären Parenchymveränderungen nicht immer möglich, doch zeigen u. E. häufig die oberen Polgebiete eine bessere Beschaffenheit und sollten dann unter Schonung der Gefäßversorgung der oberen Nebenschilddrüsen erhalten bleiben. Weiter kann es sinnvoll sein, bei nicht seitengleicher Manifestation die stärker befallene Seite total zu entfernen und auf der kontralateralen Seite einen größeren Bereich normalen oder besser erhaltenen Schilddrüsengewebes zu belassen (Hartley 1905; Dunhill 1909). Dies gilt besonders, wenn auf einer Seite ein Karzinomverdacht besteht. Dieses Vorgehen ist als ein geändertes Konzept einer subtotalen Resektion letztlich auch bei beidseits gleichmäßig diffusen Veränderungen und besonders auch im Hinblick auf eine evtl. notwendige Rezidivoperation vorteilhaft: Zumindest eine Seite braucht nicht mehr angegangen zu werden, damit entfällt die Gefahr einer beidseitigen Rekurrenslähmung.

Tabelle 1.4. Hauptindikationen operativer Behandlung von Schilddrüsenerkrankungen

Art der Erkrankung	Indikation zur Operation	Präoperative Diagnostik	Operationsmethode der Wahl	Alternative Behandlungsmethoden	Spezifische Vorbehandlung	Spezifische Nachbehandlung
Euthyreote Struma						
Diffus (besonders in Jugend und Gravidität)	Nur nach erfolgloser, längerer medikamentöser Behandlung; möglichst nicht vor etwa dem 16. Lebensjahr; Indikation mechanisch	Klinik, Hormonstatus, Sonographie	Subtotale Thyreoidektomie	Konservative Behandlung mit Jod bzw. Schilddrüsenhormonen	Keine	Rezidivprophylaxe entsprechend Art und Intensität der Veränderungen, Resektionsausmaß und postoperativer Schilddrüsenfunktion; immer bei Rezidivstruma; langjährige Nachkontrollen nach allen Schilddrüsenoperationen, insbesondere bei Hyperthyreose
Knotig (zystisch, degenerativ, adenomatös)	Aus mechanischen oder kosmetischen Gründen, besonders bei Wachstum trotz Hormonsubstitution	Klinik, Hormonstatus, Sonographie, evtl. Szintigraphie und/oder Punktionszytologie	Subtotale Thyreoidektomie bzw. morphologie- und funktionsorientierte Resektion	Behandlung mit Schilddrüsenhormonen oder Radiojod (bei Kontraindikationen zur Operation und fehlendem Karzinomverdacht	Keine	
Autonomie und Hyperthyreose						
Autonome Adenome (uni-/multifokal): euthyreot	Konservativ oder abwartend bei kleinen solitären autonomen Adenomen, gegeben bei größeren Knoten oder multifokalen autonomen Knotenstrumen	Klinik, Hormonstatus, Sonographie, Szintigraphie, evtl. Punktionszytologie	Knotenresektion oder morphologie- und funktionsorientierte Resektion	Radiojodtherapie	Keine	
Hyperthyreot	Gegeben			Radiojodtherapie	Thyreostatika bis zum Erreichen der Euthyreose	

Tabelle 1.4. Fortsetzung

Art der Erkrankung	Indikation zur Operation	Präoperative Diagnostik	Operationsmethode der Wahl	Alternative Behandlungsmethoden	Spezifische Vorbehandlung	Spezifische Nachbehandlung
Immunthyreopathie (M. Basedow)	Gegeben bei Therapieversagen oder Nebenwirkungen der Thyreostase, insb. mit Struma	Klinik, Hormonstatus, Autoantikörper, Sonographie, evtl. Szintigraphie und/oder Punktionszytologie	Subtotale Thyreoidektomie mit kleinem Schilddrüsenrest (<5 ml) oder totale Thyreoidektomie	Radiojodbehandlung (Ausnahme: Schwangerschaft) Radiojod (Ausnahme: Schwangerschaft)	Thyreostatika, evtl. mit „Plummerung" bis zum Erreichen der Euthyreose	Je nach Bedarf
Jodinduzierte Hyperthyreose	Bei klinisch schwerer Hyperthyreose und erfolgloser Thyreostase	Klinik, Hormonstatus, Sonographie, evtl. Szintigraphie	Funktionsorientierte Resektion bei Autonomie, subtotale Thyreoidektomie mit kleinem Schilddrüsenrest oder totale Thyreoidektomie bei Immunthyreopathie		Kurzfristige Thyreostase (2–4 Tage), evtl. Plasmapherese präoperativ	
Thyreoiditis						
Akut (eitrig)	Selten gegeben (bei Einschmelzung etc.)	Klinik, Sonographie, Punktionszytologie	Individuell	Antibiotika, Schilddrüsenhormone, Antiphlogistika	Siehe alternative Behandlungsmethoden	Hormonsubstitution
Struma lymphomatosa Hashimoto	Bei Karzinomverdacht	Klinik, Sonographie, Hormonstatus, Autoantikörper (MAK), evtl. Punktionszytologie	Subtotale oder totale Thyreoidektomie	Schilddrüsenhormone	Nur bei Hyperthyreose (s. unten)	
Subakute Thyreoiditis de Quervain	Meist konservativ (medikamentös)		Subtotale bzw. totale Thyreoidektomie	Antiphlogistika, Kortikoide, evtl. Antibiotika, Schilddrüsenhormone	Keine	Je nach Bedarf

Tabelle 1.4. Fortsetzung

Art der Erkrankung	Indikation zur Operation	Präoperative Diagnostik	Operationsmethode der Wahl	Alternative Behandlungsmethoden	Spezifische Vorbehandlung	Spezifische Nachbehandlung
Sklerosierende Thyreoiditis (Riedel)	Bei Karzinomverdacht und zur Trachealdekompression		Totale Thyreoidektomie oder lokale Dekompressionsresektion		Keine	Je nach Bedarf
Tumoren						
Kalter Knoten	Gegeben insbesondere bei Wachstum (trotz Hormonsubstitution), Echoarmut im Sonogramm, Punktionszytologie „follikuläre Neoplasie"	Punktionszytologie	Hemithyreoidektomie	Subtotale Lobektomie bei fehlendem Malignitätsverdacht	Keine	Wie bei euthyreoter Struma (s. oben)
Differenziertes Karzinom	Prinzipiell gegeben	Klinik, Sonographie, Szintigraphie, Punktionszytologie, evtl. CT (bei Verdacht auf Mediastinalbefall)	Totale Thyreoidektomie, zentrale und ggf. zervikolaterale Kompartment-orientierte Lymphadenektomie	Hemithyreoidektomie beim papillären Mikrokarzinom	Keine	Nach totaler Thyreoidektomie Radiojodablation der Restschilddrüse, Tumornachsorge, TSH-suppressive Hormonsubstitution
Medulläres Karzinom	Prinzipiell gegeben	Klinik (sporadisch-familiär-MEN-assoziiert?) Sonographie, Punktionszytologie, Kalzitonin, Phäochromozytomdiagnostik (Sonographie, Katecholamine)	Totale Thyreoidektomie, zentrale und bilaterale zervikolaterale, bei Befall auch mediastinale kompartment-orientierte Lymphadenektomie	Keine	Keine	Radiojodablation der Restschilddrüse, Tumornachsorge, Familienscreening
Undifferenziertes Karzinom	Prinzipiell gegeben, jedoch individuell je nach Allgemeinzustand und Lokalbefund	Klinik, Sonographie, Punktionszytologie, evtl. CT, Tracheoskopie, Ösophagoskopie (bei lokaler Infiltration)	Tumorresektion und totale Thyreoidektomie	Externe Radiatio	Keine	Externe Radiatio

Das Konzept der totalen Thyreoidektomie bei bilateraler multinodulärer benigner Knotenstruma ist pathophysiologisch sicher gut begründet und chirurgisch-technisch nicht selten indiziert. Voraussetzung für eine generelle Anwendung bei sehr ausgedehntem bilateralen Knotenkropf bleibt jedoch eine niedrige eingriffsbedingte Komplikationsrate (Liu et al. 1998; Thomusch et al. 2000).

1.2.2
Autonomie und Hyperthyreose

Bei einem solitären autonomen Adenom ist die Knotenresektion mit Entfernung eines für die histologische Beurteilung der Dignität ausreichenden Saums umgebenden Schilddrüsengewebes die Methode der Wahl; bei polnahem Sitz kann auch eine Polresektion geeignet sein. Weitergehende Resektionen, wie eine Hemithyreoidektomie sind bei zusätzlicher Strumabildung, weiteren ipsilateralen Autonomiebezirken oder bei Kombination mit kalten Knoten indiziert (sog. morphologie- und funktionsgerechte Resektion; Gemsenjäger 1983). Bei einer Knotenstruma mit mulitfokaler Autonomie (szintigraphisch multiple aktivitätsspeichernde Bezirke sowie meist zusätzlich kalte Knoten) soll die Resektion möglichst alle kalten wie autonomen Bereiche – beurteilt nach präoperativer Sonograhie und Szintigraphie sowie intraoperativ nach Knotenbildung – einschließen.

Bei der Immunthyreopathie (M. Basedow) ist das Operationsziel die Beseitigung der Hyperthyreose und die bestmögliche Rezidivprophylaxe. Hierzu ist eine weitgehende oder vollständige Reduktion des Schilddrüsengewebes erforderlich. Eine totale Thyreoidektomie wird heute dann empfohlen, wenn eine besonders aktive und rezidivgefährdete Verlaufsform des M. Basedow, eine schwere endokrine Orbitopathie oder spezielle klinische Situationen vorliegen (z. B. Schwangerschaft, jugendliches Alter, Karzinomverdacht, Operationsindikation bei Rezidiv nach Voroperation; Dralle 1999). Auch wenn eine nicht-totale Thyreoidektomie durchgeführt wird, sollte der zurückbleibende Schilddrüsenrest weniger als insgesamt 5 ml betragen (Dralle et al. 1987).

1.2.3
Thyreoiditis

Die Operationsziele sind unterschiedlich, s. Abschn. 1.1.1.3.

1.2.4
Schilddrüsentumoren

Kalte Knoten – soweit prä- und/oder intraoperativ nicht als Karzinom identifiziert
Operationsziele sind die vollständige Entfernung des Knotens, Ausschluss eines Karzinoms bzw. die adäquate Karzinomtherapie bei Nachweis eines Karzinoms in gleicher, ggf. in zweiter Operation.

■ **Behandlungsprinzip.** Behandlungsprinzip ist die Hemithyreoidektomie (einseitig) total. Ausnahmeverfahren sind die Knotenresektion mit ausreichendem Saum umgebenden Schilddrüsengewebes oder die Teilresektion des betreffenden Schilddrüsenlappens.

■ **Vorgehen.** Bei allen größeren und/oder malignitätsverdächtigen Knoten: Hemithyreoidektomie und ggf. Revision der regionalen Lymphknotengruppen; bei makroskopischem

Karzinomverdacht (unscharfe Tumorbegrenzung, Kapselinfiltration): Schnellschnitthistologie; bei eindeutigem Karzinombefund: Erweiterung zur totalen Thyreoidektomie und zentralen Lymphadenektomie; bei fraglichem oder negativem Befund: Abwarten der endgültigen Histologie.

Bei kleinen unverdächtigen Knoten: Knotenresektion mit ausreichendem Saum umgebenden Schilddrüsengewebes oder Teilresektion des Schilddrüsenlappens, bei adenomatösen Formen: möglichst intraoperative histologische oder zytologische Untersuchung, davon dann weiteres Vorgehen abhängig.

■ **Begründung für die Hemithyreoidektomie als Standardverfahren beim kalten Knoten.** Bei der Operation von kalten Knoten ist immer mit der Möglichkeit zu rechnen, dass ein Karzinom vorliegt. Selbst wenn prä- und intraoperativ ein sicherer Malignitätsnachweis nicht gelingt, ergibt gelegentlich die histologische Aufarbeitung des gesamten Operationspräparats die Karzinomdiagnose.

Vor allem bei follikulären Tumoren sind die Malignitätskriterien, d. h. ein Kapsel- und/oder Gefäßeinbruch, im Schnellschnitt nicht immer sicher zu erkennen. Damit entsteht in der Regel die Notwendigkeit zur totalen Thyreoidektomie (s. unten). Diese ist ohne größere Schwierigkeiten möglich, wenn nur die gesunde, operativ bisher nicht angegangene Seite entfernt werden muss. Die zweizeitige Komplettierung einer subtotalen Resektion auf der kranken Seite zur Hemithyreoidektomie ist dagegen nur unter erhöhter Gefahr einer Rekurrens- und Nebenschilddrüsenverletzung und kaum vollständig möglich. Die prinzipielle Hemithyreoidektomie beim kalten Knoten ist somit eine prophylaktische Maßnahme angesichts dieser Schwierigkeiten. Sie erscheint berechtigt, wenn die Gefahr einer Rekurrensschädigung bei der totalen Lappenresektion zumindest nicht höher ist als bei subtotaler, dies trifft bei entsprechender Operationsweise zu. Die Funktionsreserve der Restschilddrüse nach Hemithyreoidektomie unterscheidet sich nur wenig von der nach subtotaler Lappenresektion.

■ **Ausnahmen.** Bei kleinen, präoperativ klinisch, sonographisch bzw. szintigraphisch und intraoperativ makroskopisch unauffälligen Knoten erscheint das Karzinomrisiko gering, so dass primär die Knotenresektion oder eine Polresektion ausreichend sein kann. Dies gilt v. a. für Zysten, die ein relativ geringes Malignitätsrisiko aufweisen, doch ist die Zystenwand histologisch zu untersuchen; daher ist hier besonders auf die Resektion eines ausreichenden, den Knoten umgebenden Saums normalen Schilddrüsengewebes zu achten. Kalte Knoten in einer Knotenstruma weisen ebenfalls ein geringeres Karzinomrisiko auf als kalte Solitärknoten. Bei bilateralen multiplen Knoten wird auf der stärker befallenen Seite eine Hemityhreoidektomie, auf der kontralateralen eine Teilresektion entsprechend dem makromorphologischen Befund mit intraoperativer zytologischer oder histologischer Untersuchung vorgenommen.

Differenzierte (papilläre und follikuläre) Schilddrüsenkarzinome

Die intraoperative Diagnose „differenziertes Karzinom" beruht entweder auf präoperativer Zytologie *und* intraoperativer zytologischer bzw. histologischer Sicherung oder auf der alleinigen intraoperativen histologischen Untersuchung.

■ **Behandlungsprinzip.** Totale Thyreoidektomie mit zentraler Lymphadenektomie und nuklearmedizinische Nachbehandlung und Nachkontrolle.

■ **Begründung für die totale Thyreoidektomie und zentrale Lymphadenektomie als Standardeingriff.** Metastasen der meisten differenzierten Karzinome können Jod und damit ^{131}J aufnehmen. Absolute Voraussetzung hierfür ist die vollständige Entfernung der normalen Schilddrüse auch bzw. gerade der evtl. gesunden Seite. Nur dann kann sich unter endogener, nach Absetzen der Schilddrüsenhormonsubstitution induzierter TSH-Stimulation ^{131}J in Metastasen anreichern, während bei Vorhandensein von normalem Schilddrüsenparenchym dies infolge seiner stets höheren hormonellen Leistungsfähigkeit eine effektive Darstellung und Behandlung von Metastasen verhindern würde. Dieser Gesichtspunkt ist bei allen differenzierten Karzinomen, besonders aber bei den follikulären Karzinomen mit primär hämatogener Metastasierung entscheidend, gültig jedoch auch für die regionale Lymphknotenmetastasierung des papillären Karzinoms.

Differenzierte Karzinome kommen häufig multizentrisch bzw. bilateral vor (s. Tabelle 1.1). Dies gilt v. a. für das papilläre Karzinom, das sich zudem frühzeitig lymphogen innerhalb und außerhalb der Schilddrüse ausbreitet. Follikuläre Karzinome treten dagegen äußerst selten bilateral auf, eine Lymphknotenmetastasierung findet sich erst in späten Tumorstadien. Auch papilläre Karzinome können teilweise oder vollständig follikulär strukturiert sein, so dass allein aufgrund der Schnellschnittdiagnose „follikuläres Karzinom" nicht auf die routinemäßige zentrale Lymphadenektomie verzichtet werden kann.

Diese beiden Gründe sind – bei unterschiedlicher Wertigkeit für das papilläre und follikuläre Karzinom – die Hauptargumente für die totale Thyreoidektomie beim differenzierten Schilddrüsenkarzinom dar.

Lymphknotenmetastasen im zentralen Kompartment werden bei ca. 30–70% der Patienten mit Schilddrüsenkarzinom nachgewiesen; die Häufigkeit wird v. a. von der Tumorgröße und vom Karzinomtyp bestimmt. Um Reoperationen im zentralen Kompartment mit einem deutlich erhöhten Morbiditätsrisiko für den N. recurrens und die Nebenschilddrüsen zu vermeiden, stellt die zentrale Lymphadenektomie einen obligaten Bestandteil der Primärtumoroperation dar (Ausnahme: eingeschränktes Vorgehen, s. u.).

■ **Zweizeitige Komplettierungsoperation bei erst postoperativem Karzinomnachweis und mögliche Gründe für ein vom Standardvorgehen abweichendes eingeschränktes Vorgehen.** Unifokale, nicht lymphangisch metastasierte, nichtoxiphile papilläre Mikrokarzinome (<1,0 cm) beeinträchtigen die Lebenserwartung gegenüber der Normalbevölkerung offensichtlich unabhängig vom Ausmaß der chirurgischen Behandlung nicht (Schröder et al. 1988). Prinzipiell wird hierfür eine vollständige Tumorentfernung im Gesunden durch Hemithyreoidektomie oder subtotale Resektion in Kombination mit lebenslanger TSH-suppressiver Schilddrüsenhormonsubstitution unter sorgfältiger Nachsorge als ausreichend angesehen.

In der Regel werden jedoch papilläre Mikrokarzinome erst postoperativ als Zufallsbefund diagnostiziert. Eine eindeutige Indikation zur Komplettierungsoperation (totale Restthyreoidektomie und zentrale Lymphadenektomie) ist dann gegeben, wenn pathohistologisch Multifokalität, lymphangische Ausbreitung oder eine R1- bzw. R2-Situation nachgewiesen wird. Die Reoperation sollte dann möglichst frühzeitig, d. h. innerhalb der ersten postoperativen Woche durchgeführt werden. Anschließend nimmt die Komplikationsrate bzgl. Rekurrensparese und Hypokalzämie aufgrund der frischen lokalen Vernarbungen erheblich zu, so dass bei gegebener Operationsindikation und erfolgter R0-Resektion eine Reoperation in der 2. bis 12. Woche möglichst vermieden werden sollte. Eine Reoperation innerhalb dieses Zeitraumes ist nur bei Resttumorverdacht oder histologisch nachgewiesener Entdifferenzierung indiziert.

Im Einzelfall kann die Entscheidung zum eingeschränkten Vorgehen (R0-Resektion ohne totale Thyreoidektomie und zentrale Lymphadenektomie) bei erst postoperativem Nachweis eines differenzierten Schilddrüsenkarzinoms individuell dann erweitert werden, wenn zusätzlich zu fehlender Multifokalität, fehlender lymphangischer Ausbreitung und fehlendem Resttumorverdacht folgende Faktoren und Befunde vorliegen: Alter unter 45 bis 50 Jahren, der Primärtumor überschreitet die Organkapsel nicht, kein Hinweis für Fernmetastasen, potentiell schwierige Reoperationssituation (z. B. bei primärer Rekurrensparese), sichere Nachkontrolle, erfahrenes Nachsorgezentrum. Die genannten Kriterien gelten sowohl für das papilläre als auch das follikuläre intrathyreoidale Karzinom. Dass beim kleinen intrathyreoidalen follikulären Karzinom generell eine Ausnahme hinsichtlich des empfohlenen Standardvorgehens gemacht werden kann, lässt sich durch vorliegende Daten nicht stützen (Schröder et al. 1984; Lang et al. 1986; Hellman et al. 2001).

Wenn ein unter diesen Gesichtspunkten zwar im Einzelfall zu begründendes, jedoch den aktuell im Konsens zwischen den Fachgesellschaften erarbeiteten Leitlinien (s. Leitlinien maligne Struma 2000) nicht entsprechendes Vorgehen gewählt wird, empfiehlt sich stets die vorherige Abstimmung mit einem entsprechend ausgewiesenen Zentrum, die eingehende und konsensuelle Aufklärung und Zustimmung des Patienten sowie eine entsprechende Information der weiterbehandelnden Ärzte.

■ **Begründung für eine befallsorientierte erweiterte Lymphadenektomie zervikolateral bzw. mediastinal.** Insbesondere beim *papillären Karzinom* war die prognostische Bedeutung der lokoregionären Metastasierung lange umstritten. Neuere Untersuchungen mit Nachbeobachtungszeiten von über 10 Jahren und genügend großen Patientenzahlen haben jedoch gezeigt, dass die Lymphknotenmetastasierung als Prognosefaktor zu berücksichtigen ist (Scheumann et al. 1994; Kebebew u. Clark 2001). Als Risikofaktor für lokoregionäre Rezidive ist die Lymphknotenmetastasierung unbestritten.

Papilläre Karzinome metastasieren häufig in das ipsilaterale zervikolaterale Kompartment (30–50%; Gimm et al. 1998; Machens et al. 2002), selten nach kontralateral zervikolateral oder mediastinal (<10%), so dass in Verbindung mit der Bedeutung als Rezidivfaktor und der nicht sehr großen, aber doch nachweisbaren prognostischen Bedeutung der regionalen Lymphknotenmetastasierung beim papillären Karzinom zwar keine prophylaktische, jedoch eine therapeutische, befallsorientierte zervikolaterale, ggf. auch mediastinale Lymphadenektomie empfohlen wird. Die Lymphadenektomie sollte auch beim differenzierten Karzinom nicht als „berry picking", sondern wegen der Häufigkeit von Mikrometastasen stets als sog. Kompartment-orientierte Lymphadenektomie durchgeführt werden (Dralle et al. 1994). Die Systematik des lokoregionären Lymphknotensystems und die Kompartmentklassifikation (Dralle et al. 1992) sind in Abb. 1.1 und 1.2 sowie in Tabelle 1.5 dargestellt.

Aufgrund der Häufigkeit der beim Schilddrüsenkarzinom befallenen Kompartimente ist das zentrale Kompartment als Lymphknotenstation erster Ordnung, das ipsilateral zervikolaterale als Lymphknotenstation zweiter Ordnung anzusehen, das kontralateral zervikolaterale und das infrabrachiozephal-mediastinale Kompartment als Lymphknotenstationen dritter und vierter Ordnung.

Beim *follikulären Karzinom* tritt eine lokoregionäre Metastasierung zwar meist erst in fortgeschrittenen Tumorstadien auf und stellt dann keinen unabhängigen Prognosefaktor dar. Zur Senkung der lokoregionären Rezidivrate wird jedoch auch beim follikulären Karzinom eine befundorientierte, d. h. bei Lymphknotenbefall indizierte Kompartmentorientierte Lymphadenektomie empfohlen (Dralle u. Gimm 1996; Hellmann et al. 2001).

■ **Nuklearmedizinische Nachkontrolle und erste Nachbehandlung.** Vier Wochen postoperativ erfolgt – noch unter Fehlen der Schilddrüsenhormonsubstitution – die erste szintigraphische Untersuchung auf Vorhandensein von Restschilddrüsengewebe und ggf.

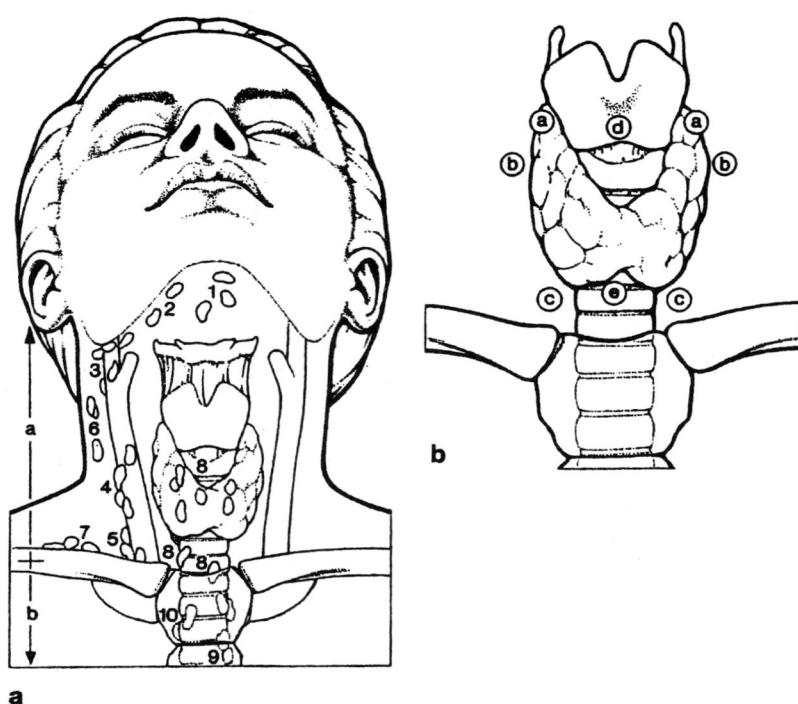

Abb. 1.1a,b. Lokoregionäre Lymphknotengruppen (LKG) beim Schilddrüsenkarzinom. LKG 1–8 nach UICC 1993, LKG 9 und 10 nach eigner Einteilung (Hermanek 1993; Spiessl 1993). **a** Zervikale (1–8) und mediastinale (9,10) LKG. (Mod. nach Spiessl 1993) **b** Untergruppen der prälaryngealen und prätrachealen Lymphknoten (LKE 8; nach TMN-Supplement, Hermanek 1993). (Aus Dralle u. Gimm 1996)

Abb. 1.2. Einteilung der zervikomediastinalen Lymphknotenkompartments beim Schilddrüsenkarzinom (Dralle 1991, 1992): Kompartment *1a* zervikozentral rechts; *1b* zervikozentral links; *2* zervikolateral rechts; *3* zervikolateral links; *4a* mediastinal rechts; *4b* mediastinal links. (Aus Dralle u. Gimm 1996)

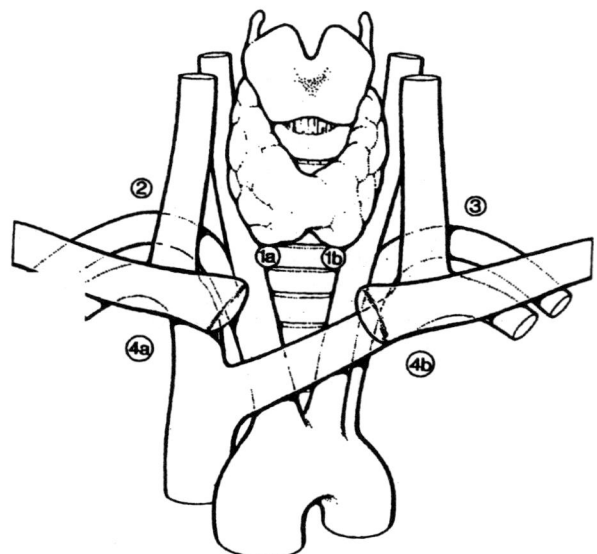

Tabelle 1.5. Einteilung des lokoregionären Lymphknotensystems der Schilddrüse. *LKG* Lymphknotengruppe. (Aus Dralle u. Gimm 1996)

LKG (UICC 1993)		Level (Robbins et al. 1991)	Kompartments (Dralle et al. 1992)	
Zervikal				
1	Submental	I	1	(1a zervikozentral rechts, 1b zervikozentral links)
2	Submandibulär			
3	Kranial-jugulär	II	2/3	(2 zervikolateral rechts, 3 zervikolateral links)
4	Medial-jugulär	III		
5	Kaudal-jugulär	IV		
6	Dorsal-zervikal entlang dem N. accessorius	V		
7	Supraklavikulär			
8	Prälaryngeal und prätracheal	VI	1	(1a zervikozentral rechts, 1b zervikozentral links)
8a	Kranial paratracheal (infrathyreoidal, lateral tracheal)			
8b	Kaudal paratracheal (infrathyreoidal, lateral tracheal)			
8c₁,[a]	Antenerval (N. recurrens)			
8c₂,[a]	Retronerval (N. recurrens)			
8d	Prälaryngeal			
8e	Prätracheal (Schilddrüsenisthmus, sog. Delphian-LK)			
Mediastinal				
9[a]	Anterior-mediastinal (perithymisch infrabrachiozephal)		4	(4a mediastinal rechts, 4b mediastinal links)
10[a]	Posterior-mediastinal (paratracheoösophageal)			

[a] Eigene Nummerierung und LKG-Bezeichnung.

die Verabreichung entsprechender Dosen Radiojod zur „nuklearmedizinischen Resthyreoidektomie". Damit verbunden wird ein Gesamtkörperszintigramm zur Suche nach schon zu diesem Zeitpunkt vorhandenen und jodspeichernden Metastasen.

Medulläre (C-Zell-)Karzinome

■ **Behandlungsprinzip.** Totale Thyreoidektomie, zentrale und bilateral zervikolaterale Kompartment-orientierte Lymphadenektomie.

■ **Begründung.** Die Möglichkeit einer Radiojodbehandlung ist wegen der Nichtaufnahme von Jod in C-Zellen nicht gegeben. Diese Zellen finden sich gehäuft in den dorsalen Schilddrüsenabschnitten. Nur die sporadischen Formen sind primär einseitig, die familiären und MEN-11-assoziierten potentiell stets beidseitig. Somit ist chirurgische Radikalität nur durch totale Thyreoidektomie möglich.

Lymphknotenmetastasen bestimmen bei diesem Karzinom die Prognose (Dralle et al. 2001). Ihre Entfernung ist bedeutsam zur bestmöglichen Verhütung hierdurch verursachter lokaler Komplikationen, fortgesetzter regionaler und evtl. auch systemischer Metastasierung und zur Verbesserung der Prognose. Zusätzlich zur totalen Thyreoidektomie ist somit in jedem Tumorstadium eine zentrale Lymphadenektomie erforderlich. Die Indikation zur routinemäßigen bilateral zervikolateralen Kompartment-orientierten Lymphadenektomie ergibt sich aus der prognosebestimmenden häufigen Lymphknotenmetastasierung nicht nur ipsilateral zervikolateral (ca. 30–80%), sondern, im Unterschied zum papillären Karzinom, auch kontralateral zervikolateral (20–40%). Dies gilt sowohl für das sporadische, als auch – bezogen auf den jeweils größten Tumorherd – für das bilaterale hereditäre medulläre Karzinom (Gimm u. Dralle 1997; Gimm et al. 1998; Machens et al. 2000).

Umstritten ist die Indikation zur Mediastinaldissektion. Da bei nachgewiesenem Lymphknotenbefall des oberen infrabrachiozephalen Mediastinums eine biochemische Heilung nur im Ausnahmefall erreicht wurde (Gimm et al. 1998; Machens et al. 1999, 2000), wird eine Mediastinaldissektion in der Regel nur befallsorientiert, d. h. nicht prophylaktisch, empfohlen.

■ **Ausnahmen.** Bei klinisch und biochemisch vermutetem sporadischen oder hereditären medullären Mikrokarzinom ist die Beschränkung der lokoregionären Lymphadenektomie auf die zentrale Lymphadenektomie vertretbar, obwohl derzeit noch unklar ist, ob dieses Vorgehen für alle medullären Mikrokarzinome bis zu einer Tumorgröße von 10 mm empfohlen werden kann.

Insbesondere bei Genträger-Kindern eines hereditären medullären Karzinoms mit speziellen Mutationen im RET-Protoonkogen, bei denen selten und erst später Lymphknotenmetastasen nachgewiesen wurden (z. B. im Codon 768 und 804), kann altersabhängig (<10 Jahre) möglicherweise auch auf eine zentrale Lymphadenektomie verzichtet werden. Aufgrund der Seltenheit des hereditären medullären Karzinoms und vor allem der genannten Low-risk-Gruppen ist jedoch derzeit eine diesbezüglich verbindliche Therapieempfehlung nicht möglich (Machens et al. 2001).

■ **Anmerkungen zur prophylaktischen Thyreoidektomie bei Genträgern eines hereditären medullären Schilddrüsenkarzinoms.** Die frühzeitige Gendiagnostik zum Nachweis eines hereditären medullären Karzinoms kann als Meilenstein in der prophylaktischen Chirurgie genetisch determinierter Tumorerkrankungen angesehen werden (Lips et al. 1994; Wells et al. 1994). Das hereditäre medulläre Karzinom ist heute der einzige Tumor, bei dem allein aufgrund der genetischen Diagnostik eine totale Organentfernung akzeptiert ist und empfohlen wird. Das genetische Screening in betroffenen Familien stellt die Voraussetzung für eine frühzeitige prophylaktische Thyreoidektomie dar.

Bei Genträgern wird seit Einführung der prophylaktischen Thyreoidektomie 1994 die Durchführung dieser Operation vor der Einschulung, d. h. vor dem 6. Lebensjahr empfohlen, spätestens bei beginnendem Kalzitoninanstieg im Pentagastrintest empfohlen (Dralle et al. 1996, 1998). Inwieweit von dieser Empfehlung aufgrund der erst kürzlich nachgewiesenen Genotyp-Phänotyp-Korrelation abgewichen werden kann, kann derzeit noch nicht abschließend beurteilt werden. Die Betreuung von betroffenen Familien sollte daher in ausgewiesenen Zentren erfolgen.

Als Ausnahme von der gegebenen Zeitempfehlung der prophylaktischen Thyreoidektomie ist das medulläre Karzinom im Rahmen der MEN 2b-Erkrankung anzusehen. Bei diesem Karzinomtyp, der schon im frühesten Kleinkindesalter zur lokalen, lymphangischen und hämatogenen Invasion führt, ist eine stadiengerechte Primäroperation zum frühestmöglichen Zeitraum erforderlich. Wenn die Diagnose erst im klinischen Stadium gestellt wird, ist biochemische Heilung kaum noch möglich.

Im Rahmen der präoperativen Diagnostik des hereditären medullären Karzinoms ist eine Ausschluss- bzw. Nachweisdiagnostik der anderen Organmanifestationen des MEN 2-Syndroms (Phäochromozytom, primärer Hyperparathyreoidismus) obligat erforderlich.

■ **Anmerkungen zur Reoperation beim medullären Karzinom.** Zervikale bzw. zerviko-mediastinale Reoperationen sind dann indiziert, wenn nach der Primäroperation erhöhte Kalzitoninspiegel und bildgebend lokoregionäre Metastasen oder ein Lokalrezidiv nachgewiesen wurde. Wenn durch entsprechende Staging-Untersuchungen eine (progrediente) Fernmetastasierung (Makrometastasen) ausgeschlossen werden kann, wird nach nicht-systematischer, d. h. Kompartment-orientierter Primäroperation eine Dreikompartmentoperation empfohlen, bei nachgewiesenem Mediastinalbefall eine Vierkompartmentoperation.

Bei lediglich erhöhtem Kalzitoninspiegel ohne bildgebenden Tumor- bzw. Lymphknotenmetastasennachweis ist davon auszugehen, dass eine lokoregionäre und/oder hämatogene Mikrometastasierung vorliegt. Die Entscheidung über eine lokoregionäre Reoperation hängt dann von den Vorbefunden, der Art der Voroperation, dem primären pTNM-Stadium und dem Befund ggf. invasiver Staging-Untersuchungen (z. B. Thorakolaparoskopie) ab und ist individuell zu treffen.

Undifferenzierte (anaplastische) Schilddrüsenkarzinome

■ **Behandlungsprinzip.** Totale Thyreoidektomie und radikale Tumorresektion.

■ **Begründung.** Obwohl aufgrund des lokal meist fortgeschrittenen Tumorstadiums eine Radikaloperation im eigentlichen Sinne dann nicht möglich ist, sollte eine vollständige Tumorentfernung einschließlich einer totalen Thyreoidektomie (kontralaterale Tumorherde in ca. 70%) angestrebt werden, um frühzeitige Rezidive mit der Gefahr der zervikalen Obstruktion zu vermeiden. Gleichzeitig sollten aber lebenswichtige Strukturen des Halses (Trachea, Ösophagus, A. carotis, N. recurrens mindestens einer Seite) geschont werden, da deren Resektion nur selten eine Verbesserung der Überlebenschancen ermöglicht.

Bei präoperativ tracheoskopisch und ösophagoskopisch nachgewiesener Schleimhautinfiltration birgt die Tumorresektion die Gefahr eines Aufbrechens dieser Strukturen in sich. In diesen Fällen sollte lediglich eine externe Bestrahlung durchgeführt werden.

Insgesamt ist die Prognose der meisten Patienten mit einer Überlebenschance von weniger als 2 Jahren äußerst ungünstig. Unter Schonung vitaler zervikaler Strukturen können lokal-radikale operative Maßnahmen mit anschließender frühpostoperativer externer Bestrahlung (ab 5. Tag postoperativ) jedoch die Häufigkeit der zervikalen Tumorobstruktion vermindern und möglicherweise auch die Gesamtprognose verbessern (Machens et al. 2001).

Über die Notwendigkeit einer palliativen Tracheotomie ist individuell zu entscheiden, sie sollte jedoch (auch bei Tumorinfiltration der äußeren Tracheaschichten) möglichst vermieden werden, da Tracheotomien beim fortgeschrittenen undifferenzierten Schilddrüsenkarzinom meist zu einer verzögerten Wundheilung und damit auch zu einer Verzögerung der externen Bestrahlung führen. Intra- und extraluminare Palliativmaßnahmen (Laserablation, Stentimplantation, externe Radiatio, ggf. Chemotherapie) sollten in diesem Ausbreitungsstadium versucht werden.

Maligne Lymphome und andere Malignome

Operationsziel ist bei nicht organüberschreitenden Tumoren die totale Thyreoidektomie und Entfernung der befallenen Lymphknoten. Bei organüberschreitenden Tumoren stellt die Operation meist eine Palliativmaßnahme dar, um die Ausgangssituation für die postoperative externe Bestrahlung und ggf. für die Chemotherapie zu verbessern. Andere Malignomformen sind selten, so dass verbindliche Therapierichtlinien nicht gegeben werden können. Auch hier richtet sich in der Regel das Operationsziel nach der lokalen Tumorausdehnung.

1.3
Operationsvorbereitung

Voruntersuchungen	Allgemein	Schema III, s. Kap. 24, evtl. Schema IV, s. Kap. 24
	Krankheits-bezogen	Serumkalzium, In-vitro-Hormonanalysen (s. Abschn. 1.1.2.2), Sonographie, Szintigraphie, Punktionszytologie. Röntgen Thorax in zwei Ebenen, Tracheazielaufnahmen bei Trachealverlagerung und Tracheastenose. Stimmbandfunktionsprüfung
Vorbehandlung		Im Allgemeinen keine Bei Hyperthyreose: Thyreostatika über mindestens 3 Wochen, evtl. (bei fehlenden Kontraindikationen) in Kombination mit β-Blockade Bei Thyreostatikanebenwirkungen: evtl. „Plummerung". Präoperative Kontrolle der T3- bzw. T4-Serumspiegel. Vermeidung sympathikotoner Reize, Anästhesieverfahren ohne Atropin Bei Tracheastenose: Intubation ggf. bronchoskopisch bzw. unter Tracheotomiebereitschaft
Verschiedenes	Blutkonserven-bereitstellung	Unkomplizierte Eingriffe: 0 Große Strumen, zervikomediastinale Strumen, Rezidiveingriffe, Hyperthyreosen: 0–3
	Aufklärung	Hinweis auf Möglichkeit der Rekurrensschädigung, Hypokalzämie und Erfordernis einer postoperativen Schilddrüsenhormonsubstitution, evtl. Notwendigkeit einer Operationserweiterung zur totalen Thyreoidektomie und Lymphadenektomie bei intraoperativem Nachweis eines Schilddrüsenkarzinoms bzw. zweizeitiger totaler Thyreoidektomie bei erst postoperativer definitiver Diagnose. Bei retrosternalen bzw. intrathorakalen Strumen und vor zervikomediastinaler Lymphadenektomie beim Schilddrüsenkarzinom Hinweis auf Möglichkeiten bzw. Durchführung einer partiellen oder kompletten medianen Sternotomie. Anzeichnen des Operationsschnitts im Wachzustand

1.4
Spezielle operationstechnische Gesichtspunkte

1.4.1
Allgemeines

Mit dem Abgehen von der typischen subtotalen Thyreoidektomie als Regeloperation und der zunehmenden Zahl ein- oder beidseitiger Lappenresektionen sowie befundorientierter Resektionen bei der autonomen Knotenstruma musste auch die operative Taktik der Schilddrüsenchirurgie verändert werden. Dies gilt v. a. für die Darstellung des N. laryngeus recurrens, die immer dann angezeigt ist, wenn dorsal der Grenzlamelle und in Nervennähe operiert wird (s. Leitlinien benigne Struma 1998).

Ebenso ist die Darstellung und sichere Schonung von einer, besser zwei Nebenschilddrüsen zur Vermeidung einer postoperativen permanenten Hypokalzämie erforderlich. Bei nicht sicherem Durchblutungserhalt der Nebenschilddrüsen sollte eine Autotransplantation vorgenommen werden. Weiter muss vor Beginn einer Resektion oder vor

Durchführung entscheidender Gefäßligaturen das Operationsziel klar sein, um evtl. erhaltungsfähiges Restparenchym der einen Seite zu schonen, wenn etwa eine Hemithyreoidektomie der anderen Seite notwendig wird (z. B. subtotale Resektion der einen und Hemithyreoidektomie der anderen Seite bei mehreren kalten Knoten).

In der Regel ist auch bei geplantem einseitigen Vorgehen zu Beginn der Operation eine Revision *beider* Schilddrüsenseiten erforderlich. Hierzu ist zumindest die vordere und seitliche Lappenkonvexität darzustellen und zu palpieren, in Zweifelsfällen muss jedoch der Lappen entsprechend mobilisiert werden, um auch dorsal, kaudal und paratracheal gelegene Parenchymanteile genau revidieren zu können. Hierauf kann ggf. verzichtet werden, wenn präoperativ der Schilddrüsenprozess sonographisch und szintigraphisch sicher einseitig lokalisiert und die kontralaterale Seite als unauffällig befundet wurde.

Schilddrüsenoperationen, speziell bei benignen Leiden, dürfen nur mit minimaler Morbidität und Letalität belastet sein. Die Hauptgefahren liegen bei schwerer Tracheastenose in der Phase der Narkoseeinleitung (evtl. Intubation mit flexiblem Brochoskop, zumindest in Tracheotomiebereitschaft), postoperativ in Asphyxie bei beidseitiger Rekurrenslähmung oder starker Nachblutung (besonders bei ungenügender Überwachung) und intraoperativ in einer massiven Blutung, v. a. bei retrosternaler Struma. Hier ist ggf. frühzeitig eine Sternotomie angezeigt, wonach die Blutung meist rasch und gezielt behandelt werden kann.

> **CAVE**
>
> Relativ leicht können bei Schilddrüsenoperationen Tupfer oder kleine Kompressen in situ übersehen werden, da diese sich nach Durchtränkung mit Blut kaum vom Gewebe unterscheiden lassen. Es ist deshalb obligat, auch bei der Schilddrüsenchirurgie die gleiche Sorgfalt bezüglich Zählen und Markieren von verwendeten Kompressen zu üben wie bei Eingriffen in den Körperhöhlen.

1.4.2
Zugangsweg und Schilddrüsenpräparation

Insgesamt hängt das spätere kosmetische Ergebnis einer Schilddrüsenoperation nicht von der Schnitt- bzw. Narbenlänge, sondern von deren Lage und Form ab. Betont kleine Schnitte sind häufig ein Grund für unübersichtliche Darstellung und damit Anlass zu Komplikationen. Dies gilt auch für die Einführung minimal-invasiver Verfahren in die Schilddrüsenchirurgie. Eine intraoperative Erweiterung des Schnitts resultiert leicht in abgewinkelter Schnittlage. Eine primär großzügige Schnittlänge von etwa 6–8 cm erscheint somit sehr empfehlenswert. Das Operationsfeld wird v. a. bei großen Strumen stets so abgedeckt, dass bei Komplikationen bzw. bei Notwendigkeit einer mediastinalen Exploration sogleich eine Sternotomie durchgeführt werden kann.

Beim typischen Kragenschnitt nach Kocher (entsprechend der Anzeichnung im Wachzustand) werden Haut, Subkutis und Platysma zusammenhängend abpräpariert. Die subfaszialen Halsvenen werden durchtrennt und ligiert bzw. mit einer Durchstechungsligatur versehen. Die Durchtrennung der kurzen Halsmuskeln ist zur besseren Darstellung der Schilddrüse besonders bei großen Strumen sowie bei Rezidiveingriffen zu empfehlen, sonst ist sie meist nicht erforderlich.

Für die Schilddrüsenchirurgie entscheidend ist die Präparation in der richtigen, präthyreoidalen Schicht, außerdem möglichst bluttrockenes Arbeiten. Gerade bei stark gelappter Knotenbildung ist besonders sorgfältig auf Einhalten der richtigen Präparationsschicht zu achten, um eine blutreiche Präparation ins Parenchym und ein Zurücklassen peripherer Knoten mit nur dünner Parenchymverbindung zur übrigen Schilddrüse zu vermeiden. Zur Erfüllung der oben genannten Forderungen erscheint prinzipiell die Präparation von kaudal nach kranial günstig. Hierbei werden zunächst die untere Polarterie und der N. laryngeus recurrens orientierend dargestellt. Erst dann können gefahrlos die Gefäße im Bereich des unteren Schilddrüsenpols durchtrennt werden. Dann folgt die weitere Darstellung des Rekurrensverlaufs, das Aufsuchen der Epithelkörperchen und dann ggf., d. h. bei bereits bestimmtem Resektionsausmaß, die Ligatur und Durchtrennung der A. thyreoidea inferior bzw. ihrer Äste schilddrüsennah, um die Blutversorgung der Epithelkörperchen zu erhalten (s. unten). Auch die weitere Präparation und ggf. Resektion der Schilddrüse geschieht in kaudokranialer Richtung, wobei die Durchtrennung der oberen Polgefäße ggf. den letzten Schritt darstellt.

1.4.3
Darstellung des N. larnygeus recurrens

Die Darstellung des N. laryngeus recurrens ist bei jeder Form der Schilddrüsenresektion mit Präparation in Nervennähe, also insbesondere bei der subtotalen Resektion dorsal der Grenzlamelle, der totalen Lappenresektion und bei Rezidivoperationen angezeigt, da das Verletzungsrisiko hierdurch abnimmt (Thomusch et al. 2000). Gerade das häufige Vorkommen verschiedener Variationen des Nervenverlaufs ist ein Argument für die Darstellung. Kann ausnahmsweise der N. laryngeus recurrens nicht aufgefunden oder nicht sicher identifiziert werden, muss die rückwärtige Schilddrüsenkapsel belassen werden. Bei versehentlicher Durchtrennung des N. laryngeus recurrens ist eine mikrochirurgische Naht zu versuchen, zumindest, wenn nach Freipräparation eine spannungsfreie Adaptation glatter, nicht gequetschter Schnittflächen zu erreichen ist. Die Spätergebnisse sind jedoch unbefriedigend.

Die Identifikation des N. recurrens kann durch Einsatz von Lupenbrille und intraoperativem Neuromonitoring deutlich erleichtert werden, damit kann die Pareserate gesenkt werden (Thomusch et al. 2002). Der Einsatz dieser intraoperativen Techniken wird besonders in Situationen mit schwieriger Nervendarstellung, bei atypischem oder multifaszikulärem Nervenverlauf, vorbestehender Rekurrensparese und bei Reoperationen empfohlen.

1.4.4
Darstellung der Nebenschilddrüse

Bei jeder ausgedehnteren Schilddrüsenoperation, v. a. bei jeder ein- oder beidseitigen Lappenentfernung, müssen die Epithelkörperchen (zumindest auf jeder Seite eines) dargestellt und zusammen mit ihrer Blutversorgung erhalten werden, soweit nicht aus Radikalitätsgründen ihre Entfernung angezeigt ist. Die Darstellung der Epithelkörperchen geht mit der Präparation des N. recurrens und seiner Überkreuzungsstelle mit der A. thyreoidea inferior einher (Abb. 1.3). Meist finden sich hier oder leicht kranial davon die oberen Nebenschilddrüsen, die unteren liegen kaudal und ventral der Überkreuzungsstelle von Arterie und Nerv, nicht selten befinden sie sich auch im zervikalen Anteil des Lig. thyrothymicum. Eine Durchblutungsminderung der Nebenschilddrüsen kann bei der totalen und subtotalen Lappenentfernung durch schilddrüsennahes Absetzen der A. thyreoidea inferior bzw. ihrer zwei Hauptäste nach der Aufgabelung – unter Beachtung des Verlaufs

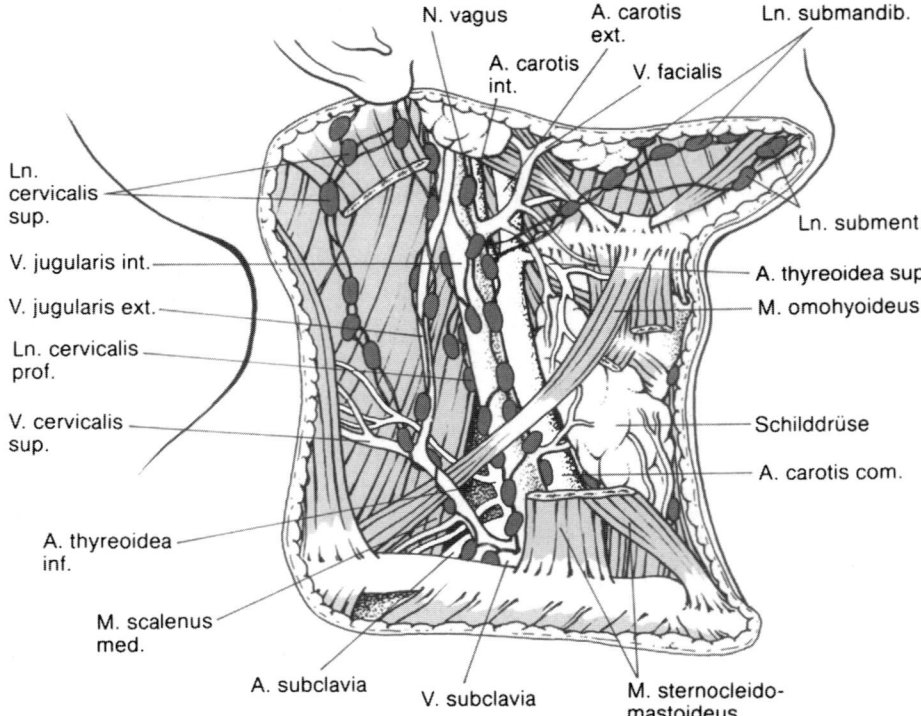

Abb. 1.3. Halbschematische Darstellung der Halsregion, speziell der Schilddrüse

des N. recurrens – vermieden werden. Wird zu Ende der Operation eine Devaskularisation einer Nebenschilddrüse festgestellt, wird diese am besten in eine Tasche des M. sternocleidomastoideus reimplantiert (in 3 bis 4 kleinere Stücke zerteilt).

1.4.5
Arterielle Gefäßunterbindung

Durchführung oder Unterlassung der Ligaturen der Polgefäße haben bei der Chirurgie der Knotenstruma offensichtlich keinen Einfluss auf die Rezidivhäufigkeit und auf die Hypothyreoserate (Thomusch u. Dralle 2000). Bei einer typischen subtotalen Resektion werden heute zur Vermeidung unangenehmer Parenchymblutungen meist alle Polarterien durchtrennt und ligiert. Die Restdurchblutung von paratracheal her ist ausreichend. Doch ist es u. E. günstiger, anstelle eines starren Vorgehens variabel zu verfahren: Die Veränderungen einer Knotenstruma sind nicht immer völlig homogen über die gesamte Schilddrüse verteilt, häufig sind obere Polbereiche weniger befallen. Bei Belassen dieser Bereiche ist es sinnvoll, auch die Durchblutung voll zu erhalten; gerade die oberen Polbereiche sind nach Durchtrennung der oberen Polgefäße kaum ausreichend von paratracheal her durchblutet. Bei anderen Resektionsformen, wie Pol- oder Knotenresektionen sollte das erhaltene Gewebe voll durchblutet bleiben, Gefäßunterbindungen sind somit keineswegs routinemäßig, sondern nur indiziert und nach Feststellung des operativen Vorgehens anzubringen.

1.4.6
Spezielle operative Gesichtspunkte bei der Rezidivstruma

Die Gefahr einer Rekurrensläsion bei Rezidivstruma ist allgemein relativ hoch (ca. 5–10% permanente Lähmungen). Sie kann wohl nur durch die Darstellung eines Nervenverlaufs auch in dieser Situation verringert werden. Absolut zu vermeiden ist jedenfalls eine beidseitige Nervenschädigung. Entscheidend ist – v.a. vor einer Rezidivoperation – die sichere Beurteilung der Stimmbandfunktion. Häufig ist eine partielle oder totale einseitige Rekurrenslähmung nicht bekannt und phonetisch nicht auffallend. Bei pathologischem Befund der Larynxfunktion erfolgt im eigenen Vorgehen eine zweite Kontrolle, um beobachtete Verwechslungen der Seitenlokalisation sicher auszuschließen.

Der Nachweis einer präoperativen Rekurrenslähmung bestimmt das operative Vorgehen wesentlich: Zunächst wird auf der dominanten Seite das Schilddrüsengewebe weitgehend oder vollständig entfernt, um jedenfalls hier eine Entlastung der Trachea und Beseitigung des pathomorphologischen Befundes zu erreichen. Kontralateral ist eine subtotale oder totale Resektion nur dann erlaubt, wenn eine Darstellung und sichere Schonung des N. recurrens der erstoperierten Seite zweifelsfrei möglich gewesen ist. Andernfalls beschränkt man sich auf die Enukleation oder auf die partielle ventrale Resektion oder führt die Operation zweizeitig durch, was gegenüber einem riskanten einzeitigen Vorgehen wesentlich zu bevorzugen ist. Am ehesten lässt sich der Nerv bei einer Rezidivstruma weit kaudal im Bereich des Austrittes aus der oberen Thoraxapertur auffinden. Dies gelingt meist leichter, wenn primär von lateral her, d.h. von der Gefäßscheide her auf die Schilddrüsenloge zu präpariert wird, lateral bestehen meist weniger Verwachsungen als medial (Dralle u. Pichlmayr 1991). Zu beachten ist stets, dass sich Rezidivknoten auch dorsal oder dorsolateral des Nervs entwickelt haben können, so dass dieser dann ventral der Parenchymknoten oder zwischen ihnen hindurch verlaufen kann.

1.4.7
Spezielle operative Gesichtspunkte beim Schilddrüsenkarzinom

Eine totale Thyreoidektomie wegen eines differenzierten Karzinoms und somit sicherheitshalber auch eine Hemithyreoidektomie wegen eines kalten Knotens muss so vollständig wie möglich durchgeführt werden. Besonders folgende Bereiche entgehen leicht einer totalen Entfernung: Teile der rückwärtigen Schilddrüsenkapsel, Parenchymgewebe im Bereich der Einmündung des N. recurrens in den Larynx, Parenchymreste des oberen Pols, die in die Ligatur der oberen Polgefäße einbezogen sind, und Gewebe des Ductus thyreoglossus im Bereich des Lobus pyramidalis, der weit nach kranial reichen kann. Bereits kleine Reste von Schilddrüsengewebe imponieren im postoperativen Szintigramm als stark speichernde Areale. Eine absolut komplette Thyreoidektomie gelingt nach dem Szintigrammbefund nur selten. Bei kleinen Resten ist die zu ihrer Ausschaltung benötigte Radiojodmenge durchaus tolerabel, bei größeren Schilddrüsenresten ist angesichts der gelegentlich auftretenden Nebenwirkungen einer größeren Radiojoddosis ggf. eine Nachresektion zu erwägen. Eine entsprechend totale Thyreoidektomie erfordert stets die

Darstellung des N. recurrens bis zu seiner Einmündung in den Kehlkopf. Liegt eine Infiltration eines undifferenzierten Karzinoms in die Trachea vor, soll eine stärkere Schädigung der Tracheawand sicher vermieden werden. Es ist günstiger, einen Tumorsaum zu belassen, als eine Nekrose oder Perforation der Trachealknorpel zu riskieren, da eine radikale Entfernung des Gewebes dann ohnehin nicht zu erreichen ist. Bei einer Infiltration der Trachea durch ein papilläres, follikuläres oder medulläres Schilddrüsenkarzinom ist dagegen zu überlegen, ob eine Resektion des befallenen Trachealabschnitts (ggf. in einer zweiten Operation) oder eine möglichst weitgehende Entfernung des Tumors bei genauer Präparation unter Erhalt der Trachealringe versucht werden soll (Machens et al. 2001). Minimal Tumorreste können bei Speicherungsfähigkeit ggf. durch eine Radiojodtherapie beseitigt werden. Die Entfernung regionaler Lymphknoten ist v. a. beim papillären und beim medullären Schilddrüsenkarzinom wichtig (s. oben).

1.4.8
Vorgehen bei Tracheomalazie

Eine Tracheomalazie erfordert nur selten eine spezielle Behandlung. Meist ergibt sich nach Entlastung durch die Strumaresektion eine ausreichende Lumenweite der Trachea. Bei extremer Tracheomalazie kann eine Spananlagerung (autologes Rippentransplantat oder Kieler-Knochenspan), Anbringen von Plastikringen oder ein Auseinanderhalten durch Fadenzügel erfolgen (Geelhoed 1988). Aus Sicherheitsgründen wird bei symptomatischer schwerer Tracheomalazie die Intubation über einige Stunden oder 1 bis 2 Tage postoperativ belassen (Mellière et al. 1988).

1.4.9
Vorgehen bei akuter intraoperativer Blutungskomplikation, speziell bei retrosternaler Struma

Gerade bei großen Strumen kann dem Auftreten einer unübersichtlichen Blutungskomplikation durch einen großzügigen Zugang mit Durchtrennung der geraden Halsmuskeln vorgebeugt werden. Venöse Blutungen, z. T. erheblich bei Verletzung der seitlichen Venen (V. thyroidea media), ggf. mit deren Ausriss aus der V. jugularis interna, können stets durch Kompression so lange gestillt werden, bis eine Übersicht für die gezielte Blutstillung erreicht ist. Bei Abgleiten der Ligatur der oberen Polarterie mit meist erheblicher arterieller Blutung darf keinesfalls ein „blindes" Nachlassen erfolgen, ggf. ist die Blutung durch Abdrücken von außen oder besser durch Kompression von innen her so lange zu begrenzen, bis – hier ggf. unter Erweiterung des Zugangs – eine genaue Darstellung möglich ist (Bay u. Engel 1980). Blutungen im dargestellten oder möglichen Rekurrensverlauf sind mit feinsten Umstechungsligaturen in sicherem Abstand zum Nerv und ohne Heranziehen desselben genauestens zu versorgen bzw. bis zur Identifizierung des Nervs zu tamponieren.

   Misslingt der Versuch des Hervorluxierens einer mediastinalen Struma unter Einreißen des Parenchyms, resultiert daraus meist eine starke Blutung. Die Auslösung einer mediastinalen Struma sollte daher möglichst nicht digital erfolgen, sondern durch Ziehen am vollständig mobilisierten und von der A. thyroida superior abgesetzten oberen Lappenanteil. Da bei benignen zervikomediastinalen Strumen die Gefäßversorgung immer

vom Hals erfolgt, gelingt hierdurch meist eine Auslösung des retrosternalen Schilddrü-
senanteils ohne Verletzung des Parenchyms und auch des N. recurrens.

> **CAVE**
>
> **Wenn der intrathorakale Anteil größer ist als der Umfang der oberen Thoraxapertur, sollte primär eine mediane Sternotomie erfolgen, bevor weitere Manipulationen zum Einreißen von retrosternalen Gefäßpartien oder Strumaanteilen führen und dann möglicherweise eine notfallmäßige Sternotomie erfordern.**

1.4.10
Nahtmaterial, Blutstillung und Drainage

In der gesamten Schilddrüsenchirurgie, auch für die Unterbindung der Polgefäße, kommt
nur resorbierbares Fadenmaterial zur Anwendung. Lediglich bei der Notwendigkeit von
Gefäßübernähungen, etwa an der V. jugularis interna, wird monofiler, nichtresorbierbarer
Faden benutzt.

Ursache für Nachblutungen sind ein Abrutschen der Ligatur durchtrennter Polarterien
oder unvollständige, unterbliebene bzw. abgeglittene Venenligaturen, besonders seitlich
und kaudal. Eine Druckerhöhung im venösen System durch kurzzeitig verstärkte Über-
druckbeatmung am Operationsende kann solche Undichtigkeiten des venösen Systems
manifest werden lassen. Zur Drainage des Operationsgebiets kann in jede Schilddrüsenloge ein Redon-Drain eingelegt werden. Dieses wird durch die Wunde (keine neue Inzision) an den kontralateralen Schnittenden ausgeleitet. Für das spätere kosmetische Ergebnis ist es entscheidend, dass bei der Naht des Platysmas nicht Subkutangewebe mitgefasst
und damit die Haut an das Platysma fixiert wird. Vor der Hautnaht ist die Verschieblich-
keit der Haut zu überprüfen. Die Haut wird am besten mit feiner fortlaufender Intrakutannaht oder feinen Einzelknopfnähten (5–0) verschlossen.

1.5
Postoperative Behandlung

Routinebehandlung	Schema I (s. Kap. 25) Antibiotika prinzipiell nicht indiziert, ggf. bei transsternalen Resektionen und ausgedehnten Reoperationen Redon-Drain nach Sogentfernung: lockern Tag 1, ziehen Tag 2. Achten auf Zeichen einer Hypokalzämie
Kontrollen	Serumkalzium nach beidseitigem Vorgehen. Erste Kontrolle ca. 8 Stunden postoperativ (am Abend des Operationstags), dann täglich bis zur Entlassung (2. und 5. postoperativer Tag) Stimmbandfunktionskontrolle vor Entlassung, bei Funktionseinschränkung logopädische Behandlung und Kontrolle nach 8 Wochen Kontrolle der Schilddrüsenfunktion (s. Tabelle 1.2) 6 Wochen nach Resektion wegen benigner Struma
Spezielle Probleme	Bei der Möglichkeit eine doppelseitige Rekurrensparese: strengste intensivmedizinische Überwachung über mindestens 24–48 Stunden (Verstärkung des Stridors durch Glottisödem ggf. mehrere Stunden nach Extubation; s. Abschn. 1.6.2) Bei Tetaniezeichen: Kalzium i.v. (nach Bedarf, s. Abschn. 1.6.2) Nach Operation wegen Hyperthyreose: postoperativ Absetzen der Thyreostatika, nach Plummerung Absetzen der Jodgabe, β-Blocker werden postoperativ ausschleichend über 3–4 Tage dosiert Nach totaler Thyreoidektomie wegen differenziertem Karzinom: keine Substitution von Schilddrüsenhormonen bis 4 Wochen postoperativ; dann erste nuklearmedizinische Nachkontrolle und ^{131}J-Szintigraphie unter endogener TSH-Stimulation. Nach Radiojoddiagnostik und ggf. Radiojodtherapie Aufnahme der TSH-suppressiven Schilddrüsenhormonsubstitution

1.6
Spezielle postoperative Probleme

1.6.1
Nachblutung

Eine Nachblutung ereignet sich meistens im Anschluss an die Extubation oder kurze Zeit danach bzw. in den ersten 12 bis 24 postoperativen Stunden und erfordert bei starker Schwellung und insbesondere bei beginnender Atemnot eine sofortige Revision, bei geringen Graden zumindest eine ununterbrochene Überwachung.

1.6.2
Rekurrensläsion

Eine *einseitige* Rekurrensläsion verursacht keine respiratorischen Probleme und wird oft nur durch die routinemäßige Stimmbandkontrolle entdeckt. Bei Schädigung sollte die Untersuchung nach 4 bis 8 Wochen wiederholt werden, da etwa die Hälfte der primären Schädigungen reversibel sind. Eine logopädische Behandlung wird empfohlen.

Eine *doppelseitige* Rekurrensläsion macht sich gelegentlich unmittelbar postoperativ, häufig aber erst im Verlauf der ersten postoperativen Nacht bemerkbar, wenn zusätzlich eine Schwellung der Stimmbänder und eine Ermüdung der Kompensationsmechanismen eintreten. Sie führt dann zu schweren respiratorischen Störungen und erfordert ggf. eine sofortige Tracheotomie.

Unter ununterbrochener Beobachtung ist zunächst ein Versuch mit leichter Sedierung (*Cave*: Atemdepression), Sauerstoffzufuhr, evtl. mit Gabe von Kalzium und Glukokortikoiden angezeigt. Bei starkem Stridor und unzureichender Atmung muss eine Reintubation (in Tracheotomiebereitschaft) für etwa 3 Tage erfolgen. Wenn bei einem Extubationsversuch nach dieser Zeit die Atmung weiterhin unzureichend ist, muss eine Tracheotomie durchgeführt werden.

Die geeignetste Form der *Tracheotomie* ist die subisthmoidale Längsspaltung von zwei Trachealringen, die durchtrennten Trachealknorpel werden mit nichtresorbierbarem Faden an die Haut genäht und damit leicht auseinandergehalten („plastisches" Tracheostoma). In den ersten postoperativen Tagen ist die stärkere Verschleimung mit der Gefahr der Obstruktion der Kanüle zu beachten. Ein Kanülenwechsel soll möglichst nicht vor dem 4. postoperativen Tag erfolgen, das Wiedereinführen kann ggf. durch eine weiche Führungssonde erleichtert werden. Eine Sprechkanüle kann etwa nach dem 7. Tag eingefügt werden.

Bei permanenter beidseitiger Rekurrenslähmung ist die Möglichkeit einer unilateralen Laserresektion des Processus vocalis zu diskutieren.

1.6.3
Hypoparathyreoidismus

Bei Zeichen einer Nebenschilddrüseninsuffizienz (Kribbeln und Pfötchenstellung der Finger, evtl. Krämpfe, Chvostek-Zeichen positiv, erniedrigtes Serumkalzium) soll sofort und unabhängig von der Art der durchgeführten Schilddrüsenoperation einheitlich nur Kalzium i.v. gegeben werden, zunächst weder Vitamin D noch A.T. 10. Eine primäre Gabe von Vitamin-D- oder Dihydrotachysterol (A.T. 10) würde die Klärung der Reversibilität außerordentlich erschweren. Außerdem erfordert der Versuch eines Absetzens dieser Behandlung langfristige genaue Kontrollen (Halbwertszeit von Vitamin D ca. 2 bis 3 Monate, von A.T. 10 ca. 2 bis 3 Wochen).

Die Dosierung von Kalzium richtet sich nach dem Rückgang der Symptome, in den ersten Tagen sind etwa drei i.v.-Injektionen zu je 1 g notwendig. Baldmöglichst bzw. gleichzeitig erfolgt eine orale Kalziumgabe (2–8 g/Tag). In den meisten Fällen ist die Nebenschilddrüseninsuffizienz reversibel, und eine bedarfsorientierte Therapie mit oralen Kalziumgaben (zur Erhöhung der enteralen Aufnahme) über einige Wochen unter regelmäßiger Kontrolle des Serumkalziums ausreichend.

Bleibt eine Nebenschilddrüseninsuffizienz über ca. 4 Wochen bestehen, d. h. wird der Kalziumwert durch orale Zufuhr nicht normalisiert, muss mit einem bleibenden Parathormonmangel gerechnet werden. Als Langzeittherapie erscheint dann die Gabe von Vitamin D3 (Cholecalciferol) am besten geeignet (10.000–20.000 IE/Tag) oder Dihydrotachysterol (0,5–1 mg/Tag) oder 1,25-Dihydroxy-Vitamin-D3 (0,25–1 µg/Tag); zusätzlich orale Gabe von Kalzium (Wahl u. Röher 1987).

Dosierung und Effektivität der Therapie müssen anhand des Serumkalziums kontrolliert werden. Eine Gabe von A.T. 10 kann indiziert sein, wenn die Möglichkeit einer Spontanremission nochmals getestet werden soll. Eine latente Tetanie muss wegen der leicht unterschätzten Gefahr späterer Organmanifestationen, v. a. in Form von Katarakt und Basalganglienverkalkungen sowie trophischen Störungen vieler Gewebe vermieden werden. Allerdings kann auch durch eine adäquate Substitutionstherapie die hypoparathyrinämische Stoffwechsellage nicht immer voll normalisiert werden. Dies weist auf die Problematik der Nebenschilddrüsenschädigungen bei Schilddrüsenoperationen – einer in der Regel vermeidbaren Komplikation – hin.

1.6.4
Rezidivprophylaxe und Nachkontrolle bei benignen Schilddrüsenerkrankungen

Der Wert einer generellen Rezidivprophylaxe nach subtotaler Resektion einer benignen Knotenstruma mit Jod und/oder Schilddrüsenhormonen ist in Endemiegebieten bewiesen. Sie wird meist unabhängig von der Funktion des Restparenchyms empfohlen. Das Hauptproblem ist dabei die Zuverlässigkeit der Medikamenteneinnahme. Die Ansichten darüber, ob diese generelle Rezidivprophylaxe speziell in Nichtendemiegebieten durch eine regelmäßige Untersuchung des Hormonstatus und ggf. gezielte Substitution ersetzt werden kann oder soll, sind geteilt. Beide Möglichkeiten werden z. Z. praktiziert, die Tendenz geht jedoch wohl zur prinzipiellen Substitution, wenn weniger als die Hälfte des Schilddrüsenparenchyms verbleibt oder das Restschilddrüsengewebe pathologisch verändert ist. Nach einer Knotenresektion (autonomes Adenom, Schilddrüsenzyste) bei sonst gesunder Schilddrüse erübrigt sich in der Regel eine Substitution von Schildrüsenhormon, Jodid sollte jedoch rezeptiert werden. Sicher wird eine Substitution von Schilddrüsenhormonen erforderlich, wenn die Hormonproduktion im unteren Normbereich liegt, d. h. wenn die Konzentration des TSH basal erhöht ist. Nach Operation wegen einer Hyperthyreose sind genaue Kontrollen erforderlich, sowohl zur Erkennung eines Hyperthyreoserezidivs wie zur Erkennung und Behandlung einer sich anbahnenden Hypothyreose. Nach ausgedehnter Schilddrüsenresektion und Belassen eines kleinen Schilddrüsenrests erscheint eine Hormonsubstitution in individuell ermittelter Höhe (meist 50–150 µg L-Thyroxin) stets indiziert.

Für die postoperative Nachkontrolle und -behandlung der benignen Struma wird nach folgenden generellen Richtlinien verfahren:

Bei einseitiger Resektion oder beidseitiger Resektion mit „großem Rest" (Größe über 8–10 g): Keine Schilddrüsenhormonsubstitution bis zur 6. postoperativen Woche, dann Schilddrüsenfunktionsprüfung (s. Tabelle 1.2) und – abhängig von Schilddrüsenfunktion, -morphologie und Patientenalter – Entscheidung über Indikation und Art einer Jod- und/oder Schilddrüsenhormonsubstitution. Bei nachgewiesener euthyreoter Stoffwechsellage sollte die Rezidivprophylaxe allein mit Jodid (ca. 200 µg/Tag) durchgeführt werden. Eine erneute Funktionskontrolle und ggf. eine Modifikation der Rezidivprophylaxe sollte 6 oder 12 Monate postoperativ erfolgen, weitere Kontrolluntersuchungen in 1- bis 2-jährigen Abständen.

Beidseitige Resektion mit „kleinem Rest" (unter 8 g) und Rezidivstruma: Schilddrüsenhormonsubstitution ab dem zweiten postoperativen Tag, erste Kontrolle der Schilddrüsenfunktion mit Festlegung der Höhe der Thyroxinsubstitution 4 bis 6 Wochen postoperativ, dann regelmäßig Langzeitkontrollen, mindestens in jährlichen Abständen.

1.7
Karzinomnachsorge

Im Mittelpunkt der Nachsorge nach Operation einer malignen Struma steht die frühzeitige Erfassung von Strumarezidiven oder Metastasen sowie die Überwachung der Schilddrüsenhormonsubstitution. Beim differenzierten Schilddrüsenkarzinom wird die *Schilddrüsenhormonsubstitution* in TSH-suppressiver Dosis durchgeführt, um die bei differenzierten Karzinomzellen mögliche TSH-Stimulation von Tumorzellen auszuschalten, dies gilt auch bzw. gerade bei Vorhandensein funktionierenden Schilddrüsengewebes, z. B. nach Hemithyreoidektomie oder subtotaler Resektion bei papillärem Mikrokarzinom ohne Radiojodablation des Restschilddrüsengewebes. Bei allen anderen malignen Schilddrüsentumoren ist aufgrund der fehlenden TSH-Stimulierbarkeit der Tumorzellen lediglich eine Schilddrüsenhormonsubstitution im normalen TSH-Bereich erforderlich.

Seit der routinemäßigen Einführung des Tumormarkers Thyreoglobulin in die Nachsorge des differenzierten Schilddrüsenkarzinoms ist folgendes Nachsorgeschema für Patienten nach vollständiger Ablation der Schilddrüse zu empfehlen (Arbeitsgemeinschaft Schilddrüse der Deutschen Gesellschaft für Nuklearmedizin; Reiners u. Hüfner 1987).

- Patienten mit Low-risk-Tumoren (T0–3, N0–1a, M0) nach Beweis der vollständigen Entfernung der Restschilddrüse durch 2-maligen [131]J-Scan:
  Basisprogramm: Klinik, Sonographie, Thyreoglobulinserumspiegel unter T4-Substitution alle 6 Monate, Röntgenuntersuchung des Thorax alle 12 Monate, [131]J-Scan und Thyreoglobulinserumspiegel unter endogener TSH-Stimulation (4 Wochen nach Absetzen der Schilddrüsenhormonsubstitution in kompletter Hypothyreose) noch einmal nach 5 Jahren.
- Patienten mit High-risk-Tumoren (T4, N1b, M1), ebenfalls nach Beweis der vollständigen Entfernung der Restschilddrüse durch 2maligen [131]J-Scan:
  Basisprogramm: Klinik, Sonographie, Thyreoglobulinserumspiegel unter T4-Substitution alle 6 Monate, Röntgenuntersuchung des Thorax alle 12 Monate, [131]J-Scan und Thyreoglobulinserumspiegel unter endogener TSH-Stimulation regelmäßig alle ein bis zwei Jahre.

Beim medullären Schilddrüsenkarzinom stellt der Tumormarker Kalzitonin (basal und nach Pentagastrin- bzw. Kalziumstimulation) einen höchst sensiblen Parameter zur Früherkennung von Rezidiven und Metastasen dar. Aufgrund der fehlenden alternativen Behandlungsmöglichkeit durch Radiojod sollte die Tumornachsorge des medullären Karzinoms mit Ausnahme der Radiojoddiagnostik entsprechend den High-risk-Tumoren beim differenzierten Schilddrüsenkarzinom (s. oben) durchgeführt werden. Beim medullären Schilddrüsenkarzinom schließt die Tumornachsorge außerdem die molekulargenetische Diagnostik (RET-Protoonkogenbestimmung) bzgl. möglicher Heredität und – im Falle des positiven Nachweises – die Früherkennung einer Zweitneoplasie (Phäochromozytom, primärer Hyperparathyreoidismus) ein.

Bei klinischem, sonographischen oder nuklearmedizinischen Nachweis von lokoregionären Tumorrezidiven (Rezidiv im Schilddrüsenbett bzw. Lymphknotenmetastasen im Bereich der zervikalen Gefäßscheide) erfolgt nach interdisziplinärer Indikationsstellung meist eine operative Entfernung. Gleiches ist auch bei isolierten Fernmetastasen (z. B. in Knochen oder Leber) möglich. Eine multiple Fernmetastasierung wird im Falle der Jodspeicherung durch Radiojod behandelt. Bei Nachweis nichtspeichernder Fernmetastasen wird ggf. eine Radiatio durchgeführt, bei Progredienz ist individuell eine Chemotherapie zu erwägen. Eine externe Nachbestrahlung wird beim differenzierten Schilddrüsenkarzinom nur nach Versagen der Radiojodtherapie und bei Inoperabilität empfohlen.

Literatur

Lehrbücher und Übersichtsarbeiten

Clark OH, Duh QY (1997) Textbook of endocrine surgery. Saunders, Philadelphia
Deutsche Gesellschaft für Chirurgie (1998) Leitlinien zur Therapie der benignen Struma. Grundlagen der Chirurgie. Beilage zu Mitteilungen der Deutschen Gesellschaft für Chirurgie, 27 Jg, Nr 3, AWMF-Leitlinien-Register Nr. 003/002
Deutsche Krebsgesellschaft und Deutsche Gesellschaft für Chirurgie (2000) Interdisziplinäre Leitlinie – Maligne Schilddrüsentumoren. Kurzgefasste Interdisziplinäre Leitlinien B2, S 92, AWMF-Leitlinien-Register Nr 032/014
Doherty GM, Skögseid B (2001) Surgical endocrinology. Lippincott Williams & Wilkins, Philadelphia
Dralle H, Gimm O, Machens A (2001) Sporadic medullary thyroid cancer. In: Doherty GM, Skögseid B (eds) Surgical Endocrinology. Lippincott Williams & Wilkins, Philadelphia
Falk S (1997) Thyroid disease. Endocrinology, Surgery, Nuclear Medicine, and Radiotherapy. Lippincott Raven, Philadelphia
Gimm O, Dralle H (1998) Schilddrüse. In: Bauch, Halsband, Hempel, Rehner, Schreiber (Hrsg) Manual ambulante Chrirugie I. G. Fischer, Ulm, S 298–312
Ingbar H, Braverman LE (1996) Werner's the thyroid – a fundamental and clinical text. J.B. Lippincott
Machens A, Dralle H (1999) Chirurgische Therapie der Schilddrüsenkarzinome. Nuklearmedizin 22: 339–352
Mann K et al. (1997) Schilddrüse. In: Deutsche Gesellschaft für Endokrinologie (Hrsg) Rationelle Therapie in der Endokrinologie. Thieme, Stuttgart New York, S 35–102
Meng W (1999) Die Krankheiten der Schilddrüse. Urban & Fischer, Jena
Pickardt CR et al. (1993) Schilddrüse. In: Ziegeler R, Pickardt CR, Willig RP (Hrsg) Rationelle Therapie in der Endokrinologie. Thieme, Stuttgart New York, S 42–78
Rothmund M (2000) Praxis der Viszeralchirurgie – Endokrine Chirurgie. Springer, Berlin Heidelberg New York Tokyo
Wittekind C, Meyer HJ, Bootz F (2003) TNM Klassifikation maligner Tumoren. Springer, Berlin Heidelberg New York Tokyo
Würl P, Weigmann F, Bembenek A, Dralle H (2000) Sonographie endokriner Organe. In: Weisner HF, Birth M (Hrsg) Viszeralchirurgische Sonographie. Springer, Berlin Heidelberg New York Tokyo, S 266–299

Zitierte Literatur

Bähre M, Hilgers R, Lindemann C, Emrich D (1988) Thyroid autonomy: sensitive detection in vivo and estimation of its functional relevance using quantified high-resolution scintigraphy. Acta Endocrinol (Copenh) 117: 145–153
Bay V, Engel U (1980) Komplikationen bei Schilddrüsenoperationen. Chirurg 51: 91–98
Brooks JR, Starnes HF, Brooks DC, Pelkey JN (1988) Surgical therapy for thyroid carcinoma: a review of 1249 solitary thyroid nodules. Surgery 104: 940–946
Dralle H, Lang W, Pretschner DP, Pichlmayr R, Hesch RD (1985) Operationsindikation und chirurgisches Vorgehen bei jodinduzierter Hyperthyreose. Langenbecks Arch Chir 365: 79–89
Dralle H (1988) Operationsindikation und operative Verfahrenswahl bei Schilddrüsenkrankheiten. Internist (Berlin) 29: 570–576
Dralle H, Schober O, Hesch RD (1987) Operatives Therapiekonzept der Immunthyreopathie. Langenbecks Arch Chir 371: 227–232
Dralle H, Pichlmayr R (1991) Risikominderung bei Rezidiveingriffen wegen benigner Struma. Chirurg 62: 169–175
Dralle H, Scheumann GFW, Hundeshagen H, Massmann J, Pichlmayr R (1992) Die transsternale cervico-mediastinale Primärtumorresektion und Lymphadenektomie beim Schilddrüsencarcinom. Langenbecks Arch Chir 377: 34
Dralle H, Scheumann GFW, Kotzerke J, Brabant EG (1992) Surgical management of MEN 2. Recent Results Cancer Res 125: 167
Dralle H, Damm I, Scheumann GFW, Kotzerke J, Kupsch E, Geerlings H, Pichlmayr R (1994) Compartment-oriented microdissection of regional lymph nodes in medullary thyroid carcinoma. Surg Today Jpn J Surg 24: 112–121
Dralle H, Gimm O (1996) Lymphadenektomie beim Schilddrüsencarcinom. Chirurg 67: 788–806
Dralle H, Höppner W, Raue F (1996) Prophylaktische Thyreoidektomie – Konsequenzen der genetischen Diagnostik in Familie mit multipler endokriner Neoplasie Typ 2. Dtsch Ärztebl 93: 642–644

Dralle H, Gimm O, Simon D et al. (1996) Prophylactic thyroidectomy in 75 children and adolescents with hereditary medullary thyroid carcinoma – the German and Austrian experience. World J Surg (United States) 22, 744–751

Dralle H (1999) Current status of total thyroidectomy in thyroid-associated orbitopathy. Exp Clin Endocrinol Diabetes 107, 195–197

Droese M, Schicha H (1987) Aspirationszytologie der Schilddrüse. Internist 28: 542–549

Dunnhill TP Remarks on partial thyroidectomy, with special reference to exophthalmic goitre, and observations on 113 operations under local anaesthesia. Br Med J 1: 1222–1225

Emrich D (1988) Szintigraphie der Schilddrüse. Internist 29: 541–544

Enderlen E, Hotz G (1918) Beiträge zur Anatomie der Struma und zur Kropfoperation. Z Angew Anat 2: 57–79

Franssila KO (1973) Is the differentiation between papillary and follicular thyroid carcinoma valid? Cancer 32: 853–864

Geelhoed GW (1988) Tracheomalacia from compressing goiter: Management after thyroidectomy. Surgery 104: 1100–1108

Gemsenjäger E (1983) Autonomie, chirurgische Verfahrenswahl und funktionelle Resultate bei multinodöser Struma. In: Röher HD, Wahl RA (Hrsg) Chirurgische Endokrinologie. Thieme, Stuttgart New York, S 47–57

Gimm O, Dralle H (1997) Reoperation in metastasizing medullary thyreoid carcinoma – is a tumor stage-oriented approach justified? Surgery 122: 1124–1131

Gimm O, Ukkat J, Dralle H (1998) Determinative factors of biochemical cure after primary and reoperative surgery for sporadic medullary thyroid carcinoma. World J Surg (United States) 22: 562–568

Gimm O, Rath FW, Dralle H (1998) Pattern of lymph node metastases in papillary thyroid carcinoma. Br J Surg 85: 252–254

Hamburger JI (1980) Evolution of toxicity in solitary nontoxic functioning thyroid nodules. J Clin Endocrinol Metab 50: 1089–1093

Hartley F (1905) Thyroidectomy for exophthalmic goitre. Ann Surg 42: 33–48

Hedinger C (1981) Geographic pathology of thyroid diseases. Pathol Res Pract 171: 285–292

Hedinger C (1988) Histological typing of thyroid tumours. WHO International Histological Classification of tumours. Springer, Berlin Heidelberg New York Tokyo

Hellman P, Goretzki P, Witte J, Röeher HD (2001) Follicular thyroid carcinoma. In: Doherty GM, Skögseid B (eds) Surgical endocrinology. Lippincott Williams & Wilkins, Philadelphia, pp 75–85

Hermanek P, Henson DE, Hutter RVP Sobin LH (eds) (1993) TNM Supplement. Springer, Berlin Heidelberg New York

Hesch RD, Koehrle J (1986) Intracellular pathways of iodothyronine metabolism. In: Ingbar SH, Braverman LE (eds) The thyroid, 5th edn. Lippincott, Philadelphia, pp°154–200

Holm LE, Blomgren H, Löwhagen T (1985) Cancer risks in patients with chronic lymphocytic thyroiditis. N Engl J Med 312: 601–604

Joseph K, Mahlstedt J, Gonnermann R, Herbert K, Welcke U (1980) Early recognition and evaluation of the risk of hyperthyroidism in thyroid autonomy in an endemic goitre area. J Mol Med 4: 21–37

Kebebew E, Clark OH (2001) Papillary thyroid cancer. In: Doherty GM, Skögseid B (eds) Surgical endocrinology. Lippincott Williams & Wilkins, Philadelphia, pp 59–73

Kocher TH (1907) Chirurgie der Schilddrüse. In: Kocher T (Hrsg) Chirurgische Operationslehre, 5. Aufl. Fischer, Jena

Lang W, Choritz H, Hundeshagen H (1986) Risk factors in follicular thyroid carcinomas. Am J Surg Pathol 10: 246–255

Lips C, Landsvater R, Hoppener JW et al. (1994) Clinical screening as compared with DANN analysis in families with multiple endocrine neoplasia type 2A. N Engl J Med 331: 828–835

Liu Q, Djuricin G, Prinz A (1918) Total thyroidectomy for benign thyroid disease. Surgery 132: 2–7

Noguchi M, Kater N, Miwa K (1988) Therapeutic strategies and long-term results in differentiated thyroid cancer. J Surg Oncol 67: 59–69

Machens A, Gimm O, Ukkat J, Sutter T, Dralle H (1999) Repeat mediastinal lymph node dissection for palliation in advanced medullary thyroid carcinoma Langenbecks Arch Surg 384: 271–276

Machens A, Gimm O, Dralle H (2000) Improved prediction of biochemical cure in medullary thyroid carcinoma by quantitative lymph node analysis. Cancer 88: 1909–1915

Machens A, Hinze R, Lautenschläger C, Thomusch O, Dunst J, Dralle H (2001) Extended surgery and early postoperative radiotherapy for undifferentiated thyroid carcinoma. Thyroid 11: 373–380

Machens A, Hinze R, Lautenschläger Q Thomusch O, Dralle H (2001) Thyroid carcinoma invading the cervicovisceral axis: Routes of invasion and blinical implications Surgery 129: 23–28

Machens A, Gimm O, Hinze R, Höppner W, Boehm BO, Dralle H (2001) Genotype – phenotype correlations in hereditary medullary thyroid carcinjoma: Oncological features and biochemical properties. J Clin Endocrinol Metab 86: 1104–1109

Machens A, Hinze R, Thomusch O, Dralle H (2002) Pattern of nodal metastasis for primary and reoperative thyroid cancer. World J Surg (United States) 26: 22–28

Mazzaferri EL, Young RL, Oertel JE, Kemmerer WT, Page CP (1977) Papillary thyroid carcinoma: the impact of therapy in 576 patients. Medicine (Baltimore) 56: 171–196

McConahey WM, Hay 1, Woolner LB, van Heerden JA, Taylor WF (1986) Papillary thyroid cancer treated at the Mayo Clinic 1946 through 1970: initial manifestations, pathologic findings, therapy and outcome. Mayo Clin Proc 61: 978–996

Mellière D, Saada P, Etienne G, Becquemin JP, Bonnet F (1988) Goiter with severe respiratory compromise: evaluation and treatment. Surgery 103: 367–373

Pedersen RK, Pedersen NT (1996) Primary non-Hodgkin's lymphoma of the thyroid gland: a population-based study. Histopathology 28: 25–32

Pfannenstiel P (1988) Sonographie und gezielte Feinnadelpunktion der Schilddrüse. Internist 29: 545–549

Raue F (1985) Diagnostik des medullären Schilddrüsenkarzinoms. Dtsch Med Wochenschr 110: 1337–1339

Reiners C (1988) Diagnostische Strategien: Bestimmung von Schilddrüsenhormonen im Serum. Internist 29: 529–532

Robbins KT, Medina JE, Wolfe GT, Levine PA et al. (1991) Standardizing neck dissection terminology. Official report of the Academy's Committee for Head and Neck Surgery and Oncology. Arch Otolaryngol Head Neck Surg 117: 601

Russell WO, Ibanez ML, Clark RL, White EC (1963) Thyroid carcinoma. Cancer 16: 1425–1460

Scheuba C, Kaserer K, Weinhausl A, Pandev R, Kaider A, Passler C, Prager C, Vierhapper H, Haas OA, Niederle B (1999) Is medullary thyroid cancer predictable ? A prospective study of 86 patients with abnormal pentagastrin tests. Surgery 126: 1089–1095

Scheumann GFW, Gimm O, Wegener G, Hundeshagen H, Dralle H (1994) Prognostic significance and surgical management of locoregional lymph node metastases in papillary thyroid cancer. World J Surg (United States) 18: 559–568

Schröder S (1988) Pathologie und Klinik maligner Schilddrüsentumoren. Fischer, Stuttgart New York

Schröder S, Pfannschmidt N, Dralle H, Arps H, Böcker W (1984) The encapsulated follicular carcinoma of the thyroid. A clinicopathologic study of 35 cases. Virchows Arch 402: 259–272

Spiessl B, Beahrs OH, Hermanek P et al. (Hrsg) (1993) TMN-Atlas, 3. Aufl. Springer, Berlin Heidelberg New York Tokyo

Studer H, Peter HJ, Gerber H (1985) Toxic nodular goitre. J Clin Endocinol Metab 14: 351–372

Thomusch O, Dralle H (2000) Endokrine Chirurgie und Evidenz-basierte Medizin. Die interdisziplinäre Studie beispielhaft für die endokrine Chirurgie. Chirurg 71: 635–645

Thomusch O, Machens A, Sekulla C, Ukkat J, Lippert H, Gastinger 1, Dralle H (2000) Multivariate analysis of risk factors for postoperative complications in benign goiter surgery: prospective multicenter study in Germany. World J Surg (United States) 24: 1335–1341

Thomusch O, Sekulla C, Walls G, Machens A, Dralle H (2002) Intraoperative neuromonitoring in surgery for benign goiter: decreased rate of recurrent laryngeal nerve palsy after subtotal thyroidectomy. A prospective german multicenter study with 4382 patients. Am J Surg 183: 673–678

Wahl RA, Goretzki P, Meybier H, Nitschke J, Lindner M, Röher HD (1982) Coexistence of hyperthyroidism and thyroid cancer. World J Surg (United States) 6: 385–390

Wells SA, Chi DD, Toshima K, Dehner LP, Coffin CM, Dowton SB, Ivanovich JL, DeBenedetti MK, Dilley WG, Moley JF (1994) Predictive DNA testing and prophylactic thyroidectomy in patients at risk for multiple endocrine neoplasia type 2A. Ann Surg 220: 237–250

Woolner LB, Beahrs OH, Black BM, McConahey WM, Keating FR (1961) Classification and prognosis of thyroid carcinoma. Am J Surg 102: 354–387

Nebenschilddrüsen

H. DRALLE

Vorbemerkungen

Eine spontane Unterfunktion der Nebenschilddrüsen ist sehr selten; ein Hypoparathyreoidismus hat meist chirurgische Ursachen, sei es nach Schilddrüsen-, sei es nach Nebenschilddrüsenoperationen. Dagegen wird eine Nebenschilddrüsenüberfunktion häufig und heute auch meist frühzeitig diagnostiziert, wenn Serumkalzium und Serumphosphatbestimmung gerade auch bei uncharakteristischen Krankheitsbildern mit in das Untersuchungsprogramm einbezogen werden. So finden vielfach „nervös-psychische" Beschwerden – Müdigkeit, Antriebsarmut, Leistungsschwäche u. a. – eine organische Erklärung und sind zu behandeln. Um so problematischer ist ein Übersehen der Erkrankung über Jahre, wie es noch vereinzelt vorkommt.

Die Bestimmung des Parathormons (PTH) erlaubt eine präzise Diagnose, auch Frühformen des primären Hyperparathyreoidismus (normokalzämisch-hyperparathyrinämisch, hyperkalzämisch-normoparathyrinämisch) ohne momentan ersichtliche Krankheitszeichen können damit weiter abgeklärt werden (Jüppner et al. 1986). Vermutlich haben auch diese Situationen langfristig Krankheitswert und müssen frühzeitig behandelt werden.

Der sekundäre Hyperparathyreoidismus ist mit zunehmender Zahl von Dialysepatienten angestiegen, oft können durch eine frühzeitige Prophylaxe schwere Ausprägungen vermieden werden. Trotzdem ist vielfach eine chirurgische Behandlung dieser Hyperparathyreoidismusform erforderlich. Sie wäre allerdings fast immer durch eine frühzeitige Nierentransplantation vermeidbar.

Der komplette Verlust der eigenen Nebenschilddrüsenhormonproduktion ist durch Vitamin D oder A.T. 10 nicht vollständig auszugleichen, der Knochenumbau bleibt gestört. Dies beeinflusst die Wahl zwischen einer subtotalen Parathyreoidektomie und einer totalen Parathyreoidektomie mit funktionell nicht stets befriedigender Retransplantation eines Nebenschilddrüsenanteils beim sekundären Hyperparathyreoidismus bzw. bei der primären Nebenschilddrüsenhyperplasie. In jedem Fall sollte ein Verlust des gesamten Nebenschilddrüsengewebes so gut wie eben möglich vermieden werden.

Nebenschilddrüsenchirurgie erfordert somit neben einer speziellen chirurgischen Erfahrung, die durchaus zu erwerben ist, eine enge endokrinologisch-pathohistologisch-chirurgische Abstimmung. Unter diesen Voraussetzungen kann die Chirurgie dieses Organsystems größere Verbreitung finden.

Anmerkungen

Durch die Entwicklung des intraoperativen PTH-Schnelltests und die Weiterentwicklung minimal-invasiver Techniken können heute präoperativ lokalisierte Nebenschilddrüsenadenome minimal-invasiv mit einer der offenen Nebenschilddrüsenchirurgie vergleichbaren Erfolgsrate operiert werden. Voraussetzung für die Anwendung minimal-invasiver Verfahren ist jedoch in jedem Fall die profunde Kenntnis im offenen Vorgehen, ein positiver Nachweis in der Lokalisationsdiagnostik und die Einsatzmöglichkeit der intraoperativen PTH-Schnellbestimmung zur Erfolgskontrolle.

2.1
Diagnostik und Indikation

2.1.1
Allgemeines

2.1.1.1
Einteilung, Funktion und Hormonnachweis

Überfunktion
- Autonome Formen: der primäre („extrarenale") und – bedingt – der sog. tertiäre Hyperparathyreoidismus
- Kompensatorisch-regulative Form: sekundärer („renaler") Hyperparathyreoidismus
- „Pseudohypoparathyreoidismus": kompensatorische Überfunktion bei Zielorganresistenz gegen Parathormon, selten
- Akuter Hyperparathyreoidismus (hyperkalzämische Krise): Entstehung bei autonomen und selten bei schweren sekundären oder tertiären Formen möglich
- Paraneoplastische Parathormonüberproduktion: sehr selten in Tumoren außerhalb der Nebenschilddrüsen (Nachweis durch normales intaktes PTH und erhöhtes PTH-related peptide)

Unterfunktion
Klinisch bedeutsam ist nur der Hypoparathyreoidismus nach Schilddrüsen- und nach Nebenschilddrüsenoperation. Die klinischen Diagnosen „Tetanie" und „tetaniforme Reaktionen" sind häufig durch Hyperventilation oder andere Ursachen von Kalziummangel bedingt.

Wirkungsweisen des Parathormons
- Erhöhung des Serumkalziumspiegels durch Steigerung des Knochenabbaus (Freisetzung von Kalziumphosphat), Steigerung der Kalziumresorption aus dem Dünndarm, Zunahme der tubulären Rückresorption (Hyperkalzurie bei Erhöhung der Kalziumkonzentration im Glomerulusfiltrat über die Aufnahmefähigkeit im Tubulussystem)
- Senkung des Serumphosphatspiegels durch Verminderung der Phosphatrückresorption im Tubulus
- Funktion bei der Bildung von 1,25-Dihydroxycholecalciferol (Calcitriol, biologisch wirksames Vitamin D) in der Niere
- Enge Korrelation mit Vitamin D, Nierenfunktionsstörungen, dem Antagonisten Kalzitonin sowie mit den Serumkonzentrationen von Kalzium und Phosphat (Brown u. Le Boff 1986).

Nachweis von Parathormon
Die Bestimmung von Parathormon (PTH) erfolgt mit einer immunologischen Methode, die das intakte Molekül misst. Sog. two-site-sandwich-assays werden heute nicht mehr verwendet, da sie im Vergleich zur Bestimmung des intakten PTH unzuverlässige Ergebnisse bringen.

2.1.1.2
Primärer Hyperparathyreoidismus (pHPT)

Pathogenetisch besteht eine Fehlregulation von Nebenschilddrüsengewebe mit vermehrter PTH-Sekretion, die Ursache ist noch nicht geklärt (möglicherweise Kalziumregulationsstörung der Nebenschilddrüsenzelle).

Pathologisch-anatomisch lässt sich in etwa 90% ein solitäres Adenom nachweisen, in ca. 10% Mehrdrüsenerkrankungen und in 1% ein Nebenschilddrüsenkarzinom. Histologisch ist in der Regel die Diagnose eines Adenoms zuverlässig möglich, gelegentlich ist es aber nicht sicher von einer Hyperplasie zu unterscheiden. Des Weiteren kann nicht immer sicher zwischen normalem und hyperplastischen Gewebe unterschieden werden.

Wichtigste klinische Manifestationsformen und deren relative Häufigkeit (vielfach bestehen Kombinationen mehrerer Formen) sind
- renale Manifestation
  Nephrolithiasis in 20–50%, Nephrokalzinose in 5–13%,
- ossäre Manifestation
  klinische Symptome der Knochenbeteiligung in 8–10%, radiologische Zeichen in 20–60%; die schwerste Form, die Ostitis fibrosa cystica generalisata Recklinghausen, ist heute selten,
- Hyperkalzämiesyndrom mit funktionellen Erscheinungen
  leichte Ermüdbarkeit, Schwäche, Übelkeit, Erbrechen, Gewichtsverlust, psychische Veränderungen in 30–50%,
- kardiale Manifestationen
  Hypertonie, Tachykardie, Insuffizienzzeichen in 30–50%,
- akuter Hyperparathyreoidismus (hyperkalzämische Krise)
  insgesamt selten, Auftreten kaum als Erstmanifestation, sondern im Verlauf anderer Manifestationsformen, besonders des Hyperkalzämiesyndroms,
- assoziierte Erkrankungen
  Ulcus duodeni in etwa 10% und Pankreatitis in etwa 5% (ohne gesicherten pathophysiologischen Zusammenhang).

Besondere subklinische Verlaufsformen sind
- asymptomatische (schwach symptomatische) Hyperkalzämie bei erhöhtem Parathormonspiegel,
- normokalzämische Verlaufsform bei erhöhtem Parathormonspiegel (hyperparathyrinämischer-normokalzämischer pHPT; Hesch et al. 1986).

Erkrankungen der Nebenschilddrüsen im Rahmen der multiplen endokrinen Neoplasie (MEN) sind bei
- MEN I: Nebenschilddrüsenhyperplasie fast stets vorhanden (90%).
- MEN II: Nebenschilddrüsenhyperplasie weniger häufig (50%).

2.1.1.3
Sekundärer Hyperparathyreoidismus (sHPT)

Beim sHPT entsteht durch Hypokalzämie bedingt eine kompensatorische Nebenschilddrüsenhyperplasie mit Steigerung der Parathormonsekretion.

Ursächlich ist eine Niereninsuffizienz, die sowohl über eine Hyperphosphatämie (Phosphatausscheidungsstörung, „Phosphatstau") als auch über einen Mangel an 1,25-Dihydroxycholecalciferol (in der Niere gebildeter biologisch wirksamer Metabolit des Vitamin D) zu einer Hypokalzämie führt. Dies bedingt eine Erhöhung der Parathormonsynthese und eine kompensatorische Hyperplasie der Nebenschilddrüse (Brown u. Le Boff 1986).

Wichtigste klinische Erscheinungen sind Skelettsymptome (Schmerzen, diffuse und zystische Degeneration, Spontanfrakturen; Kombinationen von urämisch bedingten Knochenveränderungen, Vitamin D-Mangel, Hyperparathyreoidismus), metastatische Verkalkungen (bei Erhöhung des Kalzium-Phosphat-Produkts) in Weichteilen (Haut, Juckreiz), Kornea, Gelenken und arteriellen Gefäßen.

2.1.1.4
Tertiärer Hyperparathyreoidismus (tHPT)

Nach lange bestehendem ausgeprägtem sekundärem Hyperparathyreoidismus kann sich wohl infolge der großen Zahl hyperplastischer Nebenschilddrüsenzellen eine Art Autonomie ausbilden. Sie ist gekennzeichnet durch „Überkompensation", d. h. Ausbildung einer Normo- oder Hyperkalzämie durch starke Kalziummobilisierung aus dem Knochen sowie durch Weiterbestehen der Hormonüberproduktion auch nach Fortfall der auslösenden Ursache, also auch nach Nierentransplantation. Unabhängig von einer möglichen Rückbildungsfähigkeit jedes tertiären Hyperparathyreoidismus nach individuell unbekannt langer Zeit ist das Verhalten dieser Form also klinisch autonom. Im Stadium der Niereninsuffizienz ist diese Autonomie nicht immer eindeutig festzustellen; dafür sprechen besonders hohe PTH-Werte, Normo- und besonders Hyperkalzämie sowie schwere klinische Erscheinungen wie extraossäre Verkalkungen (bestmögliche Prophylaxe des Hyperparathyreoidismus jeweils vorausgesetzt). Nach Nierentransplantation wird eine Autonomie angenommen, wenn bei guter Nierenfunktion die HPT-Situation über 12 Monate weitgehend unverändert fortbesteht.

 Entsprechend der pathogenetischen Entwicklung des sekundären Hyperparathyreoidismus sind die folgenden prophylaktischen Maßnahmen wichtig: zu Beginn der Niereninsuffizienz serumphosphatsenkende Therapie, Gabe von Vitamin D und Kalzium, bei Dialyse kalziumreiches Dialysat (Ziegler 1980).

2.1.2
Diagnostik

Entscheidend ist in erster Linie die Erkrankungsdiagnostik. Die Lokalisationsdiagnostik ist bei konventionell-offenem bilateralen Vorgehen sekundär, bei minimal-invasiver Vorgehensweise hingegen ausschlaggebend für Indikationsstellung und Zugangswahl.

2.1.2.1
Erkrankungsdiagnostik

Ausschlaggebend für die Diagnose ist stets das „Daran Denken", besonders bei uncharakteristischen Erscheinungen „vegetativer" oder „psychischer" Art sowie bei Frühformen

Tabelle 2.1. Typische Kalzium- und Phosphatveränderungen bei verschiedenen Formen des Hyperparathyreoidismus

Form des HPT	Serum		Urin	
	Kalzium	Phosphat	Kalzium	Phosphat
Primär	↑ (n)	n bis ↓	↑	↑
Sekundär	↓	↑	(↑)	↓
Tertiär	↑	↑	↑	↓
Akut	↑↑	Je nach Nieren-funktion	↑	a
Referenzbereich	2,15–2,6 mmol/1	0,83–1,67 mmol/1	2,5–10 mmol/24 h	23–48 mmol/24 h

der klassischen Manifestationen an Niere, Knochen und Magen-Darm-Trakt. Als Suchtest ist hierbei die Bestimmung des Serumkalziumspiegels geeignet und in der Regel ausreichend, normokalzämische Verlaufsformen (s. oben) sind selten. In der Mehrzahl der Fälle von primärem und sekundärem Hyperparathyreoidismus ergibt sich eine hinreichende Verdachtsdiagnose durch die typischen Veränderungen der Kalzium- und Phosphatkonzentration besonders im Serum, aber auch im Urin (Tabelle 2.1). Die Sicherung der Diagnose erfolgt durch die Bestimmung des intakten Parathormons im Serum. Differentialdiagnostisch müssen andere Ursachen einer Hyperkalzämie ausgeschlossen werden (primäre und sekundäre Knochentumoren, Vitamin D-Überdosierung etc.). Die alkalische Phosphatase ist beim Hyperparathyreoidismus meist stark erhöht, aber ohne pathognomonischen Wert.

Die *röntgenologischen Zeichen* des diffusen oder herdförmig betonten Knochenabbaus können zur Diagnose führen oder diese stützen, sind aber nicht immer pathognomonisch. Als charakteristisch gelten subperiostale Knochenresorptionen an den Phalangen, den Klavikeln und dem Schädeldach. Die konventionelle Röntgendiagnostik erlaubt dabei nur die Beurteilung fortgeschrittener Veränderungen.

Besondere Aussagekraft hat die *Knochenbiopsie* des Beckenkamms, insbesondere beim renalen HPT. Auch bei normalem Röntgenbefund und fehlenden klinischen Skelettzeichen können typische Veränderungen der Fibroosteoklasie infolge erhöhter Parathormonaktivität gefunden werden. Vor allem können hiermit HPT-bedingte Veränderungen von denen anderer Ursache differenziert werden. Durch eine quantitative Messung der Knochenveränderungen können diese in drei Schweregrade eingeteilt werden (Delling 1980):
- Grad I   Endostfibrose, Osteoklasten vermehrt, Osteoid normal,
- Grad II   Oberflächenosteoidose oder Volumen- und Oberflächenosteoidose (Mineralisationsstörung), keine Fibroosteoklasie,
- Grad III   Osteoidose und Fibroosteoklasie.

Die Knochenbiopsie erfordert jedoch als invasive diagnostische Maßnahme eine klare Indikationsstellung. Sie ist meist nicht erforderlich zur Diagnose eines primären und sekundären Hyperparathyreoidismus, häufig jedoch wertvoll bei Entscheidungen hinsichtlich des therapeutischen Vorgehens beim schweren sekundären und sog. tertiären HPT: Die Operationsindikation wird gestützt, wenn die beobachteten Knochenveränderungen hauptsächlich als hyperparathyreot bedingt und als schwer (ab Grad III) bezeichnet werden müssen.

2.1.2.2
Lokalisationsdiagnostik

Die präoperative Lokalisationsdiagnostik beim primären Hyperparathyreoidismus war bislang nicht immer ausreichend sicher möglich, so dass die offene, bilaterale Halsexploration als Standard der operativen Behandlung galt. Die Techniken der Lokalisationsdiagnostik beim pHPT konnten in den letzten Jahren jedoch deutlich verbessert werden, so dass in Verbindung mit der allgemeinen Entwicklung der minimal-invasiven Chirurgie und der Entwicklung eines intraoperativen Parathormonschnelltests heute beim lokalisierten pHPT zunehmend minimal-invasive Verfahren eingesetzt werden. Der Lokalisationsdiagnostik kommt damit wieder eine besondere Bedeutung zu. Bevorzugte lokalisationsdiagnostische Methoden sind heute die hochauflösende, dopplergefäßverstärkte Sonographie und Sestamibi-Szintigraphie in der SPECT-Technik. Die Treffsicherheit ist jedoch auch bei diesen Verfahren von der Größe des Adenoms und dem Vorliegen einer zusätzlichen Schilddrüsenvergrößerung abhängig. Unter optimalen Bedingungen kann eine Treffsicherheit von 80–90% erreicht werden, vor allem in Gebieten mit endemischer Jodmangelstruma ist die Treffsicherheit jedoch deutlich niedriger (50–60%; Chapuis et al. 1996; Casara et al. 2000; Arici et al. 2001). Weiterführende nichtinvasive (CT, MRT) und invasive (selektiver Venenkatheter) lokalisationsdiagnostische Maßnahmen sollten speziellen Situationen, insbesondere vor Reoperationen, vorbehalten bleiben.

> **!** Der lokalisationsdiagnostische Nachweis eines solitären Nebenschilddrüsenadenoms beim pHPT gilt als Voraussetzung für ein minimal-invasives Vorgehen. Bei fehlendem Lokalisationshinweis und bei Verdacht auf das Vorliegen einer Mehrdrüsenerkrankung gilt weiterhin die offene, bilaterale Halsexploration als das Standardverfahren.

2.1.2.3
Differenzierung: Primärer und sekundärer Hyperparathyreoidismus

Eine Differenzierung ist nicht nur für die Behandlungs- und Operationsindikation, sondern in ihrer Sicherheit gerade auch für die Wahl des operativen Vorgehens entscheidend. In aller Regel kann sie eindeutig getroffen werden, so besonders beim primären Hyperparathyreoidismus ohne wesentliche Beeinträchtigung der Nierenfunktion. Dagegen ist bei Vorliegen einer Nierenfunktionsstörung, auch bei einer dialysepflichtigen Niereninsuffizienz, neben einem erwarteten sekundären Hyperparathyreoidismus auch an einen primären mit der Folge der Nierenfunktionsschädigung oder an einen primären unabhängig von der Nierenerkrankung zu denken. Für eine Differenzierung ist v. a. die Anamnese bezüglich der zeitlichen Folge und Ausprägungsstärke der Symptome wichtig.

Bei einer länger bestehenden Einschränkung der Nierenfunktion wird unabhängig von der vermuteten Ursache des Hyperparathyreoidismus (primär/sekundär) die Durchführung einer subtotalen Parathyreoidektomie empfohlen, auch wenn nur eine Nebenschilddrüse adenomatös verändert ist, da bei diesen Patienten meist auch eine Hyperplasie der anderen Nebenschilddrüse vorliegt.

Die präoperative Diagnostik muss also die sichere Erkrankungsdiagnose „Hyperparathyreoidismus" und den Grad der Sicherheit der Zuordnung zur primären oder sekundären – bzw. tertiären – Form beinhalten. Aussagen zur Lokalisation eines zu erwartenden Adenoms beim primären Hyperparathyreoidismus können einen Einfluss auf die Operationsstrategie haben (offene, bilaterale Exploration vs. minimal-invasive Vorgehensweise).

2.1.3
Indikation

Eine Übersicht über die Indikationen für operative Behandlungen der Nebenschilddrüsenfunktion gibt Tabelle 2.2.

Tabelle 2.2. Indikation operativer Behandlung der Nebenschilddrüsenfunktion

Art der Erkrankung	Indikation zur Operation	Wichtigste diagnostische Verfahren/ Parameter (speziell für Operationsindikation)	Operationsmethode der Wahl	Alternativen
Primärer Hyperparathyreoidismus	Prinzipiell gegeben	Klinik, Serumkalzium und Parathormonbestimmung	Entfernung des Adenoms, Darstellung einer weiteren Nebenschilddrüse Bei Hyperplasie oder multiplen Adenomen Darstellung aller Nebenschilddrüsen und subtotale Parathyreoidektomie	Darstellung aller Nebenschilddrüsen Totale Parathyreoidektomie und heterotope autologe Transplantation von Nebenschilddrüsengewebe (ca. 60 mg)
Bei Malignom		Parathormon (meist)	Tumorentfernung und ipsilaterale Hemithyreoidektomie, ggf. mit En-bloc-Resektion infiltrierter Weichteile und systematische Lymphadenektomie	Bei postoperativer Diagnose entsprechende Nachoperation
Sekundärer Hyperparathyreoidismus	Bei Versagen der konservativen Maßnahmen in Abhängigkeit vom Beschwerdegrad	Klinik (besonders extraossäre Verkalkung, Knochenveränderungen) Röntgen, Beckenkammbiopsie		
Tertiärer Hyperparathyreoidismus	Gegeben	Klinik, zunehmende Hyperkalzämie, hohe Parathormonwerte	Subtotale Parathyreoidektomie	Totale Parathyreoidektomie und heterotope autologe Transplantation von Nebenschilddrüsengewebe (ca. 60 mg)
Akuter Hyperparathyreoidismus	Absolut und sehr dringend	Klinik, Serumkalzium	Entsprechend der Ursache, meist Adenomentfernung; bei Hyperplasie totale Parathyreoidektomie und heterotope autologe Transplantation von Nebenschilddrüsengewebe (ca. 60 mg)	Bei Hyperplasie subtotale Parathyreoidektomie

2.1.3.1
Primärer Hyperparathyreoidismus

Beim symptomatischen primären Hyperparathyreoidismus ist prinzipiell eine Operationsindikation gegeben. Die Operation ist bald vorzunehmen, da ein Teil der Hyperparathyreoidismusfolgen, v.a. die zunehmende Schädigung der Niere und des kardiovaskulären Systems meist irreversibel sind. Besonders dringend wird die Operationsindikation bei rasch progredienter Symptomatik, die auf die Entwicklung einer hyperkalzämischen Krise hinweist (s. Abschn. 2.1.3.3). Bei einem asymptomatischen normo- oder hyperkalzämischen Hyperparathyreoidismus erscheint in aller Regel ebenfalls eine Operationsindikation berechtigt, da nach bisherigen Erfahrungen häufig daraus später eine symptomatische Form wird und die Folgen einer kontinuierlichen Parathormonstimulation unsicher sind. Häufig sind auch bei sog. asymptomatischen Formen dezente Manifestationen eines Hyperkalzämiesyndroms nachweisbar.

2.1.3.2
Sekundärer und tertiärer Hyperparathyreoidismus

Ein sekundärer Hyperparathyreoidismus soll möglichst durch Normalisierung des Serumphosphatspiegels (phosphatarme Diät, Aluminiumhydroxyd) und durch prophylaktische Gabe von Vitamin D und Kalzium vermieden, bzw. durch Vitamin D- und kalziumreiches Dialysat so gut wie möglich verhütet bzw. konservativ behandelt werden. Eine Operationsindikation liegt vor, wenn darunter keine ausreichende Beseitigung von Symptomen (besonders des Juckreizes, der extraossären Verkalkungen und der Knochenveränderungen) erreicht wird oder gar ein Fortschreiten eines oder mehrerer Symptome zu beobachten ist. Meist geht dies mit einer deutlichen und kontinuierlichen Erhöhung des Parathormonspiegels im Serum einher. Als Operationsindikationen beim renalen HPT können v.a. folgende zwei Situationen angesehen werden (Rothmund 1986; Sitges-Serra u. Cavalps-Riera 1987):

- Die Hyperkalzämie (spontan oder unter Vitamin D) stellt eine absolute Operationsindikation dar, weil Kalzium aus den Knochen mobilisiert wird und in Weichteilen (Schulter, Ellenbogen, Hüfte) und Gefäßen abgelagert wird. Bei einer Hyperkalzämieentwicklung unter Vitamin D-Therapie muss diese abgebrochen werden; die Parathyreoidektomie ist also Voraussetzung für eine Fortsetzung dieser Behandlung.
- Normokalzämie mit progredienter renaler Osteopathie: Die Fibroosteoklasie als Zeichen einer fortgeschrittenen renalen Osteopathie stellt eine Operationsindikation dar, weil in diesem Erkrankungsstadium eine Reversibilität der Veränderungen mit konservativen Maßnahmen nicht zu erwarten ist. Die Fibroosteoklasie ist abzugrenzen von der Osteomalazie als zweiter Form der renalen Osteopathie, welche jedoch nicht von einer Parathyreoidektomie profitiert bzw. durch sie sogar eher verschlechtert werden kann. Zu erkennen ist eine Fibroosteoklasie radiologisch (Akroosteolysen, subperiostale Resorptionszonen) oder in der Beckenkammhistologie (s. Abschn. 2.1.2.1). Weitere Indikationen zur Parathyreoidektomie beim normokalzämischen renalen HPT stellen Weichteil- und Gefäßverkalkungen dar (denn sie sind manifeste Symptome des gestörten Kalziumstoffwechsels) und zunehmende Knochenschmerzen, Pruritus und Spontanfrakturen.

Die Indikation zur Operation wegen eines sekundären Hyperparathyreoidismus bei Dialysepatienten wird darüber hinaus von der Möglichkeit einer Nierentransplantation generell und ggf. von der geschätzten Wartezeit abhängen. Bei milderen HPT-Formen etwa und guten Aussichten auf eine Transplantation wird man konservativ vorgehen, bei fraglicher Transplantationsaussicht (z. B. hochimmunisierter Patient) wird man mehr zur Operation raten.

Ein erhöhter Serumkalziumwert ist als ein Risikofaktor für die Durchführung einer Transplantation zu werten. Die Parathyreoidektomie bei hyperkalzämischen Dialysepatienten *vor einer geplanten Nierentransplantation* oder anderen größeren Eingriffen (z. B. Bypass-Operation) hat zum Ziel, eine perioperative Exazerbation des sHPT und die Entwicklung eines Hyperkalzämiesyndroms, welche zu gravierenden postoperativen Komplikationen führen können (z. B. Pankreatitis, akute kardiale Verschlechterung), zu vermeiden (Sitges-Serra u. Cavalps-Riera 1987; eigene Erfahrungen). Ein kontinuierlich erhöhter Serumkalziumwert stellt somit auch unabhängig von der Schwere anderer Symptome eine Indikation zu einer Nebenschilddrüsenoperation vor einer geplanten Nierentransplantation dar.

Nach einer erfolgreichen Nierentransplantation ist eine sekundäre Form des Hyperparathyreoidismus meist rasch rückläufig und erfordert keine weitere Therapie, abgesehen von der Kalziumgabe bei Rekalzifizierung. (s. Abschn. 2.5). Unabhängig von den PTH-Serumkonzentrationen ist jedoch bei Persistenz entsprechender Symptome oder erhöhten Kalziumwerten über längere Zeit (1 bis 2 Jahre) trotz guter Transplantatfunktion eine Operation wegen Verdachts auf Vorliegen eines sog. tertiären Hyperparathyreoidismus angezeigt.

2.1.3.3
Hyperkalzämische Krise

Eine absolut dringende Operationsindikation liegt vor, wenn sich der Beginn eines akuten Hyperparathyreoidismus abzeichnet. Hohe und ansteigende Kalziumwerte, Erbrechen, Polyurie, Dehydratation, Fieber und Tachykardie können auf diese mit hoher Letalität belastete Form hinweisen.

Die Behandlung der hyperkalzämischen Krise folgt einem kombiniert konservativ-operativen Konzept. Wenn an dem Vorliegen eines Hyperparathyreoidismus kein Zweifel besteht, wird nach kurzer, nicht länger als 24–48 Stunden benötigender intensivmedizinischer Vorbehandlung zur Senkung des Serumkalziums operiert. In der Regel erfolgt die Operation als offene bilaterale Halsexploration und Parathyreoidektomie. Als präoperative kalziumsenkende Maßnahmen kommen die forcierte Diurese (4–6 l/24 h Infusion physiologischer Kochsalzlösung, auf Normokaliämie achten, Furosemid 100 mg/Tag, selten mehr), ggf. Hämodialyse und sog. antiresorptive Medikamente (Biphosphonate, Clodronat, Pamidronat oder Ibandronat) zum Einsatz; eine Kombination dieser Maßnahmen ist möglich bzw. ggf. notwendig. Aufgrund der heute zur Verfügung stehenden Biphosphonate ist der Einsatz von Kalzitonin auch aus Kostengründen nicht mehr erforderlich.

2.2
Operative Therapie allgemein

2.2.1
Primärer Hyperparathyreoidismus

Ziel ist die vollständige Entfernung des überfunktionierenden Nebenschilddrüsengewebes unter Belassung des normalen. Bei der primären Form wird dies in den meisten Fällen durch Adenomentfernung erreicht. Zu bedenken sind jedoch erhebliche Schwierigkeiten einer Reoperation, wenn ein Therapieerfolg nicht eintritt, neben dem Vorhandensein eines weiteren Adenoms oder dem Vorliegen einer Hyperplasie kommen hierfür v.a. ein Nichtauffinden des gesuchten Adenoms, eine primäre Fehlbeurteilung (sekundärer statt primärer Hyperparathyreoidismus) und die Fehldeutung eines entnommenen Knotens als Nebenschilddrüsenadenom in Betracht. Um solche Situationen zu vermeiden, sollte im Zweifelsfall immer bilateral exploriert werden.

Folgendes Vorgehen erscheint somit beim pHPT berechtigt: Bei Auffinden eines Adenoms, das in Größe und histologischer Schnellschnittuntersuchung als solches angesehen wird, sollte eine zweite Nebenschilddrüse (vorwiegend die ipsilaterale) dargestellt werden. Ist diese makroskopisch in situ unauffällig, unterbleibt deren Entnahme, auch weitere Nebenschilddrüsen brauchen nicht dargestellt zu werden, sofern dies nicht schon zur Suche nach dem Adenom geschehen ist (stets eindeutige Diagnose des primären HPT vorausgesetzt). Bei diesem Vorgehen ist das Übersehen eines zweiten Adenoms und die Missdeutung einer diffusen Hyperplasie mit Betonung einer Nebenschilddrüse (der als Adenom angesehenen) nicht ganz ausgeschlossen. Wegen der Seltenheit beider Befunde und unter der Voraussetzung einer frühzeitigen Reoperation bei Ausbleiben des Therapieerfolgs erscheint diese letztlich niemals ganz vermeidbare Unsicherheit akzeptabel.

> Aufsuchen und Entnahme des Adenoms und Darstellung einer weiteren Nebenschilddrüse. Bei weitgehender Sicherheit der Adenomdiagnose und normaler Größe der zusätzlich dargestellten Nebenschilddrüse keine weiteren Maßnahmen; bei Unsicherheiten Darstellung aller vier Nebenschilddrüsen und ggf. Entnahme einer zweiten Nebenschilddrüse zur histologischen Kontrolle.

2.2.2
Sekundärer und tertiärer Hyperparathyreoidismus

Hier kommt es auf eine weitgehende Reduktion des hormonproduzierenden Gewebes unter Erhalt eines auch langfristig funktionell ausreichenden Nebenschilddrüsenrestes an. Zwei Verfahren werden derzeit geübt:
- Die subtotale Parathyreoidektomie und bilaterale zervikale Thymektomie mit Erhalt eines gut durchbluteten, sich möglichst außerhalb des Rekurrensverlaufs befindlichen (Gefahr der N. recurrens-Verletzung bei Reoperation), in der Größe etwa einem normalen Epithelkörperchen entsprechenden Teiles einer Nebenschilddrüse, vorzugsweise der nicht nodulär und insgesamt am wenigsten veränderten Nebenschilddrüse.
- Die totale Resektion aller Nebenschilddrüsen und bilaterale zervikale Thymektomie mit Retransplantation einer ausreichend großen Menge Nebenschilddrüsengewebe (ca. 60 mg) in einer beugeseitigen Muskelloge des shuntfreien Unterarms (Wagner 1986).

Das erstgenannte Vorgehen schützt wohl mehr vor Hypoparathyreoidismus, beim zweiten ist ein Rezidiv des Hyperparathyreoidismus, das meistens von heterotop transplantiertem Nebenschilddrüsengewebe ausgeht, chirurgisch durch weitere (Teil)entfernung des Implantats zu behandeln. Da jedoch einem Rezidiv eines Hyperparathyreoidismus durch adäquate Maßnahmen relativ sicher vorgebeugt werden kann und bei der noch nicht befriedigenden Möglichkeit der Substitutionstherapie ein Hypoparathyreoidismus die größere Gefahr darstellt, wird hier das Verfahren der subtotalen Parathyreoidektomie mehr empfohlen.

Dies gilt in gleicher Weise für eine mögliche tertiäre Form des Hyperparathyreoidismus, sowohl vor als auch nach einer Nierentransplantation und selbstverständlich unter der Voraussetzung, dass alle vorhandenen Nebenschilddrüsen aufgefunden wurden.

Stets soll zusätzlich Nebenschilddrüsengewebe kryokonserviert werden, um im Falle eines sich entwickelnden Hypoparathyreoidismus einen Therapieversuch mit Retransplantation von Nebenschilddrüsengewebe vornehmen zu können.

2.2.3
Akuter Hyperparathyreoidismus

Meist liegt eine primäre Form des Hyperparathyreoidismus zugrunde, somit entsprechen Operationsziele und Vorgehen den hierfür besprochenen. Sofern sich Anhaltspunkte für eine Hyperplasie aller Epithelkörperchen ergeben, besonders also bei einem zugrundeliegenden sekundären Hyperparathyreoidismus, wird man hier die totale Parathyreoidektomie mit Retransplantation eines Teils einer Nebenschilddrüse gegenüber einer subtotalen Resektion zur sicheren sofortigen Beseitigung des bedrohlichen Hyperparathyreoidismus bevorzugen.

2.2.4
Nebenschilddrüsenkarzinom

Sofern ein Nebenschilddrüsenkarzinom präoperativ (selten) oder intraoperativ an lokaler Infiltration und nach Schnellschnitthistologie diagnostiziert wird, ist eine ipsilaterale Parathyreoidektomie und Hemithyreoidektomie, ggf. mit En-bloc-Resektion infiltrierter Weichteile und bei Lymphknotenbefall in Kombination mit einer systematischen Lymphadenektomie, angebracht. Dies gilt auch bei Vorliegen von Metastasen zur besseren Beeinflussbarkeit einer Hyperkalzämie (Flye u. Brennan 1981). Bei Erkennen des Karzinoms erst in der endgültigen Histologie wird eine entsprechende Komplettierungsoperation baldmöglichst nachgeholt.

2.3
Operationsvorbereitung

Voruntersuchungen	Allgemein	Schema II, s. Kap. 25
	Krankheitsbezogen	Kalzium und Phosphat im Serum und Urin, alkalische Phosphatase, Parathormon. Röntgen der Phalangen (Spezialaufnahmen in Mammographietechnik), evtl. Schädeldach
		Ggf. Beckenkammbiopsie (beim sekundärem HPT)
		Lokalisationsdiagnostik (Sonographie, MIBI-SPECT-Szintigraphie) zur operativen Verfahrenswahl beim pHPT (offen vs. minimal-invasiv; invasive Methoden nur vor Rezidiveingriffen)
		Stimmbandfunktionsprüfung
Vorbehandlung		Im Allgemeinen keine
		Bei hohem Serumkalzium forcierte Diurese (Vorsicht bei eingeschränkter Nierenfunktion), Biphosphonate bei hyperkalzämischer Krise evtl. Dialyse (s. Abschn. 2.1.3.3)
Verschiedenes	Blutkonservenbereitstellung	Im Allgemeinen keine; ggf. bei Rezidiveingriffen oder evtl. erforderlichem intrathorakalen Vorgehen: 3
	Aufklärung	Besprechung des jeweiligen Therapieziels und der dazu notwendigen operativen Maßnahmen. Hinweis auf mögliche Schwierigkeiten des Auffindens der Nebenschilddrüsen und damit Aufklärung über die Erfolgsaussichten der geplanten Operation. Hinweis auf Möglichkeit einer vorübergehenden oder bleibenden Nebenschilddrüsenunterfunktion mit Folgen und der Notwendigkeit einer medikamentösen Behandlung. Hinweis auf die Möglichkeit einer Schilddrüsenresektion, einer Sternotomie (bei geplantem/möglichem transsternalen Vorgehen) und auf die Gefahr einer Rekurrensschädigung. Anzeichnen des Operationsschnitts im Wachzustand (im Sitzen)

2.4
Spezielle operationstechnische Gesichtspunkte

2.4.1
Allgemeines

Die Nebenschilddrüsenchirurgie ist dem darin Geübten vorbehalten, bei Erfahrung gerade in der totalen Thyreoidektomie mit routinemäßiger Darstellung von N. recurrens und Nebenschilddrüsen bietet sie jedoch selten größere Schwierigkeiten. Voraussetzungen sind ein anatomisches, bluttrockenes Präparieren und die Möglichkeit der wiederholten intraoperativen Schnellschnittdiagnostik. Die heute zunehmend verfügbare intraoperative PTH-Schnellschnittbestimmung bietet darüber hinaus die Möglichkeit eines „biochemischen Schnellschnitts". Außerordentlich schwierig kann jedoch eine Rezidivoperation sein, v. a. wenn bei der Erstoperation und Nichtauffinden einer Nebenschilddrüse eine –

evtl. nicht indizierte – subtotale Thyreoidektomie durchgeführt wurde. Stets muss versucht werden, bereits bei der 1. Operation die Erkrankung definitiv zu behandeln bzw. bei Nichtauffinden der Erkrankungsursache die Präparation so exakt vorzunehmen, dass bei Fortbestehen der Erkrankung zumindest eine Reoperation im Halsbereich nicht erforderlich ist.

2.4.2
Lokalisation der Nebenschilddrüsen und der Nebenschilddrüsenadenome

Die typische Lage der oberen Nebenschilddrüsen ist nicht der obere Schilddrüsenpol, sondern die Rückseite der Schilddrüse im oberen und mittleren Bereich, meist kranial und dorsal der Kreuzungsstelle von N. laryngeus recurrens mit der A. thyreoidea inferior bis zur Einmündung des Nervs in den Larynx. Eine atypische Lage der oberen Nebenschilddrüsen ist selten: mehr kaudal in etwa 4%, retropharyngeal oder retroösophageal in 1% und intrathyreoidal (nur in 0,2%!; Thompson et al. 1982; Akerström et al. 1984; Abb. 2.1).

Die Lokalisation der unteren Nebenschilddrüsen ist variabler, sie liegen meist im Bereich des unteren Schilddrüsenpols und kaudal ventral der Kreuzungsstelle von Arterie und Nerv, häufig jedoch noch unterhalb der Schilddrüse im oberen Anteil des Thymus (in 26% im zervikalen und in 2% im mediastinalen Teil des Lig. thyreothymicum, in nur 0,2% extrathymisch/extraligamentär im vorderen oder mittleren Mediastinum; Akerström et al. 1984). Weniger Nebenschilddrüsen als vier werden selten (3%), mehr als vier häufiger beschrieben (13%; Akerström et al. 1984).

Adenome liegen stets in oder nahe den beschriebenen Nebenschilddrüsenlokalisationen, doch ist bei größeren Adenomen eine „Wanderungstendenz" nach kaudal zu bedenken, durch thorakal gerichteten Sog erklärt. Damit sind Nebenschilddrüsenadenome in aller Regel von zervikal her unter Einschluss einer zervikalen Thymektomie erreichbar;

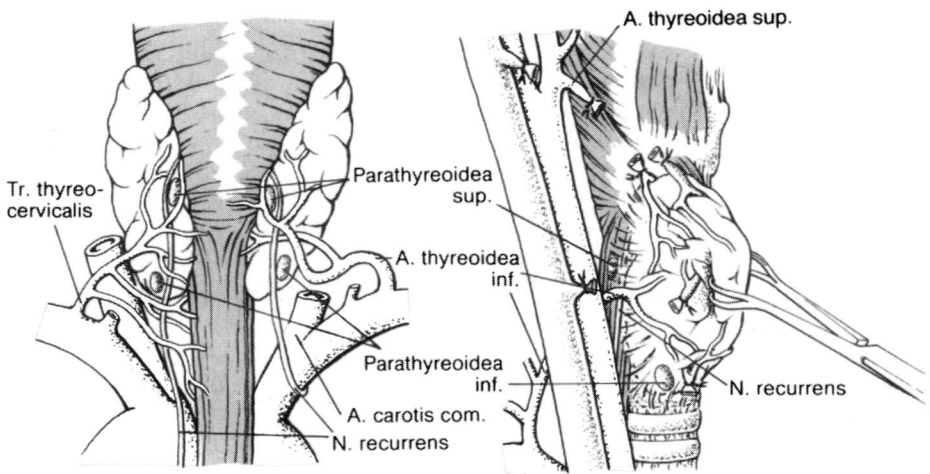

Abb. 2.1. Topographie der Nebenschilddrüsen

weniger als 1% der Nebenschilddrüsenadenome erfordern wegen ihrer Lage im Thorax einen thorakalen Zugang (Curley et al. 1988).

2.4.3
Operative Taktik

Primärer Hyperparathyreoidismus

■ **Konventionell-offenes Vorgehen.** Wurde bei primärem Hyperparathyreoidismus eine präoperative Lokalisationsdiagnostik durchgeführt, beginnt die Präparation auf der Seite des verdächtigen Befundes. Wird auf dieser Seite bei der Darstellung der typischen Lokalisationsstellen kein Adenom gefunden, sollte die Suche zunächst kontralateral erfolgen. Adenome sind häufig so groß, dass sie schon bei einer solchen mehr orientierenden Darstellung auffallen.

Bei Auffinden eines Adenoms (einer deutlich vergrößerten Nebenschilddrüse) wird zunächst die ipsilaterale zweite Nebenschilddrüse dargestellt; wenn dies nicht gelingt, ist eine Darstellung der kontralateralen Nebenschilddrüsen erforderlich. Sprechen die Befunde eindeutig für ein Adenom, d.h. eine Eindrüsenerkrankung, wird die vergrößerte Nebenschilddrüse entfernt und schnellschnitthistologisch untersucht. Bei Bestätigung der Diagnose wird der Eingriff ohne Entfernung einer normalen Nebenschilddrüse beendet.

Lassen sich vier normal große Nebenschilddrüsen, jedoch kein Adenom finden, wird durch beidseitige zervikale Thymektomie und, sofern auch dort kein Adenom gefunden wird, durch genaues Suchen retrotracheal und retropharyngeal nach einem Adenom in einer überzähligen Nebenschilddrüse gesucht (Niederle et al. 1983; Edis u. Levitt 1987). Bei Nichtauffinden eines Adenoms, aber der sicheren Erkrankungsdiagnose eines primären Hyperparathyreoidismus sowie dem Ausschluss einer diffusen Hyperplasie ist individuell die Entscheidung zur Fortsetzung der Operation durch Sternotomie und der Beendigung der Operation mit nachfolgender Verlaufsbeobachtung sowie invasiver Lokalisationsdiagnostik zu treffen (in der Regel Beendigung der Operation und erneute Diagnostik).

Lassen sich dagegen nur drei (oder weniger) nicht vergrößerte Nebenschilddrüsen finden, so muss – bei entsprechender Sicherheit der Erkrankungsdiagnose – mit einem noch nicht entdeckten Adenom gerechnet werden. Dabei ist zunächst stets an eine unzureichende oder ungeeignete Präparation und typische Lokalisation, weit weniger an einen atypischen Sitz zu denken. Je nach Lokalisation der noch nicht aufgefundenen Nebenschilddrüse werden die entsprechende Gegend und die jeweiligen für eine Nebenschilddrüse atypischen Lokalisationsorte nochmals exakt revidiert. Sofern besonders unter Einschluss der zervikalen Thymektomie der betroffenen Seite ein Adenom nicht gefunden wird, ist u.E. die Hemithyreoidektomie der Seite, auf der nur eine Nebenschilddrüse gefunden wurde, angezeigt. Eine in dieser Situation häufig empfohlene subtotale einseitige Lappenresektion ist u.E. ausgesprochen ungünstig, da die typischen Stellen der Nebenschilddrüsen damit nicht entfernt werden, der Verdacht der intrathyreoidalen Lokalisation nicht sicher ausgeschlossen werden kann und eine Reoperation dieser Seite extrem erschwert wird. Insgesamt ist jedoch die Chance, bei einer Schilddrüsenresektion ein okkultes Adenom zu entfernen, gering (0,2%; Akerström et al. 1984).

■ **Minimal-invasive Techniken.** Unter bestimmten Voraussetzungen können minimal-invasive Techniken zur Parathyreoidektomie heute vergleichbare Erfolgsraten aufweisen wie die konventionell-offene Vorgehensweise. Voraussetzungen für die Durchführung der minimal-invasiven Parathyreoidektomie sind profunde Erfahrungen in der offenen Nebenschilddrüsenchirurgie, ein positiver Lokalisationsbefund eines Nebenschilddrüsenadenoms durch Sonographie und/oder MIBI-SPECT-Szintigraphie und die Verfügbarkeit sowohl der intraoperativen PTH-Schnellbestimmung als auch der konventionellen Schnellschnitthistologie.

Die derzeit am meisten genutzten Verfahren der minimal-invasiven Parathyreoidektomie beim pHPT sind die videoassistierte Parathyreoidektomie nach Miccoli (Miccoli 1998; Dralle et al. 1999; Lorenz et al. 2001) und die fokussierte Parathyreoidektomie mit Hautinzision über dem lokalen Adenom. Beide Verfahren können in Allgemeinnarkose oder mit Lokalanästhesie bzw. zervikalem Block durchgeführt werden. Darüber hinaus werden verschiedene andere Methoden minimal-invasiver Verfahren praktiziert, die sich vor allem durch den Einsatz zusätzlicher Techniken unterscheiden („radio guided" und vollendoskopische Parathyreoidektomie; Gagner 1996; Yeung 1998; Norman 2000). Die minimal-invasive Parathyreoidektomie ist mit einer vergleichsweise relativ hohen Konversionsrate verbunden (10%; Udelsman 2002), da trotz eines positiven Lokalisationsbefundes von diesem abweichende Nebenschilddrüsenadenompositionen nicht selten sind. Bei makroskopisch oder mikroskopisch nicht sicherem Adenombefund und/oder nicht sicher im Normbereich liegendem Quick-PTH-Wert sollte nicht gezögert werden, zu einer offenen Parathyreoidektomie zu konvertieren.

Sekundärer und tertiärer Hyperparathyreoidismus

Bei sekundären und ähnlich bei tertiären Formen ist das Auffinden von vier Nebenschilddrüsen und die Durchführung einer bilateralen zervikalen Thymektomie obligat, minimal-invasive Vorgehensweisen kommen somit kaum in Betracht. Überzählige Nebenschilddrüsen werden beim renalen HPT in bis zu 30% aufgefunden, in einem Drittel dieser Patienten war damit eine Persistenz oder ein Rezidiv des HPT verbunden (Pattou et al. 2000).

Versuche, Epithelkörperchenadenome durch intravenöse Methylenblaugabe intraoperativ anzufärben (Aun u. Egdahl 1977), um sie besser lokalisieren zu können, sind u. E. v. a. bei normalen oder nur gering vergrößerten Nebenschilddrüsen mit größeren Fehlerquellen behaftet und erscheinen nicht generell empfehlenswert. Eine höhere Treffsicherheit der intraoperativen Lokalisation verspricht in erfahrener Hand die Ultraschalluntersuchung mit einem 10 MHz Real-time-Gerät (Norton 1986).

Bei der empfohlenen subtotalen Parathyreoidektomie wird für die Resterhaltung eine Nebenschilddrüse mit den geringsten Veränderungen (bei nur wenig vergrößerten Nebenschilddrüsen In-situ-Erhalt etwa der Hälfte der Drüse) gewählt und besonders auf die Intakthaltung der Blutversorgung geachtet. Die Entfernung der restlichen Nebenschilddrüsen soll somit erst nach Schaffung eines geeigneten Nebenschilddrüsenrests erfolgen. Gelingt dies nicht, erscheint insbesondere die Blutversorgung der Restnebenschilddrüse unzureichend, ist eine totale Parathyreoidektomie mit Autotransplantation von Nebenschilddrüsengewebe in den shuntfreien Unterarm vorzunehmen. Stets ist auch bei subtotaler Resektion – wie bei der totalen Parathyreoidektomie und Autotransplantation – sicherheitshalber Nebenschilddrüsengewebe zu konservieren.

2.4.4
Autotransplantation von Nebenschilddrüsengewebe

Eine ausreichende Funktionsaufnahme ist v.a. bei Einpflanzung frischen Nebenschilddrüsengewebes häufig gegeben (bei über Monate oder Jahre konserviertem Gewebe aber ebenfalls möglich; Wagner 1986). Als Implantationsort ist eine Tasche des M. brachioradialis (bei Dialysepatienten am shuntfreien Unterarm) geeignet. Die Funktionsaufnahme kann durch Vergleichsuntersuchungen im Venenblut der beiden Arme kontrolliert werden, bei Eintritt einer Überfunktion können aus der Muskeltasche, die mit nichtresorbierbaren Fäden oder Clips markiert ist, Teile des Autotransplantats entnommen werden.

Für die Transplantation wird die Nebenschilddrüse mit den geringsten Veränderungen gewählt, es wird Gewebe, das etwa der Menge eines normal großen Epithelkörperchens entspricht und das in mehrere, etwa 20–30 kleine Würfel zerteilt wurde, verwendet. Die Muskeltasche muss bluttrocken sein.

Für die Tiefkühlkonservierung bei –196°C sind ebenfalls kleinste Partikel in steriler Verpackung geeignet (Wagner 1986).

Notizen

2.5
Postoperative Behandlung

Routinebehandlung	Schema I Antibiotika nicht indiziert Redon-Drain(wenn erforderlich): nach Sogentfernung lockern Tag 1, ziehen Tag 2
Kontrollen	Prüfung klinischer Zeichen einer Hypokalzämie (besonders Chvostek) Kalzium im Serum am Operationstag abends, in den ersten Tagen täglich mindestens einmal; bei Hypokalzämie individuell indiziert Kontrolle der Urinausscheidung und ggf. von Harnstoff und Kreatinin im Serum täglich (evtl. Verstärkung einer vorbestehenden Nierenschädigung) HNO-Kontrolle (Stimmbandfunktion) vor Entlassung Parathormonbestimmung vor Entlassung
Spezielle Probleme	Bei Zeichen oder Nachweis einer Hypokalzämie: zunächst Kalziumsubstitution i. v. nach Bedarf (Kalziumglukonat 10%ig), ggf. in hoher Dosierung, später Kalziumgabe per os (4×1–2 g/Tag) Bei permanenter Hypokalzämie: Autotransplantation von kältekonserviertem Nebenschilddrüsengewebe. Wenn dies nicht möglich oder erfolglos: Dauersubstitution mit Kalzium per os (0,5–1,5 g/Tag) und Vitamin D3 20.000–100.000 IE/Tag, Dihydrotachysterin (0,5–1,5 mg A.T. 10/Tag) oder 1,25-Dihydroxy-Vitamin D3 (0,25–2 mg/Tag) Bei Hypomagnesiämie (vermehrter Rückstrom von Magnesium in die Muskulatur): Magnesiumsubstitution (1–3mal 1,5–4,5 mmol/Tag) verringert die klinische Hypokalzämiesymptomatik Bei fortbestehendem Hyperparathyreoidismus: ggf. frühzeitige Reoperation

2.6
Spezielle postoperative Probleme

2.6.1
Kalzium- und Hormonsubstitution

Nach Entfernung eines Adenoms wegen eines primären Hyperparathyreoidismus ist in den meisten Fällen keine Kalzium- oder Hormonsubstitution erforderlich, eine Normalisierung des Serumkalziumspiegels tritt gewöhnlich innerhalb von 2 bis 4 Tagen ein. Bei ausgeprägtem Hyperparathyreoidismus mit starker ossärer Manifestation kann jedoch ein enormer Kalziumbedarf infolge überstürzter Rekalzifizierung mit Einbau von Kalzium, Phosphor und Magnesium in den Knochen und entsprechenden Mangelzuständen im Serum entstehen. Intravenöse, später orale Gaben von Kalzium, ggf. auch von Phosphat und Magnesium, sind dabei erforderlich. Vitamin D ist in dieser Phase nicht indiziert, sofern durchblutetes Nebenschilddrüsengewebe verblieben ist, kann mit einer spontanen Normalisierung ohne Substitution gerechnet werden.

Nach subtotaler Parathyreoidektomie wegen eines sekundären Hyperparathyreoidismus gilt im Wesentlichen das gleiche, aufgrund meist stärkerer Knochenveränderungen kann eine längere Kalziumsubstitution erforderlich sein, bei Substitutionsbedürftigkeit über Wochen muss dagegen eine funktionelle Insuffizienz des Nebenschilddrüsenrests angenommen und behandelt werden (s. oben).

Nach totaler Parathyreoidektomie und Autotransplantation eines Nebenschilddrüsenteils ist damit zu rechnen, dass das Autotransplantat erst innerhalb von Wochen bis wenigen Monaten seine Funktion aufnimmt. In dieser Zeit wird zur Kalziumsubstitution Vitamin D3 oder A.T. 10 (Dosierungen s. oben) gegeben. Die Kalzium- und Vitaminsubstitution kann reduziert werden, wenn Parathormon nachweisbar wird oder wenn aufgrund eines vorsichtigen Auslassversuchs auf eine Funktionsaufnahme des Implantats geschlossen werden kann. Ist dies nach 6, spätestens 12 Monaten nicht der Fall, soll eine Implantation von kryokonserviertem Nebenschilddrüsengewebe vorgenommen werden (Wagner 1986).

Bei jeder längeren Substitutionsbedürftigkeit ist eine exakte Einstellung zur Vermeidung von Hyperkalzämie (mit Nephrokalzinose, Nephrolithiasis etc.) oder Hypokalzämie (Katarakt, neurologische Veränderungen, Tetanie etc.) entscheidend. Das Serumkalzium wird auf Werte im unteren Normbereich eingestellt. Kontrollen der Serumkalziumkonzentration sind anfangs wöchentlich, später etwa 1–3monatlich vorzunehmen.

2.6.2
Reversibilität der Erkrankungssymptome

Nach Entfernung eines Nebenschilddrüsenadenoms bzw. Behandlung einer Hyperplasie bei primärem Hyperparathyreoidismus sind die Knochenveränderungen – abgesehen von Deformitäten – reversibel, wobei jedoch ein Zeitraum von einigen Monaten benötigt werden kann. Knochenschmerzen verschwinden jedoch meist sehr rasch.

Die gesamte Prognose wird hauptsächlich durch die Schwere der präoperativen hyperkalzämischen Stoffwechselsituation bestimmt: Letalität und Langzeitmortalität, v. a. durch kardiale Komplikationen, zeigen eine Korrelation mit der Höhe des präoperativen Serumkalziumwertes.

Bei Patienten mit Nephrokalzinose muss auch nach erfolgreicher Behandlung des Hyperparathyreoidismus infolge der fortgeschrittenen Nierenschädigung mit einer weiteren Funktionseinschränkung gerechnet werden (Sivula u. Ronni-Sivula 1987).

Nach Behandlung eines sekundären bzw. tertiären Hyperparathyreoidismus verschwinden die subjektiven Beschwerden, besonders das Hautjucken, meist schlagartig innerhalb weniger Tage. Extraossäre Verkalkungen bilden sich zurück, Gefäßveränderungen dagegen sehr viel seltener. Im Knochensystem erfolgt eine Rekalzifizierung, wobei jedoch das Fortwirken anderer Ursachen für Knochenveränderungen (Urämie, Glukokortikoide) zu beachten ist.

2.6.3
Ausbleiben des Behandlungserfolgs und Hyperkalzämierezidiv

Bei Fortbestehen eindeutiger Zeichen eines primären Hyperparathyreoidismus ist eine zweite Operation grundsätzlich indiziert, da die Erkrankung keine Spontanremission erwarten lässt und konservativ nicht oder nur sehr unvollständig behandelt werden kann. In der Regel sollte sehr früh, d. h. innerhalb der ersten 1–2 Wochen, eine Reoperation vorgenommen werden, da dann noch keine starken Vernarbungen die ohnehin schwierige Revision weiter erschweren. Meist werden lokalisationsdiagnostische Möglichkeiten vor einer Reoperation verwendet werden – je nach Verlauf und Ergebnis der Erstoperation.

Bei erfolgloser Operation eines sekundären Hyperparathyreoidismus während einer Dialysebehandlung wird in Abhängigkeit von der Exaktheit der Voroperation, dem Beschwerdegrad und den konservativen Therapiemöglichkeiten individuell zwischen der Indikation zu einer Reoperation und einem abwartenden Vorgehen mit dem Ziel einer baldigen Nierentransplantation zu entscheiden sein.

Literatur

Lehrbücher und Übersichtsarbeiten

Clark OH, Duh QY (eds) (1997) Textbook of endocrine surgery. Saunders, Philadelphia, pp 277–443
Deutsche Gesellschaft für Chirurgie, Leitlinien zur Therapie des Hyperparathyreoidismus, G 86, Beilage zu den Mitteilungen der Deutschen Gesellschaft für Chirurgie, 4/1999
Doherty GM, Skögseid B (eds) (2001) Surgical endocrinology. Lippincott, Philadelphia, pp 135–210
Gagner M, Inabnet WB (2002) (eds) Minimally invasive endocrine surgery. Lippincott, Philadelphia, pp 73–141
Rothmund M (Hrsg) (1991) Hyperparathyreoidismus, 2. Aufl. Thieme, Stuttgart New York
Rothmund M (Hrsg) (2000) Praxis der Viszeralchirurgie, Endokrine Chirurgie. Springer, Berlin Heidelberg New York Tokyo, S 203–329
Ziegler R, Pickardt CR, Willig RP (1993) Rationelle Diagnostik in der Endokrinologie. Thieme, Stuttgart, S 79–103
Ziegler R, Landgraf R, Müller OA, von zur Mühlen A (1997) Rationelle Therapie in der Endokrinologie. Thieme, Stuttgart New York, S 103–148

Zitierte Literatur

Akerström G, Malmaeus J, Bergström R (1984) Surgical anatomy of human parathyroid glands. Surgery 95: 14–21
Arici C, Cheah WK, Ituarte PH et al. (2001) Can localization studies be used to direct focused parathyroid operations? Surgery 129: 720–729
Aun F, Egdahl RH (1977) Surgical treatment of hyperparathyreoidismus. World J Surg 1: 721–730
Brown EM, LeBoff MS (1986) Pathophysiology of hyperparathyreoidism. In: Rothmund M, Wells SA (eds) Parathyroid surgery. Karger, Basel München, pp 13–33
Capuis Y, Fulla Y, Bonnichon P, Tarla E, Abbond B, Pitre J, Richard B (1996) Values of ultrasonography, sestamibi scintigraphy and intraoperative measurement of 1–84 PTH for unilateral neck exploration of primary hyperparathyroidism. World J Surg 20: 835–840
Casara D, Rubello D, Piotto A, Pelizzo MR (2000) ^{99m}Tc MIBI radio-guided minimally invasive parathyroid surgery planned on the basis of a preoperativ combined 99m Tc-peretechntetate/^{99m}Tc-MIBI and ultra-sound imiaging protocol. Eur J Nucl Med 27: 1300–1304
Chou FF, Chen JB, Lee CH, Chen SH, Sheen-Chen SM (2001) Parathyroidectomy can improve bone mineral density in patients with symptomatic secondary hyperparathyroidism. Arch Surg 136: 1064–1068
Curley IR, Wheeler MH, Thompson NW, Grant CS (1988) The challenge of middle mediastinal parathyroid. World J Surg 12: 818–824
Delling G (1980) Morphologie der Knochenveränderungen beim primären und sekundären Hyperparathyreoidismus. In: Rothmund M (Hrsg) Hyperparathyreoidismus. Thieme, Stuttgart New York, S 140–160
Dralle H, Lorenz K, Nguyen-Thanh P (1999) Minimally invasive video-assisted parathyroidectomy – selectiveapproach to localized single gland adenoma. Langenbeck's Arch Surg 384: 556–562
Edis AJ, Levitt MD (1987) Supernummary parathyroid glands: implication for the surgical treatment of secondary hyperparathyroidism. World J Surg 11: 398–401
Flye MW, Brennan MF (1981) Surgical resection of metastatic parathyroid carcinoma. Arm Surg 193: 425–435
Gagner M (1996) Endoscopic parathyroidectomy. Br J Surg 83: 875
Hesch RD, Jonas M, Thiele J (1986) The five manifestations of extrarenal (primary) hyperparathyroidism. Acta Endocrinol (Copenh) 274: 191–192
Jüppner H, Atkinson M, Ringe B, Krohn HP, Hesch RD (1986) Mitt-C-regionales Parathormon in der klinischen Routine: Diagnostische Wertigkeit beim extrarenalem (primären) und renalen (sekundären) Hyperparathyreoidismus. Klin Wochenschr 64: 281–286
Leight GS, Hensley MI (1986) Management of familial hyperparathyroidism. In: Rothmund M, Wells SA (eds) Parathyroid surgery. Karger, Basel München, pp 106–116
Lorenz K, Miccoli P, Monchik JM, Düren M, Dralle H (2001) Minimally invasive video-assisted parathyroidectomy: a multi institutional study. World J Surg 25: 704–707
Miccoli P, Bendinelli C, Conte M, Pinchera A, Marcocci (1998) Endoscopic parathyroidectomy by a gasless approach. J Laparoendosc Adv Surg Tech A 8: 189–194
Niederle B, Roka R, Fritsch A, Kovarik J, Woloszczuk W (1983) Die Bedeutung der 5. Drüse als Ursache der primären Nebenschilddrüsenüberfunktion. Chirurg 54: 473–479
Norman JG, Jaffary CE, Chheda H (2000) The false-positive parathyroid scan: a real or perceived problem and a case for radioguided parathyroidectomy. Ann Surg 231: 31–37

Norton JA (1986) Reoperative parathyroid surgery: indication, intraoperative decision-making and results. In: Rothmund M, Wells SA (eds) Parathyroid surgery. Karger, Basel München, pp 133–145

Pattou FN, Pellissier LC, Noel C, Wambergue F, Huglo DG, Proye CAG (2000) Supernumerary parathyroid glands: frequency and surgical significance in treatment of renal hyperparathyroidism. World J Surg 24: 1330–1334

Rothmund M (1986) Surgical treatment of secondary hyperparathyreoidism: indication, operative management and results. In: Rothmund M, Wells SA (eds) Parathyroid surgery. Karger, Basel München, p 6

Sitges-Serra A, Cavalps-Riera A (1987) Hyperparathyroidism associated with renal disease. Surg Clin North Am 67: 359–377

Sivula A, Ronni-Sivula H (1987) Natural history of treated primary hyperparathyreoidism. Surg Clin North Am 67: 329–341

Thompson NW, Eckhauser FE, Harness JK (1982) The anatomy of primary hyperparathyroidism. Surgery 92: 815–821

Udelsman R (2002) Six hundred fifty-six consecutive explorations for primary hyperparathyroidism. Ann Surg 235: 665–672

Wagner P (1986) Autotransplantation of fresh and cryopreserved human parathyreoid tissue. In: Rothmund M, Wells SA (eds) Parathyroid surgery. Karger, Basel München, pp 206–220

Yeung GH (1998) Endoscopic surgery of the neck. A new frontier. Surg Laparoscop Endosc 8: 227–232

Mamma 3

G. TIDOW

Vorbemerkungen

Chirurgie und Gesamtbehandlung des Brustdrüsenkarzinoms – z. T. in chirurgischen, z. T. in gynäkologischen Händen – haben im letzten Dezennium wesentliche Änderungen erfahren. Vor allem ist die brusterhaltende, besser würde man sagen „teilbrusterhaltende", Operation für kleinere Tumoren (Stadium I und II) in Kombination mit Nachbestrahlung als den radikalen Operationen gleichwertig zu betrachten. Große randomisierte Studien erlauben heute v.a. bei Kenntnis des Hormonrezeptorstatus, der Lymphknotensituation und anderer Risikofaktoren Empfehlungen bezüglich adjuvanter und therapeutischer Strahlen-, Hormon- und Chemotherapie. Doch weist ein rascher Wandel solcher Empfehlungen in den letzten 10 Jahren auf ihre Vorläufigkeit hin; durch neue chemo- oder immuntherapeutische Ansätze werden sie schnell überholt. Bei der sicher weiterhin berechtigten Durchführung der Mammakarzinomchirurgie vielerorts, d.h. außerhalb von darauf spezialisierten Zentren, sind jeweiliger Wissensstand und die Sicherung von Voraussetzungen zur adäquaten Gesamtbehandlung zu berücksichtigen; hierzu gehört besonders die obligate Untersuchung von Karzinomgewebe im Primärtumor und in Metastasengewebe auf Hormonrezeptoren.

Während die Inzidenz des Mammakarzinoms eine leicht ansteigende Tendenz zeigt, ist die Gesamtsterblichkeit an dieser Erkrankung deutlich zurückgegangen. Letzteres ist in erster Linie auf eine durch Vorsorgeuntersuchungen und wohl höhere Achtsamkeit der Frauen auf Veränderungen in der Brust erreichte frühzeitigere Erkennung von Tumoren, kaum jedoch auf therapeutische Änderungen zurückzuführen. Im häufigeren Auffinden von kleineren Tumoren und in der gleichzeitigen Erkenntnis, diese begrenzt operieren zu können, liegen die wesentlichen Entwicklungen der letzten Jahre.

Mammographie und Sonographie – letztere vielleicht noch nicht voll entwickelt und verbreitet – sind Untersuchungen zur Vorsorge und zur Klärung klinisch verdächtiger Befunde. Die Notwendigkeit, eine isolierte oder regional betonte Knotenbildung in der Mamma selbst bei negativen Ergebnissen der Mammographie, Sonographie und Zytobiopsie operativ zu entfernen, bleibt jedoch bestehen. Bei operativen Eingriffen der Brust sowohl zum Karzinomausschluss, bei Karzinomverdacht als auch wegen gesichterten Karzinoms muss – und kann – auf ästhetisch-kosmetische Gesichtspunkte und auf die Möglichkeit späterer Korrekturoperationen geachtet werden.

Anmerkungen

Operatives Vorgehen und adjuvante Therapie beim Brustkrebs sind heute weitgehend standardisiert. Gesichert ist der Nutzen der einzelnen adjuvanten Therapiemaßnahmen. Neben der Wirksamkeit einer Polychemotherapie ist der Nutzen einer adjuvanten endokrinen Therapie sicher belegt. Bei richtiger Indikationsstellung entstehen durch brusterhaltendes Operieren und nachfolgende Bestrahlung keine Nachteile im Vergleich zur Mastektomie.

Eine Verbesserung der Heilungschancen kann erreicht werden durch Früherkennung maligner Veränderungen, speziell in einem Stadium, in dem diese Veränderungen noch nicht tastbar sind. Durch interdisziplinäre Zusammenarbeit zwischen Radiologen, Chirurgen und Pathologen in Studiengruppen wurden Strategien und Standards zur Verbesserung der Bewertung kleiner Läsionen erarbeitet:

- Beurteilung mammographischer Befunde nach dem BIRADS-Schema (Peston 1998),
- genau festgelegte Gewinnung von Gewebeproben,
- Markierung durch den Chirurgen und
- eine standardisierte Untersuchungstechnik durch den Pathologen (Schwartz 1999).

Vermehrt sollen auch Selbstbestimmung und die Lebensqualität der Frauen in Früherkennungsprogrammen berücksichtigt werden, hier werden Leitlinien zur Fraueninformation erarbeitet.

Nur mehr Informationen der Betroffenen über Risikofaktoren einschließlich erblicher Dispositionen, der Einsatz moderner apparativer Untersuchungsverfahren und eine fachübergreifende Zusammenarbeit können letztlich die Heilungschancen beim Brustkrebs verbessern durch Entdeckung der malignen Veränderungen in frühestmöglichen Stadien.

3.1
Diagnostik und Indikation

Allgemeines

Strukturveränderungen des weiblichen Brustdrüsenkörpers sind häufig. Klinisch-therapeutische Bedeutung hat die Unterscheidung zwischen benignen und malignen Veränderungen, wobei besonders die benignen Veränderungen mit potentieller Malignitätsentwicklung zu beachten sind. Histopathologisch hat man Gefährdungsgrade für eine derartige Entwicklung erarbeiten können. Die Kenntnis spezifischer Risikofaktoren und der gezielte Einsatz von Screeninguntersuchungen hat zur häufigeren Diagnostizierung von malignen Veränderungen in Stadien geführt, in denen die Tumore noch nicht palpabel sind. Obwohl der Wert der Eigenuntersuchung zur Früherkennung von Veränderungen an Bedeutung verliert, kommt klinischen Symptomen, wie Schmerzen, Formveränderungen der Brust oder Mamillensekretion weiterhin eine hohe Bedeutung zu.

Aus dem histopathologischen Bild maligner Veränderungen, der Größe der Tumore, dem Hormonrezeptor- und dem Lymphknotenstatus lassen sich Rückschlüsse auf die Prognose ziehen, auch das therapeutische Vorgehen, Vorbehandlung, Ausmaß der Operation und nachfolgende Therapie werden hierdurch beeinflusst.

Grundlegend wichtig hierfür war eine Vereinheitlichung der histopathologischen Nomenklatur. Die derzeit allgemein anerkannte Klassifizierung der Mammakarzinome nach Rosen und Obermann ist eine Erweiterung der WHO-Klassifizierung von 1981. Für das intraduktale Carcinoma in situ (DCIS) wurden wegen seiner Sonderstellung eine speziel-

Abb. 3.1. Verteilung des Karzinomsitzes beim Mammakarzinom (Durchschnittswerte nach Robbins u. Kumar 1987). In 4–10% bilateraler Tumor oder späterer Zweittumor

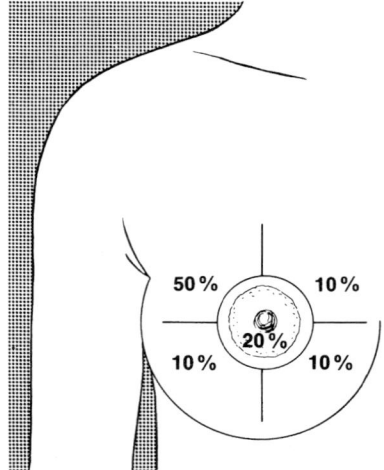

le Klassifikation und Prognosefaktoren aufgestellt. Die Verteilung des Karzinomsitzes ist in Abb. 3.1 dargestellt.

3.1.1
Klassifikation, Risikofaktoren und Prognose

3.1.1.1
Karzinome

Nichtinvasive Karzinome
- Intraduktales Karzinom in situ
- Intraduktales Karzinom in situ mit Paget-Erkrankung der Brustwarze
- Lobuläres Carcinoma in situ

Invasive Karzinome
- Invasives duktales Karzinom
- Invasives duktales Karzinom mit M. Paget der Brustwarze
- Invasives duktales Karzinom mit prädominierender intraduktaler Komponente
- Invasives lobuläres Karzinom
- Muzinöses Karzinom
- Medulläres Karzinom
- Invasives papilläres Karzinom
- Tubuläres Karzinom
- Adenoid-zystisches Karzinom
- Sekretorisches (juveniles) Karzinom
- Apokrines Karzinom
- Karzinom mit Metaplasie
- Karzinom mit osteoklastenartigen Riesenzellen
- Zystisch-hypersekretorisches Karzinom mit Invasion
- Karzinom mit endokriner Differenzierung
- Glykogenreiches Karzinom
- Lipidreiches (lipidbildendes) Karzinom
- Invasives kribriformes Karzinom

Die WHO-Klassifikation beschreibt den histologischen Phänotyp des Tumors, pathogenetische Beziehungen oder klinische Gesichtspunkte werden nicht berücksichtigt. In der Diagnosestellung wird bei Ausbildung unterschiedlicher Tumorkomponenten die vorherrschende Komponente benannt. Ähnlich wird bei den gutartigen Veränderungen die mikroskopisch vorherrschende Komponente der Veränderungen hervorgehoben.

M. Paget
Der M. Paget stellt eine intraepidermale Manifestation eines duktalen Karzinoms dar. Klinisch bestehen ekzematoide und erosive Effloreszenzen der Mamille und der Areola. In 30–40% findet sich weder klinisch noch radiologisch ein Tumor. Bei palpablem Tumor werden in ca. 50% Lymphknotenmetastasen gefunden. Nur in bis zu 9% ist der Tumor auf die Mamille beschränkt, in den übrigen Fällen liegt dem M. Paget ein DCIS oder intraduktales invasives Karzinom zu Grunde (Bässler 1997).

3.1.1.2
Benigne Drüsenveränderung

- Mastopathie
  - Fibrose
  - Adenose
- Adenome
  - Fibroadenom
  - Tubuläres Adenom
  - Laktierendes Adenom
  - Pleomorphes Adenom

Trotz der Gutartigkeit der aufgeführten Veränderungen besteht zumindest bei einigen Formen für die betroffenen Frauen ein erhöhtes Risiko, an einem invasiven Karzinom im weiteren Leben zu erkranken.

Kein erhöhtes Risiko besteht bei Adenose, Gangektasie, einfachem Fibroadenom, Fibrose und Mastitis, bei einfacher Zyste, apokriner Metaplasie (ohne Hyperplasie oder Adenose) und bei Plattenepithelmetaplasie.

Ein leicht erhöhtes Risiko (1,5- bis 2fach) ist gegeben bei Fibroadenom mit komplexen Veränderungen, mittelgradiger Hyperplasie, sklerosierender Adenose und bei solitärem Papillom ohne Hyperplasie.

Ein stärker erhöhtes Risiko (4- bis 5fach) haben Patientinnen mit atypischer duktaler Hyperplasie und atypischer lobulärer Hyperplasie.

3.1.1.3
Sonstige Veränderungen

- Mastitis
- Abszesse
- Hypoplasie
- Hyperplasie

3.1.1.4
Mammatumoren beim Mann

Gutartige Veränderungen
- Gynäkomastie
- Papillome

Bösartige Veränderungen
Mammakarzinome bei Männern sind selten, histopathologisch unterscheiden sie sich nicht von den bei Frauen gefundenen Veränderungen.

3.1.1.5
TNM-Klassifikation

Die TNM-Klassifikation (Tabelle 3.1) gilt nur für Karzinome, die histologische Diagnosesicherung ist erforderlich. Bei simultanen multiplen Tumoren in einer Brust wird der Tumor mit der höchsten T-Kategorie klassifiziert. Simultane bilaterale Karzinome werden

Tabelle 3.1. TNM-Schema der Mamma (UICC 2005)

T	*Primärtumor*
Tx	Primärtumor kann nicht beurteilt werden
T0	Kein Anhalt für Primärtumor
Tis	Carcinoma in situ[a]
Tis (DCIS)	Intraduktales Karzinom
Tis (LCIS)	Lobuläres Karzinom
Tis (Paget)	M. Paget der Mamille ohne nachweisbaren Tumor
T1	Tumor 2 cm oder weniger in seiner größten Ausdehnung
T1mic	Mikroinvasion 0,1 cm oder weniger in größter Ausdehnung
T1a	Mehr als 0,1 cm, aber nicht mehr als 0,5 cm in größter Ausdehnung
T1b	Mehr als 0,5 cm, aber nicht mehr als 1 cm in größter Ausdehnung
T1c	Mehr als 1 cm, aber nicht mehr als 2 cm in größter Ausdehnung
T2	Mehr als 2 cm, aber nicht mehr als 5 cm in größter Ausdehnung
T3	Tumor mehr als 5 cm in größter Ausdehnung
T4	Tumor jeder Größe mit direkter Ausdehnung auf die Brustwand[b] oder Haut, soweit unter T4a bis T4d beschrieben
T4a	Mit Ausdehnung auf die Brustwand[b]
T4b	Mit Ödem (einschließlich „Apfelsinenhaut") oder Ulzeration der Brusthaut oder Satellitenknötchen der Haut der gleichen Brust
T4c	Kriterien T4a und T4b gemeinsam
T4d	Entzündliches (inflammatorisches) Karzinom
N	*Regionäre Lymphknoten*[d]
Nx	Regionäre Lymphknoten wurden nicht untersucht
N0	Keine regionären Lymphknotenmetastasen
N1	Metastasen in beweglichen ipsilateralen axillären Lymphknoten
N2	Metastasen in ipsilateralen axillären Lymphknoten, untereinander oder an anderen Strukturen fixiert oder Lymphknotenmetastasen entlang der A. mammaria interna
N2a	Fixiert axillär
N2b	Entlang der A. mammaria interna
N3	Metastasen in ipsilateralen infraklavikulären oder supraklavikulären Lymphknoten mit oder ohne Befall der axillären Lymphknoten; Metastasen in ipsilateralen supraklaviku-lären Lymphknoten mit oder ohne Befall der Lymphknoten entlang der A. mammaria interna; Metastasen entlang der ipsilateralen A. mammaria interna mit Befall der axillären Lymphknoten
N3a	In ipsilateralen infraklavikulären Lymphknoten
N3b	Metastasen in ipsilateralen Lymphknoten entlang der A. mammaria interna *und* axillär
N3c	Metastasen in ipsilateralen supraklavikulären Lymphknoten
pN	Regionäre Lymphknoten (pathologische Klassifikation)[e]
pN0	Keine regionären Lymphknotenmetastasen
pN1	Metastasen in 1–3 axillären Lymphknoten und/oder entlang der A. mammaria interna (Befall klinisch inapparent und nur histologisch nachweisbar)
pN1mic	Mikrometastasen bis einschließlich 2 mm Durchmesser
pN1a	Metastasen in 1–3 axillären Lymphknoten
pN1b	Metastasen in Lymphknoten entlang der A. mammaria interna (Nachweis durch Unter-suchung von Sentinel-Lymphknoten)
pN1c	Metastasen in 1–3 axillären Lymphknoten *und* in Lymphknoten entlang der A. mammaria interna (histologisch nachgewiesen)
pN2	Metastasen in 4–9 axillären Lymphknoten oder in Lymphknoten entlang der A. mammaria interna (klinisch apparent)
pN2a	Metastasen in 4–9 axillären Lymphknoten (mindestens eine Tumorabsiedlung größer als 2 mm)
pN2b	Metastasen in Lymphknoten entlang der A. mammaria interna
pN3	Metastasen in 10 oder mehr axillären Lymphknoten oder in infraklavikulären oder supraklavikulären Lymphknoten; in Lymphknoten entlang der A. mammaria interna (histologisch oder klinisch befallen) zusammen mit axillären Lymphknotenmetastasen
pN3a	Metastasen in 10 oder mehr axillären Lymphknoten (mindestens eine Tumorabsiedlung größer als 2 mm) oder Metastasen in infraklavikulären Lymphknoten
pN3b	Metastasen in Lymphknoten entlang der A. mammaria interna (klinisch apparent)und Befall eines oder mehrerer axillärer Lymphknoten; Metastasen in mehr als 3 axillären Lymphknoten und in Lymphknoten entlang der A. mammaria interna (klinisch inapparent mit histologischem Nachweis)
pN3c	Metastasen in supraklavikulären Lymphknoten

Tabelle 3.1. Fortsetzung

M	Fernmetastasen
MX	Fernmetastasen wurden nicht untersucht
M0	Keine Fernmetastasen vorhanden
M 1	Fernmetastasen vorhanden

[a] Der M. Paget kombiniert mit einem nachweisbaren Tumor wird entsprechend der Größe des Tumors klassifiziert.

[b] Die Brustwand schließt die Rippen, die Interkostalmuskeln und den vorderen Serratusmuskel mit ein, nicht aber die Pectoralismuskulatur.

[c] Das entzündliche (inflammatorische) Karzinom der Brust ist durch eine diffuse braune Induration der Haut mit erysipelähnlichem Rand gekennzeichnet, gewöhnlich ohne eine darunter befindliche palpable Tumormasse. Wenn die Hautbiopsie negativ ist und sich kein lokalisierter messbarer Primärtumor findet, entspricht dem klinischen entzündlichen (inflammatorischen) Karzinom (T4d) bei der pathologischen Klassifikation pTX. Einziehungen der Haut oder der Mamille oder andere Hautveränderungen außer denjenigen, die unter T4b und T4d aufgeführt sind, können in T1, T2 oder T3 vorkommen, ohne die T-Klassifikation zu beeinflussen.

[d] Regionäre Lymphknoten sind ipsilaterale axilläre Lymphknoten einschließlich intramammärer und interpektoraler Lymphknoten sowie infraklavikuläre, supraklavikuläre und Lymphknoten an der A. mammaria interna. Alle anderen Lymphknoten werden als Fernmetastasen klassifiziert. Berücksichtigung findet nur der „klinische Befall", nachgewiesen durch klinische Untersuchung oder bildgebende Verfahren mit Ausnahme der Lymphszintigraphie.

[e] Die pathologische Klassifikation erfordert die Resektion und Untersuchung zumindest der axillären Lymphknoten des Level I. Hierbei sollten mindestens 10 Lymphknoten histologisch untersucht und die Zahl der untersuchten Lymphknoten angegeben werden. Befunde von Sentinel-Lymphknoten können mit einbezogen werden, z. B. pN1 (sn).

getrennt klassifiziert, um eine Zuordnung bei verschiedenen histologischen Typen zu ermöglichen.

3.1.1.6
Stadieneinteilung

Eine Stadieneinteilung (Tabelle 3.2) kann nur dann erfolgen, wenn nach „Tumorektomie" tumorfreie Resektionsränder vorliegen und zumindest die axilläre Lymphknotenebene reseziert worden ist. Eine Tumorfixierung auf der Pektoralisfaszie wird nicht berücksichtigt, da das klinische Stadium hiervon nicht beeinflusst wird. Die Prognose von pN1a ist vergleichbar der von pN0.

Tabelle 3.2. Stadieneinteilung des Mammakarzinoms. (UICC 2005)

Stadium 0		Tis	N0	M0
Stadium I		T1mic, T1	N0	M0
Stadium II	A	T0, T1mic, T1	N1	M0
		T2	N0	M0
	B	T2	N1	M0
		T3	N0	M0
Stadium III	A	T0, T1mic, T1, T2	N2	M0
		T3	N1,N0	M0
	B	T4	N0,N1,N2	M0
	C	Alle T	N3	M0
Stadium IV		Alle T	Alle N	M1

Carcinoma in situ: immer Stadium 0 (Tis, N0, M0).

3.1.1.7
Risikokonstellationen

Nach heutigen Angaben zur Inzidenz erkranken über 10% aller Frauen an einem Mammakarzinom, etwa die Hälfte dieser Patientinnen weist einen oder mehrere Risikofaktoren auf. Mit dem höchsten Risiko ist derzeit eine Mutation des BRCA-Gens belastet. Liegen alle Risikofaktoren (außer BRCA 1-Gen-Mutation) vor, so steigt die Wahrscheinlichkeit, an einem Mammakarzinom zu erkranken auf 50%. In diese Hochrisikogruppe fallen ca. 5% aller Frauen (Tumorzentrum 1998; Struewing 1997).

ÜBERSICHT

Risikofaktoren für die Entwicklung eines malignen Mammatumors
- BRCA-1 oder -2
- Zustand nach behandeltem Mammakarzinom
- Familiäre Belastung (Mutter, Schwester)
- Atypische duktale/lobuläre Hyperplasie (Mastopathie Grad III nach Prechtel)
- Malignom (Uterus, Ovar) in der Anamnese
- Deutliches Übergewicht
- Nullipara, späte Erstgebärende (>35 Jahre)
- Frühe Menarche (<12 Jahre)
- Späte Menopause (>52 Jahre)
- Alter über 50 Jahre

Nach derzeitigem Wissen führt die Einnahme oraler Kontrazeption zu keiner Erhöhung des Mammakarzinomrisikos, möglicherweise erhöht die Hormonsubstitution in der Menopause das Risiko (Silverstein 1992; Steinberg 1991).

3.1.1.8
Prognosefaktoren

Anhand von Prognosefaktoren lassen sich Voraussagen über das Risiko von Lokalrezidiven, Metastasen und schließlich der Überlebenswahrscheinlichkeit machen. Neben den klassischen Faktoren des TNM-Stadiums, der Morphologie und des Hormonrezeptorstatus werden zahlreiche Faktoren auf zellgenetischer und zellbiologischer Ebene untersucht, die aber noch keinen routinemäßigen Eingang in die Klinik gefunden haben.

Klassische Prognosefaktoren
Stärkster prädiktiver Faktor für das Auftreten eines Rezidivs bzw. das Überleben ist der Status der axillären Lymphknoten. Hier besteht eine direkte Korrelation zwischen der Anzahl befallener Lymphknoten und dem Risiko des Rezidivs bzw. der Überlebenschance (Cabanes 1992; Carter 1992).

Für lymphknoten-negative Karzinome ist die Tumorgröße ein wichtiger prognostischer Faktor, bei positivem Lymphknotenbefall überwiegt diesem Befund die Tumorgröße (Bässler 1997).

Morphologische Befunde sind ebenfalls von hoher prognostischer Bedeutung. Definierte Sonderformen wie z. B. tubuläre oder medulläre Karzinome haben eine signifikant bessere Prognose als duktale Karzinome. Bei Tumoreinbruch in Lymph- oder Blutgefäße

Tabelle 3.3. Gradingkriterien für das Mammakarzinom. (Mod. nach Bässler et al. 1992, 1997)

Merkmale	Kriterien	Scorewerte	
Tubulusausbildung	75%	1	
	10–75%	2	
	<10%	3	
Kernpolymorphie	Gering	1	
	Mittelgradig	2	
	Stark	3	
Mitoserate	0–5/10 HPF	1	
	6–11/10 HPF	2	
	>12/10 HPF	3	
Summenscore	Malignitätsgrad	G-Gruppe	Definition
3,4,5	Gering	G1	Gut differenziert
6,7	Mäßig	G2	Mäßig differenziert
8,9	Hoch	G3	Schlecht differenziert

Tabelle 3.4. 10-Jahres-Überlebenszeit. (Nach Bässler 1997)

80%	Mit exzellenter Prognose (G1)	Tubuläre, invasive, kribriforme, muzinöse und tubulo-lobuläre Karzinome
60–80%	Mit guter Prognose (G1/2)	Mischtypen tubulärer sowie duktaler Karzinome mit besonderen höher differenzierten Komponenten und alveoläre tubuläre Karzinome
50–60%	Mit mäßiger Prognose (G2)	Invasive papilläre, medulläre und lobuläre Karzinome
≥50%	Mit ungünstiger Prognose (G3)	Invasive duktale Karzinome (NOS) und duktulo-lobuläre Karzinome

verschlechtert sich die Prognose. Weiterhin besteht eine Abhängigkeit zwischen dem histologischen Grading (Tabellen 3.3, 3.4; s. oben) und dem rezidivfreien Überleben.

 Die Bestimmung der Östrogen- und Gestagenrezeptoren hat breite klinische Bedeutung als therapierelevanter Faktor erlangt. Sie sollten obligat bestimmt werden.

Als Prognosefaktoren mit gesicherter Relevanz gelten heute
- TNM-Status,
- Morphologie und
- Steroidhormonrezeptoren.

Potentielle neue Prognosefaktoren

Diese berücksichtigen morphologisch-biologische, zellkinetische und genetische Aspekte. Die Einführung derartiger neuer Prognosefaktoren erscheint nur dann sinnvoll, wenn sie Vorhersagen für das Auftreten von Rezidiven und das Gesamtüberleben der betroffenen Patientinnen erlauben, und dieser Voraussagewert anhand großer Studien belegt ist.

ÜBERSICHT

Derzeit in Studien untersuchte Prognosefaktoren. (Schwartz 2000; Siebert 1997)
- Nachweis disseminierter Tumorzellen im Knochenmark
- Tumor-assoziierte Proteolysefaktoren (Funke 1998)
- uPA-Plasminogen-Aktivator vom Urokinasetyp (Andreasen 1997)
- PAI-I (Plasminogen-Aktivator-Inhibitor Typ I)
- Kathepsin D (Barbi 1994; Ferno 1994)
- Durchflusszytometrische DNA-Analyse mit Bestimmung der S-Phasefraktion (Meyer 1994)
- Immunhistochemischer Nachweis proliferierender Zellen mit monoklonalen Antikörpern Ki-67, MIB 1 (Magno 1992)
- Nachweis des Onkogens HER-2/neu, P 53 (Revillion 1998)
- p53 (Elledge 1993; Friedrichs 1993)

Die Aussagekraft dieser Prognosefaktoren für die klinische Routine muss noch in Studien geklärt werden, bevor sie als Standarduntersuchungsmethoden eingeführt werden.

3.1.2
Diagnostik

3.1.2.1
Ziele und klinische Diagnostik

Durch Standardisierung der Operationsverfahren, postoperativer Bestrahlung und/oder Chemotherapie, konnten Rezidivfreiheit und Überlebenszeiten verlängert werden. Verbesserte Heilungschancen sind jedoch abhängig von Entdeckung des Mammakarzinoms im frühestmöglichem Stadium. Daher muss es das Ziel aller Bemühungen sein, durch Einsatz moderner operativer Diagnostik auf dem Boden von Vorsorgeuntersuchung und in Kenntnis von Risikofaktoren, den Anteil der Erstentdeckung der Karzinome im Frühstadium zu steigern.

3.1.2.2
Untersuchungsmethoden

Klinische Untersuchung
Die klinische Untersuchung ist in ihrem Aussagewert durch die technischen Untersuchungsmethoden besonders bei nicht palpablen malignen Veränderungen in den Hintergrund gedrängt worden. Dennoch hat sie ihren sicheren Stellenwert in der Routine-Vorsorgeuntersuchung. Hier werden oft erstmals Befindlichkeitsstörungen angesprochen bzw. Strukturveränderungen der Brust bemerkt, so dass dann gezielte weitergehende Untersuchungen angeschlossen werden.

Sonographie
Die Mammasonographie ist heute fester Bestandteil der Brustuntersuchung. Durch die Verwendung von 7,5–10 MHz-Schallköpfen und die verbesserte Signalverarbeitung in modernen Geräten können unterschiedliche Strukturveränderungen im Brustdrüsengewebe dargestellt werden. Neben Zysten und erweiterten Milchgängen lassen sich auch

Mikroverkalkungen nachweisen und Brustdrüsenstrukturen zuordnen. Die Binnenstruktur und Abgrenzung zur Umgebung von soliden Knoten lässt Rückschlüsse auf die Dignität zu.

Neben der Befunderhebung wird die Sonographie zur Drahtmarkierung suspekter Bezirke vor Probeentnahme und zur gezielten Knotenpunktion eingesetzt.

In der Darstellung von axillären Lymphknoten ist die Sonographie der Palpation oder der Röntgenuntersuchung überlegen.

Eine Weiterentwicklung ist die Dopplersonographie, bei der der Gefäßreichtum von Tumorgewebe zur Darstellung des atypischen Gewebes benutzt wird. Diese Untersuchungstechniken werden derzeit noch weiter entwickelt (Bonnema 1997).

Mammographie

Der Stellenwert der Mammographie ist durch größere Screening-Untersuchungen belegt. Besonders der Nachweis von Mikroverkalkungen und nichtpalpablen Veränderungen hat zu einer Zunahme der Carcinomata in situ um über 20% geführt (Silverstein 1997).

Die Aussagekraft der Mammographie kann bei voluminösen, parenchymatösen Brüsten durch die höhere Strahlenabsorption im Vergleich zum Fettgewebe eingeschränkt sein. Bei unklaren Befunden lässt sich die Beurteilbarkeit durch die Vergrößerungsmammographie verbessern.

Verdächtige Strukturen sind zirkuläre, runde/ovale und unregelmäßige Gewebsverdichtungen, sternförmige Strukturen, Verkalkungen in Zusammenhang mit Gewebsverdichtungen oder alleine und diffus im Gewebe verteilt (Tabor u. Dean 2001). Veränderungen der Haut können auch hinweisend auf maligne Veränderungen sein und erfordern weiterführende Diagnostik.

Unklare Befunde oder Fehlinterpretationen können entstehen durch Narbenbildungen und thoraxwandnahe Veränderungen, besonders auch bei stark parenchymatösen Brüsten (Heywang-Köbrunner 1996).

Nachgewiesen wurde in Studien die Senkung der Mortalität durch Mammakarzinome, wenn die Untersuchung als Screening-Methode angewandt wurde. Die Mortalität ab dem 50. Lebensjahr (75% der Mammakarzinome treten bei über 50-Jährigen auf) konnte bei 100%iger Teilnahme um 40%, bei 70%iger um 28% und bei 60%iger Teilnahme um 20% gesenkt werden. Mit wiederholten Mammographien ist kein erhöhtes Strahlenrisiko verbunden, die mittlere Strahlendosis liegt bei moderner Technik bei ca. 0,5 mSv und damit im Niedrigdosisbereich (Kerlikowske 1997).

Punktionsbiopsie

Die Feinnadelpunktion wird hauptsächlich zur Klärung von Zysten eingesetzt. Zur Punktion solider Strukturen ist die Stanz- oder Drillbiopsie besser geeignet, mit diesen Verfahren gewonnene Präparate sind histologisch eindeutiger zu klassifizieren. Durch Punktion werden kleinere und/oder nicht palpable Veränderungen vor Probenentnahme oder Operation markiert. Die Markierung geschieht durch Farb- oder Kohlenstaubinjektion oder Einlage eines Drahtes. Punktionen können nach Tastbefund, aber auch sonographisch, mammographisch oder magnetresonanztomographisch gesteuert durchgeführt werden. Eine Weiterentwicklung ist die computergesteuerte stereotaktische Biopsie (Bonnema 1997).

Sekretzytologie

Die Sekretzytologie ist bei pathologischer Mamillensekretion indiziert, ist jedoch häufig unergiebig. Jedes Sekret sollte auf Erythrozyten untersucht werden (z. B. Sangurtest-Streifen). Erythrozyten können bei sonst negativer Zytologie Zeichen für eine maligne Veränderung sein. Bei Tumorzellennachweis ist die Aussage eindeutig (Silverstein 1997; Barth u. Prechtel 1990).

Galaktographie

Die Galaktographie ist bei pathologischer Mamillensekretion indiziert, mit ihr können intraduktale Prozesse dargestellt werden. Im pathologischen Galaktogramm sieht man Füllungsdefekte, Unregelmäßigkeiten der Wand, abrupte Lumenänderungen und Gangsabbrüche (Saarela 1997). Die Indikation ist streng zu stellen, da die Untersuchung schmerzhaft ist.

Die Methode sollte mit der Duktosonographie kombiniert werden, z. B. zur Drahtmarkierung intraduktaler Prozesse (Silverstein 1997).

Magnetresonanztomographie

Die Magnetresonanztomographie (MRT) ist erst nach Ausschöpfung aller anderen diagnostischen Methoden indiziert. Die Indikation ist wegen der hohen Kosten streng zu stellen. Die Methode ist hoch sensitiv (>90%) bei allerdings geringer Spezifität (ca. 50%). Zurzeit sind die Indikationen (Buachi 1997; Davis 1997; Degani 1997; Harms 1993):

- Ausschluss eines multizentrischen Tumorbefalls bei vorgesehener brusterhaltender Operation und mammographisch und sonographisch unklarem Befund,
- Primärtumorsuche bei axillären Lymphknotenmetastasen,
- Differenzierung narbiger Veränderungen und Rezidive nach brusterhaltend voroperierten Patientinnen und
- Abklärung unklarer Befunde nach Prothesenimplantation oder Aufbauplastiken.

Operative Probebiopsie

Ist mit oben genannten Methoden kein eindeutiges Ergebnis erzielt worden, das die Entscheidung zum Abwarten mit Kontrolle oder zur Operationsindikation zur Folge hat, ist eine operative Entfernung des unklaren Herdes indiziert. Vorbereitend ist – besonders beim nicht palpablen Befund – eine Markierung des Herdes mittels Farbstoff, Kohlepartikeln oder Draht notwendig (Makropulos 1999).

Mit der Patientin sollte präoperativ auch die Möglichkeit einer weiterführenden Operation besprochen werden, falls sich anhand einer Schnellschnittuntersuchung ein Karzinomverdacht bestätigt. Für den Pathologen ist die Biopsie mit mindestens drei Fadenmarkierungen zu versehen zur Beurteilung der Resektionsränder. Hilfreich ist die Mitgabe der Mammographiebilder. Anhand einer Präparat-Radiographie in zwei Ebenen kann die Entfernung verdächtiger Bezirke auch vom Pathologen bestätigt werden (Bonnmea 1997; Schwartz 2000).

Zur Untersuchung der entnommenen Präparate gehört obligatorisch die Hormonrezeptorbestimmung.

Sonstige Untersuchungsmethoden

CT-Laser- und Farbdoppler-Mammasonographie, Positronenemissionstomographie, Mammaszintigraphie, SPE("single photon emission")-CT und die Elektropotentialuntersuchung der Brust sind derzeit keine Standarduntersuchungsmethoden.

Diagnostik beim gesicherten Mammakarzinom

Ist ein Mammakarzinom nachgewiesen, werden Untersuchungen zum Ausschluss bzw. Nachweis von Fernmetastasen angeschlossen. Hierzu gehört die Röntgenaufnahmen des Thorax in zwei Ebenen, die Skelettszintigraphie sowie die Ultraschalluntersuchung der Leber und – bei unklaren Befunden – ein Spiral-CT.

3.1.3
Indikation

Eine Übersicht über Behandlungsmodalitäten bei Mammaprozessen findet sich in Tabelle 3.5.

3.1.3.1
Allgemeines

Wenngleich es in der operativen Therapie des Mammakarzinoms nach wie vor primär um das Erreichen bestmöglicher Langzeitergebnisse und geringster Lokalrezidivraten geht, sind absolut strenge Verfahrensregeln in verschiedenen Aspekten aufgegeben worden zugunsten eines *individuellen Vorgehens*. Hierbei werden auch individuelle Belange und Wünsche der Patientinnen berücksichtigt.

Derzeit werden folgende Standardverfahren praktiziert:
- brusterhaltende Operation (BET) auch in Kombination mit plastischen Eingriffen, Axilladissektion und Bestrahlung,
- modifizierte radikale Mastektomie,
- modifizierte radikale Mastektomie mit simultanem oder sekundärem Wiederaufbau.

Die Konfrontation einer Frau mit der Diagnose Mammakarzinom stellt ein schweres psychisches Trauma dar, nicht nur wegen der Lebensbedrohung durch die Krankheit, sondern auch wegen des Wissens um die mit der notwendigen Operation bedingte Entstellung bei Mastektomie. Einen Teil dieser Belastung kann der behandelnde Operateur auffangen durch Darstellung der unterschiedlichen Möglichkeiten der Behandlungsformen, um die betroffene Frau in den Entscheidungsprozess mit einzubeziehen.

Auf der Basis des heutigen Wissens über Tumorbiologie, Krankheitsverlauf und adjuvante Therapie wurde das Konzept der brusterhaltenden Operation entwickelt. Dabei wird angestrebt, die Brust mit möglichst intaktem Erscheinungsbild und normaler Konsistenz zu erhalten, ohne die lokale Tumorkontrolle oder die Chance auf Heilung zu gefährden (Clark 1989).

Obwohl die Indikation zur brusterhaltenden Operation weiter gestellt werden kann, bleibt für ca. 30% der Patientinnen die Mastektomie, meist als modifizierte radikale Mastektomie ausgeführt, die Therapie der Wahl. Die hierdurch bedingte Veränderung des typischen weiblichen Erscheinungsbildes kann jedoch durch Wiederherstellung der Brustkontur, entweder in gleicher Sitzung oder zweizeitig, korrigiert werden (Schwartz 2000).

In Fällen mit bereits primär bestehender Metastasierung wird man an der Brust nur eine Tumorektomie durchführen. Eine Revision der Axilla ist nicht mehr indiziert, durch die Ausweitung des Eingriffes kann keine Prognoseverbesserung erreicht werden. Vergrößerte Lymphknoten in der Axilla können jedoch entfernt werden, wenn die Gefahr der Gefäß- oder Nervenkompression besteht.

Bei bilateralem Mammakarzinom (Häufigkeit 0,3–1,6%) ist die Unterscheidung zwischen einem diffus metastatischen Geschehen und einem Zweitkarzinom wichtig. Letzteres wird wie ein primär einseitiges Karzinom behandelt. Wegen der Problematik der Folgen nach axillärer Lymphadenektomie, sollte diese auf die Seite mit dem größten Tumor beschränkt werden. Im übrigen wird die Behandlung wie bei einseitigem Karzinom durchgeführt (Tumorzentrum 1998).

Tabelle 3.5. Behandlungsübersicht bei Mammaprozessen

Art der Erkrankung	Operations-indikation	Präoperative Diagnostik, Vorbereitung	Operations-methode	Alternativen	Spezielle Nach-behandlung
Karzinome allgemein	Absolut	Klinik, Mammographie, Cytopunktion, PE	Brusterhaltende Teilresektion und und Axillaausräumung, modifiziert radikale Mastektomie und Axillaausräumung	Mastektomie	Bei BET immer Nachbestrahlung. Chemotherapie, Radiatio, Radio-Chemo-Therapie
Lokal fortgeschrittenes Karzinom	Absolut, nach Down-Staging	Klinik, Mammographie, Sonographie, Stanzbiopsie, Down-Staging	BET, wenn möglich Axillaausräumung fakultativ	Modifizierte radikale Mastektomie	Chemotherapie, Hormontherapie
Inflammatorisches Karzinom	Absolut, nach Down-Staging	Klinik, Mammographie, Sonographie, Stanzbiopsie, evt. Haut-PE, Down-Staging	Modifizierte radikale Mastektomie, Axillaausräumung fakultativ	Keine	Chemotherapie, Hormontherapie
DCIS	Absolut	Mammographie, Galaktographie, Tumorlokalisation	Tumorektomie	Subkutane Mastektomie und Wiederaufbau	Bei BET Radiatio, regelmäßige Kontrollen
LCIS	Abhängig von Tumorgröße und Lokalisation	Zufallsbefund bei Stanzbiopsie oder PE, gezielte Untersuchung der anderen Brust	Evtl. Nachresektion falls PE nicht im Gesunden	Subkutane Mastektomie falls multiple Herde und Wiederaufbau	Regelmäßige Kontrollen
Isolierte Knoten	Absolut	Klinik, Mammographie, Sonographie	Tumorexzision		
Diffus mastopathische Veränderungen	Relativ	Klinik, Mammographie, Sonographie, Stanzbiopsie evtl. MRT	Ausgiebige PE	Bei Nachweis atypischer Proliferationen evtl. subkutane Mastektomie u. Wiederaufbau	Regelmäßige Kontrollen einschließlich Mammographie
Hyperplasie	Individuell	Mammographie	Reduktionsplastik		
Hypoplasie	Individuell		Prothetischer Aufbau	Autologer Gewebsaufbau	
Gynäkomastie jugendlich	Relativ	Ausschluss hormoneller Störungen	Subkutane Mastektomie		
Gynäkomastie im Alter	Relativ, Karzinomausschluss	Ausschluss hormoneller Störungen			

3.1.3.2
Operation bei benignen Prozessen

Solitärer Knoten
Hier ist stets eine Operationsindikation gegeben, auch bei unauffälligem mammographischen oder zytologischen Befund, da sich kleine Tumorherde in den Randbereichen eines Knotens befinden können. Anzustreben ist daher die vollständige Entfernung im Gesunden.

Sind bei Zysten Mammographie, Sonographie und Zytologie unauffällig, besteht keine Operationsindikation. Sie werden punktiert und kontrolliert. Auch ein Rezidiv ist kein Hinweis auf eine maligne Veränderung. Treten häufiger Rezidive auf, besteht eine relative Operationsindikation (Barth u. Prechtel 1990).

Diffuse Veränderungen
Hier stehen im Vordergrund Veränderungen einer Mastopathie. Bei der weiten Verbreitung dieser Störung und der nur geringen Gefahr einer Malignitätsentstehung ist eine Mastopathie in ihrer einfachen und proliferierenden Form ohne Atypien *keine Operationsindikation*. Klinische, sonographische und in größeren Intervallen mammographische Kontrollen sind im Allgemeinen ausreichend. Bei Auftreten lokaler Gewebsveränderungen, neu auftretenden Schmerzen oder ähnlichem ist dagegen eine repräsentative Probebiopsie indiziert (Wilhelm 1986).

Eine prophylaktische Mastektomie bei familiärer Belastung (z. B. Karzinome bei Mutter oder Schwester, s. Abschn. 3.1.1.7) erscheint nur gerechtfertigt, wenn entweder eine atypisch proliferierende Mastopathie bioptisch gesichert, ein Karzinom der kontralateralen Brust vorhanden oder der Drüsenkörper weder klinisch noch radiologisch eindeutig zu beurteilen ist. Diese Operation könnte im Sinne einer subkutanen Mastektomie durchgeführt werden mit anschließender Aufbauplastik. Eine aussichtsreiche konservative Behandlung proliferativer Brustdrüsenerkrankungen existiert derzeit nicht.

Entzündliche Brustdrüsenerkrankungen
Die entzündlich eitrige Mastitis als puerperale Mastitis in der Laktationszeit wird in die Frühmastitis (bis zum 10. Wochenbetttag) und die danach auftretende Spätmastitis unterteilt. Die Behandlung ist, je nach Ausmaß, konservativ antibiotisch oder chirurgisch mit Inzision, Abszessausräumung und ggf. Gegeninzision.

Von der puerperalen Mastitis wird unterschieden die nichtpuerperale Form. Sie tritt gehäuft bei Frauen über 50 Jahren auf. Sie entsteht meistens durch Verlegung der Milchgänge und ist daher auch gehäuft mit malignen Veränderungen korreliert (Bässler 1997). Daher ist je nach Klinik und Befund der bildgebenden Diagnostik eine Probeentnahme indiziert.

Mammahyperplasie und Mammahypoplasie
Die Operationsindikation aus kosmetischen, psychischen und gelegentlich somatischen Gründen ist sehr individuell zu stellen. Vor einer Reduktionsplastik ist eine Mammographie erforderlich.

Eine *ein- oder beidseitige Hypoplasie* sollte im Allgemeinen nicht vor Abschluss des Wachstumsalters korrigiert werden.

3.1.3.3
Operation bei malignen Prozessen

Bei jeder malignen Veränderung einschließlich der nichtinvasiven Karzinome besteht eine *absolute* Operationsindikation. Das Ausmaß der Operation – brusterhaltend oder Mastektomie – richtet sich nach den Ergebnissen der Voruntersuchungen und dem c(„clinical")TNM-Status. Evtl. notwendige Nachoperationen bei primär zurückhaltender Radikalität ergeben sich aus dem histopathologischen Ergebnis.

Die früher generell geforderte axilläre Lymphadenektomie bei infiltrativen Karzinomen wird derzeit durch Entdeckung des Mammakarzinoms in frühen Stadien teilweise in Frage gestellt. Hier werden in kontrollierten Studien unterschiedliche Vorgehensweisen untersucht (Tumorzentrum München 1998):

- limitierte axilläre Lymphadenektomie,
- Entfernung von vergrößerten Lymphknoten,
- endoskopische Lymphadenektomie,
- Sentinel-Lymphknotenentfernung und
- Verzicht auf Lymphadenektomie.

Bei weit fortgeschrittenem Tumorstadium (T3–T4) zum Zeitpunkt der Primärbehandlung und beim inflammatorischen Karzinom wird vor der chirurgischen Therapie ein Down-Staging durchgeführt. Zum einen kann hierdurch die Zahl der brusterhaltenden Operationen erhöht werden, zum andern werden Erkenntnisse auf das Ansprechen der applizierten Chemotherapie gewonnen. Angewandt wird eine Polychemotherapie nach dem CMF- oder FEC-Schema, in Studien auch Kombination mit Taxanen (Siebert 1997).

3.2
Operative Therapie

3.2.1
Invasive Karzinome

3.2.1.1
Standardeingriffe

Die Standardeingriffe bei malignen Erkrankungen sind heute je nach Befund

- die brusterhaltende Operation (BET) in Kombination mit axillärer Lymphknotenentfernung und Nachbestrahlung,
- die modifizierte radikale Mastektomie (MRM) mit
  - simultanem Wiederaufbau oder
  - sekundärem Wiederaufbau und das
- Down-Staging mit sekundärer Operation
  - bei ausgedehntem Befund
  - oder inflammatorischem Karzinom.

Die superradikale Mastektomie nach Rotter-Halstedt wird nicht mehr durchgeführt, da sie mit einer hohen Nebenwirkungsrate verbunden ist und hinsichtlich Rezidivrate und Überlebenswahrscheinlichkeit keine Vorteile bringt (Fisher 1985; Veronesi 1983).

Voraussetzung für eine brusterhaltende Therapie sind
- günstige Relation von Tumorgröße zum Brustvolumen und
- vollständige Tumorentfernung mit ausreichendem Sicherheitsabstand von 1 cm.

Kontraindikationen für eine brusterhaltende Therapie sind
- inkomplette Tumorexzision, evtl. auch nach Nachresektion,
- multizentrisches Karzinom,
- Lymphangiosis carcinomatosa und das
- inflammatorische Karzinom.

Ein limitierender Faktor bei der BET kann ein zu kleines Brustvolumen im Verhältnis zur Tumorgröße sein. Hier ist die Kombination mit einer Aufbauplastik zu erwägen. Auch bei großem Brustvolumen kann es nach Tumorteilexzision zu Deformitäten kommen. Hier ist eine beidseitige Reduktionsplastik zur Wiederherstellung der Symmetrie sinnvoll.

3.2.1.2
Axilläre Lymphknotenexstirpation

Der Lymphknotenstatus ist einer der wichtigsten Prognosefaktoren (Cabanes 1992). Somit bleibt, trotz Rückgang der aggressiv chirurgischen Maßnahmen, die axilläre Lymphadenektomie wesentlicher Bestandteil der chirurgischen Therapie.

Die einzelnen Ebenen sind:
- Level I   Lymphknoten lateral des lateralen Randes des M. pectoralis minor.
- Level II   Lymphknoten zwischen dem medialen und lateralen Rand des M. pectoralis minor und interpektorale Lymphknoten.
- Level III Lymphknoten medial des medialen Randes des M. pectoralis minor einschließlich subklavikulärer, infraklavikulärer und apikaler Lymphknoten.

Gefordert wird die Resektion der Lymphknoten im Level I und II. Bei Befall von Lymphknoten im Level II kann auch im Level III reseziert werden. Bei Exstirpation im Level I und II werden *mindestens* 10 Lymphknoten im Präparat gefordert.

Die axilläre Lymphknotenentfernung ist einer der Hauptfaktoren für Nebenwirkungen der Mammachirurgie, wie Lymphödem, Bewegungseinschränkung, Schulterschmerzen und Schulterschwäche. Bei zunehmender Entdeckung des Mammakarzinoms in frühen Stadien (In-situ-Karzinome, T1-Stadien) gewinnt die Frage der Überbehandlung durch die Lymphadenektomie an Bedeutung. Als Alternative werden die in Abschn. 3.1.3.3 beschriebenen Vorgehensweisen untersucht.

Eine standardisierte Aussage zum TNM-Stadium ist unter diesen Bedingungen nicht möglich.

3.2.1.3
Interdisziplinäre Therapie

Die Therapie des Mammakarzinoms ist immer interdisziplinär zwischen Pathologen, Operateur, Radiologen und Onkologen zu sehen, wobei der Operateur gleichzeitig die standardmäßige onkologische Betreuung in Händen haben kann. Der Pathologe gibt aufgrund des histopatholgischen Befundes, z.B. von Probebiopsien oder intraoperativen Schnellschnittuntersuchungen auf tumorfreie Resektionsränder o.ä., Vorgaben für das Ausmaß der Resektion.

Die Entwicklung der brusterhaltenden Operationsverfahren wurde im Wesentlichen dadurch begünstigt, dass in großen Studien nachgewiesen werden konnte, dass durch eine konsequente Nachbestrahlung keine Nachteile für die Patientinnen auftraten, die Anzahl lokaler Rezidive jedoch entscheidend gesenkt werden konnte. Daraus leitet sich die Forderung ab, dass an jede brusterhaltenden Operation eine Bestrahlung angeschlossen werden muss (Fisher 1993, 1998).

Eine präoperative (neoadjuvante) Chemotherapie ist indiziert bei großen Tumoren (Stadium 3–4) und beim inflammatorischen Karzinom. Hierdurch lässt sich zum einen die Rate der BET deutlich erhöhen, zum andern erhält man Hinweise auf das Ansprechen des Tumors auf die Chemotherapie (Fischer 1998).

Unklarheit besteht noch über die Wertigkeit und zeitliche Abstimmung der kombinierten Radio-Chemo-Therapie postoperativ. Möglich ist die Sandwich-Radio-Chemo-Therapie (Chemotherapie-Radiatio-Chemotherapie) oder simultane Therapie (Prechtel 1991; Wallgren 1996). Hierbei scheint die Kombination einer Bestrahlung mit antracyclinhaltigen Substanzen mit vermehrten Nebenwirkungen behaftet. Die alleinige Chemotherapie ist in standardisierten Behandlungsschemata festgelegt (s. unten).

3.2.2
In-situ-Karzinome

In-situ-Karzinome nehmen eine Sonderstellung unter den malignen Veränderungen der Brustdrüse ein. Histopathologisch zeigen sie kein invasives Wachstum, sie wurden deswegen in früheren Jahren teilweise als benigne Veränderungen angesehen. Bis zur Einführung der routinemäßigen Mammographie galten In-situ-Karzinome als selten, heute machen sie ca. 20% der neu entdeckten Karzinome aus. Vergleichbare Langzeitstudien (wie sie für das invasive Karzinom vorliegen) fehlen, daher können bisher nur Therapieempfehlungen nach Konsensus-Konferenzen gegeben werden.

Unterschieden wird zwischen duktalem (DCIS) und lobulärem Karzinom in situ (LCIS). Gemeinsames histopathologisches Merkmal ist die fehlende Stromainvasion unter Einhaltung der Basalmembran. Duktales und lobuläres Karzinom unterscheiden sich grundsätzlich morphologisch und in ihrem biologischen Verhalten. Das DCIS wird in 90–95%, das LCIS in 5–10% der In-situ-Karzinome gefunden (Silverstein 1997).

3.2.2.1
Duktales Karzinom in situ

Diagnostik
Die Verdachtsdiagnose auf ein duktales Karzinom in situ (DCIS) ergibt sich in der Regel aufgrund mammographisch nachgewiesener Mikroverkalkungen. Mamillensekretion bei unauffälligem Mammogramm und negativem Tastbefund ist häufig Hinweis auf ein DCIS. In diesem Fall ist eine Galaktographie indiziert (Holland 1994).

Bei Verdacht auf ein DCIS ist immer eine Probebiopsie zur Bestätigung der Diagnose indiziert. Die Lokalisation des Bezirks erfolgt durch eine präoperative Markierung oder eine röntgengesteuerte stereotaktische Biopsie. Bei Sekretion aus einem isolierten Milchgang kann dieser auch mit Methylenblau angefärbt werden.

Wichtig ist die Markierung des Exzidats an drei Stellen (zentral, peripher, Oberfläche), so dass bei notwendiger Nachresektion die topographischen Beziehungen festgelegt sind. Vor histologischer Aufarbeitung sollte unbedingt eine Präparatmammographie in zwei Ebenen erfolgen zum Nachweis der vollständigen Entfernung der Veränderungen. Eine histologische Schnellschnittuntersuchung kann den Verdacht auf ein DCIS bestätigen, die endgültige Beurteilung der Resektionsränder und das Grading erfolgt am in Paraffin eingebetteten Präparat (Sloane 1997).

Therapie

Eine einheitliche histologische Klassifikation der unterschiedlichen histopathologischen Befunde beim DCIS gibt es derzeit nicht. Die verschiedenen morphologischen Befunde scheinen auch für die Klinik wenig Aussagewert zu haben. Prognostisch ist wohl das in der Van Nuys-Klassifikation zugrunde gelegte Grading und der Van Nuys-Prognoseindex (Silverstein 1995) richtungsweisend.

Im Van Nuys-Prognoseindex (VNPI) werden Ausdehnung der Läsion, Abstand zum Resektionsrand und pathologische Klassifikation aufgrund ihres prädiktiven Wertes zusammengefasst, wobei sich die Gesamtpunktzahl (VNPI-scores 3–9) aus der Addition der Scorewerte für die einzelnen Parameter ergibt (Tabelle 3.6). Besonders der Prognoseindex beeinflusst das operative Vorgehen (Tabelle 3.7).

Mit entscheidend ist auch ein tumorfreier Resektionsrand von ≥1 cm. Lässt sich dieser Abstand nicht einhalten, ist die Mastektomie vorzuziehen, um lokalen Rezidiven vorzubeugen.

Im Folgenden ist die Therapieempfehlung in Abhängigkeit von Van Nuys-Prognoseindex (VNPI) zusammengefasst:

3–4	Tumorexstirpation
5–7	Tumorexstirpation und Radiatio
8–9	Ablatio simplex

Die Mastektomie kann in Form einer subkutanen Mastektomie mit primärem oder sekundärem Aufbau durchgeführt werden.

Eine axilläre Lymphadenektomie ist bei einem Lymphknotenbefall in 0–2% standardmäßig nicht indiziert. Bei Tumoren ≥5 cm (mindestens pT3) steigt die Wahrscheinlichkeit

Tabelle 3.6. Van Nuys-DCIS-Klassifikation

		DFS[a] [%]
Gruppe 1	Gut differenziert (nukleäres Grading 1 oder 2) ohne Nekrosen (Non-Komedo-Typ): DFS* 93%	93
Gruppe 2	Gut differenziert (nukleäres Grading 1 oder 2) mit Nekrosen (Komedo-Typ): DFS 84%	84
Gruppe 3	Schlecht differenziert (nukleäres Grading 3): DFS 61%	61

[a] intramammäre Rezidivfreiheit („disease free survival") nach 8 Jahren bei brusterhaltendem Vorgehen.

Tabelle 3.7. Berechnung des Van Nuys-Prognoseindex

Punktzahl	1	2	3
Ausdehnung	<15 mm	16–40 mm	>41 mm
Abstand zum Exzisionsrand	>10 mm	1–9 mm	<1 mm
Pathologische Klassifikation	Kerngrad 1 u. 2 ohne Nekrosen (Van Nuys 1)	Kerngrad 1 u. 2 mit Nekrosen (Van Nuys 2)	Kerngrad 3 (mit und ohne Nekrosen; Van Nuys 3)

von Lymphknotenmetastasen. Voraussetzung hierfür ist ein mikroinvasives Wachstum. Sinnvoll erscheint bei großen Tumoren zumindest die Sentinel-node-Biopsie.

■ **Adjuvante Therapie.** Nach brusterhaltendem Vorgehen hat sich bei VNPI 5–7 die anschließende Radiatio bewährt. Da bei einer Ablatio die lokale Rezidivrate unter 1% liegt, ist hier keine weitere Therapie indiziert.

■ **Rezidive.** Nach brusterhaltender Operation – auch mit Nachbestrahlung – treten Rezidive in etwa 15% auf. Sie sind überwiegend im gleichen Quadranten oder in unmittelbarer Nähe des Primärtumors lokalisiert. In ca. 50% findet man bei dem Rezidiven invasive Karzinome. Das Vorgehen bei der Therapie bei Rezidiven ist wegen der schlechteren Prognose dem von invasiven Karzinomen anzupassen.

3.2.2.2
Carcinoma lobulare in situ

Die Diagnose eines Carcinoma lobulare in situ (LCIS) ergibt sich in der Regel als Zufallsbefund bei histologischer Aufarbeitung, Klärung eines klinisch bzw. bei apparativen Untersuchungen aufgefallenen verdächtigen Mammabefundes. Typische spezifische mammographische Befunde gibt es nicht. Multizentrische Herde werden bei bis zu 70% der Patientinnen entdeckt, Bilateralität ist in bis zu 70% beobachtet worden (Bässler 1997).

Die in der EORTC-Konsensus-Konferenz 1989 festgelegten Therapieempfehlungen sind nach wie vor aktuell. Das LCIS stellt keine Indikation zur Mastektomie dar. In der Regel ist die primäre Tumorexstirpation ausreichend, eine Indikation zur Mastektomie ist nicht gegeben. Eine adjuvante Nachbestrahlung ist nicht indiziert, da das LCIS als wenig strahlensensibel gilt. Regelmäßige Nachkontrollen mit jährlichen Mammographien werden empfohlen.

Notizen

3.3
Operationsvorbereitung

Voruntersuchungen	Allgemein	Je nach Alter und Vorerkrankungen EKG, Röntgen: Thoraxaufnahmen in 2 Ebenen, übliche Laboruntersuchungen
	Krankheitsspezifisch	Mammographie in 2 Ebenen, Sonographie lokal und zum Ausschluss von Metastasen (Axilla und Leber)
	Speziell	Tumormarker: CA 15/3, CEA In fortgeschrittenen Karzinomstadien (ab T2 N1) Skelettszintigraphie, bei positivem Befund MRT
Vorbehandlung		Adjuvante Therapie zum Down-Staging bei fortgeschrittenen Tumorstadien und beim inflammatorischen Karzinom
Verschiedenes	Blutkonservenbereitstellung	Nur bei geplanter einzeitiger Aufbauplastik, Bestimmung der Blutgruppe immer
	Aufklärung	Besprechung des Operationsausmaßes, einzeitiges/zweizeitiges Vorgehen bei positiver Biopsie, Möglichkeiten der Brustrekonstruktion einschließlich Komplikationsmöglichkeiten

3.4
Operationstechnische Gesichtspunkte

3.4.1
Allgemeines und Lage des Operationsschnittes

Notwendige Eingriffe an der Brust können je nach Ausmaß der Gewebsentfernung zu Veränderungen der äußeren Erscheinungsform der betreffenden Brust und durch den Substanzverlust zur Veränderung der Symmetrie beider Brüste führen. Durch geeignete Schnittführung lassen sich narbige Verziehungen, besonders solche der Mamillenregion vermeiden. Intrakutannähte ergeben die besten kosmetischen Narben.

> **CAVE**
>
> **Die Entfernung eines Tumors mit umgebendem gesunden Gewebe ist oberstes Gebot, auch wenn hierdurch kosmetisch unschöne Substanzdefizite entstehen. Diese können durch plastische Operation ausglichen werden.**

Ergibt sich die Notwendigkeit einer axillären Lymphknotenentfernung, so erfolgt diese durch einen gesonderten Hautschnitt.

Bei Gewebsentnahmen wird der Hautschnitt direkt über dem tastbaren oder mit Draht markierten zu entfernenden Gewebsbereich gelegt. Um narbige Verziehungen zu vermeiden sind die Hautschnitte in den oberen Quadranten bogenförmig, in den unteren Quadranten entweder *radiär* (Breitner 1997) oder auch *bogenförmig* (Bohmert 1998). Bei zentralem Tumorsitz ist auch ein *periareolarer* Schnitt möglich. Auch bei der segmentalen Mastektomie (Tumorektomie) wird die Hautinzision über dem Tumor durchgeführt, für eine Lymphknotenentfernung wird ein gesonderter Hautschnitt angelegt. Bei fortgeschrittenem Mammakarzinom ist zur Mastektomie eine spindelförmige Hautinzision zur Mitnahme der Mamille notwendig. Die Schnittführung ist hierbei quer oder leicht schräg von medial unten nach lateral oben.

Die subkutane Mastektomie wird von einem Schnitt in der submamillären Falte ausgeführt. Bei kleiner Brust ist sie jedoch von einer periareolaren Inzision möglich.

3.4.2
Spezielle Gesichtspunkte bei partieller Mastektomie

Routinemäßig werden die Lymphknoten der Level I und II entfernt. Die Ausräumung in diesem Bereich sollte vollständig sein. In der Regel können so mehr als 10 Lymphknoten gewonnen werden. Die Resektion des Level III bringt keine zusätzlichen Informationen im Hinblick auf das Staging, eine Erweiterung der Radikalität kann nicht erreicht werden.

Die Resektionsgrenzen für den Level I und II sind kranial die V. axillaris, dorsal das thorakale Gefäß-Nerven-Bündel und der M. latissimus dorsi, medial die Thoraxwand mit dem M. serratus anterior. Durch Begrenzung der Lymphknotendissektion an der Unterseite der V. axillaris wird ein Großteil des Lymphabflusses des Armes erhalten. Dies ist wichtig zur Vermeidung eines postoperativen Armödems. Die Nn. thoracicus longus et thoracodorsalis müssen während der Präparation dargestellt und erhalten werden.

3.4.3
Spezielle Gesichtspunkte bei Tumorresektion (BET, Mastektomie)

Das Ziel der brusterhaltenden Therapie bei malignen Veränderungen ist die vollständige Entfernung des Tumors unter Erhalt der Brust und möglichst gutem kosmetischem Ergebnis. In günstigen Fällen kann über dem Tumor inzidiert werden, bei hautnaher Lage muss aus Sicherheitsgründen eine Hautspindel mit entfernt werden. Bei tiefer Tumorlage, nahe der Pectoralisfaszie wird ein entsprechender Bereich der Faszie reseziert. Immer ist darauf zu achten, dass um den Tumor eine gesunde Gewebsschicht von mindestens 0,5 cm Dicke mit entnommen wird (Sloane 1997). Das Tumorgewebe wird in situ mit unterschiedlich langen oder farbigen Fäden markiert. Liegen die Resektionsgrenzen nicht sicher im Gesunden, ist eine histologische Schnellschnittuntersuchung angezeigt. Bei ungenügender Resektion erfolgt die Nachresektion auch unter den Gesichtspunkten der BET. Bei notwendiger ausgedehnter Tumorentfernung und daraus resultierenden kosmetischen Problemen kann eine plastische Korrektur direkt oder später angeschlossen werden. Zur notwendigen Lymphknotendissektion wird ein gesonderter Hautschnitt angelegt.

Das fortgeschrittene Mammakarzinom erfordert immer die Entfernung des gesamten Brustdrüsenkörpers einschließlich der Mamillenregion und einer Lymphadenektomie in der Axilla. Die spindelförmige Hautinzision wird entweder quer oder leicht schräg von medial unten nach lateral oben gelegt. Die Lymphknotenentfernung wird in der Regel vom gleichen Schnitt aus durchgeführt. Eine Aufbauplastik mit Schwenklappen ist in gleicher Sitzung möglich, sie kann aber auch später vorgenommen werden.

3.4.4
Spezielle Gesichtspunkte bei der subkutanen Mastektomie

Die subkutane Mastektomie kann präventiv oder als Wunscheingriff durchgeführt werden, eine strenge Indikation gibt es bisher nicht. Relative Indikationen bestehen bei erhöhtem Mammakarzinomrisiko, bei familiärer Belastung oder genetischer Disposition, außerdem bei Patientinnen mit kontralateralen Karzinomen in der Anamnese. Auch das LCIS und eine ausgeprägte Mastopathie können eine Indikation darstellen. Neben diesen rein medizinischen Indikationen gibt es auch noch den Wunsch nach einer solchen Operation bei Patientinnen mit ausgesprochener Karzinophobie.

Vor der subkutanen Mastektomie, die in der Regel mit einem gleichzeitigen Wiederaufbau durch Implantate durchgeführt wird, müssen die Patientinnen auf die Risiken des Eingriffes und auch auf die Möglichkeit eines nicht befriedigenden kosmetischen Ergebnisses nach der Operation hingewiesen werden (Woods 1983).

Der Hautschnitt wird in der Submamillärfalte gelegt. Es ist darauf zu achten, dass das gesamte Drüsengewebe entfernt wird, wobei die Mamille belassen werden kann. Um die Durchblutung der Haut nicht zu gefährden, ist hier eine gleichmäßige, etwa 1 cm dicke subkutane Fettgewebsschicht zu belassen.

Notizen

3.5
Postoperative Behandlung

Routinebehandlung	Schema I, s. Kap. 25 Antibiotika nicht indiziert Redon-Drainagen (bei Mastektomie, Axilladissektion oder Aufbauplastik): lockern am Tag 1 und 2, ziehen wenn Sekretion sistiert Entfernung der Fäden nicht vor Tag 8, bei stärkerer Spannung auch später Leichte Hochlagerung des Armes auf Kissen, aktive Bewegungsübungen im Schultergelenk ab dem ersten postoperativen Tag. Keine i.v.-Injektionen oder Infusionen am betreffenden Arm (Thrombo- phlebitis)
Kontrollen	Ggf. Hämoglobinkonzentrat (nach klinischem Verlauf) Funktionsprüfung des N. thoracicus longus und des N. thoracodorsalis Funktionsprüfung des N. thoracicus longus und des N. thoracodorsalis Kontrollen und Verbandswechsel: Dokumentation von Armumfang und Beweglichkeit im Schultergelenk vor Entlassung
Spezielle Probleme	Bei Hämatomen: möglichst konservativ Bei ausgedehnten Hämatomen: Revision möglichst frühzeitig, Kontrolle bzw. Operationsentscheidung in Abhängigkeit vom Sonographiebefund Bei Lymphansammlung in der Axilla: keine Wunderöffnung. Punktion, auch mehrfach vom Vorderrand des M. latisismus dorsi, leichter Kompressionsver- band Beim Karzinom: Beginn der Radiatio oder Chemotherapie frühzeitig, nach Abschluss der Wundbehandlung. Bei geplanter Gabe von antracyclinhaltiger Chemotherapie Portimplantation auf der Gegenseite

3.6
Spezielle postoperative Probleme

3.6.1
Komplikationen

Direkt postoperativ kann es auch bei optimaler Operationstechnik und Einlegen von Drainagen im Wundgebiet zur Ableitung von Wundsekreten im Operationsgebiet zu Sekretverhalten kommen. Der Nachweis erfolgt klinisch anhand des Lokalbefundes und durch Sonographie. Größere Hämatome, besonders im Zusammenhang mit der Implantation von Expandern, stellen ein Infektionsrisiko dar und sollten ausgeräumt werden, kleinere Hämatome werden spontan resorbiert.

Lymphansammlungen in der Axilla nach Lymphknotenausräumung werden mittels Punktion entlastet, wenn notwendig auch wiederholt. Zusätzlich können Kompressionsverbände angelegt werden.

Armödeme werden bei Lymphknotenexstirpation nur im Level I und II heute seltener gesehen als früher nach radikaler Lymphadenektomie. Sie können aber im Langzeitverlauf als Folge von Narbenbildungen oder Bestrahlungen in ca. 30% auftreten. Die Behandlung ist symptomatisch durch Lymphdrainage, Armstrümpfe und Hochlagern des Armes. Operativ können in mikrochirurgischer Technik Lymphgefäße interponiert werden zur Überbrückung stenosierter Lymphgänge.

> **CAVE**
> Später auftretende Armödeme können Zeichen eines Rezidivs sein und fordern eine entsprechende diagnostische Abklärung.

Bewegungseinschränkungen im Schultergelenk können Folge von Narbenbildungen, aber auch Folge einer schmerzbedingten Schonhaltung sein. Anzustreben ist daher eine direkt postoperativ beginnende Bewegungstherapie als Prophylaxe. Krankengymnastische Betreuung ist je nach Ausmaß der Bewegungsstörung auch im weiteren Verlauf indiziert.

3.6.2
Kontrollen nach Operation benigner Veränderungen

Grundsätzlich sollen Frauen ab dem 40. Lebensjahr regelmäßig zu Vorsorgeuntersuchungen gehen. Spezifisch gesonderte Kontrolluntersuchungen nach operativer Entfernung einer gutartigen Veränderung des Brustdrüsengewebes sind abhängig von der histologischen Beurteilung des entnommenen Gewebes. Bei Adenomen ist keine Gefahr einer malignen Transformation gegeben (Bässler 1977). Das gleiche gilt für gutartige zystische Veränderungen.

Bei atypischen Epithelhyperplasien oder Mastopathien Grad III muss in einem gewissen Prozentsatz mit maligner Transformation gerechnet werden (Prechtel 1991). Da diese Entwicklung langfristig zu erwarten ist, sind die regelmäßigen Vorsorgeuntersuchungen mit Mammasonographien ausreichend. Bei Befundänderung ist eine Kontrollmammographie indiziert.

3.6.3
Nachsorge nach Operation wegen Mammakarzinom

Neben der direkt postoperativen Betreuung und Kontrolle der Wundheilung spielt die psychologische Betreuung der Patientinnen eine große Rolle. Hier können Selbsthilfegruppen angeboten werden. Wichtig ist die Integration der betroffenen Frauen in ein normales Leben, dazu gehört auch die Verschreibung von Perücken bei Haarausfall durch Chemotherapie.

Wurde im Zusammenhang mit einer Mastektomie kein primärer Wiederaufbau durchgeführt, so kann bei geplantem Wiederaufbau oder geplanter Implantation einer Prothese der Zeitpunkt bis zu dieser Operation mit einer externen Kunststoffprothese überbrückt werden.

Die direkt postoperative Tumornachsorge ist jeweils im Zusammenhang mit einer nachfolgenden Radiatio bzw. Chemotherapie zu sehen. Während dieses Zeitraums der primären Nachbehandlung sind die zu wählenden Untersuchungsintervalle von der jeweiligen Behandlung abhängig (Tabelle 3.8). Die weitere Tumornachsorge sollte mindestens für 10 Jahre fortgesetzt werden, da in diesem Zeitraum mit einer erneuten Tumormanifestation gerechnet werden muss und gerade beim Mammakarzinom die Häufigkeit der Tumorprogression während dieser Zeit nicht abnimmt. Nach einer Konsensus-Tagung in Berlin wurde ein standardisiertes Nachsorgeprogramm empfohlen (Hellriegel 1995).

Klinische Kontrollen werden in den ersten drei Jahren alle 3 Monate, in den nächsten zwei Jahren alle 6 Monate und danach alle 12 Monate durchgeführt. Standardmäßig gehört heute zur klinischen Untersuchung auch die Mammasonographie. Mammographien besonders nach brusterhaltenden Operation werden jährlich durchgeführt. Wenn sich Hinweise auf Metastasierungen ergeben, werden weitere Untersuchungen wie die Röntgenuntersuchung des Thorax in zwei Ebenen, evtl. CT, Skelettszintigraphie und – je nach Befund – auch eine MRT-Untersuchung angeschlossen.

3.6.4
Adjuvante Therapie

Außer dem duktalen Carcinoma in situ sind alle malignen Veränderungen der Brustdrüse als nicht lokal begrenzt anzusehen. Daher ist eine begleitende Therapie zur lokalen Tumorkontrolle bzw. Beeinflussung nicht nachweisbarer Mikrometastasierung immer indiziert. Standardmäßig werden die Strahlentherapie, eine Hormontherapie mit antiöstrogenen Substanzen und die Polychemotherapie eingesetzt.

Sicher verwertbare Ergebnisse bei Behandlungen mit Immunmodulation, monoklonalen Antikörpern und Herceptin liegen nicht vor (Kaufmann 1999). Derartige Therapien sollten nur im Rahmen von Studien durchgeführt werden.

3.6.4.1
Strahlentherapie

Die postoperative Strahlentherapie wird routinemäßig gemäß festgelegten Protokollen nach Operation eines DCIS und nach BET eingesetzt. Damit konnte sowohl die lokale Rezidivrate verringert als auch die Langzeitüberlebenszeit verlängert werden (Fisher 1993; Dust 1995; Fisher 1998).

Eine Vorbestrahlung kann bei weit fortgeschrittenen Tumorstadien, evtl. kombiniert mit einer Chemotherapie im Sinne eines Down-Staging, oder beim inflammatorischen Karzinom eingesetzt werden (Siebert 1997). Bei Karzinomrezidiv ist die Bestrahlung lokal und auch speziell bei Metastasen nötig und sinnvoll.

3.6.4.2
Hormontherapie

Die antiöstrogene Therapie mit Tamoxifen oder Aromatasehemmern ist bei allen Patientinnen mit hormonrezeptor-positiven Tumoren angezeigt. Bei prämenopausalen Frauen ist der Einsatz jedoch nur sinnvoll, wenn die Östrogenproduktion der Ovarien durch hor-

Tabelle 3.8. Nachsorge

Klinische Nachsorge bzw. Früherkennung			
Jahre nach Primärtherapie	1–3	4 und 5	6 und weitere
Anamnese, körperliche Untersuchung, Information	Alle 3 Monate	Alle 6 Monate	Alle 12 Monate
Selbstuntersuchung	Monatlich		
Alle anderen technischen Untersuchungen einschließlich Labor und Tumormarkern (Ausnahme Mammographie, s. unten)	Nur bei klinischem Verdacht auf Rezidiv und/oder Metastasen		
Mammographie			
Jahre nach Primärtherapie	1–3	4 und weitere	
Nach brusterhaltender Operation Ipsilaterale Brust	Alle 6 Monate	Alle 12 Monate	
Kontralaterale Brust	Alle 12 Monate		
Nach Mastektomie Kontralaterale Brust	Alle 12 Monate		

Tabelle 3.9. Standardschemata zur Chemotherapie

Zytostatikum	CMF „klassisch" (Wiederholung alle 4 Wo.; 6 Zyklen)	EC/AC (Wiederholung alle 3 Wo.; 4 Zyklen)	CMF „modifiziert" (Wiederholung alle 3 Wo.; 6 Zyklen)
Cyclophosphamid	100 mg/m² p.o. Tag 1–14 oder 500 mg/m² i.v. Tag 1–8	600 mg/m² i.v. Tag 1	600 mg/m² i.v. Tag 1
Methotrexat	40 mg/m² i.v. Tag 1+8		40 mg/m² i.v. Tag 1
5-Fluorouracil	600 mg/m² i.v. Tag 1+8		600 mg/m² i.v. Tag 1
Adriamycin oder Epirubicin		60 mg/m² i.v. Tag 1 oder 90 mg/m2 i.v. Tag 1	

monablative Therapie (GNRH-Analoga) oder durch die Ovarektomie (z. B. laparoskopisch) ausgeschaltet ist (EBCTCG 1996).

Auswertung von Studien haben eindeutig einen positiven Effekt von Tamoxifen bei Therapie von 5 Jahren Dauer auf die Reduzierung von Rezidiven und eine Verlängerung der Überlebenszeit ergeben (Ferno 1995; EBCTCG 1998). Auch die Kombination von Tamoxifen und Polychemotherapie führt zu einer Ergebnisverbesserung (International breast cancer study group 1997).

3.6.4.3
Polychemotherapie

Der generelle Einsatz einer Polychemotherapie ist kritisch zu betrachten, da sie immer mit Nebenwirkungen verbunden ist. Bei nodalpositiven Patientinnen ist die Indikation generell gegeben, bei nodalnegativen Patientinnen müssen Risiko und Nutzen unter Einbeziehung von Prognosefaktoren abgewogen werden (Tumorzentrum 1998).

Die Medikamentenkombinationen und Dosierungen und die Dauer der Therapie ist standardisiert (Tabelle 3.9). Neben dem meist angewandten CMF-Schema werden vermehrt antracyclinhaltige Substanzen und Taxane in Kombinationen in Studien eingesetzt.

3.6.5
Rezidive und Metastasen

Beim Auftreten von lokalen Rezidiven oder Metastasen sind die therapeutischen Möglichkeiten begrenzt. Lokale Rezidive erfordern in der Regel eine Mastektomie, da bei primär brusterhaltender Operation mit Nachbestrahlung, eine erneute Bestrahlung kontraindiziert sein kann. Brusterhaltende Operationen sind nur bei rein palliativem Vorgehen sinnvoll.

Der Einsatz einer hormonellen Therapie z. B. mit Aromatasehemmern scheint gerechtfertigt, wenn nach primär hormoneller Therapie ein langes rezidivfreies Intervall erreicht werden konnte.

Die Wahl der Chemotherapeutika richtet sich nach der vorangegangenen Chemotherapie. Bei frühem Rezidiv ist von einer Resistenz des Tumors gegen die verwendeten Therapeutika auszugehen, so dass nicht kreuzreagierende Substanzen zum Einsatz kommen sollten. Nur nach einem längerem rezidivfreien Intervall kann die gleiche Chemotherapie erneut eingesetzt werden. Zusätzlich zu den standardmäßig verwendeten Chemotherapeutika können Taxane und – ausgehend vom Her2/neu-Status – auch monoklonale Antikörper eingesetzt werden. Weiterhin wird auch der Einsatz von Gemzitabin in Studien geprüft. Bei Knochenmetastasen erscheint neben der lokalen Bestrahlung der Einsatz von Biphosphonaten sinnvoll (Grauer 1998). Hierdurch können sowohl Schmerzen gelindert als auch pathologische Frakturen möglicherweise verhindert werden.

Bei lokal weit fortgeschrittenen, lokalen oder Brustwandrezidiven wird eine intraarterielle Chemotherapie über die die Mamma bzw. die Brustwand versorgenden Arterien in Studien untersucht (Gorich 1991).

Literatur

Lehrbücher und Übersichtsarbeiten

Beahrs OH, Henson DE, Hutter RV, Myers MH (eds) (1988) Manual for staging of cancer, 3rd edn. American Joint Committee of Cancer. Lippincott, Philadelphia
Beller FK (Hrsg) (1985) Atlas der Mammachirurgie. Schattauer, Stuttgart New York
Bohmert H (1989) Brustkrebs, Organerhaltung und Rekonstruktion. Thieme, Stuttgart New York
Bonnadonna G (ed) (1986) Seminars in oncology: Breast cancer. Grune & Stratton, Philadelphia, vol 13, 1/4, pp 383–449; vol 14, 2/1, pp 1–83
Borth V, Prechtel K (1990) Atlas der Brustdrüse und ihrer Erkrankungen. Enke, Stuttgart
Fisher B, Redmond C, Fisher R et al.(1985) 10 years results of a radomised clinical trial comparing the radical mastectomy an local mastectomy with or without radiation. N Engl J Med 312: 624–681
Haagensen CD (1986) Diseases of the breast, 3rd edn. Saunders, Philadelphia
Henderson IC, Harris JR, Kinne DW, Hellman S (1989) Cancer of the breast. In: DeVita VT, Hellman S, Rosenberg SA (eds) Principles and practice of oncology, 3rd edn. Lippincott, Philadelphia, pp 1197–1268
Hesler von FW, Schildberg FW (1997) Mammachirurgie in Chirurgie der Körperoberfläche. Breitner: Chirurgische Operationslehre VII. Urban & Schwarzenberg, München Wien Baltimore
Heywang-Kobrunner SH, Schreer J (1996) Bildgebende Mammadiagnostik. Thieme, Stuttgart New York
Kadach U, Kaufmann M, Kubli F (Hrsg) (1986) Hormone, Antihormone, Zytostatika zur adjuvanten Therapie des Mammakarzinoms. Aktuelle Onkologie, Bd 27. Zuckschwerdt, München Bern Wien
Lemperle G, Nievergelt J (1988) Plastische Mammachirurgie. Springer, Berlin Heidelberg New York Tokyo
Lippman ME, Lichter AS, Danforth DN (eds) (1988) Diagnosis and management of breast cancer. Saunders, Philadelphia
Meuret G (1995) Mammakarzinom. Thieme, Stuttgart
Robbins SL, Kumar V (1987) The female genital system and breast. In: Robbins SL, Kumar V (eds) Basic pathology, 4th edn. Saunders, Philadelphia
Rosen PP, Obermann HA (1993) Atlas of Tumor Pathology, Tumors of the Mammary Gland. American Registry of Pathology, Armed Forces Institute of Pathology
Siebert W (1997) Aktuelle adjuvante Therapie des Mammakarzinoms. München Marseille
Silverstein MJ(1997) Duktal Carcinoma in situ of the breast. Williams & Wilkins, Baltimore
Strömbeck JO, Rosalto FE (eds) (1986) Surgery of the breast, diagnosis and treatment of breast diseases. Thieme, Stuttgart
Tabàr L, Dean PD (2002) Lehratlas der Mammographie. Thieme, Stuttgart New York
TNM-Atlas, 5. Auflage UICC (2005) Springer, Berlin Heidelberg New York Tokyo
Tumorzentrum München (1998) Empfehlungen zur Diagnostik, Therapie und Nachsorge, Mammakarzinome, 7. Aufl. Tumorzentrum München

Zitierte Literatur

Abdel Wahab M, Wolfson A, Raub W et al. (1998) The importance of postoperative radiation therapy in multimodality management of locally advanced breast cancer: a phase II trial of neoadjuvant MVAC, surgery, and radiation. Int J Radiat Oncol Biol Phys 40: 875–880
Andersen J, Poulsen HS (1989) Immunohisto chemical estrogen receptor determination in parafin-embeddet tissue: prediction of response to hormonal treatment in advanced breast cancer. Cancer 64: 1901–1908
Andreasen PA, Kjöller L, Christensen L, Duffy MJ (1997) The urokinase-typ plasminogen activator system in cancer metastasis: A review. Int J Cancer 72: 1–22

Axelsson CK (1992) Axillary dissection of level 1 and 2 lymphnodes is important in breast cancer classification. Eur J Cancer 28a: 1415–1418

Bässler R, Böcker W, Hermanek P (1992) Die gegenwärtige Situation des Grading beim Mammakarzinom. Pathologe 13: 130–134

Bässler R (1997) M. Paget. In: Remmele W (Hrsg) Pathologie, Bd 4. Springer, Berlin Heidelberg New York Tokyo, S 291–293

Bässler R (1998) Histopathologie und aktuelle Klassifikation des Mammakarzinoms. Onkologie 4: 878–895

Balslev I, Axelsson CK, Zedeler K, Rasmussen BB, Carstensen B, Mouridsen HT (1994) The Nottingham Prognostic Index applied to 9, 149 patients from the studies of the Danish Breast Cancer Cooperative Group (DBCG). Breast Cancer Res Treat 32: 281–290

Barbi GP, Margallo E, Margiocco M et al. (1994) Evalution of cathepsin D as prognostic predictor in breast cancer. Oncology 51: 329–333

Bauer RL, Eckhart KH, Nemoto T (1998) Ductal carcinoma in situ – associated nipple discharge: a clinical marker for locally extensive disease. Am Surg Oncol 5: 452–455

Benedict S, Williams RD, Hoomani J (1996) Method of discovery of breast cancer. Cancer Pract 4: 147–155

Bonnema J, van Geel AN, van Ooijen B et al. (1997) Ultrasound-guided aspiration biopsy for detection of nonpalpable axillary node metastases in breast cancer patients: new diagnostic method. World J Surg 21: 270–274

Buachi LD, Murakani J, Murayama S et al. (1997) Pattern of peripheral enhancement in breast masses: correlation of findings on kontrast enhanced MRI with histologie features and tuner aniogenesis. J Comput Assist Tono 21: 421–430

Büchels HK, Wagner T, Vogt H (1997) Mammacarcinomstaging mittels Sentinel-Lymphadenektomie. Chirurg 68: 1258–1261

Buscombe JR, Cwinkla JB, Thakrar DS, Hilson AJ (1997) Scintigraphic imaging of breast cancer: a review. Nucl Med Commun 18 (8): 698–709

Buzdar AU, Jonat W, Howell A et al. (1998) Anastrozole versus megastrol acetate in the treatment of post-menopausal women with advanced breast carcinoma: result of a survival update based on an combined analysis of data from two mature phase III trials. Arimidex Shedy Group. Cancer 83: 1142–1152

Cabanes PA, Salmon FJ, Vilcoq JR, Durand JC, Fourquet A, Gautier C, Asselain B (1992) Value of axillary dissection in addition to lumpectomy and radiotherapy in early breast cancer. The Breast Carcinoma Collaborative Group of the Institut Curie. Lancet 339m: 1245–1248

Carter CL, Allen C, Henson DE (1989) Relation of tumor size, lymph mode status and survival in 24740 breast cancer cases. Cancer 63: 181–187

Castiglione Gertsch M, Tattersall M, Hacking A et al. (1997) Retreating recurrent breast cancer with the same CMF-containing regimen used as adjuvant therapy. The International Breast Cancer Study Group. Eur J Cancer 33: 2321–2325

Clark J, Rosenman J, Cance W, Halle J, Graham M (1989) Extending the indications for breast-conserving treatment to patients with locally advanced breast cancer. Int J Radiat Oncol Biol Phys 5: 345–350

Cody HS III (1995) The impact of mammography in 1096 consecutive patients with breast cancer, 1979–1993: equal value for patients younger and older than age 50 years. Cancer 76: 1579–1584

Cox CE, Pendas S, Cox JM et al. (1998) Guidelines for sentinel node biopsy and lymphatic mapping of patients with breast cancer. Am Surg 227: 645–651

Cutuli B, Dilhudydy IM, De-Lafontan B et al. (1997) Duktal carcinoma in situ of the small breast. Analysis of 31 cases. Eur J Cancer 31: 10–11

Dalberg K, Mattsson A, Rutqvist LE, Johansson U, Riddez L, Sandelin K (1997) Breast conserving surgery for invasive breast cancer: risk factors for ipsilateral breast tumor recurrences. Breast Cancer Res Treat 43: 73–86

Davis PL, McCarby KS (1997) Sensitivity of enhanced MRI for the decection of breast cancer: new, multicentric, residual and recurrent. Eur Radiol 7: Suppl 5: 289–298

Degani H, Gusis V, Weinstein D, Fields S, Strano S (1997) Mapping pathophysiological features of breast tumors by MRI at high spatial resolution. Nat Med 3: 780–782

Dela Rochefordiere A, Asselain B, Campana F et al. (1993) Age as prognostic factor in premenopausal breast carcinoma. Lancet 341: 1039–1043

DeMagalhaes-Silverman M, Hamment L, Lembersky B, Lister J, Rybka W, Ball E (1998) High-dose chemotherapy and autologous stem cell support followed by post-transplant for metastatic breast cancer: hemapoetic tolerance and efficacy. Bone Marrov Transplant 21 (12): 1207–1211

Diel IJ, Kaufmann M, Goerner R, Costa SD, Kaul S, Bastert G (1992) Detection of tumor cells in bone marrow of patients with primary breast cancer: a prognostic factor for distant metastasis. J Clin. Oncol 10: 1534–1539

Dombernowsky P, Smith I, Falkson G et al. (1998) Letrozole, a new oral aromatase inhibitor for advanced breast cancer: double-blind randomized trial showing a dose effect and improved efficacy and tolerability compared with megestrol acetate. J Clin. Oncol 16: 453–461

Drukker BH (1997) Breast disease: a primer on diganosis and management. Int J Fertil Womens Med 42: 278–287

Dust J (1995) Adjuvante Radiotherapie beim operablen Mammakarzinom. Onkologe 1: 205–213

Early Breast Cancer Trialists' Collaborative Group (EBCTCG) (1996) Ovarian ablation in early breast cancer: overview of the randomized trials. Lancet 348: 1189–1196

Early Breast Cancer Trialists' Collaborative Group (1996) Breast cancer and hormonal contraceptives: collaborative reanalysis of individual data on 53297 women with breast cancer and 100239 women without breast cancer from 54 epidemiological studies. Lancet 347: 1713–1727

Early Breast Cancer Trialists' Collaborative Group (EBCTCG) (1998) Tamoxifen for early breast cancer: an overview of the randomizes trials. Lancet 351: 1451–1467

Elledge RM, Fuqua SA, Clark GM, Pujol P, Allred DC, McGuire WL (1993) Prognostic significance of p53 gene alterations in node-negative breast cancer. Breast Cancer Res Treat 26: 225–235

Ferno M, Baldetorp B, Bendahl PO et al. (1995) Recurrence-free survival in breast cancer improved by adjuvant tamoxifen- especially for progesterone receptor positive tumors with a high proliferation. Breast Cancer Res Treat 36: 23–34

Ferno M, Baldetorp B, Borg A et al. (1994) Both a prognostic factor and a predictive factor for the effect of adjuvant tamoxifen in breast cancer. South Sweden Breast Cancer Group. Eur J Cancer 30 A: 2042–2048

Fields KK, Elfenbein GJ, Perkins JB et al. (1998) Defining the role of novel high-dose chemotherapy regimens for the treatment of high-risk breast cancer. Semin oncol 25 (2 Suppl 4): 1–6

Fisher B, Costatino J, Redmond C (1993) Lumpectomy compared with lympectomy and radiation for the treatment of intraduktal brest cancer. N Engl J Med 328: 1581–1586

Fisher B, Bryant J, Wolmark N et al. (1998) Effect of preoperative chemotherapy on the outcome of women with operable breast cancer. J Clin. Oncol 16: 2672–2685

Fisher B, Dignam J, Wolmark N et al. (1998) Lumpectomy and radiation therapy for the treatment of intraductal breast cancer: findings from National Surgical Adjuvant Breast and Bowel Project B 17. J Clin. Oncol 16: 441–452

Fitzgibbons MD, Hanson DE, Hutter RLP (1998) Benign breast changes and the risc for subsequent breast cancer. Arch Path Lab Med 122: 1053–1055

Flett MM, Going JJ, Stanton PD, Cooke TG (1998) Sentinel node localisation in patients with breast cancer. Br J Surg 85: 991–993

Fojtik Z, Kandusova M (1997) Biphosphonates in the treatment of osteoporosis. Vnitr Lek 43: 696–699

Forbes JF (1997) The control of breast cancer: the role of tamoxifen. Sem Oncol 24 (1 Suppl 1): 1–5; 1–19

Frank HA, Hall FM, Steer ML (1976) Preoperative localisation of nonpalpable breast lesions demonstrated by mammography. N Engl J Med 295: 259–260

Friedrichs K, Gluba S, Eidtmann H, Jonat W (1993) Overexpression of p53 and prognosis in breast cancer. Cancer 72: 3641–3647

Frykberg ER, Bland K (1994) Overview of the biology and management of duktal carcinoma in situ of the breast. Cancer: 350–361

Gershanovich M, Claudiri HA, Campos D et al. (1998) Letrozole, a new aromatase inhibitor: randomised comparing 2–5 mg daily, 0,5 mg daily and aminoglutethimide in postmenopausal women with advanced breast cancer. Am Oncol 79: 639–645

Giuliano AE, Kirgan DM, Guenther JM, Morton DL (1994) Lymphatic mapping and sentinel lymphadenectomy for breast cancer. Ann Surg 220: 391–398

Gorich J, Brambs HJ, Schmid H, Roeren T, Richter GM, Kaufmann M, Kauffmann GW (1991) Intra-arterial chemotherapy in locally advanced breast carcinomas. Rofo Fortgeschr Geb Roentgenstr Neuen Bildgeb Verfahr 155: 67–71

Grauer A, Ziegler R (1998) Biphosphonate therapy in the management of skeletal metastases. Orthopade 27: 231–239

Hall C, Scholten C, ZielinskiC, Czerwenka K, Kubista E, Spona J, Sevelda P (1992) Adjuvant hormonal therapy in lymph node-negativ breast carcinoma patients in the postmenopause. Dtsch Med Wochenschr 117 (51–52): 1943–1946

Hall FM, Frank HA (1979) Preoperative localisation of nonpalpable breast lesions. Am J Roentgenol 132: 101–105

Hampl M, Chang-Claude J, Schwarz P, Saeger HD, Schackert HK (1997) Molekulargenetik des hereditären Mammakarzinoms. Zentralbl Chir 122: 67–73

Harms SE, Flamig DD (1993) MR: imaging of the breast. J Maqu Reson Imaging 3: 277

Hellriegel KP, Schulz HD (1995) Nachsorge bei Mammakarzinom-Patientinnen, Empfehlungen einer Konsenstagung. Onkologie 1: 404–412

Heywang-Köbrunner SH, Viehweg P, Heinig A, Kuchler C (1997) Kontrast enhanced MRI of the breast: accuracy, volume, controversies, solutions. Eur J Radiol 24: 94–109

Heywang SH, Wolf A, Pruss E, Hilbertz T, Germann W, Permanetter W (1989) MR imaging of the breast with Gd..DTPA: use and limitations. Radiology 171: 95

Hohaus S, Wallwiener D, Martin S et al. (1998) Efficacy and toxicity of sequential high-dose therapy with peripheral blood stem cell support in patients with high-risk breast cancer. Senin Oncol 25 (2 Suppl. 4): 7–11

Holland R, Hendrikes IHCL (1994) Microcalcifications associated with ductal carcinoma in situ. Semi Diagn Pathol 11: 181–192

Honkoop AH, Wagstatt J, Pinedo HM (1998) Management of stage III breast cancer. Oncology 5: 218–227

International Breast Cancer Study Group (1997) Effectiveness of adjuvant chemotherapy in combination with tamoxifen for node-positive postmenopausal breast cancer patients. J Clin. Oncol 15: 1385–1394

Ito Y, Tamaki Y, Nakano Y et al. (1997) Nonpalpable breast cancer with nipple discharge: how should is be treated? Anticancer 17: 791–794

Janicke F (1994) Value of tumor biological prognostic factors in adjuvant therapy of node-negative breast cancer. Zentralbl Gynakol 116: 449–455

Jevitt SH, Aeppli DM, Nierengarten ME (1996) The impact of radiation on early breast carcinoma survival. Cancer 78: 1035–1042

Jordan VC (1997) Tamoxifen treatment for breast cancer: concept to gold standard. Oncology-Huntingt 11 (2 Suppl 1): 7–13

Julian JP (1998) Die Strahlentherapie beim In-situ-Karzinom der Brust. EORTC Breast Group. Schweiz Rundsch Med Prax 87: 520–523

Kaufmann M, von Mickwitz G (1999) Systemische Therapie metastasierter Mammakarzinome. Dtsch Ärztebl 96 A2: 509–512

Kenemans P, Scheele F, Burger CW (1997) Hormone replacemant therapy and breast cancer morbidity, mortality and recurrence. Eur J Obstet Gynecol Reprod Biol 71: 199–203

Kerlikowske K (1997) Efficacy of screening mammography among women aged 40–70 49 and 50 to 69 years: comparison of relative and absolute benefit. J Nat Cancer Inst Monogr 22: 79–86

Kramer S, Schulz-Wendtland R, Hagedorn K, Bank W, Lang N (1998) Magnetic resonance imaging in the diagnosis of local recurrences in breast cancer. Anticancer Res 18: 2159–2121

Kuerer HM, Newmann LA, Formage D et al. (1998) Role of axillary lymph node dissection after downstating with introduction chemotherapy for locally advanced breast cancer. Am Surg Oncol 5: 673–680

Kuhl C, Schild H (1999) MR-Mammographie. Dtsch Ärztebl 96, B: 1522–1527

Kwon AH, Yamada O, Uetsuji S, Matsui Y, Kamiyama Y (1997) Prohphylactic laparoscopic ovarian ablation for premenopausal breast cancer: medical and economic efficacy. Surg Laparosc Endosc 7: 223–227

La Vecchia C, Negri E, Franceschi S et al. (1995) Hormone replacemant treatment and breast cancer risk: a cooperative Italian study. Br J Cancer 72: 244–248

Levitt SH, Aeppli DM, Nierengarten MB (1996) The impact of radiation on early breast cancer survial. Cancer 78: 1035–1042

Ljungman P, Bjorkstrand M, Fornander T et al. (1998) High-dose chemotherapy with autologous stem cell support in patients with responding stage IV breast cancer. Bone Marrow Transplant 22: 445–448

Madigan MP et al. (1995) Proportion of breast cancer cases in established risk factors. J N Cancer Inst 87: 1681–1685

Magno WB, Hirschfield L, Bhuiya T, Harrison G, Mir R (1992) Correlation of proliferative index (PCNA reactivity and Ki-67 reactivity) in primary breast carcinoma with hormone status, lymph node status, and disease-free survival. Conn Med 56: 667–669

Makris A (1997) Application of neoadjuvant chemoendocrine therapy for operable breast carcinomas. Eur J Canver Cave 6: 16–20

Makris A, Powles TJ, Ashley SE et al. (1998) A reduction in the requirement for mastectomy in a randomized trial of neoadjuvant chemoendocrine therapy in primary breast cancer. Am Oncol 9: 1179–1184

Makropoulos Ch, Phil M, Kakisis J, Kouskos St, Koutzoglou K, Koutopoulos K, Gogas J (1999) Management of nonpalpable, mammographically detectable breast lesions. World J Surg 23: 434–438

McIntosh SA, Purushotham AD (1998) Lymphatic mapping and sentinel node biopsy in breast cancer. Br J Surg 85: 1347–1356

Menard S, Bufalino R, Rilke F, Cascinelli N, Veronesi U, Colnaghi MI (1994) Prognosis based on primary breast carcinoma instead of pathological nodal status. Br J Cancer 70: 709–712

Meyer JS, Province MA (1994) S-phase fraction and nuclear size in long term prognosis of patients with breast cancer. Cancer 74: 2287–2299

Milz P, Kessler M, Koster A, Reiser M (1997) Moderne Ultraschalldiagnostik der weiblichen Brust. Möglichkeiten und Genese. Radiologe 37: 636–642

Mirsky D, O'Brien SE, McCready DR, Newman TE, Whelan TJ, Levine MN (1997) Cancer Prev Control 1: 10–17

Morgolese RG (1998) Surgical considerastions in preoperative chemotherapy of breast cancer. Recent Results Cancer Res 5: 193–201

N.N. (1997) Breast cancer and hormonal replacement therapy: collaborative reanalysis of data from 51 epidemiological studies on 52705 women with breast cancer and 108411 women without breast cancer. Lancet 356: 1047–1059

Nayfield S etal. (1991) Review: potential role of tamoxifen in prevention of breast cancer. J N Cancer Inst 83: 145–159

Orel SG, Schnall MD, Powel DM et al. (1995) Staging of suspected breast cancer: effect of MR imaging and MR guided biopsy. Radiology 196: 115

Osborne MP, Rosen PP (1994) Detection and management of bone marrow mikrometastases in breast cancer. Oncology Huntingt 8: 25–31

Overgaard M, Hansen PS, Overgaard J et al. (1997) Postoperative radiotherapy in high-risk premenopausal women with breast cancer who receive adjuvant chemotherapy. N Eng J Med 337: 949–955

Page DL, Dupont WD (1998) Benign breast diseases and premalignant breast diseases. Arch Pathol Lab Med 122: 1048–1050

Pavelic ZP, Pavelic L, Lover EE, Gapany M, Gapany S, Barker EA, Preisler HD (1992) C-Myc, C-erbB 2, and Ki-67 expression in normal breast tissue and in invasive and noninvasive breast carcinoma. Cancer Res 52: 2597–2602

Peston VA (1998) Breast imaging – reporting and data-systems (BI-RADS). American college of radiology

Powles TJ (1997) Efficacy of tamoxifen as treatment of breast cancer. Semin Oncol 24 (1 Suppl 1): 1–48; 1–54

Prechtel K (1991) Mastopathie, histologische Formen und Langzeitbeobachtung. Zentralbl Pathol 137: 210–219

Ragaz J, Jackson SM, Le N et al. (1997) Adjuvant radiotherapy and chemotherapy in node positive premenopausal women with breast cancer. N Eng J Med 337: 956–962

Ranieri E, D'Andrea MR, D'Alessio A, Bergomi S, Caprio G, Calabrese GB, Virno F (1997) Ultrasound in the detection of breast cancer associated with isolated clusterend mikrocalcifications, mamographically identified. Anticancer Res 17: 2831–2835

Recht A, Come SE, Henderseon IC et al. (1996) Sequencing of chemotherapy and radiation therapy after conservative surgery of early-stage breast cancer. N Engl J Med 334: 1356–1361

Revillion F, Bonneterre J, Peyrat JP (1998) ERBB2 oncogene in human breast cancer and its clinical significance. Eur J Cancer 34: 791–808

Rodenhuis S, Richel DJ, van der Wall E et al. (1998) Randomised trial of high-dose chemotherapy and haemopoietic progenitor-cell support in operable breast cancer with extensive axillary lymph-node involvement. Lancet 532 (9127): 515–521

Romestaing P, Lehingue Y, Carrie C (1997) Role of an 10 Gy boost in the conservative treatment of early breast cancer. J Clin Onkol 15: 963–968

Saarela AO, Kivinemi HO (1997) Preoperative methylene blue staining galacto-praphically suspicions breast lessions. Int Surg 82: 403–405

Schnitt SJ, Hayman J, Gelman R et al. (1996) A prospective study of conservative surgery alone in the treatment of selected patients with stage I breast cancer. Cancer 77: 1094–1100

Schunemann H, Willich N (1997) Lymphedema after breast carcinoma. A study of 5868 cases. Dtsch Med Wochenschr 122: 536–541

Schwartz GF, Carter DL, Conart EF, Gamon FH, Finkel GC, Feig SA (1994) Mammographically detected breast cancer: nonpalpable ist not a synonym for inconsequential. Cancer 73: 1660–1665

Schwartz GF, Solin LJ, Olivoho IA et al. (1999) The consensus conferance on the treatment of in situ Carcinoma of the breast. Human Pathology 2000, 31: 131–139

Sickles EA (1997) Breast screening outcomes in women ages 40–49: clinical experience with service screening using modern mamography. J Nat Cancer Inst Monogr 22: 99–104

Sillero Arenas M, Delgado Rodriguez M, Rodigues Canteras R, Bueno Cavanillas A, Galvez Vargas R (1992) Menopausal hormone replacement therapy and breast cancer: a meta-analysis. Obstet Gynecol 79: 286–294

Silverstein MJ, Poller DN, Waisman JR (1995) Prognostic classification of breast duktal carcinoma in situ. Lancet 345: 1154–1157

Sloane JP, Amendoeira I, Apostolikas N et al. (1997) Leitlinien für die Pathologie, Anhang zu den europäischen Leitlinien für Qualitätssicherung beim Mammographiescreening. Pathologie 18: 71–88

Solin LJ, Kurtz J, Fourquet A (1996) Fifteen -years results of breast – conserving surgery and definitive breast inradiation for the treatment of duktal carcinoma in situ of the breast. J Clin Oncol 14: 75–63

Steering Committee on Clinical Practive Guidelines for the Care and Treatment of Breast Cancer (1998) Mastectomy or lumpectomy ? The choice of operation for clinical stages I and II breast cancer. CMAJ 158 Suppl. 3: 15–21

Steinberg KK, Thacker SB, Smith SJ, Stroup DF, Zack MM, Flanders WD, Berkelmann RL (1991) A metaanalysis of the effect of estrogen replacement therapy on the risk of breast cancer. Jama 265: 1985–1990

Stenmark Askmalm M, Stal O, Sullivan S, Ferraud L, Sun XF, Carstensen J, Nordenskjold B (1994) Cellular accumulation of p53 protein: an independent prognostic factor in stage II breast cancer. Eur J Cancer 30A: 175–180

Struewing JP, Hartge P, Wacholder S et al. (1997) The risk of cancer associated with specific mutations of BRCA and BRCA2 among Ashkenazi Jews. N Eng J Med 336 (20): 1401–1408

Teh W, Wilson AR (1998) The role of ultrasound in breast cancer screening: A consensus statement by the European Group for Breast Cancer Screening. Eur J Cancer 34: 449–450

Travis A, Pinder SE, Robertson JF et al. (1996) C-erbB-3 in human breast carcinoma: expression and relation to prognosis and established prognostic indicators. Br H Cancer 74: 229–233

Van Dongen JA, Coebergh JW, deKoning HJ (1997) The relationsship between health gain and effort in mass screening for breast cancer. Ned Tijdschr Genmeskd 141: 2277–2280

Van Zee KJ, Ortega-Perez G, Minnard E, Cohen MA (1998) Preoperative galactography increases the diagnostic yield of major duct excisioin for nipple discharge. Cancer 82: 1874–1880

Veronesi M et al. (1982) Results of quadrantenectomy, axillary dissection and radiotherapy (QUART) in T1 No patients. In: Conservative management of breast cancer, Lippincott, Philadelphia

Veronesi U, Luini A, Del Vecchio M et al. (1993) Radiotherapy after breast-preserving surgery in women with localized cancer of the breast. N Engl J Med 328: 1587–1591

Veronesi U, Bonadonna G, Zurrida S et al. (1995) Conservation surgery after primary chemotherapy in large carcinomas of the breast. Ann Surg 222: 612–618

Veronesi U, Marubini E, Del Vecchio M et al. (1995) Local recurrences and distant metastases after conservative breast cancer treatments: partly independent events. J Natl Cancer Inst 87: 19–27

Wallgren A, Bernier J, Gelber RD et al. (1996) Timing of radiotherapy chemotherapy following breast-conserving surgery for patients with node positive breast cancer. Int Radiat Oncol Biol Phys 35: 649–659

Weinreb JC, Newstead G (1995) MR imaging of the breast. Radiology 195: 593

Whelan TJ, Lada BM, Laukkanen E, Perera FE, Shelley WE, Levine MN (1997) Breast irridation in women with early stage invasive breast cancer following breast conservation surgery. Provincial Breast Disease Site Group. Cancer Prev Control 1: 228–240

Wilhelm MC, Edge SB, Cole DD, De Paredes E, Frierson HF (1991) Nonpalpable invasive breast cancer. Am Surg 213: 600–603

Witters LM, Kumar R, Chinchilli VM, Lipton A (1997) Enhanced anti-proliferative activity of the combination of tamoxifen plus HER-2-neu antibody. Breast Cancer Res Treat 42: 1–5

Woods JE (1983) Subcutaneous mastectomy: current state of the art. Surg J Plast Surg 11: 541

Wormann B, Meden H, Riggert J et al. (1998) Early intensive and myeloablative adjuvant chemotherapy in women with high-risk breast cancer. Anticancer 18: 2237–2241

Yeh S, Tan LR, O'Connell TX (1997) Segmental mastectomy and tamoxifen alone provide adequate locoregional conrol of breast cancer in elderly woman. Am Surg 63: 854–857

Hernien

4

S. KÜBLER, J. JÄHNE

Vorbemerkungen

Aufgrund ihrer Prävalenz und der durch sie hervorgerufenen Beschwerden haben Hernien eine enorme sozioökonomische Bedeutung. Bei zunehmender Alterung der Bevölkerung und steigender Frequenz auch größerer abdomineller Eingriffe bei einer immer älter werdenden Bevölkerung ist hier eher mit einer Zunahme der Häufigkeit zu rechnen (Horeyseck 1997).

Eine gesicherte pathophysiologische Ursache für die Entstehung von Hernien ist bislang nicht bekannt, vielmehr muss von einer multifaktoriellen Entstehung ausgegangen werden (Abrahamson 1998). Neuere Untersuchungen deuten auf einen möglichen Defekt der Kollagensynthese, ausgedrückt durch einen verminderten Kollagen I/Kollagen III-Quotienten hin (Klinge et al. 1999, 2001; Pans et al. 2001). Hier werden in Zukunft weitere Untersuchungen notwendig sein, ein therapeutischer Ansatz ergibt sich hieraus bislang nicht. In Ermangelung einer sinnvollen, erfolgversprechenden konservativen Therapie werden Hernienoperationen als einzige Behandlungsmöglichkeit auch in Zukunft der häufigste chirurgische Eingriff bleiben.

Für die operative Therapie aller typischen Bruchformen sind Standardverfahren entwickelt worden, die sich durch eine hohe Erfolgsquote und geringe Gefährdung auszeichnen. In diese Verfahren gehen sowohl neue Erkenntnisse über die Pathophysiologie und Anatomie der Hernien als auch Weiterentwicklungen in der Technik endoskopischer Operationen und Neuentwicklungen alloplastischer Materialien ein. Sie finden ihre Anwendung im Rahmen differenzierter Therapiekonzepte, die u. a. die Lokalisation und die Größe der Brüche, das Lebensalter des Betroffenen und auch deren Narkosefähigkeit einbeziehen. Unter differenzierter Anwendung dieser Standardoperationsverfahren ist es gelungen, die perioperative Komplikationsrate und Rezidivhäufigkeit zu minimieren.

Auch wenn neuere Untersuchungen eine nur noch geringe Morbidität und Letalität bei der Behandlung komplizierter Brüche beschreiben, muss dennoch davon ausgegangen werden, dass unbehandelt Beschwerden und Komplikationsrisiken der Bruchbildung kontinuierlich steigen. Damit besteht eine Operationsindikation für die überwiegende Mehrzahl primärer Bruchformen zu einem frühem Zeitpunkt, d. h. in der Regel schon beim Auftreten.

Bei besonders großen Brüchen, Rezidiv- und Narbenbrüchen ergeben sich bei abwartendem Vorgehen hohe Komplikationsraten und Notoperationen, so dass die Indikation zur Elektivoperation auch hier die Regel ist. Aufgrund des im Gegensatz zu primären Hernien häufig höheren Operationsrisikos kommt einer sorgfältigen präoperativen Behandlung und Vorbereitung eine wesentliche Bedeutung zu.

Das Problem der Rezidivbildung wird nicht nur durch eine mögliche Störung des Kollagenstoffwechsels, sondern entscheidend auch von Operationstechnik und Asepsis des Eingriffes bestimmt (Israelsson 1996, 1998, 1999). Zur Korrektur von Rezidivbrüchen werden heute neben einem – bei Fehlen von technischen Fehlern bei der Vooperation – obligaten Verfahrenswechsel fast ausschließlich Rekonstruktionen mit alloplastischem Material genutzt, wobei unterschiedliche Materialien und sowohl endoskopische als auch offene Reparationsverfahren zur Anwendung kommen. Die Versorgung von Rezidivbrüchen durch aufwendige Lappenplastiken mit ortsfremdem Material ist demgegenüber weitgehend verlassen worden.

Nur die typischen und häufigsten Bruchformen werden im Folgenden berücksichtigt, die sehr seltenen inneren Hernien, die meist einer präoperativen Diagnostik entgehen und im Rahmen einer Laparotomie wegen Ileus entdeckt werden, werden hier nicht besprochen. Hiatushernien als eine Form der inneren Hernie gehören wegen der durch sie hervorgerufenen Symptomatik der Refluxerkrankung und den daraus resultierenden Komplikationen zum Komplex Ösophagus, Kardia, Zwerchfell und werden dort abgehandelt (Kap. 7).

4.1
Diagnostik und Indikation

Aufgrund der Anatomie, der Entstehungsweise, aber auch der Operationsvorbereitung und -durchführung wird folgende Einteilung gewählt:

Primäre Bruchformen der Leiste
- Leistenhernie
  - indirekte (angeborene, erworben)
  - direkte
  - Sonderformen: „weiche Leiste", Hydrozelenbildung
- Schenkelhernie

Primäre Bruchformen der vorderen Bauchwand
- Nabelhernie (angeboren/erworben)
- Epigastrische Hernienbildung (präperitoneales Lipom oder echte Hernie; auch die paraumbilikale Hernie gehört hierzu)
- Bauchwandhernie
- Rektusdiastase

Rezidivhernien
- Leistenhernienrezidive (Häufigkeit für das Auftreten eines Erstrezidivs bis 12%)
- Bruchrezidive im Bereich der vorderen Bauchwand

Narbenhernien nach Laparotomie oder retroperitonealen Eingriffen (ggf. auch als Rezidiv)
- echte Hernien (z. B. nach Oberbauchlängsschnitt)
- parastomale Hernien als Sonderform einer Narbenhernie
- Bruchbildung nach primär offener Bauchbehandlung
- muskuläre Degeneration (z. B. nach langem Pararektalschnitt, nach Subkostalschnitt mit Verletzung des N. subcostalis)

4.1.1
Diagnostik

Die Diagnose erfolgt fast ausschließlich durch die gründliche klinische Untersuchung im Liegen und im Stehen unter Provokation durch Pressen oder Husten. Daneben kann in zweifelhaften Fällen eine Sonographie zusätzlich richtungsweisend sein, ggf. erlaubt sie ergänzende Aussagen über den Bruchinhalt (Lilly et al. 2002). Gegenüber der für den Patienten wenig belastenden Sonographie haben apparative Untersuchungen (z. B. Leistenherniennachweis durch Kontrastinjektion in die Bauchhöhle, Brierly et al. 1999; Hamlin et al. 1998; Jones et al. 1998) trotz teilweise hoher Aussagekraft kaum klinische Bedeutung, eine Ausnahme kann hier die Computertomographie oder die Kernspintomographie sein, insbesondere bei den seltenen Fällen der Bauchwandhernie.

Schwierigkeiten kann die Erkennung früher Bruchstadien gerade in der Leistengegend bereiten, häufig gehen subjektive Beschwerden besonders beim Stehen und Gehen der objektiv nachweisbaren Hernienbildung voraus. Die Diagnose einer sog. weichen Leiste ist jedoch meist problematisch; sie wird gestellt, wenn bei entsprechenden Beschwerden eine leichte Vorwölbung beider Leistengegenden beim Pressen festgestellt wird. Bei der weichen Leiste tastet man im Gegensatz zu einer Hernie keine Vorwölbung des Peritonealsacks über das Niveau der Fascia transversalis. Kriterium einer weichen Leiste ist ein weiter innerer Leistenring und eine schlaffe Hinterwand des Leistenkanals (Fascia transversalis; Schumpelick 1987).

> **CAVE**
> Sehr genau müssen dabei andere mögliche Schmerzursachen ausgeschlossen werden, besonders eine beginnende Coxarthrose, ein Uretersteinleiden, eine Sigmaaffektion und ggf. gynäkologische Erkrankungen.

Die Differenzierung echter Narbenbruchbildungen gegenüber Bauchwandvorwölbungen bei muskulärer Degeneration nach ungünstigen Schnittrichtungen kann unklar sein; gelegentlich bildet auch bei Letzterer der Übergang von normalem zu degenerativem Bezirk eine Art Bruchring.

Der Anamneseerhebung und der gründlichen, sich auf den ganzen Körper erstreckenden klinischen Untersuchung kommt besondere Wichtigkeit zu, da nur hierdurch die präoperativ zusätzlich notwendigen technischen Untersuchungen auf ein Mindestmaß reduziert werden können.

> **!**
> In der Anamnese müssen neben Symptomen für kardiale, pulmonale, hepatische und metabolische Erkrankungen bewusst Tumorsymptome (B-Symptomatik, Stuhl- und Miktionsgewohnheiten, Blutauflagerungen) abgefragt werden, da tumorbedingte Beschwerden leicht auf die sichtbare, dann „symptomatische" Bruchbildung bezogen werden und so eine vermeintliche Erklärung finden.

Weitere präoperative Untersuchungen richten sich nach den Ergebnissen der gezielten Anamnese und klinischen Untersuchung, die generelle Durchführung einer endoskopischen gastroenterologischen Abklärung ist nicht notwendig (Gerson et al. 2001).

> **CAVE**
> Infektionen lokaler und genereller Art müssen vor der hoch aseptischen Operation ausgeschlossen werden bzw. behandelt sein.

Bei der Beurteilung von Bruchkomplikationen ist zwischen Irreponibilität ohne und Irreponibilität mit Einklemmung zu unterscheiden; ein irreponibler Leistenbruch ist stets als eingeklemmt zu betrachten (Ausnahme: Irreponibilität wegen enormer Größe), während ein großer Nabel- oder Narbenbruch wegen Adhäsionen auch ohne Einklemmung irreponibel sein kann.

Differentialdiagnostisch kann die Unterscheidung einer kleinen eingeklemmten Leisten- bzw. Schenkelhernie von entzündlich vergrößerten Lymphknoten schwierig und ggf. nur intraoperativ zu treffen sein.

Insgesamt behält die klinische Untersuchung die Hauptbedeutung für die Diagnose und – zusammen mit dem intraoperativen Befund – auch für die Wahl des therapeutischen Verfahrens.

4.1.2
Indikation

4.1.2.1
Allgemeines

Aufgrund der durch sie hervorgerufenen Beschwerden und des ohne Behandlung steigenden Komplikationsrisikos besteht praktisch für *alle Hernien ohne momentane Komplikationen* eine Indikation zur *Elektivoperation*. Bei der Indikationsstellung sind einerseits individuell Beschwerdestärke der Bruchbildung und kalkuliertes Risiko der Bruchkomplikationen, andererseits Risiko und Erfolgsaussichten der Operation zu berücksichtigen. Häufig handelt es sich um eine Kombination ungünstiger Faktoren auf beiden Seiten. Bei hohem Operationsrisiko hängt die Operationsindikation und der Zeitpunkt der Operation u. a. ab vom Grad einer durch Vorbehandlung erreichbaren Besserung kardiovaskulärer, respiratorischer oder metabolischer Schäden. Eine präoperative Gewichtsreduktion wird generell ebenfalls als günstig angesehen, ist jedoch in aller Regel nicht zu erreichen.

Die Indikation zur *kurzfristigen*, nur in seltenen Fällen zeitverzögerten *elektiven Bruchoperation* besteht nach der Reposition eines eingeklemmten Bruches. Die Reposition bei einem zunächst irreponiblen Leisten- oder Schenkelbruch lässt sich hierbei vielfach durch geduldiges, kontinuierliches und leichtes Zurückdrücken am gut entspannten und analgesierten Patienten (z. B. in warmen Badewasser liegend) erreichen.

> **CAVE**
>
> Diese Manöver müssen stets zu einer sofortigen Erleichterung der Beschwerden führen, anderenfalls liegt der Verdacht auf eine Reposition en-bloc oder Reposition einer bereits durchblutungsgeschädigten Darmschlinge vor. Nach einer solchen Reposition muss eine stationäre Beobachtung durchgeführt werden, um sich z. B. bei einer Reposition en-bloc ergebende Komplikationen frühzeitig zu erfassen.

Eine *absolute Operationsindikation* besteht bei jeder Form der Einklemmung. Sie erstreckt sich auch auf Situationen, in denen eine Einklemmung nicht ausgeschlossen werden kann, sowie bei Verdacht auf die zwar seltene, jedoch besonders gefährliche Reposition en bloc. Hierbei ist die Operationsindikation zeitlich absolut dringend, ein Abwarten der 6-Stunden-Nüchternheitsgrenze ist nicht berechtigt, denn die zeitliche Grenze zwischen dem Stadium der Erholungsfähigkeit eines eingeklemmten Bruchinhaltes und seiner irreversiblen Schädigung ist niemals bestimmbar und eine notwendige Darmresektion erhöht das Operationsrisiko wesentlich.

4.1.2.2
Spezielles zu den einzelnen Bruchformen

Aufgrund der durch sie hervorgerufenen Beschwerden besteht bei den meisten *Leistenbrüchen*, auch denen mit offensichtlich weiter, besonders medialer Bruchpforte und stets leichter Reponierbarkeit eine Operationsindikation. Im hohen Alter oder bei hohem Operationsrisiko sind Operationen in Lokal-, Spinal- oder Periduralanästhesie unter Implantation alloplastischen Materials Verfahren der ersten Wahl. Ausnahmen können große, länger bestehende Skrotalhernien bei kardiopulmonal erheblich vorgeschädigten Patienten darstellen, bei denen durch die Reposition der längere Zeit eventerierten Darmanteile ein erhöhtes Risiko für postoperative kardiopulmonale Komplikationen besteht.

Eine sog. *weiche Leiste* sollte nur nach gründlicher Diskussion mit dem Patienten und unter differenzierter Bewertung des Beschwerdebildes als Operationsindikation gewertet werden.

Bei *Hydrozelenbildung* ist eine Operationsindikation (Operation evtl. in Lokalanästhesie) gegeben, wenn eine ein- bis zweimalige Punktion erfolglos war.

Bei einem *Schenkelbruch* besteht eine hohe Einklemmungsgefahr, hier ist stets eine Operationsindikation gegeben. Sollte eine Schenkelhernie nach Ausschluss anderer schmerzhafter Affektionen der Leistenregion differentialdiagnostisch nicht sicher auszuschließen sein, kann eine Probefreilegung indiziert sein.

Im frühen Kindesalter ist eine *Nabelbruchbildung* physiologisch und daher außer in wenigen Ausnahmefällen keine Operationsindikation. Die Rückbildung ist meist bis zum 2. Lebensjahr abgeschlossen, anschließend neigen Nabelhernien sehr zu Komplikationen und sollten daher frühzeitig operiert werden.

Epigastrische Hernien sind häufig sehr klein und können einer sicheren klinischen Diagnosestellung entgehen. Bei persistierenden Beschwerden ist nach Ausschluss anderer Oberbaucherkrankungen ggf. eine Probefreilegung indiziert, ggf. wird die „Bruchoperation" mit einer Probelaparotomie zu verbinden sein.

Bei der seltenen *Spieghel-Hernie*, die häufig als interstitielle Hernie vorliegt, besteht im Rahmen der allgemeinen Vorbemerkungen ebenfalls eine Operationsindikation.

Eine *Rektusdiastase*, die kaum je Beschwerden verursacht, stellt selten eine Operationsindikation dar.

Bei *Rezidiv- und Narbenhernien* ist die Operationsindikation großzügig zu stellen, abwartendes Verhalten erhöht die Rate an Komplikationen, speziell die der Einklemmung. Nach sicher primärer Wundheilung ist als Mindestintervall zur ersten Operation im Allgemeinen ein Zeitraum von etwa 3 bis 6 Monaten zu empfehlen, nach abgelaufener Infektion sollten zumindest über 2 bis 3 Monate normalisierte Entzündungsparameter vorliegen und klinisch keine Entzündungszeichen mehr bestehen. Sofern Fadenfisteln o. ä. vorliegen, müssen diese zunächst exzidiert werden, eine Bruchoperation soll frühestens 2 bis 4 Monate nach deren vollständiger Abheilung erfolgen. Weiter müssen vor einer geplanten Narben- bzw. Rezidivbruchoperation intraabdominelle Erkrankungen ausgeschlossen werden, bei häufig ursächlich für eine vorangegangene Laparotomie vorliegenden malignen Erkrankungen sollte eine gründliche Nachsorge in entsprechendem Zeitintervall zur Erstoperation oder einer evtl. erfolgten adjuvanten Chemotherapie einer Hernienoperation vorangehen. Es gilt hier besonders, individuell Beschwerdestärke der Bruchbildung und kalkuliertes Risiko der Bruchkomplikationen einerseits, sowie Risiko und Erfolgsaussichten der Operation andererseits abzuwägen. Im Zeitintervall bis zur Durchführung der Operation kann das Tragen eines Bruchbandes, einer Bruchbinde bzw. eines Korsetts empfohlen werden, ebenso, falls eine operative Behandlung nicht in Betracht kommt. Der Wert dieser Methoden zur Verhütung von Komplikationen ist zwar fraglich, doch wird das Tragen entsprechender Bandagen vom Patienten meist gewünscht, sie empfinden diese als Halt gebend.

Zur Indikation bei kindlichen Bruchformen Abschn. 4.7.

4.2
Operative Therapie

4.2.1
Operative Therapie, Allgemeines

Die verwendeten Operationsverfahren unterscheiden sich grundsätzlich durch die Anwendung oder den Verzicht auf Netze zur Verstärkung der Faszie als tragendem Anteil der Bauchwand sowie durch das konventionelle oder endoskopische Vorgehen.

> **!** Obligate Bestandteile jeder Bruchoperation sind die Darstellung der Bruchgebilde und der sichere Verschluss der Bruchpforte. Die Notwendigkeit einer Bruchsackeröffnung, Bruchinhaltreposition und Bruchsackabtragung hingegen ist von der jeweiligen Bruchform und dem jeweiligen Operationsverfahren abhängig.

4.2.1.1
Netzfreie Reparation: Nahttechniken, Material

Bei den reinen Nahttechniken ohne Netzimplantation hat sich bis auf wenige Ausnahmen die reine Stoß-auf-Stoß-Naht durchgesetzt. Die Fasziendoppelung hat demgegenüber in groß angelegten Untersuchungen nicht zu einer Verminderung der Rezidivraten geführt (Paul et al. 1998). Die Naht erfolgt vorwiegend in fortlaufender Technik (Stelzner 1988). Zwar zeigt auch der Verschluss mit Einzelnähten keine statistisch signifikanten Unterschiede im Auftreten von Narbenhernien, jedoch ist hier der Zeitaufwand erheblich höher, es verbleibt mehr Fremdmaterial in der Wunde, und bei fortlaufender Naht kommt es zu einer günstigeren, gleichmäßigeren Verteilung der Nahtspannung in der Wunde.

Als Nahtmaterial kommen verzögert resorbierbare Materialien (Vicryl, Dexon, Maxon, PDS) oder nichtresorbierbare Materialien (Mersilene, Polypropylen) in monofiler oder geflochtener Form und unterschiedlicher Fadenstärke zur Anwendung. Ein eindeutiger Vorteil einer der Materialien ist hier nicht zu erkennen, tendenziell sollten jedoch vorwiegend nichtresorbierbare Polypropylen- oder langresorbierbare PDS-Fäden benutzt werden (Hilgert et al. 1999). Für Hernien der Leistenregion ist eine Fadenstärke von 2/0 empfehlenswert, bei Bauchwandbrüchen sollte eine Fadenstärke von 0 oder größer Verwendung finden.

Sollte es unter Verwendung von resorbierbarem Nahtmaterial zu einer Narbenhernie kommen, kann bei der Versorgung im Rahmen des dann notwendigen Verfahrenswechsels ggf. die Verwendung nichtresorbierbaren Nahtmaterials ausreichend sein (Anthony et al. 2000; Hoer et al. 2001; Grantcharov et al. 2001; Bucknall et al. 1982).

4.2.1.2
Reparationsverfahren mit Netz

Die Verfahren mit Implantation von Netzen ähneln sich sowohl hinsichtlich der Rezidivquote (Bay-Nielsen et al. 2001; Collaboration 2000) als auch hinsichtlich typischer durch die Verwendung von Kunststoffnetzen hervorgerufener Komplikationen (Klinge et al. 1999). Zu diesen gehören die Netzschrumpfung, Netzmigration, aber auch der durch den Fremdkörper hervorgerufene lokale Reiz mit Irritation von Nachbarstrukturen und

Serombildung. Auch ist die Problematik der langfristigen Auswirkungen der Fremdmaterialien bislang nicht abschließend geklärt (Heise et al. 1998; Decker et al. 1999; Hofbauer et al. 1998; Klinge et al. 1999, 1998; Welty et al. 2001).

Sämtliche Netze können – in Relation zur Muskulatur bzw. zur Faszie – „sublay", „inlay" oder „onlay" verwendet werden. Die Inlay-Technik ist aufgrund der unbefriedigenden Ergebnisse hierbei weitgehend verlassen worden. Die Sublay-Technik wird aufgrund der biomechanischen Eigenschaften der Bauchwand und der entsprechenden mechanistischen Vorstellungen bislang als das günstigste Verfahren angesehen, ist jedoch präparatorisch ungleich aufwändiger und mit einer größeren Gewebetraumatisierung als das Onlay-Verfahren behaftet.

An Materialien stehen voll resorbierbare Vicryl-Netze, Mischnetze (Vicryl-Polypropylen) und reine, nichtresorbierbare Netze auf Polypropylen- oder PTFE-Basis (Gore-Tex) zur Verfügung.

Vicryl-Netze können der Bauchwand aufgrund ihrer Resorbierbarkeit keine langfristige Stabilität verleihen und sind somit nicht zur Versorgung von Brüchen geeignet. Andererseits neigen sie nicht zur Fistelbildung, ihre Domäne liegt daher in der Behandlung des Abdomen apertum, wobei sie inlay implantiert und am umliegenden Faszienrand fixiert werden.

Die kleinporigen PTFE-Netze fördern bei Kontamination die Persistenz von Bakterien, induzieren jedoch praktisch keine Adhäsionen, was sie für die intraperitoneale Anwendung prädestiniert. Die PTFE-Netze werden von intraabdominell auf das Peritoneum aufgebracht (sublay) und müssen straff fixiert werden. Sie scheinen jedoch langfristig einer Aufsplitterung zu unterliegen, ihre Langzeitstabilität ist also zweifelhaft.

Durchgesetzt in der Behandlung der Brüche haben sich aufgrund ihrer mechanischen Stabilität im Wesentlichen die Netze auf Polypropylen-Basis. Insbesondere die gewichtsreduzierten, weitmaschigen Polypropylen-Netze zeigen hinsichtlich ihrer Elastizität ähnliche Eigenschaften wie die Bauchwand (Junge et al. 2001; Klinge et al.; 1998). Sie haben jedoch materialspezifische Anwendungseinschränkungen. Da es bei direktem Kontakt von Polypropylen mit der Darmwand gehäuft zur Fistelbildung kommt, verbietet sich bislang die intraabdominelle Anwendung von Polypropylen-Netzen. Wichtig ist eine vollständige Barriere aus Peritoneum und/oder Faszie gegenüber dem implantierten Netz, in seltenen Fällen kann auch das Omentum maius als Grenzfläche dienen, sollte dann jedoch sicher fixiert werden. Möglicherweise kann hier in Zukunft durch die Weiterentwicklung beschichteter Netze („composite meshes") Abhilfe geschaffen werden.

> **CAVE** Wegen einer zu erwartenden Netzschrumpfung von bis zu 40% sollten die Polypropylen-Netze die Bruchpforte in jede Richtung um mindestens 3, besser 5 cm überdecken (Klinge et al. 1998; Knook et al. 2001).

Bei den offenen Verfahren ist eine Netzfixation durch Nähte zumeist unabdingbar, im Rahmen endoskopischer Eingriffe wird die Fixierung mittels spezieller Tacker auch in Abhängigkeit vom verwendeten Verfahren kontrovers diskutiert. Durch sie lässt sich einerseits eine Migration verhindern, andererseits erhöhen sich dadurch auch Komplikationen, z. B. Nervenirritationen (Macintyre 1998; Ferzli et al. 1999; Smith et al. 1999; Stark et al. 1999; Welty et al. 2001; Zieren et al. 1999; Klinge et al. 1998; Leber et al. 1998; Lepere et al. 2000; Moreno-Egea et al. 2001; Trivellini et al. 2001; Zieren et al. 1999).

4.2.1.3
Narkoseform

Leistenbruchoperationen und Reparationen bei kleinen Nabelhernien können in Lokalanästhesie, rückenmarksnahen Leitungsanästhesieverfahren (peridural, spinal) und in Allgemeinnarkose durchgeführt werden. Bei kardiopulmonal gefährdeten und alten Patienten wird man die Lokalanästhesie bevorzugen. Auch aufgrund der zunehmend von den Kostenträgern geforderten ambulanten Durchführung von Hernienreparationen ist von einer Zunahme der Lokalanästhesie als Anästhesieverfahren der Wahl auszugehen. Bei komplizierten Brüchen und bei solchen der vorderen Bauchwand ist die Intubationsnarkose am besten geeignet, da sonst die erforderliche Entspannung und eine entsprechende Analgesie durch Zug auf das Peritoneum etc. nicht erreicht wird.

Ebenso sind die endoskopischen Reparationsverfahren aus dem gleichen Grunde in der breiten Anwendung bislang nur in Intubationsnarkose möglich (Frezza et al. 2000; Ferzli et al. 1999).

4.2.1.4
Operatives Vorgehen: Konventionell vs. endoskopisch

Insbesondere durch die Weiterentwicklung endoskopischer Techniken der letzten Jahre sind minimal-invasive Operationsverfahren zur Hernienreparation zu einer Alternative zum offenen Vorgehen geworden. Für die Reparation von Leistenbrüchen stehen etablierte Verfahren zur Verfügung (Collaboration 2000; Ferzli et al. 1998; Go 1998). Für die endoskopische Versorgung von Narbenhernien und Bauchwandhernien hat sich bislang trotz zahlreicher viel versprechender Ansätze noch keine Operationsmethode wirklich durchsetzen können (Bageacu et al. 2002; Carbajo et al. 1999; Costanza et al. 1998; Franklin et al. 1998; Horgan 1998; Wright et al. 1998; Toy et al. 1998; Wright et al. 2002).

Während über den konventionellen, vorderen Zugangsweg sowohl netzfreie Reparationen als auch Netzimplantationen möglich sind, ist bei den endoskopischen Verfahren zur Reparation von Leistenhernien bei Erwachsenen (oder bei erwachsenen Patienten) und zur Reparation aller übrigen Hernien aufgrund des posterioren Zuganges eine Netzimplantation zwingend. Zusätzlich sind die posterioren Zugänge bislang nur in Vollnarkose möglich, was ihre Anwendbarkeit gerade bei älteren Patienten limitiert (Arvidsson et al. 2000; Bittner et al. 1998; Krähenbühl et al. 1998; Larson 2000; Lucas et al. 1999; Schultz et al. 2001).

Insgesamt erlaubt die große Zahl angegebener Operationsverfahren mit Modifikationen unter Einbeziehung der vorgenannten Prinzipien eine individuelle Anpassung der Vorgehensweise an die jeweilige Situation und das jeweilige Risikoprofil des Patienten. Ein einheitliches, zu standardisierendes Vorgehen innerhalb differenzierter Behandlungskonzepte ist jedoch möglich und im klinischen Betrieb wünschenswert. Hauptindikationen für eine operative Behandlung von Bauchdeckenhernien sind in Tabelle 4.1 zusammengestellt.

Tabelle 4.1. Hauptindikationen operativer Behandlung von Bauchdeckenhernien

Art der Hernie	Indikation zur Operation	Methode der Wahl
Primäre Bruchformen der Leiste		
Leistenhernie	Meist gegeben	s. Tabelle 4.4
Schenkelhernie	Stets gegeben	Meist inguinales Vorgehen, Einengung der Lacuna vasorum
Primäre Bruchformen der vorderen Bauchwand		
Nabelhernie	Meist gegeben	Zumeist offenes Vorgehen, bei Bruchlücken <4 cm quere Naht (Stoß-auf-Stoß), bei Bruchlücken >4 cm Augmentation mit Polypropylen-Netz (sublay/onlay)
Epigastrische Hernie	Meist gegeben	Ggf. zu kombinieren mit Probelaparotomie, sonst bei Bruchlücken <4 cm Naht (Stoß-auf-Stoß), bei Bruchlücken >4 cm Augmentation mit Polypropylen-Netz (sublay/onlay), s. oben
Bauchwandhernie	Meist gegeben	s. oben
Rektusdiastase	Kaum gegeben	Ggf. Netzaugmentation
Rezidivhernien		
Leistenbruchrezidiv	Meist gegeben	s. Tabelle 4.5
Bruchrezidiv im Bereich der vorderen Bauchwand	Meist gegeben	Ggf. Verfahrenswechsel (nichtresorbierbar vs. resorbierbar), zumeist jedoch Netzaugmentation (Polypropylen-Netz (sublay/onlay)
Narbenhernien		
Echte Hernie	Meist gegeben	Ggf. Verfahrenswechsel (nichtresorbierbar vs. resorbierbar), zumeist jedoch Netzaugmentation (Polypropylen-Netz (sublay/onlay), ggf. nach progressivem Pneumoperitoneum
Parastomale Hernie als Sonderform der Narbenhernie	Meist gegeben	Direkte Naht, ggf. Netzimplantation über Medianschnitt (stomafern)
Bruchbildung nach primär offener Bauchbehandlung	Meist gegeben	Netzaugmentation (Polypropylen-Netz (sublay/onlay), evtl. composite mesh, ggf. nach progressivem Pneumoperitoneum
Muskuläre Degeneration	Selten gegeben, da wenig aussichtsreich	
Kindliche Hernien		
Leistenbruch	Stets gegeben	Abtragung des proximalen Bruchsackanteils, keine routinemäßige Exploration der Gegenseite
Nabelbruch	Ab dem 2. Lebensjahr	Einfache Fasziennaht
Verdacht auf Einklemmung		
	Immer absolut und dringlich	Herniotomie, sorgfältige Revision des Bruchsackinhaltes, ggf. zusätzliche Laparotomie

4.2.2
Operative Therapie, Spezielles

4.2.2.1
Primäre Bruchformen der Leiste

Leistenhernien
Für die differenzierte Therapie der Leistenhernien ist eine entsprechende Klassifikation notwendig, verschiedene sind von unterschiedlichen Autoren (z. B. Rutkow et al. 1998) in den vergangenen Jahren propagiert worden. Wir verwenden aufgrund ihrer einfachen Anwendung und Übersichtlichkeit die in Tabelle 4.2 dargestellte Klassifikation von Schumpelick (Schumpelick 2000). Durch Anwendung dieser Klassifikation sind u. a. die Langzeitergebnisse der verwendeten Reparationsverfahren besser vergleichbar.

Wichtigstes Verschlussprinzip der Leistenhernienreparation ist die Verstärkung der Leistenkanalhinterwand, wobei der Fascia transversalis entscheidende Bedeutung zukommt (Memon et al.1999). Hierbei kann je nach Zugang zur Fascia transversalis ein anteriores oder posteriores Vorgehen unterschieden werden. Die zur Leistenhernienreparation des Erwachsenen entwickelten Verfahren sind in Form einer Übersicht nach Zugangsart und/oder Netzimplantation in Tabelle 4.3 aufgezeigt.

Im Rahmen der offenen, vorderen Reparationsverfahren ohne Netzimplantation hat sich im Wesentlichen die Operation nach Shouldice durchgesetzt, da sie – wie durch große Übersichtsarbeiten belegt ist – die geringste Rezidivquote aufweist. Das Prinzip der

Tabelle 4.2. Klassifikation der Leistenhernien nach Schumpelick

Lokalisation der Bruchpforte	Größe der Bruchpforte
L, lateral	I, <1,5 cm
M, medial	II, 1,5–3 cm
F, femoral	III, >3 cm
C oder MC, kombinierte Hernie	
Rx, Rezidivhernie	
(x, Anzahl der Voroperation)	

Referenzgröße 1,5 cm, konventionell-offen: Zeigefingerkuppe, endoskopisch: Branchenlänge der Endoskopieschere.

Tabelle 4.3. Reparationsverfahren der Leistenhernie

Operationsverfahren	Zugangsweg	Naht	Mesh
Konventionell	Anterior	Shouldice	Lichtenstein
		McVay	
		Bassini	Rutkow
		Zimmermann	
	Posterior	Nyhus	TIPP
		Ugahary	
		Wantz	
		Stoppa	
Endoskopisch	Posterior	TEP	
		TAPP	
		IPOM	

TIPP transinguinale, präperitoneale Netzplastik, TEP total extraperitoneale präperitoneale Netzplastik, TAPP transabdominelle präperitoneale Netzplastik, IPOM laparoskopische intraperitoneale Onlay-Netzplastik.

Operation besteht zunächst in einer Doppelung der Fascia transversalis durch zweireihige, fortlaufenden Naht. Hierbei beginnt die erste Nahtreihe am Schambeinhöcker, wo zunächst geknotet wird, anschließend verläuft sie nach lateral, dabei darf der innere Leistenring nicht zu weit eingeengt werden. Hier erfolgt eine Nahtumkehr, nach medial hin wird nach erneuter fortlaufender Naht der Knoten zunächst überstochen, anschließend mit dem lang belassenen Faden des ersten Stiches verknotet. Die dritte Nahtreihe beginnt am inneren Leistenring und fasst die Muskulatur des M. transversus abdominis, der so an das Leistenband fixiert wird. Nach Nahtumkehr medial wird anschließend mit dem gleichen Faden der M. obliquus internus ebenfalls an das Leistenband fixiert, der Faden wird wiederum mit dem lang belassenen Faden des ersten Stiches geknotet. Die Naht erfolgt jeweils fortlaufend, verwendet werden können nichtresorbierbare oder langzeitresorbierbare Fäden, wobei sich eine Fadenstärke von 2/0 oder stärker empfiehlt. Eröffnung und Abtragung des Bruchsacks erfolgen bei indirekten stets, bei direkten Leistenbrüchen selten. Zwar scheint diese Methode bei den seltenen Fällen von kleinen indirekten Hernien, bei denen sich eine intakte Fascia transversalis findet, eine Übertherapie darzustellen, diese Fälle sind jedoch außerordentlich selten. Mit der Reparation nach Shouldice werden im eigenen Vorgehen insbesondere primäre Hernien bei jüngeren Patienten unabhängig von der Größe und kleine Hernien bei älteren Patienten versorgt.

Bei großen direkten oder indirekten Leistenbrüchen im höheren Lebensalter favorisieren wir eine Reparation unter Implantation von Prolene-Netzen. Entweder wird in der TEP-Methode ein Prolene-Netz in einer Größe von 15 ×10 cm endoskopisch präperitoneal (sublay) platziert oder ein entsprechend zugeschnittenes Polypropylen-Netz wird in der von Lichtenstein beschriebenen Weise onlay über einen anterioren Zugang auf der Leistenkanalhinterwand fixiert.

Bei der TEP (total extraperitoneale präperitoneale)-Methode erfolgt über eine halbkreisförmige Inzision am Nabel die Freilegung des vorderen Blattes der Rektusscheide, welches quer auf ca. 3 cm Breite inzidiert wird. Anschließend wird der Rektusmuskel stumpf beiseite gedrängt, digital wird auf dem hinteren Blatt der Rektusscheide ein kleiner Hohlraum präpariert, in den anschließend ein Dissektionsballon eingebracht wird. Dieser wird unter Kamerakontrolle und gleichzeitiger Insufflation bis zum Schambein vorgeschoben, so erfolgt die Dissektion des präperitonealen Raumes. Anschließend ersetzt ein spezieller Blunt-Tip den Dissektionsballon. Nach Gasinsufflation und erneut unter Sicht werden im eigenen Vorgehen zwei Trokare der Größe 5 mm in der Mittellinie ca. 3 und 6 cm unterhalb des Nabels eingebracht, anschließend wird der Peritonealkegel von lateral beginnend nach medial hin ausgelöst und nach kaudal abgeschoben. Meist sind hierbei direkte Leistenhernien bereits durch den Dissektionsballon reponiert, indirekte Bruchsäcke werden schrittweise aus dem inneren Leistenring ausgelöst und vom Ductus deferens abgelöst. Sollten hierbei Defekte im Peritoneum entstehen, so werden diese entweder durch Naht oder mittels Röder-Schlinge verschlossen. Bei großen direkten Bruchsäcken sollte zusätzlich eine Raffnaht der parietalen Anteile erfolgen, um so der Ausbildung eines „Pseudorezidivs" vorzubeugen. Nach ausreichender Präparation insbesondere nach kaudal erfolgt in Rendezvous-Technik das Einbringen eines 15×10 cm großen Prolene-Netzes, das ca. 2 cm über die Mittellinie hinausragt und so vor die Bruchpforten platziert wird, dass diese um jeweils mehrere Zentimeter zu jeder Seite überragt werden. Auf eine Fixation kann verzichtet werden, vielmehr erfolgt nach regelhaftem Einbringen einer Drainage das Ablassen des Gases unter Sicht, so dass die regelrechte Lage des Netzes kontrolliert wird.

Zu dieser Technik sind zahlreiche Modifikationen, insbesondere hinsichtlich der Trokarauswahl und -platzierung, aber auch hinsichtlich der Präparation des präperitonealen

Raumes beschrieben worden. Ein Vorteil der Methode besteht im extraperitonealen Vorgehen und in der Möglichkeit, im Rahmen eines Eingriffes ggf. eine beidseitige Versorgung bei bilateraler Hernierung durchzuführen.

Bei der Operation nach Lichtenstein erfolgt die übliche Freilegung der Leistenhernie über einen anterioren Zugang, anschließend wird ein entsprechend zugeschnittenes Netz (Polypropylen) fortlaufend am Leistenband, mit Einzelnähten an der Aponeurose des M. obliquus internus fixiert. Zum Durchtritt des Samenstranges wird das Netz hierbei nach lateral schwalbenschwanzartig inzidiert, die beiden Flügel des Schwalbenschwanzes werden nach Umfahren des Samenstranges lateral erneut zusammengeführt und mit Einzelnaht fixiert. Sämtliche Nähte erfolgen hierbei mit Prolene-Faden der Stärke 2/0.

Die jeweilige Entscheidung für eine Methode ist hierbei u. a. von den beim einzelnen Patienten vorliegenden Operations- und Narkoserisiken abhängig und erfolgt für den Fall, dass beide Methoden bei gleichem Risiko möglich sind, nach ausführlicher Besprechung in Absprache mit dem Patienten.

Eine Übersicht des eigenen Vorgehens abhängig von Herniengröße und Lebensalter ist aus Tabelle 4.4 ersichtlich. Hierbei ist eine eindeutige Altersgrenze zur Unterteilung alter und junger Patienten nicht gegeben, im eigenen Vorgehen werden Patienten unterhalb des 35. Lebensjahres jedoch selten primär mit Netzen versorgt.

Bei bilateralen Hernien wird entweder zeitversetzt eine Reparation nach Shouldice oder Lichtenstein oder eine TEP mit gleichzeitiger Versorgung beider Seiten durch zwei Prolene-Netze durchgeführt (Frankum et al. 1999; Kald et al. 2000).

Zu den alternativ möglichen Operationsverfahren (TAPP-Methode, Rutkow-Plug, Ugahary, Wantz, Stoppa) liegen zahlreiche Publikationen vor, die durchweg gute Erfolge aufzeigen. Im englischsprachigen Raum findet insbesondere die in Lokalanästhesie durchführbare Patch-and-plug-Methode breite Anwendung. Im eigenen Vorgehen finden die vorgenannten Verfahren bislang keine Anwendung, weil uns entweder das Prinzip der Operation, die verwendeten Netze oder der hierzu nötige Aufwand nicht überzeugen (Shouldice 1945; Lichtenstein 1987; Chung et al. 1999; Jähne, 2001; Crawford et al. 1998; Dirksen et al. 1998; Ferzli et al. 1998; Heikkinen et al. 1998; Johansson et al. 1999; Juul et al. 1999; Kapiris et al. 2001; Kark et al. 1998; Khoury 1998; Kingsnorth et al. 2000; Knook et al. 1999; Krähenbühl et al. 1998; Kugel 1998; Kurzer et al. 1998; LeBlanc 2001; Leibl et al. 1999, 2000; Lepere et al. 2000; Lorenz et al. 2000; Lucas et al. 1999; McGillicuddy 1998; McGreevy 1998; McVay et al. 1942; Metzger et al. 2001; Millikan et al. 2001; Mori et al. 2001; Nilsson et al. 1998; Nishimura et al. 2000; Patino et al. 1998; Robbins et al. 1998; Rutkow et al. 1998; Schmedt et al. 2002; Schoots et al. 2001; Schultz et al. 2001; Tschudi et al. 2001; Vrijland et al. 2001; Wantz 1998; Wellwood et al. 1998; Wright et al. 1998, 2002; Zieren et al. 1998; Übersicht bei Schumpelick 2000).

Schenkelhernien

Prinzipiell können Schenkelhernien sowohl über einen inguinalen als auch über einen kruralen Zugang versorgt werden. Da bei Männern eine Schenkelhernie häufig mit einer

Tabelle 4.4. Leistenhernienreparation

Herniengröße	Junger Patient	Alter Patient
L I – L II	Shouldice	Shouldice
L III	Shouldice	Lichtenstein/TEP
M I – M II	Shouldice	Lichtenstein/TEP
M III	Shouldice/TEP/Lichtenstein	Lichtenstein/TEP

direkten Leistenhernie gemeinsam auftritt, wird hier im eigenen Vorgehen der inguinale Zugang bevorzugt. Die Reparation folgt den für die Leistenhernienchirurgie aufgezeigten Prinzipien, erfährt jedoch durch die Notwendigkeit zum Verschluss der Schenkelbruchpforte eine Modifikation. So erfolgt in der offenen Technik zunächst die Fixation der Fascia transversalis und des M. transversus an das Lig. Cooperi. Hierbei darf die V. femoralis nicht eingeengt werden. Bei Frauen hingegen sind gleichzeitige inguinale Hernien selten, so dass hier der krurale Zugang gleichermaßen möglich ist. Nach Freilegung des Bruchsackes und Reposition erfolgt hier der Verschluss der Bruchlücke durch Naht des Lig. Cooperi (Lig. pubicum superius) an das Leistenband und die Fascia transversalis. Hierzu bieten sich sowohl die Methode nach Fabricius mit Einzelnähten an als auch die Methode nach Kummer mit U-Nähten zwischen Fascia iliopectinea, Lig. Cooperi und unterer Bauchdecke. Alternativ kommt im eigenen Vorgehen die TEP zur Anwendung, da hierbei eine gute Übersicht über sämtliche Bruchpforten der Leistenregion zu erzielen ist und die Implantation eines Netzes zu niedrigen Rezidivquoten führt (Lotheisen 1989).

4.2.2.2
Primäre Bruchformen der vorderen Bauchwand

Die primären Bruchformen der vorderen Bauchwand werden nach den gleichen Therapieprinzipien behandelt. Bruchlücken mit einer Größe <4 cm werden durch fortlaufende Naht mit PDS oder Prolene (Stärke 0 oder größer) behandelt. Da Bruchlücken mit einer Größe >4 cm bei ausschließlicher Versorgung mit direkter Naht zu häufigen Rezidiven führen, wird hier eine Augmentation der vorderen Bauchwand durch ein gewichtsreduziertes Polypropylen-Netz in Onlay- oder Sublay-Technik durchgeführt. Im Sublay-Verfahren erfolgt eine präparatorisch aufwändige Darstellung des hinteren Blattes der Rektusscheide, anschließend der direkte Verschluss des hinteren Blattes durch Naht. Auf die somit vollständige hintere Faszie wird dann ein entsprechend zugeschnittenes Polypropylen-Netz aufgebracht und entlang des Netzrandes mit Einzelnähten (Prolene 2/0) fixiert, anschließend wird das vordere Blatt der Rektusscheide ebenfalls fortlaufend verschlossen. Im eigenen Vorgehen kommt wegen des erwähnten präparatorischen Aufwandes und der ausgedehnten Gewebetraumatisierung der Sublay-Technik zumeist das Onlay-Verfahren zur Anwendung. Hierbei wird zunächst die Bruchlücke verschlossen, anschließend wird das Netz zunächst an den Eckpunkten mit nichtresorbierbaren Einzelnähten (Prolene 2/0) fixiert. Zusätzlich erfolgt im eigenen Vorgehen eine fortlaufende Prolene-Naht umlaufend direkt entlang der zuvor verschlossenen Bruchlücke, um so Rezidiven entlang des Netzrandes vorzubeugen.

> **CAVE**
> Bei jeder Versorgung mit einem Netz ist eine Überlappung des Netzes über die Bruchpforten hinaus von 5 cm einzuhalten, um der Schrumpfungstendenz der Netze Rechnung zu tragen.

Analog des Vorgehens bei der TEP oder TAPP der Leistenbrüche sind für Brüche der vorderen Bauchwand ebenfalls zahlreiche endoskopische Reparationsverfahren durchgeführt worden. Langzeiterfahrungen stehen hier jedoch noch aus, so dass diese Verfahren im eigenen Vorgehen bislang nicht zur Anwendung kommen (Larson, 2000; LeBlanc et al. 2001; Moreno-Egea et al. 2001; Ramshaw et al. 1999; Toy et al. 1998).

Nabelhernien (angeboren vs. erworben)

Bei kleinen Nabelhernien erfolgt eine Freilegung des Nabels durch Inzision an der kaudalen Zirkumferenz nach Spitzi, größere Hernien werden durch linkslaterale Freilegung nach Drachter dargestellt. Die Versorgung erfolgt nach den oben dargestellten Prinzipien. Bei kleinen Hernien ist die direkte Naht in querer Richtung günstiger als im Längsverlauf. Im Regelfall erfolgt die vollständige Ablösung des Bruchsackes am Nabel, der anschließend mittels Einzelnaht an der Faszie refixiert wird. Gelegentlich muss bei großen akkreten Bruchsäcken ein Teil des Bruchsackes am Nabel belassen werden, um eine Nabelnekrose zu verhindern.

> **CAVE**
>
> **In seltenen Fällen großer Nabelhernien kann ein Nabelerhalt unmöglich sein, deshalb gehört die Omphalektomie zum Inhalt der präoperativen Aufklärung (Arroyo et al. 2001).**

Epigastrische Hernien, paraumbilikale Hernienbildung

Die Freilegung erfolgt durch mediane Inzision, ggf. unter Linksumschneidung des Nabels. Insbesondere bei den epigastrischen Hernien ist eine gründliche Exploration der Faszie der Umgebung notwendig, da häufig multiple kleinere Bruchlücken vorliegen. Diese müssen dann im Rahmen der Präparation miteinander verbunden und schlussendlich in Längsrichtung verschlossen werden.

Bauchwandhernien

Hierbei handelt es sich vorwiegend um kleine Hernien der Linea semilunaris an der Kreuzungsstelle mit der Linea arcuata. Zumeist liegen hier kleine Bruchlücken vor, so dass eine direkte Naht ausreichend ist. Bei größeren Bruchpforten erfolgt ebenfalls eine Augmentation durch Prolene-Netze wie oben angeführt.

Rektusdiastase

Sofern eine Operation indiziert ist, ist hier aufgrund der hohen Rezidivrate jedweder reinen Naht ebenfalls eine Augmentation durch Netz angezeigt. Hierbei kann rein extraperitoneal vorgegangen werden.

4.2.2.3
Rezidivhernien

In der Reparation von Rezidivhernien jedweder Lokalisation ist aufgrund der erhöhten Re-Rezidivrate, die möglicherweise durch eine Störung des Kollagenstoffwechsels hervorgerufen wird, fast ausschließlich eine Bauchwandaugmentation durch Netzimplantation angezeigt. Hierbei kommen ebenfalls überwiegend Prolene-Netze zur Anwendung, es gelten die in Abschn. 4.2.2.2 genannten Prinzipien.

Leistenbruchrezidiv

Angaben über Rezidive nach Leistenbruchoperationen variieren je nach Studie und Nachuntersuchungszeitraum, nach Angaben verschiedener jüngerer Studien zur Qualitätssicherung werden jährlich fast 12% Rezidivleistenhernien operativ versorgt. Zur Versorgung einer Rezidivleistenhernie ist zumeist eine Netzimplantation angezeigt. Nur in seltenen Fällen technischer Fehler oder bei einem Rezidiv nach Versorgung eines kindlichen Leistenbruches kann eine Shouldice-Reparation aussichtsreich sein. Im eigenen Vor-

Tabelle 4.5. Reparationsverfahren bei Rezidivleistenhernie

Voroperation	Revisionsoperation
Bassini	Shouldice
Zimmermann	Shouldice/TEP
Shouldice	TEP
Lichtenstein	TEP
TEP/TAPP	Lichtenstein/Re-TEP/Re-TAPP/Wantz/Stoppa

gehen richtet sich die Wahl der Operation nach dem klinischen Befund und insbesondere nach der Art der Voroperation mit oder ohne Netzimplantation und dem Zugangsweg bei der oder den Voroperationen. Im Regelfall erfolgt nach primär anteriorem Zugang mit reinem Nahtverfahren oder anteriorer Netzreparation und fehlenden Kontraindikationen zur Durchführung einer Intubationsnarkose und fehlenden lokalen Kontraindikationen (z. B. ausgedehnte Unterbauchlaparotomie) die endoskopische Reparation mittels TEP. Da hierbei der häufig erheblich vernarbte frühere Zugangsweg umgangen wird, werden wesentliche Gefahren einer konventionellen Rezidivoperation, nämlich die Verletzung von Samenstrang und Hodengefäßen, umgangen. Sollten allgemeine Kontraindikationen gegen eine Vollnarkose bestehen, so erfolgt im Regelfall eine Netzimplantation nach Lichtenstein.

Bei Rezidivhernien nach vorangegangener TEP oder TAPP erfolgt in der Regel eine Lichtenstein-Reparation. Da hier ursächlich meist die Fehlplatzierung, Dislokation oder Wahl eines zu kleinen Netzes ist, kann auch eine erneute TEP oder TAPP erfolgreich sein. Diese von einigen Autoren berichtete Methode setzt jedoch eine entsprechend große Erfahrung voraus.

Bei wiederholten Rezidiven kann je nach dem klinischen Befund sowie den Voroperationen evtl. auch eine Netzimplantation nach Wantz (unilateral) oder Stoppa (bilateral) notwendig werden. Hierbei wird durch Medianschnitt, also abseits der bestehenden Operationsnarben, ein entsprechend größer dimensioniertes Netz präperitoneal eingebracht und von innen an die Bruchränder fixiert. Eine Aufstellung über die benutzten Verfahren bietet Tabelle 4.5.

In höherem Alter sowie bei Mehrfachrezidiven und insbesondere anteriorem Vorgehen muss eine Entfernung von Testis und Samenstrang vor allem wegen der Möglichkeit der Durchblutungsstörung erwogen werden (präoperative Besprechung mit dem Patienten ist Voraussetzung); bei Belassung des Samenstranges kann hier ausnahmsweise eine subkutane Vorverlagerung desselben richtig sein (Beets et al. 1999; Frankum et al. 1999; Hawasli et al. 2002; Janu et al. 1998; Jarhult et al. 1999; Kurzer et al. 2002; Leibl et al. 2000; Sayad et al. 1999; Solorzano et al. 1999; van der Hem et al. 2001).

Bruchrezidive im Bereich der vorderen Bauchwand

Sie sind entsprechend dem Vorgehen bei Narbenbruchversorgung bei Fehlen technischer Fehler bei der Voroperation regelhaft durch eine Netzimplantation zu versorgen (Costanza et al. 1998)

4.2.2.4
Narbenhernien

Echte Hernien
Narbenhernien nach Laparotomien treten in zunehmender Häufigkeit bei 4–15% aller Patienten auf. Neben patientenspezifischen Risikofaktoren spielen im Rahmen des multifaktoriellen Geschehens vor allem technische Aspekte des primären Laparotomieverschlusses und Wundinfektionen eine wesentliche Rolle. Keinen eindeutigen Einfluss hat die Wahl der Schnittrichtung im Rahmen des Primäreingriffes.

Zum primären Faszienverschluss bewährt hat sich insgesamt die allschichtige, fortlaufende Stoß-auf-Stoß-Naht, wobei die Stiche mit einem Nahtabstand von ca. 1 cm zum Wundrand in Abständen von 1 cm erfolgen sollten, es sind hier auch Einzelnähte in entsprechendem Abstand möglich. Auf den Verschluss des Peritoneums kann verzichtet werden. Bevorzugt werden Fäden der Stärke 0 oder 1 verwendet.

Kommt es trotz regelrechter Anwendung dieser Technik zur Ausbildung einer Narbenhernie, dann ist zu deren Versorgung in jeden Fall ein Verfahrenswechsel zu fordern. Nur bei sehr seltenen kleinen Narbenhernien mit einer Ausdehnung von <4 cm kann z.B. der Wechsel von resorbierbarem zu nichtresorbierbarem Nahtmaterial im Rahmen einer Stoß-auf-Stoß-Naht Erfolg versprechend sein, in allen anderen Fällen ist die Netzimplantation obligat. Das Netz kann, wie bereits zuvor erläutert, sowohl „sublay" als auch „onlay" platziert und sowohl offen als auch endoskopisch eingebracht werden. Zusätzliche Methoden unter Verwendung sog. composite meshes (vgl. Abschn. 4.2.1.2), bei denen Netze intraperitoneal aufgebracht werden können, werden zurzeit noch evaluiert. Bei zum Teil ermutigenden Ergebnissen stehen Langzeiterfahrungen bislang noch aus.

Etablierte Verfahren sind hingegen die offenen Reparationsverfahren. Im eigenen Vorgehen erfolgt hierzu nach Exzision der Hautnarbe und Eröffnung des Bruchsackes die Darstellung der Faszienränder jeweils 3 bis 4 cm zu allen Seiten hin. Anschließend erfolgt nach eventueller Teilresektion des Bruchsackes ein fortlaufender Verschluss von Peritoneum und zumeist hinterem Blatt der Rektusscheide mit dem Ziel, eine adäquate Barriere zwischen zu implantierendem Netz und Darm zu erhalten. In seltenen Fällen kann es aufgrund des Auseinanderweichens der Faszienränder nicht möglich sein, diese durch direkte Naht zu adaptieren. In diesen Fällen ist es möglich, das Omentum maius mittels Naht am Faszienrand zu fixieren, um eine vollständige Trennschicht zwischen dem zu implantierenden Netz und dem Darm zu erhalten. Auch eine Inlay-Implantation von Vicryl-Netz kann hier durchgeführt werden. Anschließend wird ein entsprechend zu dimensionierendes Polypropylen-Netz mit einer Überlappung von mindestens 3, besser 5 cm über jeden Bruchrand hinaus, sublay, d.h. auf das hintere Blatt der Rektusscheide, jedoch unter die Rektusmuskulatur aufgebracht und an den Rändern durch Prolene-Einzelnähte fixiert. Zusätzlich erfolgt im eigenen Vorgehen noch eine weitere, fortlaufende Prolene-Naht direkt entlang des Faszienverschlusses, um Nahtrandrezidiven vorzubeugen. Den Abschluss bildet ein erneut fortlaufender Verschluss des vorderen Blattes der Rektusscheide. Da für diese Form der Reparation eine aufwändige Präparation des hinteren Blattes der Rektusscheide mit erheblicher Traumatisierung der Weichteile notwendig ist, kommt im eigenen Vorgehen alternativ die Platzierung des Netzes onlay zur Anwendung. Hierzu erfolgt nach Darstellung der Faszienränder wie oben zunächst ein fortlaufender Verschluss von Peritoneum und Rektusscheide mit allen Blättern. Das Netz wird nach den gleichen, oben angeführten Kriterien ausgewählt und auf das vordere Blatt der Rektusscheide aufgebracht, die Fixierung erfolgt analog.

Besondere Beachtung muss bei der Behandlung großer, länger bestehender Narbenhernien dem durch Reposition des Bruchsackinhaltes möglicherweise auftretenden intraabdominellen Kompartmentsyndrom geschenkt werden. Hier kann die Vorbehandlung durch ein progressives Pneumoperitoneum über einen Zeitraum von 2 bis 6 Wochen angezeigt sein, um über eine regelmäßige Luftinsufflation eine Vordehnung der Bauchwand zu erreichen und so einen spannungsfreien oder spannungsarmen Verschluss der Faszie zu ermöglichen.

Gegenüber dem Verschluss durch alloplastische Materialien ist die Verwendung autologen Materials (Fascia-lata-Streifen, Kutislappen, lyophylisierte Dura) besonderen Einzelfällen vorbehalten, die Fasziendoppelung nach Mayo ist praktisch obsolet (Paul et al. 1998; Hodgson et al. 2000; Israelsson et al. 1996, 1998, 1999; Stelzner 1988; Rucinski et al. 2001; Cassar et al. 2002; Wantz 1998; Wantz et al. 1999; Luijendijk et al. 2000; Turkcapar et al. 1998; Vrijland et al. 2000; Whiteley et al. 1998; LeBlanc et al. 2001; Park et al. 1998; Weber et al. 1999; Hooker et al. 1999; Tsimoyiannis et al. 1998; Utrera et al. 1999; Höer et al. 2002).

Parastomale Hernie als Sonderform der Narbenhernie

Parastomale Hernien nach Anlage eines dauerhaften Anus praeter können als eine Sonderform einer Narbenhernie verstanden werden. Zur Reparation einer parastomalen Hernie kommt bei einer Hernie <4 cm eine direkte Naht in Frage, bei Hernien mit einer Größe >4 cm jedoch nur entweder eine Neuanlage des Anus praeter an anderer Stelle oder eine Verstärkung um die Bruchlücke herum mittels eines nichtresorbierbaren Netzes. Hierbei empfiehlt sich ein Zugang abseits des künstlichen Darmausganges, um eine Kontamination des Implantates nach Möglichkeit zu vermeiden. Dies bedeutet in der Regel eine Freilegung von der Mittellinie aus mit Darstellung der Fasziendurchtrittsstelle des Anus praeter. Hier erfolgt dann wie bereits im Vorausgegangenen beschrieben eine Freilegung der Bruchpforte und des hinteren Blattes der Rektusscheide und die Einengung der Durchtrittsstelle auf ca. 3 cm. Anschließend wird ein Prolene-Netz, das die Bruchpforte um ca. 5 cm zu jeder Seite überlappt, an einer Seite aufgeschnitten, zentral wird eine kreisrunde Öffnung in der gewünschten Größe geschaffen. Dieses wird um den Darm herum platziert, anschließend wird die Inzisionsstelle zunächst mit Prolene-Nähten verschlossen. Die Fixation an den Eckpunkten und um den Darm herum erfolgt in üblicher Weise (Kasperk et al. 2000).

Bruchbildung nach primär offener Bauchbehandlung

Ist zur Behandlung einer komplizierten intraabdominellen Erkrankung (Peritonitis, abdominelles Kompartmentsyndrom) eine offene Bauchbehandlung (z.B. dorsoventrale Spülbehandlung) notwendig, so erfolgt im eigenen Vorgehen zumeist die Inlay-Implantation eines Vicryl-Netzes, das fortlaufend am Faszienrand fixiert wird und so wiederholte Relaparotomien ermöglicht. Ist im Verlauf der Heilung ein sekundärer Bauchdeckenverschluss nicht möglich, resultiert in der Regel eine größere Hernienbildung, wobei die Bruchwand aus Granulationsgewebe besteht, das entweder von den Rändern her epithelialisiert oder durch Meshgraft gedeckt ist. Bei der Korrekturoperation – frühestens ab dem sechsten Monat nach Peritonitisbehandlung – lassen sich häufig die auseinander gewichenen Bauchdeckenränder für die Durchführung einer direkten Naht adaptieren, evtl. kann auch hier die Vorbehandlung durch ein progressives Pneumoperitoneum angezeigt sein. Zur Sicherung der Naht erfolgt auch hier regelhaft eine Netzaugmentation nach den vorher beschriebenen Prinzipien. Bei weit auseinanderweichenden Faszienrändern infolge größerer Bauchdeckenverluste durch Eiterung und Nekrose können die bei Narbenhernien beschriebenen Verfahren durch Interposition von Omentum maius oder Inlay-Positionierung eines Vicryl-Netzes mit anschließender Augmentation durch ein Prolene-Netz angewendet werden.

Muskuläre Degeneration

Bauchwandvorwölbungen infolge muskulärer Degeneration bei ausgedehnter Denervierung sind im Allgemeinen schwierig zu behandeln. Im Wesentlichen bestehen zwei Möglichkeiten:

- ein Vorgehen ähnlich dem bei echter Narbenbruchbildung (dies ist angezeigt, wenn der Übergang des degenerierten zum normalen Gewebe eine Art Bruchrand darstellt, der eine Vereinigung ohne zu große Spannung erlaubt, häufig bei Degeneration des M. rectus abdominis infolge eines langen Pararektalschnittes) und
- bei mehr kontinuierlichem Übergang des degenerierten in normales Gewebe (z. B. nach Verletzung des N. subcostalis bei Subkostalschnitt), ist ein direkter Nahtverschluss der meist weit auseinander liegenden gesunden Bauchdeckenpartien nicht möglich und die Verstärkung der leicht gerafften Bauchdecke durch nichtresorbierbares Netz erscheint hier günstiger.

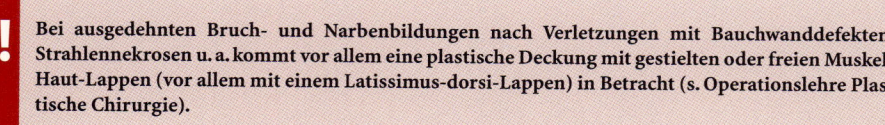

! Bei ausgedehnten Bruch- und Narbenbildungen nach Verletzungen mit Bauchwanddefekten, Strahlennekrosen u. a. kommt vor allem eine plastische Deckung mit gestielten oder freien Muskel-Haut-Lappen (vor allem mit einem Latissimus-dorsi-Lappen) in Betracht (s. Operationslehre Plastische Chirurgie).

Notizen

4.3
Operationsvorbereitung

Voruntersuchungen	Allgemein	Bei primären Bruchformen und jungen, gesunden Patienten erscheint prinzipiell Schema I möglich (s. Kap. 24), im eigenen Vorgehen wird jedoch zumindest ein Blutbild und Gerinnungsstatus sowie ein HIV-Test durchgeführt Bei primären Bruchformen bei Patienten >40 Jahre sowie allen Rezidivhernien, Narbenhernien routinemäßig Schema II, ansonsten abhängig von bei Anamnese und klinischer Untersuchung diagnostiziertem Risikoprofil ggf. Schema IV (s. Kap. 24) Bei Notoperationen (Einklemmung): Blutbild, Elektrolyte, Gerinnungsstatus, EKG und Röntgen-Thorax
	Krankheitsbezogen	Speziell tumororientierte Bauchdiagnostik Ausschluss lokaler und allgemeiner Infektionen
	Speziell	Bei Verdacht auf epigastrische Hernie Oberbauchdiagnostik
Vorbehandlung		Bei primären Bruchformen im Allgemeinen keine Abhängig von Risikoprofil und Herniengröße ggf. bei Patienten mit chronischen Atemwegserkrankungen entsprechende atemgymnastische Vorbehandlung Bei großen Hernien mit größeren eventierten Anteilen ggf. progressives Pneumoperitoneum Bei Rezidiv- oder Narbenbrüchen und Adipositas ggf. Gewichtsreduktion *Nota bene:* Verdacht auf Einklemmung: dringende Operationsindikation! Abwarten der 6-Stunden-Nüchterngrenze nicht möglich, ggf. Magenentleerung über Magensonde Cave: Reposition en-bloc
Verschiedenes	Blutkonserven-bereitstellung	Keine
	Aufklärung	Hinweis auf geringe Gefahr einer Hodenatrophie bzw. Samenstrangverletzung bei Leistenbruchoperationen beim Mann, erhöhtes Risiko bei Rezidivoperationen Hinweis auf ungeklärte Langzeitfolgen der Netzimplantation Hinweis auf mögliche Nervenverletzungen und Nervenirritationssyndrome Hinweis auf Verletzung von Gefäßen Hinweis auf Verletzungen von Harnblase, Darm, Adhäsionsbildung, Darmfistelbildung (insbesondere bei endoskopischer Netzimplantation) Besprechung einer möglichen Semicastratio (besonders bei älteren Männern) zur Sicherung des Operationserfolges bei Rezidivoperationen Hinweis auf Serombildung bei Netzen Hinweis auf mögliche Konversion zu offenem Verfahren bei primär endoskopischem Vorgehen Hinweis auf höhere Komplikationsrate bei Mehrfachrezidiven, nach Sekundärheilungen und bei notwendiger Implantation von Fremdmaterial Einverständniserklärung einer ggf. notwendigen Nabelentfernung bei schwierigen Nabelbrüchen

4.4
Spezielle operationstechnische Gesichtspunkte

4.4.1
Technisches bei Hernienoperationen

Für die Hernienreparation gelten die allgemeinen chirurgischen Regeln einer atraumatischen Technik mit exakter, schichtgerechter Präparation und genauer Identifikation der entsprechenden Strukturen, da nur so eine blut- und komplikationsarme Operation möglich ist. Hernienreparation ist vor allem Faszienreparation, Voraussetzung für eine dauerhafte Gewebefestigkeit ist ein spannungsfreier bzw. -armer Nahtverschluss, da ein spannungsreicher Nahtverschluss die Durchblutung nachhaltig stört und so zur Nekrosebildung führt. Besondere Wichtigkeit kommt daneben insbesondere in der Leistenhernienchirurgie der Belassung einer ausreichenden Durchtrittsstelle für Samenstrang und Hodengefäße zu, um eine ischämische Orchitis zu verhindern.

4.4.2
Antibiotikaprophylaxe

Eine Antibiotikaprophylaxe ist bei reinen Nahtverfahren nicht indiziert, wohl aber bei Implantation von Fremdmaterial oder bei Rezidiveingriffen. Hierzu wird im eigenen Vorgehen eine intravenöse Single-shot-Antibiotikagabe mit einem Cephalosporin der zweiten Generation durchgeführt. Die Gabe wird bei Überschreiten einer Operationsdauer von zwei Stunden wiederholt (Rios et al. 2001).

4.4.3
Vorgehen bei komplizierter Hernie

Aufgrund der für eingeklemmte Darm- oder Netzanteile drohenden Gefahr einer Durchblutungsstörung mit Infarzierung ist hier eine unverzügliche Therapie angezeigt. Bei frischer Einklemmung ohne Hinweise einer Peritonitis, eines Ileus und ohne ausgeprägte entzündliche Veränderungen ist zunächst ein Repositionsversuch statthaft. Gelingt die Reposition am gut entspannten und analgesierten Patienten nicht oder führt eine Reposition nicht zu einer sofortigen Beschwerdelinderung, so ist die unverzügliche operative Freilegung durchzuführen. Nach einer Reposition muss eine stationäre Beobachtung durchgeführt werden, um sich z. B. bei einer Reposition en-bloc ergebende Komplikationen frühzeitig zu erfassen. Die Indikation zur Operation ist im Zweifel großzügig zu stellen.
   Die Freilegung erfolgt in der Regel zunächst über den für die entsprechenden Hernie vorgesehenen Standardzugang. Wesentlich ist die unmittelbare Darstellung des Bruchsackhalses und die Inspektion des Bruchsackinhaltes, bevor dieser nach Erweiterung der Bruchpforte zurück gleitet. Ist aufgrund primär oder nach entsprechender Erholungszeit fehlender Vitalitätszeichen eine Darmresektion angezeigt, so erfolgt diese den Regeln der Dünn- und Dickdarmchirurgie entsprechend und ist zumeist durch den Standardzugang möglich. Sollten sich nach Freilegung des Bruchsacks bezüglich der Vitalität des Darmes Zweifel ergeben und eine adäquate Beurteilung durch diesen Zugang nicht möglich sein,

so sollte zunächst eine entsprechende Versorgung der Hernie erfolgen und anschließend die intraabdominelle Beurteilung durch eine zusätzliche reguläre Laparotomie. Bei manifestem Ileus oder bei einer Peritonitis wird man aufgrund der vordringlichen Behandlung dieser Entitäten ohnehin einen adäquaten abdominellen Zugang wählen.

Aufgrund des durch eine Darmresektion deutlich erhöhten Infektionsrisikos wird im eigenen Vorgehen nach Darmresektion bislang in keinem Fall ein Netz zum Bruchlückenverschluss verwendet, auch wenn hierüber Fallberichte vorliegen, die nur eine geringe Rate an Netzinfektionen nach Dünndarmresektion zeigen. Dieses wird ggf. zweizeitig nach entsprechender Erholung des Patienten im Rahmen einer dann definitiven Versorgung des Bruches implantiert.

Zur Behandlung eingeklemmter Hernien haben sich neben den oben aufgeführten Standardverfahren auch endoskopische Verfahren bewährt. Hierbei kann zunächst eine Laparoskopie zur Beurteilung der Darmvitalität erfolgen, wobei der eingeklemmte Darm durch Druck von außen und gleichzeitigen Zug von innen zunächst reponiert wird. Falls keine Darmresektion notwendig ist kann eine Hernienversorgung durch die TAPP- oder die TEP-Technik erfolgen. Hierbei stellt die TEP-Technik aufgrund der methodisch bedingten intakten Barriere zwischen Implantat und Bauchhöhle eine gute Alternative dar. Für beide Verfahren ist jedoch eine entsprechende Erfahrung Voraussetzung zur Durchführung (Lavonius et al. 2000; Leibl et al. 2002).

4.4.4
Vorgehen bei Gefäßverletzung

Besonders gefährdet sind epigastrische Gefäße und die A. und V. femoralis, es kann jedoch auch zur Verletzung eines inkonstanten Seitenastes der A. obturatoria, der Corona mortis, kommen. Werden diese Gefäße im Rahmen der Naht durchstochen, kommt es nach Ausstich der Nadel zu spritzender oder sickernder Blutung. Der Faden darf hier nicht geknotet werden, sondern ist vielmehr zu entfernen. Besteht die Blutung nach digitaler Kompression weiter, so ist das betroffene Gefäß großzügig freizulegen, ebenso bei jedem Zweifel über die stattgehabte Verletzung. Die epigastrischen Gefäße und die A. obturatoria mit ihrem inkonstanten Seitenast können nach entsprechender Darstellung und Ligatur durchtrennt werden. Die V. femoralis und die Vasa iliaca müssen ausreichend, ggf. unter Durchtrennung des Leistenbandes, freigelegt und gefäßchirurgisch versorgt werden.

Bei primär endoskopischem Vorgehen ist für den Fall einer akzidentellen Gefäßverletzung in aller Regel eine Laparotomie mit offener gefäßchirurgischer Versorgung unumgänglich.

4.4.5
Vorgehen bei Verletzung von Samenstranggebilden

Betroffen sein kann zum einen die arterielle und venöse Gefäßversorgung des Hodens, zum anderen der Ductus deferens. Aufgrund der ausgeprägten Kollateralisierung bleibt eine gezielte Unterbindung betroffener Gefäße, auch eines größeren arteriellen Gefäßastes, meist ohne Folgen. Kritischer ist eine Unterbrechung des venösen Abflusses, deswegen müssen Sammelligaturen des Plexus pampiniformis unterbleiben. Kommt es zu ausgedehnteren Gefäßläsionen bei einen Mann im jüngeren Alter, so sollte bei gegebenen Möglichkeiten ein Versuch einer mikrochirurgischen Gefäßrekonstruktion erfolgen, andernfalls wird der weitere spontane Verlauf abgewartet werden. Handelt es sich um einen älteren Mann, mit dem evtl. die Frage des einseitigen Hodenverlustes etwa bei Rezidivoperationen präoperativ besprochen wurde, so ist die sofortige Entfernung des Hodens angezeigt, da dessen Nekrotisierung weitgehend sicher ist und die zu erwartende Schwellungs- und Regressionsphase mit evtl. Infektion komplikationsreich sein kann.

Die Durchtrennung des Ductus deferens ist insbesondere beim jungen Mann als ernste Komplikation zu werten. Hier erfolgt in gleicher Sitzung die direkte Naht über einem ausziehbaren Nylonfaden mit 6/0 GS-Einzelknopfnähten. Hierdurch ist eine Durchgängigkeit in 50–70% zu erreichen. Bei einem älteren Patienten kann diese hingegen unterbleiben (Matsuda, 2000).

4.4.6
Vorgehen bei Verletzung von Darm oder Blase

Gefährlich ist insbesondere eine intraoperative Verkennung solcher Verletzungen. Die Versorgung erfolgt meist in Form einer Übernähung nach den in der Dünn- und Dickdarmchirurgie bzw. Urologie üblichen Regeln, bei Blasenverletzung ist selbstverständlich eine Blasenentlastung durch Einlage eines Verweilkatheters notwendig. Bei primär endoskopischem Vorgehen ist bei entsprechender Erfahrung eine endoskopische Versorgung der Verletzungen, ggf. unter Einbringung zusätzlicher Trokare möglich, im Zweifel sollte die Indikation zur Konversion weit gestellt werden (Felix et al. 1999; Miguel et al. 1998; Sayad et al. 1998).

4.4.7
Vorgehen bei Verletzung von Nerven

Betroffen sein können der N. ilioinguinalis, der R. genitalis des N. genitofemoralis sowie der N. iliohypogastricus. In diesen Fällen ist eine beidseitige Ligatur des betroffenen Nerves angezeigt, um einer Neurombildung vorzubeugen. Klinisch bedeutsame Ausfälle sind hierdurch nicht zu erwarten (Bendavid 1998).

4.4.8
Drainage und Wundverschluss

Regelhaft erfolgt die Einlage einer Drainage nur bei Implantation von Netzen. Bei Leistenhernienoperationen werden diese abhängig von der Sekretionsmenge in der Regel nach 24 Stunden entfernt, bei der Versorgung großer Narbenhernien regelhaft für 48 bis 72 Stunden belassen, um die Bildung eines Seroms zu verhindern. In allen anderen Fällen einer konventionellen Hernienversorgung wird eine Drainage nur eingelegt, wenn sich intraoperativ ein Anhalt für eine größere zu erwartende Sekretionsmenge ergibt.

Der Wundverschluss erfolgt beim eigenen Patientengut durch resorbierbare, fortlaufende Intrakutannaht.

4.5
Postoperative Behandlung

Bislang wird ein Großteil der Hernienoperationen in der Bundesrepublik im Rahmen eines stationären Aufenthaltes durchgeführt, in vielen anderen Ländern ist die Durchführung als tageschirurgischer oder ambulanter Eingriff die Regel. Hierbei kommt insbesondere der Durchführung der Operation in Lokalanästhesie und der Sicherstellung einer adäquaten ambulanten Betreuung große Bedeutung zu.

Routinebehandlung		Thromboseprophylaxe: generell s. Kap. 25
	Operation primärer Bruchformen als ambulanter Eingriff	Antibiotika s. Kap. 25 Aufstehen nach Operation Normalkost am Abend der Operation Entlassung nach Wundkontrolle Infusionsbehandlung ausschließlich perioperativ Mitgabe von Verhaltensmaßregeln und ausreichend Analgetika Information des/der ambulant tätigen Kollegen/Kollegin Information über postoperative Kontrolle in der Klinik (in der Regel am Folgetag)
	Operation primärer Bruchformen, Rezidivleistenhernien und kleineren Narbenhernien ohne Darmbeteiligung	Antibiotika s. Kap. 25 Schema I, s. Kap. 25 Hochlagerung des Skrotum (nach Leistenbruchoperationen) Aufstehen am Operationstag Normalkost am Abend der Operation Bei endoskopischen Eingriffen: Drainage entfernen Tag 1
	Operationen großer Narbenhernien	Antibiotika s. Kap. 25 Schema I, s. Kap. 25 Redon-Drain: lockern Tag 1, ziehen Tag 2 bis 3 Ggf. Fortsetzung einer präoperativ begonnenen physikalischen Therapie
	Operationen mit Darmbeteiligung	Antibiotika s. Kap. 25 Schema II, ggf. Schema III, s. Kap. 25 Redon-Drain: lockern Tag 1, ziehen Tag 2 bis 3 Ggf. Fortsetzung einer präoperativ begonnenen physikalischen Therapie Aufstehen s. Kap. 25
Kontrollen		Ggf. Blutbild
Spezielle Probleme		Bei Serom: Abpunktion Bei Verdacht auf Wundinfektion: breite Eröffnung von Haut und Subkutis, Antibiotika Bei Hodenschwellung innerhalb der ersten 6–12 Std. postoperativ: operative Revision Bei ausgedehnten Narbenbrüchen: evtl. Relaxierung und maschinelle Beatmung für 24 h Bei Bettlägerigkeit und/oder notwendiger längerer Liegedauer: besonders auf Thromboseverhütung achten

4.6
Spezielle postoperative Probleme

Frühmobilisierung
Aufstehen und aktive Mobilisierung können nach Eingriffen in Lokalanästhesie unmittelbar nach der Operation, sonst in Abhängigkeit von der Narkoseform am Abend des Operationstages oder am ersten postoperativen Tag beginnen. Hierbei ist auf eine ausreichende Schmerzbehandlung zu achten. Bei Versorgung großer Narbenhernien kann das Tragen eines Bauchgurtes zusätzliche Erleichterung bringen, da die Patienten damit subjektiv einen gewissen „Halt" haben.

Belastbarkeit nach Bruchoperation
Die Belastbarkeit nach Bruchoperationen ist stark vom verwendeten Verfahren mit bzw. ohne Netzimplantation abhängig.

Eine wesentliche Einschränkung der Belastbarkeit findet bei den Patienten aufgrund der durch die Belastung hervorgerufenen Schmerzen auf natürlichem Wege statt (Callesen et al. 1998).

Zwar ist bei konventioneller Versorgung durch Naht der physiologische Umbau einer Narbe und damit die endgültige Festigkeit erst nach etwa 3 bis 4 Monaten abgeschlossen bzw. erreicht, jedoch zeigen Belastungsversuche an Leichen, dass auch bei unphysiologisch hoher Belastung die Naht hält, es jedoch zum Ausriss der Faszie kommt, so dass eine Belastungseinschränkung nicht gerechtfertigt erscheint (Peiper et al. 1998). Vorwiegend wegen der Schmerzhaftigkeit sollten jedoch starke abrupte Belastungen bis zu dem o. a. Zeitpunkt möglichst vermieden werden.

Bei Reparation primärer Hernien oder Rezidivhernien unter Verwendung von Netz kann davon ausgegangen werden, dass diese spätestens nach 24 bis 72 Stunden unverschiebbar fixiert sind, wodurch eine weitgehende Stabilität erreicht wird.

Bei größeren Narbenhernien kann davon ausgegangen werden, dass eine ausreichende Stabilität für die normalen Alltagsbelastungen nach ca. 4 Wochen erreicht ist. Hieraus ergeben sich für typischen Bruchoperationen mit ungestörtem Heilverlauf folgende Empfehlungen:
- Primäre Nahtverfahren:
  - ab der 1. Woche: Wandern, Schwimmen, leichte Sportarten,
  - ab der 2. Woche: Radfahren, Joggen,
  - ab der 3. Woche: Fußball, Handball, Leistungssport.
- Primäre Hernien oder Rezidivhernien mit Netzplastik:
  - ab der 1. Woche nach Operation: volle Belastbarkeit.
- Große Narbenhernien:
  - ab der 4. Woche: zunehmende Belastbarkeit.

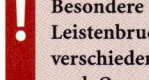 Besondere Aufmerksamkeit muss der schmerzbedingt eingeschränkten Reaktionszeit nach einer Leistenbruchoperation geschenkt werden. Auch wenn hierzu divergierende Empfehlungen und verschiedene Untersuchungen vorliegen, kann das Führen eines Kraftfahrzeuges erst ab 7 Tage nach Operation empfohlen werden (Wilson et al. 1998; Wright et al. 2002).

Dauer der Arbeitsunfähigkeit
Die Dauer der Arbeitsunfähigkeit richtet sich wesentlich nach der Art der Tätigkeit, nach Leistenhernienoperationen kann zumeist ab 2 bis 3 Wochen nach Operation wieder gear-

beitet werden. Bei größeren Rezidiv- und Narbenhernien tritt die Arbeitsfähigkeit naturgemäß später ein (Callesen et al. 1999)

Verhalten bei Hodenschwellung nach Leistenbruchoperation

Tritt bereits in den ersten Stunden nach Leistenbruchoperation eine schmerzhafte Hodenschwellung auf, so kann durch eine dopplersonographische Untersuchung der Hodendurchblutung die Ursache objektiviert werden. Liegt eine intraoperative Gefäßverletzung mit Wahrscheinlichkeit nicht vor, so erscheint eine sofortige Revision zum Ausschluss bzw. zur Beseitigung einer venösen Abflussbehinderung indiziert. Wird eine Schwellung erst nach mehreren Tagen – dann häufig schmerzlos – bemerkt, ist der Zeitpunkt für eine operative Intervention bereits verstrichen, und es kommt über ein Stadium der Vergrößerung des Hodens mit weicher Konsistenz zu allmählicher Schrumpfung des Hodens im Sinne einer ischämischen Orchitis. Hier kann die Indikation zur Hodenentfernung gegeben sein, wenn Zeichen einer Infektion auftreten.

Zu unterscheiden von einer Hodenschwellung ist eine Schwellung (Hämatom) der Skrotalhüllen, die harmlos ist, sofern sie nicht wegbereitend für eine Infektion wirkt. Ein Hochlagern des Skrotums erscheint günstig.

Verhalten bei Ausbildung von Hämatomen

Kleinere Hämatome werden durch konservative Maßnahmen (Resorptionsförderung) behandelt, größere, insbesondere sich rasch nach Operation entwickelnde Hämatome müssen operativ revidiert werden. Hierbei muss ein Defekt größerer Gefäße ausgeschlossen werden. Auch die alleinige Hämatomausräumung wirkt sich bereits günstig auf den Heilungsverlauf aus.

Verhalten bei Serombildung

Serome nach Hernienreparation treten durch die Zunahme der Verfahren mit Netzimplantation gehäuft auf. Aufgrund der durch die alloplastischen Materialien induzierten Fremdkörperreaktion ist eine Serombildung um das Implantat die Regel. Bei kleineren Flüssigkeitsansammlungen kann die Resorption abgewartet werden, größere Serome lassen sich meist durch ggf. zu wiederholende sonographisch kontrollierte Punktion unter sterilen Kautelen adäquat behandeln.

Vorgehen bei Verdacht auf Infektion bei Nahtverfahren

Eine Wundinfektion bedeutet eine erhebliche Gefahr für die Suffizienz der entscheidenden Fasziennaht. Bei Verdacht auf Infektion soll deshalb frühzeitig Haut- und Subkutangewebe breit eröffnet werden, um die Infektion rasch zu begrenzen. Bei subfaszialer Infektion soll möglichst eine Spüldrainagenbehandlung begonnen werden. In allen Fällen einer Infektion erscheint eine Antibiotikagabe indiziert. Ggf. muss eine erneute Reparation nach Abheilung des Infektes durchgeführt werden, hier gelten die in Abschn. 4.1.2.2 genannten Regeln.

Vorgehen bei Verdacht auf Infektion nach Netzimplantation

Die Infektion eines PTFE-Netzes führt zwangsläufig zur Netzexplantation, Polypropylen-Netze können zumeist in situ belassen werden. Aus der den allgemeinen Regeln der septischen Chirurgie folgenden offenen Wundbehandlung mit großzügiger Freilegung zur Schaffung eines Abflusses bei präfaszial implantierten Netzen oder der bei präperitoneal implantierten Netzen notwendigen Spüldrainagenbehandlung ergibt sich zumeist eine lange Behandlungsdauer (Deysine 1998; Mann et al. 1998; Petersen et al. 2001).

Leistenschmerzen nach Operation

Abzugrenzen sind chronische, persistierende Leistenschmerzen von den einzelnen Nerven zuzuordnenden Nervenirritationssyndromen des N. ilioinguinalis oder des R. genitalis des N. genitofemoralis. Hier sollte sich nach neurologischer Zuordnung und Infiltration von Lokalanästhetika sofortige, vollständige Beschwerdefreiheit einstellen. Führt eine wiederholte Infiltration gekoppelt mit symptomatischer Schmerztherapie und elektrophysiologischer Blockierung nicht zur anhaltenden Beschwerdefreiheit, so ist einer operativen Revision mit Resektion und Ligatur der entsprechenden Nerven der Vorzug vor einer alleinigen Neurolyse zu geben (Amid 2002).

Vorgehen bei frühem Rezidiv

Kommt es nach endoskopischer Hernienreparation innerhalb von 48 bis 72 Stunden zu einer erneuten Vorwölbung in der Leistenregion, so ist ein Pseudorezidiv sonographisch von einem echten frühen Rezidivs abzugrenzen. Das Pseudorezidiv entsteht durch Serombildung in einem nicht durch Raffnähte verkleinerten direkten parietalen Bruchsack, hier ist ein konservatives Vorgehen oder aber die Abpunktion erfolgreich. Bei einem echten Rezidiv ist zumeist eine Netzdislokation ursächlich. Hier kann eine erneute endoskopische Revision mit Neuplatzierung des Netzes aussichtsreich sein. Bei allen anderen Frührezidiven sollte eine Reoperation erst ca. 2 bis 4 Monate nach Erstoperation erfolgen. Es gelten dann die in Abschn. 4.2.2.3 genannten Regeln (Felix et al. 1998; Sayad et al. 1998).

Probleme nach Netzimplantation

Zahlreiche Patienten beklagen nach Hernienoperationen weiter bestehende Beschwerden im Bereich der operierten Region, ohne das diese einer speziellen Ursache zuzuordnen sind. Sie können jedoch durch die nachgewiesene persistierende Fremdkörperreaktion auf das implantierte alloplastische Material hervorgerufen sein. Sollte eine konservativanalgetische Behandlung hier nicht greifen, so bleibt schlussendlich nur die Entfernung des Netzes. Weitere mit dem Netz assoziierte Probleme sind die Migration und die Ausbildung von Fisteln. Auch hier ist letztlich nur eine Explantation des Netzes hilfreich (Klinge et al. 1999; Heise et al. 1998; Welty et al. 2001).

4.7
Spezielle Gesichtspunkte der Indikation und Operation bei kindlichen Hernien

Leistenhernien

Bei der Leistenhernie des Kindes handelt es sich praktisch immer um eine indirekte, laterale Hernie als Ausdruck eines nichtobliterierten Processus vaginalis, der sich mit Baucheingeweiden gefüllt hat. Besteht der Bruchsackinhalt hingegen aus Flüssigkeit, liegt eine Hydrozele vor.

Die Operationsindikation ist generell und unabhängig vom Alter des Kindes gegeben, da eine spontane Rückbildung einer Leistenhernie äußerst selten ist. Bei der Diagnose einer kindlichen Leistenhernie müssen die Angaben der Eltern und des Hausarztes mit einbezogen werden, da die Bruchbildung im Krankenhaus ggf. klinisch nicht nachweisbar ist.

 CAVE Bei Verdacht auf Austritt des Ovars in den Leistenkanal ist die sofortige Operation angezeigt, eine Reposition kann zu erheblicher Traumatisierung führen.

Nach Reposition von inkarzerierten Leistenhernien sollte die Operation nach Abklingen des begleitenden Ödems am Folgetage durchgeführt werden, bis dahin sollte eine stationäre Behandlung erfolgen. Da im Kindesalter keine Schwäche von Faszie oder Muskulatur besteht, erfolgt therapeutisch ausschließlich eine Abtragung des Bruchsacks und eine hohe Durchstechungsligatur mit PGS 4–0, wozu eine vollständige Eröffnung der Externusaponeurose meist nicht nötig ist. Ist der innere Leistenring sehr weit, muss der M. obliquus internus zusätzlich mit 1 bis 2 Nähten am Leistenband fixiert werden. Nach fortlaufendem Verschluss der Externusaponeurose und Hautnaht erfolgt zum Abschluss durch Zug am Hoden die erneute Streckung des Samenstranges. Findet sich gleichzeitig intraoperativ ein Leistenhoden, wird dieser intraoperativ in das Skrotum verlagert und dort pexiert.

Bei Mädchen erfolgt die Freilegung prinzipiell gleich, besonders wichtig ist hier die Inspektion des Bruchsackinhaltes, da hier häufig das Ovar zu liegen kommt. Nach Reposition muss der Bruchsack wegen des hier adhärenten Lig. rotundum mit einer Durchstechungsnaht am M. obliquus internus fixiert werden.

Prinzipiell ist eine laparoskopische Durchführung des Eingriffes möglich, jedoch scheint diese wegen allenfalls geringer kosmetischer Vorteile nicht indiziert. Häufig liegen beidseitig Hernien vor, es gibt Argumente für und gegen eine routinemäßige Exploration der Gegenseite. Im eigenen Vorgehen erfolgt nur die Operation bei manifester Hernie. Die Operation wird heute zumeist als ambulanter Eingriff durchgeführt (Kervancioglu et al. 2000; Levitt et al. 2002; Miltenburg et al. 1998; Montupet et al. 1999; Tackett et al. 1999).

Nabelhernie
Hierbei kann im Gegensatz zur Leistenhernie mit einem Spontanverschluss besonders innerhalb der ersten beiden Lebensjahre, bei kleineren Hernien auch noch bis zum 10. Lebensjahr gerechnet werden. Da zudem Einklemmungserscheinungen eher selten sind, und die Operation einer Nabelhernie im Säuglingsalter ein vergleichsweise größerer Eingriff ist als die einer Leistenhernie, wird die Operationsindikation im Allgemeinen erst nach vollendetem ersten Lebensjahr gestellt. In Einzelfällen kann z. B. wegen dauerhaften Bruchaustrittes, sehr dünner Nabelhaut über dem Bruch oder bei offensichtlichen Beschwerden eine frühzeitigere Operation angezeigt sein.

Die Operation wird in typischer Weise durchgeführt. Der Hautnabel wird vom Bruchsack freipräpariert, die Bruchpforte wird eröffnet und inspiziert. Es folgt der einschichtige Verschluss von Peritoneum und Faszie unter Verwendung von resorbierbarem Nahtmaterial, die Pexie des Hautnabels an der Faszie und der intrakutane Hautverschluss.

Literatur

Lehrbücher und Übersichtsarbeiten

Collaboration EH (2000) Laparoscopic compared with open methods of groin hernia repair: systematic review of randomized controlled trials. Br J Surg 87(7): 860–867
Collaboration EH (2000) Mesh compared with non-mesh methods of open groin hernia repair: systematic review of randomized controlled trials. Br J Surg 87(7): 854–859
Kremer K, Lierse W, Platzer W, Schreiber HW, Weller S (1994) Chirurgische Operationslehre. Thieme, Stuttgart
Kux M (1997) Hernienoperationen. Johann Ambrosius Barth, Heidelberg Leipzig
N.N. (1999) Incisional hernia: the problem and the cure. J Am Coll Surg 188(4): 429–447
N.N. (2002) Repair of groin hernia with synthetic mesh: meta-analysis of randomized controlled trials. Ann Surg 235(3): 322–332

MRC Laparoscopic groin hernia trial group (1999) Laparoscopic versus open repair of groin hernia: a randomised comparison. Lancet 17; 354(9174): 185–190

Ponka JL (1980) Hernias of the abdominal wall. Saunders, Philadelphia London Toronto

Schumpelick V, Wantz GE (eds) (1995) Inguinal hernia repair. Karger, Basel

Schumpelick V, Kingsnorth G (1999) Incisional hernia of the abdominal wall. Springer, Berlin Heidelberg New York Tokyo

Schumpelick V (2000) Hernien. Thieme, Stuttgart New York

Zitierte Literatur

Abrahamson J (1998) Etiology and pathophysiology of primary and recurrent groin hernia formation. Surg Clin North Am 78(6): 953–972

Amid PK (2002) A 1-stage surgical treatment for postherniorrhaphy neuropathic pain: triple neurectomy and proximal end implantation without mobilization of the cord. Arch Surg 137(1): 100–104

Anthony T, Bergen PC, Kim LT, Henderson M, Fahey T, Rege RV, Turnage RH (2000) Factors affecting recurrence following incisional herniorrhaphy. World J Surg 24(1): 95–100

Arroyo A, Garcia P, Perez F, Andreu J, Candela F, Calpena R (2001) Randomized clinical trial comparing suture and mesh repair of umbilical hernia in adults. Br J Surg 88(10): 1321–1323

Arvidsson D, Smedberg S (2000) Laparoscopic compared with open hernia surgery: complications, recurrences and current trends. Eur J Surg Suppl 585: 40–47

Bageacu S, Blanc P, Breton C, Gonzales M, Porcheron J, Chabert M, Balique JG (2002) Laparoscopic repair of incisional hernia. Surg Endosc 16(2): 345–348

Bay-Nielsen M, Kehlet H, Strand L et al. (2001) Quality assessment of 26,304 herniorrhaphies in Denmark: a prospective nationwide study. Lancet 6; 358(9288): 1124–1128

Beets GL, Dirksen CD, Go PM, Geisler FE, Baeten CG, Kootstra G (1999) Open or laparoscopic preperitoneal mesh repair for recurrent inguinal hernia? A randomized controlled trial. Surg Endosc 13(4): 323–327

Bendavid R (1998) Complications of groin hernia surgery. Surg Clin North Am 78(6): 1089–1093

Bittner R, Leibl B, Kraft K, Schwarz J, Schmedt CG (1998) Update: what is left for laparoscopic hernia repair? Dig Surg 15(2): 167–171

Brierly RD, Hale PC, Bishop NL (1999) Is herniography an effective and safe investigation? J R Coll Surg Edinb 44(6): 374–377

Bucknall T, Cox P, Ellis H (1982) Burst abdomen and incisional hernia: a prospective study of 1129 major laparotomies. Br Med J Clin Res Ed 284: 931–933

Callesen T, Bech K, Nielsen R, Andersen J, Hesselfeldt P, Roikjaer O, Kehlet H (1998) Pain after groin hernia repair. Br J Surg 85(10): 1412–1414

Callesen T, Klarskov B, Bech K, Kehlet H (1999) Short convalescence after inguinal herniorrhaphy with standardised recommendations: duration and reasons for delayed return to work. Eur J Surg 165(3): 236–241

Carbajo MA, Martin del Olmo JC, Blanco JI et al. (1999) Laparoscopic treatment vs. open surgery in the solution of major incisional and abdominal wall hernias with mesh. Surg Endosc 13(3): 250–252

Cassar K, Munro A (2002) Surgical treatment of incisional hernia. Br J Surg 89(5): 534–545

Chung RS, Rowland DY (1999) Meta-analyses of randomized controlled trials of laparoscopic vs conventional inguinal hernia repairs. Surg Endosc 13(7): 689–694

Costanza MJ, Heniford BT, Arca MJ, Mayes JT, Gagner M (1998) Laparoscopic repair of recurrent ventral hernias. Am Surg 64(12): 1121–1125; discussion 1126–1127

Crawford DL, Phillips EH (1998) Laparoscopic repair and groin hernia surgery. Surg Clin North Am 78(6): 1047–1062

Decker D, Lindemann C, Springer W, Low A, Hirner A, von Ruecker A (1999) Endoscopic vs conventional hernia repair from an immunologic point of view. Surg Endosc 13(4): 335–339

Deysine M (1998) Pathophysiology, prevention, and management of prosthetic infections in hernia surgery. Surg Clin North Am 78(6): 1105–1115, viii

Dirksen CD, Beets GL, Go PM, Geisler FE, Baeten CG, Kootstra G (1998) Bassini repair compared with laparoscopic repair for primary inguinal hernia: a randomised controlled trial. Eur J Surg 164(6): 439–447

Felix E, Scott S, Crafton B, Geis P, Duncan T, Sewell R, McKernan B (1998) Causes of recurrence after laparoscopic hernioplasty. A multicenter study. Surg Endosc 12(3): 226–231

Felix EL, Harbertson N, Vartanian S (1999) Laparoscopic hernioplasty: significant complications. Surg Endosc 13(4): 328–331

Ferzli G, Sayad P, Huie F, Hallak A, Usal H (1998) Endoscopic extraperitoneal herniorrhaphy. A 5-year experience. Surg Endosc 12(11): 1311–1313

Ferzli GS, Frezza EE, Pecoraro AM Jr, Ahern KD (1999) Prospective randomized study of stapled versus unstapled mesh in a laparoscopic preperitoneal inguinal hernia repair. J Am Coll Surg 188(5): 461–465

Ferzli G, Sayad P, Vasisht B (1999) The feasibility of laparoscopic extraperitoneal hernia repair under local anesthesia. Surg Endosc 13(6): 588–590

Franklin ME, Dorman JP, Glass JL, Balli JE, Gonzalez JJ (1998) Laparoscopic ventral and incisional hernia repair. Surg Laparosc Endosc 8(4): 294–299

Frankum CE, Ramshaw BJ, White J et al. (1999) Laparoscopic repair of bilateral and recurrent hernias. Am Surg 65(9): 839–842

Frezza EE, Ferzli G (2000) Local and general anesthesia in the laparoscopic preperitoneal hernia repair. JSLS 4(3): 221–224

Gerson LB, Triadafilopoulos G (2001) Is colorectal cancer screening necessary in the preoperative assessment of inguinal herniorrhaphy? A case-control study. Am J Gastroenterol 96(6): 1914–1917

Go PM (1998) Overview of randomized trials in laparoscopic inguinal hernia repair. Semin Laparosc Surg 5(4): 238–241

Grantcharov TP, Rosenberg J (2001) Vertical compared with transverse incisions in abdominal surgery. Eur J Surg 167(4): 260–267

Hamlin JA, Kahn AM (1998) Herniography: a review of 333 herniograms. Am Surg 64(10): 965–969

Hawasli A, Thao U, Chapital A (2002) Laparoscopic transabdominal preperitoneal inguinal hernia repair for recurrent inguinal hernia. Am Surg 68(3): 303–307

Heikkinen TJ, Haukipuro K, Hulkko A (1998) A cost and outcome comparison between laparoscopic and Lichtenstein hernia operations in a day-case unit. A randomized prospective study. Surg Endosc 12(10): 1199–1203

Heise CP, Starling JR (1998) Mesh inguinodynia: a new clinical syndrome after inguinal herniorrhaphy? J Am Coll Surg 187(5): 514–518

Hilgert RE, Dorner A, Wittkugel O (1999) Comparison of polydioxanone (PDS) and polypropylene (Prolene) for Shouldice repair of primary inguinal hernias: a prospective randomised trial. Eur J Surg 165(4): 333–338

Hodgson NC, Malthaner RA, Ostbye T (2000) The search for an ideal method of abdominal fascial closure: a meta-analysis. Ann Surg 231(3): 436–442

Höer J, Klinge U, Schachtrupp A, Tons C, Schumpelick V (2001) Influence of suture technique on laparotomy wound healing: an experimental study in the rat. Langenbecks Arch Surg 386(3): 218–223

Höer J, Lawong G, Klinge U, Schumpelick V (2002) Einflussfaktoren der Narbenhernienentstehung. Retrospektive Untersuchung an 2983 laparotomierten Patienten über einen Zeitraum von 10 Jahren. Chirurg 73: 474–480

Hofbauer C, Andersen PV, Juul P, Qvist N (1998) Late mesh rejection as a complication to transabdominal preperitoneal laparoscopic hernia repair. Surg Endosc 12(9): 1164–1165

Hooker GD, Taylor BM, Driman DK (1999) Prevention of adhesion formation with use of sodium hyaluronate-based bioresorbable membrane in a rat model of ventral hernia repair with polypropylene mesh – a randomized, controlled study. Surgery 125(2): 211–216

Horeyseck G (1997) Abdominal wall hernias(inguinal hernia, incisional hernia). Langenbecks Arch Chir Suppl Kongressbd 114: 86–90

Horgan PG (1998) Overview of nonrandomized studies of laparoscopic hernia repair. Semin Laparosc Surg 5(4): 233–237

Israelsson LA (1998) The surgeon as a risk factor for complications of midline incisions. Eur J Surg 164(5): 353–359

Israelsson LA (1999) Bias in clinical trials: the importance of suture technique. Eur J Surg 165: 3–7

Israelsson LA, Jonsson T (1996) Incisional hernia after midline laparotomy: a prospective study. Eur J Surg 162: 125–129

Jähne J (2001) Chirurgie der Leistenhernie. Chirurg 72: 456–471

Janu PG, Sellers KD, Mangiante EC (1998) Recurrent inguinal hernia: preferred operative approach. Am Surg 64(6): 569–573

Jarhult J, Hakanson C, Akerud L (1999) Laparoscopic treatment of recurrent inguinal hernias: experience from 281 operations. Surg Laparosc Endosc Percutan Tech 9(2): 115–118

Johansson B, Hallerback B, Glise H, Anesten B, Smedberg S, Roman J (1999) Laparoscopic mesh versus open preperitoneal mesh versus conventional technique for inguinal hernia repair: a randomized multicenter trial (SCUR Hernia Repair Study). Ann Surg 230(2): 225–231

Jones RL, Wingate JP (1998) Herniography in the investigation of groin pain in adults. Clin Radiol 53(11): 805–808

Junge K, Klinge U, Prescher A, Giboni P, Niewiera M, Schumpelick V (2001) Elasticity of the anterior abdominal wall and impact for reparation of incisional hernias using mesh implants. Hernia 5(3): 113–118

Juul P, Christensen K (1999) Randomized clinical trial of laparoscopic versus open inguinal hernia repair. Br J Surg 86(3): 316–319

Kald A, Domeij E, Landin S, Wiren M, Anderberg B (2000) Laparoscopic hernia repair in patients with bilateral groin hernias. Eur J Surg 166(3): 210–212

Kapiris SA, Brough WA, Royston CM, O'Boyle C, Sedman PC (2001) Laparoscopic transabdominal preperitoneal (TAPP) hernia repair. A 7-year two-center experience in 3017 patients. Surg Endosc 15(9): 972–975

Kark AE, Kurzer MN, Belsham PA (1998) Three thousand one hundred seventy-five primary inguinal hernia repairs: advantages of ambulatory open mesh repair using local anesthesia. J Am Coll Surg 186(4): 447–455

Kasperk R, Klinge U, Schumpelick V (2000) The repair of large parastomal hernias using a midline approach and a prosthetic mesh in the sublay position. Am J Surg 179(3): 186–188

Kervancioglu R, Bayram MM, Ertaskin I, Ozkur A (2000) Ultrasonographic evaluation of bilateral groins in children with unilateral inguinal hernia. Acta Radiol 41(6): 653–657

Khoury N (1998) A randomized prospective controlled trial of laparoscopic extraperitoneal hernia repair and mesh-plug hernioplasty: a study of 315 cases. J Laparoendosc Adv Surg Tech A. 8(6): 367–372

Kingsnorth AN, Porter CS, Bennett DH, Walker AJ, Hyland ME, Sodergren S (2000) Lichtenstein patch or Perfix plug-and-patch in inguinal hernia: a prospective double-blind randomized controlled trial of short-term outcome. Surgery 127(3): 276–283

Klinge U, Klosterhalfen B, Conze J, Limberg W, Obolenski B, Ottinger AP, Schumpelick V (1998) Modified mesh for hernia repair that is adapted to the physiology of the abdominal wall. Eur J Surg 164(12): 951–960

Klinge U, Klosterhalfen B, Muller M, Ottinger AP, Schumpelick V (1998) Shrinking of polypropylene mesh in vivo: an experimental study in dogs. Eur J Surg 164(12): 965–969

Klinge U, Klosterhalfen B, Muller M, Schumpelick V (1999) Foreign body reaction to meshes used for the repair of abdominal wall hernias. Eur J Surg 165(7): 665–673

Klinge U, Zheng H, Si ZY, Schumpelick V, Bhardwaj RS, Klosterhalfen B (1999) Synthesis of type I and III collagen, expression of fibronectin and matrix metalloproteinases-1 and -13 in hernial sac of patients with inguinal hernia. Int J Surg Investig 1(3): 219–227

Klinge U, Zheng H, Si Z, Schumpelick V, Bhardwaj RS, Muys L, Klosterhalfen B (1999) Expression of the extracellular matrix proteins collagen I, collagen III and fibronectin and matrix metalloproteinase-1 and -13 in the skin of patients with inguinal hernia. Eur Surg Res 31(6): 480–490

Klinge U, Si ZY, Zheng H, Schumpelick V, Bhardwaj RS, Klosterhalfen B (2001) Collagen I/III and matrix metalloproteinases (MMP) 1 and 13 in the fascia of patients with incisional hernias. J Invest Surg 14(1): 47–54

Knook MT, Weidema WF, Stassen LP, van Steensel CJ (1999) Endoscopic total extraperitoneal repair of primary and recurrent inguinal hernias. Surg Endosc 13(5): 507–511

Knook MT, Rosmalen AC, Yoder BE, Kleinrensink GJ, Snijders CJ, Looman CW, Steensel CJ (2001) Optimal mesh size for endoscopic inguinal hernia repair. Surg Endosc 15(12): 1471–1477

Krähenbühl L, Schafer M, Feodorovici MA, Büchler MW (1998) Laparoscopic hernia surgery: an overview. Dig Surg 15(2): 158–166

Krähenbühl L, Schafer M, Schilling M, Kuzinkovas V, Büchler MW (1998) Simultaneous repair of bilateral groin hernias: open or laparoscopic approach? Surg Laparosc Endosc 8(4): 313–318

Kugel RD (1999) Minimally invasive, nonlaparoscopic, preperitoneal, and sutureless, inguinal herniorrhaphy. Am J Surg 178(4): 298–302

Kurzer M, Belsham PA, Kark AE (1998) The Lichtenstein repair. Surg Clin North Am 78(6): 1025–1046

Kurzer M, Belsham PA, Kark AE (2002) Prospective study of open preperitoneal mesh repair for recurrent inguinal hernia. Br J Surg 89(1): 90–93

Larson GM (2000) Ventral hernia repair by the laparoscopic approach. Surg Clin North Am 80(4): 1329–1340

Lavonius MI, Ovaska J (2000) Laparoscopy in the evaluation of the incarcerated mass in groin hernia. Surg Endosc 14(5): 488–489

Leber GE, Garb JL, Alexander AI, Reed WP (1998) Long-term complications associated with prosthetic repair of incisional hernias. Arch Surg 133(4): 378–382

LeBlanc KA (2001) Complications associated with the plug-and-patch method of inguinal herniorrhaphy. Hernia 5(3): 135–138

LeBlanc KA, Booth WV, Whitaker JM, Bellanger DE (2001) Laparoscopic incisional and ventral herniorrhaphy: our initial 100 patients. Hernia 5(1): 41–45

Leibl BJ, Schmedt CG, Schwarz J, Daubler P, Kraft K, Schlossnickel B, Bittner R (1998) A single institution's experience with transperitoneal laparoscopic hernia repair. Am J Surg 175(6): 446–451; discussion 452

Leibl BJ, Schmedt CG, Ulrich M, Kraft K, Bittner R (1999) Laparoscopic hernia repair – the facts, but no fashion. Langenbecks Arch Surg 384(3): 302–311

Leibl BJ, Daubler P, Schmedt CG, Kraft K, Bittner R (2000) Long-term results of a randomized clinical trial between laparoscopic hernioplasty and Shouldice repair. Br J Surg 87(6): 780–783

Leibl BJ, Schmedt CG, Kraft K, Ulrich M, Bittner R (2000a) Recurrence after endoscopic transperitoneal hernia repair (TAPP): causes, reparative techniques, and results of the reoperation. J Am Coll Surg 190(6): 651–655

Leibl BJ, Schmedt CG, Kraft K, Ulrich M, Bittner R (2000b) Scrotal hernias: a contraindication for an endoscopic procedure? Results of a single-institution experience in transabdominal preperitoneal repair. Surg Endosc 14(3): 289–292

Leibl BJ, Schmedt CG, Kraft K, Kraft B, Bittner R (2001) Laparoscopic transperitoneal hernia repair of incarcerated hernias: Is it feasible? Results of a prospective study. Surg Endosc 15(10): 1179–1183

Lepere M, Benchetrit S, Debaert M et al. (2000) A multicentric comparison of transabdominal versus totally extraperitoneal laparoscopic hernia repair using PARIETEX meshes. JSLS 4(2): 147–153

Levitt MA, Ferraraccio D, Arbesman MC, Brisseau GF, Caty MG, Glick PL (2002) Variability of inguinal hernia surgical technique: A survey of North American pediatric surgeons. J Pediatr Surg 37(5): 745–751

Lichtenstein IL (1987) Herniorraphy. A personal experience with 6321 cases. Am J Surg 153: 553–559

Lilly MC, Arregui ME (2002) Ultrasound of the inguinal floor for evaluation of hernias. Surg Endosc 16(4): 659–662

Lorenz D, Stark E, Oestreich K, Richter z (2000) Laparoscopic hernioplasty versus conventional hernioplasty (Shouldice): results of a prospective randomized trial. World J Surg 24(6): 739–745; discussion 745–746

Lotheissen G (1898) Zur Radikaloperation der Schenkelhernien. ZBL Chir 25: 548

Lucas SW, Arregui ME (1999) Minimally invasive surgery for inguinal hernia. World J Surg 23(4): 350–355

Luijendijk RW, Hop WC, van den Tol MP et al. (2000) A comparison of suture repair with mesh repair for incisional hernia. N Engl J Med 10;343(6): 392–398

Macintyre IM (1998) Does the mesh require fixation? Semin Laparosc Surg 5(4): 224–226

Mann DV, Prout J, Havranek E, Gould S, Darzi A (1998) Late-onset deep prosthetic infection following mesh repair of inguinal hernia. Am J Surg 176(1): 12–14

Matsuda T (2000) Diagnosis and treatment of post-herniorrhaphy vs deferens obstruction. Int J Urol, 7 Suppl: 35–38

McGillicuddy JE (1998) Prospective randomized comparison of the Shouldice and Lichtenstein hernia repair procedures. Arch Surg 133(9): 974–978

McGreevy JM (1998) Groin hernia and surgical truth. Am J Surg 176(4): 301–304

McVay CD, Anson, DJ (1942) A fundamental error in current methods of inguinal herniorraphy. Surg Gynecol Obstet 74: 746

Memon MA, Quinn TH, Cahill DR (1999) Transversalis fascia: historical aspects and its place in contemporary inguinal herniorraphy. J Laparoendosc Adv Surg Tech A 9(3): 267–272

Metzger J, Lutz N, Laidlaw I (2001) Guidelines for inguinal hernia repair in everyday practice. Ann R Coll Surg Engl 83(3): 209–214

Miguel PR, Reusch M, daRosa AL, Carlos JR (1998) Laparoscopic hernia repair-complications. JSLS 2(1): 35–40

Millikan KW, Cummings B, Doolas A (2001) A prospective study of the mesh-plug hernioplasty. Am Surg 67(3): 285–289

Miltenburg DM, Nuchtern JG, Jaksic T, Kozinetz C, Brandt ML (1998) Laparoscopic evaluation of the pediatric inguinal hernia – a meta-analysis. J Pediatr Surg 33(6): 874–879

Montupet P, Esposito C (1999) Laparoscopic treatment of congenital inguinal hernia in children. J Pediatr Surg 34(3): 420–423

Moreno-Egea A, Liron R, Girela E, Aguayo JL (2001) Laparoscopic repair of ventral and incisional hernias using a new composite mesh (Parietex): initial experience. Surg Laparosc Endosc Percutan Tech 11(2): 103–106

Mori T, Souda S, Nezu R, Yoshikawa Y (2001) Results of performing mesh plug repair for groin hernias. Surg Today 31(2): 129–132

Nilsson E, Haapaniemi S, Gruber G, Sandblom G (1998) Methods of repair and risk for reoperation in Swedish hernia surgery from 1992 to 1996. Br J Surg 85(12): 1686–1691

Nishimura S, Yoshikawa K, Kawamura T et al. (2000) The mesh plug technique for adult inguinal herniation. Int Surg 85(2): 163–166

Pans A, Albert A, Lapiere CM, Nusgens B (2001) Biochemical study of collagen in adult groin hernias. J Surg Res 95(2): 107–113

Park A, Birch DW, Lovrics P (1998) Laparoscopic and open incisional hernia repair: a comparison study. Surgery. 124(4): 816–821; discussion 821–822

Patino JF, Garcia-Herreros LG, Zundel N (1998) Inguinal hernia repair. The Nyhus posterior preperitoneal operation. Surg Clin North Am 78(6): 1063–1074

Paul A, Korenkov M, Peters S, Kohler L, Fischer S, Troidl H (1998) Unacceptable results of the Mayo procedure for repair of abdominal incisional hernias. Eur J Surg 164(5): 361–367

Peiper C, Junge K, Füting A, Conze J, Bassaly'y P, Schumpelick V (1998) Intraoperative Messung der Nahtkräfte bei der Shouldice-Reparation primärer Leistenhernien. Chirurg 69: 1077–1081

Petersen S, Henke G, Freitag M, Faulhaber A, Ludwig K (2001) Deep prosthesis infection in incisional hernia repair: predictive factors and clinical outcome. Eur J Surg 167(6): 453–457

Ramshaw BJ, Esartia P, Schwab J et al. (1999) Comparison of laparoscopic and open ventral herniorraphy. Am Surg 65(9): 827–831

Rios A, Rodriguez JM, Munitiz V, Alcaraz P, Perez Flores D, Parrilla P (2001) Antibiotic prophylaxis in incisional hernia repair using a prosthesis. Hernia 5(3): 148–152

Robbins AW, Rutkow IM (1998) Mesh plug repair and groin hernia surgery. Surg Clin North Am 78(6): 1007–1023, vi–vii

Rucinski J, Margolis M, Panagopoulos G, Wise L (2001) Closure of the abdominal midline fascia: meta-analysis delineates the optimal technique. Am Surg 67(5): 421–426

Rutkow IM, Robbins AW (1998) Classification systems and groin hernias. Surg Clin North Am 78(6): 1117–1127

Rutkow IM, Robbins AW (1998) The Marlex mesh Perfix plug groin hernioplasty. Eur J Surg 164(7): 549–552

Rutkow IM, Robbins AW (1998) The mesh plug technique for recurrent groin herniorrhaphy: a nine-year experience of 407 repairs. Surgery 124(5): 844–847

Sayad P, Ferzli G (1999) Laparoscopic preperitoneal repair of recurrent inguinal hernias. J Laparoendosc Adv Surg Tech A 9(2): 127–130

Sayad P, Hallak A, Ferzli G (1998) Laparoscopic herniorrhaphy: review of complications and recurrence. J Laparoendosc Adv Surg Tech A 8(1): 3–10

Schmedt CG, Daubler P, Leibl BJ, Kraft K, Bittner R (2002) Simultaneous bilateral laparoscopic inguinal hernia repair: an analysis of 1336 consecutive cases at a single center. Surg Endosc 16(2): 240–244

Schoots IG, van Dijkman B, Butzelaar RM, van Geldere D, Simons MP (2001) Inguinal hernia repair in the Amsterdam region 1994–1996. Hernia 5(1): 37–40

Schultz C, Baca I, Gotzen V (2001) Laparoscopic inguinal hernia repair. Surg Endosc 15(6): 582–584

Shouldice EE (1945) Surgical treatment of hernia. ONT. Med. REV. 4: 43

Smith AI, Sedman PC (1999) Stapled and nonstapled laparoscopic transabdominal preperitoneal (TAPP) inguinal hernia repair. A prospective randomized trial. Surg Endosc 13(8): 804–806

Solorzano CC, Minter RM, Childers TC, Kilkenny JW 3rd, Vauthey JN (1999) Prospective evaluation of the giant prosthetic reinforcement of the visceral sac for recurrent and complex bilateral inguinal hernias. Am J Surg 177(1): 19–22

Stark E, Oestreich K, Wendl K, Rumstadt B, Hagmuller E (1999) Nerve irritation after laparoscopic hernia repair. Surg Endosc 13(9): 878–881

Stelzner F (1988) Theorie und Praxis der fortlaufenden Laparotomienaht (Platzbauch und Narbenhernie). Chirurg 59: 654–660

Tackett LD, Breuer CK, Luks FI et al. (1999) Incidence of contralateral inguinal hernia: a prospective analysis. J Pediatr Surg 34(5): 684–687; discussion 687–688

Toy FK, Bailey RW, Carey S et al. (1998) Prospective, multicenter study of laparoscopic ventral hernioplasty. Preliminary results. Surg Endosc 12(7): 955–959

Trivellini G, Bagni CM, Sollini A, Senni M, Leone S, Contessini Avesani E (2001) Repair of giant hernias using more prosthesis. Hernia 5(3): 124–128

Tschudi JF, Wagner M, Klaiber C et al. (2001) Randomized controlled trial of laparoscopic transabdominal preperitoneal hernioplasty vs Shouldice repair. Surg Endosc 15(11): 1263–1266

Tsimoyiannis EC, Tassis A, Glantzounis G, Jabarin M, Siakas P, Tzourou H (1998) Laparoscopic intraperitoneal onlay mesh repair of incisional hernia. Surg Laparosc Endosc 8(5): 360–362

Turkcapar AG, Yerdel MA, Aydinuraz K, Bayar S, Kuterdem E (1998) Repair of midline incisional hernias using polypropylene grafts. Surg Today 28(1): 59–63

Utrera Gonzalez A, de la Portilla de Juan F, Carranza Albarran G (1999) Large incisional hernia repair using intraperitoneal placement of expanded polytetrafluoroethylene. Am J Surg 177(4): 291–293

van der Hem JA, Hamming JF, Meeuwis JD, Oostvogel HJ (2001) Totally extraperitoneal endoscopic repair of recurrent inguinal hernia. Br J Surg 88(6): 884–886

Vrijland WW, Jeekel J, Steyerberg EW, Den Hoed PT, Bonjer HJ (2000) Intraperitoneal polypropylene mesh repair of incisional hernia is not associated with enterocutaneous fistula. Br J Surg 87(3): 348–352

Vrijland WW, van den Tol MP, Luijendijk RW et al. (2002) Randomized clinical trial of non-mesh versus mesh repair of primary inguinal hernia. Br J Surg 89(3): 293–297

Wantz GE (1998) Giant prosthetic reinforcement of the visceral sac. The Stoppa groin hernia repair. Surg Clin North Am 78(6): 1075–1087

Wantz GE (1998) Incisional hernioplasty with polyester mesh. Arch Surg 133(10): 1137. No abstract available

Wantz GE, Schumpelick V, Chevrel JP, Flament JB, Kingsnorth A, Verhaeghe P (1999) Incisional hernia: the problem and the cure. J Am Coll Surg 188: 429–447

Weber A, Garteiz D, Cueto J (1999) Stoppa-type laparoscopic repair of complex groin defects. Surg Laparosc Endosc 9(1): 14–16

Wellwood J, Sculpher MJ, Stoker D et al. (1998) Randomised controlled trial of laparoscopic versus open mesh repair for inguinal hernia: outcome and cost. BMJ 11; 317(7151): 103–110

Welty G, Klinge U, Klosterhalfen B, Kasperk R, Schumpelick V (2001) Functional impairment and complaints following incisional hernia repair with different polypropylene meshes. Hernia 5(3): 142–147

Whiteley MS, Ray-Chaudhuri SB, Galland RB (1998) Combined fascia and mesh closure of large incisional hernias. J R Coll Surg Edinb 43(1): 29–30

Wilson MS, Irving SO, Iddon J, Deans GT, Brough WA (1998) A measurement of the ability to drive after different types of inguinal hernia repair. Surg Laparosc Endosc 8(5): 384–387

Wright D, O'Dwyer PJ (1998) The learning curve for laparoscopic hernia repair. Semin Laparosc Surg 5(4): 227–232

Wright D, O'Dwyer PJ (1998) Totally extraperitoneal laparoscopic hernia repair. Semin Laparosc Surg 5(4): 217–223

Wright DM, Hall MG, Paterson CR, O'Dwyer PJ (1999) A randomized comparison of driver reaction time after open and endoscopic tension-free inguinal hernia repair. Surg Endosc 13(4): 332–334

Wright BE, Niskanen BD, Peterson DJ et al. (2002) Laparoscopic ventral hernia repair: are there comparative advantages over traditional methods of repair? Am Surg 68(3): 291–295

Wright D, Paterson C, Scott N, Hair A, O'Dwyer PJ (2002) Five-year follow-up of patients undergoing laparoscopic or open groin hernia repair: a randomized controlled trial. Ann Surg 235(3): 333–337

Zieren J, Zieren HU, Jacobi CA, Wenger FA, Muller JM (1998) Prospective randomized study comparing laparoscopic and open tension-free inguinal hernia repair with Shouldice's operation. Am J Surg 175(4): 330–333

Zieren J, Castenholz E, Jacobi CA, Zieren HU, Muller JM (1999) Is mesh fixation necessary in abdominal hernia repair? Results of an experimental study in the rat. Langenbecks Arch Surg 384(1): 71–75

Zieren J, Hoksch B, Wenger FA, Opitz I, Muller JM (2001) Inguinal hernia repair in the new millennium: plug and patch repair with local anesthesia. World J Surg 25(2): 138–141

KAPITEL 5

Haut und Unterhaut

K.D. RUMPF, H. TRECKMANN

Vorbemerkungen

Beim *malignen Melanom* als einem der direkten Beobachtung zugänglichen Tumor sollte am leichtesten eine Früherkennung und Frühbehandlung möglich sein. Die insgesamt ungünstigen Heilungsergebnisse zeigen, dass dies zumindest bislang und in der überwiegenden Zahl der Fälle nicht erreicht wurde.

Eine Gliederung des Melanoms entsprechend seiner biologischen Eigenheiten lässt vermuten, dass etwa 80% dieser Tumoren primär ein horizontales Flächenwachstum aufweisen, bevor die gefährliche und prognostisch ungünstige Tiefeninvasion beginnt. Gerade während der Phase des betont horizontalen Wachstums kann und muss die Frühbehandlung einsetzen. Dies konnte in den letzten Jahren andeutungsweise erreicht werden.

Dabei hat sich die Häufigkeit der Tumoren in den letzten 10 Jahren weltweit verdoppelt, was insbesondere auf eine vermehrte Sonnen- und UV-Strahlenexposition zurückgeführt wird. Die große klinische Bedeutung, die besonders interessante Biologie dieses Tumors, z.T mit spontanen Regressionen, und spezielle immunologische Ansatzpunkte haben zur intensiven Bearbeitung dieses Gebiets geführt. Dazu gehören auch große kontrollierte Studien kooperativer Gruppen. Es wurden viele therapeutische Modalitäten überprüft. Enttäuschend sind letztlich bislang alle Versuche, die Langzeitergebnisse mit systemischer Chemotherapie und/oder unspezifischer Immuntherapie zu verbessern. Spezifische immuntherapeutische Maßnahmen, wie die bei diesem Tumor aussichtsreiche Anwendung monoklonaler Antikörper gegen Tumorspezifitäten, sind derzeit in Erprobung. Nach wie vor kommt der radikalen operativen Behandlung die Hauptbedeutung in der Therapie zu.

Unumstritten akzeptiert ist die operative Entfernung des Primärtumors mit einem der Tumordicke entsprechenden Sicherheitsabstand ebenso wie die radikale Lymphadenektomie im Falle regionärer Lymphknotenmetastasen. Der Stellenwert der elektiven Lymphadenektomie (ELND) wurde jahrelang kontrovers diskutiert. Ihr therapeutischer Nutzen ist nicht erwiesen, und sie hat seit der Einführung der Wächterlymphknotenbiopsie (Sentinel-Lymphknotendissektion, SLND) außerhalb klinischer Studien an Bedeutung verloren (Cascinelli et al. 1998, Sober et al. 2001). Durch den Nachweis okkulter Mikrometastasen stellt die SLND ein aussagekräftiges Staginginstrument dar und erlaubt ein operatives Vorgehen mit entsprechender Abstufung der Radikalität. Ihr möglicher therapeutischer Nutzen ist zurzeit Gegenstand zahlreicher Untersuchungen.

Unter anderen Erkrankungen der Kutis und der Subkutis werden abrissförmig die Chirurgie des *Pilonidalsinus* – in der Operationsmethodik weiterhin nicht einheitlich – sowie einige wichtige Gesichtspunkte der *diagnostischen Lymphknotenentfernung*, v. a. bezüglich der Vermeidung von Komplikationen bei diesem „harmlosen" Eingriff, besprochen.

Anmerkungen

Das maligne Melanom leitet sich von den Pigmentzellen (Melanozyten) des Körpers ab. Da diese sich vermehrt an der Körperoberfläche befinden, ist der Tumor fast immer der direkten Beobachtung und damit im Prinzip einer raschen Diagnostik zugänglich. Gegen die hieraus eigentlich abzuleitende günstige Prognose steht die von Natur aus sehr maligne Potenz dieses Tumorleidens.

Beim malignen Melanom handelt es sich um einen der aggressivsten Tumoren. Er metastasiert rasch und schnell progredient, und er ist einer medikamentösen oder Strahlentherapie kaum zugänglich. Daraus leitet sich der hohe Wert der chirurgischen Behandlung für die Erkrankung ab.

Die Krankheit nimmt weltweit zu. Dies ist ohne Zweifel auf die vermehrte Strahlenexposition durch Abnahme schützender Hüllen der Erdatmosphäre zurückzuführen. Dramatisch ansteigende Erkrankungszahlen in sonnenreichen Gegenden wie Australien und Neuseeland untermauern diesen kausalen Zusammenhang.

Besonders gefährdet scheint der blonde/rothaarige europäische Menschentyp zu sein. Maligne Melanome kommen vorwiegend bei hellhäutigen Menschen vor. Der fatale Erkrankungsanstieg auf dem fünften Kontinent ist verursacht durch beide auslösende Komponenten: vermehrte Exposition ultravioletter Strahlung sowie die Besiedlung Australiens mit Europäern. Heutzutage wird die australische Bevölkerung in staatlich initiierten Kampagnen dazu angehalten, die Haut auch am Strand und beim Sport stets mit Kleidung zu bedecken, besondere Zielgruppen dabei sind Kinder und Jugendliche.

Die Gefährlichkeit des einzelnen Tumors hängt ohne Zweifel von seiner Tiefeninvasion ab. Die Klassifikationen nach Clark und Breslow tragen dem Rechnung, wobei der Tumordicke nach Breslow die höchste prognostische Aussagekraft zukommt (Balch et al. 2000).

Die Operation sollte den Primärherd möglichst radikal, d. h. weit im Gesunden entfernen. Der Wert der Lymphadenektomie, ihre Indikation, ihre möglicherweise prophylaktische Bedeutung und der Ersatz einer Lymphadenektomie durch die Untersuchung des Wächter-Lymphknotens ist in den letzten Jahren breit diskutiert worden.

Ein weiterer Therapieansatz bei Melanomlokalisationen an den Extremitäten ist die hypertherme Chemotherapie-Perfusion. Sie wird nur von wenigen chirurgischen Zentren in palliativer Intention praktiziert. Die Wirksamkeit der früher oft angewandten unspezifischen Immuntherapie hat sich nicht bestätigt. Von den heute eingesetzten Immunmodulatoren wie z. B. Zytokinen und monoklonalen Antikörpern ist Interferon-alpha (INF-alpha) bisher die erste und einzige Substanz, die als adiuvantes Therapeutikum signifikante Vorteile bezüglich der Überlebenszeit und Rezidivfreiheit bietet (Wheatley 2003, Kirkwood 1998).

Zahlreiche Erkrankungen der Haut und ihrer tieferen Schichten beschäftigen den Chirurgen in seinem Alltag permanent, z. B. Abszesse, Atherome, Pyodermien und Sinositiden. Sie sind „Allgemeingut" jeder chirurgischen Ausbildung und Tätigkeit. Sie bedürfen keiner theoretischen Beschreibung. Anders verhält es sich beim Pilonidalsinus oder Steißbeindermoid. Es handelt sich dabei um eine eigenständige tiefreichende Hauterkrankung, die entweder entwicklungsgeschichtlich erklärt werden kann oder sekundär entstanden ist. Sie benötigt eine effektive, d. h. radikale Therapie auf der Basis fundierter Kenntnisse und vor allem einer ausgefeilten Operationstechnik. Diesem Krankheitsbild ist deshalb ein eigenes Unterkapitel gewidmet. Wegen der Rezidivneigung ist eine gute postoperative Versorgung für den Patienten von großer Bedeutung.

5.1
Das maligne Melanom

5.1.1
Diagnostik und Indikation

5.1.1.1
Definition und Stadieneinteilung

Stadieneinteilung des malignen Melanoms (Balch et al. 2001a)

Stadium	Primärtumor (pT)	Regionäre Lymphknoten-metastasen (N)	Fernmetastasen (M)
0	In situ Tumoren	Keine	Keine
IA	<1,0 mm, keine Ulzeration	Keine	Keine
IB	<1,0 mm mit Ulzeration oder Clark Level IV oder V	Keine	Keine
	1,01–2,0 mm, keine Ulzeration	Keine	Keine
IIA	1,01–2,0 mm mit Ulzeration	Keine	Keine
	2,01–4,0 mm, keine Ulzeration	Keine	Keine
IIB	2,01–4,0 mm mit Ulzeration	Keine	Keine
	>4,0 mm, keine Ulzeration	Keine	Keine
IIC	>4,0 mm, keine Ulzeration	Keine	Keine
IIIA	Jede Tumordicke, keine Ulzeration	Mikrometastasen	Keine
IIIB	Jede Tumordicke mit Ulzeration	Mikrometastasen	Keine
	Jede Tumordicke, keine Ulzeration	Bis zu drei Makrometastasen	Keine
	Jede Tumordicke ± Ulzeration	Keine aber Satelliten- und/oder in-transit Metastasen	Keine
IIIC	Jede Tumordicke mit Ulzeration	Bis zu drei Makrometastasen	Keine
	Jede Tumordicke ± Ulzeration	Vier oder mehr Makrometasta-sen oder kapselüberschreitender Lymphknotenbefall oder Satelliten- und/oder in-transit Metastasen mit Lymphknotenbefall	Keine
IV			Fernmetastasen

Melanomklassifikation nach mikroskopischen und histologischen Kriterien (Clark et al. 1969; Braun-Falco et al. 1984)

- Malignes Melanom auf dem Boden der Melanosis circumscripta praeblastomatosa Dubreuilh (Lentigo-maligna-Melanom, LMM)
- Superfiziell spreitendes Melanom (SSM)
- Noduläres Melanom (NM)
- Akrolentiginöses Melanom (ALM), Auftreten nur an den Akren

Tiefeninvasion im histologischen Bild (Clark et al. 1969)

- Stufe I   Innerhalb der Epidermis (oberhalb der Basalmembran)
- Stufe II   In den Papillarkörper reichend (durch die Basalmembran)
- Stufe III Den Papillarkörper anfüllend (bis an die Grenze zwischen Stratum papillare und Stratum reticulare)
- Stufe IV   Bis in das Korium reichend (bis zwischen die Kollagenfasern im Stratum reticulare, Invasion des Stratum reticulare)
- Stufe V   Bis in das subkutane Fettgewebe

Tiefeninvasion in mm Tumordicke (Breslow 1970)

- Stufe I   Tumordicke <0,75 mm
- Stufe II   Tumordicke 0,76–1,5 mm
- Stufe III Tumordicke 1,51–2,25 mm
- Stufe IV   Tumordicke 2,26–3 mm
- Stufe V   Tumordicke >3 mm

T-Klassifikation des Primärtumors beim malignen Melanom (Balch et a. 2001a)

T-Klassifikation	Tumordicke	Weitere prognostische Parameter
Tis		Melanoma in situ, keine Tumorinvasion
Tx	Keine Angabe	Stadium nicht bestimmbar*
T1	<=1,0 mm	a: ohne Ulzeration, Level II–III b: mit Ulzeration oder Level IV oder V
T2	1,01–2,0 mm	a: ohne Ulzeration b: mit Ulzeration
T3	2,01–4,00 mm	a: ohne Ulzeration b: mit Ulzeration
T4	>4,0 mm	a: ohne Ulzeration b: mit Ulzeration

* Fehlen einer Bestimmung der Tumordicke und/oder Ulzeration oder unbekannter Primärtumor.

N-Klassifikation der regionären Lymphknoten beim malignen Melanom (Balch et al. 2001a)

N-Klassifikation	Zahl metastatisch befallener Lymphknoten (LK)	Ausmaß der Lymphknoten-metastasierung
N1	1 LK	a: Mikrometastasierung b: Makrometastasierung
N2	2–3 LK	a: Mikrometastasierung b: Makrometastasierung c: Satelliten oder in-transit Metastasen
N3	>4 LK, Satelliten oder in-transit Metastasen	

M-Klassifikation der Fernmetastasen beim malignen Melanom (Balch et al. 2001a)

M-Klassifikation	Art der Fernmetastasierung	LDH
M1a	Haut, Subkutan oder Lymphknoten	Normal
M1b	Lunge	Normal
M1c	Alle anderen Organmetastasen Jede Art von Fernmetastasierung	Normal Erhöht

Die biologischen Eigenschaften des individuellen Tumors finden ihren Niederschlag naturgemäß in mehreren dieser Einteilungsschemata. Von allen lassen sich prognostische Aussagen ableiten. Die wichtigste Bedeutung der Klassifikationen für Therapie und Prognose hat die TNM-Klassifikation. Sie beinhaltet sowohl die Einteilung nach Breslow als auch die nach Clark und stellt die genaueste deskriptive Krankheitsbeschreibung dar und das individuell.

5.1.1.2
Diagnostik

Strategisches Vorgehen
Typische Melanomerscheinungen am Integument sollten zuerst vom konsultierten Arzt klinisch als solche erkannt bzw. als dringender Krankheitsverdacht ausgesprochen werden. Häufig ist dies der Dermatologe, aber eigentlich jeder Arzt wird von seinen Patienten mit der Frage konfrontiert, ob Hautveränderungen bösartig sein können. Es werden verlässliche Grundkenntnisse in der Melanomdiagnostik erwartet. Alle Menschen tragen eine große Zahl von melanozytären Nävi am Körper. Erschwerend für die Melanomdiagnostik kommt hinzu, dass „harmlose" Nävi ein ganzes Leben lang kommen und auch gehen, also wieder verschwinden. Menschen mit einer Gesamtzahl an Nävuszell-Nävi von >50 haben statistisch ein 4,8fach höheres Melanomrisiko (Braun-Falco et al. 1996).

Vom primär untersuchenden Arzt wird vom Patienten erwartet, dass die Frage nach möglicher Malignität zu einer Anwort mit Entscheidung führt und dass diese Entscheidung richtig ist. Eine falsch-negative Entscheidung wäre fatal. Andererseits ist es nicht denkbar und möglich, dass derart berechtigte Patientenfragen zu einer (sinnlosen) operativen Exzision von als harmlos zu erkennenden Nävi in großem Maße führt. Eine Vorstellung beim Dermatologen ist immer sinnvoll. Ein gutes kooperatives Verhältnis zwischen Dermatologie und lokal zuständiger Chirurgie sollte Basis für die Facharztüberweisung sein.

In der operativen Dermatologie werden Lokalexzisionen an der Haut und ihrer Anhangsgebilde heute zunehmend selbst durchgeführt. Das findet seine natürlichen Grenzen dort, wo tiefere Organanteile oder Organe präparativ freizulegen sind, etwa bei der radikalen Lymphadenektomie ganzer lymphatischer Abfluss-Systeme. Hier ist auch in Zukunft der Chirurg gefragt, der mit seinem subtil erlernten Fachwissen Gefäßfreilegungen, Reparationen, Neurolysen und kompliziertere anatomische Darstellungen in der Tiefe des menschlichen Körpers zu operieren gelernt hat. Fahrlässig wäre ein vom eigenen Ausbildungsstand nicht zu rechtfertigender Anspruch, der nur auf Kosten der Radikalität, also auf Kosten der Gesundheit des Patienten gehen kann.

Die klinische Verdachtsdiagnose eines malignen Melanoms gründet auf Veränderungen von Form, Farbe oder Verhalten meist präexistenter Hautveränderungen (typischerweise von Nävi). Solche von besonders dunkler, blau-schwarzer Farbe bedürfen der besonderen Beobachtung. Die Änderung eines Hautbezirks ist das Entscheidende. Der glatt begrenzte, seit vielen Jahren bestehende Nävus, der an Größe zunimmt, dessen Rand unscharf wird, der in seiner Konsistenz härter wird oder bei Berührung leicht blutet, ist grundsätzlich verdächtig. Auch Farbänderungen, amelanotische Hautflecken als Zeichen von spontanen Rückbildungen oder exophytisches, erhabenes Wachstum erfordern eine ernsthaftere Betrachtung. Spätzeichen sind Krustenbildungen, Blutungen oder Ulzerationen. Auch auf völlig normaler Haut und nicht immer aus einem pigmentiertem Nävus heraus können sich maligne Melanome entwickeln. Auf dem Boden einer Lentigo maligna kommt es oft erst nach Jahrzehnten zu einer malignen Transformation dieser Präkanzerose (Stolz et al. 1994).

Etwa 30% der Patienten beobachten Veränderungen eines Nävus an sich selbst. Einer Früherkennung grundsätzlich zugänglich sind die relativ langsam und primär flächenhaft wachsenden Formen der Lentigo-maligna-Melanome (LMM) und der superfiziell spreitenden Melanome (superficial spreading melanoma; SSM). Sie machen 80% aller Erkrankungen aus. Die noduläre Form des malignen Melanoms weist auch bei relativ früher Erkennung bereits ein ausgedehntes Tiefenwachstum auf. Das führt zu einer grundsätzlich schlechteren Prognose.

Histologische Diagnosesicherung

Beim klinischen Verdacht auf ein Melanom, durch Anamnese und körperliche Untersuchung als wahrscheinlich erkannt, ist der nächste Schritt der Diagnosesicherung die Probeexzision. Sie sollte sachkundig, d.h. bereits radikal durchgeführt werden. Eine nur partielle Entfernung eines verdächtigen Hautareals ist zu vermeiden, wenngleich retrospektive Studien keine Prognoseverschlechterung nachweisen konnten (Bong et al. 2002, Hauschild et al. 2001).

Präoperativ sollte die Tumorausdehnung mit hochauflösendem Ultraschall (20 MHZ) bestimmt werden. Konkret hat die Exzision des verdächtigen Hautareals zunächst knapp, aber sicher dreidimensional im Gesunden zu erfolgen. Im Falle eines dringenden Melanomverdachtes kann die primäre Resektion mit 1 cm Sicherheitsabstand erfolgen. Bei der Planung der Schnittführung sollten die Hautspaltlinien berücksichtigt, allerdings auch die Möglichkeit einer evtl. erforderlichen radikalen Nachexzision bedacht werden.

Führt die nachfolgende histologische Begutachtung zur Sicherung der Diagnose eines malignen Melanoms, sollte möglichst innerhalb eines Monats mit adäquatem Sicherheitsabstand nachreseziert werden.

Auf eine radikale Exzision im Sinne der Tumorchirurgie, d.h. mit einem Sicherheitsabstand von mehr als 1 cm vom äußeren Naevusrand, wird man bei der primären Exzision aus mehreren Gründen verzichten. Größere Resektionsabstände machen unter Umständen plastische Deckungen mit Rotations-/Verschiebelappen erforderlich. Das damit verbundene Risiko von Wundheilungsstörungen ist beim histologischen Nachweis eines harmlosen Naevus nicht gerechtfertigt. Zudem wird die primäre Exzision in der Regel in Lokalanästhesie ambulant durchgeführt. Ein weiteres Argument gegen die primär weite Exzision ist die mit zunehmendem Resektionsabstand stärkere Alteration der Lymphabflusswege, die beim Nachweis eines Malignoms die anschließende SLND erschwert.

Die klinische Verdachtsdiagnose eines Melanoms bedarf immer der histologischen Abklärung. Bei histologisch unklaren Tumoren wird ergänzend eine immunhistochemische Untersuchung (S-100-Protein, HMB 45-Antigen) durchgeführt.

Lymphographien

Die Lymphographie mit lipophilem Kontrastmittel bei bekannter Melanomdiagnose zur Beurteilung einer lymphogenen Metastasierung ist heute obsolet. Ihre routinemäßige Durchführung ist abzulehnen, denn Mikrometastasen werden nicht erkannt. Größere Lymphknotenmetastasen lassen sich mit bildgebenden Verfahren sicherer und weniger invasiv darstellen.

Bei der Technik der Lymphszintigraphie wird der radioaktive Tracer, i.a. an Schwefelkolloid oder an Humalalbumin gebundenes ^{99m}Technetium streng intradermal um den Primärtumor herum injiziert und der Lymphabfluss über eine stationäre Gamma-Kamera dargestellt. Eine Indikation zur präoperativen Lymphszintigraphie ist die Ermittlung eines nicht sicher zugeordneten Lymphabstromgebietes. Bei Lokalisation in den Bereichen Kopf-/Hals und besonders Rumpf/Rücken ist bei medialem Sitz zwischen axillärer und inguinaler Abfluss-Station eine Zuordnung oft nicht sicher möglich. Auch „in-transit-Lymphknoten" zwischen Primärtumor und regionaler Lymphabflussstation lassen sich durch die Lymphszintigraphie präoperativ erkennen (Göhl et al. 1998).

Die Hauptindikation der Lymphabstromszintigraphie besteht heute jedoch in der präoperativen Identifikation des Wächter-(Sentinel-)lymphknotens (SLN), der definiert ist als erster Lymphknoten einer Lymphstation, der über eine den Tumor drainierende Lymphbahn erreicht wird (Morton 1992). Drainiert ein Tumor über mehrere Lymphbahnen, so ist die Identifikation mehrerer Sentinellymphknoten möglich.

Eine weitere intraoperative Identifikation abfließender Lymphbahnen und Lymphstationen ermöglicht die Applikation von Patentblau. Um den Tumor herum wird die Farblösung in mehreren Papeln intradermal injiziert. Der blaue Farbstoff markiert den lymphogenen Abfluss und den sog. Wächterlymphknoten. Dieses Verfahren ermöglicht dem Chirurgen eine visuelle intraoperative Lokalisation und damit eine leichtere Orientierung zur Chirurgie der Lymphabfluss-Stationen. Es können durchaus mehrere Wächterlymphknoten markiert werden! Die positive Identifikationsrate wird mit 86% angegeben (Büchels et al. 1998). Nachteile sind die schwere Erkennbarkeit des leicht gefärbten Knotens durch die Haut. Dies macht ausgedehnte Gewebspräparationen mit Freilegung oft mehrerer Lymphknoten erforderlich, die dann erst inspiziert werden können.

5.1.1.3
Indikation

Operation des gesicherten Melanoms
In den klinischen Stadiem I–III besteht eine eindeutige und dringende Operationsindikation. Alternative Therapiemöglichkeiten bestehen nicht, insbesondere keine mit der Effektivität der Operation vergleichbare Chemotherapie oder Bestrahlung. Im Stadium IV (Primärtumor mit Fernmetastasen) ist unter palliativer Zielsetzung meist ebenfalls eine Operationsindikation gegeben. Sie dient der Verkleinerung der Tumormassen, der Entfernung des Primärherdes zur Abwendung einer ulzerativen Progredienz oder der Symptombeseitigung.

Nach Palliativeingriffen wurden und werden verschiedene Chemotherapiekonzepte, gelegentlich in Kombination mit Interferon in Studien erprobt. Bis auf die Monotherapie mit Dacarbazin (DTIC) können allgemein gültige Behandlungskonzepte nach dem Stand der Ergebnisse jedoch nicht abgeleitet werden (Chiarion Sileni et. al. 2001). Allgemein gültige Behandlungskonzepte können nach dem Stand der Ergebnisse jedoch noch nicht abgeleitet werden. Die früher an großen Zahlen erprobte unspezifische Immuntherapie hat die in sie gesetzten Erwartungen nicht erfüllt. Experimentelle immunologische Ansätze wie Tumorvakzine sind u. U. gerechtfertigt, wenn keine Organmetastasen vorliegen und eine langsame Wachstumskinetik angenommen werden kann.

Eine palliative Strahlentherapie ist indiziert zur lokalen Tumorkontrolle bei isolierten Skelettmetastasen, umschriebener flächenhafter Intransit-Metastasierung oder inoperablen rezidivierenden Lymphknotenmetastasen sowie als Palliation bei multiplen Hirnmetastasen (Seegenschmiedt 1999).

Bei Melanomen an Extremitäten wird in fortgeschrittenen Stadien und bei Metastasen eine hypertherme Extremitäten-Perfusion mit Zystostatika durchgeführt und weiter erprobt (Kettelhack et al. 1996), in Einzelfällen wurden spektakuläre Tumorrückbildungen beobachtet. Der technische Aufwand ist groß, die Gesamtergebnisse teilweise aber auch nicht befriedigend, so dass die Methode auf einige Schwerpunktzentren und Studien konzentriert bleiben sollte.

Viszerale Metastasen eines Organs, insbesondere der Lunge, sollten wenn möglich operativ entfernt werden, ggf. mit vorheriger neoadiuvanter Therapie (Leo et al. 2000).

Unklarer Nävusbefund

Bei klinisch nicht eindeutigem Befund eines melanotisch oder auffallend amelanotischen Hautareals sollte die Exzision im Gesunden erfolgen. Der endgültige histologische Befund nach Paraffin-Einbettung würde im Falle der Diagnose eines malignen Melanoms und dessen genauerer Charakterisierung dann zur stationären Aufnahme des Patienten und zur Radikaloperation als Zweiteingriff (dann in Allgemeinnarkose und mit Exzision des Wächterlymphknotens) führen.

Entfernung von Nävi als Melanomprophylaxe

Bei der enormen Zahl von Nävi verschiedenster Art kann es sich bestenfalls um die prophylaktische Entfernung bestimmter Formen mit möglicherweise erhöhtem Risiko für eine maligne Transformation handeln. Die Ansichten hierüber sind geteilt und haben in den letzten Jahren gewechselt (Welkovic et al. 1987). Sicher ist die Lentigo maligna (Melanosis praecancerosa Dubreuilh) als Präkanzerose zu betrachten und entsprechend zu behandeln. Etwa 20% der Melanome dürften darin ihre Entstehung nehmen, wobei es oft erst nach Jahrzehnten zur malignen Entartung kommt. Weitere 20–30% der Melanome gehen vom Bereich eines präexistenten pigmentierten Nävuszell-Nävus aus. Andere Nävi vom epidermalen oder Grenzflächentyp werden als potentiell gefährdend angesehen (Braun-Falco et al. 1996). Etwa die Hälfte der Melanome nehmen demnach ihren Ursprung in vorher gesunder Haut.

Nicht ausreichend geklärt ist weiterhin die Bedeutung einer chronischen Traumatisierung oder eines unsachgemäßen Behandlungsversuchs von Nävi. Möglicherweise liegt innerhalb eines Nävuszell-Nävus ein für die Entstehung eines malignen Melanoms günstiges „Mikromilieu" vor (Braun-Falco et al. 1986). Es besteht daher die Tendenz zur prophylaktischen Entfernung von Nävi an entsprechend mechanisch exponierten Stellen.

Eine relativ hohe Gefahr der Malignitätsentwicklung wird auch für großflächige pigmentierte Nävuszell-Nävius (Nävi pigmentosi pilosi, Tierzellnävus) angegeben (Greely 1965).

Jede Veränderung von Form und Farbe – besonders ein Dunklerwerden oder eine Umgebung mit rotem Randsaum – sowie das Auftreten von Juckreiz oder gar von Blutungen der Pigmentnävi oder bei anderen pigmentierten, oft schon lange bekannten „Warzen" oder kleinen Tumoren sind als dringende Verdachtsmomente auf Malignität zu werten. Sie erfordern in aller Regel eine Exzision mit histologischer Klärung der Diagnose.

5.1.2
Operative Therapie

5.1.2.1
Behandlungsrichtlinien

Das Behandlungsziel ist die Entfernung des Primärtumors und der befallenen Lymphknoten so rechtzeitig, dass begründete Aussicht auf Heilung besteht (kurative Zielsetzung). Bei bereits diagnostizierten multiplen Fernmetastasen gilt die palliative Zielsetzung, die Entfernung des Primärtumors und tastbarer oder symptomatischer Lymphknotenmetastasen.

Die klinisch Lymphknoten-negativen Patienten ist der Frage nach einer radikalen Lymphadenektomie die Sentinel-node-Diagnostik vorgeschaltet. Ist der Wächterlymphknoten befallen (Stadium III), schließt sich die radikale Lymphadenektomie der abfließenden Lymphknotengruppe an. Ob eine Lymphadenektomie in einer Situation mit palliativer Zielsetzung (Stadium IV) indiziert ist, bleibt der individuellen Entscheidung vorbehalten. Hier gilt als Ziel der Operation die Entfernung sicht- oder tastbarer Tumoranteile, die Beseitigung von Tumorulzerationen oder die palliative Behandlung von Kompressionsproblemen an Nachbarstrukturen.

SLND und Lymphadenektomie – derzeit empfohlenes Vorgehen:

Tumordicke	Lymphknoten klinisch befallen	Sentinel-Lymphknotenbiopsie	Radikale Lymphadenektomie
< 1 mm	Nein	Nein[1]	Nein
	Ja	Nein	Ja
Ab 1 mm	Nein	Ja	Nur bei Metastasennachweis im SLN
	Ja	Nein	Ja

[1] Bei Melanomen mit einer Tumordicke unter 1 mm ist das Metastasierungsrisiko äußerst gering (Bedrosian et al. 2000, Reintgen et al. 1994). Beim Vorliegen zusätzlicher ungünstiger Prognoseparameter (Clark-Level IV/V, Ulzeration oder Regressionszeichen im Primärtumor) kann auch hier eine SLND erwogen werden.

5.1.1.2
Operationstechnik

Exzision des Primärtumors

Eine weite Exzision des Primärtumors sicher im Gesunden unter Mitresektion evtl. vorhandener Satellitenmetastasen (definiert als Metastasen innerhalb von 2 cm Abstand vom Primärtumor) ist auch hier onkologisches Prinzip. Der zu wählende Sicherheitsabstand orientiert sich an der Tumordicke nach Breslow und dem damit verbundenen Metastasierungsrisiko, i. a. sind 2 cm ausreichend. Der mögliche Sicherheitsabstand vom Tumorrand wird anerkanntermaßen zusätzlich von den lokalen Möglichkeiten und der funktionellen Notwendigkeit (z. B. an der Extremität, Gesichtsbereich) bestimmt. Durch den Einsatz der histographischen Chirurgie mit lückenloser Schnittrandhistologie können ggf. kleinere Sicherheitsabstände vertreten und damit in vielen Fällen problematische Defektdeckungen oder Amputationen vermieden werden (Breuninger et al. 1999).

Die Exzision erfolgt im Verlauf einer Spindel unter Mitnahme des Subcutangewebes. In Regionen mit darunter liegender Muskelfaszie wird diese i. a. belassen, um die Defektdeckung zu vereinfachen. Die Mitresektion der Faszie bietet onkologisch keine Vorteile (Kenady et al. 1982; Ross et al. 1998). Ein Primärverschluss der zuvor mobilisierten Haut/Subcutis ist akzeptiert und kosmetisch befriedigend. Die spätere Diagnostik eines möglichen Lokalrezidivs in der Tiefe unter der Narbe lässt sich heute durch bildgebende Verfahren sicher durchführen.

Wenn der ausgedehnte Befund eine primäre Deckung der Exzisionsstelle nicht ermöglicht, wird der Wundrand nach subkutaner Anschrägung auf die Faszie genäht und der verbliebene zentrale Defekt mittels eines Spalthauttransplantates gedeckt. Bei Deckungen eines Hautdefektes an Fußsohle oder Handfläche finden wegen deren besonderer mechanischer Belastung Vollhauttransplantate oder myokutane Lappenplastiken Anwendung. Die Transplantatentnahmen geschehen aus onkologischen Erwägungen grundsätzlich von der kontralateralen, d. h. gesunden Oberschenkel/Glutealregion.

Eine Gliedmaßenamputation ist nur indiziert bei fortgeschrittenen Melanomen an den Akren mit Infiltration von tiefer liegenden Strukturen wie Sehnen, Knochen oder Gefäßen oder mit problematischer Defektdeckung.

Sicherheitsabstände – derzeit empfohlenes Vorgehen (Deutsche Krebsgesellschaft 2002):

Tumordicke	Sicherheitsabstand
<1 mm	1 cm
1–4 mm	2 cm
>4 mm	3 cm

Aufgrund der Ergebnisse prospektiv-randomisierter Studien zu Rezidiv- und Metastasierungsrisiko besteht ein Trend zu weniger radikalem Vorgehen, der seinen Niederschlag in den überarbeiteten Leitlinien der Fachgesellschaften finden wird (Hauschild et al. 2004). Danach reduzieren sich die Resektionsabstände bei in-situ-Melanomen auf 0,5 cm, bei Melanomen bis 2 mm Tumordicke auf 1 cm und bei Melanomen mit über 2 mm Tumordicke auf 2 cm Sicherheitsabstand. Beim Vorliegen von Ulzerationen oder Regressionszeichen im Primärtumor kann auch bei Melanomen unter 2 mm Tumordicke ein Sicherheitsabstand von 2 cm gewählt werden (Hauschild et al. 2004).

Lymphadenektomie

Die bereits erwähnte neue Entwicklung der Methode des intraoperativen lymphatischen Mapping, des Aufsuchens und der Exstirpation des leitenden Wächterlymphknotens (Morton et al. 1992; Hohenberger 1996) hat ein völlig neues Licht in die Strategie der Lymphknotenbehandlung beim malignen Melanom gebracht.

Ist der Wächterlymphknoten tumorzell-negativ, besteht eine 99%ige Wahrscheinlichkeit, dass die übrigen regionalen Lymphknoten ebenfalls negativ sind. Eine radikale Lymphausräumung ist nicht erforderlich.

Bei metastatischem Befall hingegen wird der Eingriff zur radikalen Lymphadenektomie des Kompartments ausgeweitet (Balch 1996). Nach den Empfehlungen von Finck (1982) und Karakousis (1986) wird stets versucht, außer der befallenen Lymphknotengruppe die nächsthöhere und damit makroskopisch nicht mehr befallene Lymphknotengruppe auch zu entfernen. Dies ist wohl nur bei Tumoren der unteren und oberen Extremität in Form der abgestuften inguinalen und iliakalen Lymphknotengruppe sowie axillären Level I–III möglich.

Insgesamt hat der Entschluss zur elektiv-radikalen Lymphknotendissektion heutzutage durch die Technik der intraoperativen Exzision des Wächterlymphknotens einen erheblichen Wandel erfahren. Man wird bei makroskopisch nicht eindeutigem Lymphknotenbefall grundsätzlich die Sentinel-node-Diagnostik vorschalten und nur bei tumorzellpositivem leitendem Lymphknoten weiter operieren. Grundsätzlich gilt, dass nach den vorliegenden Studienergebnissen noch keinesfalls klar ist, welche Patientengruppe von einer elektiven Lymphknotendissektion profitiert (Morton 1991; Veronesi 1977). Die Methode der Biopsie des leitenden Lymphknotens erlaubt auf elegante Weise und onkologisch fundiert, bei bestimmten Patienten auf die große Lymphknotendissektion zu verzichten. Dem Patienten bleiben damit die nicht unbeträchtlichen Komplikationen und Nebenwirkungen erspart. Die Methode sollte deshalb bei allen Melanomen mit mehr als

1 mm Tumordicke vorgeschaltet werden, wenn die Lymphknoten präoperativ erkennbar nicht sicher metastatisch befallen sind.

Zur Technik der Biopsie des Wächter-Lymphknotens (Sentinel - Lymphknoten): Ein radioaktiver Tracer (i. a. eine kolloidale Lösung von ^{99m}Technetium) oder blauer Farbstoff (Patentblau) wird intradermal um den Primärtumorherd injiziert und aus der drainierenden Lymphknotenstation der erste sich szintigraphisch oder blau darstellende Lymphknoten selektiv entfernt. Der Tracer erreicht den SLN in 2–4 h, der Farbstoff wird innerhalb von Minuten bis in den SLN transportiert. Heute kommt zur Lokalisation des SLN primär die szintigraphische Methode zum Einsatz, die Blaufärbung kann zur Erleichterung der Identifikation des SLN im OP-Gebiet zusätzlich eingesetzt werden (Gennari et al. 2000). Bei der Lymphabflussszintigraphie entspricht die Position des SLN der Stelle der höchsten radioaktiven Anreicherung, diese wird auf der Haut markiert. Anschließend gelangt der Patient zur Operation. Hier wird unter Kontrolle mit einem Handgeigerzähler der SLN selektiv gewonnen, ggf. nach vorheriger zusätzlicher Blauinjektion.

Das Präparat wird histologisch untersucht. Makrometastasen stellen sich bereits in der HE-Färbung dar, der Nachweis von Mikrometastasen gelingt häufig erst mit immunhistochemischen Färbungen mit S-100 Protein und HMB-45 (Cochran et al. 2000; Cochran 2000).

Die radikale Lymphknotendissektion wird, wenn indiziert, in zweiter Sitzung durchgeführt, also entweder bei positivem Wächterlymphknoten sekundär oder primär bei tastbarem Lymphknotenbefall. Zur Technik: Die Inzision subinguinal an der Oberschenkelvorderseite geschieht bogig, wobei der Schnitt medial dem Saphena-Verlauf entspricht. Bei gleichzeitigem Entschluss zur iliakalen Lymphadenektomie bevorzugen wir einen zweiten Schnitt ebenfalls halbbogig oberhalb des Leistenbandes, der dem extraperitonealiliakalen Zugang bei der Nierentransplantation entspricht. Wir überschneiden das Gelenk prinzipiell nicht und durchtrennen auch nicht das Leistenband (Abb. 5.1). Alle Lymphknoten und Lymphbahnen werden ausgeräumt, letztere sorgfältig ligiert, um Lymphzysten zu vermeiden. Bei paraortal sich nach kranial fortsetzendem Lymphknotenbefall ist eine Dissektion onkologisch nicht (mehr) sinnvoll.

Postoperativ ist die Neigung zur Ausbildung von tast- und sichtbaren Lymphextravasaten/Lymphzysten im Operationsgebiet häufig. Hier findet die strenge chirurgische Regel Anwendung, solche Zysten nicht zu eröffnen. Eine permanente Lymphfistel wäre sonst die unabwendbare Folge. Lymphzysten werden öfter steril punktiert. Lymphe findet nur dann neue Abflusswege, wenn sie unter Druck gehalten wird.

Indikationsstellung und operatives Verhalten bei der axillären Lymphknotendissektion entspricht den Regeln der inguinalen Lymphknotenausräumung. Der leitende Lymphknoten wird zunächst durch einen begrenzten Horizontalschnitt aufgesucht. Dieser kann bei Bedarf zu einem längeren Horizontalschnitt am Unterrand der Achselhöhle – entsprechend der Axilladissektion in der Mammachirurgie – verlängert werden. Die Fett-/Lymphknotenausräumung der Axilla geschieht anatomiegerecht unter Erhaltung der Nn. thoracodorsalis und thoracicus longus. Ausgeräumt werden Level I und Level II, das seine Grenze an der V. axillaris findet. Diese chirurgische Technik, heute noch Bestandteil jeder chirurgischen Weiterbildung, führt so gut wie nie zum Lymphödem des Arms. Ein Lymphknotenbefall im Level III, also proximal der Axillargefäße, macht eine dortige radikale Lymphadenektomie, evtl. unter Mitresektion der Mm. pectorales, erforderlich. Dieser Eingriff ist allerdings von einer hohen Rate an postoperativen Lymphödemen des Armes gefolgt.

Abb. 5.1.
Schnittführung bei inguinaler, iliakaler und retroperitonealer Lymphknotenausräu-
mung bei Melanom an der
unteren Extremität; *1* bevorzugte kombinierte Schnittführung, *2* getrennte Zugänge, *3* transperitonealer Zugang

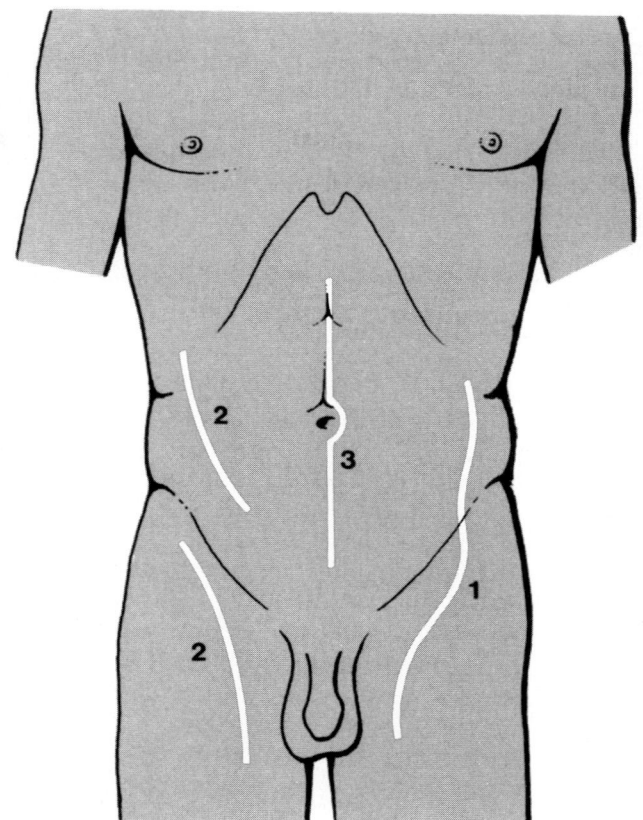

5.1.3
Operationsvorbereitung

Voruntersuchungen	Allgemein	Schema II, s. Kap. 24
	Krankheitsbezogen	Diagnosesicherung: Exzision des verdächtigen Hautareals sicher, aber knapp im Gesunden mit primärer Deckung zur Biopsiegewinnung. Dabei Einplanung eines Zweiteingriffs bei Diagnosebestätigung
	Speziell	Präoperatives Staging: Metastasensuche durch RöThorax, Sonographie von Abdomen und Lymphknoten, Tumormarker PS 100, CT-Abdomen, ggf. auch Becken Bei zentral-neurologischen Symptomen: kraniales CT oder MRT Bei Metastasen evtl. PET
Vorbehandlung		Ggf. Vorbereitung zur Spalthautentnahme
Verschiedenes	Blutkonservenbereitstellung	In der Regel keine; bei ausgedehnter Lymphadenektomie: 2–4 Erythrozytenkonzentrate
	Aufklärung	Besprechung der Operationsausdehnung, ggf. in Abhängigkeit vom intraoperativen Befund, evtl. Notwendigkeit einer Nachoperation Hinweis auf evtl. Notwendigkeit der Lymphadenektomie mit Risiken (Lymphfistel, Lymphödem, Lymphzyste) Hinweis auf evtl. Verschiebelappen oder Spalthautdeckung

5.1.4
Spezielle operationstechnische Gesichtspunkte

5.1.4.1
Tumorentfernung und Defektdeckung

Der melanotische Primärtumor wird scharf mit dem spitzen Skalpell spindelförmig exzidiert. Der Sicherheitsabstand im Gesunden sollte entsprechend der Tumordicke 1–2 cm in alle Richtungen betragen. Er kann in Richtung des Lymphabflusses asymmetrisch spitzwinkelig erweitert werden. Größere Sicherheitsabstände (3–5 cm), wie sie früher als obligatorisch gefordert wurden, führen offenbar nicht zu einer Verbesserung der Ergebnisse und sind meist, z. B. an der Extremität, gar nicht einzuhalten. Diese Empfehlungen sind verlassen. Die Exzision erfolgt bis auf die Faszie, die als natürliche Barriere der Tumorausbreitung belassen wird.

Für den Wundverschluss kommen mehrere Verfahren in Betracht: Ein Primärverschluss durch Direktnaht der Wundränder, ggf. mit leichter Unterminierung derselben, kann vorgenommen werden, wenn er spannungsarm gelingt. Die Gefahr, unter dieser Naht das Auftreten eines lokalen Rezidivs erst spät zu erkennen, erscheint mit den Möglichkeiten bildgebender Verfahren nicht groß. Um dies auszuschließen, wurde früher meist eine Spalthautlappenplastik bevorzugt. Die Alternative einer Verschiebelappenplastik bleibt Situationen vorbehalten, die einen Primärverschluss wegen der Größe des Defekts nicht erlauben. Keinesfalls darf aber bei der Bemessung des Sicherheitsabstandes das Bestreben nach einem direkten Wundverschluss eine Rolle spielen; die Wahl der Methode zum Wundverschluss hat erst nach der davon unbeeinflussten Entfernung des Primärtumors und ggf. der En-bloc-Resektion mit den Lymphabflusswegen zu erfolgen. Besonders am Gesicht sind nach Möglichkeit kosmetisch günstige Schnitt- und Lappenformen zu wählen.

Bei einer Spalthautlappenplastik muss die oft ungenügende Immobilisierung der betreffenden Körperregion berücksichtigt werden: Ob das Transplantat als Gitterplastik oder als durchgehender Lappen angelegt wird, hängt von der persönlichen Erfahrung ab; bei exponierten Regionen ist dem durchgehenden Lappen aus kosmetischen Gründen der Vorzug zu geben. Bei nicht zu immobilisierenden Regionen sind Briefmarkenläppchen am geeignetsten. Entscheidend ist die Bluttrockenheit des Transplantatbetts, die Wundränder können vor Transplantatauflage zur Verkleinerung der Stufenbildung an die Faszie angeheftet werden. Ein leicht komprimierender und möglichst ruhig stellender Verband ist für das Angehen der Transplantate wichtig.

Notizen

5.1.5
Postoperative Therapie

Routinebehandlung	Infusionstherapie Schema I, s. Kap. 25 Keine Antibiotika Thromboembolieprophylaxe mit niedermolekularen Heparinen
Kontrollen	Blutbild, C-reaktives Protein
Verbandswechsel	Erster Verbandswechsel über Spalthauttransplantat an Tag 5, nicht später, um Wundinfekte zu erkennen und offen behandeln zu können, bevor diese sich auf das ganze Transplantat ausweiten
Spezielle Probleme	Ruhigstellung des Transplantatwundgebiets Das operierte Bein wird hochgelagert und auf einer Schaumstoffschiene ruhiggestellt

5.1.6
Spezielle postoperative Probleme

Unvollständiges oder fehlendes Angehen des Spalthautlappens
Abgesehen von technischen Fehlern (zu dickes Transplantat, Blutung im Wundbett u.a.) führt eine häufig nicht erreichbare Ruhigstellung (z.B. am Rücken, Bauchbereich) zu Störungen im Angehen des Transplantats. Eine evtl. zweite Transplantation soll nach ca. 2 Wochen bei guter Wundbettgranulation vorgenommen werden.

Lymphödem, Lymphzyste, Lymphfistel
Je nach Radikalität der Lymphadenektomie droht ein Lymphödem der entsprechenden Extremität. Unter konservativer Therapie (Hochlagern, elastische Kompressionsverbände) ist diese Komplikation meist gering oder vorübergehend.
  Eine lokale Lymphansammlung im Wundbereich (z.B. inguinal) als Lymphzyste kommt häufiger vor. Sie muss mehrfach abpunktiert werden (s. Abschn. 5.1.1.2). Ein lokaler Kompressionsverband ist sinnlos. Keinesfalls sollte man die Lymphzyste eröffnen, da sich dann unweigerlich eine Lymphfistel bildet. Diese schließt sich naturgemäß nicht selbst. Eine externe Fistelöffnung muss mechanisch verschlossen werden. Danach erfolgt die Weiterbehandlung durch wiederholte Punktionen wie bei der Lymphzyste.

Zusatztherapie
S. Abschn. 5.7.

Nachkontrollen
In den ersten 5 Jahren postoperativ ereignen sich 90% der Tumorrezidive. Doch sind beim Melanom auch Spätrezidive nach 5 und mehr Jahren nicht selten (Heite 1976), gerade auch nach Resektion von Tumoren prognostisch günstiger Stadien. Nachresektionen haben gerade bei diesen Verläufen Bedeutung und sollten dann – wenn möglich – in einem frühen, noch asymptomatischen Zeitraum erfolgen. Somit ist eine regelmäßige Kontrolle und Nachsorge gerade nach Resektionen mit kurativer Chance wichtig. Sie soll etwa dreimonatlich stattfinden und neben der genauen klinischen Untersuchung v.a. die Sonographie, in größeren Abständen auch die Computertomographie beinhalten, um regionäre Metastasen zu finden.

Die Konsequenz des frühzeitigen Erkennens von Fernmetastasen (durch Röntgenuntersuchung des Thorax, Knochenszintigraphie, CT u. ä.) hängt hingegen von der künftigen Erfolgsaussicht systemisch-onkologischer Verfahren und der Bedeutung ihres Einsatzes bei asymptomatischen gegenüber symptomatischen Stadien ab. Ähnlich wird man hiervon die Nachuntersuchungsfrequenz nach Resektion mit vermutlich nur palliativem Effekt (Stadium II und III) individuell abhängig machen.

5.1.7
Adjuvante Behandlung

Eine Chemotherapie in adjuvanter Form konnte bis heute keine signifikante Erhöhung der Überlebenszeit oder eine Verringerung der Rezidivraten erbringen (Tilgen 1994). Verschiedenste auch aggressive Chemotherapeutika wurden ausprobiert. Das gleiche gilt für eine neoadjuvante präoperative Vorbehandlung. Unter Wertung der Nutzen-Schaden-Relation kann eine adjuvante Chemotherapie nicht empfohlen werden. Polychemotherapien finden heute keine Anwendung mehr. Ausgenommen hiervon sind therapeutische Versuche von speziellen Arbeitsgruppen mit besonderer Patientenkontrolle in Studien.

Besondere Erwartungen werden an sog. immunmodulatorische Substanzen geknüpft. Nach positiven tierexperimentellen Ergebnissen wird versucht, die Immunantwort des Patienten auf Tumorzellen zu aktivieren. Hierzu werden Substanzen eingesetzt wie Interferone (α- und β-), Interleukin 2 und 6 (Plewig 1994).

Die regionale Chemotherapie als hypertherme Extremitätenperfusion wird erfolgreich in wenigen Zentren praktiziert. Die Einführung von TNF-α in das Perfusionsregime mit oder ohne Interferon scheint für eine erhebliche Verbesserung der Spätergebnisse bei In-transit-Metastasen geführt zu haben (Meyer 1999). Die Indikation ist auf diese spezielle Metastasierung an der Extremität beschränkt und der technische Aufwand ist erheblich. Die Ergebnisse sind in Einzelfällen frappierend positiv, gelegentlich jedoch auch enttäuschend.

Eine Strahlentherapie etwa der Region des exstirpierten Primärtumors zur Verhinderung eines Lokalrezidivs hat nicht zu verlässlich positiven Ergebnissen geführt. Die prophylaktische Bestrahlung der abführenden Lymphknotenstationen ist vor allem wegen der unausweichlichen Ausbildung von Lymphödemen der vorgeschalteten Extremität abzulehnen.

Die unspezifische Immuntherapie, etwa als BCG-Impfung, hat die in sie gesetzten Erwartungen ebenfalls nicht erfüllt. Sie gilt heute als verlassen.

Zur spezifischen Immuntherapie werden autolog oder heterolog Melanomzellen verimpft, die zuvor devitalisiert wurden, z. B. durch ionisierende Strahlen. Sie sollen eine spezielle Immunantwort auf melanomassoziierte Antigene auslösen. Klinisch relevante Ergebnisse dazu liegen noch nicht in dem Maße vor, dass sich hieraus allgemeine Therapieempfehlungen ergeben könnten. Es handelt sich noch um ein experimentelles Verfahren (Tilgen 1994).

5.1.8
Nachsorge

Regelmäßige Tumornachsorgeuntersuchungen im ersten Jahr in 3-monatigen, danach in 6-monatigen Abständen, sind beim kurativ operierten Melanom obligat. 90% der Rezidive treten in den ersten 4 Jahren postoperativ auf. Nachresektionen von lokalen Rezidiven sind sinnvoll, häufig sind sie indiziert, um ein exulzerierendes Tumorwachstum zu vermeiden, aber auch, um dem Willen des den Tumor direkt beobachtenden Patienten zu entsprechen.

Das Auftreten von Fernmetastasen eines malignen Melanoms bedeutet für den Patienten in der Regel eine infauste Prognose. Nach Balch (1996) tritt dies bei 72% aller Patienten mit Primärtumoren über 4 mm Breslow-Tiefe auf. Ein operativer Ansatz zur Entfernung von bekannten Fernmetastasen ist nur dann zu bejahen, wenn dies unter potentiell kurativer Zielsetzung geschehen kann. Alle weitere operative Therapie in der Situation eines progredienten Melanoms dient palliativen Zielen (vgl. Abschn. 5.1.1.3).

5.2
Pilonidalisinus (DD Steißbeindermoid/sakrales Teratom)

Beim Pilonidalsinus oder Steißbeindermoid handelt es sich um eine umschriebene abszedierende und fistelnde Infektion in der Rima ani, 4–5 cm oberhalb des Anus. Poren, Hautgrübchen und subkutane Infiltrate können mehrfach vorhanden sein. Sie können lange Zeit unbemerkt und asymptomatisch bleiben.

Äußere Fistelöffnungen nehmen in der Tiefe ihren Ausgang von einem fistelnden Abszess-System, das sich beim Pilonidalsinus sekundär aus tiefen Infektionen von Hautanhangsgebilden entwickelt hat. Sie sind symptomatisch. Offene Fisteln verschmutzen typischerweise die Wäsche. Fistelsysteme und -abszesse reichen meist in der Subkutis bis zu mehreren Zentimetern tief bis auf das Steißbeinperiost. Verbindungen zur Analregion bestehen so gut wie nicht. Eine Verwechslung mit dem Krankheitsbild der Analfistel ist, von wenigen Ausnahmen abgesehen, nicht möglich.

Bezüglich Ätiologie nahm man früher an, dass diese entzündlichen Reaktionen als Dermoidbildung zystische Überreste des Canalis centralis bilden. In der Tat gibt der Befund in der Tiefe oft dermoidartige Ansammlungen von Hautanhangsgebilden frei. Heute wird zunehmend die Theorie einer erworbenen Störung vertreten (Patey 1969) und somit der Bezeichnung Pilonidalsinus (Haarnest) der Vorzug gegeben. Man nimmt an, dass ein chronisches Trauma wie langes Sitzen auf harter Unterlage (Jeep- oder Motorrad-Krankheit) durch Reibung und Schweißmazeration Haare oder Haarfollikel in die Subkutis verlagert und so Abszesse und Fistelbildungen auslöst. Dieser These wird heute für die allermeisten Fälle der Vorzug gegeben. Dafür spricht auch das häufigere Vorkommen beim männlichen Geschlecht (männlicher Behaarungstyp) und die Krankheitsmanifestation erst ab dem 20. Lebensjahr.

Sehr viel seltener, klinisch jedoch im Erscheinungsbild gleich, ist das entzündlich-fistelnde Steißbeinsyndrom, durch ein echtes Steißbeindermoid ausgelöst. Das Dermoid stellt einen zystischen Überrest des Canalis centralis dar. Die in ihm enthaltenen Keimbahnen sind nur ektodermal ausdifferenziert. Es handelt sich um eine angeborene Fehlbildung, die naturgemäß im Säuglingsalter auftritt und zu einem ähnlichen Erscheinungsbild führt: Zystisch fistelnde Anteile in der Tiefe der Subkutis über dem Steißbein, wobei die Hohlräume Haut und Hautanhangsgebilde enthalten. Die Krankheit ist selten, bei Erwachsenen noch seltener und vom Pathologen kaum gegen den Sinus pilonidalis abzugrenzen.

Differentialdiagnostisch gibt es an gleicher Stelle echte Sakralteratome. Sie sind nicht nur ektodermal, sondern in alle denkbaren Richtungen des Körpergewebes ausdifferenziert. Demzufolge kommen in ihnen neben Hautanhangsgebilden Knochen/knorpelige Anteile, Darm und neurale Ausdifferenzierungen vor.

5.2.1
Klinik

Vorwiegend beim männlichen Geschlecht findet sich der Pilonidalsinus gehäuft zwischen dem 20. und 30. Lebensjahr als umschriebene Raumforderung, die meist durch sekundäre bakterielle Kontamination zu eitriger Einschmelzung, zu infizierter Fistelbildung und zu entsprechenden Schmerzen führt. Ohne Infektion ist der Sinus pilonidalis erkennbar an multiplen Porenbildungen oder blanden äußeren Fistelöffnungen streng in der Rima ani. Der Befund wird dann vom Patienten meist nicht bemerkt. Erst die Infektion führt zur Behandlungsnotwendigkeit.

5.2.2
Operationsindikation

Der akut infizierte und entsprechend schmerzhafte Zustand stellt eine Operationsindikation dar. Das gleiche gilt für das blande, aber rezidivierende Fistelsystem, auch infolge eines Steißbeindermoids/fistelnden Teratoms beim jungen Menschen. In diesen Fällen erfolgt die Sanierung als Elektiveingriff.

Beim großen eitrigen Abszess und/oder phlegmonöser Begleiterkrankung der Umgebung kann die operative Therapie in zwei Schritten erfolgen:
- Abszess-Spaltung,
- radikale Exzision nach Rückgang der akut entzündlichen Veränderungen.

Meist ist dies jedoch nicht erforderlich. Der Prozess lässt sich häufig auch im akuten Entzündungszustand komplett und damit endgültig beseitigen.

Infolge inkompletter Voroperation kommt es häufig zu Rezidivbildungen. Sie müssen naturgemäß nachoperiert werden, dann radikal und gründlich.

5.2.3
Operationsmethoden

Operation im akuten Stadium
Nur der übergroße Abszess oder die Verbindung mit einer Phlegmone des angrenzenden Weichteilgewebes wird im ersten Schritt durch lange Abszess-Spaltung in Kurznarkose behandelt. Der häufigere Befund einer oder mehrerer umschriebener Abszessformationen, oft in Verbindung mit erkennbaren Fistelgängen, lässt sich durchaus primär kurativ behandeln, d. h. der Befund wird nach Abszess-Spaltung, Abszessrevision und Blauanfärbung radikal exzidiert. Stets sicher ist es, die Wunde primär offenzulassen und einer Se-

kundärheilung zu unterziehen. Gelingt es allerdings auch im akuten Entzündungsstadium, Abzess- und Fistelformationen in toto zu exzidieren ohne sie zu eröffnen, dann ist
– nach gründlicher intraoperativer Desinfektion – auch ein Primärverschluss erlaubt und
häufig erfolgreich.

Elektivoperation
Der Eingriff wird in Allgemeinnarkose, meist in Bauchlage, vorgenommen. Operationsziel
ist die totale Entfernung des erkrankten Gewebes. Zunächst wird konzentrierte Methylen-
blau-Lösung unter hohem Druck in eine erkennbare oder rekanalisierte äußere Fistelöffnung eingespritzt. Sodann erfolgt eine knappe ovaläre Umschneidung des betroffenen
Krankheitsareals über dem Steißbein, wobei die nicht von Fistelöffnungen betroffene
Haut sorgsam erhalten wird. Die subtile Exzision allen blau gefärbten Gewebes schafft im
tangentialen Vorgehen eine große Wundhöhle in der Subkutis, die meist bis zum Steißbeinperiost reicht. Mehrfache Desinfektionen und Blutstillungen beenden die Exzision.
    Bleibt durch Anwendung dieser Technik genug Haut erhalten, um eine relativ span-
nungsfreie Adaptation zu erreichen, dann empfiehlt sich der primäre Wundverschluss,
mit oder ohne Redon-Saugdrainage. Die Implantation von mit Gentamicin getränktem
Kollagenvlies (Sulmycin Implant) fördert die primäre Wundheilung.
    Das primäre Offenlassen der Wunde, also die Heilung per secundam, erfordert tägliche
Kamillosan-Sitzbäder und eine Behandlungsdauer von 6 bis 8 Wochen. Dieses mühevolle
Vorgehen kann durchaus auch sekundär gewählt werden, wenn der Versuch eines
primären Wundverschlusses wegen Infektion nicht zum Erfolg führt und die verschlossene Wunde wieder eröffnet werden muss. Dieses Vorgehen geht naturgemäß mit einer Ent-
täuschung des Patienten und seiner Angehörigen einher, so dass manche Chirurgenschu-
len von vornherein eine Sekundärheilung bevorzugen. Man verhindert damit beim Patienten das Bewusstsein, eine Komplikation erlitten zu haben. Dennoch werden bei
nichtinfiziertem Pilonidalsinus Hautverschiebelappenplastiken zur primären Versorgung
angewandt, z. B. die Lappenplastik nach Dufourmentel (Milito et al. 1993; Hasse et al. 1998)
oder die Schwenklappenplastik nach Limberg (Limberg 1946; Jaschke et. al. 2002). Aufgrund des spannungsfreien Hautverschlusses weisen sie eine deutlich höhere primäre
Wundheilungsrate auf als die primäre Naht; eine sehr individuelle Indikationsstellung ist
jedoch zu empfehlen.

5.2.4
Prophylaxe

Patienten mit dieser Erkrankung sind meist stark behaart und neigen zu intertriginöser
Schweißabsonderung. Die regelmäßige hygienische Säuberung der Prädilektionsstellen
(Damm, Achselhöhle, Leisten) sowie das Ausrasieren bei starker Behaarung sowie bei Be-
rufsangehörigen, die viel sitzen und schwitzen scheint eine wirkungsvolle Prophylaxe des
Sinus pilonidalis zu sein (Kiene 1981). Echte Rezidive nach Voroperation sind selten. Meist
handelt es sich um einen nicht ausreichend radikalen Primäreingriff.

Literatur

Balch CM, Buzaid AC, Atkins MB, Cascinelli N, Coit DG, Fleming ID, Houghton A, Jr., Kirkwood JM, Mihm
    MF, Morton DL, Reintgen D, Ross MI, Sober A, Soong SJ, Thompson JA, Thompson JF, Gershenwald JE,
    McMasters KM (2000) A new American Joint Committee on Cancer staging system for cutaneous mela-
    noma. Cancer 88: 1484–1491
Balch CM, Buzaid AC, Soong SJ, Atkins MB, Cascinelli N, Coit DG, Fleming ID, Gershenwald JE, Houghton
    AJ, Kirkwood JM, McMasters KM, Mihm MF, Morton DL, Reintgen DS, Ross MI, Sober A, Thompson JA,
    Thompson JF (2001a) Final version of the American Joint Committee on Cancer staging sytem for cuta-
    neous melanoma. J Clin Oncol 19: 3635–3648
Balch CM, Soong S-J, Wanebott J (1996) Efficacy of an elective regional lymph node dissection. Ann Surg
    224: 225–263
Bedrosian I, Faries MB et al. (2000) Incidence of sentinel node metastasis in patients with thin primary me-
    lanoma with vertical growth phase. Ann Surg Oncol 7/4: 262
Bong JL, Herd RM, Hunter JAA (2002) Incisional biopsy and melanoma prognosis. J Am Dermatol 46:
    690–694
Braun-Falco O, Landthaler M, Konz B, Schmoecke C (1986) Klassifizierung, Diagnose und Differential-
    diagnose maligner Melanome. Chirurg 57: 593–600
Braun-Falco O, Plewig G, Wolff HH (1996) Dermatologie und Venerologie, 4. Aufl. Springer, Berlin Heidel-
    berg New York Tokyo, S 1345–1357
Breslow A (1970) Thickness, cross sectional areas and depth of invasion in the prognosis of cutaneous me-
    lanoma. Ann Surg 172: 902–908
Breuninger H, Schlagenhauff B, Stroebel W, Schaumburg LG, Rassner G (1999) Patterns of local horizontal
    spread of melanomas: consequences for surgery and histopathologic investigation. Am J Surg Pathol 23:
    1493–1498
Büchels HK, Bachter D, Vogt M (1998) Sentinel-Lymphadenektomie beim malignen Melanom. Chirurg 69:
    701–707
Cascinelli N, Morabito A, Santinami M, MacKie RM, Belli F(1998) Immediate or delayed dissection of re-
    gional nodes in patients with melanoma of the trunk: a randomized trial. Lancet 351: 793–796
Chiarion Sileni V, Nortilli R, Aversa SM, Paccagnella A, Medici M, Corti L, Favaretto AG, Cetto GL, Monfar-
    dini S (2001) Phase II randomized study of dacarbazine, carmustine, cisplatin and tamoxifen versus da-
    carbazine alone in advanced melanoma patients. Melanoma Res. 11: 189–196
Clark WH, Mihm MC (1969) Lentigo maligna and lentigo maligna melanoma. Am J Pathol 55: 39–68
Cochran AJ (2000) The pathologist´s role in sentinel lymph node evaluation. Sen Nucl Med 30: 11–17
Cochran AJ, Balda B-R, Starz H, Bachter D, Krag DN, Cruse CW, Pijpers R, Morton DL (2000) The Augsburg
    Consensus. Techniques of Lymphatic Mapping, Sentinel Lymphadenectomy, and Completion Lympha-
    denectomy in Cutaneous Malignancies. Cancer 89: 237–241
Cochran AJ, Balda Bruchsack, Starz H, Bachter D, Krag DN et al. (2000) The Augsburg con-sensus techni-
    ques of lymphatic mapping, sentinel lymphadenectomy, and completion lymphadenectomy in cuta-
    neous malignancies. Cancer 89 (2): 236–241
Deutsche Krebsgesellschaft: Kurzgefasste Interdisziplinäre Leitlinien 2002, 3. Auflage 2002
Finck S, Giuliano AE, Mann BD, Morton DL (1982) Results of iloinguinal dissection for stage II melanoma.
    Ann Surg 196: 180–186
Gennari R, Bartolomei M, Testori A, Zurrida S, Stoldt HS et al. (2000) Sentinel node localization in primary
    melanoma: Preoperative dynamic lymphoscintigraphy, intraoperative gamma probe, and vital dye gui-
    dance. Surgery 127(1): 19–25
Göhl J, Meyer T, Hohenberger W (1998) Löst die Sentinel-Node-Biopsie das Problem der elektiven Lymph-
    knotendissektion beim malignen Melanom? Langenbecks-Arch Chir Suppl II: 1319–1323
Greely PW (1965) Incidence of malignancy in giant pigmented nevi. Plast Reconstr Surg 36: 26–37
Hasse FM, Rademacher C, Bingham K, Löhlein D (1998) Die Dufourmentel-Lappenplastik zur Behandlung
    des chronischen Sinus piloniidalis. Chirurg 69: 663–666
Hauschild A, Eiling S, Lischner S, Haacke T, Christophers E (2001) Sicherheitsabstände bei der Exzision des
    primären malignen Melanoms. Diskussionsvorschläge aufgrund von Ergebnissen aus kontrollierten
    klinischen Studien. Hautarzt 52: 1003–1010
Hauschild A, Lischner S, Kähler K (2004) Malignes Melanom. Operative Therapie des Primärtumors.
    Onkologe 10: 701–709
Hohenberger W, Göhl J, Altendorf-Hofmann A, Meyer Th (1996) Lymphknotendissektionen beim malignen
    Melanom. Chirurg 67: 779–787
Jaschke CW, Mährlein R, Mangold G (2002) Ergebnisse der Behandlung des Sinus piloniidalis durch
    Schwenklappenplastik nach Limberg. Zentralbl Chir 127: 712
Karakousis CP (1986) Die Chemotherapie des malignen Melanoms. Chirurg 57: 606–611
Karakousis CP, Emrich LJ, Driscoll DL, Rao U (1991) Survival after groin dissection for malignant melan-
    oma. Surgery 109: 119–126

Karakousis CP, Hena MA, Emrich LJ, Driscoll DL (1990) Axillary node dissection in malignant melanoma: results and complications. Surgery 108: 10–17

Kenady DE, Brown BW, Mc Bride CM (1982) Excision of underlying fascia with a primary malignant melanoma: effect on recurrence and survival rates. Surgery 92: 615–618

Kettelhack C, Hohenberger P, Schlag PM (1996) Die isolierte hypertherme Extremitätenperfusion beim malignen Melanom mit Melphalan und Tumornekrosefaktor. Langenbecks Arch Chir Suppl II: 127–129

Kiene S (1981) Chirurgische Infektionen an Anus, Rektum und perianaler Region. In: Schmitt W, Kiene S (Hrsg) Chirurgie der Infektionen. Springer, Berlin Heidelberg New York

Kirkwood J, Agarwala SS (1998) Adjuvant systemic therapy. In Balch CM, Houghton AN, Sober AJ, Soong S (eds) Cutaneous Melanoma. Quality Medical Publishing, St. Louis: 451–459

Leo F, Cagini L, Rocmans P, Cappello M, van Geel AN, Maggi G, Goldstraw P, Pastorino U (2000) Lung metastases from melanoma: when is surgical treatment warranted? Br J Cancer 83: 569–572

Limberg AA (1946) Mathematische Grundlagen der Lokallappenplastik an der Oberfläche des menschlichen Körpers. Medgis, Leningrad

Meyer T, Göhl J, Hohenberger W (1999) Ist TNF-alpha notwendig für die hypertherme isolierte Extremitätenperfusion (HILP) maligner Melanome? Dt Ges Chir Kongressbd 1999: 1114–1116

Milito G, Cortese F, Milito MG, Casciani CU (1993) Radikalbehandlung des Sinus pilonidalis mittels Rhombusläppchen-Transposition. Coloproctology 1: 18–20

Morton DL, Wanek L, Nizze JA, Elashoff RM, Wong JH (1991) Improved long-term survival after lymphadenektomie of melanoma metastatic to regional nodes. Ann Surg 214: 491

Morton DL, Wen DR, Wong JH, Economon JS (1992) Technical details of intraoperative lymphatic mapping for early stage melanoma. Arch Surg 127: 392–399

Patey DH (1969) A reappraisal of the aquired theory sacrococcygeal pilonidal sinus. Brit J Surg 56: 463–472

Plewig G, Kandewitz P (1994) Empfehlungen zur Diagnostik, Therapie und Nachsorge: Malignes Melanom. Schriftenreihe des Tumorzentrums München 4

Reintgen D, Cruse CW, Wells K, Berman C et al. (1994) The ordery progression of melanoma nodal metastases. Ann Surg 220: 759

Ross MI, Balch CM (1998) Surgical treatment of primary melanoma. In: Balch CM, Houghton AN, Sober AJ, Soong S-J (eds) Cutaneous melanoma. Quality Medical Publishing, St. Louis, pp 141–153

Seegenschmiedt MH, Keilholz L, Altendorf-Hofmann A, Urban A, Schell H, Hohenberger W, Sauer R (1999) Palliative radiotherapy for recurrent and metastatic malignant melanoma: prognostic factors for tumor response and long-term outcome: a 20-year experience. Int J Radiat Oncol Biol Phys 44: 607–618

Sober AJ, Chuang TY, Duvic M, Farmer ER, Grichnik JM, Halpern AC, Ho V, Holloway V, Hood AF, Johnson TM, Lowery BJ (2001) Guidelines of care for primary cutaneous melanoma. J Am Acad Dermatol 45: 579–586

Stehlin JS, Giovanelli BC, de Ipoly PD, Anderson RF (1979) Eleven years experience with hyperthermic perfusion for melanoma of the extremities. World J Surg 3: 305–307

Stolz W, Landthaler M (1994) Klassifikation, Diagnostik und Differentialdiagnostik des malignen Melanoms. Chirurg 64: 145–152

Tilgen W (1994) Adjuvante und palliative Therapie des Melanoms. Chirurg 65: 153–163

Veronesi U, Adamus J, Aubert C (1982) A randomized trial of adjuvant chemotherapy and immunotherapy in cutaneous melanoma. N Engl J Med 307: 913–916

Veronesi U, Adamus J, Bandiera DC, Brennhovd IO (1977) Inefficacy of immediate node dissection in stage I melanoma of the limbs. N Engl J Med 297: 627

Welkovich B, Schmoeckel C, Landthaler M, Braun-Falco O (1987) Dysplastic nevus syndrome. Arch Dermatol 123: 1280

Wheatley K, Ives N, Hancock B, Gore M, Eggermont A, Suici S (2003) Does adjuvant interferon-alpha for high-risk melanoma provide a worthwhile benefit? A meta-analysis of the randomized trials. Cancer Treat Rep 29: 241–252

KAPITEL 6

Maligne Weichgewebstumoren des Stammes und der Extremitäten

P. VOGT, H.U. STEINAU, D. DRÜCKE

Vorbemerkungen

Neu aufgenommen wurde dieses Kapitel zu Weichgewebssarkomen des Stammes und der Extremitäten. In onkologisch orientierten chirurgischen Kliniken werden auch diese eher seltenen Malignome häufiger gesehen. Gerade ihre spezielle Lokalisation und histopathologischen Eigenheiten erfordern jedoch ein interdisziplinäres onkologisches und plastisch-rekonstruktives Therapiekonzept.

Anmerkungen

Der Begriff „Weichgewebssarkom" bzw. die Synonyme „Weichteilsarkom", „maligner Weichteiltumor" und „maligner Weichgewebstumor" definiert eine inhomogene Gruppe von Tumoren, die nur ca. 1% aller bösartigen Neubildungen ausmacht. Diese Neoplasien zeichnen sich aus durch ein heterogenes biologisches Verhalten, histologische Erscheinungsvielfalt, Unterschiede in Aggressivitätsgrad, zytogenetischen Merkmalen, Ansprechraten auf Chemotherapeutika, Strahlensensibilität, Metastasierungsmuster und Lokalrezidivraten.

   Weichgewebssarkome treten am häufigsten in den proximalen Gliedmaßenabschnitten auf, daneben am Körperstamm, im Retroperitonealraum, der Kopf-Hals-Region, im Mediastinum und den inneren Organen. Weichteilsarkome des Erwachsenen werden bevorzugt nach dem 30. Lebensjahr diagnostiziert. Weichteiltumoren bei Kindern unterscheiden sich in ihrem biologischen Verhalten (Chemotherapiesensibilität) und daher auch den Therapiemodalitäten. Eine Einbindung in pädiatrisch-onkologische Therapiekonzepte ist daher angezeigt.

   Funktionelle und ästhetische Ergebnisse, postoperative Komplikationen, Lokalrezidivraten und möglicherweise auch das Langzeitüberleben hängen von der chirurgischen Technik und Taktik ab: Die onkologiegerechte radikale chirurgische Entfernung ist der entscheidende Faktor für rezidivfreies Langzeitüberleben, mit stadiengerechter plastisch-chirurgischer Wiederherstellung wird eine Vermeidung der früher oft geübten Amputationen und somit eine verbesserte Lebensqualität angestrebt.

   Die Therapieziele plastisch-rekonstruktiver Techniken bei erweiterter Resektion maligner Weichgewebstumoren sind:
- onkologisch adäquate Resektion, R0-Resektion,
- Auffüllung von Hohlräumen,
- Prävention und/oder Therapie von Wundheilungsstörungen,
- sichere Bedeckung alloplastischer Implantate, tendoplastischer Maßnahmen sowie Gefäßrekonstruktionen,
- Behandlung von Bestrahlungsfolgen,
- suffiziente Weichteilbedeckung für Sekundärrekonstruktionen,
- Reduktion der Amputationsindikationen und
- Transplantation und/oder Salvage-Verfahren zur Stumpferhaltung oder -verlängerung.

Aktuelle Erkenntnisse der Pathologie münden in neueren Klassifikationen mit veränderten prognostischen Bewertungen, wobei insbesondere die Unterscheidungsmöglichkeiten der niedrigmalignen Sarkome zu gutartigen Weichteiltumoren am Beispiel des Liposarkoms neue Beachtung gefunden hat.

6.1
Diagnostik und Indikation

6.1.1
Allgemeines

6.1.1.1
Häufigkeit, Topographie

In der Bundesrepublik kommt es zu ca. 900 Neuerkrankungen pro Jahr, was einem Anteil von ca. 0,9% aller Neoplasien entspricht. Weichteilsarkome kommen bei beiden Geschlechtern gleich häufig vor und können in jedem Lebensalter auftreten. Häufigkeitsgipfel bestehen mit 18% bei den unter 30-Jährigen, mit je einem Drittel bei Patienten in der 3./4. und 5./6. Dekade und mit 12% bei über 70-Jährigen (Pack u. Ariel 1958).

Die topographische Verteilung der Weichteiltumoren zeigt eine dominante Lokalisation an den Extremitäten: Leiomyosarkome finden sich vor allem retroperitoneal, Liposarkome vornehmlich an Oberschenkel und Rumpf, Synovialsarkome bevorzugt an der unteren Extremität (Tabelle 6.1). Die proximalen Extremitäten sind am häufigsten betroffen (Ausnahme: Leiomyosarkom). Weichteiltumoren am Stamm sind als prognostisch ungünstiger einzuschätzen.

Die Amputation von Extremitäten ist zugunsten der plastisch-rekonstruktiven Chirurgie auch in Kombination mit neoadjuvanter Radio-/Chemo-Therapie verlassen worden. Diese neuen Therapieoptionen haben die klassischen Amputationsindikationen bei vergleichbarer Überlebensrate und besserer Lebensqualität zunehmend zurückgedrängt (Steinau u. Biemer 1985; Williard et al. 1992; Paz et al. 1992). Auch bei den Sarkomen des Körperstammes lassen sich die durch radikale Resektionen entstehenden Defekte mittels plastisch-chirurgischer Methoden sicher verschließen (Stotter et al. 1988; Germann u. Brüner 2001).

6.1.1.2
Wachstumsverhalten und histologische Klassifikation

Maligne Weichteiltumoren weisen gegenüber anderen bösartigen Geschwülsten einige Besonderheiten im lokalen Wachstumsverhalten auf. So ist das klassische Kriterium der Malignität, das infiltrative Wachstum, bei malignen Weichteiltumoren häufig nicht vorhanden.

Tabelle 6.1. Häufigkeitsverteilung [%] der Lokalisation und Typ der Weichteilsarkome. (Nach Enzinger et al. 1983)

Lokalisation	Fibro-sarkome	MFH	Lipo-sarkome	RMS	LMS	Synovial-sarkome
Kopf, Hals	16	7	5	35	3	1
Mediastinum	1	1	1	1	1	–
Rumpf	17	14	19	19	24	11
Retroperitoneum	8	9	15	5	50	1
Extremitäten	58	69	62	41	22	87

MFH maligne fibröse Histiozytome; *RMS* Rhabdomyosarkome; *LMS* Leiomyosarkome.

Die Bindegewebshülle stellt lediglich eine Pseudokapsel dar, außerhalb derer weiteres Tumorgewebe mikroskopisch gefunden wird (Enzinger u. Weiss 1983). Diese biologische Eigenheit bestimmt somit das onkologiegerechte Vorgehen.

Die Ausbreitung erfolgt überwiegend an Faszienflächen, Muskelsepten und perineuralem Bindegewebe entlang. Multifokales Tumorwachstum besteht vor allem bei Rhabdomyosarkomen und malignen Schwannomen. Metastasierungsfrequenz und -wege unterscheiden sich bei den einzelnen malignen Weichgewebstumoren deutlich. Die histologische Klassifikation der Differenzierung definiert sich nach der Histogenese (Ursprungsgewebe) der einzelnen Tumore. In Bezug auf die Prognose ist es von entscheidender Bedeutung, die einzelnen Subtypen der malignen Weichgewebstumoren zu beachten, da Lokalrezidivraten, klinisches Verhalten und Metastasierungswege innerhalb einer histogenetischen Gruppe stark variieren können. Wegen ihrer Inhomogenität sind einzelne Sarkome nicht selten schwierig zu differenzieren.

Tabelle 6.2. Histopathologisches Grading von Weichgewebssarkomen. (Nach Katenkamp 2000)

Tumordifferenzierung

Score 1	Sarkome mit starker Ähnlichkeit zu Normalgewebe	Gut differenziertes Fibrosarkom Gut differenziertes Liposarkom Gut differenziertes Leiomyosarkom Gut differenzierter maligner peripherer Nervenscheidentumor (MPNST) Gut differenziertes Chondrosarkom
Score 2	Sarkome mit eindeutiger Typisierung	Mäßig differenziertes Fibrosarkom Storiform/pleomorphes malignes fibröses Histiozytom (MFH) Myxoides Liposarkom Dedifferenziertes Liposarkom Mäßig differenziertes Leiomyosarkom Gut differenziertes Angiosarkom Gut differenziertes malignes Hämangioperizytom Mäßig differenzierter MPNST Myxoides Chondrosarkom
Score 3	Undifferenzierte oder gering differenzierte Sarkome, Sarkome mit bekannt schlechter Prognose	Gering differenziertes Fibrosarkom Riesenzelliges/inflammatorisches MFH Pleomorphes Liposarkom Gering differenziertes Leiomyosarkom Pleomorphes Rhabdomyosarkom Gering differenziertes Angiosarkom Mäßig differenziertes malignes Hämangioperizytom Gering differenzierter/epitheloider MPNST Maligner Triton-Tumor Synovialsarkom Mesenchymales Chondrosarkom Extraskelettales Osteosarkom Ewing-Sarkom/Primitiver, neuroektodermaler Tumor (PNET) Maligner rhabdoider Tumor

Mitosezahl		*Tumornekrose*	
Score 1	0 bis 9/10 HPF	Score 0:	Keine Nekrosen
Score 2	10 bis 19/10 HPF	Score 1:	Weniger als 50%
Score 3	Mehr als 20/10 HPF	Score 2:	Mehr als 50%

Malignitätsgrad 1: Score 2 bis 3; Malignitätsgrad 2: Score 4 bis 5; Malignitätsgrad 3: Score 6 bis 8.

Durch die breite Anwendung immunhistochemischer Methoden, die Nutzung zytogenetischer Analysen und die Einführung molekularbiologischer Techniken ist die morphologische Diagnostik von Weichgewebstumoren verbessert und verfeinert worden. Unter Einbeziehung klinischer Befunde und unter Berücksichtigung von Verlaufsbeobachtungen konnten neue Entitäten herausgearbeitet werden, es wurden aber auch manche seit langem bekannte Tumoren neu interpretiert (Katenkamp 2000; Tabelle 6.2).

Die Tumorausdehnung der malignen Weichgewebstumoren wird gemäß der von der UICC 1979 eingeführten Klassifikation nach dem TNM-System bestimmt (Tabelle 6.3). Hierbei wird ein Tumorduchmesser unter 5 cm als T1, von mehr als 5 cm Tumorgröße als T2 bezeichnet. Prognostisch hat die Tumorgröße die führende Bedeutung (Yang et al. 1995).

Tabelle 6.3. TNM-Klassifikation der Weichteilsarkome Erwachsener (nach UICC 1987)

Prätherapeutische klinische Klassifikation	
T	Primärtumor
T0	Kein Anhalt für Primärtumor
T1	Tumor 5 cm oder kleiner
T2	Tumor größer 5 cm
T3	Jede Tumorgröße, klinisch oder radiologisch Befall von Knochen, größeren Gefäßen oder Nerven
N	Lymphknoten
N0	Keine regionären Lymphknoten
N1	Befall regionärer Lymphknoten
M	Fernmetastasen
M0	Keine Fernmetastasen
M1	Fernmetastasen

Gegenwärtig sind mehr als 140 verschiedene Typen gut- und bösartiger Weichgewebstumoren bekannt. Mit der histologischen Diagnose ist allerdings nicht immer eine brauchbare Aussage zum weiteren klinischen Verhalten gegeben. Insbesondere bei malignen peripheren Nervenscheidentumoren, Leiomyosarkomen, Myxofibrosarkomen, Fibrosarkomen und auch allen nicht weiter zu spezifizierenden pleomorphe Sarkomen stellt

Tabelle 6.4. GTNM-Einteilung und Surgical-Staging-System. (Nach Enneking 1986)

GTNM-Einteilung		
Ia	G1T1N0M0	Tumor <5 cm, G1, keine Lymphknotenmetastasen
Ib	G1T2N0M0	Tumor >5 cm, G1, keine Lymphknotenmetastasen
IIa	G2T1N0M0	Tumor <5 cm, G2, keine Lymphknotenmetastasen
IIb	G2T2N0M0	Tumor >5 cm G2 keine Lymphknotenmetastasen
IIIa	G3T1N0M0	Tumor <5 cm, G3, keine Lymphknotenmetastasen
IIIb	G3T2N0M0	Tumor >5 cm, G3, keine Lymphknotenmetastasen
IVa	G1–3T2N0/1M0	Tumor infiltriert Knochen, Nerven, Blutgefäße, mit oder ohne Lymphknotenmetastasen, keine Fernmetastasen
IVb	M1	Tumor mit Fernmetastasen
Surgical Staging System		
IA	Low grade (G1)	Intrakompartimental (T1), keine Metastasen
IB	Low grade (G1)	Extrakompartimental (T2), keine Metastasen
IIA	High grade (G2/3)	Intrakompartimental (T1), keine Metastasen
IIB	High grade (G2/3)	Extrakompartimental (T2), keine Metastasen
III	Any grade	Jede Ausdehnung, Metastasen

Intrakompartimental (T1) intrafasziale Ausdehnung, Finger- oder Zehenstrahl, Wadenregion, anterolateraler Unterschenkel, beuge- und streckseitiger Oberschenkel, Gesäß, beuge- und streckseitiger Unterarm, beuge- und streckseitiger Oberarm; *extrakompartimental (T2)* Tumor überschreitet Faszienloge, Mittel- und Rückfuß, Kniekehle, Leistenregion, intrapelvine Ausdehnung, Mittelhand, Ellenbeuge, Axilla, intraossäre Infiltration.

die histologische Malignitätsgraduierung einen ganz entscheidenden prognostischen Faktor dar (G1, G2, G3; Tabelle 6.4).

Die histologische Klassifizierung gelingt anhand der Probeexzision leider dem Erstuntersucher nicht immer sicher. Die Einholung einer Referenzpathologie ist daher in solchen Fällen dringend zu empfehlen.

Der Malignitätsgrad ermöglicht eine Voraussage der Prognose (einschließlich der Wahrscheinlichkeit einer Metastasierung) und spielt eine Rolle bei der Therapieentscheidung. Leider werden weltweit verschiedene Systeme der Malignitätsgraduierung angewendet, sodass die jeweiligen Ergebnisse nur bedingt miteinander vergleichbar sind. In Europa setzt sich zunehmend die Graduierung der „French Federation of Cancer Centres" durch, die sich auf die zelluläre Differenzierung, die Zahl der Mitosen und das Ausmaß der (histologisch beobachteten) Nekrosen stützt.

Der Malignitätsgrad wird in der histologischen Untersuchung nicht selten durch das Ausmaß der Nekrose unterschätzt, im Hinblick auf die Diagnosefindung muss beim Zuschneiden des Tumors möglichst vitales Gewebe für die histologische Aufarbeitung zur Verfügung stehen (Katenkamp 2000). Somit hat die Qualität und repräsentative Quantität der gewonnen Biopsie (s. unten) entscheidende Bedeutung für die exakte Diagnosestellung und weitere Therapieplanung (Steinau et al. 2001a).

6.1.1.3
Lokalrezidiv, Zweittumor, Residualtumor

Lokalrezidiv, Zweittumor und Residualtumor stellen problematische Situationen dar und erfordern dieselben Sorgfaltskriterien bei der Resektion wie der Primärbefund. Nach ungenügender Erstresektion ist eine entsprechend durch Sicherheitsabstände gekennzeichnete Resektion anzuschließen. Aber auch Lokalrezidiv und Zweittumoren sollten, wenn möglich, primär nachreseziert werden. Für einige Sarkome, wie das Liposarkom besteht bei ungenügender Resektion und Rezidiv eine Tendenz zur Entwicklung schlechter differenzierter Formen (Chang et al. 1989; Johnstone et al. 1994).

6.1.1.4
Kompartmentresektion und weite Exzision

Der Begriff Kompartmentresektion definierte ursprünglich die notwendigen Sicherheitsabstände für Knochentumoren, die wegen möglichen diskontinuierlichen Wachstums nur unter Mitnahme eines ausreichenden Weichteilmantel onkologiegerecht reseziert werden konnten (Enneking 1986). Für Weichgewebssarkome ist dies nicht sinnvoll, da diskontinuierliche Satellitengeschwülste eine Rarität darstellen. Darüber hinaus entsteht durch massive Ausweitungen der Resektion in benachbarte Muskelgruppen eine unvertretbare Morbidität. Somit gilt die sog. weite Exzision zur Seite mit 4 bis 5 cm und zur Tiefe mit 2 cm als ausreichend (Hidalgo u. Carrasquillo 1992). Geringere Abstände oder aggressive Tumoren (G2–G3) erfordern jedoch eine adjuvante Strahlentherapie. Mit diesem Vorgehen kann in über 92% eine lokale Kontrolle über das Tumorwachstum erreicht werden (Brennan 1989).

6.1.1.5
Plastisch-rekonstruktive Chirurgie

Die moderne plastisch-rekonstruktive Chirurgie bietet eine Vielzahl von Rekonstruktionsmöglichkeiten zur Wiederherstellung nach Resektion von Weichgewebssarkomen.

Dabei finden Weichteilplastiken ebenso wie die Funktion wiederherstellende Maßnahmen Anwendung. Mittels plastischer Verfahren lassen sich auch die Bedingungen für die Strahlentherapie verbessern oder deren Folgen lindern (Cordeiro et al. 1994; Serletti et al. 1998).

6.1.2
Diagnostik

6.1.2.1
Anamnese, bildgebende Verfahren

Immer noch kommt es bei der Diagnosestellung von Weichgewebssarkomen zu monatelangen Verzögerungen, da die bestehenden Symptome unter Verdachtsdiagnosen wie Hämatom oder Muskeldistorsion behandelt werden. Die frühzeitige Diagnose eines malignen Weichgewebtumors gestaltet sich nicht zuletzt deshalb in der Praxis schwierig, da oftmals anamnestisch vom Patienten unfallbedingte Schwellungen angegeben werden, die dann zunächst als solche konservativ behandelt werden. In anderen Fällen werden Weichteilsarkome unter dem Verdacht auf Ganglien, Lipome oder Fibrome exzidiert. Häufig wird vom Patienten berichtet, dass es vor geraumer Zeit zu einem Trauma an der jeweiligen Extremität gekommen ist. Nach initialer Beschwerdefreiheit stellen sich sekundäre Symptome wie Nervenalteration oder Gefäßobliteration erst bei Größenzunahme ein.

Für den Erstuntersucher sollte daher ein Tumorwachstum in Muskellogen unter der tiefen Faszie, eine intramuskuläre Ausbreitung, schmerzhafte Infiltration, rasche Größenprogredienz, ein Durchmesser über 5 cm und/oder eine Lokalisation in Leiste, Ellenbeuge oder Poplitealregion den Verdacht auf ein Weichgewebssarkom lenken.

Konventionelle Röntgenuntersuchungen geben nur bedingt Informationen, sonographische Untersuchungstechniken eher den Sitz und die Ausdehnung maligner Weichgewebstumoren an. Als sicherstes bildgebendes Verfahren gilt die Magnetresonanztomographie (MRT) die zu Ausdehnung, Morphologie und Beziehung des Tumors zu benachbarten Strukturen bereits präoperativ entscheidende Anhaltspunkte gibt (Arca et al. 1994). So lassen sich notwendiges Resektionsausmaß und auch die erforderlichen Rekonstruktionsmethoden planen. Verglichen mit der Computertomographie (CT) ergibt die MRT die kontrastreicheren Aufnahmen (Chang 1987). Hochdifferenzierte Liposarkome lassen sich von niedrigdifferenzierten Formen bereits mit den bildgebenden Verfahren der CT und MRT abgrenzen (Jelinek et al. 1993; Halldorsdottir et al. 1982).

6.1.2.2
Probeexzision

Eine aussagefähige histopathologische Untersuchung erfordert eine Gewebemenge von mindestens 2 cm³ aus randständigen Tumorarealen. Die Probengewinnung ausschließlich aus dem Zentrum ergibt wegen der hier oft vorhandenen Nekrosen nichtrepräsentative Gewebestücke und erschwert die Diagnosesicherung (Arca et al. 1994). In spezialisierten onkologischen Zentren mit großer Erfahrungen in der Diagnostik und Therapie von Weichgewebssarkomen werden auch Nadel- oder Stanzbiopsien mit vergleichbaren diagnostischen Ergebnissenn eingesetzt (Heslin et al. 1997). Bei Zweifeln an der Gewinnung repräsentativer Tumorgewebe durch Nadelaspiration ist weiterhin eine offene Biopsie angezeigt. Es sollten möglichst frische, ausreichend große Tumorproben an die Pathologie weitergegeben werden. Die Schnellschnitthistologie gilt wegen häufiger Unsicherheiten und insbesondere einer schwierigen Differentialdiagnose als unzuverlässig. Die bildgebenden Verfahren geben nur sekundäre Hinweise auf die jeweilige Dignität, sind jedoch niemals beweisend. Bis zum Vorliegen des Ergebnisses der feingeweblichen Untersuchung bleibt die Veränderung malignomverdächtig. Dies führt meist dazu, dass es sich bei der Diagnose Weichteilsarkom um einen Zufallsbefund nach Exzisionsbiopsie handelt.

> **!** Bereits bei der Durchführung der Probeexzision muss auf mögliche Rekonstruktionsverfahren Rücksicht genommen werden, um die für einen eventuellen Gewebetransfer wichtigen oberflächliche Arterien und Venensysteme zu schonen (z. B. für den Radialis-Unterarmlappen oder Perforatorlappen an der unteren Extremität; Cordeiro et al. 1994).

Da die Hautspindel direkt über dem Tumor bei der Resektion in jedem Fall mitreseziert wird, empfiehlt es sich, die Probe direkt über dem Maximum des Tumors zu entnehmen. Weiterhin ist darauf zu achten, dass Redondrainagen unmittelbar an der Inzisionsstelle ausgeleitet werden, nicht nur um eine iatrogene Tumorverschleppung, sondern auch um eine unnötige Vergrößerung des Resektionsareals der Haut bei definitiver Resektion zu vermeiden (Steinau et al. 2001a). Liegt der Tumor epifaszial, wird die Diagnose in der Regel unter ambulanten Bedingungen nach Routinetumorexstirpation gestellt. Da die pathologische Erstbefundung eher in Routinelabors erfolgt, ist die Einholung einer Referenzhistologie erforderlich.

> **CAVE** Wegen der hohen Rate an Lokalrezidiven nach initialer unzureichender Resektion ist die adäquate Nachresektion anzuschließen (Zornig et al. 1995).

Die grundsätzliche Anwendung einer adjuvanten Bestrahlung ist weiterhin Gegenstand von Studien (McGrath et al. 1995). Ein positiver Effekt wird für ein präoperative Radiatio bei sehr großen Sarkomen gesehen, insofern als die Resektabilität und lokale Kontrolle verbessert werden (Suit u. Spiro 1994).

6.1.3
Indikationen

6.1.3.1
Kurative Resektion und Rekonstruktion

Nach wie vor gilt die R0-Resektion maligner Weichgewebstumoren als Therapiestandard mit der besten Prognose für die Vermeidung von Lokalrezidiven. Sie ist daher in jedem Falle anzustreben, wenngleich bis heute ein positiver Einfluss lokaler Radikalität auf das Langzeitüberleben nicht nachgewiesen werden konnte (Tanabe et al. 1994; Youssef et al. 2002). Unter dem Aspekt, dass die lokal erhöhte Radikalität die Überlebensrate nicht signifikant beeinflusst, sollte daher auch die Indikation zur Amputation gründlich überdacht werden.

6.1.3.2
Plastisch-rekonstruktive Chirurgie im multimodalen Therapiekonzept

Im multimodalen Behandlungskonzept kommt es in 14–58% der Fälle zu schwerwiegenden Wundheilungsstörungen (Arbeit et al. 1987). Dem Risiko für diese Komplikation ist bei Planung der Resektion und auch hinsichtlich der plastischen Rekonstruktion Rechnung zu tragen.

So kann ein Eingriff im Bestrahlungsfeld, aber auch eine mögliche adjuvante Radiatio eine klare Indikation zur simultanen Weichteilplastik darstellen, da hiermit die Rate postoperativer Wundheilungsstörungen signifikant gesenkt werden kann bzw. eine Radiatio erst überhaupt ermöglicht wird (Barwick 1992). Dies betrifft v.a. die Lokalisationen an Hand und Fuß, sowie in der Nähe der großen Nervenbahnen (Armplexus; Evans et al. 1997).

Neuere Untersuchungen zeigen, dass im multimodalen Konzept mit intraarterieller Chemotherapie mikrovaskulär angeschlossene Lappentransplantate keine höheren Verluste bzw. Komplikationsraten aufweisen (Sadrian et al. 2002).

6.1.3.3
Palliative Chirurgie

Durch geeignete Palliativeingriffe kann auch bei fortgeschrittener, chirurgisch inkurabler Tumorerkrankung die Lebensqualität des Krebskranken durch Beseitigung der Schmerzsymptomatik und Geruchsbelästigung entscheidend verbessert werden. Die Pflege bettlägeriger Patienten wird erleichtert. Selten wird zu diesem Zweck ein ablatives Verfahren indiziert sein (Merimsky 2001).

6.1.3.4
Besonderheiten im Kindesalter

Kindliche Weichgewebssarkome, besonders die, die zur Gruppe der Ewing-Sarkome gehören, sprechen auf neodadjuvante Chemotherapie an. Nach der resultierenden Tumorregression kann dann eine lokale Exzision erfolgen. Voraussetzung ist aber in jedem Fall eine exakte pathologische Diagnose anhand einer ausreichenden und repräsentativen Probeexzision und einer qualifizierten pathologische Beurteilung. Aufgrund der speziellen Bedingungen sollten Weichgewebssarkome im Kindesalter innerhalb pädiatrisch-onkologischer Tumorboards behandelt werden. So verbessert sich die Prognose des kindlichen Rhabdomyosarkoms unter Chemotherapie und Radiatio von 20 auf 52%, bei großen Tumoren des Stadiums III kann die Resektion erleichtert werden (Grosfeld et al. 1983; Grosfeld 1999; Tabrizi u. Letts 1999). Das biologische Verhalten des extraossären Ewing-Sarkoms und des Rhabdomyosarkoms im Kindesalter und deren Ansprechen auf Chemotherapie sind ähnlich. Ein Überleben für mindestens 10 Jahre erscheint am wahrscheinlichsten für Patienten mit einer Tumorlokalisation an Kopf und Hals, Extremitäten, Stamm und solche, die vor einer Chemotherapie eine weitgehende Tumorresektion erhielten (Raney et al. 1997).

6.1.3.5
Indikation zur Amputation

Im Folgenden werden die heute noch bestehenden Indikationen für eine Amputation aufgezeigt:

- ausgedehnte, auch exulzerierende Rezidivtumoren mit Ummauerung der Nervenplexus oder Einbruch in große Gelenke,
- Durchbruch der Membranae interosseae mit Gefäß-, Nerven- und Knocheninfiltration und
- Tumorwachstum durch den Metatarsus oder Metacarpus.

Die Entscheidung sollte immer von einem versierten, interdisziplinären chirurgischen Team getroffen werden, welches alle weichteil- und osteoplastischen Maßnahmen unter Einschluss der Endoprothetik beherrscht (Steinau et al. 1997).

Die Indikation für eine Amputation besteht erst dann, wenn bei guter Gesamtprognose eine lokale Sanierung anderweitig nicht möglich erscheint oder sich durch ausgedehntes Wachstum mit Ulzeration eine palliative Indikation ergibt. Letzteres gilt insbesondere bei funktionsloser Extremität.

Mit den hier dargestellten operativen Prinzipien der plastisch-rekonstruktiven Chirurgie und adjuvanten Therapiemaßnahmen reduziert sich heute die Indikation auf unter 10%, zumal die Prognose hinsichtlich des Überlebens durch radikalere Vorgehensweisen (z. B. Ablatio) nicht verbessert wird.

Liegt eine Knochenbeteiligung vor, so lassen sich mittels moderner Knochensegmenttransportverfahren heute auch ausgedehnte Knochenbeteiligungen rekonstruieren (Tsuchiya et al. 1997). Auch ein segmentaler Nervenbefall z. B. des N. ischiadicus stellt keine prinzipielle Amputationsindikation mehr dar. Die Gangleistung derartiger Patienten erreicht nach kollateraler sensibler Teil-Reinnervierung der Fußsohle durch Äste des N. saphenus, konsequenter Schuhversorgung und funktioneller Rehabilitation funktionell überlegene Ergebnisse gegenüber der von Patienten nach Amputation. Mittels der mikrochirurgischen Rekonstruktion sind dabei auch atypische oder segmentale Amputationsformen mit funktionellem Gewinn für die Patienten durchführbar (Windhager et al. 1995).

6.2
Operative Therapie

6.2.1
Vorbemerkungen

Neben einer möglichst radikalen Resektion stellt die plastisch-rekonstruktive Chirurgie den derzeitigen Standard in der Behandlung dar. Wegen der relativen Seltenheit extraabdomineller Weichgewebssarkome und ihrer spezifischen Chirurgie sollte ihre Behandlung in spezialisierten Zentren erfolgen, in denen die interdisziplinären Konzepte für die Diagnostik und adjuvante onkologische Therapie vorhanden sind.

Ziel der chirurgischen Therapie maligner Weichgewebstumoren ist es, einerseits beim Ersteingriff eine erweiterte, onkologisch adäquate Tumorresektion zu erzielen und andererseits synchron die Rekonstruktion wesentlicher funktioneller und ästhetischer Strukturen durchzuführen (Steinau et al. 2001b). Die Vorteile dieses Vorgehens liegen in der

Möglichkeit zur sofortigen Wiederherstellung, beschleunigten Rehabilitation und verbesserten Voraussetzungen für adjuvante Therapiemaßnahmen, wie z. B. für die Radio-/Chemo-Therapie. Als Optionen stehen zur Verfügung

- die kurative Gliedmaßen erhaltende R0-Resektion mit funktioneller und ästhetischer Rekonstruktion,
- die kurative Gliedmaßen erhaltende R0-Resektion und neoadjuvante Radio-/Chemo-Therapie (ggf. mit funktioneller und ästhetischer Rekonstruktion),
- der Gliedmaßen erhaltende Palliativeingriff und
- die Amputation unter kurativen oder palliativen Gesichtspunkten

Notizen

6.3
Operationsvorbereitung

6.3.1
Aufklärung

In einem ausführlichen Gespräch müssen dem Patienten das mögliche Ausmaß der Resektion und die resultierenden funktionellen und ästhetischen Defizite erläutert werden. Von besonderer Bedeutung ist die Aufklärung über eine ggf. nicht mögliche Radikalität und die Notwendigkeit adjuvanter Therapieverfahren. Hinzuweisen ist auch auf die durch die Rekonstruktionen entstehenden Hebedefekte an anderer Lokalisation.

6.3.2
Planung der Resektion und Rekonstruktion

Für Extremitäteneingriffe unter Tourniquetkontrolle sind Transfusionen in der Regel nicht erforderlich, es empfiehlt sich aber die eventuelle Einplanung einer Bluttransfusion. Bei Operationen am Stamm können dagegen erhebliche Blutverluste eintreten, insbesondere im Sternalbereich. Für eine adäquate Planung der Resektion und der plastischen Wiederherstellung ist eine sorgfältige Festlegung der möglichen Inzisionen ebenso wichtig wie die Abklärung der Ausdehnung vorhandener Strahlenfelder.

 Inzisionen sollten, wenn immer möglich, die lymphatischen Kollektoren erhalten, um postoperativen Lymphödemen vorzubeugen.

6.4
Spezielle operationstechnische Gesichtspunkte

6.4.1
Resektionstechniken

6.4.1.1
Erweiterte Resektion

Bereits die Lokalisation des malignen Weichgewebstumors hat Einfluss auf den Umfang der notwendigen Resektion und die Notwendigkeit einer Rekonstruktion (Russell et al. 1977).

Bei Tumoren der Thorax- oder Bauchwand sind in der Regel allschichtige Resektionen notwendig, sodass auch hier rekonstruktive Verfahren erforderlich werden können. Im Kopf-Hals-Bereich ist oft aus anatomischen Gründen ein weiter Sicherheitsabstand nicht einzuhalten.

Nach Anzeichnen der Hautresektion unter Einschluss von Drainagestellen erfolgt unter Tourniquetkontrolle oder offener Gefäßokklusion (Leiste) an der Extremität, eine ellipsenförmige Umschneidung der dem Tumor aufsitzenden Hautspindel.

Es ist zu beachten, dass der ehemalige Biopsiezugang und die dazugehörigen Redon-ausstichstellen und -kanälen, bei denen immer eine Tumorverschleppung angenommen werden muss (Abb. 6.1a), in das Resektionsareal miteinbezogen werden. Es folgt die epi-fasziale Präparation des Tumors einschließlich der ihn umgebenden Kapsel in En-bloc-Technik (Abb. 6.1b).

Hierbei ist die onkologisch gerechte R0-Resektion weit im Gesunden mit einem Si-cherheitsabstand von 5 cm zur Seite und 2 cm zur Tiefe gefordert. Der Sicherheitsabstand zur Tiefe kann, je nach anatomischer Gegebenheit, nicht immer eingehalten werden. An-zustreben ist die Mitnahme der umgebenden Muskelgruppen einschließlich Faszien. Bei Sitz des Tumors in Knochennähe muss eine großzügige Deperiostierung erfolgen, ggf. kann eine tangentiale Teildekortikation notwendig werden. Insgesamt ist die Knochenin-filtration der Weichgewebstumoren eher selten. Bei primärer Lokalisation an Finger- oder Zehenstrahl ist die Amputation und Resektion der anatomischen Einheit mit Tenosyno-vektomie, Deperiostierung und Resektion der Gelenkkapsel angezeigt. Liegen Nerven oder Gefäße in enger Nachbarschaft zum Tumor, erfolgen Epineurektomie oder Adven-titiaresektion. Sind diese Strukturen vom Tumor infiltriert, müssen sie reseziert werden. Ob sie primär oder sekundär ersetzt werdenmüssen, hängt von Art und Umfang des Ner-venausfalls und der Möglichkeit einfacher und schneller motorischer Ersatzoperationen ab (Lee et al. 1993).

6.4.1.2
Exzision mit eingeschränktem Sicherheitsabstand, Rezidivchirurgie

Nicht immer können die bei der onkologisch sicheren Exzision geforderten Sicherheits-abstände, vor allem in die Tiefe eingehalten werden. Dabei ist jedoch zu fordern, dass die Resektatränder zumindest histologisch tumorfrei sein müssen. So kann z. B. bei Sitz eines hochmalignen Sarkoms auf dem Periost neben einer Deperiostierung und Dekortikation auch eine adjuvante Therapie indiziert sein.

> **!** Lokalrezidive nach chirurgischer Therapie maligner Weichgewebstumoren sind in den meisten Fällen Folge einer unzureichenden Primäroperation mit ungenügender Radikalität und/oder fehlender adjuvanter Therapie. Auch beim Lokalrezidiv ist primär die Nachoperation in sano als Therapie der Wahl anzustreben. Die Radiatio oder regionale Chemotherapie kann als sekundäre Option, selten als neodajuvante oder präoperative Therapiemodalität eingesetzt werden.

Abb. 6.1a–c. Schematische Darstellung einer Muskelgruppenresektion mit komplexer primärer Wiederher-stellung. **a** Bioptisch gesichertes Sarkom mit hohem Malignitätsgrad, das die Kompartmentgrenze der Peronealgruppe überschreitet und die Tibialis-anterior-Loge infiltriert. Umschneidung der Inzisionslinien und Redondrainage mit einem Sicherheitsabstand von 5 cm. **b** Nach epifaszialer Präparation bleibt der Tu-mor allseitig von gesundem Gewebe umgeben, wobei eine Resektion der Fibula, Deperiostierung der late-ralen Tibia und Entfernung beider Muskellogen notwendig wird. Proximal Markierung der A. tibialis ante-rior mit ihrer Begleitvene durch Mikroclips. **c** Rekonstruktion der Fußheberfunktion durch Transposition der Sehne des M. peroneaus longus gemeinsam mit der Sehne des M. tibialis anterior auf den durch die Membrana interossea gezogenen Tibialis posterior (Steigbügelplastik). Der Weichteildefekt mit exponier-ter Sehnennaht und deperiostierter Tibia kann durch einen mikrochirurgisch transplantierten Latissimus dorsi Lappen gedeckt werden. Revaskularisierung des Transplantates über End-zu-End-Anastomosen der thorakodorsalen Gefäße mit A. und V. tibialis anterior (9/0 atraumatische Einzelknopfnähte). *1* M. tibialis anterior, *2* M. peroneaus longus, *3* M. peroneaus brevis, *4* M. extensor digitorum longus, *5* A. und V. tibialis anterior; *6* M. extensor hallucis longus; *7* N. peroneaus profundus; *8* M. soleus, *9* Fibula; *10* deperiostierte Tibia; *11* Membrana interossea; *12* M. tibialis posterior; *13* M. gastroenemius; *14* Myokutaner Latissimus-Lappen; *15* Sehne des M. tibialis anterior; *16* Sehne des M. peroneaus longus. (Nach Steinau et al. 1985)

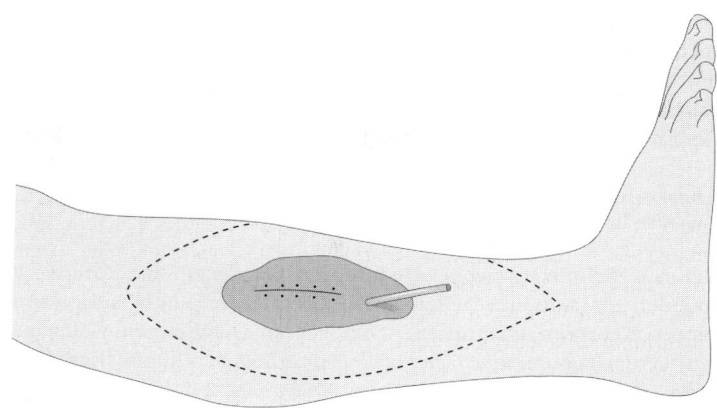

a

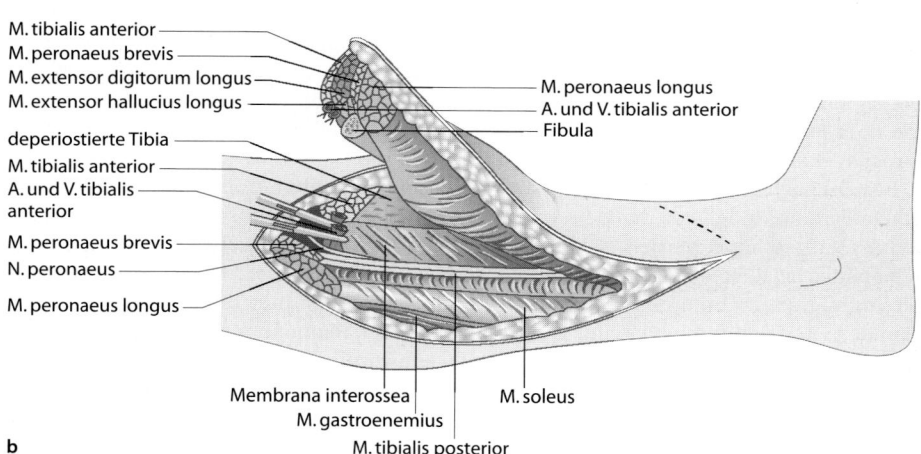

M. tibialis anterior
M. peronaeus brevis
M. extensor digitorum longus
M. extensor hallucius longus

M. peronaeus longus
A. und V. tibialis anterior
Fibula

deperiostierte Tibia
M. tibialis anterior
A. und V. tibialis
anterior

M. peronaeus brevis
N. peronaeus

M. peronaeus longus

Membrana interossea
M. gastroenemius
M. tibialis posterior

M. soleus

b

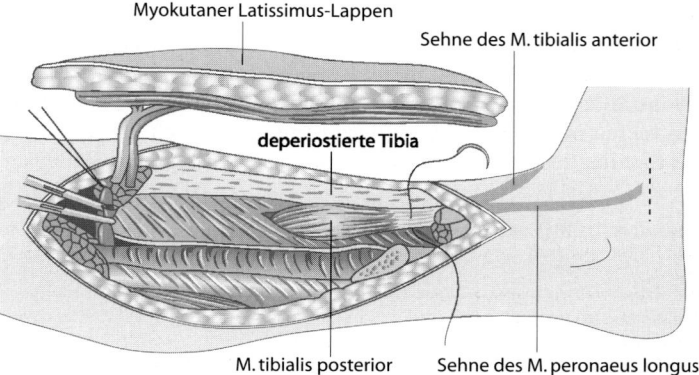

Myokutaner Latissimus-Lappen

Sehne des M. tibialis anterior

deperiostierte Tibia

M. tibialis posterior   Sehne des M. peronaeus longus

c

Bei Rezidiven oder inkompletter Erstoperation stößt der Operateur bei der Nachresektion nicht selten auf veränderte anatomische Gegebenheiten und die Schwierigkeit einer lokalen Vernarbung oder Hämatombildung. Plastische Rekonstruktionsverfahren können durch vorbestehende Inzisionen erschwert oder sogar unmöglich werden, es kann sogar der Erhalt einer Extremität in Frage gestellt sein.

6.4.1.3
Palliative Tumorentfernung, Amputation

Bei ausgedehnten Weichgewebstumoren, bei denen eine kurative Resektion nicht mehr möglich ist, kann eine palliative Tumorentfernung notwendig werden. Ausgedehnte Tumoren, Nekrosen, Infiltrationen von Nerven, Gefäßen und Gelenken sowie das Vorliegen von Lymphknotenmetastasen stellen prognostisch ungünstige Faktoren dar (Fong et al. 1993; Wang et al. 1997; Torosian et al. 1988). Liegen hochmaligne Rezidivtumoren vor oder ist es bereits zu einer Fernmetastasierung gekommen, wird auch mit großen ablativen Verfahren nicht mehr kurativ zu behandeln sein. Im Gegenteil – bei palliativer Chirurgie ausgedehnter exulzerierter Tumoren ist lediglich die Entfernung des Malignoms zu empfehlen, da die Amputation die Prognose nicht verbessert. Zudem weisen Patienten mit niedrigmalignen Tumoren und oberflächlicher Lokalisation Fünfjahresüberlebensraten von über 80% und 10-Jahres-Überlebensraten von über 60% auf (Markhede et al. 1982; Torosian et al. 1988; Brooks et al. 1998).

Besteht nach kritischer Abwägung die Indikation zur Amputation, so sollten alle Möglichkeiten einer möglichst distalen Amputationsebene ggf. auch durch atypische Stumpfbildung ausgeschöpft werden (s. Abschn. 6.4.2.4). Entsprechende weichteilplastische oder orthopädische Rekonstruktionsverfahren dienen einer Verbesserung der prothetischen Versorgung, an der unteren Extremität also auch der Verbesserung des Gangbildes (Steinau et al. 1997). Daher muss bei der Durchführung einer Segmentamputation geprüft werden, inwieweit distale Amputatanteile als mikrochirurgische Transplantate zur Stumpfverbesserung Verwendung finden können. Dabei dürfen die später druckbelasteten Anteile keinesfalls mit Spalthauttransplantaten versorgt werden.

6.4.1.4
Chirurgie der Lymphknoten

Die lymphogene Metastasierungsfrequenz maligner Weichgewebstumoren liegt bei 2,6% und erreicht die höchsten Inzidenz beim Angiosarkom (13,5%), embryonalen Rhabdomyosarkom (ERMS; 13,6%), und Epithelioidsarkom (16,7%; Fong et al. 1993). Die Angaben hierzu in der Literatur sind sehr unterschiedlich (Tabelle 6.5), wobei der Zeitpunkt der Erstdiagnose und die erfolgte Therapie entscheidende Rollen spielen.

Tabelle 6.5. Häufigkeit primär lymphogener Metastasierung (nach Chang et al. 1989)

Tumor	Häufigkeit lymphogener Metastasierung [%]
Malignes Schwannom	<1
Liposarkom	0–3
Fibrosarkom	0,5–8
Maligne fibröse Histiozytome	12
Synovialzellsarkom	10–23
Rhabdomyosarkom	33–74
Epitheloidzelliges Sarkom	50

Die Entscheidung zur primären Lymphknotendissektion richtet sich nach dem vorliegenden Tumortyp. Bei den oben genannten Sarkomen kann diese indiziert sein. Bei allen anderen Tumortypen sollte nur bei klinisch palpablem Befund eine Lymphadenektomie erfolgen. Liegt die erste Lymphknotenstation bereits im Resektat, kann hier eine En-bloc-Resektion durchgeführt werden. Andernfalls schließt sich eine systematische Lymphadenektomie an die Tumorresektion an.

6.4.2
Rekonstruktionstechniken

Die Auswahl funktionell- und ästhetisch-rekonstruktiver Verfahren richtet sich nach der primären Lokalisation des Weichgewebstumors. In Abb. 6.2 sind die Areale schraffiert dargestellt, in denen meist durch Überschuss und Dehnbarkeit benachbarter Gewebe auch nach radikaler, erweiterter Resektion ein spannungsfreier primärer Wundverschluss erreicht werden kann. Dagegen erfordern alle übrigen Bereiche (z. B. die Kopf-Hals-Region) sowie periphere und ausgedehnte Rezidive aufwändige rekonstruktive Verfahren in interdisziplinärer Kooperation.

Am Stamm, aber auch an den Extremitäten stehen zahlreiche gestielte regionale Lappenplastiken zur Verfügung (Abb. 6.3). Eine Problemzone bilden Tumordestruktionen des Beckenausgangs (Analkarzinome, Rezidiv-Rektumkarzinome). Nach Resektion und mulitmodaler Therapie sowie Débridement bestehen hier oft ausgedehnte Defekte. Gestielte Lappen (transabdominell verlagerter Rectus-abdominis-Lappen) stellen die erste Wahl dar. Bei Versagen dieser Verfahren werden freie Transplantate erforderlich. Klinische Ergebnisse zeigen, dass an den Extremitäten auch ausgedehnte Resektionen funktioneller Einheiten (Strecker-/Beugerkompartimente) oft nur geringe funktionelle Einschränkungen hinterlassen (Steinau et al. 2001a).Unter Einsatz des aktuellen Spektrums plas-

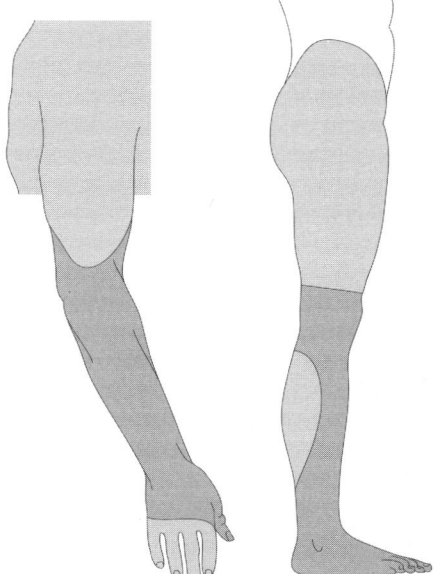

Abb. 6.2. Proximale und distale Zoneneinteilung bei Resektion ausgedehnter Weichgewebsgeschwülste: In den schraffierte Arealen ist meist ein direkter Wundverschluss möglich, die hellen Zonen erfordern im Regelfall komplizierte Rekonstruktionen. (Nach Steinau, et al. 1993)

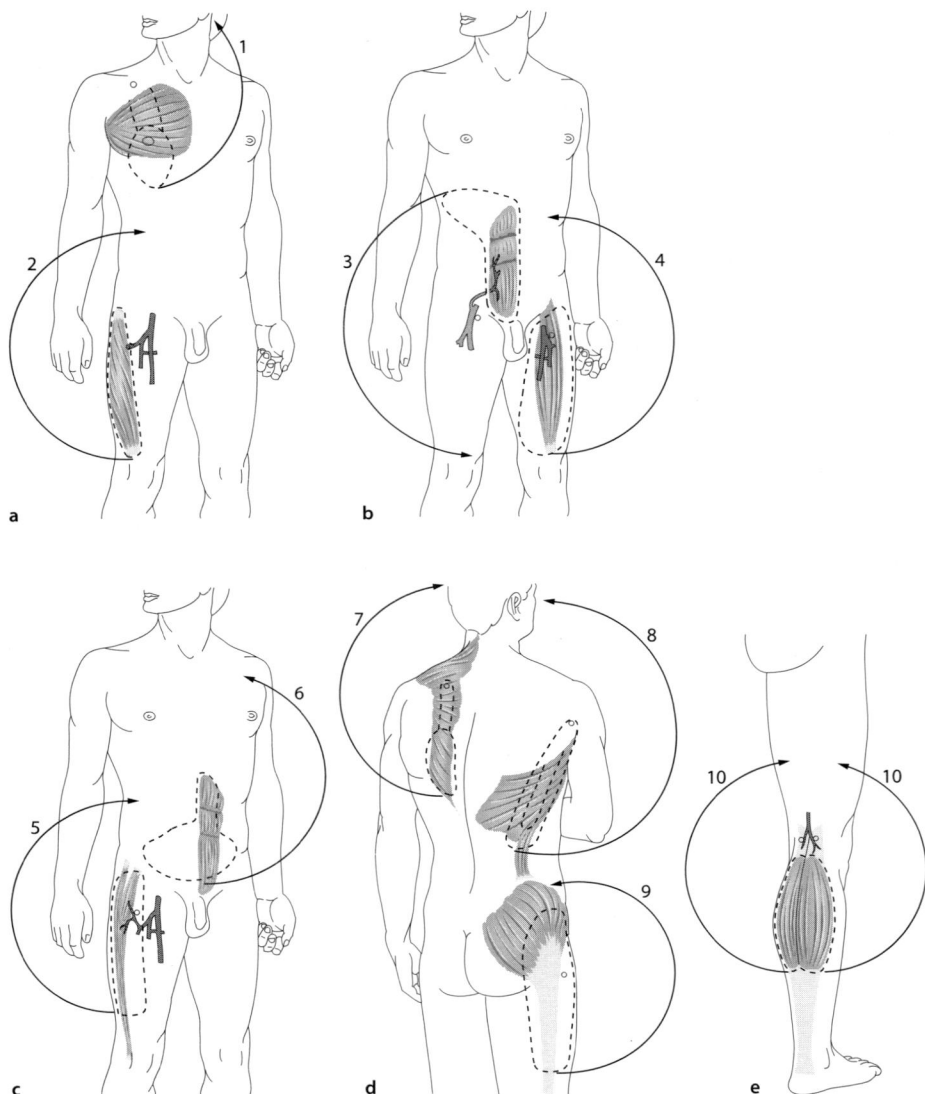

Abb. 6.3a–e. Rotationsbögen und Überschneidungsfelder der häufigsten Lappenplastiken im Stamm- und Extremitätenbereich. Die Eintrittstellen, um die die Lappen gedreht werden können, sind markiert. Die farbigen Areale definieren die Muskelausdehnung mit dem axialen Gefäßbündel. **a** *1* Pectoralis-maior-Myokutanlappen, *2* Vastus-lateralis-Muskellappen. **b** *3* Distal gestielter Rektuslappen, *4* Rectus-femoris-Lappen. **c** *5* Tensor-fasciae-latae-Lappen; *6* proximal gestielter Rektus-abdominis-Lappen. **d** *7* Trapezius-Myokutanlappen, *8* Latissimus-dorsi-Lappen, *9* Tensor-fasciae-latae-Lappen. **e** *10* Lappen aus medialem und lateralem Gastrocnemius. (Nach Steinau et al. 1993)

tisch-rekonstruktiver Techniken lassen sich in allen übrigen Fällen Funktionsdefekte minimieren und die Notwendigkeit von Amputationen signifikant mindern (Ceruso et al. 1995; Cordeiro et al. 1994; Cordeiro 2001; Jaffe u. Morris 1991; Steinau u. Biemer 1985). Die Rekonstruktionsmöglichkeiten am Thorax bzw. am Stamm sind im Folgenden zusammengefasst, die Möglichkeiten zur Rekonstruktion an den Extremitäten in Abschn. 6.4.2.4 aufgeführt.

ÜBERSICHT

Rekonstruktionsmöglichkeiten am Thorax bzw. am Stamm
- Spalthauttransplantation
- Lokale Lappenplastiken
- Epifasziale Tranposition der Brust (Zyklopenbrust)
- Gestielte Lappenplastiken
- Trapeziuslappen
- Paraskapularlappen
- Latissimus-dorsi-Lappen
- Serratus-anterior-Lappen
- Pectoralis-maior-Lappen
- Obliquus-externus-Lappen
- Rectus-abdominis-Lappen
- Omentum maius
- Freie Lappenplastiken
- Lappen der Oberschenkelregion (Tensor fasciae latae, Kombinationslappen)

6.4.2.1
Lokoregionäre Lappenplastiken und Hauttransplantate

Eine geeignete Schnittführung ermöglicht oftmals einen primären Wundverschluss. Lokale Verschiebelappen, seltener Spalt- und Vollhauttransplantate stellen weitere Möglichkeiten der Defektdeckung nach erweiterter Resektion bei Weichgewebstumoren dar. Bei En-bloc-Resektion von Tumoren im Extremitätenbereich können jedoch auch tiefer gelegene Strukturen (Gefäß-Nerven-Bündel, Knochen, Gelenke) oder bradytrophes Gewebe (Sehnen) exponiert sein.

Resektionen an Thorax und Abdomen legen oftmals die Höhlen frei. In solchen Fällen bedarf es einer Bedeckung durch gut vaskularisierte Gewebeblöcke, die in der Regel aus gestielten oder frei mikrovaskulär angeschlossenen Myokutanlappen bestehen. Darüber hinaus erfordern Zonen mechanischer Belastung (Amputationsstümpfe, Orthesenlager) eine suffiziente und belastbare Weichteilbedeckung. Am Stamm hat sich die zusätzliche Implantation von Kunststoffnetzen zur Erhöhung der Wandstabilität bewährt (Cordeiro 2001).

6.4.2.2
Gestielte und freie faszio- und myokutane Lappenplastiken

Rotationsbögen und Überschneidungsfelder der häufigsten gestielten Lappenplastiken im Stamm- und Extremitätenbereich sind in Abb. 6.3 dargestellt. Es können Gewebeblöcke von bis zu 48×22 cm Größe gewonnen werden, die mit ihren axialen großkalibrigen Gefäßstielen eine hohe Rate primärer Wundheilung auch in bereits ulzerierten oder vorbestrahlten Bereichen ermöglichen (Biemer u. Steinau 1988; Cordeiro 2001; Drake 1995; Ikeda et al. 1994; Kumta et al. 1995; Steinau u. Biemer 1985; Usui et al. 1986).

Die dreidimensionale Darstellung der Tumorausbreitung durch Computertomographie oder MRT ermöglicht eine verbesserte präoperative Planung der chirurgischen Resektion und der Wiederherstellungsoperation. Um einen spannungsfreien Wundverschluss zu erzielen, muss beachtet werden, dass bei korrekter Rotation des Lappens um den Gefäßstiel von 90–180° Längenverluste von 20–30% entstehen. Bei der Präparation ist darauf zu achten, dass die Gefäßstiele unter akribischer Ligatur der Seitenäste sorgfältig mobilisiert werden, damit Stieltorsionen und Spannung vermieden werden. Weiterhin muss dem Hauptgefäß ein druckfreies Bett geschaffen werden. Segmentale Druckbelastungen entstehen an Knochenkanten, freipräparierten Sehnen und Nerven.

> **!** Ein spannungsfreies Einnähen beugt Wundheilungsstörungen vor, die gerade bei multimodalen Therapieverfahren eine unnötige Verzögerung der adjuvanten Radio- oder Chemotherapie verursachen oder diese gar unmöglich machen.

Eine Domäne des freien mikrochirurgischen Gewebetransfers sind Resektionsdefekte, die von gestielten Lappenplastiken nicht erreicht werden und zerstörte dominante Gefäßstiele regionaler Lappen durch Voroperationen oder Radiatio. Die Verwendung freier Gewebetransplantate auch von kontralateral ermöglicht in der Chirurgie von Weichgewebstumoren mit Sitz in der Extremitätenperipherie die Gliedmaßenerhaltung. Dabei leisten sie eine suffiziente Bedeckung von Sehnen, Nerven, Gefäßen, Knochen und alloplastischen Materialien und füllen Hohlräume und Konturdefekte auf.

Myokutane Lappenplastiken verbessern den Lymphabfluss bestrahlter Areale insbesondere nach erweiterter En-bloc-Resektion und können den Circulus vitiosus aus Strahlenfibrose, rezidivierendem Erysipel und verstärktem Lymphödem günstig beeinflussen. Eventuell notwendige sekundäre Korrektureingriffe erfolgen dann in gut vaskularisiertem Gewebe. Die Größe freier und gestielter myokutaner Lappenplastiken erlaubt heute die suffiziente Defektdeckung auch großflächiger Defekte insbesondere für eine nachfolgende Radiatio (Cordeiro et al. 1994).

Insbesondere nach langstreckiger Gefäßdissektion, Gefäßersatz und nach Deperiostierung von Röhrenknochen sorgen gut durchblutete Weichteilplastiken für eine sichere Bedeckung und Protektion vor vital gefährdenden Wundheilungsstörungen.

6.4.2.3
Primäre funktionelle Wiederherstellungseingriffe an den Extremitäten

Prinzipiell toleriert eine Extremität beträchtliche Reduktionen des funktionellen Muskelquerschnitts, sodass selbst nach ausgedehnten Eingriffen eine funktionell brauchbare Gliedmaße erhalten bleibt. Die Indikation zur synchronen Rekonstruktion funktionell wichtiger Einheiten stellt sich stets beim Ausfall kompletter Grundfunktionen, z. B. nach Entfernung kompletter Flexoren- oder Extensorengruppen an einer Extremität. Bei weitergehender Resektion und Teilamputationen gilt es, zumindest einfache Grundfunktionen zu erhalten, z. B. durch die Konstruktion einer „sensiblen Zange" an der oberen oder einer „biologischen Stelze" an der unteren Extremität.

Die erforderlichen Rekonstruktionsmaßnahmen richten sich zusätzlich nach dem entstandenen Weichteildefekt und den Möglichkeiten zu seinem Verschluss. Im Folgenden sind Operationsmethoden zusammengefasst, die sich in der Behandlung neurogener und/oder posttraumatischer Funktionsausfälle bewährt haben:

Operationsverfahren zur primären funktionellen Wiederherstellung der Extremität

- Strecker- oder Beugergruppenersatz am Unterarm
  - Sehnenersatzplastiken
  - Tenodesen
  - Arthrodesen
- Entfernung der Oberarmbeuger
  - Ersatzplastik durch Latissimus-dorsi-Lappen, Pectoralis-maior-Lappenplastik, Steindler-Verfahren
- Verlust der Strecker und/oder Peronealgruppe am Unterschenkel
  - Steigbügelplastik in Kombination mit Tenodese der Zehenstrecker
- Verlust der Kniegelenkstrecker
  - Gocht-Plastik

Diese Methoden sollten synchron mit dem Resektionseingriff eingesetzt werden und erfordern eine ausreichende Weichteilbedeckung. Grundprinzip ist es dabei, Anteile antagonistischer Muskelgruppen als motorische agonistische Einheit zu verlagern. Bekannte Methoden sind die Radialisersatzplastik nach Merle d'Aubignée und die Steigbügelplastik zur Rekonstruktion der Fußheberfunktion nach Peronäusverlust oder Resektion der Fußheber-/Eversionsmuskulatur (M. tibialis anterior, M. peronaeus longus und brevis).

6.4.2.4
Spezielle Verfahren zur Stumpfverlängerung

Lässt die Tumorausdehnung unter onkologischen Kriterien eine R0-Resektion nicht zu, sollte vor dem Entschluss zur etagengerechten Amputation der Extremität unbedingt ein sog. Distalisationsverfahren in Betracht gezogen werden (Biemer u. Steinau 1988).

Nach Baumgartner (1991) resultieren aus den unterschiedlichen Amputationsebenen der unteren Extremität zunehmende Energiemehraufwendungen beim Gang, die bei der Hüft-exartikulation über 100% betragen können. Ein möglichst langer und gut belastbarer Stumpf ist daher anzustreben.

In Tabelle 6.6 sind Lokalisationen, bei denen eine erweiterte Resektion mit atypischer Stumpfbildung erfolgen sollte, zusammengestellt (Steinau et al. 1997). Techniken der Borgreve-Umkehrplastiken, Filetlappenplastiken, gestielte oder mikrochirurgische Verpflanzung von distalen Amputatanteilen eignen sich zur Stumpfdistalisation.

Tabelle 6.6. Lokalisationen, bei denen eine erweiterte Resektion mit atypischer Stumpfbildung erfolgen sollte

Tumor im Hohlfußbereich ohne Infiltration des Metatarsus	Statt Unterschenkelamputation: Rückfußstumpfbildung durch erweiterte Resektion mit Chopart-Amputation, Dekortikation des Tarsus, Sehnenverlagerung, Dorsalis-pedis-Lappenplastik
Befall der beugeseitigen Kniekehle mit Ummauerung von Nerven und Gefäßen	Statt Hüftgelenksexartikulation oder kurzem Oberschenkelstumpf: Durchführung einer Kniegelenksexartikulation mit Dekortikation des Femurs, erweiterte beugeseitige Muskelgruppenresektion (alternativ: Segmentamputation)
Alle Ebenen von Ober- und Unterarm ohne knöcherne Beteiligung	Erweiterte Muskelgruppenresektion, Deperiostierung und Defektdeckung durch gestielte oder freie Lappenplastik

Mögliche Replantate bei Segmentamputationen sind in Tabelle 6.7 zusammengestellt (Steinau et al. 1997).

Tabelle 6.7. Mögliche Replantate bei Segmentamputationen

Segmentamputation auf Kniegelenks- oder Unterschenkelebene	Replantation von Unterschenkelanteilen oder osteomyokutaner Calcaneus-Fußsohlen-Lappen
Segmentamputation im Schulter-gürtelbereich	Falls keine innere Resektion möglich, Replantation des Unterarms zur Defektdeckung der Thoraxwand und/oder Schulterkonturierung
Segmentamputation im distalen Unterarmbereich	Atypische Handreplantation

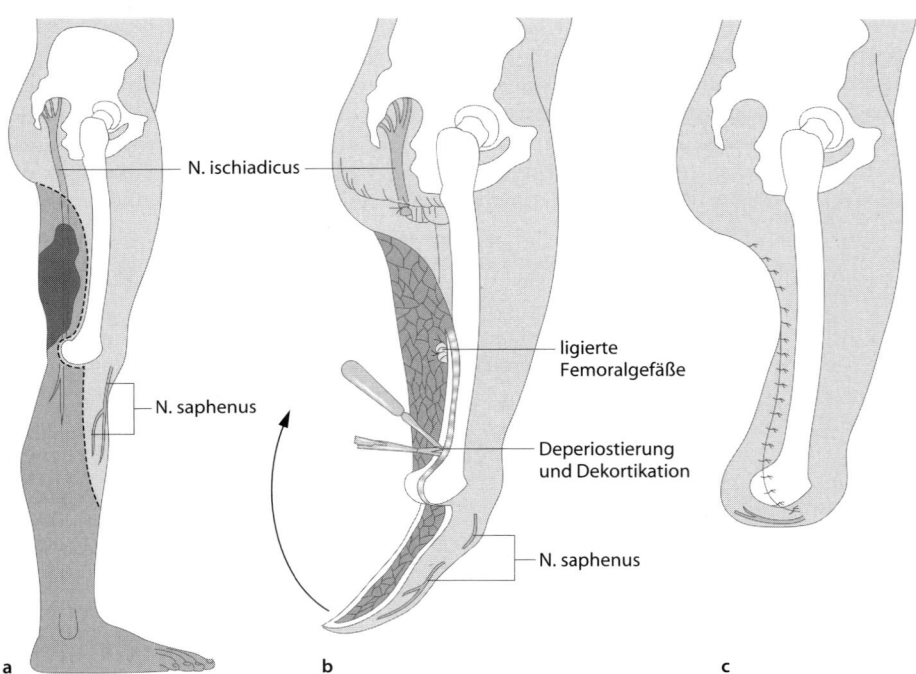

a   b   c

Abb. 6.4a–c. Distalisationsverfahren zur Verlängerung eines Oberschenkelstumpfes. **a** Rezidivsarkom mit Einbruch in den N. ischiadicus und Infiltration der V. poplitea. Statt etagengerechter Amputation mit Hüftgelenksexartikulation Planung einer atypischen Stumpfbildung. **b** Nach Entfernung des gesamten dorsalen Oberschenkelkompartments unter Einschluss des unteren Drittels des M. glutäus maximus und des N. ischiadicus folgt die Deperiostierung und Dekortikation der zwei distalen Drittel des Femurs, Exartikulation im Kniegelenkspalt, Entknorpelung der Gelenkflächen und Resektion der gesamten Kapselbandanteile. Zur Deckung des Defektes konnte an der Unterschenkelstreckseite ein fasziokutaner Lappen erhalten werden, den Äste des N. saphenus sensibel versorgen. **c** Umschlagen des sensiblen fasziokutanen Lappens nach dorsal zum spannungsfreien Wundverschluss. Statt einer Hüftgelenksexartikulation liegt ein atypischer, dünner Oberschenkelstumpf vor, der jedoch endbelastbar mit einer Kniegelenksexartikulationsprothese versorgt werden kann. *1* N. ischiadicus; *2* N. saphenus; *3* Deperiostierung und Dekortikation; *4* ligierte Femoralgefäße. (Nach Steinau et al. 1985)

Fester Sitz der Prothese, Vollkontakt und Hebelwirkung, Ausbildung des Gangbildes und lokale Komplikationsraten lassen sich so günstig beeinflussen.

Bei Lokalisation des Tumors im dorsalen Oberschenkel ist daher ein Kniegelenksartikulationsstumpf, dessen dorsale Muskelgruppen entfernt wurden, dem Hüftgelenksexartikulationsstumpf und der proximalen Oberschenkelamputation eindeutig überlegen (Abb. 6.4). Funktionell ist auch die atypische Unterarm-, Handgelenks und Fußstumpfbildung den klassischen hohen Amputationsformen vorzuziehen. Insbesondere stehen mit dem mikrochirurgischen Gewebetransfer (Transplantation der zweiten Zehe zur Greifzangenbildung) sowie Umsetzung des Zeigefingers in die Daumenposition, oder Fußfilettierung zur Stumpfdeckung wertvolle Möglichkeiten zur funktionellen Rehabilitation oder Prothesenanpassung zur Verfügung. Im Folgenden sind die gängigsten Verfahren zusammengefasst:

ÜBERSICHT

Differentialtherapeutische Möglichkeiten zur Rekonstruktion nach Gliedmaßen erhaltender Resektion (Russel 1977)
- Haut und Unterhaut
  - Regionale Lappenplastiken (einschließlich fasziokutaner und myokutaner Lappenplastiken, Spalt- und Vollhauttransplantate)
  - Mikrochirurgische Gewebetransplantationen und gestielte Fernlappenplastiken
- Neuromuskuläres System der Extremitäten
  - Neurovaskuläre Insellappenplastiken
  - Nervenresektionen und extraanatomische autologe Interponate
  - Gestielte oder freie neurovaskuläre Muskeltransplantate
  - Sehnentransfer und Tenodesen
  - Arthrodesen, Resektionsarthroplastiken
  - Orthesen
  - Stumpfdistalisationen, Prothesenversorgung
- Skelettsystem
  - Knochenresektion und Ersatzverfahren
  - Spongiosaplastik, kortikospongiöser Span
  - Mikrovaskuläre Knochentransplantate
  - Allografts
  - Gelenkresektion, Arthroplastik, Tumorprothesen
  - Alloarthroplastiken
  - Verbundosteosynthesen
  - Stumpfdistalisationen, atypische Stumpfbildungen
- Blutgefäßsystem
  - Ausschälung (Adventitia)
  - Resektion und Interpositionsplastik
  - Extraanatomischer Bypass
- Kombinierte Verfahren
  - Mikrochirurgische Transplantationen (z. B. Zehentransfer)
  - Transfer distaler Amputatanteile
  - Filettierungen (auch osteomyokutane Lappenplastiken)

Ein komplexes Distalisationsverfahren, das funktionell sogar einer Tumorkniegelenk-sprothese überlegen ist (Hillmann et al. 1999), stellt die Verpflanzung des distalen Unterschenkels mit Fußanteil zur funktionellen Kniegelenksrekonstruktion nach Borggreve-van Ness dar (Heeg u. Torode 1998). Hierbei wird nach Resektion des tumortragenden Knieanteils der nichtbefallene Unterschenkel nach Zehenamputation unter Drehung um 180° an den Oberschenkelstumpf gestielt oder mikrochirurgisch replantiert. Das ehemalige Sprunggelenk fungiert dann als Neo-Kniegelenk. Dieses Verfahren bringt neben dem funktionellen Vorteil allerdings beträchtliche ästhetische Veränderungen mit sich. Eine enge Führung des Patienten ist daher erforderlich (Hillmann et al. 1999).

6.4.2.5
Aktuelle Amputationsstrategie

Konzeptionell ist die Ablatio en principe bei Weichgewebssarkomen obsolet. Vielmehr zeigt die aktuelle Literatur, dass mit einer individuellen Planung auch eingeschränkte Restfunktionen einer Extremität zu erhalten sind, die jeder Prothesenversorgung überlegen sind.

Gerade der Parameter „hohes Lebensalter" wird gerne als Argument gegen vermeintlich aufwändige und belastende Rekonstruktionsversuche angeführt, es sollte aber vielmehr das „biologische Alter" Berücksichtigung finden. Verglichen mit der Amputation und Versorgung mit einer Prothese, die das körperliche Leistungsvermögen überfordert, stellt eine „biologische Stelze" oder sensible Zangenversorgung an der oberen Extremität einen qualitativ hochwertigeren Restzustand dar, mit dem der betagte Patient sich besser selbst versorgen kann (Steinau et al. 2001b). Hier stellt die Einschätzung des vermehrten Energieaufwandes zur Fortbewegung nach Baumgartner (1991) eine wertvolle Bewertungsgrundlage dar.

Als Grenzbefunde, die einen Extremitätenerhalt kaum noch zulassen, gelten:
- transmetakarpale und transmetatarsale Tumorinfiltration,
- Durchwachsen der Membrana interossea,
- lokoregionäre Dissemination und
- ein exulzerierter, zirkulär wachsender Riesentumor.

Vor der Ablatio ist die Möglichkeit einer neoadjuvanten Therapie oder Extremiätenperfusion zu klären, um eine lokale Operabilität herbeizuführen.

Besonders gravierend manifestieren sich Infiltrationen von Plexus brachialis und Axillargefäßen mit Funktionsverlust, Tumorzerfall und daraus resultierenden Rezidivblutungen und Geruchsbelästigung. Ein Erhalt der Extremität ist dann oftmals nicht mehr möglich. Zur Deckung der tumorbedingten Defekte dienen z. B. die nichtbefallenen Unterarmanteile als mikrochirurgisch verpflanzte osteomyokutane Unterarmfilets (Steinau et al. 1995). Analog kann z. B. ein langer Oberschenkelstumpf oder ein Kniegelenk durch die Verwendung eines Fußsohlenfilets erhalten werden (Steinau et al. 1997).

6.5
Postoperative Behandlung

Besondere Überwachung bedürfen Patienten mit präoperativer Radio-/Chemo-Therapie und konsekutiv niedrigen Leukozyten- und Thrombozytenzahlen. Ulzerationen von Haut und Schleimhäuten in Mundhöhle und Blasen, unerwartete Nachblutungen sowie kardiorespiratorische Probleme erfordern ein intensives Monitoring.

Nach Extremitätenrekonstruktionen und Lappenplastiken zählt die konsequente Perfusionskontrolle zu den postoperativen Standards. Bei eintretenden Perfusionsstörungen kann die sofortige Revision mit guten Erfolgsaussichten den drohenden Transplantatverlust abwenden.

Eine spezifische Problematik besteht bei Patienten mit stattgehabter intraarterieller Chemotherapie, da hier mit konsekutiven postoperativen thrombotischen Verschlüssen zu rechnen ist (Klicks 1998).

Nach Gefäßeingriffen oder Lappenplastiken wird eine Dauerheparingabe mit 15.000 I.E. Heparin/24 h über 7 Tage durchgeführt. Um Nachblutungen zu vermeiden, sollte die partielle Thromboplastinzeit (PTT) im Normalbereich liegen. Die Thrombozytenzahl ist streng zu kontrollieren.

Als Standard gilt die Frühmobilisierung, lediglich bei freien Lappenplastiken wird eine Immobilisierung bis zum 6. Tag fortgeführt, um durch Lagewechsel bedingte Abknickungen von Gefäßstielen und den sich daraus ergebenden Perfusionsstörungen vorzubeugen.

6.6
Spezielle postoperative Probleme

6.6.1
Nachblutung, Hämatom- und Serombildung

Als besonderes Risiko für die Entstehung von Hautperfusionsstörungen, langwierigen Sekundärheilungen, Abszessen, Sehnensequestern oder Osteitis gelten postoperative Hämatome und Serome. Eine Prävention besteht in der Frühintervention mit Hämatomausräumung, Wundrandexzision und Sekundärnaht. Dies gilt umso mehr bei langstreckig dissezierten Gefäßen (Leiste, Oberschenkel), Deperiostierungen langer Röhrenknochen und vor allem bei Gefäßrekonstruktionen, da Infektionskomplikationen bis hin zur septischen Ruptur drohen.

6.6.2
Durchblutungsstörungen und Nekrosen

Wundranddurchblutungsstörungen bis hin zu Lappennekrosen bedürfen eines frühzeitigen radikalen Débridements, um den Übergang in eine Gangrän zu vermeiden. Kommt es dabei zum Verlust der Weichteilbedeckung, so besteht die klare Indikation für eine erneute Weichteilplastik. Nur so kann für den Patienten nachteiligen Verzögerungen der adjuvanten Therapie vorgebeugt werden (Cordeiro et al. 1994).

6.6.3
Unzureichende Radikalität

Zeigt die abschließende histopathologische Untersuchung eine nur marginale Exzision, sollte mit einer Nachresektion nicht gezögert werden, da keine adjuvante Therapieform die chirurgisch-radikale R0-Resektion ersetzen kann. Eine vorbestehende Wundhöhle sollte dabei en bloc mit ausreichendem Weichteilmantel exzidiert werden (Zornig et al. 1995).

6.6.4
Lymphabflussstörungen

Nach ausgedehnter Gefäßdissektion und ausgedehntem Verlust der Weichteile des Extremitätenquerschnitts kann es auch bei Schonung der Lymphkollektoren zu ausgedehnten Lymphabflussstörungen kommen. Hier ist eine konsequente und frühzeitige Lymphdrainage und postoperative Kompressionstherapie indiziert. Ausgedehnte Lymphödeme bergen ein Risiko für die Entstehung von Phlegmonen und erschweren adjuvante Therapiemaßnahmen.

6.6.5
Nachsorge

Die regelmäßige onkologische Nachsorge, deren Modalitäten noch nicht einheitlich abgesichert sind, umfasst neben der klinischen Untersuchung die bildgebenden Verfahren des MRT und der Sonographie (Poon-Chue et al. 1999). Nicht selten kommt es zu Problemen bei der Interpretation der Befunde durch den Radiologen, sodass eine enge Kooperation mit dem Operateur zu empfehlen ist.

6.6.6
Physiotherapie, Prothesenversorgung

Die zumeist notwendige Physiotherapie beginnt bereits während des stationären Aufenthaltes und umfasst Muskelkrafttraining, Gehschule und Ergotherapie. Besonderes Augenmerk ist auf die frühzeitige Prothesenrehabilitation zu richten. Mit den modernen Silikonlinern kann die Mobilisation einer Vollkontaktprothese eher realisiert werden als mit langwierigen Interimsprothesen. Es hat sich gezeigt, dass dieses Vorgehen auch die gefürchtete Phantomschmerzproblematik positiv beeinflusst und eine deutlich frühere Rehabilitation der Patienten ermöglicht.

6.6.7
Funktionelle und ästhetische Spätfolgen

Da nach Erkrankung an einem Weichgewebssarkom eine Fünfjahresüberlebensrate von mehr als 50% erreicht wird, stellen sich zunehmend Patienten mit dem Wunsch vor, eine

Verbesserung der Spätfolgen vornehmen zu lassen. Eine eingehende Befunderhebung und Beratung mit dem Patienten hilft, realisierbare funktionell-ästhetische Korrektureingriffe unter Einsatz des oben genannten Spektrums zu planen. Dabei ist es wichtig, nicht zu realisierende Vorstellungen als solche zu erkennen und dem Patienten bei der persönlichen Verarbeitung der Defektzustände Hilfestellung zu geben.

Nach Multimodaltherapie dominieren kutane und Weichgewebsnekrosen, chronisch-rezidivierende Ulzerationen, Lymphangitis bei Lymphödem, progressive neurologische Ausfälle und Konturdefizite. Besonders nach Therapie im Kindesalter bestehen Wachstumsverzögerungen, Fehlstellungen und Asymmetrien (Steinau et al. 2001a).

Wachstum und altersbedingte Veränderungen führen zu einer Komplizierung der bereits vorbestehenden Veränderungen. Insbesondere betrifft dies das arterielle und venöse Gefäßsystem, Muskelgruppen und Nervenstränge. Instabile Hautareale und Muskel- oder Sehnenfibrosen mit konstriktiver Nervenkompressionen sind Indikationen für einen plastischen Weichgewebsersatz mittels gut vaskularisierter Lappenplastiken. Die plastisch-chirurgische Wiederherstellung eines unbestrahlten Knochenlagers reduziert zudem die Komplikationsraten eines evtl. notwendigen alloplastischen Gelenksersatz oder osteoplastischer orthopädischer Eingriffe zum Ausgleich von Längendifferenzen (Distraktionskortikotomie; Cordeiro et al. 1994; Ikeda et al. 1994).

6.6.8
Lokalrezidiv nach Multimodaltherapie

Das Lokalrezidiv nach Multimodaltherapie stellt eine besondere Herausforderung an die plastisch-rekonstruktive Chirurgie dar. Auf jeden Fall sollte versucht werden, eine Resektion in sano zu erzielen, ggf. unter Einsatz der Extremitätenperfusion.

Da es sich oft um Befunde in Strahlenfeldern mit Minderperfusion und Fibrosen handelt, kommen lokale Muskellappen oder Transplantate zum Einsatz, die eine sichere Abdeckung bradytropher Gewebe und Knochen gewährleisten.

Lokalerezidive jenseits der Zehnjahresgrenze sind selten, ebenso Sekundärmalignome wie das Basalzellkarzinom (Baldini et al. 1999), Plattenepithelkarzinom oder von der Primärhistologie abweichende Sarkome. Eine histopathologische Untersuchung ist immer bei Wundheilungsstörungen nach jahrelang zurückliegender Mulitmodaltherapie oder Radiatio zu fordern. Die chirurgische Therapie derartiger Läsionen folgt den gleichen Prinzipien mit onkologiegerechter chirurgischer Entfernung und Verschluss durch sicherer Weichteilplastik. Sollte beim Ersteingriff die Radiatio bereits die lokale Grenzdosis erreicht haben, kann eine Extremitätenperfusion von Vorteil sein (Eggermont 1996).

6.6.9
Adjuvante Therapien

Die Indikation zu adjuvanten Therapiemodalitäten ist bei weiter Resektion im Gesunden kritisch zu hinterfragen und wird lediglich bei Sarkomen hochmaligner Typisierung mit hoher primärer Metastasierungswahrscheinlichkeit (Synovialsarkom) notwendig. Von einer begleitenden Polychemotherapie profitieren im Erwachsenenalter nur knapp 10% der Patienten, wobei einige Untergruppen (z. B. Patienten mit Ewing-Sarkom) höhere Erfolgsquoten aufweisen. Metaanalysen wissenschaftlicher Literatur ergeben für eine postoperative Radiatio bei R0-Resektionen einer T1N0M0-Erstmanifestation keine Rechtfertigung, bei schlechterer Differenzierung (G2–G3) hingegen wird die lokale Kontrolle deutlich verbessert (Casper et al. 1991).

Außerhalb von Therapiestudien lässt sich eine Chemotherapie allenfalls für palliative Indikationen rechtfertigen.

Bei irresektablem Primärbefund oder Spätrezidiven mit verbleibender lokaler Schmerzproblematik lässt sich auch durch die Brachytherapie in Einzelfällen eine sehr gute Palliation erzielen (Alekhteyar et al. 1996). So ist durchaus auch die Indikation zu einer primären Weichteilplastik zu stellen, da hiermit die lokal entstehenden Wundheilungsstörungen nach Bestrahlung im Tumorbett besser beherrschbar sind und eine für den Patienten verbesserte Lebensqualität erzielt wird.

6.6.10
Amputationsstumpfprobleme

Hautulzerationen, ungepolsterte Knochenvorsprünge oder Stumpfneurome können trotz beherrschter Tumorerkrankung quälende Folgeerscheinungen darstellen, die durch Immobilität und Schmerzmittelabusus zu einer gravierenden Sekundärmorbidität führen. Besonders hier können plastische Korrekturen mittels Entfernung von Exostosen, muskulärer Weichpolsterung von Knochen sowie Neuromresektionen und Versenkung eine deutliche Verbesserung für den Patienten erzielen und seine soziale Reintegration fördern.

Literatur

Lehrbücher und Übersichtsarbeiten

Berger A, Hierner R (2003) Plastische Chirurgie. Springer, Berlin Heidelberg New York Tokyo

Zitierte Literatur

Arbeit JM, Hilaris BS, Brennan MF (1987) Wound complications in the multimodality treatment of extremity and superficial truncal sarcomas. J Clin Oncol 5: 480–488

Arca MJ, Sondak VK, Chang AE (1994) Diagnostic procedures and pretreatment evaluation of soft tissue sarcomas. Semin Surg Oncol 10: 323–331

Baldini EH, Goldberg J, Jenner C, Manola JB, Demetri GD, Fletcher CD, Singer S (1999) Long-term outcomes after function-sparing surgery without radiotherapy for soft tissue sarcoma of the extremities and trunk. J Clin Oncol 17: 3252–3259

Barwick WJ (1992) Vascularized tissue transfer for closure of irradiated wounds after soft tissue sarcoma resection. LLL 216: 591–595

Baumgartner R, Botta P (1991) Enke, Stuttgart, p 102

Biemer E, Steinau HU (1988) Primary reconstruction in extremity saving resection of the lower extremity. Langenbecks Arch Chir (Suppl) 2: 465–468

Biemer E, Steinau HU (1988) Primary reconstruction in extremity saving resection of the lower extremity. Langenbecks Arch Chir (Suppl 2): 465–468

Brennan MF (1989) Management of extremity soft-tissue sarcoma. Am J Surg 158: 71–78

Brooks AD, Heslin MJ, Leung DH, Lewis JJ, Brennan MF (1998) Superficial extremity soft tissue sarcoma: an analysis of prognostic factors. Ann Surg Oncol 5: 41–47

Casper ES, Gaynor JJ, Hajdu SI, Magill GB, Tan C, Friedrich C, Brennan MF (1991) A prospective randomized trial of adjuvant chemotherapy with bolus versus continuous infusion of doxorubicin in patients with high-grade extremity soft tissue sarcoma and an analysis of prognostic factors. Cancer 68: 1221–1229

Ceruso M, Angeloni R, Innocenti M, Lauri G, Capanna R, Bufalini C (1995) Reconstruction with free vascularized or island flaps of soft tissue loss in the upper limb after tumor resection. 16 cases. Ann Chir Main Memb Super 14: 21–27

Chang AE (1987) Magnetic resonance imaging versus computed tomography in the evaluation of soft tissue tumors of the extremities. LLL 205: 340–348

Chang HR, Hajdu SI, Collin C, Brennan MF (1989) The prognostic value of histologic subtypes in primary extremity liposarcoma. Cancer 64: 1514–1520

Cordeiro PG (2001) The role of microsurgery in reconstruction of oncologic chest wall defects. LLL 108: 1924–1930

Cordeiro PG, Neves RI, Hidalgo DA (1994) The role of free tissue transfer following oncologic resection in the lower extremity. Ann Plast Surg 33: 9–16

Drake DB (1995) Reconstruction for limb-sparing procedures in soft-tissue sarcomas of the extremities. Clin Plast Surg 22: 123–128

Eggermont AM (1996) Isolated limb perfusion with tumor necrosis factor and melphalan for limb salvage in 186 patients with locally advanced soft tissue extremity sarcomas. The cumulative multicenter European experience. LLL 224: 756–764
discussion 764–765

Enneking WF (1986) A system of staging musculoskeletal neoplasms. Clin Orthop 20: 40

Enzinger FM, Weiss SW (1983) Soft tissue tumors

Evans GR, Black JJ, Robb GL, Baldwin BJ, Kroll SS, Miller MJ, Reece GP, Schusterman MA (1997) Adjuvant therapy: the effects on microvascular lower extremity reconstruction. Ann Plast Surg 39: 141–144.

Fong Y, Coit DG, Woodruff JM, Brennan MF (1993) Lymph node metastasis from soft tissue sarcoma in adults. Analysis of data from a prospective database of 1772 sarcoma patients. Ann Surg 217: 72–77

Germann G, Brüner S (2001) PLastisch-chirurgische Rekonstruktion der Stammregion nach Resektion maligner Tumoren und deren Therapiefolgen. Chirurg 72: 514–522

Grosfeld JL (1999) Risk-based management: current concepts of treating malignant solid tumors of childhood. J Am Coll Surg 189: 407–425

Grosfeld JL, Weber TR, Weetman RM, Baehner RL (1983. Rhabdomyosarcoma in childhood: analysis of survival in 98 cases. J Pediatr Surg 18: 141–146

Halldorsdottir A, Ekelund L, Rydholm A (1982) CT-diagnosis of lipomatous tumors of the soft tissues. Arch Orthop Trauma Surg 100: 211–216

Heeg M, Torode IP (1998) Rotationplasty of the lower limb for childhood osteosarcoma of the femur. Aust N Z J Surg 68: 643–646

Heslin MJ, Lewis JJ, Woodruff JM, Brennan MF (1997) Core needle biopsy for diagnosis of extremity soft tissue sarcoma. Ann Surg Oncol 4: 425–431

Hidalgo DA, Carrasquillo IM (1992) The treatment of lower extremity sarcomas with wide excision, radiotherapy, and free-flap reconstruction. Plast Reconstr Surg 89: 96–101

Hillmann A, Hoffmann C, Gosheger G, Krakau H, Winkelmann W (1999) Malignant tumor of the distal part of the femur or the proximal part of the tibia: endoprosthetic replacement or rotationplasty. Functional outcome and quality-of-life measurements. J Bone Joint Surg Am 81: 462–468

Ikeda K, Tsuchiya H, Shimozaki E, Tomita K (1994) Use of latissimus dorsi flap for reconstruction with prostheses after tumor resection. Microsurgery 15: 73–76

Jaffe KA, Morris SG (1991) Resection and reconstruction for soft-tissue sarcomas of the extremity. Orthop Clin North Am 22: 161–176

Jelinek JS, Kransdorf MJ, Shmookler BM, Aboulafia AJ, Malawer MM (1993) Liposarcoma of the extremities: MR and CT findings inthe histologic subtypes. Radiology 186: 455–459

Johnstone PA, Wexler LH, Venzon DJ, Jacobson J, Yang JC, Horowitz ME, DeLaney TF (1994) Sarcomas of the hand and foot: analysis of local control and functional result with combined modality therapy in extremity preservation. Int J Radiat Oncol Biol Phys 29: 735–745

Katenkamp D (2000) Maligne Weichgewebstumoren. Betrachtungen zum diagnostischen Beitrag der Pathologie. Deutsches Ärzteblatt 97: 452–456

Klicks RJ (1998) Vascular complications of isolated limb perfusion. LLL 24: 288–291

Kumta SM, Yip KM, Lee YL, Lin J, Leung PC (1995) Limb salvage surgery with microsurgical reconstruction for the treatment of musculoskeletal tumours involving the upper extremity. Ann Acad Med Singapore 24: 8–14

Lee GW, Mackinnon SE, Brandt K, Bell RS (1993) A technique for nerve reconstruction following resection of soft-tissue sarcoma. J Reconstr Microsurg 9: 139–144

Markhede G, Angervall L, Stener B (1982) A multivariate analysis of the prognosis after surgical treatment of malignant soft-tissue tumors. Cancer 49: 1721–1733

McGrath PC, Sloan DA, Kenady DE (1995) Adjuvant therapy of soft-tissue sarcomas. Clin Plast Surg 22: 21–29

Merimsky O (2001) Is forequarter amputation justified for palliation of intractable cancer symptoms? LLL 60: 55–59

Pack GT, Ariel JM (1958) Tumors of the somatic tissues

Paz IB, Wagman LD, Terz JJ, Chandrasekhar B, Lorant JA, Moscarello GM, and Odom-Maryon T (1992) Extended indications for functional limb-sparing surgery in extremity sarcoma using complex reconstruction. Arch Surg 127: 1278–1281

Poon-Chue A, Menendez L, Gerstner MM, Colletti P, Terk M (1999) MRI evaluation of post-operative seromas in extremity soft tissue sarcomas. Skeletal Radiol 28: 279–282

Raney RB, Asmar L, Newton WAJ, Bagwell C, Breneman JC, Crist W, Gehan EA, Webber B, Wharam M, Wiener ES, Anderson JR, Maurer HM (1997) Ewing's sarcoma of soft tissues in childhood: a report from the Intergroup Rhabdomyosarcoma Study, 1972 to 1991. J Clin Oncol 15: 574–582

Russell WO, Cohen J, Enzinger F, Hajdu SI, Heise H, Martin RG, Meissner W, Miller WT, Schmitz RL, Suit HD (1977) A clinical and pathological staging system for soft tissue sarcomas. Cancer 40: 1562–1570

Sadrian R, Niederbichler AD, Friedman J, Vogt PM, Steinau HU, Reece G, Chang D, Robb G, Evans GR (2002) Intraarterial chemotherapy: the effects on free-tissue transfer. Plast Reconstr Surg 109: 1254–1258

Serletti JM, Carras AJ, O'Keefe RJ, Rosier RN (1998) Functional outcome after soft-tissue reconstruction for limb salvage after sarcoma surgery. Plast Reconstr Surg 102: 1576–1583 discussion 1584–1585

Steinau HU, Buttemeyer R, Vogt P, Hussmann J, Hebebrand D (1995) Limb salvage and reconstructive procedures in soft tissue sarcomas of the extremities. Recent Results Cancer Res 138: 31–39

Steinau HU, Hebebrand D, Vogt P (1997) Amputation alternatives preserving bipedal ambulation. Operative Techniques in Plastic and Reconstructive Surgery 4: 199–208

Steinau HU, Homann HH, Drücke D, Torres A, Vogt P (2001) Resektionsmethodik und funktionelle Wiederrherstellung bei Weichgewebssarkomen der Extremitäten. Chirurg 72: 501–503

Steinau HU, Biemer E (1985) Possibilities of plastic surgical reconstruction in limb-sparing resection of malignant soft tissue tumors of the extremities. Chirurg 56: 741–745

Steinau HU, Homann HH, Drucke D, Torres A, Soimaru D, Vogt P (2001) Resection method and functional restoration in soft tissue sarcomas of the extremities. Chirurg 72: 501–513

Stotter A, McLean NR, Fallowfield ME, Breach NM, Westbury G (1988) Reconstruction after excision of soft tissue sarcomas of the limbs and trunk. Br J Surg 75: 774–778

Suit, HD, Spiro I (1994) Role of radiation in the management of adult patients with sarcoma of soft tissue. Semin Surg Oncol 10: 347–356

Tabrizi P, Letts M (1999) Childhood rhabdomyosarcoma of the trunk and extremities. Am J Orthop 28: 440–446

Tanabe KK, Pollock RE, Ellis LM, Murphy A, Sherman N, Romsdahl MM (1994) Influence of surgical margins on outcome in patients with preoperatively irradiated extremity soft tissue sarcomas. Cancer 73: 1652–1659

Torosian MH, Friedrich C, Godbold J, Hajdu SI, Brennan MF (1988) Soft-tissue sarcoma: initial characteristics and prognostic factors in patients with and without metastatic disease. Semin Surg Oncol 4: 13–19

Tsuchiya H, Tomita K, Minematsu K, Mori Y, Asada N, Kitano S (1997) Limb salvage using distraction osteogenesis. A classification of the technique [published erratum appears in J Bone Joint Surg Br 1997 Jul 79(4): 693]. J Bone Joint Surg Br 79: 403–411

Usui M, Ishii S, Yamamura M, Minami A, Sakuma T (1986) Microsurgical reconstructive surgery following wide resection of bone and soft tissue sarcomas in the upper extremities. J Reconstr Microsurg 2: 77–85

Wang Y, Liu S, Mo S (1997) Management and prognosis of patients with locally recurrent soft tissue sarcomas. Zhonghua Zhong Liu Za Zhi 19: 231–234

Williard WC, Collin C, Casper ES, Hajdu SI, Brennan MF. (1992) The changing role of amputation for soft tissue sarcoma of the extremity in adults. Surg Gynecol Obstet 175: 389–396

Windhager R, Millesi H, Kotz R (1995) Resection-replantation for primary malignant tumours of the arm. An alternative to fore-quarter amputation. J Bone Joint Surg Br 77: 176–184

Yang RS, Lane JM, Eilber FR, Dorey FJ, al-Shaikh R, Schumacher LY, Rosen G , Forscher CA, Eckardt JJ (1995) High grade soft tissue sarcoma of the flexor fossae. Size rather than compartmental status determine prognosis. Cancer 76: 1398–1405

Youssef E, Fontanesi J, Mott M, Kraut M, Lucas D, Mekhael H, Ben-Josef E (2002) Long-term outcome of combined modality therapy in retroperitoneal and deep-trunk soft-tissue sarcoma: analysis of prognostic factors. Int J Radiat Oncol Biol Phys 54: 514–519

Zornig C, Peiper M, Schroder S (1995) Re-excision of soft tissue sarcoma after inadequate initial operation. Br J Surg 82: 278–279

KAPITEL 7

Ösophagus, gastroösophagealer Übergang, Zwerchfell

7

D. LÖHLEIN, J. JÄHNE, H.R. NÜRNBERGER

Vorbemerkungen

Bei der Behandlung des Ösophaguskarzinoms bekommt die Chirurgie wieder zunehmend Bedeutung. Dies besonders in Frühstadien sowie in Kombination mit der Strahlen- und/oder Chemotherapie; die Chemotherapie in Kombination mit der Radiotherapie wird dabei auch in der präoperativen, der sog. neoadjuvanten Form appliziert, dies besonders in lokal fortgeschrittenen, irresektablen Stadien. Chirurgische Tumorentfernung ist wohl auch bei Malignomen dieses Organs am wirkungsvollsten bezüglich erreichbarer Lebensverlängerung, gelegentlich Tumorheilung und effektiver Palliation. Eine deutliche Verringerung der Operationsletalität besonders durch weitgehende Vermeidung von Anastomoseninsuffizienzen haben zu der Indikationsausweitung zum resezierenden chirurgischen Vorgehen wesentlich beigetragen. Dabei wurde auch eine subtile mediastinale Lymphadenektomie eingeführt. Dagegen haben bei irresektablen Tumoren endoskopische Verfahren (Lasertherapie, endoskopische Tubusimplantation) höhere Bedeutung als große palliative Umgehungsoperationen.

Die Ösophaguschirurgie ist wegen des relativ hohen Aufwandes in der Regel auf darauf spezialisierte chirurgische Institutionen begrenzt; somit beziehen sich die folgenden Ausführungen nur auf die *Indikationsstellung* und auf *Prinzipielles zur Operation.*

Die Chirurgie benigner Erkrankungen des Ösophagus und der Kardia, v.a. die der Refluxösophagitis, hat in den letzten Jahren einerseits eine besser begründete Basis gefunden, indem die Funktion des unteren Ösophagusschließmuskels genauer erarbeitet wurde und präzisere diagnostische Verfahren, wie Manometrie, Langzeit-pH-Bestimmung, Ösophagusfunktionsszintigraphie, evtl. in Kombination mit dynamischer Refluxszintigraphie, zur Verfügung stehen (Gratz et al. 1985; Feussner et al. 1987; Schindlbeck et al. 1987); andererseits haben die konventionellen Behandlungsmöglichkeiten besonders durch H2-Rezeptorenblocker und Protonenpumpeninhibitoren die Notwendigkeit einer operativen Behandlung wesentlich eingeschränkt. Dies ist v.a. bedeutsam, da die chirurgischen Verfahren zur Behandlung einer Refluxösophagitis stets von höheren Misserfolgsraten belastet und durchaus nicht komplikationsarm waren bzw. sind; zudem differieren die erzielten Ergebnisse teilweise erheblich in Abhängigkeit von Patientenselektion, Beurteilungskriterien etc. (Blum u. Siewert 1981; Ellis et al. 1984; Ackermann et al. 1988). Die Indikation hierzu ist also bei den heutigen Möglichkeiten konservativer Verfahren besonders kritisch und insgesamt eher eng zu stellen. Entsprechendes gilt auch für die Behandlung einer Achalasie.

Anmerkungen

Die primäre Resektion eines Ösophaguskarzinoms sollte heute nur noch erfolgen, wenn mit großer Sicherheit eine sog. R0-Resektion durchgeführt werden kann, d. h. Entfernung des Tumors im Gesunden mit entsprechendem – auch tiefen – Sicherheitsabstand und vollständiger Ausräumung der regionalen Lymphknoten (systematische Lymphadenektomie). Dies vor dem Hintergrund, dass heute mit der kombinierten Radio/Chemotherapie eine wirksame, alternative Therapiemaßnahme zur Verfügung steht, die eine gute lokale, Tumorkontrolle gewährleisten kann. Die wirksamste lokale Tumorkontrolle liegt jedoch in der Kombination einer präoperativen Radio/Chemotherapie mit nachfolgender chirurgischer Resektion (Fink et al. 1995). Allerdings werden davon nur Patienten in gutem Allgemeinzustand ohne gravierende Risikofaktoren (z. B. Leberzirrhose, kardiopulmonale Beeinträchtigung, mangelnde Kooperationsfähigkeit u. a.) profitieren.

Bei radikaler Tumorentfernung und keinem bzw. nur vereinzelt, tumornahem Lymphknotenbefall sind Fünfjahresüberlebensraten bis 40% bei entsprechend niedriger Operationsletalität (unter 5%) zu erzielen.

Palliative Resektionen des Ösophaguskarzinoms spielen angesichts der oben erwähnten Therapiemodalitäten und den endoskopisch invasiven Möglichkeiten zur lokalen Tumorkontrolle (Stent Implantation, Lasertherapie oder Brachytherapie) eine immer untergeordnetere Rolle. Sie können allerdings bei Patienten mit Organmetastasen oder nachgewiesenen tumorfernen Lymphknoten im Einzelfalle indiziert sein, wenn ein nur begrenztes Tumorwachstum eine sichere Resektion mit niedrigem chirurgischem Risiko dies zulässt.

Ein gastroösophagaler Reflux kann heute mittels 24h-pH-Metrie sowie ggf. Bilitec-Messung sicher nachgewiesen werden, und die zugrunde liegende Funktionsstörung mittels Ösophagus-Manometrie abgeklärt werden. Der endoskopische Nachweis einer Refluxösophagitis signalisiert neben klinischen Beschwerden Behandlungsbedürftigkeit, wobei H2-Rezeptorenblocker oder Protonenpumpeninhibitoren in eskalierender Verabfolgung primär zur Anwendung kommen.

Die Indikation zur chirurgischen Therapie ist nach wie vor kritisch zu stellen und sollte erst nach dem Versagen einer glaubhaft ausreichend lange durchgeführten, konservativen Therapie sowie bei schweren Funktionsstörungen des unteren Ösophagussphinkters oder höhergradiger Regluxösophagitis (s. unten) durchgeführt werden. Hierbei stellt heute die laparoskopische Anlage einer vollständigen oder auch partiellen Fundusplikatur – mit oder ohne Verschluss des Hiatuswinkels – die Methode der Wahl dar.

7.1
Allgemeines, Diagnostik und Indikation

7.1.1
Allgemeines

7.1.1.1
Divertikel

Ausbuchtungen der gesamten Ösophaguswand oder ihrer Anteile; dabei als Pulsationsdivertikel – meist nur Ausbuchtung der Schleimhaut durch erhöhten intraluminären Druck – oder als Traktionsdivertikel – meist Ausbuchtungen der gesamten Ösophaguswand durch Zugeinwirkung von außen – auftretend.

Zenker-Divertikel (zervikales, pharyngo-ösophageales, Grenzdivertikel, juxtasphinktäres Divertikel): Ausstülpung von Mukosa und Submukosa an der Pharynxrückwand oberhalb der Pars transversa oder fundiformis des M. cricopharyngeus (Killian-Muskellücke). Kombination von Drucksteigerung im Hypopharynx (Koordinationsstörung von Pharynxentleerung und Sphinkterschluss) mit anatomisch präformierter schwacher Wandstelle.

Parabronchiale Divertikel im mittleren und unteren Ösophagus *(Traktionsdivertikel):* Genese nicht eindeutig bzw. nicht einheitlich (wohl meist angeborene Fehlentwicklung, z. B. inkomplette bronchoösophageale Fistel nach der „Ribbert-Theorie"; evtl. Folge einer benachbarten Lymphknotenentzündung). Fast stets symptomlos, sehr selten Operationsindikation.

„Parahiatale" oder „epiphrenische" (Pulsations-)Divertikel: selten; unklare Genese; meist kombiniert mit anderen Störungen im Bereich des unteren Ösophagussphinkters (z. B. am häufigsten bei bestehender Hiatushernie bzw. mit Achalasie oder diffusem Ösophagospasmus).

7.1.1.2
Funktionsstörungen des Ösophagus, speziell des unteren Ösophagussphinkters

Idiopathischer, diffuser Ösophagusspasmus: Unkoordinierte, lang anhaltende spastische Kontraktion des Ösophagus nach dem Schlucken, meist ohne Störungen des unteren Ösophagussphinkters; sehr selten; in einem Drittel der Fälle mit einer Hiatushernie kombiniert; asymptomatisch oder Dysphagie und krampfartige retrosternale Schmerzen verursachend. Therapie konservativ mit Sedativa oder Nitroglyzerin, ggf. Kalziumantagonisten (spasmolytischer Effekt).

Achalasie: Am wichtigsten: Kombination von Fehlen einer geordneten propulsiven Ösophagusperistaltik mit gestörter reflektorischer Erschlaffungsfunktion des unteren Ösophagussphinkters beim Schluckakt. (Außerdem: Ruhedruck im unteren Ösophagussphinkter meist erhöht – wohl weniger bedeutsam). Pathologisch anatomisch: Degeneration und Verminderung der Ganglienzellen des Plexus myentericus (Auerbauch) – primär oder sekundär. Graduierung einer Ösophagusdilatation (auch bei anderen Erkrankungen) Stadium I, II, III.

Gastroösophagealer Reflux – Refluxösophagitis: Hauptkennzeichen: erniedrigter Ruhetonus im unteren Ösophagussphinkter und gestörte Reaktionsbereitschaft (Ausbleiben der Druckerhöhung des Ösophagussphinkters bei intraabdomineller Drucksteigerung, entsprechend Sphinkterinkompetenz). In etwa 80% mit axialer Hiatushernie kombiniert (jedoch nicht umgekehrt!).

Refluxösophagitis: Peptische Epitheldefekte als morphologische Läsionen und deren Folgen durch Refluxerkrankung; hervorgerufen durch Aggression von gastrointestinalem Regurgitat; entsprechen somit Komplikationen des vorhandenen Refluxes. Endoskopische Stadieneinteilung nach Savary u. Miller (1977):

Grad 0	Normale Mukosa
Grad I	Isolierte, fleckförmige Erosionen
	A: ohne Fibrinbelag
	B: mit Fibrinbelag
Grad II	Längsverlaufende, streifenförmige Erosionen
	A: ohne Fibrinbelag
	B: mit Fibrinbelag
Grad III	Zirkuläre, konfluierende Läsionen
Grad IV	Chronische Läsionen mit Ulcusstenose oder Blutung
Grad V	Zylinderzellmetaplasie (Barrett-Ösophagus) alleine oder in Kombination mit einer Ösophagitis Grad I–IV (Endobrachyösophagus)

Die andere endoskopische Klassifikationen mit den Kriterien Metaplasie, Ulzera, Stenose und Epitheldefekte (MUSE-Schema; Armstrong et al. 1991; Angabe von Schweregraden I–III) dient v. a. wissenschaftlichen Fragestellungen.

7.1.1.3
Hiatushernien

Axiale Hiatushernie – Gleithernie. Charakteristikum: Lageveränderung der Kardia; häufigste Form der Hiatushernie; die Lageveränderung als solche ist ohne Krankheitswert; bei der eher seltenen Kombination mit einer Sphinkterinsuffizienz liegt der Krankheitswert in letzterer.

Paraösophageale Hiatushernie. Charakteristikum: Lagekonstanz der Kardia, Vorwölbung von Magenanteilen paraösophageal bis zum totalen Magenvolvulus (10%; sog. „upside-down stomach"); Sphinkterinsuffizienz dabei kaum gegeben.

Mischformen: Charakteristika beider vorgenannter Formen der Hiatushernien kombiniert.

7.1.1.4
Ösophaguskarzinom

Lokalisation (TNM – UICC 2002)

- Zervikal
  Pharyngoösophagealer Übergang bis Thoraxeingang; endet etwa 18 cm von der Zahnreihe (endoskopisch).
- Oberer intrathorakaler Ösophagus
  Thoraxeingang bis Höhe Trachealbifurkation; endet etwa 24 cm von der Zahnreihe
- Mittlerer intrathorakaler Ösophagus
  Proximale Hälfte zwischen Trachealbifurkation und ösophagogastralem Übergang, endet etwa 32 cm von der Zahnreihe
- Unterer intrathorakaler Ösophagus
  Distale Hälfte zwischen Trachealbifurkation und ösophagogastralem Übergang, einschließlich intraabdominellem Ösophagus; hat eine Länge von 8 cm und endet bei etwa 40 cm von der Zahnreihe.

Für die Entscheidung zur operativen Therapie ist allgemein eine Unterscheidung zwischen Tumoren mit Lokalisation oberhalb und unterhalb der Trachealbifurkation bzw. noch etwas tiefer (26 cm von der Zahnreihe) mit oder ohne Beziehung zum Tracheobronchialsystem ausreichend und sinnvoll (Löhlein 1999).

Dies gilt v.a. wegen der dominanten Unterschiede des Lymphabflusses im oberen Ösophagusabschnitt nach oral bzw. zervikal, im unteren Ösophagusabschnitt nach aboral bzw. perigastrisch. Im Sinne einer Fernmetastasierung ist jedoch auch bidirektionaler Lymphknotenbefall möglich (etwa 10–15% aller Fälle). Zudem sind Tumoren distal des Tracheobronchialsystems häufig resektabel, während Tumoren mit Beziehung zur Trachea bzw. Hauptbronchien frühzeitig Infiltrationen aufweisen (Siewert 1988) und der enge Kontakt zu den Nachbarstrukturen (auch Rekurrensnerven) keinen ausreichenden (tiefen) Resektionsabstand für eine radikale Tumorentfernung zulässt (Schlag 1997).

Histologische Klassifikation (Hamilton u. Aaltonen 2000)

Unterschieden wird zwischen epithelialen, nichtepithelialen und sonstigen Tumoren.

Am häufigsten (80–85%) sind Plattenepithelkarzinome, weniger häufig, aber mit zunehmender Tendenz sind Adenokarzinome (ca.10%), primäre Adenokarzinome entstehen meist in einem Endobrachyösophagus (Barrett-Karzinom). Seltener (etwa 3%) sind undifferenzierte Karzinome, sehr selten sonstige Tumoren. *Anmerkung:* Zu differenzieren hiervon ist das Kardia- bzw. das Funduskarzinom (insbesondere Typ II und III; Siewert et al. 1987), das als hochsitzendes Magenkarzinom den distalen Ösophagus bzw. den subkardialen Fundus infiltriert und einer anderen operative Therapie bedarf (vgl. Kap. 8).

TNM-Klassifikation (UICC 2002)

T	Primärtumor
Tx	Primärtumor kann nicht beurteilt werden
T0	Kein Anhalt für Primärtumor
Tis	Carcinoma in situ
T1	Tumor infiltriert Lamina propria oder Submukosa
T2	Tumor infiltriert Muscularis propria
T3	Tumor infiltriert Adventitia
T4	Tumor infiltriert Nachbarstrukturen
N	Regionäre Lymphknoten
Nx	Regionäre Lymphknoten können nicht beurteilt werden
N0	Keine regionären Lymphknotenmetastasen
N1	Regionale Lymphknotenmetastasen
Zervikales Ösophaguskarzinom: mediastinale und abdominelle Lymphknoten gelten als Fernmetastasen (M1A). *Thorakales* Ösophaguskarzinom: zervikale einschl. supraklavikuläre Lymphknoten sowie Lymphknoten am Truncus coeliacus gelten als Fernmetastasen (M1A)	
M	Fernmetastasen
M1A	Nicht regionäre Lymphknoten
M1B	Andere Fernmetastasen
Mx	Nicht beurteilbar
M0	Keine Fermetastasen
M1	Fernmetastasen (s. oben)

■ **pTNM – Pathologische Klassifikation.** Die Kategorien pT, pN und pM entsprechend den Kategorien T, N und M. pN0: kein Befall von 6 oder mehr mediastinalen Lymphknoten bei der histologischen Untersuchung.

Stadieneinteilung nach UICC (2002)
Die Stadieneinteilung erfolgt je nach zugrunde liegenden TNM bzw. pTNM klinisch bzw. pathologisch.

Stadium 0	Tis	N0	M0
Stadium I	T1	N0	M0
Stadium IIA	T2	N0	M0
	T3	N0	M0
Stadium IIB	T1	N1	M0
	T2	N1	M0
Stadium III	T3	N1	M0
	T4	N1	M0
Stadium IV	Jedes T	N1	M1
Stadium IVA	Jedes T	N1	M1A
Stadium IVB	Jedes T	N1	M1B

7.1.1.5
Ösophagusverätzung

- Säure (Grad I bis III)   Koagulationsnekrose,
- Lauge (Grad I bis III)   Kolliquationsnekrose, meist tiefgreifende Wandschädigung.
- Therapeutische Sofortmaßnahmen
  Schockbekämpfung; Applikation von Steroiden (v. a. unter dem Aspekt späterer Strikturen), Schmerzbekämpfung; Antibiotika; nasogastrale Sonde.
- Bei *Zeichen einer Perforation*
  dringende Operationsindikation (evtl. Ösophagektomie).

- Bei *schwerer Verätzung*
  vorsichtige Frühendoskopie nach 3–4 Tagen zur Frage der Frühbougierung, evtl. auch Probelaparotomie wegen drohender Nekrose der Magenwand. Bougierungsbeginn meist am 6. bis 12. Tag.

7.1.1.6
Ösophagusperforation (endoskopisch)

- Hauptlokalisationen
  Pharynx und zervikales Ösophagusdrittel sowie unteres Ösophagusdrittel.
- Meist sofortige Operationsindikation
  direkte Naht und Drainage; bei frühzeitiger Versorgung meist ungestörte Heilung.
- Bei zervikaler, kleinerer Perforation
  evtl. konservatives Vorgehen, Voraussetzung: weitgehend asymptomatischer Befund und genaue intensivmedizinische Überwachung (wohl stets problematische Entscheidung).
- Bei unklarer Diagnose
  Sicherung und Lokalisation der Perforation durch Gastrografinschluck.
- Direkte Übernähung und Drainage
  Naht meist zweireihig (erste Reihe fortlaufende Schleimhautnaht, zweite Muskulariseinzelknopfnaht). Bei frühzeitiger Versorgung meist ungestörte Heilung.

7.1.1.7
Ösophagusruptur (spontan, Boerhaave-Syndrom)

- Lokalisation
  über 95% subdiaphragmal, links dorsolateral; höhere Rupturen selten.
- Anamnese
  rezidivierendes Erbrechen, Alkoholabusus.
- Diagnostik
  akute, dramatische Symptomatik, Entwicklung einer Mediastinitis, ggf. auch Pneumothorax und Mediastinalemphysem; Sicherung durch Gastrografin-Schluck.
- Differentialdiagnose
  Myokardinfarkt, rupturiertes Aortenaneurysma.
- Sofortige Operationsindikation
  primär abdomineller Zugang.
  - Bei frischer Ruptur
    primärer Verschluss mit Deckung mittels Fundoplikatio, ggf. Semifundoplikatio.
  - Bei älterer und nach intrathorakal reichender Ruptur
    primäre (transhiatale) Resektion, Spülung und Drainage; programmierte Relaparotomie mit Entscheidung zur postprimären oder sekundären abdomino-thorakalen Rekonstruktion in Abhängigkeit vom Ausmaß der Mediastinitis bzw. Oberbauchperitonitis.

7.1.1.8
Verschluckte Fremdkörper

Die Entfernung festsitzender Fremdkörper ist nach vorheriger Röntgenuntersuchung häufig auf endoskopischem Wege möglich; eine chirurgische Intervention ist nur indiziert bei nicht erfolgreicher endoskopischer Therapie bzw. Komplikationen, v.a. bei Perforationen.

7.1.2
Diagnostik

Maligne Erkrankungen des Ösophagus haben häufig schon klinisch eine charakteristische Symptomatik. Leitsymptom ist die Dysphagie, die bei über 80% der Patienten nachgewiesen werden kann (Rothwell et al. 1997). Doch können manche Ösophaguskarzinome, besonders distale (speziell das Barrett-Karzinom) auch Symptome anderer Erkrankungen, wie leichtes Brennen o. ä.verursachen. Stets ist also eine genaue Diagnostik erforderlich. Hierbei steht die Endoskopie ganz im Vordergrund, zumal sie auch eine histologische Abklärung ermöglicht. Daneben kann die Röntgenuntersuchung zusätzlich das Ausmaß der Ösophaguswandveränderungen dokumentieren. Exakt lassen sich diese heute mittels Endosonographie nachweisen, wobei Aussagen hinsichtlich submuköser Tumorinfiltration, Tumortiefenwachstum und Beteiligung paraösophagealer Strukturen einschließlich pathologischer Lymphknotenvergrößerung zu fordern sind; dies v.a. im Hinblick für eine Beurteilung zur lokalen Operabilität (s. unten). Ergänzend, aber meist weniger exakt, können diese Kriterien auch durch eine Computertomographie beurteilt werden.

Bei den benignen Erkrankungen des Ösophagus und bei den Funktionsstörungen hat die Röntgenuntersuchung nach wie vor einen hohen Stellenwert. Dies gilt nicht nur für Divertikel, Achalasie und Hiatushernien sondern auch für die Diagnose der Refluxkrankheit. Der radiologische Nachweis eines Spontanrefluxes hat eine hohe Spezifität (Stein 1997). Da ein ausbleibender Spontanreflux eine Refluxkrankheit nicht ausschließt, sollte dieser heute mittels 24 h-pH-Metrie, Durchzugsmanometrie der Speiseröhre und ggf. 24 h-Bilitec-Untersuchung abgeklärt werden. Besteht der Verdacht auf das Vorliegen einer Komplikation der Refluxkrankheit, d. h. Vorhandensein einer Ösophagitis, eines Endobrachyösophagus oder einer Striktur, ist dies am besten mittels Endoskopie und Biopsie nachzuweisen. Andere Untersuchungsmethoden wie Refluxszintigraphie, Bernstein-Test oder auch der Standard-Säurerefluxtest sind entweder in ihrer Relevanz umstritten oder werden nur für wissenschaftliche Fragestellungen zusätzlich zu Routinemethoden eingesetzt (Stein 1997).

Insgesamt ermöglichen pH-Metrie, ggf. Bilitec-Untersuchung gepaart mit Manometrie und Endoskopie eine klare funktionelle und morphologische Zuordnung der Refluxkrankheit und sollten heute die Grundlage für die Durchführung von Operationen wegen Ösophagusfunktionsstörungen bilden, wenngleich in letzter Zeit die Relevanz der Funktionsuntersuchungen (Manometrie) bei der Methodenwahl des chirurgischen Vorgehens wieder in Frage gestellt wurde (Rydberg et al. 1999).

7.1.2.1
Ösophagusdivertikel

Für die Diagnostik aller Ösophagusdivertikel ist die Röntgenuntersuchung am wichtigsten und meist ausreichend. Dies gilt besonders für das Zenker-Divertikel. Besonders bei parabronchialen oder parahiatalen Divertikeln ist bei Wandunregelmäßigkeiten eine Endoskopie angezeigt (evtl. Karzinom). Für eine – seltene – Operationsindikation bei parahiatalen Formen erscheint eine Druckmessung, am ehesten als Durchzugsmanometrie, ggf. als Mehrpunktmanometrie Voraussetzung.

7.1.2.2
Achalasie

Die Diagnose Achalasie ist in aller Regel klar durch die Anamnese – Dysphagie und retrosternale Schmerzen – und eine Röntgenuntersuchung zu stellen. Eine Endoskopie erscheint zum Ausschluss eines Ösophaguskarzinoms stets erforderlich. Dabei ist das deutlich erhöhte Karzinomrisiko (etwa 10fach höher) bei langjährigem Bestehen einer Achalasie zu berücksichtigen. Eine Ösophagomanometrie ist für eine schwierige Differentialdiagnose in atypischen Fällen erforderlich und bietet eine gute Möglichkeit zur Erfolgsbeurteilung der Therapie, etwa nach pneumatischer Dehnung.

7.1.2.3
Hiatushernien

Hiatushernien werden heute häufig anlässlich gastroduodenaler Endoskopien diagnostiziert, in ihrer minimalen Ausprägung als „common cavity phenomenon", in ihrer stärksten als „Upside-down-Magen". Bei entsprechender Symptomatik ist die röntgenologische Passageuntersuchung von Ösophagus und Magen nach wie vor die wichtigste diagnostische Maßnahme. Entsprechende Maßnahmen wie Kopftieflage und Pressen verbessern den Nachweis.

 CAVE Eine sog. „epiphrenische Glocke" darf nicht mit einer axialen Hiatushernie verwechselt werden.

Bei einer axialen Hernie sind die Fragen der spontanen Reponibilität, der Länge des Ösophagus sowie insbesondere die der Kardiainsuffizienz (s. unten) zu beurteilen. Bei einer paraösophagealen Hernie ist neben dem Ausmaß des hernierten Magenanteils auch auf Wandveränderungen zu achten (Vorkommen von Karzinom oder Ulcus im Hernienanteil des Magens). Immer sollte die Lage der Kardia in Relation zum Zwerchfell dargestellt werden, um eine Kombinationshernie (z.B. partieller Upside-down-Magen bei Brachyösophagus) nicht zu übersehen.

Röntgenologisch festgestellte Irreponibilität bedeutet nicht zwangsläufig auch intrathorakale Fixation des Bruchinhaltes. Die Wahl des operativen Vorgehens sollte davon nicht abhängig gemacht werden, insbesondere da heute ein primär laparoskopisches Vorgehen zur Hernienreposition angestrebt werden sollte (*Ausnahme*: Kardiahochstand bei Verdacht auf Endobrachyösophagus).

7.1.2.4
Gastroösophageale Refluxkrankheit (Refluxösophagitis)

Wichtigste diagnostische Maßnahme ist neben der oben erwähnten Abklärung des Vorliegens einer axialen Hiatushernie die Durchführung einer 24 h-pH-Metrie der Speiseröhre (Johnson u. DeMeester 1974). Dabei ist bei den meist vorbehandelten Patienten auf das rechtzeitige Absetzen (mindestens 8–10 Tage vorher) der die Säuresekretion vermindernden bzw. blockierenden Therapie zu achten. Ergibt sich nach 24-stündiger Messzeit trotz eindeutiger Symptomatik keinen gesteigerten Säurereflux, sollte sich eine Untersuchung mit der Bilitec-Sonde anschließen. Sie ermöglicht über fiberoptische Messungen von Bilirubin den Nachweis eines duodenalen Refluxes. Ergeben beide Untersuchungen ein negatives Ergebnis, so ist nach anderen Ursachen für die geklagten Beschwerden zu fahnden (z. B. kardiopulmonale Ursachen, Funktionsstörungen der tubulären Speiseröhre).

Bei einem Refluxnachweis hingegen wird das gleichzeitige Vorhandensein einer axialen Hiatushernie bereits auf eine Inkompetenz des unteren Ösophagussphinkters hinweisen; beim nicht Vorliegen erfolgt die weitere Abklärung der Funktionsstörung durch Manometrie, am günstigsten als Durchzugsmanometrie der gesamten Speiseröhre.

Zur weiteren Abklärung der Indikationsstellung ist die Frage zu beantworten, ob bereits Komplikationen der Refluxerkrankung vorliegen. Dazu ist die Durchführung einer Endoskopie zum Nachweis morphologischer Schleimhautveränderungen entsprechend den Graden einer Ösophagitis bzw. Schweregrad nach dem MUSE-Schema (s. oben) notwendig.

Unabhängig vom möglichen chirurgischen Vorgehen – offen oder laparoskopisch – sind für eine exakte Indikationsstellung also Endoskopie mit Biopsie, Röntgenkontrastuntersuchung von Ösophagus und Magen sowie 24 h-pH-Metrie zu fordern, letzteres am günstigsten in Kombination mit der Ösophagusmanometrie, als Hinweis für die Ursache (Rösch et al. 1993). Ein ausschließlicher Verlass auf klinische Symptomatik und Röntgenuntersuchung kann evtl. nur noch bei dem Nachweis einer axialen Hiatushernie befürwortet werden.

7.1.2.5
Ösophaguskarzinom

Eine Diagnose in frühen Stadien, speziell im Stadium des die Muscularis propria noch nicht infiltrierenden Frühkarzinoms ist selten. Sie gelingt nur, wenn frühzeitige Beachtung der anfangs oft diskreten Beschwerden des Patienten die konsequente Zuweisung zur endoskopischen Diagnostik bewirkt. Die in diesem Stadium festgestellten Röntgenbefunde sind meist gering und können nur bei exakter Bewertung auch geringfügiger Motilitäts- und Strukturstörungen erkannt werden. Günstiger als der Verlass auf die Röntgenuntersuchung erscheint die endoskopische Abklärung. An verdächtigen Stellen sind immer Probebiopsien ggf. mehrfache Biopsien in definierten Abständen oder bei verdächtigen endosonographischen Befunden auch tiefe Wandbiopsien vorzunehmen. Schleimhautwulstungen ohne Epithelzerstörung oder auch isoliert wandstarre Bezirke sollten endosonographisch weiter abgeklärt werden, da derartige Befunde auch in der CT-Untersuchung kaum zu verifizieren sind. Letztere hat eher Bedeutung für die Beurteilung der umgebenden, insbesondere der mediastinalen Strukturen. Die Bedeutung der Kernspintomographie als bildgebendes Verfahren mit der Möglichkeit einer koronaren Schnittführung ist durch den zunehmenden Einsatz der Endosonographie deutlich zurückgegangen.

Möglichst frühzeitige Endoskopie mit Biopsie, Endosonographie auch mit Darstellung der Umgebungsstrukturen sowie ggf. CT-Untersuchung als Alternative und eine Ösophagusröntgenuntersuchung zur Visualisierung der Lokalisation sollten heute obligat sein (Hennessy 1988; Siewert et al. 1990; Rösch et al. 1992). Tiefeninfiltrationen und Ausdehnung des Tumors lassen sich so relativ genau festlegen; hingegen verbleiben hinsichtlich der Beurteilung des Lymphknotenbefalls weiterhin Unsicherheiten, da weder die Endosonographie noch die CT-Untersuchung Größe, Unregelmäßigkeit der Begrenzung und Binnenstruktur eine hinreichend sichere Aussage zum Metastasenbefall zulassen (Fok et al. 1992).

7.1.3
Indikation

7.1.3.1
Zenker-Divertikel

Eine Operationsindikation ist bei entsprechender Symptomatik (Schluckbeschwerden, Regurgitation unverdauter Speisen, bronchopulmonale Komplikationen) stets gegeben. Eine aussichtsreiche konservative Behandlungsmaßnahme existiert nicht. Eine Alternative zur offenen, chirurgischen Therapie stellt die endoskopisch-invasive Durchtrennung der dem Ösophagus anliegenden unteren Divertikelwand mittels Endostapler dar (s. unten).

7.1.3.2
Achalasie

Eine Therapiebedürftigkeit liegt prinzipiell vor; sie wird dringend, wenn die subjektiven Erscheinungen erheblich sind (individuelle Variationsbreite), Ernährungsstörungen auftreten oder eine deutliche Dilatation des Ösophagus mit den Ausbildungsstadien I–III vorliegt.

Eine medikamentöse Therapie für die längerfristige Anwendung existiert nicht, ggf. ist ein Therapieversuch mit Kalziumantagonisten angezeigt.

Die Behandlungsalternativen bestehen in einer *wiederholten Überdehnung der Kardia mittels endokopischer Bougierung, bzw. Ballondilatation oder in der operativen Myotomie* (Csendes et al. 1989). Dabei wird heute in aller Regel der nichtoperativen Dehnungstherapie als Primärbehandlung der Vorzug gegeben. Allerdings sind bei nichtoperativer Behandlung unter Umständen mehrere Behandlungsserien notwendig, und die Rezidive sind möglicherweise häufiger als bei der Operation. Auch kann es nach den Bougierungen und Dilatationen zu Vernarbungen kommen, die eine sekundäre Operation erschweren. Der Vorteil der operativen Therapie ist die sofortige Beseitigung der Stenose, allerdings mit der Möglichkeit, dass es danach (bei bis zu 40% der Patienten; Nemir et al. 1971) zu erheblichen Refluxbeschwerden kommen kann. Somit scheint angezeigt, bei operativer Myotomie zusätzlich eine Fundoplikatio oder zumindest Hemiplicatio anzulegen, die gleichzeitig der Deckung der freiliegenden Ösophagusschleimhaut dienen kann (Menguy 1971; Picciochi et al. 1993; Patti et al.1999).

Hauptgefahr bei beiden Behandlungsmethoden ist die Perforation. Wenngleich nach Dehnungsbehandlung auch eine konservative Behandlung empfohlen wird (Vantrappen u. Hellemans 1974), so erscheint doch eher eine sofortige Operation angezeigt (s. Vorgehen bei operativer Perforation, Abschn. 7.4.4).

7.1.3.3
Hiatushernien

Die Diagnose einer *axialen* Hiatushernie ist für sich *keine* Operationsindikation. Der Nachweis eines gleichzeitigen gastroösophagealen Refluxes mit oder ohne Ösophagitis der Schweregrade I und II bedarf einer konservativen Therapie. Findet sich zusätzlich eine Insuffizienz des unteren Ösophagussphinkters sowie eine Refluxösophagitis höheren Grades, so ist primär die operative Therapie angezeigt.

Eine Indikation zur Operation bei *paraösophagealen* Hiatushernien ist wegen Einklemmungs- und Perforationsgefahr sowie latenter oder akuter Blutungen *prinzipiell* gegeben. Dies gilt aus den gleichen Gründen auch für Mischformen.

7.1.3.4
Gastroösophageale Refluxkrankheit

Jeder symptomatische gastroösophageale Reflux (Refluxkrankheit) wird *primär konservativ* behandelt. Dabei entscheidet der endoskopische Nachweis, ob eine Refluxösophagitis vorliegt oder nicht, über den Einsatz der jeweiligen Maßnahme (Rösch 1997). Bei fehlendem Nachweis von Ösophagusläsionen ist Ziel der Therapie, die Symptome zu beseitigen, beim Vorliegen einer Refluxösophagitis die Ausheilung der Epithelläsionen und die Restitution des Plattenepithels beim Vorhandensein einer Barrett-Mukosa zu erreichen.

Folgende Maßnahmen und Medikamente können Anwendung finden:
- diätetische Maßnahmen (fett- und kohlenhydratarme, eiweißreiche Kost),
- Gewichtsreduktion,
- Verzicht auf höhere Dosen von Alkohol und Nikotin,
- Obstipationstherapie und -prophylaxe,
- Schlafen mit erhöhtem Oberkörper,
- Vermeidung einengender Kleider,
- Stressabbau,
- Medikamente:
  - Protonenpumpeninhibitoren (Omeprazol, Lansoprazol, Pantoprazol),
  - H2-Rezeptoren-Blocker (Ranitidin, Famotidin u.a.),
  - Prokinetika (Cisaprid, Domperidon, Metoclopramid),
  - ggf. Antazida in Gelform,
  - *Vermeidung* von Anticholinergika, Spasmolytika, Nitropräparaten, Kalziumantagonisten und Karminativa.

Nur bei Versagen dieser konsequent und eskalierend über einige Monate durchgeführten konservativen Maßnahmen und nach deren Absetzen wieder auftretende eindeutige Beschwerden mit Refluxnachweis ist eine Operationsindikation gegeben, auch, wenn trotz Beschwerdefreiheit eine festgestellte Refluxösophagitis im Stadium III und – besonders – IV nicht zur Abheilung gelangt. In diesen Fällen erscheint auch eine Bilitec-Untersuchung zum Nachweis bzw. Ausschluss eines biliären Refluxes angezeigt.

Eine mangelnde Compliance des Patienten für eine konservative Therapie sollte eher eine Zurückhaltung bei der Indikation zur operativen Therapie darstellen, hoher Leidensdruck der Patienten sowie jüngeres Lebensalter sind hingegen eher als Argumente für ein chirurgisches Vorgehen zu werten (Fuchs u. Freys 1997). Die konservative Langzeittherapie der Refluxerkrankung ist durch die Anwendung der Protonenpumpeninhibitoren in den letzten Jahren wesentlich erleichtert worden, viele Patienten sind in der Lage, ihre individuelle „Erhaltungsdosis" zu finden (Rösch 1997). Zusammen mit Gewichtsabnahme und diätetischen Maßnahmen können so vielfach sehr gute Dauerergebnisse erzielt werden. Die Indikation zur operativen Behandlung muss dementsprechend nach wie vor sehr individuell und gut überlegt gestellt werden.

7.1.3.5
Ösophaguskarzinom

Die in der Regel subtotal oder nahezu vollständig durchzuführende Ösophagusresektion stellt als Zweihöhleneingriff entweder mit abdomino-intrathorakaler, oder abdomino-zervikaler Rekonstruktion des Speiseweges stets für den Patienten eine große Belastung dar. Die Indikation zur primären Resektion ist somit eine sehr verantwortungsvolle Entscheidung. Sie muss zum einen den Allgemeinzustand des Patienten, zum anderen potentielle Risikofaktoren wie

- hohes biologisches Alter,
- mangelnde körperliche Aktivität,
- eingeschränkte pulmonale Funktionen (FVC <2,5 l, FEV1 <1,5 l/s),
- Begleiterkrankungen (z. B. kardiovaskulär, Diabetes mellitus),
- Leberzirrhose (Child B und C),
- Alkohol- und Nikotinabusus,
- Adipositas,
- mangelnde Kooperationsfähigkeit

und die mentale Situation des Patienten berücksichtigen. Außerdem muss gewährleistet sein, dass tatsächlich eine radikale Tumorentfernung möglich ist. Neben dieser Selektion kommt auch der gezielten kardiopulmonalen, ernährungstherapeutischen und allgemein aktivitätssteigernden präoperativen Vorbereitungen entscheidende Bedeutung zu.

ÜBERSICHT

Notwendige präoperative Vorbereitungen bei geplanter Ösophagusresektion
- Pulmonales Training: Triflow, Ventilator
- Körperliches Training: Treppensteigen usw.
- Kurzfristige parenterale Ernährung (1–2 Tage): einschließlich ZVK-Anlage und Elektrolytausgleich (längerfristige enterale Ernährung, über Tage/Wochen über Dünndarm-Sonde bzw. Jejunal-Katheter)
- Medikamentöse Einstellung: pulmonal, kardial, arterielle Hypertonie
- Orthograde Darmlavage: evtl. Kolon-Interposition, Gefahr der bakteriellen Translokation

Unter diesen Voraussetzungen sind heute Ösophagusresektionen mit einer Letalität <5% und einer deutlich reduzierten Rate an chirurgischen und allgemeinen Komplikationen möglich (Kollard et al. 1991; Lerut et al. 1993).

Beim *lokal fortgeschrittenen* Ösophaguskarzinom bietet heute unter gleichen Voraussetzungen die präoperative Radio-/Chemotherapie die Möglichkeit, bei einem Teil der Patienten noch eine sekundäre Resektion vorzunehmen. Dadurch scheint eine Reduktion der lokalen Rezidivrate und eine Verlängerung des rezidivfreien Intervalls erreicht werden zu können, bisher allerdings noch keine Verbesserung der Gesamtüberlebenszeit (Ruol 1996).

Eine alleinige Strahlen- oder Chemotherapie und eine Kombinationstherapie scheint besonders bezüglich der Kontrolle der lokalen Rezidivrate weniger erfolgreich zu sein (Porschen 1993; Schmücking u. Wendt 1998).

Angesichts der vorangestellten multimodalen Therapiemöglichkeiten erscheint heute eine palliative Resektion nur noch in wenigen Fällen sinnvoll. Diese sollte sich auf die Patienten beziehen, bei denen bei einem lokal begrenzten Ösophaguskarzinom bereits Fernmetastasen nachgewiesen wurden oder bei denen ein tumorferner Lymphknotenbefall besteht. Bei gutem Allgemeinzustand und entsprechender Belastbarkeit des Patienten kann hier eine effektive Palliation im Sinne einer ungestörten Nahrungspassage über längere Zeit erreicht werden.

Lokal invasive Maßnahmen wie Stent-Implantation, Lasertherapie oder Brachytherapie (Bown 1991; Reed 1995) erfordern hingegen häufig zu wiederholende Behandlungsmaßnahmen nach immer kürzeren Intervallen. Allerdings können diese Maßnahmen in Kombination mit einer Strahlentherapie bei allgemeiner Inoperabilität des Patienten geeignet sein, für längere Zeit eine lokale Tumorkontrolle zu ermöglichen. Ist auch dies nicht mehr möglich, bleibt nur noch die Anlage einer perkutanen Gastrostomie, die dann meist nicht mehr endoskopisch, sondern laparoskopisch oder offen durchgeführt werden muss.

7.2
Operative Therapie allgemein

Die wichtigsten Indikationen operativer Behandlung von Erkrankungen des Osophagus, des gastroösophagealen Übergangs und des Zwerchfells sind zusammengestellt in Tabelle 7.1.

7.2.1
Zenker-Divertikel

Die chirurgische Therapie des Zenker-Divertikels besteht in der Abtragung des Divertikels in Kombination mit einer extramukösen Myotomie des oberen Ösophagusbereichs, besonders des M. cricopharyngeus. Letzteres ist wegen der der Divertikelbildung zugrunde liegenden Funktionsstörung zur Rezidivverhütung wichtig (Raab et al. 1986; Siewert u. Blum 1990). Bei kleineren Divertikelbildungen kann die alleinige Myotomie ausreichen.

Als Alternative, insbesondere bei älteren und Risikopatienten kommt heute entweder die Laser-Myotomie oder die sicherere endoskopische Divertikulotomie (Kollard et al. 1993; Halvorson 1998) in Frage. Nach Einstellung mit einem Endospreizer wird hierbei die Durchtrennung des Divertikelhalses mittels Endostapler sicher und in aller Regel bluttrocken vorgenommen.

7.2.2
Achalasie

Die Operationsmethode der Wahl ist die Kardiomyotomie nach Gottstein-Heller. Ihre Durchführung wird heute allgemein auf laparoskopischem Wege empfohlen (Dempsey et al. 1999; Patti et al. 1999). Unter intraoperativ endoskopischer Kontrolle erfolgt eine totale Längsspaltung der Ringmuskulatur des distalen Ösophagus auf 5–6 cm, die bis auf 2–3 cm zur Magenvorderwand hin weitergeführt werden muss, um eine sichere Spaltung der Kardiafasern zu erreichen. Wegen dieser Ausdehnung ist heute das transthorakale Vorgehen weitgehend verlassen worden, das konventionelle abdominelle Vorgehen ist hingegen weiterhin ebenso möglich.

Tabelle 7.1. Hauptindikationen operativer Behandlung von Erkrankungen des Ösophagus, des gastroösophagealen Übergangs und des Zwerchfells

Art der Erkrankung	Indikation zur Operation	Wichtigste diagnostische Verfahren/Parameter speziell für Operationsindikation	Operationsziel	Operationsmethode der Wahl	Alternativmöglichkeit
Divertikel					
Zervikal (Zenker-Divertikei)	Bei Symptomen gegeben	Anamnese, Röntgen	Divertikelabtragung und Beseitigung der auslösenden Drucksteigerung	Resektion des Divertikels und Myotomie der proximalen Ösophagusringmuskulatur	Bei kleinen Divertikeln evtl. nur Einstülpung und Myotomie; ggf. endoskopische Divertikulotomie
Parabronchial	Sehr selten gegeben (evtl. bei eindeutigen Beschwerden und Verdacht auf Malignität)	Anamnese, Röntgen; evtl. Endoskopie	Rekonstruktion der Ösophaguswand	Resektion des Divertikels bzw. des Fistelkanals	
Parahiatal (epiphrenische)	Selten, evtl. bei Kombination mit anderen Störungen des unteren Ösophagussphinkters gegeben	Anamnese, Röntgen; ggf. Manometrie, evtl. Endoskopie	Divertikelabtragung und Beseitigung der Funktionsstörung	Resektion des Divertikels in Kombination mit anderen Operationsverfahren je nach Situation (Myotomie oder/und Fundoplikatio)	
Funktionsstörungen des Ösophagus					
Diffuser, idiopathischer Ösophagusspasmus	Selten, evtl. bei erheblichen Symptomen	Anamnese, Röntgen, Manometrie	Evtl. Druckminderung; medikamentös	Evtl. ausgedehnte Myotomie	
Achalasie	Indikation zur Behandlung prinzipiell gegeben; Alternative: Kardiadehnungsoperation. Operationsindikation primär oder bei Versagen der Dehnungsbehandlung s. Text	Anamnese, Röntgen; Manometrie; Endoskopie (Differentialdiagnose Karzinom)	Erleichterung der Speiseröhrenentleerung durch Ausschaltung des funktionell gestörten unteren Ösophagussphinkters: Funktionsstörungen der Ösophagusperistaltik nicht behandelbar	Laparoskopische, ggf. auch offene transabdominelle Myotomie mit Fundoplikatio oder anteriorer Hemiplicatio	(Transthorakale Myotomie) ggf. thorakoskopisch

Tabelle 7.1. Fortsetzung

Art der Erkrankung	Indikation zur Operation	Wichtigste diagnostische Verfahren/Parameter speziell für Operationsindikation	Operationsziel	Operationsmethode der Wahl	Alternativmöglichkeit
Hiatushernien					
Axial	Nur bei Refluxkrankheit und Versagen der konservativen Therapie (nicht wegen Hernie!, selten wegen mech. Symptome)	Beschwerdegrad, Endoskopie mit Stadieneinteilung der Refluxösophagitis, 24 h-pH-Metrie; Manometrie (evtl. szintigraphische Untersuchungsmethoden)	Refluxverhütung durch Druckerhöhung im unteren Ösophagussphinkter; wenn möglich subhiatale Verlagerung des Magens	Laparoskopische, modifizierte Fundoplikation nach Nissen/Rossetti ("Floppy"), Einengung des Hiatus	Transthorakale Operation (z. B. Belsey Mark IV), bei Brachyösophagus
Paraösophageal	Wegen Komplikationsmöglichkeiten stets gegeben	Röntgen, Endoskopie (s. oben), evtl. Manometrie	Verhütung bzw. Behandlung der Komplikationen (speziell der Einklemmungsfolgen)	Laparoskopische Reposition, Einengung der Hiatusbruchpforte (ggf. Netzeinlage), Pexieverfahren, ggf. Fundusplikatur	Alleinige Pexieverfahren
Mischformen	Wegen Komplikationsmöglichkeiten der paraösophagealen Komponente stets gegeben	Röntgen und Refluxprüfung (s. oben)	Behandlung beider Komponenten	Laparoskopische Reposition, Einengung der Hiatusbruchpforte, (ggf. Netzeinlage) Fundoplikatio	
Refluxkrankheit (Refluxösophagitis)					
Gastroösophagealer Reflux	Bei Refluxkrankheit nach Versagen der konservativen Therapie gegeben (meist bei Refluxösophagitis, insbesondere Stadien III/IV)	Beschwerdegrad, 24 h. pH-Metrie, Manometrie, Endoskopie mit Stadieneinteilung der Refluxösophagitis (evtl. szintigraphische Untersuchungsmethoden)	Refluxverhütung durch Druckerhöhung im unteren Ösophagussphinker unter Beachtung der tubulären Speiseröhrenfunktion	Laparoskopische, modifizierte Fundoplikatio nach Nissen/Rossetti ("floppy"); Bei Funktionsstörung des tubulären Ösophagus evtl. Hemiplicatio (z. B. Toupet)	Andere Operationsverfahren s. axiale Hiatushernie

Tabelle 7.1. Fortsetzung

Art der Erkrankung	Indikation zur Operation	Wichtigste diagnostische Verfahren/Parameter speziell für Operationsindikation	Operationsziel	Operationsmethode der Wahl	Alternativmöglichkeit
Ösophaguskarzinom					
Zervikal	Prinzipiell nur nach Vorbehandlung (kombinierte Radio-/Chemotherapie)	Endoskopie mit Biopsie; Röntgen, Endosonographie, CT, evtl. MRT, obligat Bronchoskopie	Wahrnehmung einer potentiellen Heilungschance durch radikale Tumorchirurgie; Beseitigung der Passagestörung; in seltenen Fällen längerfristige Palliation (lokales Tumorwachstum bei Organ- oder tumorfernen Lymphknotenmetastasen)	Exploration (nach Vorbehandlung); zerviko-thorakale Resektion mit Jejunuminterposition	Ggf. abdomino-zervikaler Magenschlauchhochzug
Intrathorakal, oberes und mittleres Drittel	Prinzipiell bei Resektabilität gegeben; besonders unterhalb der Bifurkation; oberhalb der Bifurkation meist präoperative Radio-/Chemotherapie	Endoskopie; mit Biopsie, Röntgen, Endosonographie, CT; evtl. Bronchoskopie (obligat bei Lokalisation oberhalb Trachealbifurkation, bzw. Beziehung zum Bronchialsystem)		Transthorakale, subtotale Ösophagektomie en bloc mit intrathorakaler, abdomino-kolarer Magenschlauchrekonstruktion, ggf. retrosternaler Hochzugsweg.	Ggf. Koloninterposition
Unteres Drittel	Prinzipiell bei Resektabilität gegeben			Abdomino-thorakales Vorgehen (wie oben) mit hoch intrathorakaler Anastomisierung	Stumpfe, transmediastinale Resektion des Ösophagus (vorzugsweise distales Adeno-Karzinom, bzw. Barrett-Karzinom) evtl. bei T1 Kardia Karzinom Typ 1 transhiatales Jejunuminterponat (Merendino)

Zur Deckung der freiliegenden Mukosa und zur Verhinderung eines etwa auftretenden gastroösophagealen Refluxes wird gleichzeitig die Durchführung einer Fundoplikatio empfohlen, ggf. aber auch nur die Durchführung einer vorderen Hemiplicatio, da aufgrund der abgeschwächten propulsiven Peristaltik eine vollständige Fundoplikatio leicht zu Dysphagien führen kann (Picchiocchi et al. 1993).

7.2.3
Hiatushernien

Bei den *axialen Hiatushernien* mit Refluxkrankheit ist die Unterbrechung des Refluxes das Hauptziel (s. Abschn. 7.1.3.4).

Bei *paraösophagealer Hiatushernie* liegt das Operationsziel in einer Reposition des Bruches und der Verhütung des Rezidivs. Dem dient eine dorsal des Ösophagus gelegene Einengung der Zwerchfellschenkel, sowie bei sehr weitem klaffenden Zwerchfellschenkel die Einlage eines abdichtenden Kunststoffnetzes. Bei präoperativ nachgewiesener Inkompetenz des unteren Ösophagussphinkters ist die zusätzliche Anlage einer Fundoplikatio (entweder vollständig oder als hintere partielle Fundoplikation zu empfehlen (Lundell et al. 1996).

Auch diese Operationen sollten heute primär laparoskopisch durchgeführt werden, zumal in den meisten Fällen eine stärkere Fixierung des Magens intrathorakal außerordentlich selten ist. Probleme können sich durch einen Kardiahochstand ergeben, der somit präoperativ abzuklären ist.

7.2.4
Refluxkrankheit

Wichtigstes Operationsziel bei der Refluxkrankheit ist die Wiederherstellung der Funktionsfähigkeit des unteren Ösophagussphinkters. Dies wird am effektivsten mit der 360°-Fundoplikatio nach Nissen/Rosetti erreicht (Rosetti 1968, 1985). Allerdings ist diese Methode in ihrer klassischen Durchführung neben der effektiven Refluxverhütung mit persistierenden Nebenwirkungen wie Dysphagie und Gas-bloat-Syndrom belastet, so dass einerseits eine Vielzahl von Modifikationen durchgeführt wurden (z. B. lockere 1 cm breite „floppy Fundoplikatio" nach DeMeester et al. 1986), andererseits von vielen anderen Operateuren eine partielle Fundoplicatio als ausreichend angesehen wird (Watson et al. 1991).

Als weiteres Konzept kann – unter Berücksichtigung der manometrisch nachgewiesenen Funktion des tubulären Ösophagus – auch ein differenzierteres Vorgehen in Frage kommen, welches beide Methoden, vollständige und partielle Fundoplikatio, nebeneinander berücksichtigt. Eine partielle Fundoplikatio wird dann favorisiert, wenn eine schlechte tubuläre Ösophagusfunktion vorliegt; die vollständige Fundoplikatio bei intakter Peristaltik des tubulären Ösophagus (Fuchs et al. 1994; Peters et al. 1995b). Dabei stehen für die Anlage einer partiellen Fundoplikatio verschiedene Methoden zur Verfügung:

- hintere Hemiplicatio nach Hill mit Invagination der Kardia in eine kleinkurvaturseitig gebildete Tasche aus Magenvorder- und Rückwand (Hill 1972),
- hintere 270°-Plikatur (Toupet 1963) und
- anteriore Plikaturen (Watson et al. 1991).

Durch die Einführung der laparoskopischen Technik (Geagea 1991; Dallemagne et al. 1991; Peters et al. 1995a) haben die früheren Fixierungs- und Pexieverfahren an Bedeutung verloren. Auch der Einsatz von Kunststoffmanschetten um den Ösophagus (Angelchik-Prothese; Gear et al. 1984) hat sich nicht durchsetzen können und scheint zudem unphysiologisch und mit der Gefahr von häufigen Dislokationen behaftet.

Eine spezielle Situation ist bei Vorliegen eines Endobrachyösophagus gegeben. Hier kann eine streng intraabdominelle Lage der Kardia nicht erreicht werden, so dass es notwendig werden kann, die Fundoplikatio nach intrathorakal zu verlegen, wobei offensichtlich der Effekt einer Drucksteigerung im unteren Ösophagussphinkter und damit eine Refluxverhütung erhalten bleibt (Hölscher u. Siewert 1990).

Die Frage, ob bei einem zusätzlich bestehenden Ulcusleiden die Fundoplikatio mit einer selektiv proximalen Vagotomie kombiniert werden sollte, wird kontrovers diskutiert. Angesichts der heutigen effektiven Therapiemöglichkeiten, speziell auch der Helicobacter-pylori-Eradikation, wird sich diese Frage nur noch selten stellen, so dass im Allgemeinen eine derartige Kombination nicht empfehlenswert erscheint (Peters et al. 1995b).

7.2.5
Ösophaguskarzinom

7.2.5.1
Resektionsbehandlung

Das früher vertretene Prinzip, durch eine transmediastinale stumpfe Dissektion des Ösophagus die operative Belastung der Patienten bei insgesamt ungünstiger genereller Prognose möglichst gering zu halten (Wong 1986; Orringer 1987; Pichlmaier et al. 1987c; Müller et al. 1988), ist heute zumindest in der Behandlung des Plattenepithelkarzinoms weitgehend verlassen worden. Durch die Möglichkeiten der kombinierten Radio-/Chemotherapie besteht keine Notwendigkeit mehr, fraglich radikale und risikoreiche Ösophagusresektionen durchzuführen. Auch haben vergleichende Studien gezeigt, dass die postoperative Morbidität nach Transhiatalresektion nicht, wie früher immer vermutet, weniger komplikationsträchtig ist (Hankins et al. 1989; Schlag et al. 1997).

Somit ist beim lokal begrenzten (T1–T2, fraglich T3) Plattenepithelkarzinom des Ösophagus die transthorakale En-bloc-Resektion von Tumor und umgebenden Strukturen zum Standardvorgehen geworden (Husemann 1986; Skinner et al. 1986; Siewert et al. 1988). Im Sinne einer radikalen Tumoroperation umfasst dabei die Lymphadenektomie obligat die perigastrischen und zöliakalen Lymphknoten sowie im mediastinalen Bereich zumindest die unteren mediastinalen Lymphknoten, besser die vollständige Lymphadenektomie des hinteren Mediastinums (sog. Zwei-Felder-Lymphadenektomie; Hagen et al. 1993; Akiyama et al. 1994). Für die intrathorakal hochliegenden Ösophaguskarzinome oberhalb der Trachealbifurkation sowie für die selten resektablen zervikalen Ösophaguskarzinome wird eine Ausdehnung der Lymphadenektomie auch in den zervikalen Bereich und entlang der Nn. reccurentes empfohlen. Diese sog. Drei-Felder-Lymphadenektomie – besonders von japanischen Zentren propagiert – steht jedoch noch in Diskussion, da ein möglicher Überlebensvorteil mit einer hohen postoperativen Morbidität erkauft wird (Akiyama et al. 1994; Fujita et al. 1995; Matsubara et al. 1998).

Die Wahl des Zugangsweges richtet sich nach der Lokalisation des Tumors. Kann beim distalen Ösophaguskarzinom eine Exploration des Tumors von abdominell her erfolgen (was insbesondere für das Adenokarzinom gilt), so kann ein abdomino-transthorakaler

Zugang gewählt werden, der eine En-bloc-Resektion mit Zwei-Felder-Lymphadenektomie ermöglicht. Bei eindeutig intrathorakaler Lage des Ösophaguskarzinoms sollte ein primär transthorakaler Zugang gewählt werden, der neben der subtotalen Ösophagusresektion auch eine vollständige mediastinale Lymphadenektomie ermöglicht. Beim hochsitzenden zervikalen Ösophaguskarzinom erfolgt nach obligater Vorbehandlung zunächst eine kollare Exploration von linksseitig her, um dann nach Feststellung der Resektabilität zu entscheiden. ob ein begrenzt zerviko-thorakales Vorgehen oder eine zerviko-thorako-abdominelle Resektion notwendig wird (Löhlein 1999).

Bei über 95% aller Patienten kann die Rekonstruktion des Intestinalweges in Form eines großkurvaturseitigen Magenschlauchs nach Akiyama et al. (1978) vorgenommen werden. Bei relativ schlanker Konstruktion desselben (Durchmesser 2–4 cm) besteht keine Notwendigkeit zur Anlage einer Pyloroplastik, da eine ausreichende Motorik vorhanden ist, die den pylorischen Widerstand überwinden kann und eine portionierte, intermittierende Ernährung gewährleistet (Lindecken 1992; Kollard et al. 1998; Bemelmann et al. 1995). Bei den übrigen Patienten z. B. nach Magenvoroperationen oder sekundären Rekonstruktionen erfolgt die Wiederherstellung der Passage am günstigsten mittels eines isoperistaltischen, an den Vasa colica sinistra über die Riolan-Arkade gestielten Koloninterponats (Pichlmaier u. Müller 1987b; Siewert 1989).

Je nach Zugangsweg kann die Anastomosierung entweder hoch intrathorakal – obligat zur Vermeidung eines Refluxes – angelegt werden oder zervikal. Bei entsprechend subtiler Anastomosentechnik (Nürnberger u. Löhlein 1994) wird keine Rechtfertigung mehr für einen prinzipiellen kollaren Anschluss gesehen, wenngleich die Gefahren nach Auftreten einer Nahtinsuffizienz wohl geringer sind.

Bei intrathorakaler Anastomose liegt naturgemäß der hochgezogene Magen bzw. das Kolon im Ösophagusbett, bei zervikaler Anastomose wird dies im eigenen Vorgehen auch favorisiert, es kann jedoch – insbesondere beim Kolonhochzug – ein retrosternaler Weg gewählt werden.

Wenn immer möglich sollte ein *einzeitiges* Operationsverfahren bevorzugt werden. Lässt sich ein zweizeitiges Vorgehen aufgrund unerwarteter intraoperativer Probleme nicht umgehen, so sollte die Rekonstruktion möglichst kurzfristig nach Stabilisation des Patienten, am besten innerhalb der ersten Woche erfolgen oder aber ein größeres zeitliches Intervall zur dann sekundären Rekonstruktion eingelegt werden.

Möglichst zu vermeiden sind heute Probethorakotomien zur Prüfung der Operabilität sowie Laparotomien zur Klärung der Tumorausdehnung bzw. der Metastasierung. Gerade in letzterem Fall ermöglicht heute die Vorschaltung einer diagnostischen Laparoskopie die Abklärung von fraglichen Metastasenbefunden sowie der Resektabilität bei distalen Ösophaguskarzinomen mit Beziehung zum Zwerchfell (Rau et al. 1995). Sie ermöglicht auch das sichere Erkennen von Risikofaktoren wie z. B. Leberzirrhose, portale Hypertension oder Zustände nach chronischer Pankreatitis.

7.2.5.2
Palliativmethoden

Wegen der nur vorübergehend erreichbaren Palliation sollten heute größere operative Maßnahmen wie Umgehungsoperationen oder partielle Tumorresektionen nicht mehr angewandt werden. Hier stehen mit den endoskopisch-invasiven Möglichkeiten einer Tubus- oder Stenteinlage, Laser-Vaporisation oder auch mit dem „Afterloading" effektive Methoden zur lokalen Tumorkontrolle zur Verfügung, die in Kombination mit palliativer

Radio- und/oder Chemotherapie eine befriedigende Therapiemöglichkeit darstellen (Bown 1991; Reed 1995).

Zusätzlich kann bei nicht günstiger lokaler Tumorkontrolle – insbesondere im zervikalen und hoch intrathorakalen Ösophagusbereiche sowie bei eintretenden Stenosierungen im Rahmen der Therapie – eine prophylaktische/perkutan-endoskopisch eingebrachte Gastrostomie oder eine laparoskopisch angelegte Magenfistel in Frage kommen. Beim nichtoperablen distalen Ösophaguskarzinom kann die Einlage eines Jejunalkatheters erforderlich sein.

Notizen

7.3
Operationsvorbereitungen

Operationen bei Zenker-Divertikel, Achalasie, Hiatushernie, Refluxkrankheit		
Voruntersuchungen	Allgemein	Schema II, s. Kap. 24
	Krankheits-bezogen	Röntgenuntersuchung der Ösophagus-Magen-Passage (mit Refluxprüfung) Ösophagogastroskopie
	Speziell	Bei Funktionsstörungen: 24 h-pH-Metrie, Manometrie, ggf. Bilitec-Sonde Bei transthorakalem Vorgehen: Lungenfunktionsuntersuchungen und Blutgasanalyse
Vorbehandlung		Bei Divertikel und Achalasie: auf Entleerung des Ösophagus achten (Aspirationsgefahr), 24 h präoperativ Magensonde Bei großer Hiatushernie (Upside-down-Magen): evtl. Magensonde am Abend vor der Operation (Aspirationsgefahr bei Einleitung)
Verschiedenes	Blutkonserven-bereitstellung	Keine, jedoch Kreuzprobe
	Aufklärung	Bei Funktionsstörungen genaue Besprechung der Operationsindikation – in Abgrenzung zur konservativen Behandlung – Hinweis auf Operationsziel und Rezidivmöglichkeit

Ösophagusresektionen		
Voruntersuchungen	Allgemein	Schema III, s. Kap. 24, evtl. Schema IV, s. Kap. 24
	Krankheits-bezogen	Endoskopie mit PE, Röntgenuntersuchung der Ösophagus-Magen-Passage, CT-Thorax und Oberbauch, abdominelle Sonographie
	Speziell	Bei hochsitzenden Ösophagustumoren (oberhalb Bifurkation): Bronchoskopie und HNO-ärztliche Untersuchung Bei Verdacht auf abdominelle Metastasierung oder Leberzirrhose: diagnostische Laparoskopie Bei geplantem Koloninterponat: Koloskopie
Vorbehandlung		Generell s. Kap. 24 Intensives pulmonales Training: Triflow, Ventilator Körperliche Belastung (testen): Treppensteigen, Ergometer u.a. Kardiologisches Konsil mit Belastungs-EKG Orthograde Darmlavage: für evtl. Koloninterposition, Minderung der bakteriellen Translokation Bei schlechtem Ernährungszustand: parenterale Ernährung über 1–2 Wochen, besser längerfristige enterale Ernährung über Dünndarmsonde oder Jejunalkatheter
Verschiedenes	Blutkonserven-bereitstellung	3–5
	Aufklärung	Hinweis auf Ausmaß und Folgen der geplanten Resektion (insbesondere Folgen der Rekonstruktion mit Schluckschwierigkeiten, Umstellung der Ernährungsgewohnheiten, evtl. weitere Gewichtsabnahme), Besprechung der typischen Komplikationen, Hinweis auf notwendige, meist mehrtägige intensivtherapeutische Behandlung, Besprechung der Situation bei Irresektabilität mit Hinweis auf die Möglichkeiten der dann notwendige Radio- und Chemotherapie (dies alles schonend unter größtmöglicher Meidung stärkerer psychischer Belastungen)

7.4
Spezielle operationstechnische Gesichtspunkte

7.4.1
Allgemeines zur Nahttechnik am Ösophagus

Gerade am Ösophagus wird vielfach die maschinelle Anastomosierung favorisiert (Pichlmaier u. Müller 1987a; Wong 1987). Sie hat sich am unteren Ösophagus (z. B. nach Gastrektomie) bewährt mit dem Vorteil einer primär dichten Klammernahtreihe, was durch Instillation von Methylenblau jeweils geprüft werden kann. Dies spricht aber nicht gegen einen generellen Verzicht auf eine manuelle Vorgehensweise, die bei entsprechender Erfahrung eine ebenso niedrige Insuffizienzrate aufweist (Fok et al. 1991).

Im Bereich des intrathorakalen Ösophagus und auch speziell im Halsbereich wird im eigenen Vorgehen weiterhin die manuelle Naht bevorzugt. Dies zum einen, weil gerade bei sehr schlankem Magenschlauch die relativ breite Anastomosierung mit dem Klammernahtgerät (25 mm) zu Durchblutungsstörungen an beiden Kanten führen kann, zum anderen weil die Manipulation sowohl am Magen als auch im Bereich des Ösophagus häufig zu schwer zu versorgenden Wandeinrissen führen kann. Im Halsbereich steht zudem relativ wenig Platz zum Einführen der Druckplatte zur Verfügung, nach Verwendung sehr kleiner Klammernahtgeräte (21 oder 23 mm Durchmesser) wird eine hohe Stenoserate beobachtet (Berrisford et al. 1996; Honkoop et al. 1996).

Bei der manuellen Naht sind hauptsächlich die Ringmuskulatur und die Submukosa bedeutsam. Daher sollte auch eine die Schleimhaut mitfassende, durchgreifende Allschichtennaht benutzt werden.

Bei Nahtverschluss der Ösophaguswand selbst (nach Divertikelabtragung, nach Perforation etc.) wird eine lockere Stoß-auf-Stoß-Naht favorisiert. Allerdings bietet auch ein zweireihiges Vorgehen mit fortlaufender Schleimhautnaht oder der lineare Stapler-Verschluss der Schleimhaut mit lockerer Muskelnaht eine gleich große Sicherheit. Die für die Nahtfestigkeit wichtige Schicht der Ringmuskulatur wird hier in der ungünstigen, zu den Muskelfasern parallelen Verlaufsrichtung gefasst; auch hier ist wiederum besonders die Submukosa wichtig.

Selbstverständlich müssen bei jeder Ösophagusnaht eine absolute Spannungsfreiheit und eine gute Durchblutung gegeben sein. Die Längsdurchblutung des Ösophagus wird insbesondere über drei arterielle Versorgungen gewährleistet (Aa. thyroideae, Aa. tracheobronchales und über Zuflüsse aus der A. gastrica sinistra), die Präparation muss also sehr schonend erfolgen und darf nur kurzstreckig sein. Bei intrathorakaler Anastomisierung des Ösophagusstumpfs auf die Vorderwand des Magenschlauches können zwei höher gelegte Anheftungsnähte an der Ösophagushinterwand zur Sicherung der Spannungsfreiheit nützlich sein, ebenso wie bei ausreichend langem Magenschlauch eine vordere Plikatur die Anastomose zusätzlich schützt. Alternativ kann auch die Ösophagus-Magenschlauch-Anastomose mit dem zirkulären Klammernahtgerät an der Magenschlauchspitze angelegt werden, allerdings ist dann keine entsprechende Protektion des Anastomosenringes möglich (s. oben). Die Prüfung auf Dichtigkeit (z. B. mit Methylenblau) sollte obligat sein, da jede Anastomose ebenso wie jede Ösophagusnaht primär dicht sein muss, da das Schlucken von Speichel bald nach der Operation physiologisch ist. Gerade beim Längsverschluss der Ösophaguswand kann daher eine zusätzliche fortlaufende Mukosanaht nützlich sein. Wichtig ist jedoch auch eine Ableitung der distal gelegenen Magen- und Darmabschnitte, um eine Überdehnung der Anastomose/Naht von distal her zu vermeiden. Meist wird die Magensonde so platziert, dass die ersten Sondenperforationen auf

Höhe der Anastomose liegen, d.h. so dass jedenfalls der Hauptanteil der Perforationsstrecke unterhalb der Naht zu liegen kommt; dies gilt insbesondere auch für die Entlastung eines Magenschlauchs, bzw. Koloninterponats.

Im Halsbereich wird im eigenen Vorgehen die Anastomosierung des Ösophagusstumpfs auf die Hinterwand des Magenschlauchs, bzw. Koloninterponats favorisiert, da eine Anheftung der darüber hinausragenden Interponatanteile beidseits an die vordere Halsfaszie zu einer zusätzlichen Abdichtung der Anastomose beiträgt (Nürnberger u. Löhlein 1994).

7.4.2
Zugangswege nach Operationsverfahren

Für eine Operation eines Zenker-Halsdivertikels ist ein linksseitiger schräg gestellter Zugang vor dem M. sternocleidomastoideus geeignet.

Für die Antirefluxchirurgie, speziell für Fundoplikationen und für die Myotomieoperation sollte heute ein laparoskopischer Zugang favorisiert werden. Wird ein offenes Vorgehen geplant oder muss infolge technischer Schwierigkeiten oder Komplikationen ein „Umstieg" erfolgen, reicht in der Regel ein medianer Oberbauchlängsschnitt aus. In sehr schwierigen Situationen kann aber auch eine quere Oberbauchlaparotomie mit senkrechter Erweiterung zum Xiphoid notwendig werden (s. Kap. 8).

Auch für das kombinierte abdomino-thorakale Vorgehen bei der subtotalen Ösophagusresektion reicht in der Regel ein großzügiger Oberbauchlängsschnitt aus, der um den Nabel herum geführt bis zur Mitte des Unterbauchs verlängert werden kann. Im eigenen Vorgehen wird dann nach Beendigung des abdominellen Teils nach Umlagerung eine dorsolaterale rechtsseitige Thorakotomie vorgenommen. Eine kontinuierliche rechts- oder linksseitige Durchtrennung des Rippenbogens wird als atemphysiologisch äußerst ungünstig angesehen und prinzipiell nicht durchgeführt. Als Alternative kann eine sog. Kombinations- oder Schraubenlagerung mit gedreht angehobener rechtsseitiger Thoraxhälfte infrage kommen (Pichlmaier 1987). Nach eigenen Erfahrungen wird jedoch der Vorteil der nicht notwendigen Umlagerung mit neuer Abdeckung durch höheren Aufwand bei der primären Lagerung und ungünstigere Zugangsverhältnisse im Thorax wieder aufgewogen.

Die Zugänge für ein thorakales Vorgehen sind in Tabelle 7.2 aufgeführt, wobei heute eine Kardiomyotomie oder auch Fundiplikationen nur noch äußerst selten vom Thorax her durchgeführt werden.

Tabelle 7.2. Thorakale Zugänge

Operation	Zugänge	Bemerkungen
Thorakale Kardiomyotomie u.ä. Fundoplikatio (heute selten)	Links dorsolateral im Bett der 7. bis 8. Rippe	Auch zur trunkulären Vagotomie geeignet
Subtotale Ösophagektomie mit mediastinaler Lymphadenektomie und abdominothorakalem Magenhochzug mit intrathorakaler Anastomose	Rechts dorsolateral im Bett der 4. bis 6. Rippe	
Ösophagektomie mit mediastinaler Lymphadenektomie und retrosternalem Magenhochzug	Rechts lateral im Bett der 5. Rippe	Herausleiten des zervikalen Ösophagusanteils durch linkszervikalen Schnitt vor dem M. sternocleidomastoideus

7.4.3
Technisches bei Abtragung eines Zenker-Divertikels

Hier ist v. a. darauf zu achten, dass die Schleimhaut nicht zu weit, d. h. höchstens bis zur Divertikelbasis abgetragen wird, um eine Stenosierung sicher zu vermeiden. Am günstigsten geschieht dies, wenn zur Abtragung des Divertikelhalses ein lineares Klammernahtgerät (TA-Stapler) benutzt wird bei gleichzeitiger Einlage eines mindestens 30 Charriere dicken Magenschlauchs.

Die extramuköse Myotomie sollte auf einer Länge von 2–3 cm erfolgen, proximal davon kann die Deckung der Schleimhautabtragung im Bereich der Divertikelbasis mittels adaptierenden Muskelnähten erfolgen.

Bei der endoskopischen Divertikulotomie ist auf eine maximale Reklination der Halswirbelsäule und eine ausreichende Sicht unter Verwendung eines speziellen Spreizers zur Dehnung des Ösophagusmundes zu achten. Bei großen Divertikeln können 2 bis 3 Stapler-Magazine zur vollständigen Durchtrennung notwendig werden.

7.4.4
Technisches bei einer Myotomie

Bei entsprechender Erfahrung sollte heute eine Myotomie auf laparoskopischem Wege erfolgen. Dies bietet die beste Übersicht und stellt das schonendste Vorgehen für den Patienten dar. Nach Freipräparation des abdominellen Ösophagus und Anzügeln desselben zum vorsichtigen Herabziehen nach links kaudal entspricht das weitere Vorgehen der klassischen offenen Operation. Das Einführen eines Senkstaken-Blakemore-Sonde und leichtes Aufblasen des im unteren Ösophagus-Kardia-Bereich platzierten Ösophagusballons erleichtert die Durchtrennung aller ringförmigen bzw. schräg verlaufenden Muskelfasern. Sie müssen vollständig durchtrennt werden mit einer Ausdehnung von 4–5 cm am terminalen Ösophagus, sowie 1–2 cm am Magen. Danach muss die Schleimhaut breit hervorquellen können. Ebenfalls erleichtert werden kann die vollständige Durchtrennung der Muskelfasern besonders im Ösophagusbereich durch intraoperative Endoskopie mit Diaphanoskopie, weil sich die Muskelfasern als Schatten gebende Streifen noch darstellen. Auch Mukosadefekte können am Austreten der vorsichtig insufflierten Luft sofort identifiziert werden.

Bei versehentlicher Durchtrennung auch der Mukosa – besonders häufig nach mehrfacher Dilatation- bzw. Dehnungsbehandlung – kann laparoskopisch eine Versorgung mittels Naht versucht werden. Bei größeren Defekten ist der Umstieg auf das offene Vorgehen anzuraten, besonders da bei Nahtversorgung des Mukosaeinrisses eine zusätzliche Deckung des Gesamtmyotomiebereiches mittels anterior aufgesteppter Fundusmanschette zu empfehlen ist. Bei intakter Mukosa kann dies auch laparoskopisch durchgeführt werden mit sorgfältig platzierten Einzelnähten am rechtsseitigen und kranialen Rand der durchtrennten Ösophagusmuskulatur.

Beim – seltenen – transthorakalen Vorgehen kann bei versehentlichen Mukosadefekten die zweischichtige Naht von Schleimhaut und gespaltener Muskulatur erfolgen sowie ggf. zur Entlastung dieser Naht eine Myotomie an anderer Stelle.

7.4.5
Technisches bei der Fundoplikatio

Auch – oder gerade – bei der laparoskopischen Durchführung einer Fundoplikatio sollten die Techniken, die für das klassische Vorgehen entwickelt wurden (Rossetti 1968 u. 1977; Donahue et al. 1985; DeMeester et al. 1986) stets beachtet werden. Ein Abweichen von diesen Techniken und ihren gut überprüften Modifikationen zugunsten eines technisch einfacheren laparoskopischen Vorgehens erscheint in Hinblick auf die noch ausstehenden Langzeitergebnisse fragwürdig.

Nach wie vor sind Hauptgefahren
- Stenosierungen des Kardiabereichs durch zu eng genähte Fundusmanschetten mit
  - resultierender Dysphagie oder
  - Gas-bloat-Syndrom,
- Verletzungen von Vagusästen, besonders des hepatischen Astes,
- Verletzungen des Ösophagus sowie
- eine Herniation der Kardia durch die Fundoplikatio nach oben – Teleskop-Phänomen (Blum et al. 1990).

Zu den Grundvoraussetzungen für eine erfolgreiche Durchführung des Eingriffs zählen sichere Identifikation der genannten Strukturen, ausreichende Fundusmobilisation (am günstigsten mittels Einsatz des UltraCision-Gerätes, oder auch per Endoclips) sowie Einführen einer dicken Magensonde (>30 Charriere) mit wiederholtem Bewegen und Positionieren derselben und Schaffung eines ausreichend großen retroösophagealen Fensters (Fuchs et al. 1993; Cadière et al. 1994).

Wie beim klassischen offenen Vorgehen soll für die Fundoplikatio selbst prinzipiell die *Vorderwand* des Fundus und nicht ein Teil der Magenhinterwand verwendet werden. Dies erfordert nach ausgiebiger Freilegung der Fundusregion, nach Durchtrennung der Vasa gastrica brevia eine einwandfreie Übersicht. Dabei entspricht der *vor* dem Durchzug gefasste maximale Fundusanteil *nach* dem Durchzug dem distalen und entsprechend der zunächst distale später dem proximalen Endpunkt der Manschettennaht (Rotation der Fundusvorderwand hinter dem Ösophagus im Gegenuhrzeigersinn; s. Abb. 7.1). Im Sinne der heutigen „floppy" Nissen-Fundoplikation muss die Manschette absolut locker zum Liegen kommen, was durch Prüfung mit einem Taststab oder einem Instrument bei einliegender dicker Sonde verifiziert werden kann. Die Manschette selbst wird nur mit sich selbst vernäht, wobei die Kontaktfläche selbst nicht mehr als 1–2 cm Ausdehnung betragen muss (entsprechend 2–3 Fixationsnähten). Im Gegensatz zum offenen Vorgehen wird bei der laparoskopischen Anlage auf Magenfixationsnähte, sog. Pfeilernähte verzichtet, ggf. werden 1–2 obere Fixationsnähte an der Ösophagusmuskulatur vorgenommen (cave: Ausriss und Verletzung des Ösophagus).

Bezüglich partiellen, bzw. der Hemifundoplikationen soll nur auf die Toupet-Fundoplikatio eingegangen werden (Toupet 1963; Tissot et al.1994). Hier ist das technische Vorgehen einschließlich des hinteren Durchzugs der Fundusvorderwand mit dem bei der offenen Fundoplikatio identisch. Allerdings wird dann die hintere Plikatur am rechten Zwerchfellschenkel auf eine Länge von 3–4 cm fixiert, sowie im Umschlagsbereich mit der rechten Ösophagusseite. Die vordere Plikatur der großen Kurvatur wird anschließend mit der linken Ösophagusseite ebenfalls im Sphinkterbereich vernäht, so dass insgesamt eine etwa hintere 240°-Fundoplikatur erzielt wird. Auf eine sehr exakte Platzierung der Nähte an der Ösophaguswand ist zu achten, ebenso wie auf eine subtile Knotentechnik zur Verhinderung von Ausrissen oder tiefergehenden Läsionen.

Abb. 7.1.
Prinzip der Fundoplikatio

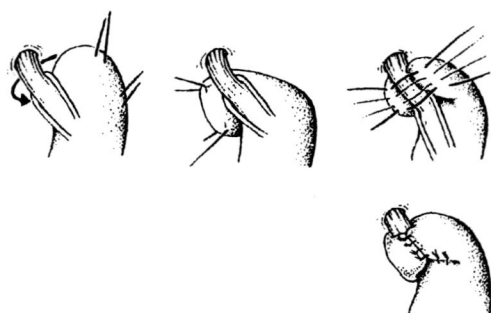

Obwohl dies prinzipiell nicht notwendig ist, wird heute in aller Regel die laparoskopische Fundoplicatio mit einer Einengung des Hiatusschlitzes kombiniert. Ist der Hiatusschlitz nicht allzu weit, lässt sich eine Einengung durch 2–3 Nähte problemlos durchführen; bei sehr weitem Hiatus kann die Einlage eines entsprechend zugeschnittenen Kunststoffnetzes eine Alternative darstellen.

Wenngleich heute eine Auflösung einer Fundoplikatio bei entsprechenden Komplikationen und ggf. Neuanlage einer Fundoplikatio – Refundoplikatio – auch bei entsprechender Erfahrung laparoskopisch möglich ist (Hunter et al. 1999), so wird im eigenen Vorgehen aufgrund der besonderen Problematik ein offener Zugang gewählt. Denn die Kardiaregion findet sich vielfach schwerstens verbacken und benötigt besondere Vorsicht zur Vermeidung von Magen- und Ösophaguswandschäden. Nach stets kompletter Auflösung der Fundoplikatio, besonders nach weiterer Mobilisation des Fundus kann ggf. eine erneute Fundoplikatio erfolgen oder – falls die Notwendigkeit besteht – ein refluxverhütendes resezierendes Verfahren (z. B. distale Magenresektion mit Roux-Y-Anastomisierung).

7.4.6
Technisches bei der Operation einer paraösophagealen Hernie

Auch für die Versorgung von Hiatushernien ist heute die laparoskopische Chirurgie zu favorisieren, besonders, da die Reposition des Bruchinhaltes von abdominal her zumeist keine Probleme bereitet. Der Bruchsack muss nicht notwendigerweise reseziert werden, eine Abtrennung im Bereich der Zwerchfellschenkel mit deren einwandfreier Darstellung ist ausreichend, um einen Verschluss bzw. die Einengung der Bruchpforte zu erzielen. Bei Vorliegen eines Hiatus communis (gemeinsame Durchtrittsstelle von Ösophagus und Aorta) fehlt die Hiatushinterwand, wobei in diesem Falle eine Naht des Fundus an den vorderen Hiatusrand eine erneute Herniation verhindern kann (Siewert u. Rossetti 1976).

Die Hiatusschlitznähte sollten dorsal vorgelegt und jeweils nur locker geknotet werden, ggf. empfiehlt sich als Widerlager bei großer Durchtrittsöffnung eine obere Pfeilernaht im Bereich des Hiatuswinkels. Alternativ kann die Einlage eines geschlitzten Kunststoffnetzes in Frage kommen, welches vor die Hiatusöffnung platziert wird und eine spannungsfreie Abdeckung gewährleistet. Eine situative Anheftung ist ausreichend, ein Schlitzverschluss bei entsprechender Überlappung nicht notwendig.

Werden zusätzlich zum Hiatusverschluss Pexieverfahren, z. B. Fundopexie, Fundo-Ösophagopexie durchgeführt, so ist auf eine sorgfältige Platzierung der Nähte zu achten; ein Mitfassen der Schleimhaut durch tiefen Einstich sollte zur Verhinderung von Fistelbil-

dung vermieden werden. Gleiches gilt auch für die Gastropexie an der vorderen Bauchwand.

7.4.7
Notwendigkeit einer Pyloroplastik beim Magenhochzug

Bei allen Operationen wegen benigner Erkrankungen, bei denen eine Durchtrennung
oder Verletzung speziell der antralen Vagusfasern erfolgt bzw. zu befürchten ist, erscheint
eine Pyloroplastik angezeigt. Bei einer Ösophagusresektion mit Magenhochzug war dies
früher ebenfalls die Regel.

Nachdem heute aus funktionellen Gründen ein schlanker, nicht mehr als 3–4 cm im
Durchmesser messender, großkurvaturseitiger Magenschlauch hochgeführt wird, erscheint die obligate Anlage einer Pyloroplastik nicht mehr notwendig. Die im Magenschlauch vorhandene propulsive Motorik (Lindecken 1992; Kollard et al. 1998) erscheint
ausreichend, um den pylorischen Widerstand zu überwinden und eine portionierte, intermittierende Ernährung zu gewährleisten. Treten dennoch postoperativ Ernährungsstörungen auf, so kann problemlos eine endoskopische Pylorusdilatation erfolgen.

7.4.8
Drainage

Bei jedem thorakalen Vorgehen ist eine Thoraxdrainage obligat; bei Operationen mit Ösophaguseröffnung bzw. -anastomose sollten zwei Drainagen eingelegt werden: eine obere
Zieldrainage in den Bereich der Anastomose, eine untere Sinus-Drainage, die am besten
eine vorgefertigte Abwinklung aufweist.

Bei abdominellen Eingriffen in der Kardiagegend erscheint eine lokale Drainage mit
kurzer Liegedauer (1–2 Tage) wegen oft geringfügiger Sickerblutungen günstig; bei laparoskopischem Vorgehen mit Verifizierung einer sicheren Blutstillung kann darauf verzichtet werden.

Werden nach einem Zweihöhleneingriff Silikonrohr-Drainagen in den Oberbauch eingelegt, sollten diese sicherheitshalber an ein Wasserschloss angeschlossen werden; bei der
Einlage von Easy-flow-Drainagen, was im eigenen Vorgehen favorisiert wird, erübrigt sich
dieses Vorgehen, es kann eine einfache Beutelversorgung erfolgen.

7.5
Postoperative Behandlung

Operationen wegen Zenker-Divertikel, Achalasie, Hiatushernien und Refluxkrankheit

Routinebehandlung	Operationen ohne Eröffnung des Ösophagus	Schema II. s. Kap. 25 Antibiotika nicht indiziert Magensonde für 12–24 h Redondrain (Zenker-Divertikel): ziehen Tag 2 bis 3 Zieldrain (abdominal): ziehen Tag 3–4 Thoraxdrain (ggf.): ziehen Tag 2–3 (nach Röntgenkontrolle des Thorax)
	Operationen mit Eröffnung des Ösophagus	Schema IV, s. Kap. 25 Antibiotika indiziert Magen-Ösophagus-Sonde, ziehen bei Suffizienz (Gastrografinschluck) Tag 5, ggf. früher Thoraxdrain: ziehen Tag 5 (s. oben)
Kontrollen	Operationen ohne Eröffnung des Ösophagus	Röntgen: nur bei Symptomatik Abschließende MDP, ggf. mit Refluxprüfung/ Endoskopie nach 3 Monaten
	Operationen mit Eröffnung des Ösophagus	Gastrografinschluck Tag 5 oder früher (s. oben) Abschließende MDP/Endoskopie nach 3 Monaten
Spezielle Probleme		Dysphagie: konservatives Vorgehen (s. Abschn. 7.6.1) Bei Verdacht auf Nahtinsuffizienz oder Perforationszeichen: Gastrografinschluck (s. Abschn. 7.6.2)

Ösophagusresektionen

Routinebehandlung	Schema IV, s. Kap. 25 Antibiotika (intraoperativ und bei Pneumonie Verdacht postoperativ) Nahrungskarenz bis zum 5. Tag, Beginn mit schluckweise Trinken bei unkompliziertem Verlauf und voller Koordination ab Tag 3 Magensonde: zur Entlastung des Interponats (mit/ohne Pyloroplastik!) belassen bis koordinierte Darmperistaltik vorhanden Zieldrain: entfernung Tag 6 oder 7 Thoraxdrain: ziehen ab Tag 5
Kontrollen	Röntgenuntersuchung des Thorax: postoperativ täglich (Dauer der Intensivtherapie) Verzicht auf routinemäßigen Gastrografinschluck (Aspirations- und Pneumoniegefahr)
Spezielle Probleme	Bei Verdacht auf Anastomoseninsuffizienz: frühe (ab Tag 3) Endoskopie mit wenig Luftinsufflation, gleichzeitig Beurteilung der Durchblutung des Interponats möglich Ggf. gleichzeitig Einbringen einer Kombinationssonde zur (späteren) enteralen Ernährung bei gleichzeitiger Interponatentlastung, initial zunächst ausschließlich parenterale Ernährung nach Schema IV Bei einwandfreier Schluckfunktion später Röntgenkontrolle des Insuffizienz-Ausmaßes Bei ausgeprägt halluzinatorisch-deliranten Zuständen: spezielle Schema zur Analgosedierung (z. B. Clonidin supplementiert) sowie forcierte pulmonale Protektion (CPAP-Maskenatmung) zur Vermeidung einer Reintubation Beim Auftreten wiederholter Aspirationen: Funktion der Rekurrensnerven überprüfen Bei beidseitigem Stimmbandstillstand: frühe Tracheotomie; evtl. Medialisierung des Lig. vocale Beim Auftreten eines Chylothorax: Belassen der Thoraxdrainagen zur externen Ableitung, weiteres Vorgehen s. Abschn. 7.6.4

7.6
Spezielle postoperative Probleme

7.6.1
Postoperative Dysphagie

Nach Fundoplikatio, insbesondere Nissen-Plikatur, können postoperativ leichte dysphagische Beschwerden auftreten. Eine richtige Operationstechnik vorausgesetzt, halten sie jedoch nur kurzfristig an. Jede stärkere und über 8 Tage andauernde Dysphagie legt den Verdacht auf eine zu eng angelegte Fundusmanschette nahe und muss röntgenologisch abgeklärt werden. Beim Nachweis einer Kardiastenosierung erscheint eine frühzeitige Endoskopie mit vorsichtiger Bougierung angezeigt. Bleibt eine Erweiterung auch unter wiederholten Bougierungen in der Folgezeit aus, ist die Indikation zur Reoperation gegeben. Ein weiterer Grund für eine erhebliche Dysphagie kann auch ein teleskopartiges Hochgleiten der Kardia durch die Fundusmanschette und eine hernienförmige Erweiterung in dieser Position sein. Hier ist stets eine Reoperation mit zunächst völliger Beseitigung der meist technisch ungünstig angelegten Fundoplikatio erforderlich. In günstiger Situation kann in gleicher Sitzung eine Neuanlage der Fundoplikatio erfolgen, im ungünstigen Fall bleibt es bei der Auflösung der Fundoplikatio, und es wird eine konservative Therapie eingeleitet.

Beim Auftreten einer Magenausgangsstenose nach Fundoplikatio ist an eine versehentlich erfolgte Vagotomie zu denken. Hier kann eine endoskopische Pylorusdehnung Abhilfe schaffen, ggf. muss zu einem späteren Zeitpunkt eine Pyloromyotomie bzw. eine Pyloroplastik durchgeführt werden.

Nach Kardiomyotomie sind im erfolgreichen Fall die Beschwerden meist schlagartig beseitigt, und ein einwandfreier Schluckakt ist möglich. Wurde keine Fundoplikatio durchgeführt, sind längerfristig endoskopische Kontrollen bezüglich einer Refluxentwicklung wichtig.

Eine frühe Stenosierung im Bereich einer Ösophagus-Magenschlauch-Anastomose nach Ösophagusresektion ist meist entzündlicher Natur und Folge einer geringfügigen, klinisch latenten Nahtinsuffizienz. Meist erfolgt eine spontane Erweiterung nach einigen Wochen; ggf. kann aber ab der zweiten postoperativen Woche eine vorsichtige, auch wiederholte endoskopische Bougierung erfolgen. Führt diese nicht zu einem dauerhaften Erfolg, so muss bei Operationen wegen maligner Tumoren stets auch an ein frühes Anastomosenrezidiv gedacht werden.

7.6.2
Nahtinsuffizienz

Treten nach einer Kardiomyotomieoperation in den ersten ein bis zwei Tagen Zeichen einer Perforation auf (intraoperativ übersehene Schleimhautverletzung), kann bei einer sofort vorgenommenen Relaparoskopie bzw. Relaparotomie evtl. noch eine Deckung des Defektes durch Fundusplikatur erreicht werden. Bei späterer Manifestation und gutem Anschluss des Lecks an ein Zieldrain ist konservatives Vorgehen, bei offensichtlich lokalisierter Insuffizienz ohne Anschluss an eine Drainage eine sonographisch geführte Punktionsdrainage und bei Zeichen einer Peritonitis eine Relaparotomie angezeigt. Ein Nahtverschluss im Stadium einer Peritonitis ist fast stets erfolglos.

Bei früher Insuffizienz einer intrathorakalen Anastomose – eine Komplikation mit unverändert hoher Letalität – scheint eine sofortige Auflösung derselben mit Anlage einer Ösophagushalsfistel und distalem Verschluss des Magen- oder Koloninterponats im gut durchbluteten Bereich am erfolgreichsten. Nach programmierter Rethorakotomie und Beherrschen der Pleura- und Mediastinalinfektion kann das Magen- bzw. Koloninterponat im zweiten Schritt nach intraabdominell verlagert werden und hier zur Aufnahme einer Ernährungsfistel dienen. Gegenüber diesem vergleichsweise radikalen Vorgehen scheinen Versuche mit Drainage oder Übernähung wegen der meist nicht beherrschbaren Mediastinitis und Pleurainfektion überwiegend letal zu enden.

Bei Insuffizienz einer zervikalen Anastomose, die sich häufig in starker Rötung und Schwellung des Halsbereiches äußert, ist meist eine Eröffnung der Wunde mit offener Behandlung ausreichend. Nur wenn sich dabei eine Durchblutungsstörung des proximalen Magen- bzw. Kolonanteils zeigt, kann es notwendig werden, das gesamte hochgezogene Organ zu revidieren oder ggf. zu entfernen.

7.6.3
Nahrungskarenz und endoluminäre Ableitung

Nach Operationen *ohne* Ösophaguseröffnung kann je nach dem Grad der Magen-Darm-Motilitätsstörung am ersten bis zweiten postoperativen Tag mit oraler Flüssigkeitszufuhr begonnen und die Magensonde entfernt werden. Nach Operationen mit Ösophagusnaht oder Ösophagusanastomose war es bisher üblich, am fünften postoperativen Tag die Nahtsuffizienz durch Gastrografinschluck röntgenologisch zu kontrollieren und erst nach dieser Untersuchung die endoluminäre Sonde zu entfernen und mit oraler Flüssigkeitsaufnahme zu beginnen. Doch scheint – allgemein geringe Insuffizienzquote, gute Anastomosenverhältnisse und normaler postoperativer Verlauf vorausgesetzt – diese Zurückhaltung gegenüber der frühzeitigeren Entfernung der Sonde und dem baldigen Beginn der oralen Flüssigkeitsaufnahme (etwa am zweiten bis dritten Tag) nicht mehr notwendig. Insbesondere nach Ösophagusresektion mit hoch intrathorakaler oder kollarer Anastomosierung birgt die routinemäßige röntgenologische Anastomosenkontrolle eine erhebliche Aspirationsgefahr bei den meist vorhandenen Schluck- bzw. Anschluckstörungen, so dass im eigenen Vorgehen auf eine derartige Kontrolluntersuchung gänzlich verzichtet wird. Vielmehr hat sich ein möglichst frühzeitiges Schlucktraining etwa ab dem 3.–5. Tag mit Tee oder anderen klaren Flüssigkeiten bewährt. Eine derart frühe postoperative Flüssigkeitszufuhr vermindert postoperative Beschwerden und Unannehmlichkeiten erheblich.

Beim Nachweis oder Auftreten einer Insuffizienz wird nach Möglichkeit eine endoluminäre Sonde ggf. erneut über die Anastomose geführt, entweder röntgenologisch kontrolliert oder endoskopisch eingelegt. Bei längerem Bestehen einer abgegrenzten Insuffizienz kann bei suffizienter Drainage durchaus Flüssigkeit oral eingenommen werden, wobei möglicherweise ein gewisser Spüleffekt erreicht wird. Wenn immer möglich, sollte gleichzeitig die Einlage einer Ernährungssonde erfolgen, deren Spitze am besten im proximalen Jejunum, distal der Treitz-Flexur platziert wird.

7.6.4
Chylothorax

Nach Ösophagusresektion ist das Auftreten eines Chylothorax eine zwar seltene (bis zu 3%), aber charakteristische und meist nur schwer zu behandelnde Komplikation. Ansteigende Sekretmengen über die liegenden Thoraxdrainagen, zunächst serös, dann zunehmend trüber (chylös) weisen auf diese Komplikation hin. Beim Vorliegen von anhaltenden Sekretionsmengen über 1–1,5 Litern darf die Diagnose als sicher gelten (Dugue et al. 1998). Tritt diese Situation innerhalb der ersten 8–10 Tage nach der Operation auf, ist die Indikation zur Rethorakotomie gegeben. Durch subtile Umstechung aller vermuteten Lymphbahnen beiderseits der Aorta nahe den Zwerchfellschenkeln kann die Situation meistens beherrscht werden; ggf. gelingt es auch, thorakoskopisch den offenen Ductus thoracicus isoliert aufzufinden und mit Durchstechung oder Clips zu verschließen. Kommt es im späteren Verlauf zum Auftreten eines Chylothorax, ist dieser durch ausreichende externe Drainage zu entlasten. Die weitere konservative Therapie besteht in der Einleitung einer 1- bis 2-wöchigen parenteralen Ernährung und ggf. in der Soganlage an die Drainage.

7.6.5
Rezidivkontrolle nach Operation wegen Refluxkrankheit

Wichtigste Kriterien der erfolgreichen Behandlung sind das Verschwinden von Refluxbeschwerden und das Abheilen einer nachgewiesenen Ösophagitis. Letzteres kann nur durch eine endoskopische Kontrolluntersuchung beurteilt werden, die nach drei Monaten postoperativ angebracht erscheint. Ggf. kann auch eine röntgenologische Kontrolle zu diesem Zeitraum erfolgen, da operationsbedingte Störungen in dieser Zeit ebenfalls abgeklungen sein sollten. Ergibt die röntgenologische Untersuchung keine morphologischen Auffälligkeiten (z. B. Auflösen der Fundusmanschette, Teleskop-Phänomen, Engstellung des unteren Ösophagus), so ist bei persistierenden Beschwerden eine erneute 24 h-pH-Metrie angezeigt. Lässt sich dabei ein noch vorhandener geringfügiger Reflux nachweisen, oder bestehen leichtere Beschwerden, so ist eine weitere konservative Behandlung (s. Abschn. 7.1.3.4) angezeigt. Besteht weiterhin ein ausgeprägter Reflux oder lassen sich morphologische Auffälligkeiten nachweisen, so erscheint eine Rezidivoperation notwendig. Alternativ zu einer Korrektur der Fundoplikatio (s. oben) kann dabei in seltenen Situationen (etwa bei einem zweiten Rezidiv) eine distale Magenresektion mit Rekonstruktion nach Roux angezeigt sein (Salo et al. 1985; Skinner 1992). Dabei muss in aller Regel die Fundoplikatio aufgelöst werden, es sei denn, es besteht keine Passagestörung des unteren Ösophagus (z. B. durch manschettenbedingte Einengung oder ein Teleskop-Phänomen). Bestehen Passagestörungen im tubulären Ösophagus (manometrischer Nachweis!), so ist in jedem Falle die Fundusmanschette aufzulösen und eine weitere konservative Therapie einzuleiten.

Eine Röntgenuntersuchung zu einem früheren Zeitpunkt, etwa vor Entlassung, erscheint nicht angebracht; sie kann aber bei Verdacht auf gröbere Funktionsstörungen bzw. auf operativen Misserfolg notwendig werden. Untersuchungsverfahren, die ausschließlich zur Objektivierung des Operationsergebnisses dienen (Endoskopie, s. oben, aber auch pH-Metrie und Manometrie), sollten generell erst im späteren Verlauf (z. B. nach ca. 3–6 Monaten) durchgeführt werden (Stein u. Siewert 1997).

Literatur

Lehrbücher und Übersichtsarbeiten

Blum AL, Siewert JR (Hrsg) (1981) Refluxtherapie – gastroösophageale Refluxkrankheit: Konservative und operative Therapie. Springer, Berlin Heidelberg New York

Fink U, Stein HJ, Wilke H et al. (1995): Multimodal treatment for squamous cell esophageal cancer. World J Surg 19: 198–204

Fuchs KH, Stein HJ, Thiede A (Hrsg) (1997) Gastrointestinale Funktionsstörungen. Springer, Berlin Heidelberg New York Tokio

Gall FP, Hermanek P, Tonak J (1986) Chirurgische Onkologie. Springer, Berlin Heidelberg New York Tokio

Hamilton SR, Aaltonen LA (eds) (2000) Pathology and genetics of tumors of the digestive system. WHO Classification of Tumors. IARC Press, Lyon

Junginger T, Hermanek P, Klimpfinger M (2002) Klassifikation maligner Tumoren des Gstrointestinaltrakts I, Deutsche Krebsgesellschft e.V., Springer, Berlin Heidelberg Nerw York Barcelona Hongkong London Mailand Paris Tokio

Lange J, Siewert JR (eds) (2000) Esophageal carcinoma, state of the art. In: Recent results in cancer research, Bd. 155. Springer, Berlin Heidelberg New York Tokio

Leitlinien zur Therapie des Ösophaguskarzinoms (1996) Grundlagen der Chirurgie. Beilage zu den Mitteilungen der Deutschen Gesellschaft für Chirurgie, Heft 5

Der Onkologe (Organ der Deutschen Krebsgesellschaft e.V.) (1997) Ösophaguskarzinom (Schwerpunktheft) 6: 617-662

Pichlmaier H, Schildberg FW (1987) Kirschnersche Operationslehre: Thoraxchirurgie. Springer, Berlin Heidelberg New York Tokio

Pichlmaier H, Müller JM, Jonen-Thielemann I (Hrsg) (1991) Speiseröhrenkarzinome. In: Palliative Krebstherapie. Springer, Berlin Heidelberg New York Tokio

Preis J, Dornoff W, Hagmann FG, Schmieder A (Hrsg) (1998) Onkologie 1998/1999, Empfehlungen zur Therapie. Onkologische Arbeitsgemeinschaft Saar-Pfalz-Mosel e.V.

Savary M, Miller G (1977) Der Ösophagus – Lehrbuch und endoskopischer Atlas. Gassmann, Solothurn

Savary M, Miller G (1997) Der Ösophagus, Gassmann, Solothurn

Siewert JR, Hölscher AH (eds) (1988) Diseases of the esophagus. Springer, Berlin Heidelberg New York Tokio

Siewert JR, Harder F, Allgöwer M, Blum AL, Creutzfeld W, Hollender LF, Peiper HJ (Hrsg) (1990) Chirurgische Gastroenterologie. Springer, Berlin Heidelberg New York Tokio

TNM Atlas (1997) Illustrated guide to the TNM/pTNM classification of malignant tumors, 4th edn. Springer, Berlin Heidelberg New York Tokio

UICC (Sobin LH, Wittekind Ch, eds) (2002) TNM classification of malignant tumors, 6th ed. Wiley & Sons, New York

Zitierte Literatur

Ackermann C, Margreth L, Muller C, Harder F (1988) Das Langzeitresultat nach Fundoplikatio. Schweiz Med Wochenschr 118: 774–776

Akiyama H, Miyazono H, Tsurumaru M, Hashimoto C, Kawamura T (1978) Use of the stomach as an esophageal substitute. Ann Surg 188: 606–610

Akiyama H, Tsurumaru M, Udagawa H, Kajiyama Y (1994) Radical lymph node dissection for cancer of the thoracic esophagus. Ann Surg 220: 364–373

Armstrong D, Monnier P, Nicolet M, Blum AL, Savary M (1991) Endoscopic assessment of esophagitis. Gullet 1: 63–67

Bemelman WA, Taat C, Slors FM, van Lanschot JJB, Obertop H (1995) Delayed postoperative emptying after esophageal resection is dependent on the size of the gastric substitute. J Am Coll Surg 180: 461–464

Berrisford RG, Page RD, Donnelly RJ (1996) Stapler design and strictures at the esophagogastric anastomosis. J Thorac Cardiovasc Surg 111: 142–146

Blum AL, Koelz HR, Siewert JR (1990) Refluxkrankheit, Postoperative Syndrome nach Antirefluxeingriffen. In: Siewert JR, Harder F, Allgöwer M, Blum AL, Creutzfeld W, Hollender LF, Peiper HJ (Hrsg) Chirurgische Gastroenterologie. Springer, Berlin Heidelberg New York Tokio, S 521–528

Bown SG (1991) Palliation of malignant dysphagia: surgery, radiotherapy, laser, intubation alone or in combination? Gut 32: 841–844

Cadiére GB, Houben JJ, Bruyns J, Himpens J, Panzer JM, Gelin M (1994) Laparoscopic Nissen fundoplication: technique and preliminary results Brit J Surg 81: 400–403

Collard JM, Otte JB, Reynaert M, Michel L, Carlier MA, Kestens PJ (1991) Esophageal resection and bypass: 6 year experience with 10 w postoperative mortality. World J Surg 15: 635–641

Collard J, Otte J, Kestens P (1993) Endoscopic stapling technique of esophagodiverticulostomy for Zenker's diverticulum. Ann Thorac Surg 56: 573–576

Collard JM, Romagnoli R, Otte JB, Kestens PJ (1998) The denervated stomach as an esophageal substitute is a contractile organ. Ann Surg 227: 33–39

Csendes A, Braghetto I, Henriquez A, Cortes C (1989) Late results of a prospective randomised study comparing forceful dilatation and oesophagomyotomy in patients with achalasia. Gut 30: 299–304

Dallemagne B, Weerts JM, Jehaes C, Markiewicz S, Lombard R (1991) Laparoscopic Nissen fundoplication: preliminary report. Surg Laparosc Endosc 1: 138–143

DeMeester TR, Bonavina L, Albertucci M (1986) Nissen fundoplicatio for gastroesophageal reflux disease. Evaluation of primary repair in 100 consecutive patients. Ann Surg 204: 9

Dempsey DT, Kalan MMH, Gerson RS, Parkman HP, Maier WP (1999) Comparison of outcomes following open and laparoscopic esophagomyotomy for achalasia. Surg Endosc 13: 747–750

Donahue PE, Samelson S, Nyhus LM, Bombeck CT (1985) The floppy Nissen fundoplicatio. Arch Surg 120: 1440

Dugue L, Sauvanet A, Farges O, Goharin A, Le Mee J, Belghiti J (1998) Output of chyle as an indicator of treatment for chylothorax complicating oesophagectomy. Brit J Surg 85: 1147–1149

Ellis FH, Crozier RE (1984) Reflux control by fundoplication: A clinical and manometric assessment of the Nissen operation. Ann Thorac Surg 38: 387–392

Feussner H, Bombeck T, Hannig C, Weiser HF (1987) Computer-aided esophageal manometry. In: Siewert JR, Hölscher AH (Hrsg) Diseases of the esophagus. Springer, Berlin Heidelberg New York Tokyo, pp 775–779

Fok M, Ah-Chong AK, Cheng SW, Wong J (1991) Comparison of a single layer continuous hand-sewn method and circular stapling in 580 oesophageal anastomoses. Brit J Surg 78: 342–345

Fok M, Cheng SWK, Wong J (1992) Endosonography in patient selection for surgical treatment of esophageal carcinoma. World J Surg 16: 1098–1103

Fuchs KH, Freys SM (1997) Die gastroösophageale Refluxkrankheit: Chirurgische Therapie. In: Fuchs KH, Stein HJ, Thiede A (Hrsg) Gastrointestinale Funktionsstörungen. Springer, Berlin Heidelberg New York Tokyo, S 557–574

Fuchs KH, Freys SM, Heimbucher J, Thiede A (1993) Erfahrungen mit der laparoskopischen Technik in der Antirefluxchirurgie. Chirurg 64: 317–323

Fuchs KH, Heimbucher J, Freys SM, Thiede A (1994) Management of gastro-esophageal reflux disease 1995. Tailored concept of anti-reflux operations. Dis Esoph 7: 250–254

Fujita H, Kagegawa T, Yamana H, Shima I, Toh Y, Tomita Y et al. (1995) Mortality and morbidity rates, postoperative course, quality of life, and prognosis after extended radical lymphadenectomy for esophageal cancer: comparison of three-field lymphadenectomy with two-field lymphadenectomy. Ann Surg 222: 654–662

Geagea T (1991) Laparascopic Nissen's fundoplication: preliminary report on ten cases. Surg Endosc 5: 170–173

Gear MWL, Gillison EW, Dowling BL (1984) Randomized prospective trial of the Angelchik anti-reflux prostheses. Br J Surg 71: 681–683

Gratz KF, Creutzig H, Schmiedt W, Oelert H, Hundeshagen H (1985) Die dynamische Refluxszintimetrie zur Quantifizierung des gastroösophagealen Refluxes bei Patienten mit verlängertem ösophagealen Transit. Fortschr Geb Röntgenstr Nuklearmed Ergänzungsbd 142: 548–552

Hagen JA, Peters JH, DeMeester TR (1993) Superiority of extended en bloc esophagogastrectomy for carcinoma of the lower esophagus and cardia. J Thorac Cardiovasc Surg 106: 850–858

Halvorson DJ (1998) The treatment of cricopharyngeal dysmotility with a transmural cricopharyngeal myotomy using the potassium-titanyl-phosphate (KTP) laser. Endoscopy 30: 46–50

Hankins JR, Attar S, Coughlin TR, Miller JE, Hebel JR, Suter CM, McLaughlin JS (1989) Carcinoma of the esophagus: a comparison of the results of transhiatal versus transthoracic resection. Ann Thorac Surg 47: 700–705

Hennessy TPJ (1988) Choice of treatment in carcinoma of the oesophagus. Br J Surg 75: 193–194

Hill LD (1972) Surgery and gastrooesophageal reflux. Gastroenterology 63: 183–185

Hölscher AH, Siewert JR (1990) Endobrachyoesophagus. In: Siewert JR, Harder F, Allgöwer M, Blum AL, Creutzfeldt W, Hollender LF, Peiper HJ (Hrsg) Chirurgische Gastroenterologie, Bd 2. Springer, Berlin Heidelberg New York Tokyo, S 541–549

Honkoop P, Siersema PD, Tilanus HW, Stassen LPS, Hop WCJ, van Blankenstein M (1996) Benign anastomotic strictures after transhiatal esophagectomy and cervical esophagogastrostomy: risk factors and management. J Thorac Cardiovasc Surg 111: 1141–1148

Hunter JG, Smith CD, Branum GD, Waring JP, Trus TL, Cornwell M, Galloway K (1999) Laparoscopic fundoplication failures – patterns of failure and responce to fundoplication revision. Ann Surg 230: 595–606

Husemann B (1986) Maligne Tumoren des Oesophagus. In: Gall FP, Hermanek P, Tonak J (Hrsg) Chirurgische Gastroenterologie. Springer, Berlin Heidelberg New York Tokyo, S 325–346

Inokuchi K (1996) Results of the consensus conference on esophageal cancer. In: Diseases of the esophagus, Vol 9, pp 1–56, Suppl 1, Churchill Livingstone

Johnson LF, DeMeester TR (1974) Twenty-four now pH monitoring of the distal esophagus: a quantitative measure of gastroesophageal reflux. Am J Gastroenterol 62: 325–332

Lerut T, DeLeyn P, Coosemans W, Van Raemdonck D, Scheys I, LeSaffre E (1993) Surgical strategies in esophageal carcinoma with emphasis on radical lymphadenectomy. Ann Surg 216: 583–590

Lindecken KD (1992) Tierexperimentelle Studie zur Elektrophysiologie des Hundemagens im Hinblick auf den Ersatz der Speiseröhre durch den Schlauchmagen beim Menschen. Zentralbl Chir 117: 50–55

Löhlein D (1999) Ösophaguskarzinom: chirurgisches Behandlungskonzept, Zugänge und Resektionsausmaß. Schweiz Med Wochenschr 129: 1211–1216

Lundell L, Abrahamsson H, Ruth M, Rydberg L, Lönroth H, Olbe L (1996) Long-term results of a prospective randomized comparison of total fundic wrap (Nissen-Rossetti) or semifundoplication (Toupet) for gastro-oesophageal reflux. Br J Surg 83: 830–835

Matsubara T, Ueda M, Nagao N, Takahashi T, Nakajima T, Nishi M (1998) Cervicothoracic approach for total mesooesophageal dessection in cancer of the thoracic esophagus. J Am Coll Surg 187: 238–245

Menguy R (1971) Management of achalasia by transabdominal cardiomyotomy and fundoplication. Surg Gynecol Obstet 133: 482–484

Müller JM, Jarczyk AJ, Huber P, Pichlmaier H (1988) Ergebnisse der Resektion der Speiseröhre wegen eines Carcinoms. Chirurg 59: 398–406

Müller JM, Pichlmaier H (1991) Speiseröhrenkarzinome. In: Pichlmaier H, Müller JM, Jonen-Thielemann I (Hrsg) Palliative Krebstherapie. Springer, Berlin Heidelberg New York London Paris Tokyo, S 327–348

Nemir jr P, Fallahnejad M, Bose B, Jacobowitz D, Frobese AS, Hawthorne HR (1971) A study of the causes of failure of esophagocardiomyotomy for achalasia. Am J Surg 121:143–149

Nürnberger HR, Löhlein D (1994) Erfahrungen zur Sicherheit und Komplikationsrate bei kollarer oder thorakaler Anastomose nach subtotaler Ösophagektomie. Zentralbl Chir 119: 233–239

Oota K, Sobin LH (1977) Histological typing of gastric and esophageal tumors. International classification of tumors, vol 18. WHO, Genf

Orringer MB (1987) Transthoracic versus transhiatal esophagectomy: What difference does it make? Ann Thorac Surg 44: 116–118

Patti MG, Feo CV, Diener U, Tamburini A, Arcerito M, Safadi B, Way LW (1999) Laparasopic Heller myotomy relieves dysphagia in achalasia when the esophagus is dilated. Surg Edosc 13: 843–847

Peters JH, Heimbucher J, Kauer WKH, Incarbone R, Bremner CG, DeMeester TR (1995a) Clinical and physiologic comparison of laparoscopic and open Nissen fundoplication. J Am Coll Surg 180: 385–393

Peters JH, Kauer W, DeMeester TR, Heimbucher J, Ireland AP, Bremner CG (1995b) Optimal surgical therapy for gastro-oesophageal reflux disease requires a tailored surgical approach. J Thorac Cardiovasc Surg 7: 141–146

Picciochi A, Cardillo G, D´Ugo D, Castrucci G, Mascellari L, Granone P (1993) Surgical treatment of achalasia: a retrospective comparative study. Jpn J Surg 23: 855–859

Pichlmaier H (1987) Lagerung des Patienten und Position der Operationsgruppe. In: Kirschnersche Operationslehre: Thoraxchirurgie. Springer, Berlin Heidelberg New York Tokyo, S 10–14

Pichlmaier H, Müller JM (1987a) Naht- und Anastomosentechnik an der Speiseröhre. In: Kirschnersche Operationslehre: Thoraxchirurgie. Springer, Berlin Heidelberg New York Tokyo, S 229–249

Pichlmaier H, Müller JM (1987b) Eingriffe an der Speiseröhre: Der Ersatz der Speiseröhre. In: Kirschnersche Operationslehre: Thoraxchirurgie. Springer, Berlin Heidelberg New York Tokyo, S 341–394

Pichlmaier H, Müller JM (1987c) Chirurgische Therapie des Plattenepithelkarzinoms des Ösophagus – eingeschränkte Radikalität. Langenbecks Arch Chir 372: 123–128

Porschen R (1993) Perioperative multimodale Behandlungsstrategien beim Oesophaguskarzinom. Z Gastroenterol 31: 680–685

Raab M, Gutierrez F, Heindel W (1986) Divertikelabtragung und Myotomie zur Behandlung des Zenkerschen Divertikels. Med Klin 81: 592–595

Rau B, Hühnerbein M, Schlag PM (1995) Laparoskopie und laparoskopische Endosonographie als Staginguntersuchung bei Tumoren des oberen Gastrointestinaltraktes. Zentralbl Chir 120: 346–349

Reed CE (1995) Comparison of different treatments for unresectable esophageal cancer. World J Surg 19: 828–835

Rösch W (1997) Die gastroösophageale Refluxkrankheit: Konservative Therapie. In: Fuchs KH, Stein HJ, Thiede A (Hrsg) Gastrointestinale Funktionsstörungen. Springer, Berlin Heidelberg New York Tokyo, S 545–556

Rösch T, Lorenz R, Zenker K et al. (1992) Local staging and assessment of resectability in carcinoma of the esophagus, stomach and duodenum by endoscopic ultrasonography. Gastrointest Endosc 38: 460–467

Rösch W, Armstrong D, Blum AL (1993) Volkskrankheit Sodbrennen, vom „pathologischen Reflux" zur Refluxösophagitis. Dt Ärztebl 90: A1–189–196

Rossetti M (1968) Zur Technik der Fundoplikatio. Aktuel Chir 3: 235–250

Rossetti M (1985) Indikation, Technik und Ergebnisse der Fundoplikatio bei der Refluxkrankheit. In: Häring R (Hrsg) Chirurgische Gastroenterologie mit interdisziplinären Gesprächen: Ösophagus – Refluxkrankheiten, Bd 3. TM, Hameln, S 43–50

Rossetti M, Hell K (1977) Fundoplication for the treatment of gastroesophageal reflux inhiatal hernia. World J Surg 1: 439–444

Rothwell JF, Feehan E, Reid I, Walsch TN, Hennessy TPJ (1997) Delay in treatment for oesophageal cancer. Brit J Surg 84: 690–693

Roul A, and Panel Experts (1996) Multimodal treatment for non metastatic cancer of the thoracic esophagus. Dis Esoph 9, Suppl 1: 39–55

Rydberg L, Magnus R, Abrahamsson H, Lundell L (1999) Tailoring antireflux surgery: a randomized clinical trial. World J Surg 23: 612–618

Salo JA, Lempinen M, Kivilaasko E (1985) Partial gastrectomy with Roux-en-Y reconstruction in the treatment of persistent or recurrent oesophagitis after Nissen fundoplication. Br J Surg 72: 623–625

Schindelbeck NE, Heinrich C, König A, Dendorfer A, Pace F, Müller-Lissner SA (1987) Optimal tresholds, sensitivity and specifity of long-term pH-metry for the detection of gastrooesophageal reflux disease. Gastroenterology 93: 85–90

Schlag PM, Benhidjeb T, Hünerbein M (1997) Staging und stadiengerechte operative Therapie des Plattenepithelkarzinoms der Speiseröhre. Onkologe 3: 629–635

Schmücking M, Wendt TG (1998) Multimodality therapy of nonmetastatic esophageal cancer. Onkologie 21: 467–473

Siewert JR (1988) Leistungen der Tumorchirurgie bei Tumoren der Speiseröhre. Langenbecks Arch Chir 11: 119–126

Siewert JR (1989) Esophageal cancer from the German point of view. Jpn J Surg 19: 11–20

Siewert JR, Blum AL (1990) Divertikel. In: Siewert JR, Harder F, Allgöwer M, Blum AL, Creutzfeldt W, Hollender LF, Peiper HJ (Hrsg), Chirurgische Gastroenterologie Bd 2. Springer, Berlin Heidelberg New York Tokyo, S 492–498

Siewert JR, Rossetti M (1976) Hiatushernien. In: Siewert JR, Blum AL, Waldeck F (Hrsg) Funktionsstörungen der Speiseröhre. Springer, Berlin Heidelberg New York, S 162–174

Siewert JR, Hölscher AH, Becker K, Gössner W (1987) Kardiacarcinom: Versuch einer therapeutisch relevanten Klassifikation. Chirurg 58: 25–32

Siewert JR, Hölscher AH, Roder J, Bartels H (1988) En bloc Resektion der Speisröhre beim Ösophaguskarzinom. Langenbecks Arch Chir 373: 367–376

Siewert JR, Hölscher AH, Dittler HJ (1990) Preoperative staging and risk analysis in esophageal carcinoma. Hepatogastroenterology 37: 382–387

Skinner DB (1992) Surgical management after failed antireflux operations. World J Surg 16: 359–365

Skinner DB, Ferguson MK, Soriano A, Little AG, Staszak VM (1986) Selection of operation for esophageal cancer based on staging. Ann Surg 204: 391–401

Stein HJ (1997) Die gastroösophageale Refluxkrankheit: Diagnostik. In: Fuchs KH, Stein HJ, Thiede A (Hrsg) Gastrointestinale Funktionsstörungen. Springer, Berlin, Heidelberg, New York Tokyo, S 514–532

Stein HJ, Siewert JR (1997) Die fehlgeschlagene Antirefluxoperation: Fehler, Ursachen und Managementstrategien. In: Fuchs KH, Stein HJ, Thiede A (Hrsg) Gastrointestinale Funktionsstörungen. Springer, Berlin Heidelberg New York Tokyo, S 575–589

Tissot E, Naouri AR, Naouri CM, Barrnel-Brussini S, Zeid M, Minaire Y (1994) Five-year follow-up results of the posterior hemi-fundoplicatio procedure. Dis Esopt 7: 262–264

Toupet A (1963) Technique d'oesophago-gastroplastic avec phreno-gastropexie appliquèe dans la cure radicale des hernies hiatales et comme complèment de l'operation d´Heller dans les cardiospasmes. Mem Acad Chir 89: 394

Vantrappen G, Hellemans J (1974) Motility disturbances of the esophagus achalasia. In: Handbuch der Inneren Medizin, Bd 3/1. Springer, Berlin Heidelberg New York

Watson A, Jenkinson LR, Ball CS, Barlow AP, Norris TL (1991) A more physiological for the surgical correction of resistant gastro-oesophageal reflux. Br J Surg 78: 1088–1094

Wong J (1986) Transhiatal oesophagectomy for carcinoma of the thoracic oesophagus. Br J Surg 73: 89–90

Wong J (1987) Esophageal resection for cancer: The rationale of current practice. Am J Surg 153: 18–24

Magen – Duodenum

H.J. MEYER

Vorbemerkungen

Die Chirurgie der *benignen Magen-Duodenal-Erkrankungen* war in den letzten zwei Jahrzehnten durch ihre Anpassung an *die Pathophysiologie der Erkrankungen*, so besonders in Form der Vagotomieverfahren, gekennzeichnet; damit erfuhr sie auch eine Indikationsausweitung. Unterdessen wurde und wird die medikamentöse Beeinflussung des gastroduodenalen Ulcusleidens zunehmend erfolgreicher, zunächst eher kurzfristig, derzeit wohl auch langfristig. Die elektiven Operationsindikationen sind somit auf diesem Gebiet stark rückläufig. Diese Entwicklung dürfte weiter anhalten und sich mit der Anwendung neuer medikamentöser Substanzen noch verstärken. Die Chirurgie des Magen-Duodenal-Ulcusleidens, in den ersten zwei Dritteln des 20. Jahrhunderts ein fundamentales Gebiet der Chirurgie, wird somit mehr und mehr an Bedeutung verlieren. Schon heute ist sie auf eher wenige, häufig komplizierte Verläufe nach erfolgloser medikamentöser Therapie beschränkt, während „elektive Indikationen" selten werden. Auch die Behandlung von Blutungen im Magen-Duodenal-Bereich kann zumindest häufig endoskopisch erfolgen. Hier liegen die aktuellen Fragen in der Differentialindikation zwischen endoskopischem oder operativem Vorgehen. Dabei ist auch die Art des chirurgischen Vorgehens nicht streng einheitlich festzulegen.

Für das *Magenkarzinom*, in unserem Lande noch weiterhin ein sehr häufiges Malignom, bleibt die Chirurgie die entscheidende Behandlungsform. Sie allein kann Heilungschance und bestmögliche Palliation geben. Ein hoher Radikalitätsgrad der Operation hat sich mehr und mehr als richtig erwiesen. Er beinhaltet stets eine radikale und subtile Lymphadenektomie und meist die Entfernung des gesamten Magens. Mehrere Magenersatzmethoden sind gut geeignet und haben das früher durch Refluxösophagitis gekennzeichnete Bild des agastrischen Patienten zu einem meist gut rehabilitierten Menschen verändert.

Die *Chemotherapie* des Magenkarzinoms, lange Zeit weitgehend ineffektiv, zeigt aktuell durch neue Substanzgruppen erste Erfolge. Dabei scheint sich die häufig vertretene Ansicht (eigene Literatur) zu bestätigen, dass Chirurgie und hoher Radikalitätsgrad der Chirurgie gerade dann bedeutsam werden, wenn wirksame additive onkologische Maßnahmen zur Verfügung stehen. Offensichtlich können manche primär inoperablen Magenkarzinome nach Chemotherapie reseziert werden; damit steigen auch die Aussichten auf eine wirksame adjuvante Chemotherapie nach radikaler chirurgischer Behandlung. Dies ist heute freilich noch mehr Hoffnung als Realität.

Anmerkungen

Die Indikation zur *elektiven Operation bei der unkomplizierten Ulcuskrankheit* ist in den letzten Jahren noch weiter in den Hintergrund getreten und auch im Zeitalter der minimal-invasiven Chirurgie hat die Vagotomie keine Bedeutung mehr (Donahue 2000; Jamieson 2000). Dieses ist vor allem auf den entscheidenden Wandel im Verständnis zur Entstehung der Ulcuskrankheit zurückzuführen. Auch wenn die Pathogenese der peptischen Ulcuskrankheit weiterhin für multifaktoriell begründet gehalten wird, ist sie derzeit als *chronische gastrale Infektionskrankheit* anzusehen (Malfertheiner et al. 1998). Es kann davon ausgegangen werden, dass die Helicobacter-pylori-induzierte Gastritis in über 95% der Fälle für ein Duodenalulcus und in bis zu 80% der Fälle für peptische Ulzera ventriculi verantwortlich zu machen ist. Etwa 20% der gastralen Ulzera werden durch nichtsteroidale Antirheumatika hervorgerufen; therapeutisch steht dann die Säureblockade und „Magenschutztherapie" im Vordergrund. Bei Nachweis einer Helicobacter-pylori-Infektion dagegen führt eine standardisierte Therapie, Antibiotika kombiniert mit einem Protonenpumpenhemmer, die sog. *Tripel-Therapie*, nicht nur zu einer definitiven Heilung der akuten Läsion, es können auch Rezidiverkrankungen und damit Komplikationen der Ulcuskrankheit weitgehend vermieden werden; dies unabhängig vom möglichen Einsatz von Impfstoffen mit einem Helicobacter-pylori-Antigen bzw. dem Einsatz immunstimulierender Substanzen (Caspary et al. 1996; Labenz et al. 1999; Graham 2000).

Bei *komplizierten Ulzera* mit gastrointestinalen Blutungen nimmt die endoskopische Therapie mit verschiedenen interventionellen Maßnahmen den zentralen Platz im Behandlungskonzept ein. Operative Eingriffe haben ihre Bedeutung lediglich bei Versagen endoskopischer Blutstillungsmöglichkeiten bzw. als früh elektive Operationen, um vor allem beim Risikopatienten eine frühe Rezidivblutung zu vermeiden. Art und Ausmaß des chirurgischen Vorgehens ist dabei jeweils individuell festzulegen.

Derzeit zeigen sich die Indikationen zur chirurgischen Ulcustherapie vor allem bei der Perforation oder bei einer therapieresistenten Magenausgangsstenose, wobei auch vermehrt laparoskopische Verfahren zur Anwendung kommen (Chung et al. 2000; Dubois 2000; Millat et al. 2000; Ohmann et al. 2000; Thon et al. 2000; Zittel et al. 2000).

Das *Magenkarzinom* ist, trotz weltweit beobachteter Abnahme der Inzidenz, weiterhin eine der häufigsten malignombedingten Todesursachen. Auch in der Pathogenese des Magenkarzinoms scheint die Helicobacter-pylori-Gastritis eine bedeutende Rolle zu spielen, vor allem bei Tumoren des distalen Magens mit Nachweis einer intestinalen Metaplasie (Huang et al. 1998). Die im mittleren und oberen Magendrittel gelegenen Karzinome sind ebenso wie das Adenokarzinom des distalen Ösophagus nicht mit einer Helicobacter-pylori-Infektion assoziiert. Eine Eradikation der Infektion könnte u. U. zu einer Abnahme intestinaler Magenkarzinome im Antrum führen, gleichzeitig wäre bei Zunahme der Refluxerkrankung ein vermehrtes Auftreten von Adenokarzinomen im distalen Ösophagus möglich; epidemiologische sowie pathohistologische Untersuchungen müssen allerdings abgewartet werden (Stolte et al. 1998; Hansen et al. 1999). Die Chirurgie mit dem Ziel einer kompletten Tumorentfernung ist nach wie vor die *Behandlung der Wahl*. Die früher oftmals prinzipiell durchgeführte Gastrektomie ist sicherlich berechtigterweise durch ein stadienadaptiertes oder histologieorientiertes Vorgehen abgelöst worden. Der Wert einer systematischen Lymphadenektomie steht zwar aufgrund aktueller Ergebnisse prospektiver Studien wieder einmal in der Diskussion, wird allerdings besonders in Asien wie auch in den meisten Zentren der westlichen Welt als wesentlicher Bestandteil zum Erreichen einer kompletten Tumorresektion angesehen. Unter den Magenersatzmethoden ist die Bedeutung der Duodenalpassage oder auch die der Pouchbildung weiterhin nicht eindeutig belegt (Siewert et al. 1999; Meyer et al. 2000).

Eine entscheidende Rolle spielt eine Helicobacter-pylori-Infektion der Magenschleimhaut auch in der Genese des Lymphoms; sie ist eine prämaligne Kondition für die Entstehung eines *MALT*(mucosa associated lymphoid tissue)-Lymphoms, indem die Lymphoproliferation induziert und sekundär erworben wird. Nach Eradikationsbehandlung kann es zumindest beim oberflächlichen Typ eines niedrigmalignen Magenlymphoms zur Ausheilung kommen (Issacson et al. 1987). Weiterhin steht die Bedeutung der operativen Therapie des lokal fortgeschrittenen, niedrigmalignen Non-Hodgkin-Lymphoms in der Diskussion im Vergleich zur alleinigen Chemo-/Strahlentherapie (Fischbach 1998; Meyer 1998; Röher et al. 2000).

Unter den *multimodalen Therapieansätzen* wird seit längerer Zeit präoperativ bei lokal fortgeschrittenen Tumorstadien die Chemotherapie eingesetzt; generell konnte dabei eine Steigerung der kompletten Tumorresektionsraten erreicht werden. Dieses Vorgehen stellt weiterhin einen experimentellen Ansatz dar, da definitive Ergebnisse randomisierter Studien bisher ausstehen. Die Wirksamkeit adjuvanter Maßnahmen mit Anwendung einer Chemo-/Radiotherapie hat aktuell auch in der westlichen Welt wieder an Bedeutung gewinnen können, besonders bei bereits stattgehabter Lymphknotenmetastasierung (Macdonald et al.2000; Sendler et al. 2000; Meyer et al. 2001; Wilke et al. 2001).

8.1
Benigne, speziell ulzeröse Erkrankungen des Magens und Duodenums

8.1.1
Diagnostik und Indikation

Viele Jahre wurden typische, vor allem peptische Magen- und Duodenalulzera u.a. nach Lokalisation, pathophysiologischen und therapeutischen Gesichtspunkten unterteilt. Mit dem Nachweis des Helicobacter pylori in der Magenschleimhaut hat sich hingegen ein entscheidender Wandel in der Therapie des Ulcusleidens vollzogen (Malfertheiner et al. 1998; Bumm et al. 1998; Jamieson 2000). Deshalb werden nachfolgend die früher häufig durchgeführten operativen Verfahren nur in eingeschränktem Umfang dargestellt.

Ulcus duodeni
Etwa 90% der Ulzera sind im Bulbus duodeni gelegen. Weiter aboral lokalisierte Ulzera (in der pars descendens und der pars horizontalis des Duodenums) treten vor allem beim Zollinger-Ellison-Syndrom auf.

Postpylorisches Ulcus duodeni: Ulcussitz im Duodenum (Abstand >0,5 cm distal des Pylorus). Intrapylorisches Ulcus duodeni: Ulcussitz im Pyloruskanal (Abstand von 0,5 cm proximal oder distal des Pylorus).

Ulcus ventriculi
Das Ulcus ventriculi befindet sich im Magen, vor allem im Bereich der kleinen Kurvatur (Abstand >0,5 cm proximal des Pylorus bis zur anatomischen Kardia). Entsprechend dieser Lokalisation hat Johnson das Ulcus ventriculi klassifiziert (Johnson 1965):

- Typ I   Ulcus im Magencorpus ohne Veränderung von Duodenum, Pylorus oder präpylorischer Region, aufgrund der Helicobacter-pylori-Infektion mit partieller Schleimhautatrophie oftmals keine Hyperazidität,
- Typ II   Ulcus im Magencorpus mit frischen oder alten Veränderungen im Duodenum oder Pylorus (kombinierte Ulzera), eine Helicobacter-pylori-Infektion mit resultierender Antrumgastritis führt meist zu einer gesteigerten Gastrinproduktion und resultierenden Hyperazidität,
- Typ III   präpylorisches Ulcus (0,5–2 cm proximal des Pylorus); meist Hyperazidität.

Generell ist zu unterscheiden:

- *Komplikationen der Ulcuskrankheit*
  In etwa 20% der Fälle mit Ulcuskrankheit muss mit Komplikationen gerechnet werden; d.h. zum Zeitpunkt der Diagnostik bzw. Therapie liegt dabei eine Blutung, Perforation, Penetration oder Magenausgangsstenose vor.
- *Unkompliziertes Ulcus*
  Alle anderen Ulcusstadien, bei denen evtl. Komplikationen entsprechend zu dokumentieren sind; z.B. Ulcus duodeni mit Blutungsanamnese, Magenausgangsstenose o.ä.

Rezidivulzera nach Operationen
Als Ursache sind u.a. mangelnde Säurereduktion bzw. andere Mechanismen postoperativ anzusehen (Hölscher et al. 1996; Bumm et al. 1998):

- im Anastomosenbereich nach Resektion:
  – Ulcus pepticum jejuni (nach Gastrojejunostomie)
  – Ulcus pepticum duodeni (nach Gastroduodenostomie),
- im Duodenum:
  – Ulcus-duodeni-Rezidiv (nach Vagotomie)
- im Magen:
  – Ulcus ventriculi-Rezidiv (nach Resektion oder Vagotomie)

Spezielle Formen von Ulzera und gastrointestinalen Blutungen

Solche Manifestationsformen im oberen Gastrointestinaltrakt sind vor allem inhomogen und durch verschiedene, sich teilweise überlappende ätiologische bzw. pathogenetische Kriterien definiert (Rösch 1995; Haas et al. 1996; May et al. 1996).

Als Folgeerkrankung entstehen sie z. B. unter Medikamenteneinnahme (z. B. das medikamentös bedingte Ulcus ventriculi durch Einnahme nichtsteroidaler Antirheumatika, NSAR-Ulcus), nach Hämodialyse und nach Transplantation, als sog. Stressulcus und als akute gastroduodenale Läsion bei Schock, Sepsis und Polytrauma etc. (Ischämie der Schleimhaut mit Mikrozirkulationsstörungen und entsprechenden morphologischen Veränderungen).

Diese Formen führen zu subepithelialen Blutungen, Schleimhauterosionen bis hin zur ausgeprägten gastrointestinalen Blutung. Bei Ausschaltung der Risikofaktoren (Medikamentenwechsel) bzw. auch durch eine am Risikofaktoren orientierter Stressulcusprophylaxe hat die Inzidenz dieser speziellen Ulcusformen in den letzten Jahren deutlich abgenommen.

Augrund lokaler Faktoren entstehen Ulzerationen und Komplikationen bei folgenden Syndromen:

- Mallory-Weiss-Syndrom
  longitudinale Schleimhauteinrisse am ösophagogastralen Übergang, vor allem nach plötzlicher intragastraler Druckerhöhung bei starkem Erbrechen oder Pressen; teilweise mit erheblicher oberer Gastrointestinalblutung verbunden; gehäuft nach Ingestion exzessiver Mengen Alkohol,
- Boerhaave-Syndrom
  schwerste Form des Mallory-Weiss-Syndroms mit Spontanruptur des distalen Ösophagus links-supradiaphragmal bzw. des ösophagogastralen Übergangs; meist nach heftigem Erbrechen mit intraluminärem Druckanstieg im Ösophagus, klinisch imponiert oftmals eine erhebliche retrosternale Schmerzsymptomatik, Hämatemesis ist möglich, ebenfalls die Entwicklung eines Mediastinal- und Hautemphysems, ggf. mit Zeichen einer Mediastinitis, radiologisch subphrenische Luftsichel, linksseitiger Seropneumothorax oder Mediastinalemphysem,
- Ulcus (Exulceratio simplex) Dieulafoy
  vermutlich angeborene Gefäßanomalie subkardial kleinkurvaturseitig; flaches Ulcus mit teilweise erheblicher arterieller Blutung.

8.1.1.1
Diagnostik

Endoskopie und Röntgenuntersuchung des oberen Gastrointestinaltraktes

Die *Endoskopie (proximale Intestinoskopie)* ist in der Diagnostik gastrointestinaler Erkrankungen das Verfahren der Wahl. Bei einer Sensitivität und Spezifität von mehr als 90% beim Nachweis peptischer Ulzera ist sie radiologischen Untersuchungen überlegen

(Ernst et al. 1996; Gossner et al. 1996). Die Endoskopie erlaubt zudem die Beschreibung der exakten Lokalisation von Läsionen und die Entnahme von Biopsien.

Die *radiologische Diagnostik* eines Ulcus ventriculi/duodeni hat auch unter optimalen Untersuchungsbedingungen (z. B. Doppelkontrasttechnik) zunehmend an Bedeutung verloren und sollte auf Patienten beschränkt sein, die eine proximale Intestinoskopie nicht tolerieren oder ablehnen; ferner kann sie zur Darstellung von funktionellen oder narbigen Veränderungen (z. B. Ulcusabheilung) oder nach resezierenden Verfahren am Magen bzw. zum Nachweis der seltenen gastro- oder jejunokolischen Fisteln, angewendet werden (Fink et al. 1996).

Jede im Magen festgestellte Läsion oder Ulzeration erfordert die *gezielte Entnahme von Gewebeproben*; dabei sollten 7 bis 10 Biopsien aus dem Ulcus, mindestens zwei davon aus dem Zentrum der Läsion, der Rest aus Ulcusrandregionen, vorgenommen werden; für die Diagnostik einer Helicobacter-Infektion zudem je zwei Biopsien aus Antrum und Corpus. Bei makroskopisch unauffälligem Ulcus duodeni im Bulbusbereich kann u. U. auf eine Biopsie verzichtet werden (Ell 1996).

Die Verdachtsdiagnose einer *Ulcusperforation* ergibt sich durch die typische Anamnese und klinische Symptomatik. Bei der Röntgenuntersuchung des Thorax oder des Abdomens (Linksseitenlage) kann in etwa 70% der Fälle subphrenisch oder unter den Bauchdecken befindliche freie Luft nachgewiesen werden; ggf. kann ein orientierender Gastrografin-Schluck – bei fehlenden Zeichen einer Peritonitis individuell auch eine Gastroskopie – durchgeführt werden. Bei möglicher gedeckter Perforation kann sich diese Untersuchung u. U. eher ungünstig auswirken. Stets ist die Operationsindikation aufgrund der klinischen Situation zu stellen, sie wird nicht entscheidend durch die apparativen Untersuchungsbefunde beeinflusst.

Bei klinischem Verdacht auf eine *Ulcusblutung* ist die Notfallintestinoskopie (Ösophagogastroduodenoskopie) das wichtigste diagnostische Verfahren, in über 90% der Fälle kann dabei die Blutungsquelle nachgewiesen werden (Ell 1996). Bei der proximalen Intestinoskopie können neben Feststellung von Blutungsart, -lokalisation und -aktivität zudem umgehend endoskopische Therapiemaßnahmen eingeleitet werden. Die Beurteilung der Blutungsintensität besitzt prognostische Bedeutung, vor allem hinsichtlich der Abschätzung einer möglichen frühen Rezidivblutung (s. unten), und beeinflusst somit die Wahl des therapeutischen Vorgehens (Lau et al. 1999; Ohmann et al. 2000).

Endoskopische Kriterien der Blutungsaktivität werden nach der Forrest-Klassifikation (Forrest et al. 1974) angegeben:

Typ I	Derzeit existente Blutung
Typ IA	Spritzende Blutung (Häufigkeit 3–4%)
Typ IB	Sickerblutung (Häufigkeit 17%)
Typ II	Derzeit nicht existente Blutung
Typ IIA	Keine aktive Blutung, aber sichtbares Gefäß (Gefäßstumpf; Häufigkeit 16%)
Typ IIB	Keine aktive Blutung, Ulcus jedoch mit Koagel bedeckt (Häufigkeit 30%)
Typ III	Ulcus ohne Blutungszeichen (Häufigkeit 33%)

Abhängig von der Blutungsintensität kann auch die Wahrscheinlichkeit einer Rezidivblutung abgeschätzt werden. Bei einer aktiven spritzenden Blutung (Typ IA) ist mit einer Rezidivblutung in etwa 50% der Fälle zu rechnen, bei Befunden vom Typ IB bis IIB liegt diese Gefahr bei etwa 12–17%, beim Typ III muss mit einer erneuten Blutung in etwa 6% gerechnet werden (Ell 1996; Simoens et al. 1999).

Anmerkung: Bei den weiter zur Verfügung stehenden apparativen Untersuchungsmethoden kommt in aller Regel die konventionelle Sonographie des Abdomens zur Anwendung. Unter differentialdiagnostischen Aspekten sollten bei einem Magen/Duodenalulcus u. a. Gallenblase, Gallenwege und Pankreas dargestellt werden. Bei Perforation eines peptischen Ulcus kann u. U. intraabdominelle Luft oder enteroenterische Flüssigkeit nachgewiesen werden. Die Durchführung einer Computertomographie ist in der Diagnostik der Ulcuskrankheit in aller Regel nicht notwendig

Diagnostik der Helicobacter-pylori-Infektion
Untersuchungen zum Nachweis einer Helicobacter-pylori-Infektion sollten integraler Bestandteil eines jeden diagnostischen Verfahrens der Ulcuskrankheit sein. Verschiedene Methoden (Urease-Schnelltest, ^{13c}-Harnstoff-Atemtest, histologischer Keimnachweis sowie serologische bzw. mikrobiologische Untersuchungen) stehen dabei zur Verfügung, am häufigsten werden der Urease-Schnelltest und der histologische Keimnachweis durchgeführt. Bei Vorliegen eines Ulcus duodeni reicht in der Regel ein Urease-Schnelltest aus, beim Ulcus ventriculi sollte auch der histologische Keimnachweis aus Biopsien des Ulcusbereichs, aus Antrum und Corpus erfolgen. Zur Überprüfung des Therapieerfolges nach Behandlung eines Ulcus duodeni kann der Atemtest mit ^{13c}-Harnstoff vorgenommen werden, wenn auf eine endoskopische Kontrolluntersuchung verzichtet wird (Labenz et al. 1999).

Bedeutung des Säuresekretionstests und der Analyse gastrointestinaler Hormone
Säuresekretionsanalysen haben in der Diagnostik oder Therapieentscheidung des peptischen Ulcusleidens nicht zuletzt auch aufgrund der großen Unsicherheiten und Schwankungen jeder Säuresekretionsbestimmung derzeit kaum noch klinische Bedeutung. Im Einzelfall kann eine Sekretionsanalyse bei rezidivierendem Ulcus, besonders nach operativer Therapie zusammen mit der Gastrinbestimmung, durchgeführt werden.

Erhöhte Gastrinspiegel können Hinweise auf ein Gastrinom beim Zollinger-Ellison-Syndrom, auf die seltene G-Zell-Hyperplasie bzw. auch auf einen nach Magenresektion möglicherweise belassenen Rest von Antrumschleimhaut geben. Bei Patienten mit Hyperparathyreoidismus finden sich u. U. auch erhöhte Serumgastrinspiegel, weshalb gerade bei therapierefraktären oder rezidivierenden Ulzera die Bestimmung der Kalziumkonzentration im Serum vorgenommen werden sollte. Die Analyse anderer gastrointestinaler Hormone, wie Glukagon, Histamin oder VIP etc. ist vor allem bei Verdacht auf neuroendokrin aktive Tumoren angezeigt (Haas et al. 1996; Mühldorfer et al. 1996).

8.1.1.2
Indikation

Unkompliziertes Ulcus duodeni und Ulcus ventriculi
Auch wenn generell eine deutliche Reduktion des Operationsrisikos bei verschiedenen Resektionsverfahren und der Vagotomie erreicht werden konnte, kommt die chirurgische Therapie zur Behandlung eines unkomplizierten Ulcus duodeni/-ventriculi nur noch im Ausnahmefall zur Anwendung. Bei nachgewiesener Helicobacter-pylori-Infektion steht die Eradikationstherapie (s. Tab. 8.2) als kausale Therapie eindeutig im Vordergrund, wobei die Chirurgie nur noch als therapeutische Reserve anzusehen ist (Malfertheiner et al. 1998). Mit kompletter Abheilung der Infektion kann das Auftreten weiterer Komplikationen signifikant verringert werden. Eine Fortführung der medikamentösen Säuresuppression erscheint nur erforderlich, wenn die Einnahme ulzerogener Medikamente nicht zu vermeiden ist.

Eine Operationsindikation ergibt sich derzeit u. a. bei Ulcuspersistenz oder Auftreten von Rezidiven trotz adäquater konservativer Therapie, ebenso bei Vorliegen einer narbigen Magenausgangsstenose mit mechanischer Passagestörung. Im Einzelfall ist u. U. die Möglichkeit einer endoskopischen Bougierungsbehandlung zu überprüfen (Zittel et al. 2000).

Beim *Ulcus ventriculi* ist die Indikation zur operativen Intervention weiterhin vor allem bei nicht sicherem Ausschluss eines Magenkarzinoms gegeben.

Während beim unkomplizierten *Ulcus duodeni* auf eine endoskopische Kontrolle zur Beurteilung der Heilung verzichtet werden kann, sollte dies bei Vorliegen eines peptischen Magenulcus mit nochmaliger Entnahme von Biopsien erfolgen. Nach Eradikationsbehandlung sollte die Effektivität derselben frühestens 8 Wochen nach Beendigung der medikamentösen Therapie überprüft werden. Findet sich 8 bis 10 Wochen nach adäquater konservativer Therapie ein persistierendes Ulcus ventriculi, kann aufgrund der vorliegenden Erfahrungen davon ausgegangen werden, dass durch Fortführung konservativer Maßnahmen kaum eine Abheilung erreicht werden kann; in diesem Fall ist die Indikation zur Magenresektion gegeben.

Komplikationen des Ulcus duodeni und Ulcus ventriculi

■ **Perforation.** Der klinische Verdacht auf eine Ulcusperforation aufgrund entsprechender Anamnese, Symptomatik und ggf. des radiologischen Nachweises von freier Luft im Abdomen stellt in aller Regel eine *eindeutige Operationsindikation* dar. Das freie Intervall zwischen Perforation und resultierender Peritonitis beeinflusst die postoperative Letalität erheblich. Ein alleiniger konservativer Therapieansatz, d. h. Einlage einer nasogastralen Sonde mit Dauerabsaugung und Gabe eines Breitbandantibiotikums erscheint z. Z. nur bei genereller Inoperabilität (z. B. weit fortgeschrittenes Tumorleiden mit Peritonealkarzinose) bzw. bei sehr alten Patienten mit hoher Komorbidität und gleichzeitig bestehender möglicher lokalisierter Peritonitis, so bei gedeckter Perforation, gerechtfertigt (Bumm et al. 1998; Navez et al. 1998; Svanes et al. 2000).

■ **Blutung.** Nach Stabilisierung der kardiozirkulatorischen Situation stellt sich die Indikation zur Operation einer Ulcusblutung abhängig vom Befund der durchgeführten Notfallendoskopie und den Möglichkeiten bzw. dem Erfolg der interventionellen Blutstillungsverfahren. Unter enger Kooperation zwischen Gastroenterologen und Chirurgen können folgende therapeutische Richtlinien gelten (Mill et al. 2000; Ohmann et al. 2000; Thon et al. 2000).

■ **Zum Zeitpunkt der Untersuchung existente aktive Blutung (Typ Forrest IA/B).** Auch bei Verbesserung der endoskopischen Therapiemöglichkeiten, es kann z. B. eine aktive Forrest IA-Blutung in einen Typ IIA überführt werden, muss berücksichtigt werden, dass bei initial spritzender Blutung in bis zu 50% der Fälle die Gefahr einer Rezidivblutung besteht. Die Indikation zur früh elektiven Operation innerhalb der ersten 36 Stunden nach endoskopischer Blutstillung ist somit individuell abzuklären, besonders bei erheblichem Hämoglobinabfall und notwendigem hohen Verbrauch von Blutkonserven in den ersten 24 Stunden, ungünstiger Lokalisation der Blutungsquelle oder bei älteren Patienten (über 65 Jahre). Bei konservativem Vorgehen ist eine engmaschige klinische Untersuchung und eine Kontrollendoskopie nach etwa 8 bis 12 Stunden obligat.

Nach initialer Sickerblutung mit einer geringeren Blutungsrezidivgefahr (10–30%) erscheint meist ein konservatives Vorgehen mittels medikamentöser Säuresuppression möglich; bei Nachweis einer Helicobacter-pylori-Infektion ist frühzeitig die Eradikationstherapie einzuleiten.

Bei Verdacht auf eine Rezidivblutung sollte umgehend eine Reendoskopie mit nochmaligem Versuch einer interventionellen Blutstillung durchgeführt werden, oft, vor allem bei Forrest IA-Blutung, ist aber die Operationsindikation gegeben.

Konkret ergibt sich für eine zum Zeitpunkt der Untersuchung aktive Blutung folgende Empfehlung:

- sofortiger Versuch einer endoskopischen effektiven Blutstillung (Methoden s. unten),
- notfallmäßige Operation, wenn die Blutung zu stark ist oder die Blutungsquelle endoskopisch nicht lokalisiert werden kann,
- bei Erreichen einer primären endoskopischen Hämostase umgehende Einleitung einer medikamentösen Therapie (Protenpumpeninhibitoren, H_2-Rezeptorantagonisten, ggf. andere säureblockierende Substanzen, Freispülen des Magens über eine eingelegte Sonde),
- exakte klinische Überwachung, u. U. unter intensivmedizinischen Bedingungen.

■ **Zum Zeitpunkt der Untersuchung nicht existente Blutung (Forrest IIA/B).** Notwendig ist eine sofortige Einleitung konservativer Therapiemaßnahmen und genaue klinische Beobachtung, abhängig von der Blutungslokalisation ggf. endoskopische Therapie zur Rezidivprophylaxe. Nach starker Blutung mit hohem Blutkonservenbedarf bzw. sichtbarem Gefäßstumpf, vor allem mit Lage zur Hinterwand des Bulbus duodeni, ggf. auch individuell Durchführung einer früh elektiven Operation.

■ **Fehlende Zeichen einer aktiven Blutung (Typ Forrest III).** Die klinischen Befunde und Prognosefaktoren, Alter, Komorbidität, Intensität der stattgehabten Blutung etc. entscheiden über das weitere diagnostische und therapeutische Vorgehen. In aller Regel sollte nach Ausschluss einer anderen Blutungsquelle im oberen oder unteren Gastrointestinaltrakt eine medikamentöse Therapie einschließlich der Eradikationsbehandlung bei positivem Helicobacter-pylori-Nachweis eingeleitet werden.

Anmerkungen: Sollte eine Notfallendoskopie nicht möglich sein – heute wohl eher die Ausnahme – bzw. bei klinischen Zeichen einer massiven intestinalen oder intraabdominellen Blutung, ist auf einen Endoskopieversuch zu verzichten und ohne Zeitverzug sollte die explorative Laparotomie durchgeführt werden. Sowohl für die Erstdiagnose als auch für die Therapie und bei der nachfolgenden Überwachung ist die enge interdisziplinäre Zusammenarbeit von Chirurgen und Gastroenterologen mit Verfolgen eines gemeinsamen Behandlungskonzeptes absolut anzustreben, dadurch konnte in den letzten Jahren die Morbidität und Letalität der komplizierten Ulcuskrankheit entscheidend verbessert werden.

■ **Methoden der endoskopischen Blutstillung.** Abhängig von der Blutungssituation und der persönlichen Erfahrung des Untersuchers ist in etwa 80 bis 90% der Fälle primäre Blutstillung zu erreichen; dabei soll zudem die Gefahr einer Rezidivblutung möglichst gut verhindert werden. Unter den verschiedenen Verfahren können u.a. Injektionsmethoden mit Applikation von vasokonstriktiven Substanzen oder Fibrinkleber zum Einsatz kommen. Durch die zusätzliche Gabe von sklerosierenden Substanzen ergibt sich in aller Regel kein positiver Effekt. Als weitere Alternative steht der endoskopische Verschluss eines Gefäßstumpfes mittels Hämoclip zur Verfügung (Sofia et al. 2000). Verschiedene Methoden der Thermokoagulation, so auch die Anwendung von Laserstrahlen, sind insgesamt in ihrer Bedeutung zurückgegangen.

Bei einer Magen-/Duodenalulcusblutung ist die angestrebte endoskopische Hämostase die Therapie der Wahl. Der Wert all dieser Verfahren wird durch das Auftreten von Rezidivblutungen (insgesamt liegt die Rate zwischen 15 und 30%) belegt. Dieses gilt sowohl für Blutungen aus einem Ulcus ventriculi als auch für die sehr viel häufiger blutenden Ulzera duodeni. Beim blutenden Ulcus ventriculi muss im weiteren Verlauf die Möglichkeit eines Karzinoms (besonders Magenfrühkarzinom) bioptisch ausgeschlossen werden (Übersichten bei Ell 1996; Chung et al. 2000).

Rezidivulzera nach Operationen

Ein Ulcus pepticum jejuni nach Gastrojejunostomie oder -duodenostomie ist ebenso wie ein Ulcus-duodeni-Rezidiv heute in aller Regel erfolgreich medikamentös zu behandeln und erfordert selten einen operativen Reeingriff. Dabei ist zu bedenken, dass Ulcus-duodeni-Rezidive nach Vagotomie oftmals auch asymptomatisch verlaufen können. Beim Rezidiv eines Ulcus ventriculi gelten die gleichen Gesichtspunkte wie bei der primären Ulcuskrankheit. Die meisten der Rezidivulzera heilen unter medikamentöser Therapie aus – u. U. muss erneut der Helicobacter-pylori-Status überprüft oder die Einnahme von nichtsteroidalen Antirheumatika abgesetzt werden. Nur bei Versagen der konservativen Therapie ist im Einzelfall die Frage der Operation zu diskutieren (Rösch 1995; Hölscher et al. 1996).

Spezielle Formen von Ulzera und gastrointestinalen Blutungen

In dieser Gruppe werden Ulzera und ihre Komplikationen als Folgeerkrankungen mit sehr unterschiedlicher Genese, Verlauf und Prognose zusammengefasst. Die Indikation zur Operation ist sehr individuell zu stellen, dies auch unter Berücksichtigung der Grunderkrankung, der notwendigen Behandlung derselben und hinsichtlich des Ausmaßes der Ulzeration bzw. etwaiger Komplikationsmöglichkeiten. Im Folgenden werden einige dabei zu bedenkende Aspekte besprochen.

Unter den Medikamenten, die Erosionen und Ulzera *(Medikamentenulcus)* verursachen, sind vor allem die nichtsteroidalen Antirheumatika (z. B. Aspirin) und Kortikoide anzuführen, eine Langzeitmedikation mit diesen Substanzen zieht ein erhöhtes Risiko für eine gastroduodenale Ulcusblutung nach sich. In über der Hälfte der Fälle bleibt ein solches Medikamentenulcus klinisch stumm und wird erst bei Auftreten von Komplikationen (d. h. Blutung und/oder Perforation) diagnostiziert, so dass dann in aller Regel eine operative Intervention notwendig wird. Die medikamentöse Prophylaxe mit Protonenpumpeninhibitoren oder Prostaglandinanaloga steht im Vordergrund; lediglich bei Auftreten von Rezidiven unter konservativer Therapie ist sehr individuell die mögliche Indikation zur elektiven Operation zu stellen.

Eine gezielte medikamentöse Prophylaxe *akuter gastroduodenaler Läsionen oder Stressulzerationen* hat – besonders in der frühen postoperativen bzw. -traumatischen Phase unter intensivmedizinischen Maßnahmen – zu einer deutlichen Senkung dieser Komplikationen geführt. Um dabei eine mögliche vermehrte Inzidenz von nosokomialen und pulmonalen Infektionen zu verhindern, sollten bevorzugt eher mukosaprotektive Medikamente als H2-Rezeptorantagonisten gewählt werden. U. U. sind zusätzlich lokale Maßnahmen, z. B. Spülung des Magens mit Eiswasser oder Gabe von Antazida über eine nasogastrale Sonde einzuleiten. Stets sind interventionelle endoskopische Therapieverfahren zu versuchen. Bei Versagen konservativer Maßnahmen ist in aller Regel eine notfallmäßige Operation mit ausgedehnter Resektion, ggf. auch Gastrektomie, notwendig. In Kombination mit dem Grundleiden weist diese Blutungsform weiterhin eine hohe Letalität (25–35%) auf.

Bei Verdacht auf ein *Mallory-Weiss-Syndrom* wird ebenfalls versucht, die Blutung durch konservative Maßnahmen oder endoskopische Verfahren zu beherrschen. Bei

Versagen dieser Therapie und/oder stärkerer Blutung ist die Operationsindikation gegeben.

Bei möglicher Blutung aus einem *Ulcus Dieulafoy* ist aufgrund der Blutungsintensität eine endoskopische Lokalisationsdiagnostik oft nicht möglich. Bei damit nicht möglicher endoskopischer Interventionsmöglichkeit besteht eine klare Operationsindikation.

Anmerkungen zu sonstigen chirurgisch bedeutsamen Erkrankungen des Magens und Duodenums

Für die Indikation einer Korrekturoperation postoperativer Funktionsstörungen des Magens ist die Schwere des klinischen Beschwerdebildes entscheidend (Schneider 1996). Dabei muss zwischen einer rein funktionellen Ursache (z. B. Früh- oder Spätdumpingsyndrom) und operationstechnischen bzw. mechanischen Folgen, (z. B. Syndrom der zu- oder abführenden Schlinge etc.) unterschieden werden. Bei den funktionellen Beschwerden steht die Ausschöpfung aller konservativen einschließlich diätetischer Maßnahmen im Vordergrund, während sich bei den operationstechnischen Folgen eher die Indikation zur operativen Intervention stellt.

Als Korrekturoperationen kommen u.a. die Umwandlung einer doppelläufigen Gastrojejunostomie in eine nach Roux ausgeschaltete Jejunalschlinge in Betracht. Ferner kann eine Gastrojejunostomie in eine Gastroduodenostomie umgewandelt werden, ggf. auch unter Interposition eines Jejunumsegmentes.

Eine Gastroenterostomie, bei der irrtümlicherweise eine tiefe aborale Jejunum- oder gar Ileumschlinge zur Anastomosierung verwendet wurde, muss stets korrigiert werden.

Bei anatomischen Normvarianten des Magens, beim sog. Kaskadenmagen oder anderen Formveränderungen, besteht kaum eine Operationsindikation.

Divertikel des Magens oder Duodenums sind häufig asymptomatisch und stellen generell keine Operationsindikation dar; bei Komplikationen mit möglicher Kompression durch das Divertikel (z. B. juxtapapilläres Divertikel des Duodenums) oder bei Stase des Divertikelinhalts mit klinischer Symptomatik ist die Operationsindikation jeweils individuell zu überprüfen.

8.1.2
Operative Therapie

Eine Übersicht über die Hauptindikationen operativer Behandlung von benignen Erkrankungen des Magens und des Duodenums findet sich in Tabelle 8.1.

Die in den 70er- und 80er-Jahren geführte Diskussion über verschiedene chirurgische Therapien des Magen- oder Duodenalulcus ist heute deutlich in den Hintergrund getreten und wohl kaum noch relevant, die chirurgische Behandlung der unkomplizierten Ulcuskrankheit hat fast völlig an Bedeutung verloren. Ergeben sich die äußerst seltenen und individuellen Indikationen zum operativen Vorgehen, sollte unverändert das Verfahren zum Einsatz kommen, das mit einer möglichst geringen postoperativen Morbidität und Letalität einhergeht, ohne dass dabei eine Erhöhung der Rezidivulcusrate zu befürchten ist.

Die medikamentöse Therapie peptischer Ulcuskrankheiten ohne Komplikationen ist vor allem bei Nachweis einer Helicobacter-pylori-Infektion die Methode der Wahl. Derzeit kann nach Empfehlungen der Deutschen Gesellschaft für Verdauungs- und Stoffwechselkrankheiten die kombinierte Gabe eines Protonenpumpeninhibitors und zweier Antibiotika für 7 Tage als Standard gelten (s. Tabelle 8.2).

Tabelle 8.1. Hauptindikation operativer Behandlung von Magen-Duodenal-Erkrankungen (benigne, speziell ulzeröse Erkrankungen)

Art der Erkrankung	Indikation zur Operation	Wichtigste diagnostische Verfahren/Parameter (speziell für Operationsindikation)	Operationsmethode der Wahl	Alternativen (bei speziellen Indikationen)
Unkompliziertes Ulcusleiden				
Ulcus duodeni (rezidivierend)	Narbige Stenose bzw. Magenausgangsstenose, sonst individuell: abhängig von Häufigkeit der Rezidive, Beschwerdegrad, Invalidität, Blutungsanamnese etc.	Endoskopie mit PE und Untersuchung auf Helicobacter-pylori-Infektion obligat, individuell Röntgenuntersuchung mit MDP, pH-Metrie, Bestimmung gastrointestinaler Hormone etc.	Selektiv proximale Vagotomie (SPV); kombiniert mit Pyloroplastik bei Zeichen einer Magenausgangsstenose oder intraoperativem Befund einer narbigen Stenose, ggf. auch laparoskopische Verfahren	AV-Resektion; alternative Verfahren nur in individuell begründeter Situation
Ulcus ventriculi	Zweifel an Benignität, *fehlende Abheilung* unter konservativer Therapie, häufige Rezidive	Endoskopie mit PE und Untersuchung auf Helicobacter-pylori-Infektion obligat; wichtig bei konservativem Vorgehen und präoperativ zur Differentialdiagnose Ulcus/Karzinom	Distale Magenresektion mit Rekonstruktion nach B I, evtl. Roux Y	Ulcusexzision und SPV (im eigenen Vorgehen die Ausnahme)
Komplikationen				
Perforation				
Ulcus duodeni	In der Regel absolut und dringend	Klinischer Befund entscheidend, zusätzlich ggf. Nachweis freier intraabdomineller Luft durch Röntgenuntersuchung oder Sonographie, evtl. Gastrografinschluck	Übernähung, evtl. Ulcusexzision, ggf. auch laparoskopisch	Bei langer Anamnese und fehlender Peritonitis evtl. zusätzlich SPV bzw. distale Magenresektion
Ulcus ventriculi	In der Regel absolut und dringend		Ulcusexzision und Übernähung	Sehr individuell konservative Therapie mit nasogastraler Sonde, Infusionstherapie etc.
Blutung				
Ulcus duodeni	Nicht mögliche oder persistierende Blutung nach endoskopischer (interventioneller) Therapie: ggf. früh elektive Operatin bei älteren Patienten	Endoskopie	Intraluminäre Ulkusdurchstechung, meist in Kombination mit Pyloroplastik, ggf. auch laparoskopisch	Ulcusumstechung und SPV, evtl. distale Magenresektion mit Rekonstruktion nach Roux Y
Ulcus ventriculi		Endoskopie	Lokale Ulcusexzision und Umstechung, ggf.Ligatur der A. gastrica sinistra	Distale Magenresektion mit Rekonstruktion nach B I oder Roux Y

Tabelle 8.1. Fortsetzung

Art der Erkrankung	Indikation zur Operation	Wichtigste diagnostische Verfahren/Parameter (speziell für Operationsindikation)	Operationsmethode der Wahl	Alternativen (bei speziellen Indikationen)
Rezidivulzera nach Operationen				
Ulcus pepticum jejuni	Bei Versagen der konservativen Therapie	Endoskopie/Röntgenuntersuchung mit MDP, evtl. KE (Fistel?), Bestimmung von Laborparametern, Serumgastrin etc.	Nachresektion und selektive Vagotomie, evtl. Umwandlung der Rekonstruktion nach Roux Y	Transthorakale oder thorakoskopische trunkuläre Vagotomie
Blutend	Bei nicht möglicher oder persistierender Blutung nach endoskopischer (interventioneller) Therapie	Endoskopie	Ulcusumstechung, ggf. mit selektiver Vagotomie	Nachresektion und Rekonstruktion nach Roux Y
Perforiert	Absolut und dringend	Klinischer Befund entscheidend, zusätzlich ggf. Nachweis freier intraabdomineller Luft durch Röntgenuntersuchung oder Sonographie, evtl. mit Gastrografinschluck	Ulcus-PE/Exzision und Übernähung, abhängig von intraoperativer Situation ggf. Nachresektion	
Ulcusduodeni-Rezidiv nach Vagotomie	Bei Versagen der konservativen Therapie	Endoskopie, Röntgenuntersuchung mit MDP, pH-Metrie, Bestimmung gastrointestinaler Hormone	Antrumresektion mit Rekonstruktion nach B I oder Roux Y	Ggf. (außerordentlich selten) Komplettierung einer unvollständigen Vagotomie
Spezielle Formen von Ulzera oder gastrointestinalen Blutungen				
Medikamentenulcus	Versagen der konservativen medikamentösen Therapie nach Absetzen der spez. Medikation	Endoskopie mit PE und Untersuchung auf Helicobacter-pylori-Infektion obligat, sonst abhängig von der Schwere der Komplikationen.	Distale Magenresektion mit Rekonstruktion nach B I oder Roux Y	
Stressulcus	Versagen der endoskopischen (interventionellen) Maßnahmen	Endoskopie	Resezierende Verfahren, Ausmaß abhängig vom intraoperativen Befund	
Mallory-Weiss-Syndrom		Endoskopie und Anamnese	Gastrotomie mit gezielter Umstechung	
Boerhaave-Syndrom	Absolut dringend bei nicht möglicher oder persistierender Blutung nach endoskopischer interventioneller Therapie	Röntgenuntersuchung: Abdomen/Thorax, evtl. Gastrografinschluck; Anamnese	Übernähung; ggf. Modifikationen einer Fundoplicatio	
Ulcus Dieulafoy		Endoskopie	Gastrotomie mit gezielter Umstechung	

Tabelle 8.1. Fortsetzung

Art der Erkrankung	Indikation zur Operation	Wichtigste diagnostische Verfahren/Parameter (speziell für Operationsindikation)	Operationsmethode der Wahl	Alternativen (bei speziellen Indikationen)
Nichtulzeröse, benigne Erkrankungen bzw. Störungen				
Symptome des operierten Magens	Relativ, jeweils abhängig von der klinischen Symptomatik	Klinische Symptome entscheidend, zusätzlich Endoskopie, Röntgenuntersuchung mit MDP, evtl. Bestimmung gastrointestinaler Hormone, pH-Metrie	Verschiedene Umwandlungsresektionen, z. B. Rekonstruktion (B I oder Roux Y) bzw. Interposition einer isoperistaltischen Jejunalschlinge	
Duodenaldivertikel	Abhängig von klinischer Symptomatik bzw. Komplikationen (Kompression)	Endoskopie, Röntgenuntersuchung mit MDP, ggf. ERCP	Abtragung und Übernähung des Divertikels, ggf. alleinige Einstülpung	

Unter den chirurgischen Behandlungsverfahren kommt als Therapieprinzip weiterhin die *Vagotomie beim Ulcus duodeni* bzw. *Magenresektion beim Ulcus ventriculi* zur Anwendung (Bumm et al. 1998). Die früher häufig angegebene erhöhte Letalität nach Magenresektionen war vor allem auf Schwierigkeiten beim Verschluss des Duodenalstumpfs zurückzuführen. Dies gilt, verbunden mit den entsprechenden Komplikationen, weiterhin für das Ulcus duodeni. Bei insgesamt sehr seltener und individuell gestellter Indikation weisen beide Operationsverfahren heute insgesamt eine postoperative Letalität zwischen 0,5 und 2% auf.

Beim *Ulcus duodeni* kann die *Vagotomie* als Standardoperation, in verschiedenen Variationen auch laparoskopisch durchgeführt werden; eine Renaissance hat dieses Verfahren dadurch sicherlich nicht erfahren. Die möglicherweise erhöhte Rezidivrate nach Vagotomie im Vergleich zu resezierenden Verfahren hat zudem bei der hohen Effektivität

Tabelle 8.2. Medikamentöse Therapieschemata zur Behandlung der Helicobacter-pylori-Infektion (Leitlinien der Deutschen Gesellschaft für Verdauungs- und Stoffwechselkrankheiten)

Modifizierte („italienische") Tripel-Therapie	
Protonenpumpenhemmer (2×1 Standarddosis*/Tag)	7 Tage
Clarithromycin (2×250 mg/Tag)	7 Tage
Metronidazol (2×400 mg/Tag)	7 Tage
Alternativ: Modifizierte („französische") Tripel-Therapie	
Protonenpumpenhemmer (2×1 Standarddosis*/Tag)	7 Tage
Clarithromycin (2×500 mg/Tag)	7 Tage
Amoxicillin (2×1g/Tag)	7 Tage
Reserveschema: Quadrupel-Therapie	
Protonenpumpenhemmer (2×1 Standarddosis*/Tag)	Tag 1–10
Wismutsalz (4-mal täglich)	Tag 4–10
Tetrazyklin (4×500 mg/Tag)	Tag 4–10
Metronidazol (3×400 mg/Tag)	Tag 4–10

* Standarddosis: Omeprazol 20 mg, Lansoprazol 30 mg, Pantoprazol 40 mg. In der Regel ist nach der Eradikationstherapie nur dann eine antisekretorische Nachbehandlung erforderlich, wenn der Patient persistierende Beschwerden hat oder ASS/NSAR einnimmt.

der aktuellen medikamentösen Behandlungskonzepte nur noch geringe Bedeutung (Cadiere et al. 1999). Wird die Indikation zur Durchführung einer elektiven *Vagotomie* gestellt, sollte weiterhin die selektiv proximale Vagotomie (SPV) bevorzugt werden (Holle 1976), auch wenn bei laparoskopischen Vorgehen verschiedene Variationen (z. B. hintere trunkuläre Vagotomie in Kombination mit einer vorderen selektiv proximalen Vagotomie oder mit partiellen Wandresektionen der vorderen Magenwand) zum Einsatz gekommen sind. Aufgrund bisher fehlender Langzeitbeobachtung zur Beurteilung der Rezidivulcusrate kann dabei die Effektivität, soweit überhaupt relevant, noch nicht abschließend beurteilt werden, es können lediglich die generellen Vorteile des laparoskopischen Operierens positiv hervorgehoben werden (Junginger et al. 1998).

Weiterhin gilt, dass der Erhalt der Antrummotilität einen entscheidenden Faktor für die Magenentleerung und damit auch für die postoperative Beschwerdefreiheit darstellt. Bei therapieresistentem *Ulcus pepticum jejuni* kann in ausgewählten Fällen die transthorakale oder thorakoskopische trunkuläre Vagotomie indiziert sein (Grotelüschen et al. 1974). Bei Durchführung der proximal selektiven Vagotomie muss die Anlage einer *Pyloroplastik* nicht obligat gefordert werden, sie kann in verschiedenen Modifikationen bei relevanter Magenausgangsstenose oder beim intrapylorisch gelegenen Ulcus duodeni notwendig werden. Die postoperative Letalität der Vagotomie liegt derzeit weiterhin bei etwa 0,5%, wobei in etwa 10 bis 20% der Fälle mit Rezidivulzera zu rechnen ist, die unter dem Einsatz medikamentöser Therapien in aller Regel ohne weiteres zur Abheilung gelangen.

Beim *Ulcus ventriculi* ist die *distale Magenresektion* u. E. als Methode der Wahl anzusehen; eine alleinige Vagotomie mit Ulcusexzision weist auch in neueren Untersuchungen eine Rezidivrate von über 30 bis 40% auf. Forderungen nach einer kompletten Antrumresektion bei Wahl der distalen und proximalen Resektionsebenen sollten weiterhin akzeptiert werden. Unter den verschiedenen Rekonstruktionsverfahren weist die *Gastroduodenostomie (Billroth I)* sicherlich hinsichtlich der postoperativen Morbidität oder Folgeerkrankungen die besten Ergebnisse auf. Alternativ kann die Rekonstruktion mit einer nach *Roux Y*-förmig ausgeschalteten Jejunalschlinge vorgenommen werden *(Billroth II)*. Dieses Verfahren sollte bei nicht sicher spannungsfreier Anlage einer Gastroduodenostomie zur Anwendung kommen. Klassische Verfahren der Gastrojejunostomie mit antekolischer Lage der Jejunalschlinge und Braun-Fußpunktanastomose werden im eigenen Vorgehen in aller Regel nicht durchgeführt.

Die Diskussionen über die Bedeutung des operierten Magens als sog. fakultative Präkanzerose bzw. über einen möglichen Einfluss der Vagotomie auf die Karzinogenese sind deutlich in den Hintergrund getreten; nach epidemiologischen Daten kann davon ausgegangen werden, dass es sich bei Auftreten eines Karzinoms im operierten Magen um ein originäres Karzinom handelt. Der Einfluss der Helicobacter-pylori-Infektion auf das Karzinomrisiko, besonders bei Vorliegen einer Gastritis mit intestinaler Metaplasie und nachfolgendem Auftreten eines intestinalen Magenkarzinoms im unteren Magendrittel ist in den Vordergrund gerückt (Huang et al. 1998; Byrne 1999; Hansen et al. 1999; Hansson 2000; Stael von Holstein 2000).

Auch bei Auftreten von Ulcuskomplikationen, so der Blutung oder Perforation, kommen vermehrt endoskopische oder interventionelle Verfahren zum Einsatz und erst bei Versagen selbiger hat die chirurgische Behandlung ihre Bedeutung. Dass dabei eine operative Sanierung des Grundleidens, wie Durchführung einer distalen Magenresektion bei blutendem Ulcus ventriculi generell notwendig ist, erscheint fraglich. Es kommen nachfolgend die verschiedenen medikamentösen Behandlungsmöglichkeiten zum Einsatz bzw. werden individuell gar keine weiteren spezifischen Therapiemaßnahmen mehr notwendig sein (Enders et al. 2000).

8.1.2.1
Unkompliziertes Ulcus duodeni und Ulcus ventriculi

Sofern die seltene Operationsindikation gegeben ist, können die im Folgenden beschriebenen Vorgehensweisen empfohlen werden.

Ulcus duodeni

Postpylorisches Ulcus duodeni	SPV (meist ohne Pyloroplastik)
Intrapylorisches Ulcus duodeni	SPV mit Pyloroplastik

Begründung: Ohne klinisch relevante Magenausgangsstenose scheint die selektive proximale Vagotomie die niedrigste Letalitätsrate aufzuweisen. Die Inzidenz von Postvagotomiebeschwerden liegt zwischen 5 und 10%. Beim intrapylorischem Ulcus duodeni sollte aufgrund einer deutlichen Steigerung der Rezidivrate nach alleiniger selektiver Vagotomie eine Pyloroplastik angelegt werden (Amdrup 1986).

Ulcus ventriculi
Obligat erscheint die Durchführung einer distalen Magenresektion; beim präpylorischen Ulcus ventriculi (*Johnson Typ III*) kann eine Antrektomie mit selektiv gastraler Vagotomie (AV-Resektion) durchgeführt werden.

Begründung: Alleinige Vagotomieverfahren mit oder ohne Ulcusexzision können, wenn dann auch sehr gut medikamentös zu behandeln, von einer hohen Rezidivhäufigkeit gefolgt sein. Bei präpylorischer Lokalisation erscheint eine effektive Reduktion der Säurebildung, wie sie durch die AV-Resektion erreicht werden kann, zur Rezidivverhütung notwendig.

Anmerkung: Bei kombiniert vorliegendem Magen- und Duodenalulcus (Johnson Typ II) kann neben resezierenden Verfahren auch eine SPV mit Pyloroplastik in Betracht kommen, wenn pathogenetisch das Ulcus ventriculi als „Staseulcus" erklärt werden kann. Eine exakte endoskopische Untersuchung zum bestmöglichen Ausschluss eines Magenkarzinoms ist in allen Fällen vorzunehmen.

8.1.2.2
Komplikationen des Ulcus duodeni und Ulcus ventriculi

Perforation
Beim perforierten Gastroduodenalulcus stellt im eigenen Vorgehen die *alleinige Übernähung mit Ulcusrandexzision* die Therapie der Wahl dar.

Begründung: Mehr als die Hälfte der perforierten Ulzera heilen durch die alleinige Übernähung folgenlos ab. Zusätzliche operative Maßnahmen erscheinen bei kurzfristiger Anamnese nicht notwendig, umso weniger, da vor allem nach Abklärung der Helicobacter-pylori-Infektionssituation entsprechende medikamentöse Therapieregimes zur Verfügung stehen. Die Diskussion um eine evtl. Erweiterung der Operation mit dem Ziel einer definitiven Therapie der Grunderkrankung, jeweils abhängig vom Ausmaß und Grad der Peritonitis, hat damit an Bedeutung verloren.

Bei Übernähung eines prä- oder intrapylorischen Ulcus kann durch die einfache Übernähung postoperativ eine gewisse Stenosierung auftreten; diese ist in aller Regel nach Abschwellen der akuten Entzündungszeichen bzw. nach Einleitung einer medikamentösen Therapie reversibel.

Beim perforierten Ulcus ventriculi sollte eine *Exzision der Ulcuswand* oder *aus dem Ulcus* erfolgen; kleine im Bulbus duodeni gelegene Perforationen können hingegen direkt übernäht werden.

Ein perforiertes Ulcus duodeni kann u. U. die Anlage einer Pyloroplastik erforderlich machen, wobei dann die Perforationsöffnung in diese mit einbezogen wird. Erscheint aufgrund der Größe des perforierten Ulcus eine alleinige Übernähung nicht möglich oder fraglich suffizient, kann eine sparsame Manschettenresektion mit direkter Anastomosierung erfolgen; die Durchführung einer distalen Magenresektion, z. B. bei breiter Perforation in das Pankreas, ist in Einzelfällen notwendig. Bei nachfolgend eingeleiteter medikamentöser Therapie sollte nach einem Intervall von 8 bis 12 Wochen auch zum Ausschluss eines Magenkarzinoms eine Kontrollendoskopie erfolgen.

Bei einem perforierten Ulcus, besonders beim Ulcus duodeni können auch laparoskopische Operationsverfahren mit direkter Übernähung der Perforation und Spülung der Bauchhöhle eingesetzt werden. Generell ist dabei auf eine sichere und spannungsfreie Naht nach Mobilisation des Duodenums zu achten. Die alleinige Applikation eines Gewebeklebers auf die Perforationsöffnung erscheint nach bisherigen Erfahrungen die Ausnahme darzustellen, ebenso die alleinige konservative Therapie bei perforiertem peptischen Ulcus. Bei kontinuierlicher Absaugung durch eine nasogastrale Sonde und Einleitung einer medikamentösen Therapie ist dabei eine strenge klinische Überwachung zur Beurteilung der lokalen septischen Situation notwendig. Nach ersten Untersuchungen kann auch bei nichtoperativer Behandlung in 70% der Fälle eine Abheilung des perforierten Ulcus erreicht werden; bei Verschlechterung der klinischen Symptomatik ist jedoch die umgehende Indikation zur sofortigen Operation zu stellen.

Blutung

In der Akutbehandlung der Ulcusblutung kann durch endoskopische endoluminäre Maßnahmen (Injektionen, Einsatz von Kontaktsonden, Laserapplikation) in über 90% der Fälle primäre Blutstillung erzielt werden.

 Ein operativer Eingriff kommt somit nur noch bei Versagen eines endoskopischen Behandlungsversuches (z. B. bei massiven Blutungen im Bereich der Hinterwand des Bulbus duodeni oder in subkardialen Arealen) in Betracht.

Durch gezielte lokale chirurgische Maßnahmen mit Umstechung der Blutungsquelle kann in aller Regel eine primäre Blutstillung erzielt werden, eine Rezidivblutung kann aber nicht immer verhindert werden. Abhängig von der individuellen Situation können auch operative Maßnahmen mit dem Ziel einer definitiven Ulcusbehandlung durchgeführt werden, wobei zu berücksichtigen ist, dass unter der medikamentösen Therapie die Ulzerationen später fast ausnahmslos abheilen. Dabei erscheint es notwendig, möglichst umgehend eine Helicobacter-pylori-Infektion abzuklären, die entsprechende Therapie einzuleiten, um dadurch das Risiko einer Rezidivblutung zu verringern. Der alleinige Einsatz von säurehemmenden Medikamenten kann die nachfolgende Eradikationsbehandlung in ihrem Erfolg einschränken und hat selbst kaum Einfluss auf das mögliche Auftreten einer Rezidivblutung.

Folgendes Vorgehen wird damit empfohlen: *Blutendes Ulcus ventriculi:* Ulcusexzision und Übernähung (ggf. mit Ligatur der A. gastrica sinistra), bei großem oder penetrierendem Ulcus partielle distale Magenresektion. *Blutendes Ulcus duodeni (intra- und postpylorisch):* Lokale Umstechung der Blutungsquelle unter Längseröffnung des Duodenums.

Die früher durchgeführte selektiv proximale Vagotomie hat heute in der Behandlung des Ulcus duodeni kaum noch Bedeutung und sollte ebenso wie die Durchführung einer trunkulären Vagotomie nicht mehr zur Anwendung kommen. Die zusätzlich zur gezielten lokalen Umstechung der Blutungsquelle teilweise empfohlenen extraluminären Gefäßligaturen oder -durchstechungen an der A. gastroduodenalis bzw. pancreaticoduodenalis ober- und unterhalb des Bulbus duodeni werden im eigenen Vorgehen nicht grundsätzlich durchgeführt.

8.1.2.3
Rezidivulzera nach Operationen

Die Indikation zur Reoperation von Rezidivulzera – z. B. Vervollständigung einer Vagotomie, Nachresektionen am Magen oder kombinierte Verfahren – ist generell nur noch äußerst selten gegeben. Die medikamentöse Therapie steht in der Behandlung von Rezidivulzera an erster Stelle.

Bei therapierefraktären Ulzerationen post operationem ist zu klären, ob Operationsfolgen Ursache für das mangelnde Ansprechen auf eine medikamentöse Therapie sind: in Betracht kommen z. B. die Magenausgangsstenose bei technisch ungünstiger Pyloroplastik oder Komplikationen als Folge einer Nahtinsuffizienz. Individuell ist dann zu prüfen, ob eine operative Korrektur angezeigt und möglich ist, z. B. Umwandlungen einer Billroth I/II-Anastomose in eine Anastomose nach Roux. Beim *Ulcus pepticum jejuni* kann im Einzelfall u.a. eine transthorakale oder thorakoskopisch durchgeführte Vagotomie erwogen werden.

Die seltenen Komplikationen von Rezidivulzera sind therapeutischso anzugehen wie die primärer Ulzera.

8.1.2.4
Spezielle Formen von Ulzera und gastrointestinalen Blutungen

Bei *medikamentös bedingten Ulzera* oder bei *Dialyse- bzw. Transplantationspatienten* stellt sich die Indikation zur operativen Therapie nur sehr selten und individuell; dabei sind dann ggf. resezierende Verfahren zu bevorzugen.

Bei *Stressulcusblutungen*, die medikamentös öder endoskopisch nicht beherrscht werden können, sind meistens erweiterte Resektionen bis hin zur Gastrektomie notwendig. Die Entscheidung zum definitiven Vorgehen ist intraoperativ zu stellen, wenn nach Gastrotomie ausgeschlossen wurde, dass lokale Maßnahmen mit Umstechung, Tamponade etc., effektiv bzw. suffizient durchzuführen sind.

Beim *Mallory-Weiss-Syndrom* oder einem *Ulcus Dieulafoy*, sind – falls überhaupt notwendig – gezielte lokale Umstechungen nach Gastrotomie weiterhin die Methode der Wahl.

Beim *Boerhaave-Syndrom* erfolgt nach Darstellung des ösophagogastralen Übergangs die direkte Übernähung am Ösophagus; ggf. zusätzliche Sicherung der Übernähung durch die Anlage einer Semifundoplicatio o. ä.

8.1.3
Operationsvorbereitung

Bei der sehr seltenen Indikation zur Vagotomie, distaler Resektion, Rezidiveingriffen etc. sollen nur einige Punkte hervorgehoben werden.

Vorunter-suchungen	Allgemein	Schema II, s. Kap. 24, ggf. Amylase im Serum Bei Notfalleingriffen: aktuelle laborchemische Untersuchungen, Röntgenuntersuchung des Thorax, ggf. EKG
	Krankheits-bezogen	Gastroduodenoskopie; evtl. Röntgenuntersuchung mit MDP(Magen-Darm-Passage, Doppelkontrast);individuell Hormonbestimmungen, ggf. Langzeit-pH-Metrie, Magensekre-tionsanalysen kaum noch notwendig
	Speziell	Bei rezidiverendem Erbrechen und Magenausgangsstenose: Bestimmung des Säure-Basen-Status Bei postoperativem Rezidivulcus: Hormonbestimmungen; ggf. Kolonkontrasteinlauf oder Kolonoskopie Bei Verdacht auf Perforation: Röntgenuntersuchung des Thorax im Stehen, Abdomenübersicht in Linksseitenlage, ggf. Röntgenunter-suchung mit wasserlöslichen Kontrastmitteln, im Einzelfall auch Gastroduodenoskopie, entscheidend sind Anamnese und klini-scher Untersuchungsbefund Bei Blutung: in allen Fällen Durchführung einer Notfallendoskopie
Vorbehandlung		Bei relevanter Magenausgangsstenose: Entlastung durch naso-gastrale Sonde, Überwachung des Elektrolyt- und Säure-Basen-Status. Präoperative Korrektur durch Infusionsbehandlung, ggf. Einleitung einer parenteralen Ernährung (Schema IV, s. Kap. 25) Nach Gastroskopie: ggf. Röntgenuntersuchung des Thorax zum Nachweis einer möglichen Aspiration Bei Perforation: Einlage einer nasogastralen Sonde, Antibiotika-therapie, Erweiterung der Zusatztherapie abhängig von der Schwere der Erkrankung Bei Blutung mit Schockzustand: Einleitung einer Infusions- und Tranfusionstherapie zur entsprechenden Kreislaufstabilisierung, Notfallendoskopie mit entsprechenden Möglichkeiten der inter-ventionellen Blutstillung; im Schock oder bei Erfolglosigkeit der endoskopischen Maßnahmen sofortige Operation
Verschiedenes	Blutkonserven-bereitstellung	Bei Notoperationen und Blutungen abhängig von der klinischen Situation; bei Rezidiveingriffen ggf. Bereitstellung von 2–3 Blut-konserven, bei Elektiveingriffen in aller Regel keine
	Aufklärung	Vagotomie/Resektion: Bei der Effektivität der zur Verfügung ste-henden medikamentösen Maßnahmen der Vor- und Nachteile der operativen Verfahren aufzeigen, vor allem Rezidivhäufigkeit und mögliches Auftreten von Syndromen des operierten Magens Pyloroplastik: Bedeutung erklären, Hinweis auf postoperative endoskopische Kontrollen und Verhaltensweisen in den ersten Wochen Rezidiveingriffe: Speziell auf möglich erhöhte Komplikationsge-fahren nach Voroperation hinweisen. Stets individuelle und sehr ausführliche Aufklärung

8.1.4
Spezielle operationstechnische Gesichtspunkte

8.1.4.1
Zugangswege

Eine mediane Oberbauchlaparotomie, meist mit Linksumschneidung des Nabels, erscheint für alle Eingriffe an Magen und Duodenum bei benigner Grunderkrankung
geeignet. Dabei können zum Einstellen des ösophagogastralen Übergangs ein nach proximal ziehender Haken oder andere Retraktionssysteme Anwendung finden. Bei erheblicher Adipositas oder bei ggf. zu erwartenden Erweiterungen des Eingriffes kann eine
quere Oberbauchlaparotomie kombiniert mit einer medianen Laparotomie (*umgekehrte
T-Inzision*) vorgenommen werden.

Für die transthorakale trunkuläre Vagotomie ist die dorsolaterale, linksseitige Thorakotomie im Bett der 6. oder 7. Rippe geeignet.

Zu den Platzierungen der verschiedenen Trokare bei thorakoskopischen oder laparoskopischen Eingriffen s. entsprechende Operationslehren.

8.1.4.2
Technisches Vorgehen bei der Vagotomie und ggf. Pyloroplastik

Vagotomie
Obwohl die Techniken der selektiv gastralen und der selektiv proximalen Vagotomie bei
konventionellem Vorgehen seit Mitte der 80er-Jahre als standardisiert angesehen werden
können (Holle 1984; Amdrup 1986), hat dieses Operationsverfahren kaum noch einen
Stellenwert in der Ulcustherapie. Gleiches gilt für die verschiedenen Modifikationen der
Vagotomie bei laparoskopischer Technik (Junginger et al. 1998). Langzeitergebnisse nach
laparoskopischen Operationen liegen bisher nicht vor, sind in Form von randomisierten
Studien aufgrund der nur noch äußerst seltenen Indikation sicherlich auch nicht zu erwarten.

Bei konventionellem Vorgehen sollte die selektiv proximale Vagotomie weiterhin in
zwei Schritten erfolgen: *Skelettierung der kleinen Kurvatur und Präparation am ösophagogastralen Übergang.*

Im eigenen Vorgehen wird auf folgende Punkte besonderen Wert gelegt:

Ähnlich dem Vorgehen bei malignen Tumoren des oberen Verdauungstraktes wird zu
Beginn der Operation der intraabdominelle Ösophagus freipräpariert und angezügelt,
ggf. auch der vordere und hintere Vagusstamm. Eine Traumatisierung der Ösophaguswand ist stets zu vermeiden. Die *Skelettierung der kleinen Magenkurvatur* beginnt dann
am Angulus des Magens, d.h. unmittelbar proximal des N. Latarjet, der sich in aller Regel
im kleinen Netz eindeutig als „entenfußartige Aufzweigung" darstellt. Unter Erhalt der
antralen Nervenäste wird die Präparation und Durchtrennung der Gefäße und Nerven
prinzipiell in drei Schichten vorgenommen; entsprechend den Gefäßeinsprossungen an
der Magenvorderwand, direkt an der Magenkonkavität und der Rückwand der kleinen
Kurvatur. Eine nicht exakte Skelettierung in diesen Schichten bzw. Ligatur mehrerer Gefäß-Nerven-Bündel kann bei magenfernem Präparieren leichter zu einer Läsion der tangential im kleinen Netz verlaufenden Vagusäste, speziell auch der antralen Nervenfasern
führen. Zudem kann es zum Abgleiten von Ligaturen mit nachfolgender Hämatombildung
bzw. der Notwendigkeit von Durchstechungsligaturen kommen, wiederum mit Verlet-
zungsmöglichkeiten antraler Nervenfasern. Abschließend können die nach kranial ver-

laufenden Abzweigungen der antralen Nervenäste an Magenvorder- und -rückwand dargestellt und durchtrennt werden. Gezielte Ligaturen oder Dissektionen an der großen Kurvatur werden im eigenen Vorgehen nicht vorgenommen.

Die *exakte Präparation am ösophagogastralen Übergang* stellt die zweite entscheidende Operationsphase dar. Die zum Fundus und zur Kardia ziehenden Äste des hinteren Vagusstammes müssen sicher durchtrennt werden. Ebenso erscheint eine saubere Skelettierung des Ösophagus mit Abheben der Vagusstämme vom Ösophagus und Durchtrennung der vagalen Nervenäste auf eine Strecke von etwa 5 cm notwendig. Eine schonende Operation ist in allen Fällen notwendig, um primäre oder sekundäre Perforationen aufgrund von Wandschädigungen zu vermeiden, wobei sich der Einsatz von bipolarer Elektrokoagulation bewährt hat.

> **CAVE**
> Bei Manipulationen mit Anspannung des Magens sollte der Zug an diesem Organ, vor allem bei adipösem Situs, stets nach links-kaudal erfolgen, um das mögliche Einreißen von Milzkapselgefäßen zu verhindern.

Die häufigsten *unmittelbaren postoperativen Komplikationen* bestehen in einer nicht beabsichtigten Schädigung von antralen Nervenfasern oder einer inkompletten Vagotomie. Ferner kann es zu Milzkapselverletzungen mit zweizeitiger Blutung, einer Ösophagusperforation oder einer sekundären Magenwandnekrose kommen. Eine Serosierung der kleinen Kurvatur mit Einzelknopfnähten nach kompletter Skelettierung kann u. U. der Gefahr einer Magenwandnekrose vorbeugen.

Zur Vermeidung letzterer kann nach kompletter Skelettierung u. U. eine Serosierung der kleinen Kurvatur mit Einzelknopfnähten erfolgen.

Pyloroplastik

Die Indikation zur Anlage einer Pyloroplastik ist in der Regel von dem intraoperativen Befund im Bereich der Pylorusregion abhängig zu machen. Bei wenig verändertem Pylorus kann eine *quere Pyloroplastik mit submuköser Exzision* der vorderen Pylorusmuskelanteile vorgenommen werden. Die klassische *Pyloroplastik nach Heinecke-Mikulicz* beinhaltet neben der Durchtrennung des Pylorus auch eine Inzision des Magen bzw. Bulbus duodeni, welche durch Einzelknopfnähte in querer Richtung verschlossen wird. Bei langstreckiger, das Duodenum betreffender Stenosierung wird im eigenen Vorgehen die *Pyloroplastik nach Finney* bevorzugt. Nach ausgiebiger Mobilisierung des Duodenums kann diese latero-laterale Gastroduodenostomie weit und spannungsfrei angelegt werden. Die Inzision erfolgt am Magen großkurvaturseitig mit Durchtrennung des Pylorus und am Duodenum im Bereich der Konkavität, d. h. nahe am Pankreaskopf. Der Eckpunkt der Hinterwandnaht sollte stets postpylorisch liegen, wobei die Hinterwand nach Vorlage von einreihigen seromuskulären Nähten innen geknotet wird. Bei narbig aufgebrauchtem Bulbus duodeni kann die *Pyloroplastik nach Jaboulay* zur Anwendung kommen, wobei diese laterolaterale Gastroduodenostomie unter Aussparung des Pylorus durchgeführt wird.

Bei erheblichen frisch entzündlichen Veränderungen im Bereich des Pylorus sollte eine Präparation bzw. Anlage einer Pyloroplastik nicht zwingend angestrebt werden. Neben postoperativer Entlastung des Magens über eine nasogastrale Sonde kann u. U. auch eine hintere *Gastroenterostomie* angelegt werden; alternativ kann bei persistierender Magenausgangsstenose nach Abklingen der akuten Entzündungserscheinungen gefahrloser sekundär eine Pyloroplastik vorgenommen werden.

Einlage von abdominellen Drainagen

Die Einlage von abdominellen Drainagen nach Vagotomie mit/ohne Pyloroplastik ist nicht zwingend notwendig und sollte generell von der individuellen intraoperativen Situation abhängig gemacht werden.

8.1.4.3
Technisches Vorgehen bei der Magenresektion wegen benigner Erkrankungen

Das *Ausmaß der Resektion* am Magen hängt von der Lokalisation des Ulcus bzw. vom geplanten Operationsverfahren ab. Bei der nur noch selten durchgeführten Antrumresektion mit Vagotomie (AV-Resektion) wird nach selektiv gastraler Vagotomie eine 5 bis 6 cm breite, distale Magenmanschette reseziert. Das Resektionsausmaß am Magen beim Ulcus ventriculi entspricht hingegen etwa 50% der gesamten Magenwand, beim Ulcus duodeni ist selbiges größer zu wählen, um die Menge der Belegzellen entsprechend zu reduzieren. Diesem Ziel kommt die sog. stufenförmige Resektion an der kleinen Magenkurvatur nach Shoemaker besonders nach und kann auch beim kleinkurvaturseitig proximal bzw. subkardial gelegenem Ulcus ventriculi genutzt werden.

Bei der Präparation des Magens wird auch bei benignen Erkrankungen eine *isolierte anatomische Darstellung der Gefäße* entsprechend dem Vorgehen bei malignen Tumoren bevorzugt, besonders um ein Zurückgleiten größerer Gefäße aus sog. Massenligaturen mit nachfolgender extragastraler Blutung zu vermeiden. Das große Netz muss bei möglicher Mangeldurchblutung partiell reseziert werden.

Weiterhin werden die Magenwandgefäße mit Einzelknopfligaturen bei nachfolgender einreihiger Nahttechnik versorgt; die Hämatomgefahr erscheint im Vergleich zur alleinigen Elektrokoagulation geringer. Als *Rekonstruktionsverfahren* kommen im eigenen Vorgehen die Gastroduodenostomie *(Billroth I)* oder die *Gastrojejunostomie* mit einer nach Roux ausgeschalteten Schlinge *(Billroth II)* zur Anwendung. Die Entscheidung zur Wahl der Passagewiederherstellung wird erst nach Resektion des entsprechenden distalen Magenanteiles gestellt. Nur so kann die Spannungsfreiheit bei geplanter Gastroduodenostomie sicher beurteilt werden, die aber in den meisten Fällen ohne weiteres erreicht werden kann.

Bei Durchführung einer *Gastrojejunostomie* wird im eigenen Vorgehen (u. a. zur Vermeidung eines duodenogastralen Refluxes) die ausgeschaltete Jejunalschlinge nach Roux bevorzugt, wobei die sog. Fußpunktanastomose mindestens 35 bis 40 cm aboral der proximalen Anastomose in End-zu-Seit-Technik angelegt wird. Die orale Anastomosierung erfolgt in der Regel als partielle End-zu-Seit-Gastrojejunostomie, nachdem die kleine Kurvatur stufenförmig mit einem linearen Nahtgerät verschlossen und mit Einzelknopfnähten serosiert worden ist. Bei unsicherem Verschluss der kleinen Kurvatur durch ein Nahtgerät oder mögliche Einengung des ösophagogastralen Übergangs kann die kleinkurvaturseitige Resektionsebene mit in die Anastomosierung durch die ausgeschaltete Jejunalschlinge einbezogen werden. Alternativ kann auch die Abdeckung der kleinen Kurvatur durch ein länger belassenes blindes Ende der ausgeschalteten Jejunalschlinge erreicht werden.

Der *Duodenalstumpf* wird, abhängig von den entzündlichen oder narbigen Veränderungen, bevorzugt mit einem linearen Nahtgerät verschlossen und in aller Regel mit Einzelknopfnähten serosiert. Der Duodenalstumpf kann auch durch fortlaufende oder invertierende, einreihige seromuskuläre Einzelknopfnähte verschlossen werden. Bei schwierigem oder unsicherem Verschluss des abgesetzten Duodenums stellt die Anastomosierung des Duodenums mit einer ausgeschalteten Jejunalschlinge das geeignete Verfahren dar.

Stets sollte, vor allem nach ausgiebiger Mobilisation des Duodenums, ein ungehinderter Abfluss aus dem Duodenalstumpf möglich sein; mögliche Entleerungsstörungen sind u. a. eine der häufigsten Ursachen einer Duodenalstumpfinsuffizienz.

Maßnahmen bei intraoperativen Komplikationen

Verletzungen der Strukturen im Lig. hepatoduodenale bzw. der Papilla Vateri sollten zur umgehenden Durchführung einer definitiven Korrekturoperation führen.

Bei Verletzungen der Papilla Vateri führen Re-Insertionsversuche meist nicht zum Erfolg, sicherer erscheint dann die Durchführung einer partiellen Duodenopankreatektomie.

Bei Läsionen des Ductus choledochus ist die Anlage einer biliodigestiven Anastomose einer fraglich spannungsfreien direkten Reanastomosierung (auch bei Einlage einer intraluminären Gallengangsdrainage) zu bevorzugen. Nach provisorischer Primärversorgung sollten die notwendigen Korrekturen dann möglichst innerhalb der ersten 24 Stunden in entsprechend erfahrenen Institutionen durchgeführt werden.

Einlage von intraabdominellen Drainagen

Die Einlage einer Drainage, z. B. einer Jackson-Pratt-Drainage in den Bereich des Duodenalstumpfes bzw. der gastroenteralen Anastomose erscheint u. E. weiterhin berechtigt. Durch die eingelegte Drainage kann einer mögliche Nahtinsuffizienz frühzeitig erkannt und lokal abgeleitet werden. Generell ist die Notwendigkeit bzw. der Nutzen von intraabdominellen Drainagen allerdings nicht einwandfrei erwiesen.

Anmerkung: Bezüglich weiterer technischer Details der verschiedenen Operationsverfahren wird auf die entsprechenden Operationslehren verwiesen.

Notizen

8.1.5
Postoperative Behandlung

Routinebehandlung	Thromboseprophylaxe obligat (s. Kap. 25)	
	Vagotomie	Schema II (s. Kap. 25), Gabe von Antibiotika in der Regel nicht indiziert Entfernung der Magensonde bei Sekretionsmengen von weniger als 500 ml pro Tag, andernfalls belassen der nasogastralen Sonde für mehrere Tage Zieldrainage: Entfernung am 3. bis 5. Tag postoperativ, abhängig von der Menge des Sekretes
	Resektionen	Schema II (s. Kap. 25) Gabe von Antibiotika in der Regel nicht indiziert. Nasogastrale Sonde zur Ableitung des Magensaftes sicher für 2 bis 3 Tage postoperativ, evtl. auch länger, belassen (Anastomosenschwellung) Zieldrainage: Entfernung am 3. bis 5. Tag postoperativ
	Übernähung	Schema II (s. Kap. 25) Gabe von Antibiotika intraoperativ und vom 1. bis 3. Tag postoperativ; insgesamt abhängig vom Ausmaß der vorliegenden Peritonitis Nasogastrale Sonde belassen bis zum 3. Tag postoperativ Zieldrainage: Entfernung meist am 3. bis 5. Tag postoperativ
Kontrollen		*Bei klinischem Verdacht auf Nahtinsuffizienz oder erhebliche Magenentleerungsstörungen:* radiologische Untersuchungen mittels wasserlöslichem Kontrastmittel Bei *Verdacht auf Pankreatitis:* entsprechende Kontrolle der Serumenzymwerte
	Vagotomie	Ggf. orientierende Röntgenuntersuchung mit wasserlöslichem Kontrastmittel zur Beurteilung der Magenentleerung am 7. oder 8. Tag postoperativ nach klinischem Befund, weitere Kontrollen durch endoskopische Untersuchungen
	Resektionen	Radiologische Kontrolluntersuchung mit wasserlöslichem Kontrastmittel in der Regel am 5. Tag postoperativ
	Übernähung	Ggf. radiologische Kontrolluntersuchung; Gastroduodenoskopie obligat nach 6 bis 8 Wochen postoperativ
Spezielle Probleme		*Nachweis einer Nahtinsuffizienz:* operatives- oder interventionelles konservatives Vorgehen abhängig von klinischem Befund (s. Abschn. 8.3.2) Parenterale Infusionsbehandlung nach Schema III oder IV (s. Kap. 25)
	Vagotomie, Übernähung	*Magenatonie:* Dekompression durch nasogastrale Sonde, Fortführung der parenteralen Infusionsbehandlung, ggf. tonisierende Medikamente Abhängig von klinischer Symptomatik endoskopische Kontrolluntersuchung zum Ausschluss eines Ulcusrezidivs nach 12 oder 24 Monaten
	Resektionen	Endoskopische Kontrolluntersuchung abhängig vom klinischen Befund; Wert einer routinemäßigen Nachsorge zum Nachweis eines Karzinoms im operierten Magen nicht eindeutig bewiesen

8.2
Neoplastische Erkrankungen

8.2.1
Diagnostik und Indikation

Präkanzerosen
Unterschieden werden präkanzeröse Konditionen und präkanzeröse Läsionen.

Als *präkanzeröse Konditionen* gelten klinische Zustandsbilder, die mit einer erhöhten Inzidenz des Magenkarzinoms einhergehen können; eine mögliche Risikoerhöhung steht dabei teilweise in der Diskussion, z. B. chronisch-atrophische Gastritis, Morbus Ménétrier, Helicobacter-pylori-Infektion, operierter Magen (Häring et al. 1985; Antonioli 1990; Stolte et al. 1998).

Präkanzeröse Läsionen sind pathohistologisch definierte Veränderungen der Magenschleimhaut, aus denen mit hoher Wahrscheinlichkeit ein Karzinom entstehen kann, z. B. adenomatöse Polypen, Dysplasien (Schweregrad III; Schmitz et al. 1997).

Epitheliale Tumoren
Die epithelialen Tumoren lassen sich unterteilen wie folgt:

Benigne	Insgesamt selten, v. a. hyperplasiogene Polypen, Adenome, Polyposis ventriculi
Maligne	Magenkarzinom, trotz weltweitem Rückgang der Inzidenz weiterhin eines der häufigsten Karzinome (Schwind et al. 2000; Meyer et al. 2001)
Karzinome im operierten Magen	Primäroperation wegen benigner Magenerkrankung (mit und ohne Resektion) und mindestens 5 Jahre zurückliegend; Definition als eigene Erkrankungseinheit fraglich
Karzinomrezidiv	Primäroperation wegen eines Magenkarzinoms mit nachfolgendem lokoregionären Rezidiv und/oder Fernmetastasen

Für das Magenkarzinom gibt es verschiedene histopathologische Einteilungen und Kategorien, die im Folgenden dargestellt werden.

Wandinfiltrationstiefe (Tiefenausdehnung)
Beim *Magenfrühkarzinom* ist die Infiltration in der Magenwand auf die Mukosa bzw. Submukosa beschränkt; keine Infiltration der Muscularis propria. Lymphknotenmetastasen können in 5 bis 20% der Fälle auftreten, multizentrisches Wachstum in 10 bis 15%. Vereinzelt werden auch Fernmetastasen beschrieben.

Beim *fortgeschrittenen Magenkarzinom* erreicht die Infiltration die Muscularis propria oder durchbricht sie.

Makroskopische Wachstumsformen
Für das Magenfrühkarzinom gibt es die Klassifikation der Japanese Gastric Cancer Association (1998), in der anhand der Wachstumsform eingeteilt wird, das Auftreten von Mischtypen ist möglich.

I	Vorgewölbt
IIA	Oberflächlich erhaben
IIB	Oberflächlich im Schleimhautniveau liegend
IIC	Oberflächlich eingesunken
III	Exkaviert oder ulzerös

Für das fortgeschrittene Magenkarzinom gibt es die Klassifikation nach Borrmann (1926), der ebenfalls nach der Form des Wachstums eingeteilt hat.

I	Polypoid
II	Lokal ulzeriert
III	Lokal ulzeriert und infiltrierend
IV	Diffus infiltrierend

Anatomische Lokalisation

Die Tumoren werden entsprechend ihrer Lokalisation in solche des oberen, des mittleren und des unteren Magendrittels eingeteilt, ferner kann zwischen Tumoren der Kardia, des Fundus, des Corpus sowie Antrum und Pylorus unterschieden werden (Sobin et al. 1997).

Anmerkung: Adenokarzinome des ösophagogastralen Übergangs (AEG) mit Lokalisation 5 cm oral und aboral der anatomischen Kardia werden bei zunehmender Inzidenz als eigene Entität verstanden, umfassen aber verschiedene Subgruppen. Die Klassifikation unterscheidet (Siewert et al. 1996):

- Typ I   Tumor oral der Kardia (Barrettkarzinom des Ösophagus),
- Typ II   Tumor in der anatomischen Kardia (Kardiakarzinom) und
- Typ III   Tumor subkardial gelegen.

Bei diesen Tumortypen ergeben sich unterschiedliche Therapiekonzepte (z. B. Typ I subtotale Ösophagektomie, Typ II/III erweiterte Gastrektomie), die bezüglich der erreichten Ergebnisse derzeit überprüft werden.

Histologische Klassifikationen (Typing)

Nach WHO (Watanabe et al. 1990)	Adenokarzinome: papillär, tubulär, muzinös; Siegelringkarzinom: häufig Adenosquamöse, Plattenepithel- und undiffenzierte Karzinome: selten
Nach Laurén (1965)	Intestinaler Typ: ca. 50% Diffuser Typ: etwa 40%, vor allem auch submukös oder multifokal wachsend Mischformen und nichtdifferenzierte Typen (selten; Hermanek 1996); gilt nicht für adenosquamöse und Plattenepithelkarzinome
Nach Ming (1977)	Expansiv wachsend Infiltrativ wachsend

Histologischer Differenzierungsgrad (Grading)

- GX   Differenzierungsgrad kann nicht erfasst werden
- G1   Gut differenziert
- G2   Mäßig differenziert
- G3/4   Schlecht oder undifferenziert

TNM-Klassifikation (UICC, Sobin et al. 2002)

Die jeweiligen Untersuchungsmethoden werden bei dieser Klassifikation mit verschiedenen Präfixen gekennzeichnet: *c* klinische Untersuchung, Einsatz apparativer Untersuchungsverfahren oder chirurgische Exploration; *u* Einsatz der Endosonographie; *y* Zustand nach präoperativer Chemo- und/oder Strahlentherapie; *p* pathohistologische Befundbeschreibung *(wichtigste!)*

T	*Primärtumor*
Tx	Primärtumor kann nicht beurteilt werden
T0	Kein Anhalt für Primärtumor
Tis	Carcinoma in situ: intraepithelialer Tumor ohne Infiltration der Lamina propria
T1	Tumor infiltriert Lamina propria oder Submukosa (entspricht Magenfrühkarzinom)
T2	Tumor infiltriert Muscularis propria oder Subserosa (ggf. auch gastrische Ligamente, jedoch keine Serosapenetration)
T3	Tumor penetriert Serosa (viszerales Peritoneum), infiltriert aber nicht benachbarte Strukturen
T4	Tumor infiltriert benachbarte Strukturen (Milz, Colon transversum, Leber, Zwerchfell, Pankreas, Bauchwand, Nebenniere, Niere, Dünndarm oder Retroperitoneum)
N	*Regionale Lymphknoten*
	Regionale Lymphknoten umfassen die perigastrischen Lymphknoten an der großen und kleinen Kurvatur, die Lymphknotengruppen entlang der linken A. gastrica, der A. hepatica communis, der A. lienalis, am Truncus coeliacus und die heptatoduodenalen Lymphknoten. Befall von anderen intraabdominellen Lymphknoten (hepatoduodenal, retropankreatisch, im Mesenterium oder paraaortal) werden als Fernmetastasen eingestuft.
Nx	Regionäre Lymphknoten können nicht beurteilt werden
N0	Keine regionären Lymphknotenmetastasen
N1	Metastasen in 1–6 regionären Lymphknoten
N2	Metastasen in 7–15 regionären Lymphknoten
N3	Metastasen in >15 Lymphknoten
M	*Fernmetastasen*
MX	Vorhandensein von Fernmetastasen kann nicht beurteilt werden
M0	Keine Fernmetastasen
M1	Fernmetastasen

Die Klassifikation pTNM erfolgt entsprechend der klinischen Einteilung. Für die Kategorie pN0 müssen *mindestens* 15 Lymphknoten untersucht worden sein! Die verschiedenen Lymphknotenstationen sind in Abb. 8.1 und Tabelle 8.3 dargestellt; die jeweiligen Lymphabflussgebiete können dabei auch in die Kompartments I bis III zusammengefasst werden.

Tabelle 8.3. Lymphknotengruppen und Kompartments. (Siewert et al. 1986; Japanese Gastric Cancer Association 1998)

Lymphknotengruppen	Lymphknotenstationen	Kompartment
1	Kardia rechts	I
2	Kardia links	I
3	Kleine Kurvatur	I
4 a/b	Große Kurvatur	I
5	Oberhalb Pylorus	I
6	Unterhalb Pylorus	I
7	A. gastrica sinistra	II
8	A. hepatica communis	II
9	Truncus coeliacus	II
10	Milzhilus	II
11	A. lienalis	II
12	Lig. hepatoduodenale/A. hepatica propria	II
13	Retropankreatisch	II
14	Mesenterialwurzel	III
15	A. colica media	III
16	Paraaortal	III

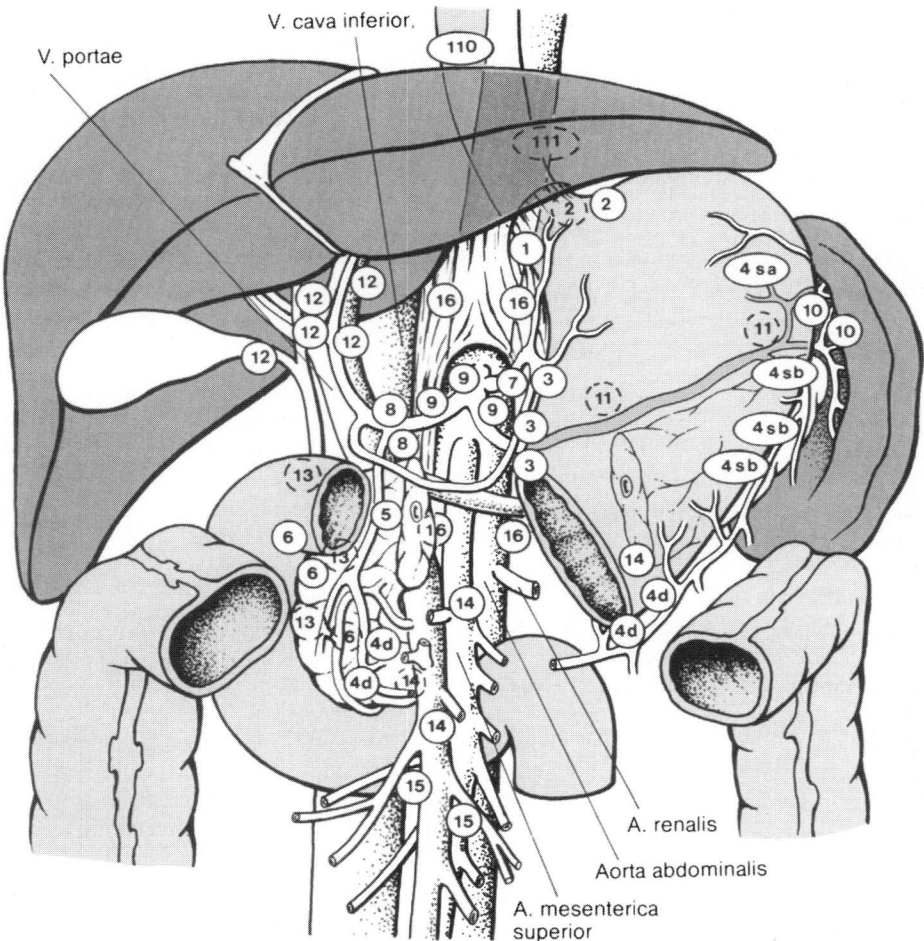

Abb. 8.1. Halbschematische Darstellung der Lymphknotenregionen beim Magenkarzinom

Stadieneinteilung (Staging)

Stadium 0		pN0	pM0
Stadium IA	pT1	pN0	pM0
Stadium IB	pT1	pN1	pM0
	pT2	pN0	pM0
Stadium II	pT1	pN2	pM0
	pT2	pN1	pM0
	pT3	pN0	pM0
Stadium IIIA	pT2	pN2	pM0
	pT3	pN1	pM0
	pT4	pN0	pM0
Stadium IIIB	pT3	pN2	pM0
Stadium IV	pT4	pN 1–3	pM0
	pT1–3	pN3	pM0
	jedes pT	pN	pM1

Einteilung der Operationsradikalität bei Resektion

Frühere Beschreibungen zur kurativen oder palliativen Resektion sind durch die Angabe der *R-Klassifikation* (Beschreibung des Residualtumors) abgelöst worden. Die R0-Resektion, also die komplette Entfernung des Tumors, hat sich als entscheidender therapieabhängiger Prognosefaktor herausgestellt.

R-Kategorie (Residualtumor; Sobin et al. 1997)	
RX	Vorhandensein von Residualtumor kann nicht beurteilt werden
R0	Kein Residualtumor (weder makroskopisch noch mikroskopisch)
R1	Residualtumor kann mikroskopisch nachgewiesen werden (Resektionsgrenzen am Tumor histologisch nicht im Gesunden)
R2	Residualtumor auch makroskopisch zurückgelassen (möglichst durch Biopsie histologisch zu bestätigen)

Anmerkungen: Die Dokumentation des intraoperativen Situs mit Information an den Pathologen und die Befunde der pathohistologischen Untersuchung sollten jeweils eine Einordnung des operierten Magenkarzinoms mindestens in folgende Kategorien ermöglichen: histologischer Typ nach WHO oder Laurén, Differenzierungsgrad, pTNM-Klassifikation und Stadieneinteilung, wobei jeweils die Zahl der entfernten und untersuchten bzw. metastatisch befallenen Lymphknoten anzugeben ist, R-Kategorie.

Nichtepitheliale Tumoren

Der Anteil dieser Tumoren macht etwa 1–5% aus; es handelt sich vor allem um extranodale Non-Hodgkin-Lymphome bzw. MALT(„mucosa associated lymphoid tissue")-Lymphome. MALT-Lymphome entstehen fast immer als Immunreaktion im Rahmen einer chronischen Infektion mit dem Erreger Helicobacter pylori. Eine derzeit allgemein gültige oder optimale Klassifikation der primären gastrointestinalen Non-Hodgkin-Lymphome liegt nicht vor, vor allem bedingt durch die stetig neueren Erkenntnisse zum Wachstumsverhalten bzw. durch die Möglichkeit verschiedener immunhistochemischer Untersuchungstechniken. Dabei scheint es unter den B-Zell-Lymphomen des MALT-Lymphoms notwendig zu sein, zwischen einer niedrigmalignen und einer hochmalignen Form zu unterscheiden, vor allem auch wegen unterschiedlicher therapeutischer Ansätze (Fischbach 1999; Meyer 1999; Röher et al. 2000).

Die früher als Magensarkome (meist als Leiomyosarkome) bezeichneten Tumoren werden jetzt unter dem Begriff gastrointestinale Stromatumoren (GIST) zusammengefasst, da der exakte Ursprungsort, z. B. glatte Muskulatur, Nerven, Stroma etc. nicht bekannt ist. Dignität und biologisches Verhalten der GIST lassen sich aufgrund histologischer Kriterien nur schwer einschätzen. Hinsichtlich der Abschätzung der Prognose hat sich vor allem eine Korrelation zur Tumorgröße (kleiner oder größer 5 cm) bzw. die Mitoserate als relevant herausgestellt (Franquemont 1995; DeMateo et al. 2000; Hillemans et al. 2000).

8.2.1.1
Diagnostik

Zur exakten Diagnostik eines malignen Tumors des Magens kann zwischen *obligaten* und *fakultativ ergänzenden* Untersuchungen unterschieden werden. Eine Erweiterung der präoperativen Diagnostik zur möglichst exakten Bestimmung des Tumorstadiums erscheint sinnvoll, da verschiedene peri-, besonders präoperative Behandlungsansätze auch beim Magenkarzinom zur Verfügung stehen (Meyer et al. 1999).

Die *Endoskopie* (proximale Intestinoskopie) mit Beschreibung von *Tumorlokalisation, makroskopischer Wachstumsform* und multiplen Biopsien stellt die Basis der präoperativen Untersuchungen dar. Anhand der endoskopisch entnommenen Biopsien können die histologischen bzw. histomorphologischen Tumortypen beschrieben werden, wobei eine exakte Differenzierung zwischen Karzinom und Lymphom erforderlich und möglich ist; z. B. Abgrenzung kleinzelliger oder undifferenzierter Karzinome gegenüber dem malignen Lymphom mit immunhistochemischen Untersuchungstechniken. Beim Karzinom ist eine Unterscheidung in den *intestinalen* und *diffusen* Typ nach Laurén anzustreben, wobei solche Tumoren, die Strukturen des intestinalen wie auch des diffusen Typs aufweisen, als diffuses Magenkarzinom zu klassifizieren sind. Bei Berücksichtigung der Tumorlokalisation, ggf. auch des Differenzierungsgrades, kann dann bereits präoperativ das Resektionsausmaß am Magen geplant werden; dieses gilt besonders auch für die Tumoren des ösophagogastralen Übergangs (Meyer et al. 1993; Hermanek 1996; Hölscher et al. 1998).

Eine orientierende *abdominelle Sonographie* sollte ebenfalls obligat durchgeführt werden, um etwaige intraabdominelle Fernmetastasen darzustellen; entsprechend anderen bildgebenden Untersuchungsverfahren (Computer-, Magnetresonanztomographie, Endosonographie) können sich trotzdem in etwa 30 bis 40% der Fälle kleine, meist oberflächliche Veränderungen im Peritoneum oder in der Leber dem Nachweis entziehen (Feussner et al. 1999).

Die Bedeutung der *Tumormarker*, z. B. CEA und Ca 19–9, ist weiterhin umstritten, allerdings sollte präoperativ einer dieser Tumormarker dokumentiert werden (Kochi et al. 2000).

Ergänzend kann eine Röntgenuntersuchung des Magens in Doppelkontrasttechnik durchgeführt werden, vor allem bei unklaren endoskopischen Befunden, z. B. bei intramural gelegenen Tumoren oder dem sog. Scirrhus.

Beim *lokal fortgeschrittenen Magenkarzinom* mit möglichem Einsatz präoperativer Chemotherapie hat die *explorative* bzw. *„chirurgische" Laparoskopie* an Bedeutung gewonnen. Im diagnostischen Ablauf sollte nach histologischem Nachweis eines Magenkarzinoms eine Endosonographie erfolgen. Bei lokal fortgeschrittenen Stadien (uT3/4, uNX) ist die Durchführung einer laparoskopischen Exploration, ggf. kombiniert mit einer Ultraschalluntersuchung bzw. Lymphknotenbiopsie, sinnvoll, um vor allem das Ausmaß der Tumorausbreitung möglichst exakt zu erfassen bzw. um eine Peritonealkarzinose auszuschließen. Bei dieser Vorgehensweise gelingt es, das *präoperative „Staging"* zur Beschreibung der TNM-Klassifizierung mit hoher Voraussagegenauigkeit darzustellen. Bei der Beschreibung der Infiltrationstiefe des Tumors, welche durch eine computertomographische Untersuchung mit einer Genauigkeit von etwa 40% gelingt, kann diese Treffsicherheit durch die Endosonographie insgesamt auf über 80% gesteigert werden, bei einer uT1-, uT3- oder uT4-Kategorie sogar bis zu 96% der Fälle. Lediglich in der T2-Kategorie beträgt die Treffsicherheit nur etwa 60%, bedingt dadurch, dass vor allem Karzinome an der kleinen Kurvatur bei Infiltration der gesamten Magenwand aufgrund der fehlenden Serosaumhüllung als uT3-Karzinome eingestuft werden, wobei es sich dann nach pathohistologischer Untersuchung um pT2-Tumoren handelt.

Die *Endosonographie* ermöglicht auch bei Darstellung der N-Kategorie eine Treffsicherheit von knapp 90% gegenüber der computertomographischen Untersuchung mit einer Genauigkeit von etwa 50%; schwierig zu beurteilen sind etwaige Lymphknotenmetastasen im Bereich des Milzhilus oder entlang der A. hepatica. Verdächtige Lymphknotengruppen können bei folgender explorativer Laparoskopie u. U. punktiert oder exstirpiert werden, resultierend in einer weiteren Steigerung der prädiktiven Bestimmung von Lymphknotenmetastasen (Dittler et al. 1996).

Die Beschreibung der M-Kategorie durch verschiedene apparative diagnostische Verfahren kann besonders durch die Laparoskopie, ggf. kombiniert mit der Sonographie, vor allem bezüglich des Nachweises kleiner Lebermetastasen oder lokalisierter Peritonealkarzinose, weiter präzisiert werden; die Aussagesicherheit dieser Untersuchung liegt bei etwa 90% (Schlag et al. 1998).

Durch diese Verfahren gelingt es, die nach konventionellen Untersuchungen erzielten Ergebnisse insgesamt in bis zu 30 bis 40% weiter zu spezifizieren oder zu verändern. Zusätzliche Ergebnisse anderer diagnostischer Methoden, z. B. Nachweis von freien Tumorzellen in der Spülflüssigkeit des Abdomens bei Laparoskopie oder im Knochenmarkspunktat beeinflussen derzeit das durch die aktuelle TNM-Klassifikation vorgegebene Tumorstadium nicht; ihre mögliche Relevanz für die Prognose muss durch weitere Studien überprüft werden (Burke et al. 1998).

Generell erscheint die Durchführung einer erweiterten präoperativen Diagnostik beim Magenkarzinom sinnvoll und wird auch im eigenen Vorgehen praktiziert (Meyer et al. 1999), auch wenn dieses Konzept bisher noch nicht durch entsprechende prospektive Studien hat belegt werden können. Besonders muss die Gefahr von Tumorzellimplantationen in die Peritonealhöhle bzw. Bauchdecken nach explorativer Laparoskopie mit Lavage oder Lymphknotenbiopsie berücksichtigt werden.

8.2.1.2
Indikation

Die Indikation zur primären oder sekundären Operation bei *nachgewiesenem Magenkarzinom* mit angestrebter kompletter Tumorresektion ist heute in aller Regel gegeben. Dieses vorerst wohl weiterhin in konventioneller Technik, obgleich auch mit laparoskopisch assistierten Operationen die onkologisch zu fordernden Kriterien weitgehend erfüllt werden können.

Nach den bisher vorliegenden Ergebnissen erscheint beim lokal fortgeschrittenen Karzinom mit fraglich möglicher kompletter Tumorresektion oder lokaler Irresektabilität bei organübergreifendem Wachstum der Einsatz einer präoperativen Chemotherapie (zukünftig ggf. auch kombiniert mit einer Strahlentherapie) gerechtfertigt. Dieses Vorgehen muss allerdings derzeit noch als experimentell angesehen werden, wird aber z. Z. in randomisierten prospektiven multizentrischen Studien überprüft. Der Wert einer präoperativen Vorbehandlung bei potentiell resektablen Tumoren ist nach vorliegenden Ergebnissen nicht eindeutig bewiesen (Fink et al. 1998; Meyer et al. 1999, 2001; Wilke et al. 2001).

Beim *Magenfrühkarzinom* mit alleiniger Infiltration der Mukosa und unter Beachtung der makroskopischen Wachstumsformen wird vor allem in Japan vermehrt eine endoskopische Mukosaresektion (EMR) vorgenommen; so ist z. B. bei polypöser Wachstumsform mit einer nur geringen Rate an Lymphknotenmetastasen zu rechnen. Weitere kombinierte endogastrale Operationsverfahren mit Einsatz von Endoskopie und Laparoskopie werden derzeit ebenfalls überprüft; ob allerdings die durch konventionelle chirurgische Resektion und Lymphadenektomie mögliche Heilung beim Magenfrühkarzinom, das in der westlichen Welt weiterhin nur bis zu maximal 20% der diagnostizierten Magenkarzinome ausmacht, eingeschränkt wird, müssen weitere Langzeitbeobachtungen zeigen (Nishi et al. 1995; Hiki et al. 2000; Schröder et al. 2001)

Generelle *Inoperabilität*, bedingt durch den Allgemeinzustand des Patienten, stellt heute die absolute Ausnahme dar. Durch gezielte präoperative Maßnahmen, wie Infusions-

und Ernährungstherapie, physikalische Behandlung etc. gelingt es in der Regel, den Zustand des Patienten soweit zu verbessern, dass eine Operation mit akzeptablem Risiko durchführbar und möglich erscheint. Auch das numerische Alter des Patienten stellt allein kein Kriterium gegen einen operativen Eingriff dar. Bei nur mäßig gesteigerter Morbiditäts- und Letalitätsrate kann auch bei hochbetagten Patienten eine Resektion oder Gastrektomie mit hoher Erfolgsquote durchgeführt werden. Nur bei sehr enger Indikationsstellung sollten u. U. lokale palliative Therapiemaßnahmen (z. B. beim Magenfrühkarzinom als photodynamische Verfahren) zum Einsatz kommen (Schmid et al. 2000).

Bei Vorliegen einer Fernmetastasierung oder Peritonealkarzinose ist der Wert einer *palliativen R1- oder R2-Resektion* im Vergleich zur Anwendung effektiver Chemotherapieregimes äußerst fraglich (Roder et al. 1993; Moesta et al. 2000). Bei *hochgradiger Dysphagie* oder *Magenausgangsstenose*, die durch eine eingeleitete Chemotherapie nicht beeinflusst wird, ist die palliative Resektion weiterhin individuell indiziert, wobei u. U. die Anlage einer Gastroenterostomie beim lokal fortgeschrittenen distalen Magenkarzinom auch laparoskopisch während der erweiterten präoperativen Diagnostik vorgenommen werden kann. Bei hochgradiger Stenosierung des ösophagogastralen Übergangs kann u. U. eine Tumordestruktion durch verschiedene physikalische Verfahren bzw. eine endoskopische Tubusimplantation erfolgen.

Bei Nachweis von *extranodalen Non-Hodgkin- oder MALT-Lymphomen des Magens* sollte präoperativ eine extragastrale Manifestation weitgehend ausgeschlossen werden (z. B. HNO-ärztliche Untersuchung, CT des Thorax und des Abdomens, Knochenmarkbiopsie etc.). Beim niedrigmalignen MALT-Lymphom mit alleiniger Infiltration der Mukosa kann bei Nachweis einer Helicobacter-pylori-Infektion eine Eradikationstherapie eingeleitet werden. Eine solche Therapieform bedarf der engmaschigen Kontrolle und sollte nur im Rahmen von Studien vorgenommen werden. Bei den lokalisierten niedrigmalignen Non-Hodgkin-Lymphomen im Stadium SE I2 und II1 erscheint derzeit die chirurgische Intervention mit gleichzeitiger Lymphadenektomie im Kompartment I und II angezeigt; die Effektivität der alleinigen Strahlen- und/oder Chemotherapie im Vergleich zur Chirurgie wird in verschiedenen Studien überprüft. Bei hochmalignen Lymphomen, auch in niedrigen Stadien, ist der Wert der Chirurgie im Vergleich zur primären Chemotherapie bisher unklar. Die Therapieplanung sollte dabei, wie auch bei den fortgeschrittenen Stadien III und IV, stets interdisziplinär erfolgen (Musshoff et al. 1975; Kodera et al. 1998; Röher et al. 2000).

Beim *gastrointestinalen Stromatumor* ist eine komplette Tumorresektion anzustreben. Bei kleineren Tumoren kann dies bei einem Sicherheitsabstand von 2–3 cm auch durch eine ggf. laparoskopisch durchgeführte Magenwandresektionen (Wedge-Resektion) erreicht werden. *Magenpolypen* wie auch *Adenome* als präkanzeröse Läsion sollten endoskopisch komplett abgetragen und exakt pathohistologisch aufgearbeitet werden. Bei fraglicher histologischer Einordnung, besonders nach inkompletter Resektion, kann die Operationsindikation gegeben sein (De Matteo et al. 2000; Verreet et al. 2000).

8.2.2
Operative Therapie

Eine Übersicht über die Hauptindikationen operativer Behandlung von malignen Erkrankungen des Magens und des Duodenums findet sich in Tabelle 8.4.

Tabelle 8.4. Hauptindikationen operativer Behandlung von Magen-Duodenal-Erkrankungen (neoplastische, speziell maligne Erkrankungen)

Art der Erkrankung	Indikation zur Operation	Wichtigste diagnostische Verfahren/Parameter (speziell für Operationsindikation)	Operationsmethode der Wahl	Alternativen (bei speziellen Indikationen)
Magenkarzinom	Prinzipiell stets mit dem Ziel einer kompletten Tumorresektion gegeben; bei lokal fortgeschrittenen Tumoren präoperative Chemotherapie (mögl. in Studienform) durchführen; alleinige palliative Rekektion oder Gastrektomie individiduell indiziert	Endoskopie mit multiplen Probebiopsien; ggf. Röntgenuntersuchung mit MDP (Doppelkontrastmethode), Endosonographie; bei lokal fortgeschrittenen Tumoren chirurgische Laparoskopie	Subtotale distale Resektion oder Gastrektomie, Lymphadenektomie im Kompartment I und II, ggf. erweitert, Netzresektion, individuell Splenektomie, ebenfalls multiviszerale Resektion	
Karzinomsitz – im distalen Drittel – im mittleren und proximalen Drittel (speziell Typ II/III AEG)			Subtotale distale Resektion bei Verdacht auf Magenfrühkarzinom vom diffusen und intestinalem Typ, beim fortgeschrittenen Tumor Gastrektomie, ggf. erweitert mit Resektion des distalen Ösophagus; Rekonstruktion nach Roux Y oder durch Jejunuminterposition; ggf. intrathorakale Ösophagojejunostomie mit transhiatalem oder transthorakalem Zugang	Bei Irresektabilität in aller Regel endoskopische interventionelle Verfahren, ggf. laparoskopische Gastroenterostomie
Magenfrühkarzinom	Unter strengen Indikationskriterien lokale kurative Maßnahmen möglich		prinzipiell identisch (s. oben)	Bei bestimmten Tumorlokalisationen lokal kurative Maßnahmen
Nichtepitheliale Tumoren Non-Hodgkin-Lymphome	Ggf. im Stadium I und II (niedrig maligne)	Endoskopie mit Probebiopsien, Röntgenuntersuchung mit MDP, Endosonographie, Laparoskopie, Sonographie,thorakales/abdominelles CT, Knochenmarkpunktion etc.	Subtotale distale Resektion oder Gastrektomie mit Lymphadenektomie im Kompartment I und II	In Abhängigkeit vom Malignitätsgrad und Stadium, ggf. alleinige Strahlen- und/oder Chemotherapie. Beim oberflächlichen MALT von niedriger Malignität Eradikationsversuch gerechtfertigt
Gastrointestinale Stromatumoren (GIST)	Generell gegeben	Endoskopie, ggf. Röntgenuntersuchung mit MDP; Endosonographie, Sonographie oder abdominelles CT	Lokale Resektionen	Subtotale distale Resektion, ggf. Gastrektomie
Präkanzeröse Läsionen (besonders bei den adenomatösen Polypen)	Selten gegeben, evtl. bei Abtragung im nicht Gesunden, Zellatypien etc.	Endoskopie, gleichzeitig komplette Polypektomie, histologische Untersuchung, ggf. Endosonographie	Partielle Resektionen, ggf. Gastrektomie bei Polyposis ventriculi	Lokale Magenwandexzisionen, ggf. auch laparoskopisch

8.2.2.1
Vorgehen bei kompletter Tumorresektion (R0-Resektion)

Das Ziel der chirurgischen Therapie beim Magenkarzinom ist mit der angestrebten *kompletten Tumorresektion (R0-Resektion)* vorgegeben; unter den therapieabhängigen Prognosefaktoren hat sich die R0-Resektion als wichtigster Parameter herausgestellt (Hermanek 1996; Roder et al. 1999; Meyer et al. 2000). Trotz Beachtung der chirurgischen und onkologischen Prinzipien treten weiterhin in mehr als zwei Dritteln der Fälle *Rezidive* (lokoregionär und/oder Peritonealkarzinose) innerhalb der ersten beiden postoperativen Jahre auf (Meyer et al. 1987; Yoo et al. 2000). Ein hoher Radikalitätsgrad der primären oder sekundären (d. h. nach vorgeschalteter Chemotherapie) Operation soll einen solchen Verlauf möglichst verhindern bzw. das freie Intervall verlängern. Bei Ausschöpfung der zur Verfügung stehenden diagnostischen Maßnahmen kommt bevorzugt ein *histologie- oder stadienorientiertes Vorgehen* bezüglich des Resektionsausmaßes am tumortragenden Organ selbst wie auch bei der systematischen Lymphadenektomie zur Anwendung (Hölscher et al. 1998). Eine ausgedehnte D2-Lymphadenektomie der Kompartments I und II gehört u. E. zum Konzept der angestrebten R0-Resektion (Siewert et al. 1998; Meyer et al. 2000), auch wenn die Daten randomisierter Studien bisher keinen eindeutigen Überlebensvorteil nach D2-Lymphadenektomie aufzeigen konnten (Bonenkamp et al. 1995; Cuschieri et al. 1996). Die prinzipielle Durchführung einer Splenektomie sollte nicht mehr erfolgen, sie ist – wenn möglich unter Erhalt des Pankreas – bei der seltenen direkten Infiltration in das Pankreas bzw. Milzhilus und bei Verdacht auf Vorliegen von Lymphknotenmetastasen in den Abflussstationen 10 und 11, besonders bei Tumorlokalisation im oberen Magendrittel (große Kurvatur) bzw. bei Tumorbefall des gesamten Magens indiziert (Maruyama et al. 1995; Meyer et al. 1994; 2000; Kwon et al. 1997; Chikara et al. 2001; Sakaguchi et al. 2001).

Die frühere Diskussion über die Bedeutung einer *Gastrektomie „de principe"* bzw. als *„Regeloperation"* im Vergleich zum stadiengerechten Vorgehen hat gezeigt, dass unter Berücksichtigung der sog. Radikalitätskriterien die Gastrektomie und die subtotale distale Resektion keine konkurrierenden, sondern sich ergänzende Therapiemaßnahmen darstellen (Guili et al. 1972; Pichlmayr et al. 1977; Meyer et al. 1987; Bozetti et al. 1999). Die onkologischen Radikalitätsprinzipien können prinzipiell auch durch eine proximale Magenresektion erfüllt werden, allerdings war dieses Vorgehen vor allem auch aufgrund der erhöhten postoperativen Morbidität (u. a. mit einer oft klinisch relevanten Refluxösophagitis bei intraabdomineller Ösophagogastrostomie) weitgehend verlassen worden. Bei vermehrtem Auftreten der Adenokarzinome des *ösophagogastralen Übergangs vom Typ II/III*, vor allem in frühen Tumorstadien, wird die proximale Magenresektion und distale Ösophagektomie wieder durchgeführt, wobei dann als Rekonstruktion die Interposition eines Jejunal- oder eines Kolonsegmentes erfolgt. Das Resektionsausmaß am Magen – Gastrektomie oder subtotale distale Resektion – wird durch Lokalisation, histomorphologische Klassifizierung nach Laurén, u. U. auch durch den Differenzierungsgrad bzw. die individuelle Risikoabschätzung vorgegeben. Unter Beachtung dieser Kriterien resultieren keine signifikanten Unterschiede in den erreichbaren Überlebensraten nach Gastrektomie bzw. subtotaler distaler Resektion (Hermanek 1996; Denesa et al. 1998; Adachi et al. 1999; Siewert et al. 1999; Tomita et al. 2001).

Behandlungsrichtlinien
Die Regeloperation beim Magenkarzinom ist die *R0-Resektion* als subtotale distale Resektion oder Gastrektomie mit systematischer Lymphadenektomie (D2/[D3]-Lymphadenek-

tomie), kompletter oder partieller Resektion des großen Netzes und lebernahes Absetzen des kleinen Netzes sowie der individuell durchgeführten Splenektomie (Meyer et al. 1993; Hölscher et al. 1998).

Bei Verdacht auf ein *Magenfrühkarzinom* (endosonographische uT1-Kategorie) kann auch beim diffusen Magenkarzinom mit Tumorsitz im distalen Magendrittel eine subtotale distale Magenresektion erfolgen. Ferner können beim Magenfrühkarzinom mit speziellen makroskopischen Wachstumsformen und Kenntnis der lymphogenen Metastasierungsmuster und -häufigkeiten Möglichkeiten zu *lokalen kurativen Eingriffen* gegeben sein. Da das Auftreten von Lymphknotenmetastasen beim intestinalen bzw. gut differenzierten Karzinom, speziell vom makroskopischen Typ I und IIA mit einem Durchmesser <2 cm ohne zentrale Ulcusbildung und bei Beschränkung auf die Mukosa nur in etwa 2 bis 3% zu erwarten ist, sind in diesem Falle, wie vermehrt in Japan durchgeführt, *endoskopische Mukosaresektionen (EMR)* möglich. Bei anderen Konstellationen des Magenfrühkarzinoms werden derzeit vermehrt kombinierte endoskopische und laparoskopische Operationen, z. B. intragastrale oder laparoskoische Wedge-Resektionen etc. vorgenommen (s. Abschn. 8.2.1.2). Die Indikation zu solchen eingeschränkten operativen Maßnahmen ist jedoch sehr differenziert und individuell zu stellen, um die durch eine konventionelle chirurgische Therapie erreichbaren exzellenten Behandlungsergebnisse nicht einzuschränken. Zudem ist zu berücksichtigen, dass bei der Häufigkeit des Magenfrühkarzinoms in der westlichen Welt (maximal 20%) Tumorkonstellationen, die die Durchführung eingeschränkter lokaler Therapiemaßnahmen rechtfertigen, nur in etwa 5 bis 10% der Fälle zu erwarten sind. Anders als in der westlichen Welt werden in Japan >60% der Magenkarzinome im Stadium des Frühkarzinoms diagnostiziert, so dass solche Verfahren auch aufgrund der dort bisher erreichten Ergebnisse generell akzeptiert werden (Hermanek 1996; Namieno et al. 1998; Whiting et al. 1998; Nakamura et al. 1999; Hiki et al. 2000).

Begründung: Pathohistologische Untersuchungen zur *Karzinominfiltration der Magenwand* haben gezeigt, dass die makroskopisch festgestellte Ausdehnung nach proximal weit überschritten werden kann; beim diffusen Magenkarzinom sollte deshalb in situ ein aboraler Sicherheitsabstand von 8 cm, beim intestinalen Typ von 5 cm eingehalten werden. Die Planung des Resektionsausmaßes am Magen verlangt somit die eindeutige Beschreibung der Tumorlokalisation und der histomorphologischen Klassifizierung nach Laurén. Bei präoperativem Verdacht auf ein Magenfrühkarzinom (uT1; beide Typen nach Laurén) bzw. auf ein fortgeschrittenes Karzinom (uT2–4) vom Intestinaltyp mit Lokalisation im distalen Magendrittel kann eine subtotale distale Resektion die notwendigen Radikalitätskriterien erfüllen, alle anderen Konstellationen erfordern eine Gastrektomie, teilweise erweitert mit Resektion des distalen Ösophagus (Hermanek 1996).

Der Wert der *systematischen Lymphadenektomie* mit Ausräumung der Kompartments I und II (teilweise auch III) steht weiterhin in der Diskussion und wird anders als in Japan in der westlichen Welt im Gegensatz nicht generell akzeptiert. Obgleich die systematische Lymphknotenausräumung vor allem bei geringem Ausmaß des Lymphknotenbefalls das Erreichen einer kompletten Tumorresektion ermöglichen kann, haben die Daten zweier prospektiv randomisiert durchgeführter Studien in Holland und England die Diskussion über die Bedeutung der konsequenten Lymphknotendissektion wieder aufleben lassen (Bonenkamp et al. 1995, 1999; Cuschieri et al. 1996; Weeden et al. 1998; Junginger 2001). Im Vergleich zur deutschen Magenkarzinomstudie mit prospektiv geplanter Datenerhebung haben diese Studien eine signifikant erhöhte postoperative Morbidität und Letalität aufgezeigt, ohne dass dabei die Überlebensraten verbessert werden konnten. In der holländischen Studie scheint sich allerdings im Langzeitverlauf eine Senkung der

Rezidivrate nach systematischer Lymphadenektomie abzuzeichnen. In der deutschen Magenkarzinomstudie zeigte sich, dass gerade bei beginnender Lymphknotenmetastasierung, z. B. im Stadium II, oder bei einer Lymphknotenratio <20% (Quotient von befallenen zu resezierten Lymphknoten) eine signifikant gesteigerte 10-Jahresüberlebensrate erreicht werden konnte (Siewert et al. 1998). Eine solche Steigerung nach systematischer Lymphadenektomie im Vergleich zur eingeschränkten Lymphadenektomie kann sicherlich nicht allein durch das Phänomen der „Tumormigration" erklärt werden. Als weiteres Argument für eine systematische Lymphadenektomie ist der vermehrte Nachweis eines *„Micro-Involvement"* der Lymphknoten anzuführen. Nach entsprechender immunhistochemischer Aufarbeitung können in ca. 20% der Fälle einzelne Tumorzellen in nach konventioneller pathohistologischer Aufarbeitung als tumorfrei befundeten Lymphknoten nachgewiesen werden (Ishida et al. 1997).

Eine mögliche Verbesserung der Prognose nach systematischer Lymphadenektomie ergibt sich vor allem bei gerade stattgehabter oder geringer Lymphknotenmetastasierungsrate; bei ausgedehntem Lymphknotenbefall ist hingegen in aller Regel nur eine Senkung der lokoregionären Rezidivrate zu erwarten (Siewert et al. 1998; Zacherl et al. 2000; Bollschweiler et al. 2001).

Bei kritischer Analyse der Ergebnisse der beiden randomisiert durchgeführten Studien können verschiedene Kritikpunkte angeführt werden; unter den teilnehmenden Institutionen wurde z. B. ein solches Vorgehen teilweise nur einmal im Jahr durchgeführt. Gerade aber die Erfahrung des Operateurs bzw. der jeweiligen Institution hat sich als signifikanter therapieabhängiger Prognosefaktor herausgestellt, das wurde durch die deutsche Magenkarzinomstudie bestätigt (Böttcher et al. 1994; Begg et al. 1998). Ferner wurde in beiden randomisierten Studien die systematische D2-Lymphadenektomie mit einer Splenektomie bzw. Pankreaslinksresektion kombiniert, wodurch die in der holländischen Studie signifikant erhöhten Morbiditäts- und Letalitätsraten zu erklären sind (Sasako 1997). Bei einer insgesamt zu erwartenden Prognoseverbesserung von etwa 5 bis 10% nach ausgedehnter Lymphadenektomie kann diese bei entsprechend gesteigerter postoperativer Letalität natürlich nicht mehr nachgewiesen werden.

Die Indikation zur *prinzipiellen Splenektomie*, u.a. zur möglichen Steigerung der Radikalität der Lymphadenektomie stellt sich heute sicherlich nicht mehr. Bei Durchführung der sog. *pankreaserhaltenden Splenektomie* ist ein hoher Radikalitätsgrad auch mit Ausräumung der retropankreatischen Lymphknoten möglich. Verschiedene Untersuchungen haben nämlich gezeigt, dass durch alleinige Splenektomie bzw. durch kombinierte Pankreasresektion die postoperative Morbidität und Letalität deutlich gesteigert wird. Alle Analysen immunologischer Gesichtspunkte nach Splenektomie müssen weiterhin noch als vorläufig betrachtet werden (Meyer et al. 1994; Maruyama et al. 1995; Kitamura et al. 1999).

Spezielle Situationen

■ **Vorgehen bei hoher Operationsgefährdung.** Bei Patienten mit hoher Komorbidität kann bewusst auf das Höchstmaß der erreichbaren Radikalität verzichtet werden. Dabei sollten inkomplette Tumorresektionen mit Infiltration der Resektionsebenen an der Magenwand stets vermieden werden, individuell kann eine eingeschränkte Lymphadenektomie vorgenommen werden.

■ **Lokalisation im ösophagogastralen Übergang bzw. im oberen Magendrittel (Typ II und III der Adenokarzinome der AEG).** Bei diesem Tumorsitz ist die erweiterte Gastrektomie mit Resektion des distalen Ösophagus bzw. die Gastrektomie indiziert. Die ösophagoenterale Anastomose kann hoch transhiatal nach Resektion beider Zwerchfellschenkel ebenso wie durch einen isolierten transthorakalen Zugang angelegt werden. Dabei sollte auch eine Erweiterung der Lymphadenektomie in das Kompartment III entlang der V. renalis links einschließlich einer Splenektomie erfolgen. Bei lokal fortgeschrittenen Tumoren des ösophagogastralen Übergangs hat die Durchführung einer Gastrektomie und subtotalen Ösophagektomie mit nachfolgender Koloninterposition keine Prognoseverbesserung erbringen können und sollte nur im speziellen Fall, z. B. bei Vorliegen eines Doppelkarzinoms, durchgeführt werden.

■ **Verdacht auf das Vorliegen eines Magenfrühkarzinoms.** Generell sollten keine Abweichungen von den allgemein anerkannten Regeln der onkologischen Chirurgie erfolgen. Lokale Therapiemaßnahmen mit kurativer Intention sind möglich und können in entsprechend erfahrenen Zentren vorgenommen werden (s. Abschn. 8.2.1.2).

8.2.2.2
Magenersatz nach Gastrektomie

Neben ausreichender Radikalität bei den resezierenden Verfahren ist die Wahl der Rekonstruktionsverfahren im oberen Verdauungstrakt von vorrangiger Bedeutung. Bei Abwägung des operationstechnischen Aufwandes bzw. der Schwierigkeiten sollten die Rekonstruktionen ein *Optimum der Lebensqualität* für den Patienten erreichen lassen. Unter den möglichen Postgastrektomiesyndromen ist die Verhütung einer *Refluxösophagitis* entscheidend wichtig. Mehr als 70 unterschiedliche Rekonstruktionsverfahren werden dabei in der Literatur angegeben, wobei bisher verschiedene Studien den klinischen Wert der *Duodenalpassage* bzw. Anlage eines sog. *Pouch* weiterhin nicht eindeutig haben aufzeigen können. Die Einstufung von subjektiven Parametern zur Lebensqualität ist in solchen Studien sicherlich sehr viel schwieriger vorzunehmen als die von objektiven Daten, z. B. Laborparameter, postoperative Morbidität und Letalität. Weltweit wird derzeit am häufigsten eine nach *Roux ausgeschaltete Jejunalschlinge* zur Rekonstruktion nach Gastrektomie bzw. subtotaler distaler Magenresektion gewählt, wobei die Fußpunktanastomose mindestens 40 cm aboral der proximalen Anastomose angelegt werden sollte (Thiede et al. 1985; Roder 1996).

Im eigenen Vorgehen wird neben dieser Methode besonders nach R0-Resektion von Karzinomen im mittleren und oberen Magendrittel die *Interposition einer langen isoperistaltischen Jejunalschlinge* bevorzugt durchgeführt (Tamoda 1952; Longmire et al. 1952; Güttgemann u. Schreiber 1964; Meyer et al. 1999). Trotz möglicher Vorteil der Pouchrekonstruktion kommt dieses Verfahren im eigenen Vorgehen bislang nicht zur Anwendung; zudem ist nach erweiterter Gastrektomie mit Resektion des distalen Ösophagus eine solche Rekonstruktion nicht indiziert. Wenn auch die Frage nach einer optimalen Wiederherstellung der Kontinuität nach Gastrektomie nicht eindeutig geklärt ist, sollten, auch abhängig von der Erfahrung des Operateurs und der jeweiligen Institution, technisch unkomplizierte Verfahren des Magenersatzes mit individuell guten Langzeitergebnissen durchgeführt werden.

8.2.2.3
Resektion mit palliativen Zielen und Vorgehen bei Irresektabilität

Erscheint bei lokal fortgeschrittenen Tumoren nach chirurgischer Exploration – besser bei explorativer Laparoskopie – die Durchführung einer R0-Resektion fraglich möglich bzw. liegt eine lokalisierte Peritonealkarzinose vor, sollte eine *präoperative Chemothera-*

pie, möglichst unter Studienbedingungen, eingeleitet werden. Bei angestrebter Tumorverkleinerung („downsizing", „downshrinking") ist die sekundäre Operation mit ggf. möglicher R0-Resektion zu planen (Meyer et al. 2001).

Eine *palliative Resektion*, z. B. bei Vorliegen einer ausgedehnten Lymphknotenmetastasierung (Befall der paraaortalen Lymphknoten oder der am Truncus coeliacus) bzw. bei nichtresezierbaren Fernmetastasen sollte nur bei drohenden Komplikationen wie Stenosierung, Blutung oder Perforation erfolgen, ohne dass dadurch eine Verbesserung der Prognose zu erwarten ist. Eine palliative Tumorreduktion (Debulking) mit nachfolgender Chemotherapie ist nicht mehr indiziert.

Bei lokal inoperablen Tumoren mit *Magenausgangsstenose* ist die Anlage einer hohen Gastroenterostomie (je nach Befund ante- oder retrokolisch, ante- oder retrogastrisch) das Verfahren der Wahl, eine solche Gastroenterostomie kann u. U. auch während der chirurgischen Laparoskopie angelegt werden (Schlag et al. 1998). Bei stenosierend wachsenden oder irresektablen Tumoren im Bereich des ösophagogastralen Übergangs sind endoskopisch-interventionelle Behandlungsverfahren (z. B. Laservaporisation, Tubuseinlage) gegenüber palliativen chirurgischen Maßnahmen (Umgehungsanastomose, Tubuseinlage) eindeutig zu bevorzugen. Individuell kann die Anlage einer perkutanen endoskopischen Gastrostomie oder die Platzierung einer Ernährungssonde in das proximale Jejunum bei konventionellem oder laparoskopischem Vorgehen in Betracht kommen. Daneben müssen die Möglichkeiten einer palliativen Chemotherapie im Vergleich zu einer Therapie unter dem Aspekt „best supportive care" abgewogen werden (Wilke et al. 2001).

8.2.2.4
Karzinome im operierten Magen (Magenstumpfkarzinom)

Karzinome im operierten Magen werden häufig erst in fortgeschrittenen Stadien diagnostiziert. Regelmäßige endoskopische Nachuntersuchungen nach vorausgegangenen Operationen haben diesbezüglich keine Verbesserung erbringen können. Neben der primären Durchführung einer Restgastrektomie mit Lymphadenektomie und Splenektomie sind die Möglichkeiten einer präoperativen Chemotherapie zu überprüfen (Viste et al. 1986; Piso et al. 1999).

8.2.3
Operationsvorbereitung

Subtotale distale Magenresektion, (erweiterte) Gastrektomie mit intraabdomineller oder intrathorakaler Anastomose

Voruntersuchungen	Allgemein	Schema III, s. Kap. 24, ggf. Tumormarker (CEA)
	Krankheitsbezogen	Endoskopie mit multiplen Biopsien, evtl. Röntgenuntersuchung (MDP in Doppelkontrasttechnik), abdominelle Sonographie Fakultative Untersuchungen mit zunehmender klinischer Bedeutung: Endosonographie und chirurgische Laparoskopie, ggf. mit laparoskopischer Sonographie und peritonealer Lavage
	Speziell	Bei Verdacht auf nichtepitheliale maligne Tumoren (speziell Non-Hodgkin-Lymphom): HNO-Untersuchung, thorakales, abdominelles CT, Knochenmarkbiopsie etc. (s. Abschn. 8.2.1.2)
Vorbehandlung		Bei starker Gewichtsreduktion und/oder Anämie: präoperative Infusions- bzw. Transfusionsvorbehandlung; dabei auch Kontrolle des Elektrolythaushaltes Bei lokal fortgeschrittenen Tumoren: präoperative Chemotherapie (Studienbedingungen) anstreben Bei Magenausgangsstenose: evtl. präoperative Entlastung durch Magensonde Bei abdomino-thorakalen Eingriffen: individuell atemgymnastische Vorbehandlung, nach Lungenfunktionsprüfung
Verschiedenes	Blutkonservenbereitstellung	3 Konserven
	Aufklärung	Hinweis auf Ausmaß und Folgen der geplanten Resektion (subtotale distale Resektion oder Gastrektomie); ggf. transthorakales Vorgehen, möglicherweise Splenektomie; Umstellung der Ernährungsgewohnheiten, evtl. weitere Gewichtsabnahme Auf keinen Fall präoperativ definitive Festlegung des Operationsausmaßes Bei geplanter Laparoskopie mit möglicher vorgeschalteter Chemotherapie Patient auf diese Therapieoptionen hinweisen Besprechung und Aufklärung über typische Komplikationen, vor allem Nahtinsuffizienz, generell aber größere psychische Belastungen für Patienten und Angehörige so weit als möglich vermeiden

8.2.4
Spezielle operationstechnische Gesichtspunkte

8.2.4.1
Zugangswege

Die quere Oberbauchlaparotomie mit medianer Verlängerung bis zum Xiphoid ergibt bei gleichzeitigem Einsetzen spezieller Retraktoren die beste Exposition der Organe im Oberbauch und Retroperitoneum bzw. des ösophagogastralen Übergangs; nach Resektion beider Zwerchfellschenkel kann das hintere untere Mediastinum exakt dargestellt werden. Mögliche Nachteile zur alternativ durchzuführenden medianen Laparotomie vom Xiphoid bis zur Symphyse mit Linksumschneidung des Nabels sind ggf. die etwas aufwändigere Blutstillung bei Durchtrennung beider Mm. recti abdominis bzw. eine mögliche erhöhte Narbenbruchgefahr im Bereich des Zusammentreffens beider Schnittlinien. Dieses kann mit besonderer Nahttechnik beim Verschluss der Bauchdecken (semizirkuläre Naht an der Medianlinie und Platzierung der Knoten jenseits davon) verhindert werden.

Ist die Anlage einer *transhiatalen Anastomose* bei abdominellem Zugang nicht möglich bzw. nur schwer einzustellen, erscheint nach Umlagerung des Patienten in Linksseitenlage die rechtsseitige postero-laterale Thorakotomie im Bett der 6./7. Rippe mit am besten geeignet. Sie erlaubt dabei eine nach oralwärts ausgedehntere Darstellung des Ösophagus im Vergleich zur in gleicher Höhe linksseitig durchgeführten Thorakotomie. Ein kombinierter abdomino-thorakaler Zugang mit Durchtrennung der unteren linksseitigen Rippenansätze sollte nach eigenen Erfahrungen aufgrund erhöhter postoperativer pulmonaler Störungen vermieden werden.

8.2.4.2
Radikalitätsprobleme

Das gesamte zu resezierende Präparat kann auch bei Durchführung der Lymphadenektomie und evtl. notwendigen Splenektomie *en bloc* entfernt werden. Zur exakteren Identifizierung der verschiedenen Lymphabflussstationen sollten am Präparat spezielle Regionen besonders markiert werden. Bei erweiterter Lymphadenektomie (z. B. bei Tumoren des ösophagogastralen Übergangs bzw. des distalen Magens) hat es sich als vorteilhaft erwiesen, die Resektate aus dem Kompartment III separat zu entnehmen. Eine isolierte, meist vorgezogene Splenektomie kann notwendig werden, wenn bei Verletzungen der Milz eine Blutung durch Kompressionstamponade nicht ausreichend beherrscht werden kann (Meyer et al. 2000).

Die Ablösung des *großen Netzes* vom Querkolon geschieht in der sog. gefäßfreien Schicht. Etwaige Blutungen, z. B. bei Mobilisation der linken oder rechten Kolonflexur, müssen exakt mittels Ligatur oder bipolarem Koagulationsstrom versorgt werden. Das vordere Blatt des Mesokolons wird zusammen mit dem großen Netz entfernt, zumindest bis zum Bereich der mittleren kolischen Gefäße. Pylorusnah kann dann die V. gastroepiploica dextra exakt bei Einmündung in eine Mesokolonvene dargestellt und zentral abgesetzt werden. Generell erscheint die Mitnahme der Pankreaskapsel nicht notwendig. Bei Tumorinfiltration in dieselbe bzw. in das Mesokolon müssen diese Areale entsprechend radikal reseziert werden, ggf. als Pankreaslinksresektion. Bei Resektion des Mesokolons muss, abhängig von den Durchblutungsverhältnissen, u. U. das Querkolon oder entsprechende Hemikolon mitentfernt werden (s. unten).

Neben eingeschränkten lokalen Therapiemaßnahmen beim Magenfrühkarzinom kann auch in fortgeschrittenen Tumorstadien das operative Vorgehen prinzipiell *laparoskopisch* erfolgen. Dies sollte jedoch vorerst entsprechenden Zentren vorbehalten bleiben, die Ergebnisse sind unter Studienbedingungen zu dokumentieren. Ausreichende Erfahrungen liegen noch nicht vor (Aiko 1999).

Lymphknotendissektion
Bei der systematischen Lymphadenektomie im Kompartment II ist die exakte Präparation vom Leberhilus entlang des Pankreasoberrandes zum Truncus coeliacus bzw. Milzhilus entscheidend wichtig; anatomiegerecht erfolgt die Freilegung der A. hepatica communis, des Pankreasoberrandes und der A. lienalis, um Blutungen bzw. Gefäßverletzungen möglichst zu vermeiden. Die Präparation beginnt im eigenen Vorgehen am Leberhilus mit

Darstellung der A. hepatica propria bzw. der Vorderfläche der V. portae. Alternativ kann nach Isolierung des großen Netzes und Durchtrennung der A. und V. gastroepiploica dextra die Pankreasvorderfläche freipräpariert werden, der Pankreasoberrand wird dann unter dem an der großen Kurvatur angehobenen und nach kranial umgeschlagenen Magen dargestellt. Bei Verfolgen der A. gastroduodenalis wird die A. hepatica communis freigelegt, die A. gastrica dextra wird aus dieser Position oder nach zuvor erfolgter Präparation der A. hepatica propria identifiziert und zentral durchtrennt. Danach erfolgt die distale Resektion am Duodenum etwa 3 cm postpylorisch, meistens unter Einsatz eines linearen Nahtgerätes. Nach Absetzen des kleinen Netzes lebernah kann die weitere Lymphadenektomie an der Vorderseite der V. portae nach paraaortal rechts zum Truncus coeliacus fortgeführt werden. Das gesamte lymphatische Gewebe und das Fettgewebe verbleibt an der kleinen Magenkurvatur. Bei Präparation zum Truncus coeliacus wird die in aller Regel vor der Arterie verlaufende V. gastrica sinistra durchtrennt und ligiert, um im nächsten Schritt die A. gastrica sinistra darstellen zu können. Bei Vorliegen einer akzessorischen oder atypisch verlaufenden A. hepatica sinistra im kleinen Netz wird der Stamm der A. gastrica sinistra erhalten; lediglich die zum Magen verlaufenden Äste bzw. der Ramus ascendens werden isoliert und durchtrennt, so dass auch in diesem Fall eine ausgedehnte Lymphadenektomie sicher durchgeführt werden kann.

Bis zu diesem Schritt ist das präparative Vorgehen bei der subtotalen distalen Resektion identisch mit dem bei der Gastrektomie. Bei geplanter subtotaler distaler Resektion können die rechtsseitigen subkardialen Lymphknoten der Abflussgruppe 1 isoliert reseziert werden, um dann kleinkurvaturseitig die Resektionslinie etwa 2 cm unterhalb des ösophagogastralen Übergangs vorzugeben (Hüscher et al. 1992). An der großen Kurvatur liegt die Resektionsebene oberhalb der Konfluenz der rechten und linken A. gastroepiploica. In diesem Fall verbleiben die Lymphknoten der Abflussstation 2 im Fundusbereich in situ. Bei der Gastrektomie wird nach Absetzen der linken Magengefäße das präaortale Gewebe bis zum rechten Zwerchfellschenkel von der Aorta abgehoben und verbleibt am Präparat. Eine isolierte Lymphadenektomie im Bereich des Milzhilus ist oftmals technisch außerordentlich schwierig. Die Lymphknoten entlang der A. lienalis werden wie bei der Gastrektomie auch im Fall einer subtotal distalen Magenresektion entfernt. Bei zentral abgesetzten linken Magengefäßen ist der Milzerhalt absolut notwendig, um die notwendige Durchblutung des Restmagens zu gewährleisten. Bei der Lymphadenektomie über der A. lienalis kann diese direkt am Abgang aus dem Truncus coeliacus durchtrennt und ligiert werden, wobei dann in Richtung Milzhilus mehrere kleine Gefäße zum Pankreasoberrand versorgt werden müssen. Alternativ kann nach Lymphadenektomie über der A. lienalis diese direkt am Milzhilus zusammen mit der V. lienalis dargestellt und durchtrennt werden. Das lymphatische Gewebe und das Fettgewebe über dem Pankreasschwanz wird Richtung Milzhilus abgehoben und zusammen mit der Milz entfernt. Der Pankreasschwanz wird in aller Regel in situ belassen. Im Fall der sog. pankreaserhaltenden Splenektomie nach Maruyama (Maruyama et al. 1995) werden Pankreasschwanz und -corpus weitgehend mobilisiert, um die retropankreatisch gelegenen Lymphabflussstationen exstirpieren zu können. Kleinere Läsionen der Pankreaskapsel mit nachfolgend möglicher Fistelung sind direkt zu übernähen.

Eine obligate Splenektomie im Rahmen der Gastrektomie ist heute nicht mehr notwendig, sie sollte bei speziellen Indikationen erfolgen (s. Abschn. 8.2.2.1).

Abhängig von der Tumorlokalisation wird die Lymphknotendissektion (s. Abschn. 8.2.2.1) in das Kompartment III erweitert. Bei Tumoren des ösophagogastralen Übergangs (Typ II/III) wird das lymphatische Gewebe und das Fettgewebe retropankreatisch bzw. entlang der V. renalis linksseitig isoliert freipräpariert und entfernt. Bei lokal fortgeschrittenen Tumoren des distalen Magendrittels erfolgt die Dissektion der Lymph-knotenstation 13 retropankreatisch bzw. präkaval (Siewert et al. 2000).

Nach erfolgter En-bloc-Lymphadenektomie können entsprechende Lymphabflussstationen vom Gesamtpräparat isoliert und dem Pathologen übersandt werden; alternativ können entsprechende Markierungen verschiedener Lymphknotenstationen, so z. B. am Leberhilus oder an der A. gastrica sinistra, zur Orientierung des Pathologen vorgenommen werden. Das Resektat wird entweder nach Eröffnung an der großen Kurvatur spannungsfrei auf einer Korkplatte fixiert oder als sog. technischer Schnellschnitt direkt dem Pathologen zugesandt (Jähne et al. 1992).

Tumorfreiheit der Resektionsränder

Abhängig von der Tumorlokalisation kann die intraoperative Schnellschnittuntersuchung der Resektionsebenen am Ösophagus bzw. Duodenum sinnvoll sein oder notwendig werden, um z. B. eine notwendige Nachresektion am distalen Ösophagus oder Duodenum vornehmen zu können.

Im eigenen Vorgehen erfolgt bei Tumoren des oberen Magendrittels generell die intraoperative Schnellschnittuntersuchung der proximalen Resektionsebene hinsichtlich Tumorfreiheit. Bei nicht sicher tumorfreiem Ösophagusresektionsrand sollte von einer Anastomosierung Abstand genommen werden, da neben einer deutlichen Prognoseeinschränkung (R1-Situation) auch mit einer gesteigerten Anastomoseninsuffizienzhäufigkeit bzw. frühzeitigen Stenosierung der Anastomose gerechnet werden muss (Moesta et al. 2000).

Bei Tumoren des gastroösophagealen Übergangs mit erweiterter Resektion des distalen Ösophagus kann im Einzelfall bei nicht möglicher Isolierung einer ausreichend langen Jejunalschlinge, z. B. außerordentlich fettreiches Mesenterium, unzureichende Gefäßarkaden etc., nach präresektioneller Überprüfung eine proximale Magenresektion mit intrathorakaler Ösophagogastrostomie erfolgen, obwohl vom onkologischen Ansatz her prinzipiell eine Gastrektomie gefordert werden müsste (Adachi et al. 1999; Tanita et al. 2001).

Bei Karzinomen im distalen Magen mit Infiltration der Duodenalwand kann unter kurativem Ansatz individuell auch eine partielle Duodenopankreatektomie erfolgen (Nickolls et al. 1981; Isozuki et al. 2000).

Entfernung benachbarter und infiltrierter Organe

Die *Resektion des Pankreasschwanzes* ist kein obligater Bestandteil der systematischen D2-Lymphadenektomie. Eine Pankreasschwanz- oder eine Pankreaslinksresektion sollte nur bei direkter Tumorinfiltration oder Infiltration durch Lymphknotenmetastasen vorgenommen werden. Ferner erscheint es angezeigt, auch den Pankreasschwanz zu entfernen, wenn im Rahmen der Splenektomie eine Traumatisierung desselben erfolgte (besonders bei äußerst adipösem Situs) oder die Durchblutung des Pankreasschwanzes nicht ausreichend erscheint. Durch die Resektion kann den meist sehr hartnäckigen Pankreasfistelungen mit nachfolgend möglicher Abszedierung vorgebeugt werden. Die Resektionsebene wird u. U. „fischmaulförmig" vorgenommen, der Pankreasgang wird isoliert umstochen, die Resektionsebenen werden adaptierend fortlaufend übernäht (Meyer et al. 2000).

Bei direkter Infiltration der *linken lateralen Lebersegmente* II und/oder III kann eine „nichtanatomische" Resektion, ggf. mit kurzzeitigem Abklemmen des Leberhilus (sog. Pringle-Manöver) durchgeführt werden. Die Versorgung der Gefäße und Gallengänge an der Resektionsfläche erfolgt mit Hämoclips bzw. entsprechenden Ligaturen. Bei Vorliegen einer isolierten Lebermetastase kann bei erreichbarer kompletter Tumorresektion auch eine Metastasektomie mit einem Sicherheitsabstand von 1 cm in allen Resektionsebenen vorgenommen werden (Fujii et al. 2000; Fujisaki et al. 2001).

Bei direkter Tumorinfiltration *gefäßtragender Mesokolonbereiche* wird eine Mitresektion des Querkolons durchgeführt, wobei zum Erreichen einer völligen Spannungsfreiheit der Transversotransversostomie eine Mobilisation beider Kolonflexuren erfolgen sollte. Ist eine Spannungsfreiheit nicht sicher möglich, ist die Durchführung einer Hemikolektomie rechts oder links zu bevorzugen. Bei geplanter subtotaler distaler Magenresektion muss bei Mobilisation des Kolons eine Milzverletzung vermieden werden, um die Magendurchblutung über die Vasa gastrica brevia zu gewährleisten.

8.2.4.3
Anastomosenform und Technik

Manuelle oder maschinelle Naht
Zur Durchführung enteroenteraler Anastomosen stehen verschiedene Nähte und Anastomosentechniken zur Verfügung. Unter Beachtung der jeweils geeigneten Techniken scheinen sich beide Prinzipien hinsichtlich nachfolgender Insuffizenzraten nicht zu unterscheiden, allerdings werden vermehrt, dies auch unter Berücksichtigung der individuellen Erfahrung und Bevorzugung, lineare und zirkuläre Nahtgeräte eingesetzt. Unter möglichem Zeitgewinn bei Verwendung von Nahtinstrumenten müssen die entsprechenden ökonomischen Faktoren mit berücksichtigt werden. Abhängig davon sind profunde Kenntnisse und Erfahrungen in der manuellen Nahttechnik für jeden Chirurgen entscheidend, nicht zuletzt zur Korrektur von bereits intraoperativ festgestellten Komplikationen nach Einsatz von Nahtgeräten, wie Längseinriss des Ösophagus bzw. fraglich suffizienter Anastomosenanlage. Im eigenen Vorgehen wird die distale Resektionsebene am Duodenum überwiegend mit einem linearen Nahtgerät angelegt, dann durch Einzelknopfnähte seroziert. Die gastroenterale Anastomose erfolgt ausschließlich in manueller Nahttechnik, ebenso die Oeosphagojejunostomie; bei transhiatalem Vorgehen wird allerdings bevorzugt ein zirkuläres Nahtgerätes eingesetzt (Thiede et al. 1985; Izbicki 1998).

Subtotale distale Magenresektion
Nach subtotaler distaler Magenresektion wird fast ausnahmslos die Anastomosierung mit einer nach Roux Y-förmig ausgeschalteten Jejunalschlinge vorgenommen; und zwar als End-zu-Seit-Gastrojejunostomie (oralis partialis), wobei mit dem blind verschlossenen Ende der Jejunalschlinge eine sog. „Jammerecken-Naht" zur kleinen Kurvatur angelegt wird. Eine Gastroduodenostomie wird im eigenen Vorgehen nach Resektion eines Karzinoms nicht durchgeführt.

Gastrektomie
Unabhängig vom Rekonstruktionsverfahren – Jejunuminterposition oder Roux Y – wird für die nachfolgende Anastomosierung die sog. zweite Jejunalschlinge (etwa 15–20 cm aboral der Flexura duodenojejunalis) gewählt, da diese im Allgemeinen günstige Gefäßarkadenverhältnisse aufweist. Die Länge der zu interponierenden Jejunalschlinge beträgt zwischen 40 und 50 cm. Meist wird dabei ein radiäres Mesenterialgefäßpaar durchtrennt, bevorzugt das proximale, um durch die dadurch entstehende asymmetrische Stielung des proximalen Abschnittes der Jejunalschlinge eine langstreckige Mobilisation zu erreichen. Bei retrokolischer Verlagerung dieser Schlinge kann in der Regel eine spannungsfreie ösophagoenterale Anastomose – auch intrathorakal – angelegt werden. Die zur Interposition gewählte Schlinge sollte beidseits, d.h. auch distal, vor Beginn der Anastomosierung durchtrennt werden, um eine etwaige Minderdurchblutung, vor allem auch eine venöse Abflussstörung, rechtzeitig bemerken zu können (s. Abschn. 8.3.1). Bei außerordentlich

fettreichem Mesenterium kann die Gefäßsituation u. U. schwieriger einzustellen sein; im eigenen Vorgehen wird dann eine nach Roux ausgeschaltete Jejunalschlinge der Interpositionstechnik vorgezogen.

Die *Sicherheit der Ösophagojejunostomie* ist u. E. bei Anlage einer End-zu-Seit-Anastomose entsprechend der Technik nach Seo (zit. nach Tomoda 1952) am größten. Bei diesem Vorgehen kann eine allseits breite Serosadeckung an der Anastomose erfolgen, zudem wirkt sich ein gewisser Zug vom Mesenterium gleichmäßig, nicht nur direkt auf einen Punkt der Anastomose aus und Gefäßverletzungen am Mesenterialansatz durch Nahtstiche entfallen im Vergleich zur End-zu-End-Anastomosierung. Das sog. blinde Ende der Jejunumschlinge von etwa 3 cm Länge hat keine funktionellen oder mechanischen Nachteile. Die antimesenterielle Inzision am Jejunum beträgt etwa 5 cm, um auch einer nach Handnaht möglichen narbigen Stenosierung vorzubeugen.

Die *Anastomosentechnik* ist generell einreihig, wobei im eigenen Vorgehen nur am Ösophagus alle Wandschichten gestochen werden. An Magenstumpf und Jejunum wird die Naht seromuskulär vorgelegt, je 5 bis 7 Nähte (4/0, resorbierbares Nahtmaterial) sind für Rück- und Vorderwand ausreichend.

Die Jejunoduodenostomie und die Jejunojejunostomie erfolgt jeweils in End-zu-End-Nahttechnik, auch einreihig seromuskulär. Bei Anlage der sog. Fußpunktanastomose nach Roux (End-zu-Seit) wird zunehmend auch eine fortlaufende Nahttechnik an Vorder- und Hinterwand durchgeführt.

8.2.4.4
Spezielle Gesichtspunkte bei Verdacht auf Magenfrühkarzinom

Die Operationstechnik und -taktik unterscheidet sich prinzipiell nicht von der bei fortgeschrittenen Tumorstadien. Lässt sich intraoperativ ein sehr kleiner Tumor palpatorisch nicht ausmachen bzw. ist eine Lokalisation nicht eindeutig möglich, erscheint eine intraoperative Re-Endoskopie zur Tumorlokalisation sicherlich günstiger als eine Gastrotomie.

Bei Vorliegen eines Tumors vom diffusen Typ mit Lokalisation im distalen Magendrittel bzw. eines vom intestinalen Typ in der unteren Magenhälfte erfüllt die subtotale distale Magenresektion die onkologischen Anforderungen. Stets sollte eine systematische Lymphadenektomie der Kompartments I und II erfolgen. Zur Verbesserung der postoperativen Aufarbeitung des Resektates wird dieses direkt als sog. technischer Schnellschnitt an den Pathologen weitergeleitet.

Nach exakter präoperativer Diagnostik, vor allem nach Einsatz der Endosonographie können in gewissen Situationen auch *kurative lokale Maßnahmen*, z. B. eine endoskopische Mukosaresektion (EMR), endoskopische und laparoskopische intragastrale Techniken oder eine Wedge-Resektionen angezeigt sein, ggf. auch in Kooperation mit einem gastroenterologischen Kollegen.

Nochmals sei hervorgehoben, dass eingeschränkte operative Verfahren außerordentlich exakt ausgewählt werden müssen, um die durch konventionelle Chirurgie erreichbaren Heilungsaussichten beim Magenfrühkarzinom nicht einzuschränken (Hermanek 1996; Whiting et al. 1998; Hiki et al. 2000).

8.2.4.5
Magensonde und Drainage

Nach subtotaler distaler Magenresektion wird im eigenen Vorgehen der orale Magenrest durch eine endoluminäre Sonde für 5 Tage entlastet, wobei die Sondenperforationen proximal der Gastrojejunostomie liegen. Nach Gastrektomie wird nach Beendigung der Hinterwandanastomose eine Sonde nach aboral in die Jejunalschlinge eingelegt. Bei Auftreten einer möglichen Insuffizienz ist damit auch die innere Absaugung gewährleistet; die Sonde wird nach radiologischer Kontrolle der Anastomosensuffizienz am 5. postoperativen Tag entfernt.

Im Einzelfall wird nach Gastrektomie auf das Einlegen einer endoluminären Sonde völlig verzichtet; bei evtl. proximaler Nahtinsuffizienz kann diese ggf. auch unter radiologischer Kontrolle platziert werden. Nach subtotaler distaler Magenresektion wird eine intraabdominelle Drainage (Jackson-Pratt-Drainage) über den Duodenalstumpf hinter dem Lig. hepatoduodenale zur Gastrojejunostomie eingebracht, nach Gastrektomie wird zusätzlich eine Drainage über die Milzloge in die Nähe der Ösophagojejunostomie eingelegt. Bei geringfügiger Nahtinsuffizienz im Bereich des Duodenalstumpfes mit suffizienter Ableitung ist abhängig vom klinischen Befund auch konservatives Vorgehen möglich (Pichlmayr et al. 1982).

Notizen

8.2.5
Postoperative Behandlung

Gastrektomie (einschließlich Erweiterung mit distaler Ösophagusresektion bei abdomino-thorakalem oder transhiatalem Vorgehen) (distale Resektion und nicht resezierende Verfahren s. Abschn. 8.1.5)

Routine-behandlung	Gastrektomie	Infusionsbehandlung nach Schema IV (s. Kap. 25) Antibiotikagabe (in aller Regel einmalige intraoperative Applikation oder Kurzzeitgabe bis zum 3. Tag postoperativ, s. Kap. 25) Nahrungskarenz in aller Regel bis zum 5. Tag postoperativ, bei unkompliziertem Verlauf schluckweises Trinken ab 2. bis 3. Tag postoperativ Nasointestinale Sonde (falls eingelegt): Entfernung bei radiologischem Nachweis suffizienter Anastomosenverhältnisse (Gastrografinschluck am 5. Tag postoperativ) Zieldrainage(n): abhängig von Sekretion in aller Regel am 6/7. Tag postoperativ oder früher
	Erweiterte Eingriffe mit abdomino-thorakalem oder transhiatalem Vorgehen	Thoraxdrainage(n): abhängig von Röntgenuntersuchung des Thorax am 1. Tag postoperativ, Abklemmen der Drainage ab 5. Tag postoperativ, Entfernung am 7. Tag nach radiologischer Kontrolle
Spezielle Probleme		Bei abdomino-thorakalem und transhiatalem Vorgehen: Abklemmen der Thoraxdrainagen nach radiologischer Überprüfung der Suffizienz der Anastomosen, anschließend Röntgenkontrolle des Thorax zum Ausschluss eines Pneumothorax, nach Entfernung der Drainagen nochmalige Röntgenuntersuchung Bei proximaler Anastomoseninsuffizienz (röntgenologischer Nachweis einer lokalisierten Fistel): Belassen der eingelegten nasointestinalen Sonde, ggf. weitere interventionell einzubringende Drainagen, Infusionsbehandlung nach Schema IV und Antibiotikagabe; Nahrungskarenz, ggf. schluckweise orale Flüssigkeitsaufnahme. Wiederholung der Röntgenuntersuchung nach etwa einer Woche Hinweis auf Ernährungsfragen: anfänglich Empfehlung von Aufnahme kleinerer Mahlzeiten (5 bis 7 pro Tag), abhängig von Rekonstruktionsverfahren und der Schwere möglicher Postgastrektomiesyndrome individuelle Rehabilitationsmöglichkeiten mit entsprechender Ernährungsberatung anzuraten Regelmäßige Applikation von Vitamin B12 alle 2 bis 3 Monate Im Einzelfall Gabe von Pankreasenzympräparaten

8.3
Spezielle postoperative Probleme

8.3.1
Störungen der Magenentleerung und Dauer der Sondenentlastung

Postoperative Motalitätsstörungen des Gastrointestinaltraktes sind eher als „physiologisch" anzusehen und u. a. auf vegetative Dysregulationen mit Überwiegen des Sympathikotonus, Störungen der regionalen Durchblutung etc. zurückzuführen (Wahl 1999). Solche Störungen können nach Eingriffen am Magen, vor allem bei der Vagotomie oder bei Manipulationen am Magen selbst, gesteigert werden.

Bei der insgesamt unvermeidbaren Beeinträchtigung der Entleerungsfunktion nach resezierenden Verfahren am Magen erscheint es notwendig, eine nasogastrale Sonde einzulegen. Nach erfolgter Gastrektomie mit intraabdomineller Anastomosierung kann auf die den Patienten belastende „Magensonde" eher verzichtet werden. Bei komplikationslosem Verlauf nach subtotaler distaler Magenresektion übersteigen die Sekretionsmengen selten 500 ml/24 Stunden und lassen zudem am 2. und 3. postoperativen Tag weiter nach. Bei der heute kaum noch durchgeführten konventionellen selektiven/trunkulären Vagotomie kann diese Sekretion bei ineffektiver Antrummotilität u. U. stärker und länger erhöht sein.

Entleerungsstörungen des proximalen Restmagens oder nach Anlage einer palliativen Gastroenterostomie sind in aller Regel durch ein Anastomosenödem bedingt und verlangen dann eine entsprechende Entlastung über mehrere Tage, wobei routinemäßig am fünften postoperativen Tag eine Röntgenuntersuchung mit wasserlöslichem Kontrastmittel erfolgt. Die fortlaufende Entlastung des Magensekretes sollte u.a. auch deshalb erfolgen, um eine zusätzliche Beeinträchtigung der Magenmotilität bei resultierender Überdehnung zu vermeiden. Neben einer normalen Schwellung der Anastomose müssen für eine anhaltende Entleerungsstörung auch kleine, klinisch latente Nahtinsuffizienzen angenommen werden. Bei fehlenden Hinweisen auf eine Peritonitis kann bei einer Magenentleerungsstörung unter kontinuierlicher Sekretableitung in aller Regel bis zum 5. oder 7. postoperativen Tag zugewartet werden, wobei allerdings chirurgisch anzugehende Störungen, wie z.B. Abknickung oder Einengung der abführenden Schlinge, z. B. im Mesokolon, durch orientierende Röntgendarstellung frühzeitig erkannt und entsprechend chirurgisch behandelt werden müssen.

Die Entfernung einer eingelegten Sonde im frühen postoperativen Verlauf, ggf. auch durch den Patienten selbst durchgeführt, verlangt eine individuelle Abwägung hinsichtlich eines erneuten Einbringens einer „Magensonde". Nach Vagotomie und der subtotalen distalen Resektion ist dies in aller Regel unproblematisch, nach Gastrektomie, vor allem bei intrathorakal gelegener Anastomose, sollte das Replatzieren der Sonde eher unter radiologischer, ggf. endoskopischer Kontrolle vorgenommen werden.

8.3.2
Insuffizienz der enteroenteralen Anastomosen oder des Duodenalstumpfes

Nahtinsuffizienzen nach Magenoperationen imponieren durch unterschiedliche klinische Symptomenkomplexe, abhängig vom Zeitpunkt des Auftretens, der austretenden Sekretmenge und bereits ausgebildeter Adhäsionen oder Kompartimentierungen.

> **CAVE**
> Eine früh postoperativ auftretende *Insuffizienz des Duodenalstumpfes* oder der distalen *enteroenteralen Anastomose bzw. Gastroenterostomie* verursacht in der Regel akut einsetzende Symptome im Sinne eines akuten Abdomens und sollte auch ohne weiterführende Diagnostik zur umgehenden Relaparotomie führen.

Frühe Insuffizienzen einer Ösophagoenterostomie zeigen uncharakteristische Symptome, z. B. erhöhte Temperaturen, verminderte Vigilanz, abdominelle Schmerzen o. ä., diese sollten im Zweifelsfall ebenfalls zur operativen Revision führen. Häufiger verlaufen Insuffizienzen einer Ösophagoenteroanastomose jedoch protrahiert und sind dann differentialdiagnostisch schwieriger zu beurteilen, vor allem wenn es aufgrund der Länge der ausgeschalteten Jejunalschlinge nicht zum Austritt von Galle oder Pankreassekret kommt.

> **CAVE**
>
> **Bei akuter Symptomatik und eindeutigen Zeichen einer Peritonitis ist generell die Indikation zur Relaparotomie gegeben.**

Bei einer frühzeitigen Reintervention und noch entsprechend günstigen lokalen Gewebeverhältnissen ist ein direkter Verschluss der Insuffizienz anzustreben. Neben der Übernähung ist auch der Versuch eines intraluminären Verschlusses mittels Clip-Applikation möglich (Rodella et al. 1998). Bei Vorliegen einer Duodenalstumpfinsuffizienz kann eine Anastomosierung mit einer nach Roux Y-förmig ausgeschalteten Jenunalschlinge vorgenommen werden. Bei Insuffizienz der distalen Enteroenterostomie erfolgt ggf. eine Nachresektion im Bereich der interponierten Jejunalschlinge und Neuanastomosierung mit dem Duodenum.

Bei protrahiert verlaufender Symptomatik muss das therapeutische Vorgehen von der lokalen Drainageeffektivität der bereits liegenden Sonden oder Katheter sowie vom Ausmaß der lokalen Abdeckung der Insuffizienz abhängig gemacht werden. Neben diagnostischen Maßnahmen mit Einsatz der Sonographie bzw. radiologischer Darstellung der Insuffizienz mittels Gastrografin ist der klinische Befund des Abdomens kontinuierlich zu überprüfen. Bei ausreichender lokaler Ableitung und fehlenden Hinweisen auf eine generalisierte Peritonitis ist konservatives bzw. interventionelles Vorgehen mit Einlage weiterer Drainagen unter sono- oder computertomographischer Führung zu bevorzugen. Ähnliches gilt auch beim Vorliegen eines Seroms oder Hämatoms bzw. eines Abszesses in der Milzloge, u. U. kombiniert mit einer Schwanzpankreatitis nach systematischer Lymphadenektomie. Als weitere Maßnahmen sollten die Absaugung über die transnasale Sonde erfolgen, zudem Nahrungskarenz, individuell auch orale Aufnahme von Flüssigkeit zur lokalen Spülung, parenterale Ernährung nach dem Schema III und IV (s. Kap. 25). Abhängig vom klinischen Verlauf werden radiologische Kontrolluntersuchungen mit Gastrografin-Gabe durchgeführt. Ist aufgrund der lokalen Situation ein Verschluss der Infektionsquelle, also der Insuffizienz, nicht möglich, ist das weitere Vorgehen vom Ausmaß der lokalisierten oder generalisierten Peritonitis abhängig zu machen. Primär erfolgen dann Spülungen der Bauchhöhle meist als gezielte Replaparotomien, wobei die Bauchdecken mittels Folien nur provisorisch adaptiert und verschlossen werden. Nach Verbesserung der Infektionssituation erfolgt unter effektiver Drainage, ggf. mit Einlage von lokalen Spülsystemen, der definitive Verschluss der Bauchdecken.

Lokalisierte und eingeschränkte Nahtinsuffizienzen, vor allem nach distaler Magenresektion, können zu einer länger dauernden „Schwellung" der Anastomose mit nachfolgenden Passagestörungen führen. Bei fehlenden Peritonitiszeichen ist ein Belassen der nasogastralen Sonde unter entsprechender Nahrungskarenz ausreichend. Eine Reoperation mit Anlage einer zusätzlichen Gastroenterostomie ist nur in den wenigsten Fällen notwendig.

Bei unklarer abdomineller Symptomatik nach Gastrektomie oder resezierenden Verfahren ist individuell auch an die sehr seltene Nekrose einer nach Roux Y-förmig ausgeschalteten oder interponierten Jejunumschlinge zu denken. Diese kann neben primär unzureichender Durchblutung der Schlinge durch eine venöse Abflussstörung bei Abknickung oder Einengung des Mesenteriums im sog. Mesokolonschlitz hervorgerufen sein. Der Verdacht auf eine solche Komplikation kann durch entsprechende Veränderungen in der Endoskopie oder radiologischer Darstellung mit in aller Regel fehlender Peristaltik bzw. Atonie dieser Jejunumschlinge verstärkt werden. Im Zweifelsfall sollte die frühzeitige Relaparotomie erfolgen, um bei Fehlen einer Peritonitis die Rekonstruktion mit einer weiteren, aboral gelegenen Jejunumschlinge vornehmen zu können.

Nachdem die Vagotomie in der Behandlung der gastroduodenalen Ulcuserkrankung nahezu vollständig ihre Bedeutung verloren hat, soll auf weitere Darstellungem von Komplikationen nach diesem Eingriff verzichtet werden.

Anmerkung: Insuffizienz einer intrathorakalen oder kollaren Ösophagoenterostomie: s. Kap. 7.

8.3.3
Nachblutungen

Bei der *extraluminären Nachblutung* sind die generellen Prinzipien der Viszeralchirurgie gültig. Blutige Sekretion bzw. Blut in einer eingelegten Drainage kann zwar im positiven Fall ein Hinweis für solch eine intraabdominelle Blutung sein, das Fehlen dieser Kriterien erlaubt aber keinesfalls eine Ausschlussdiagnose. Der klinische Zustand des Patienten und der weitere Verlauf sind von ganz entscheidender Bedeutung; auch mit der jederzeit einsetzbaren Sonographie kann der Nachweis freier intraabdomineller Flüssigkeit gelingen, was zur umgehenden Relaparotomie Veranlassung geben sollte. Stärkere Nachblutungen sind meist Folge von insuffizienten Ligaturen an den großen Gefäßen (z. B. A. gastrica sinistra oder V. lienalis), von Blutungen am Pankreasoberrand nach ausgedehnter Lymphadenektomie und von intraoperativ nicht erkannten Verletzungen der Milz bei vorgesehenem Milzerhalt.

Stärkere *intraluminäre Nachblutungen* mit blutiger Sekretion über die nasoenteralen Sonden sind als pathologisch anzusehen. Diese Blutungen können direkt postoperativ, aber auch Tage später auftreten, ein protrahierter Verlauf kann Hinweis sein auf eine Anastomoseninsuffizenz. Als Ursache kommen Blutungen aus nicht ligierten Magenwandgefäßen, aus den Anastomosenrändern bei zweischichtiger einreihiger Nahttechnik sowie Erosionen im Restmagen in Betracht. Zur Differenzierung der Blutungsursache bzw. -intensität sollte eine endoskopische Untersuchung erfolgen. In der Regel sistieren diese Blutungen spontan, bei stärkeren, lokalen Blutungen kann die endoskopische Unterspritzung hilfreich sein. Nur in wenigen Fällen, dann möglichst frühzeitig, ist eine Relaparotomie nötig.

8.3.4
Kontrolle nach Operation wegen Magen- bzw. Duodenalulcus

Da die Indikationen zur chirurgischen Therapie bei der Ulcuskrankheit deutlich zurückgegangen sind, sollte die postoperative Kontrolle individuell meist 6 bis 12 Wochen postoperativ als klinische und endoskopische Untersuchung durchgeführt werden, ggf. auch mit radiologischer Untersuchung.

Nach konservativer Therapie eines *Ulcus ventriculi* ist der Erfolg einer Eradikationstherapie bei nachgewiesener Helicobacter-pylori-Infektion durch endoskopische Kontrollen anzustreben. Bei einem persistierenden Ulcus können nochmals Biopsien zur

Überprüfung der Dignität entnommen werden. Weitere endoskopische Kontrolluntersuchungen bis zum Abheilen des Ulcus erscheinen sinnvoll.

Nach Eradikationstherapie eines *Ulcus duodeni* sollte bei Persistenz der Beschwerden neben Überprüfung der Helicobacter-pylori-Infektion auch eine Kontrollendoskopie 4 bis 6 Wochen nach Therapieende vorgenommen werden. Bei nicht erfolgter Exzision des Ulcusrandes nach Übernähung eines perforierten Ulcus bzw. Umstechung eines blutenden Ulcus ventriculi ist bei möglichem Karzinomverdacht eine endoskopische Kontrolle bereits nach 2 bis 3 Wochen angezeigt.

Die derzeitigen konservativen Behandlungsmaßnahmen haben insgesamt zu einer deutlichen Reduktion von operativen Rezidiveingriffen geführt.

Nach Magenresektion wegen eines benignen Leidens kann es zum Auftreten eines *Karzinoms im operierten Magen* kommen. Der Wert routinemäßiger Endoskopien ab dem 15. postoperativen Jahr oder bei Patienten >60 Jahre ist äußerst fraglich. Bei Beschwerdesymptomatik ist stets eine endoskopische Abklärung vorzunehmen, um auch etwaige dysplastische Veränderungen im Anastomosenbereich oder im Restmagen frühzeitig nachweisen zu können. Gleiches Vorgehen ist zu empfehlen, wenn nach Einsatz lokaler Verfahren, z. B. endoskopischer Polypektomie oder Mukosaresektion, am Resektat die Kriterien eines auf die Mukosa beschränkten gut- oder mäßiggradig differenzierten Karzinoms vom intestinalen Typ nicht erfüllt sind, um die Indikation zur onkologisch notwendigen Nachoperation zu überprüfen.

8.3.5
Postoperativer Nachweis eines Malignoms bzw. unzureichender Radikalität (R1-Resektion)

Bei der heute routinemäßig durchgeführten Endoskopie mit Biopsieentnahme ist der postoperative Nachweis eines Malignoms bei einem prä- und intraoperativ als benigne eingestuften Ulcus oder Tumors sicherlich sehr selten. Bei Karzinomnachweis sollte, sofern keine Kontraindikation besteht, in einem Sekundäreingriff die entsprechende adäquate onkologisch-chirurgische Therapie erfolgen. Als günstigster Zeitpunkt dafür ist die erste postoperative Woche anzusehen.

Ergibt sich nach vermeintlicher kurativer R0-Resektion bei Einhaltung adäquater Sicherheitsabstände postoperativ ein mikroskopischer Tumorrest (R1-Resektion) an den Resektionsebenen, z.B. an Ösophagus oder Duodenum, ist generell eine Nachresektion mit kompletter Tumorentfernung anzustreben. Die Entscheidung zu einer solchen Reoperation wird auch dadurch beeinflusst, ob in der individuellen Situation, z. B. bei erheblicher Lymphknotenmetastasierung, ein meist erweiterter erneuter Eingriff unter onkologischen Gesichtspunkten sinnvoll und indiziert erscheint. Beim Nachweis eines mikroskopischen Tumorrestes am oralen Absetzungsrand nach subtotaler distaler Magenresektion ist die Vervollständigung der Magenresektion zur Gastrektomie vorzunehmen, wenn dadurch eine R0-Resektion erreicht werden kann. Bei Infiltration des Absetzungsrandes an Duodenum oder Ösophagus muss das Ausmaß des in aller Regel technisch schwierigen Zweiteingriffes im Verhältnis zu den erreichbaren Ergebnissen stehen; im Einzelfall ist die partielle Duodenopankreatektomie bei kurativem Ansatz zu überdenken. Ob dabei eine *„präresektionelle"* Chemotherapie vorgeschaltet werden soll, kann derzeit auch aufgrund eigener Erfahrung noch nicht beurteilt werden. Erscheint eine frühzeitige Reoperation generell nicht möglich oder onkologisch vertretbar, sollte erst bei nachgewiesenem Tumorprogress über das weitere therapeutische Vorgehen entschieden werden.

8.3.6
Kontrolle nach Magenoperationen wegen maligner Erkrankungen

Die Nachsorge sollte individuell durch den Hausarzt, ggf. in Kooperation mit der Klinik zur speziellen Beratung bezüglich allgemeiner Operationsfolgen, Ernährungszustand und Nahrungsaufnahme erfolgen. Sie ist vor allem an den Symptomen auszurichten und soll besonders die Folgen des Organverlustes in den Vordergrund stellen. Persistierende oder neu aufgetretene Symptome sollten kurzfristig diagnostisch geklärt werden, auch zum Ausschluss einer anisoperistaltischen Schlinge, einer distaler Anastomosenenge etc.

Der Wert einer strukturierten Nachsorge zur Früherkennung von Rezidiven und zur möglichen Verbesserung der Prognose konnte durch prospektive Studien bisher nicht nachgewiesen werden, besonders nicht für die Patienten, die primär nach onkologischen Prinzipien operiert worden waren (Meyer et al. 1987; Janssen et al. 2001). Bei Nachweis eines Rezidivs oder intraabdominellen Metastasierung ergeben sich nur äußerst selten operative Konsequenzen.

Nach subtotaler distaler Magenresektion bzw. besonders nach lokalen Maßnahmen erscheint eine endoskopische Kontrolle in 6-monatigen Abständen für insgesamt 3 Jahre sinnvoll. In diesem Fall wäre eine kurative Reintervention bei frühzeitigem Rezidivnachweis möglich. Gleichzeitig könnte die Effektivität eingeschränkter operativer Therapieverfahren überprüft werden. Zur Beurteilung funktioneller Ergebnisse nach verschiedenen Rekonstruktionsverfahren sollte eine erste, auch endoskopische Nachuntersuchung 3 Monate postoperativ erfolgen.

Notabene: Nicht jeder Ileus nach erfolgter Exstirpation eines Magenkarzinoms, vor allem nicht in frühen Tumorstadien, muss durch Ausbildung einer Peritonealkarzinose bedingt sein; stets ist die Operationsindikation genau zu überprüfen.

8.3.7
Multimodale Therapiekonzepte bei malignen Tumoren des Magens

Perioperative Behandlungsmodalitäten maligner Magentumoren haben in den letzten Jahren an Bedeutung zugenommen. Nach erfolgter bzw. anzustrebender kompletter Tumorresektion können diese als Chemo- und/oder Strahlentherapie eingesetzt werden. Besonders in asiatischen Ländern wird eine frühzeitig begonnene *adjuvante Chemotherapie*, evtl. kombiniert mit einer Immuntherapie, seit Jahren als Standardverfahren angesehen, die dort erreichte Verbesserung der Prognose konnte in der westlichen Welt nicht in gleicher Weise generell nachvollzogen werden (Hermanns et al. 1993). Einige aktuelle Untersuchungen zeigen jedoch einen Benefit der adjuvanten Chemotherapie, vor allem bei Lymphknotenmetastasierung (Zacherl et al. 2000; Wilke 2001).

Auch nach *adjuvanter Chemo-Strahlen-Therapie*, allerdings in unterschiedlichem Ausmaß je nach durchgeführtem Resektionsverfahren, konnte ein Überlebensvorteil im Vergleich zur alleinigen chirurgischen Therapie nachgewiesen werden. Weitere Ergebnisse relevanter Studien müssen hier noch abgewartet werden (Macdonald et al. 2000).

Ein weiterer Ansatz multimodaler Therapiekonzepte ergibt sich durch die Applikation *neoadjuvanter bzw. präoperativer* Polychemotherapie-Regimes, ggf. kombiniert mit der Strahlentherapie. Die teilweise prospektiv randomisiert durchgeführten neoadjuvanten Studien konnten bei potentiell resektablen Tumorstadien keinen eindeutigen Vorteil für eine Vorbehandlung aufzeigen. Nach präoperativer Chemotherapie lokal fortgeschrittener oder technisch irresektabler Tumoren konnte neben einer Steigerung der R0-Resektionsraten auch die Gesamtprognose im Vergleich zur primären Chirurgie verbessert werden. Entscheidende Daten prospektiv randomisierter Studien stehen aber noch aus.

Durch eine *intraoperativ intraperitoneal* applizierte Chemotherapie konnte in einigen asiatischen Studien das Auftreten der Peritonealkarzinose reduziert und die Überlebenszeit gesteigert werden. Europäische Studien konnten diese Resultate nicht bestätigen (Meyer et al. 2001).

Die intraoperativ durchgeführte Strahlentherapie *(IORT)* kann nach bisher vorliegenden Studienergebnissen zu einer Senkung der lokalen Rezidivrate führen, die Gesamtprognose bleibt weitgehend unverändert. Eine alleinige perkutane Strahlentherapie als lokale Behandlungsoption hat beim Magenkarzinom nach wie vor kaum Bedeutung (Eble et al. 2001). Beim niedrigmalignen *MALT-Lymphom* des Magens hingegen wird derzeit der Wert der perkutanen Bestrahlung im Vergleich zur chirurgischen Therapie überprüft (Röher et al. 2000).

Auf weitere Kriterien der Patientenselektion, auf Applikationsmodi, Dosierungen etc. wird hier nicht näher eingegangen, auf die entsprechende Literatur mit Darstellung aktueller Studien wird verwiesen.

Literatur

Lehrbücher und Übersichtsarbeiten

Becker HD, Lierse W, Schreiber HW (Hrsg) (1986) Magenchirurgie. Springer, Berlin Heidelberg New York Tokyo
Brune IB (ed) (1996) Laparo-endoscopic surgery. Blackwell, Oxford London Edinburgh Cambridge Victoria
Bünte H, Langhans P, Meyer HJ, Pichlmayr R (Hrsg) (1985) Aktuelle Therapie des Magenkarzinoms. Springer, Berlin Heidelberg New York Tokyo
Hahn EG, Riemann JF (Hrsg) (1996) Klinische Gastroenterologie. Thieme, Stuttgart New York
Herfarth C, Schlag P (eds) (1979) Gastric cancer. Springer, Berlin Heidelberg New York
Holle F, Andersson S (1997) Vagotomy, latest advances. Springer, Berlin Heidelberg New York Tokyo
Hotz J, Meyer HJ, Schmoll HJ (Hrsg) (1989) Magenkarzinom – Klassifikation, Diagnostik und stadiengerechte Therapie. Springer, Berlin Heidelberg New York Tokyo
Junginger T, Hossfeld DK, Müller RP (Hrsg) (1999) Leitlinien zur Diagnostik und Therapie von Tumoren des Gastrointestinaltrakts und der Schilddrüse. Demeter, Stuttgart
Koslowski L, Bushe HA, Junginger T, Schwemmle K (Hrsg) (1999) Die Chirurgie. Schattauer, Stuttgart New York
Kremer K, Lierse W, Platzer W, Schreiber HW, Weller S (Hrsg) (1995) Chirurgische Operationslehre – Minimal-invasive Chirurgie. Thieme, Stuttgart New York
Lippert H (Hrsg) (1998) Praxis der Chirurgie – Allgemein- und Viszeralchirurgie. Thieme, Stuttgart New York
Nakajima T, Yamaguchi T (eds) (1999) Multimodality therapy for gastric cancer. Springer, Berlin Heidelberg New York Tokyo
Roder JD, Stein HJ, Fink U (Hrsg) (2000) Therapie gastrointestinaler Tumoren. Springer, Berlin Heidelberg New York Tokyo
Schmoll HJ, Höffken K, Possinger K (Hrsg) (1999) Kompendium Internistische Onkologie, 3. Aufl. Springer, Berlin Heidelberg New York Tokyo
Siewert JR, Harder F, Rothmund M (Hrsg) (2001) Praxis der Viszeralchirurgie – Onkologische Chirurgie. Springer, Berlin Heidelberg New York Tokyo
Sobin LH, Wittekind CH (eds) (2002) TNM-Classification of malignant tumours. Sixth edition. Wiley-Liss, Inc

Zitierte Literatur

Adachi Y, Inoue T, Yoshiaki H, Shiraishi N, Shimoda K et al. (1999) Surgical results of proximal gastrectomy for early-stage gastric cancer: jejunal interposition and gastric tube reconstruction. Gastric Cancer 2: 40–45

Aiko T (1999) Laparoscopic gastrectomy for advanced cancer: a technical challenge. Gastric Cancer 2: 199–200

Amdrup E (1986) Selektiv-gastrale Vagotomie. In: Becker HD, Lierse W, Schreiber HW (Hrsg) Magenchirurgie. Springer, Berlin Heidelberg New York Tokyo, S 211–218

Antonioli DA (1990) Gastric carcinoma and its precursors. Monogr Pathol 31: 144–180

Begg CB, Cramer LD, Hoskins WJ, Brennan MF (1998) Impact of hospital volume on operative mortality for major cancer surgery. JAMA 280: 1747–1751

Böhm B, Ablaßmaier B, Müller JM (2001) Laparoskopische Chirurgie am oberen Gastrointestinaltrakt. Chirurg 72: 340–361

Böhner H, Zimmer T, Hopfenmüller W, Berger G, Buhr HJ (2000) Detection and prognosis of recurrent gastric cancer – is routine follow-up after gastrectomy worthwhile? Hepatogastroenterol 47: 1489–1494

Bollschweiler E, Mönig S, Hölscher AH (2001) Lymphknotenmetastasierung – Kann man sie vorhersagen? Onkologe 7: 604–609

Bonenkamp JJ, Songun I, Hermans J, Sasako M, Welvaart K et al. (1995) Randomised comparison of morbidity after D1 and D2 dissection for gastric cancer in 996 Dutch patients. Lancet 345: 745–748

Bonenkamp JJ, Hermans J, Sasako M et al. (1999) Extended lymph-node dissection for gastric cancer. N Engl J Med 340: 908–914

Böttcher K, Siewert JR, Roder JD, Busch R, Hermanek P, Meyer HJ (1994) Risiko der chirurgischen Therapie des Magenkarzinoms in Deutschland. Chirurg 65: 298–306

Borrmann R (1926) Geschwülste des Magens. In: Henke FI, Lübarsch O (Hrsg) Handbuch der speziellen pathologischen Anatomie und Histologie, Bd IV/1. Springer, Berlin, S 864–871

Bozzetti, F, Marubini E, Bonfanti G, Mecili R, Piano C et al. (1999) Subtotal versus total gastrectomy for gastric cancer – five-year survival rates in a multicenter randomized Italian trial. Ann Surg 2: 170–178

Bumm R, Siewert JR (1998) Chirurgisches Vorgehen beim Ulcus ventriculi und Ulcus duodeni. Chirurg 69: 588–596

Burke EC, Karpeh MSJ, Conlon KC, Brennan MF (1998) Peritoneal lavage cytology in gastric cancer: an independent predictor of outcome. Ann Surg Oncol 5: 411–415

Byrne, JP, Attwood St (1999) Duodenogastric reflux and cancer. Hepatogastroenterol 46: 74–85

Caspary WF, Arnold R, Bayerdörffer E, Behrens R., Birkner B et al. (1996) Diagnostik und Therapie der Helicobacter-pylori-Infektion. Z Gastroenterol 34: 392–401

Cadiere GD, Bruyns J, Himpens J, van Alphen P, Verturyen M (1999) Laparoscopic highly selective vagotomy. Hepatogastroenterol 46: 1500–1506

Chikara K, Hiroshi S, Masato N, Hirotoshi A, Goro M et al. (2001) Indications for pankreaticosplenectomy in advanced gastric cancer. Hepatogastroenterol 48: 908–912

Chung YFA, Wong WK, Soo KC (2000) Diagnostic failures in endoscopy for acute upper gastrointestinal haemorrhage. Br J Surg 87: 614–617

Cuschieri A, Fayers P, Fielding J, Craven J, Bancewicz J et al. (1996) Postoperative morbidity and mortality after D1 and D2 resections for gastric cancer: preliminary results of the MRC randomised controlled surgical trial. Lancet 347: 995–999

DeMatteo RP, Lewis JJ, Leung D, Mudan SS, Woodruff JM et al. (2000) Two hundred gastrointestinal stromal tumors. Ann Surg 1: 51–58

Devesa SS, Blot WJ, Fraumeni JF (1998) Changing patterns in the incidence of esophageal and gastric carcinoma in the United States. Cancer 83: 2049–2053

Dittler HJ (1996) Staging gastrointestinaler Tumoren durch Endosonographie. Onkologe 2: 259–270

Donahue PE (2000) Parietal cell vagotomy versus vagotomy-antrectomy: ulcer surgery in the modern era. World J Surg 24: 264–269

Dubois, F (2000) New surgical strategy for gastroduodenal ulcer: laparoscopic approach. World J Surg 24: 270–276

Eble MJ (2001) Perkutane/intraoperative Radiotherapie beim Magenkarzinom. Onkologe 7: 649–656

Ell C (1996) Komplikationen des peptischen Ulcus. In: Hahn EG, Riemann JF (Hrsg) Klinische Gastroenterologie. Thieme, Stuttgart New York, S 785–797

Enders KW, Lam YH, Sung JJY, Yung MY, To KF et al. (2000) Eradication of Helicobacter pylori prevents recurrence of ulcer after simple closure of duodenal ulcer perforation. Ann Surg 2: 153–158

Ernst H, Hahn EG (1996) Peptisches Ulcus und Erosionen im Magen. In: Hahn EG, Riemann JF (Hrsg) Klinische Gastroenterologie. Thieme, Stuttgart New York, S 730–740

Feussner H, Omote K, Fink U, Walker SJ, Siewert JR (1999) Pretherapeutic laparoscopic staging in advanced gastric carcinoma. Endoscopy 31(5): 342–347

Fink BK, Reiser M (1996) Konventionelle Radiologie. In: Hahn EG, Riemann JF (Hrsg) Klinische Gastro-enterologie. Thieme, Stuttgart New York, S 250–262

Fink U, Stein HJ, Siewert JR (1998) Multimodale Therapie bei Tumoren des oberen Gastrointestinaltraktes. Chirurg 69: 349–359

Fischbach W (1999) Clinical management of primary gastric lymphoma. Onkologie 22: 25–29

Fischbach W (1998) Helicobacter und Lymphom. Chirurg 69: 249–251

Franquemont DW (1995) Differentiation and risk assessment of gastrointestinal stromal tumors. Am J Clin Pathol 103: 41–49

Forrest AH, Finlayson NDC, Shearman DJC (1974) Endoscopy in gastrointestinal bleeding. Lancet II: 394–405

Fuji K, Fujioka S, Kato K, Machiki Y, Kutsuna Y et al. (2001) Resection of liver metastasis from gastric adenocarcinoma. Hepatogastroenterol 48: 368–371

Fujisaki S, Tomita R, Nezu T, Kimizuka K, Park E et al. (2001) Prognostic studies on gastric cancer with con-comitant liver metastases. Hepatogastroenterol 48: 892–894

Gall FP, Hermanek P (1988) Die erweiterte Lymphknotendissektion beim Magen- und colorectalen Karzi-nom – Nutzen und Risiken. Chirurg 59: 202–210

Gossner L, Hahn EG (1996) Peptisches Ulcus und Erosionen im Duodenum. In: Hahn EG, Riemann JF (Hrsg) Klinische Gastroenterologie. Thieme, Stuttgart New York, S 741–755

Graham DY (2000) Therapy of Helicobacter pylori: current status and issues. Gastroenterol 118: 2–8

Grotelüschen B, Reichel K, Pichlmayr R (1974) Die transthorakale Vagotomie zur Behandlung des Ulcus pepticum jejuni. Chirurg 45: 462–464

Guili R, Estenne B, Clot P, Faure JC, Hay JM et al. (1972) Résulats éloignés de 482 interventions d'exérèse pour cancer gastrique. Ann Chir 26: 1283–1296

Haas U, Hahn EG (1996) Andere Ursachen für Ulzera im Magen und Duodenum. In: Hahn EG, Riemann JF (Hrsg) Klinische Gastroenterologie. Thieme, Stuttgart New York, S 768–775

Häring R, Berger G (1985) Wo und wann leistet die Chirurgie Krebsvorsorge? Präcancerosen des Magens. Langenbecks Arch Chir 366: 521–527

Hansen S, Melby KK, Aase S, Jellum E, Vollset SE (1999) Helicobacter pylori infection and risk of cardia can-cer and non-cardia gastric cancer. Scand J Gastroeneterol 34: 353–360

Hanson LE (2000) Risk of stomach cancer in patients with peptic ulcer disease. World J Surg 24: 315–320

Hermanek P (1996) Differenziertes chirurgisches Vorgehen bei der kurativen Therapie des Magenkarzi-noms. Leber Magen Darm 26: 64–72

Hermans J, Bonenkamp JJ, Boon MC, Bunt AM, Ohyama S et al. (1993) Adjuvant therapy after curative res-ection for gastric cancer: Meta-analysis of randomized trials. J Clin Oncol 11: 1441–1447

Hiki Y, Sakuramoto S, Katada N, Shimao H (2000) Kombiniertes laparoskopisch-endoskopisches Vorgehen beim Magenkarzinom. Chirurg 71: 1193–1201

Hillemanns M, Höfler H (2000) Aktuelle Klassifikation des gastrointestinalen Stromatumors. Chirurg 71: 1327–1334

Hölscher AH, Klingele C, Bollschweiler E, Schröder W, Beckurts KTE et al. (1996) Postoperatives Rezidiv-ulcus nach Magenresektion – Ergebnisse der chirurgischen Behandlung. Chirurg 67: 814–820

Hölscher AH, Bollschweiler E (1998) Ausmaß von Resektion und Lymphadenektomie beim Magenkarzi-nom – eine anhaltende Kontroverse. Onkologe 4: 301–309

Holle F (1984) Nicht resezierende Chirurgie des Magen-Zwölffingerdarm-Geschwürs. In: Demling L (Hrsg) Klinische Gastroenterologie. Thieme, Stuttgart New York, S 385–401

Huang JQ, Sridhar S, Chen Y, Hunt RH (1998) Meta-analysis of the relationship between Helicobacter pylo-ri seropositivity and gastric cancer. Gastroenterol 114: 1169–1179

Hüscher C; Chiodini S, Freni V. et al. (1992) Adequacy of paracardial dissection in subtotal versus total gast-rectomy. Br J Surg 79: 942–944

Isaacson PG, Spencer J (1987) Malignant lymphoma of mucosa associated lymphoid tissue. Histopatholo-gy 11: 445–449

Ishida K, Katsuyama T, Sugiyama A et al. (1997) Immunohistochemical evaluation of lymph node micro-metastases from gastric carcinomas. Cancer 79: 1069–1076

Isozaki H, Tanaka N, Tanigawa N, Okajima K (2000) Prognostic factors in patients with advanced gastric cancer with macroscopic invasion to adjacent organs treated with radical surgery. Gastric Cancer 3: 202–210

Izbicki JR, Gawad KA, Quirrenbach S, Hosch SB, Breid V et al. (1998) Ist die Klammernaht in der Viszeral-chirurgie noch gerechtfertigt? Chirurg 69: 725–734

Jaehne J, Meyer HJ, Maschek H et al. (1993) Lymphadenectomy in gastric carcinoma. Arch Surg 127: 290–294

Jansen M, Büchin P, Dreuw B, Faß J, Minkenberg R et al. (2001) Prognosefaktoren für das Auftreten einer Peritonealcarcinose beim Magenkarzinom. Chirurg 72: 561–565

Jamieson GG (2000) Current status of indications for surgery in peptic ulcer disease. World J Surg 24: 256–258

Japanese Gastric Cancer Association (1998) Japanese classification of gastric carcinoma, 2nd English edn. Gastric Cancer 1: 10–24

Johnson HD (1965) Gastric ulcer: classification, blood group characteristics, secretion patterns and pathogenesis. Ann Surg 162: 996–1004

Junginger T, Heintz A, Engelmann R (1998) Sind laparoskopische Operationen am Magen sinnvoll? Zentralbl Chir 123: 456–464

Junginger T (2001) Lymphknotendissektion beim Magenkarzinom. Ende eines Glaubenskrieges? Dt Ärztebl 98: 86–87

Kitamura K, Nishida S, Ichikawa D, Taniguchi H, Hagiwara A et al. (1999) No survival benefit from combined pancreaticosplenectomy and total gastrectomy for gastric cancer. Br J Surg 86: 119–122

Kitamura K, Tani N, Koike H, Nishida S, Ichikawa D et al. (2000) Combined resection of the involved organs in T4 gastric cancer. Hepatogastroenterol 47: 1769–1772

Kochi M, Fujii M, Kanamori N, Kaiga T, Kawakami T et al. (2000) Evaluation of serum CEA and CA19-9 levels as prognostic factors in patients with gastric cancer. Gastric Cancer 3: 177–186

Kodera, Y, Yamamura Y, Nakamura S et al. (1998) The role of radical gastrectomy with systematic lymphadenectomy for the diagnosis and treatment of primary gastric lymphoma. Ann Surg 227: 45–50

Kodoma Y, Sugimachi K, Soejima K, Masusaka T, Inokuchi K (1981) Evaluation of extensive lymph node dissection for carcinoma of the stomach. World J Surg 5: 241–248

Kwon SJ, Members of the Korean Gastric Cancer Study Group (1997) Prognostic impact of splenectomy on gastric cancer: results of the Korean Gastric Cancer Study Group. World J Surg 21: 837–844

Labenz J, Meining A, Tillenburg B, Stolte M (1999) Helicobacteriose: Update 1999. Leber Magen Darm 2: 80–92

Lau JYW, Sung JJY, Lam YH, Angus CW, Chan ACW, Enders CHB et al. (1999) Endoscopic retreatment compared with surgery in patients with recurrent bleeding after initial endoscopic control of bleeding ulcers. N Engl J Med 10: 751–756

Laurén P (1965) The two histological main types of gastric carcinoma: diffuse and so-called intestinal-type carcinoma. Acta Pathol Microbiol Scand 64: 31–39

Longmire JR, Beal JM (1952) Construction of a substitute gastric reservoir following total gastrectomy. Ann Surg 135: 637–641

Macdonald JS, Smalley S, Benedetti J et al. (2000) Postoperative combined radiation and chemotherapy improves diseasefree survival and overall survival in resected adenocarcinoma of the stomach and GE junction. Proc ASCO 19: 1

Malfertheiner P, Blum AL (1998) Helicobacter-pylori-Infektion und Ulcuskrankheit. Chirurg 69: 239–248

Marayuma K, Sasako M, Kinoshita T, Sano T, Katai H et al. (1995) Pancreas-preserving total gastrectomy for proximal gastric cancer. World J Surg 19: 532–536

May A, Hahn EG (1996) Ulcus und Erosionen durch Medikamente. In: Hahn EG, Riemann JF (Hrsg) Klinische Gastroenterologie. Thieme, Stuttgart New York, S 756–762

Meyer HJ, Jähne J, Pichlmayr R (1987) Magenkarzinom: Gastrektomie de principe. Langenbecks Arch Chir 372: 571–576

Meyer HJ, Jähne J, Wilke H. (1993) Perspectives of surgical and multimodality treatment in gastric carcinoma. J Cancer Res Clin Oncol 119: 384–394

Meyer HJ, Jähne J, Weiman A et al. (1994) Chirurgische Therapie des Magenkarzinoms – Indikation zur Splenektomie bei der Gastrektomie. Chirurg 65: 437–440

Meyer HJ, Wilke H (1999) Kommentar: Diagnostik und Therapie des Magenkarzinoms. In: Junginger T, Hossfeld DK, Müller RP (Hrsg) Leitlinien zur Diagnostik und Therapie von Tumoren des Gastrointestinaltraktes und der Schilddrüse. Demeter, Stuttgart, S 55–62

Meyer HJ, Opitz GJ (1999) Magenkarzinom – Optimierung durch Rekonstruktion eines Magenersatzes oder subtotale Resektion? Zentralbl Chir 124: 381–386

Meyer HJ, Wilke H (1999) How to prevent recurrences in gastric cancer – clinical improvement by multimodal treatment. Onkologie 122: 522–524

Meyer HJ, Zachert HR, Jähne J (2000) Magenkarzinom: Stellenwert der Lymphknotendissektion. Viszeralchirurgie 35: 257–264

Meyer HJ, Wilke H (2001) Aktueller Stand multimodaler Therapiekonzepte beim Magenkarzinom. Viszeralchirurgie 36: 12–19

Millat B, Fingerhut A, Borie F (2000) Surgical treatment of complicated duodenal ulcers: controlled trials. World J Surg 24: 299–306

Ming SC (1977) Gastric carcinoma – a pathobiological classification. Cancer 39: 2475–2485

Moesta KT, Lehr C, Schlag PM (2000) Der histologisch positive Schnittrand – therapeutische Konsequenz? Langenbecks Arch Chir (Suppl.), S 43–47

Morant R (1999) Die präoperative Therapie des lokal fortgeschrittenen Magenkarzinoms. Acta Chir Austriaca 31: 31–33

Mühldorfer St, Hahn EG (1996) Reflux- und Säuremessung in Ösophagus und Magen. In: Hahn EG, Riemann JF (Hrsg) Klinische Gastroenterologie. Thieme, Stuttgart New York, S 95–101

Musshoff K, Schmidt-Vollmer H (1975) Prognosis of non-Hodgkin's lymphomas with special emphasis on the staging classification. Z Krebsforsch 83: 333–341

Nakamura K, Morisaki T, Sugitani A, Ogawa T, Uchiyama A et al. (1999) An early gastric carcinoma treatment strategy based on analysis of lymph node metastasis. Cancer 85: 1500–1505

Namieno T, Koito K, Higashi T, Takahashi M, Yamashita K et al. (1998) Assessing the suitability of gastric carcinoma for limited resection: endoscopic prediction of lymph node metastases. World J Surg 22: 859–864

Navez B, Tassetti V, Scohy JJ, Mutter D, Guiot P et al. (1998) Laparoscopic management of acute peritonitis. Br J Surg 85: 32–36

Nicholls JC, Smith PH (1981) How far down the duodenum? Br Med J 282: 1223–1224

Nishi M, Ishihara S, Nakajima T, Ohta K, Ohyama S et al. (1995) Chronological changes of characteristics of early gastric cancer and therapy: experience in the Cancer Institute Hospital of Tokyo, 1950–1994. J Cancer Res Clin Oncol 121: 535–541

Nomura S, Sasako M, Katai H, Sano T, Maruyama K (2000) Decreasing complication rates with stapled esophagojejunostomy following a learning curve. Gastric Cancer 3: 97–101

Ohmann C, Imhof M, Röher HD (2000) Trends in peptic ulcer bleeding and surgical treatment. World J Surg 24: 284–293

Piso P, Meyer HJ, Edris C, Jähne J (1999) Surgical therapy of gastric stump carcinoma – a retrospective analysis of 109 patients. Hepatogastroenterol 46: 2643–2647

Röher HD, Verreet PR, Wörmer O, Müller FP, Ohmann C et al. (2000) Helicobacter pylori in the upper gastrointestinal tract: medical or surgical treatment of gastric lymphoma? Langenbecks Arch Surg 385: 97–105

Rösch W (1995) NSAR-induzierte Ulzera – Therapie und Prävention. Z Rheumatol 54: 2–9

Rösch Th, Classen M (1996) Endosonographie. In: Hahn EG, Riemann JF (Hrsg) Klnische Gastroenterologie. Thieme, Stuttgart New York, S 227–239

Rodella L, Laterza E, De Manzoni G, Kind R, Lombardo F et al. (1998) Endoscopic clipping of anastomotic leakages in esophagogastric surgery. Endoscopy 30: 453–456

Roder JD, Böttcher K, Siewert JR, Busch R, Hermanek P et al. (1993) Prognostic factors in gastric carcinoma. Cancer 72: 2089–2097

Roder JD, Stein HJ, Eckel F, Herschbach P, Henrich G et al.(1996) Vergleich der Lebensqualität nach subtotaler und totaler Gastrektomie beim Magenkarzinom. Dtsch Med Wochenschr 121: 543–549

Sakaguchi T, Sawada H, Yamada Y, Fujimoto H, Emoto K et al. (2001) Indication of splenectomy for gastric carcinoma involving the proximal part of the stomach. Hepatogastroenterol 48: 603–605

Sasako M (1997) Risk factors for surgical treatment in the Dutch gastric cancer trial. Br J Surg 84: 1567–1571

Sendler A, Stein HJ, Fink U, Siewert JR (2000) Neue Therapieansätze bei Tumoren des oberen Gastrointestinaltrakts (Ösophagus, Magen). Chirurg 71: 1447–1457

Simeons M, Gevers AM, Rutgeerts P (1999) Endoscopic therapy for upper gastrointestinal hemorrhage: a state of the art. Hepatogastroenterol 46: 737–745

Siewert JR, Stein HJ (1996) Adenocarcinoma of the gastroesophageal junction: classification, pathology and extent of resection. Dis Esoph 9: 173–182

Siewert JR, Böttcher K, Stein HJ, Roder JD and the German Gastric Carcinoma Study Group (1998) Relevant prognostic factors in gastric cancer. Ten-year results of the German Gastric Cancer Study. Ann Surg 4: 449–461

Siewert JR, Stein HJ, Sendler A, Fink U (1999) Surgical resection for cancer of the cardia. Sem Surg Oncol 17: 125–131

Siewert JR, Feith M, Werner M, Stein HJ (2000) Adenocarcinoma of the esophago-gastric junction: results of surgical therapy based on anatomic-topographic classification in 1002 consecutive patients. Ann Surg 232: 353–361

Sofia C, Portela F, Gregorio C, Rosa A, Camacho E et al. (2000) Endoscopic injection therapy vs. multipolar electrocoagulation vs. laser vs. injection + omeprazole in the treatment of bleeding peptic ulcers. A prospective randomized study. Hepatogastroenterol 47: 1332–1336

Svanes C (2000) Trends in perforated peptic ulcer: incidence, etiology, treatment and prognosis. World J Surg 24: 277–283

Schlag PM, Hünerbein M, Rau B (1998) The importance of staging laparoscopy for the treatment of gastric cancer. Onkologie 21: 486–491

Schmid A, Kremer B (2000) Chirurgische Prinzipien beim Magenkarzinom. Chirurg 71: 974–986

Schmitz JM, Stolte M (1997) Gastric polyps as precancerous lesions. Gastrointest Endosc Clin N Am 7: 29–46

Schröder W, Hölscher AH (2001) Aktuelle Therapiestrategien beim Magenfrühkarzinom. Onkologe 7: 610–622

Schneider H Th (1996) Postgastrektomiesyndrom. In: Hahn EG, Riemann JF (Hrsg) Klinische Gastroenterologie. Thieme, Stuttgart New York, S 807–824

Schreiber HW, Eichfuss HP, Schumpelick V (1978) Magenersatz. Chirurg 49: 72–80

Stabile BE, Tzu-Ming C, Hyatt JR, Passaro E (1987) Peptic ulcer complications in high risk patients. World J Surg 11: 345–349

Stael von Holstein CT (2000) Long-term prognosis after partial gastrectomy for gastroduodenal ulcer. World J Surg 24: 307–314

Stolte M, Meining A (1998) Helicobacter '98 – Epidemiologie und Bedeutung in der Cancerogenese. Chirurg 69: 234–238

Thiede A, Fuchs KH, Hamelmann H (1985) Pouch and Roux Y-Resektion nach Gastrektomie – eine zeitsparende Magenersatztechnik durch systematischen Einsatz von Nähinstrumenten. Chirurg 56: 599–604

Thon KP, Stöltzing H (2000) Peptische Ulcusblutung. Viszeralchirurgie 35: 242–249

Tomita R, Fujisaki S, Katsuhisa T, Fukuzawa M (2001) A novel operative technique on proximal gastrectomy reconstructed by interposition of a jejunal-pouch with preservation of the vagal nerve and lower esophageal sphincter. Hepatogastroenterol 48: 1186–1191

Tomoda M (1952) Technik der totalen Gastrektomie mit Ersatzmagen. Chirurg 23: 264–268

Verreet PR, Clausing TA, Schoepp C (2000) Prinzipien des chirurgischen Vorgehens beim Stromatumor. Chirurg 71: 1335–1344

Viste A, Opheim P, Thunold J et al. (1986) Risk of carcinoma following gastric operations for benign disease. Lancet I: 502–505

Weeden S, Cuschieri A, Fielding J et al. (1998) Patient survival after D1 and D2 resections for gastric cancer: long-term results of the UK medical research council (MRC) randomised surgical trial. Proc ASCO 17: 258a

Whiting JL, Fielding JWL (1998) Radical surgery for early gastric cancer. Eur J Surg Oncol 24: 263–268

Watanabe H, Jass JR, Sobin LH (eds) (1990) WHO International histological classification of tumours. Histological typing of esophageal and gastric tumours, 2nd edn. Springer, Berlin Heidelberg New York Tokyo

Wilke H, Stahl M, Meyer HJ, Achterrath W. Preusser P et al. (2001) Chemotherapie des Magenkarzinoms. Onkologe 7: 632–648

Yoo CH, Noh SH, Shin DW, Choi SH, Min JS (2000) Recurrence following curative resection for gastric carcinoma. Br J Surg 87: 236–242

Zacherl J, Jakesz R (2000) Stand der chirurgischen Studien in der Onkologie, Teil 1. Chirurg 71: 646–657

Zittel TT, Jehle EC, Becker HD (2000) Surgical management of peptic ulcer disease today – indication, technique and outcome. Langenbeck's Arch Surg 385: 84–96

KAPITEL 9

Gallenblase – Gallenwege

H.R. NÜRNBERGER

Anmerkungen

Die *Chirurgie der steinbedingten Gallenwegerkrankungen* hat in den letzten 10 Jahren erhebliche Veränderungen erfahren. Durch die Entwicklung der laparoskopischen Cholezystektomie zur chirurgischen Standardtherapieform und die Einführung des therapeutischen Splittings bei Gallengangsteinen wurde die Behandlung der Cholelithiasis ein typisches Beispiel für eine interdisziplinäre Zusammenarbeit zwischen Gastroenterologen und Chirurgen. Diese ist heute um so wichtiger, als durch die Einführung der DRGs die Koordination von Aufnahme des Patienten bis zur Indikationsentscheidung für eine chirurgische Maßnahme durch konkrete und akzeptierte Ablaufpfade sichergestellt werden muss.

Die präoperative Diagnostik wird heute schnell und effektiv mittels Sonographie durchgeführt; nicht nur der Steinnachweis und der Steinausschluss gelingen meist sicher, auch die Funktion und Weite des Gallengangs kann damit beurteilt werden. Die endoskopisch retrograde Cholangiographie ist die Methode der Wahl zur Darstellung und Bergung eines Gallengangsteins und zur Abklärung unklarer Gallengangveränderungen. Als Konkurrenzverfahren bei Risikopatienten und bei rein diagnostischer Untersuchung der ableitenden Gallenwege steht heute die Magnet-Resonanz-Cholangiographie als nichtinvasives Verfahren ohne Strahlenbelastung mit gleichwertigen Ergebnissen zu Verfügung. Die intravenöse Cholangiographie ist heute kein routinemäßiges Verfahren mehr.

Gerade weil die laparoskopische Technik heute von den Assistenten zuerst erlernt wird, sollten trotzdem die Kenntnisse und Fertigkeiten der offenen Technik evtl. im Verlauf anderer Operationen (z. B. Whipple) trainiert werden, um ohne Schwierigkeiten in unklaren oder kritischen Situationen die niemals vorzuwerfende Konversion sicher ausführen zu können. Da Gallenblasenoperationen mit die am häufigsten durchzuführenden chirurgischen Eingriffe darstellen und auch in sog. „einfachen Fällen" immer die Gefahr der Verletzung von Nachbarstrukturen besteht, müssen besonders strenge Qualitätsanforderungen gestellt werden, um diese meist elektiven Operationen verantwortungsvoll durchführen zu können.

9.1
Diagnostik und Indikation

Allgemeines
- *Symptomloses Gallenstein-„Leiden"*
  keinerlei Beschwerden oder Auswirkungen, weder in der Vorgeschichte noch aktuell.
- *Symptomatisches Gallensteinleiden*
  eindeutige, wiederholte oder anhaltende Beschwerden oder Auswirkungen unterschiedlicher Stärke.
- *Courvoisier-Zeichen*
  tastbare Gallenblase infolge übermäßiger Füllung durch Gallerückstau (besonders bei Papillen-, distales Gallengang- oder Pankreaskopfkarzinom), kaum schmerzhaft.
- *Stummer Verschlussikterus*
  schmerzloser, meist akut auftretender Ikterus mit den enzymatischen Charakteristika eines Verschlussmusters. In Kombination mit einem Courvoisier-Zeichen und/oder dem sonographischen Befund erweiterter extrahepatischer Gallenwege dringender Verdacht auf Papillen-, distales Gallengang- oder Pankreaskopfkarzinom; bei sonographisch nur intrahepatisch erweiterten Gallenwegen Verdacht auf zentrales Gallengangkarzinom; schmerzloser Ikterus kaum je durch ein hiermit erstmals symptomatisch gewordenes Steinleiden bedingt.

- *Gallenblasenhydrops*
  meist tastbare, mäßige Vergrößerung der Gallenblase mit wässrig-schleimigem Inhalt (hauptsächlich Sekret des Gallenblasenepithels bei Verschluss des Ductus cysticus, in der Regel durch Stein); meist nicht stark schmerzhaft, ggf. zu Beginn bei akutem Eintreten des Verschlusses.

- *Porzellangallenblase*
  Verkalkung der Gallenblasenwand, die sonographisch schallschattengebend ist und im CT der Gallenblasenwand eindeutig zuzuordnen ist.

- *Gallenblasenentzündung (Cholezystitis)*
  bakterielle Besiedelung der Gallenblasenwand hämatogen oder chologen retrograd; meist mit mäßiger Vergrößerung der Gallenblase, häufig kombiniert mit Gallenblasen-hydrops oder -empyem.

- *Pericholezystitis*
  Begleitentzündung der Gallenblasenumgebung, besonders des Peritoneum viscerale, der Serosa von Duodenum und Querkolon sowie des Mesokolons; klinisch bei Druck Schmerzen über die Gallenblasengegend hinaus sowie sonographisch häufig anhand verdickter Kolonwandung zu vermuten.

- *Akute akalkulöse Cholezystitis*
  etwa 5 bis 14% aller Fälle mit akuter Cholezystitis; sonographisch kein Steinnachweis; besonders schwere Komplikation bei intensivpflichtigen oder immunsupprimierten Patienten; in >70% bei Patienten mit kardiovaskulären Begleiterkrankungen; hoher Anteil an gangränösen Wandveränderungen (Ischämie bei Low-flow-Situationen!) und Mortalität bis zu 40% bei verzögerter Therapie.

- *Gallenblasengangrän*
  schwerste Form der Gallenblasenentzündung mit fortschreitender Zerstörung der Gallenblasenwand bis hin zur freien oder gedeckten Perforation, besonders bei Gallen-blasenempyem, aber auch bei steinbedingter Drucknekrose oder ausnahmsweise bei extremer Überfüllung durch Abflusshindernis im Ductus choledochus.

> **CAVE** Während schwere Gallenblasenwanderkrankungen normalerweise deutliche Symptome aufweisen, kann postoperativ ein Gallenblasenempyem und eine Gallenblasengangrän bis hin zur Perforation ohne Schmerzen verlaufen und bei Nichterkennung eine erhebliche Gefährdung darstellen.

- *Karzinom der Gallenblase*
  in 80 bis 90% bei steinhaltiger Gallenblase, v.a. in entzündlich geschrumpfter; klinisch in operablem Stadium kaum diagnostizierbar. Sonographisch ggf. Hinweise auf lokalisierte Wandverdickung und evtl. Leberinfiltration. Meist Adenokarzinome.

- *Karzinome der Gallenwege (Cholangiokarzinom)*
  Einteilung nach Lokalisation (Longmire et al. 1973) in drei Abschnitte: unterer (retro-duodenaler), mittlerer (Hauptteil des Ductus choledochus bis zur Cysticuseinmün-dung), oberer (Hauptteil des Ductus hepaticus communis einschließlich der Hepati-cusgabel), intrahepatisch (von den beiden Hepatici bis in die Peripherie des Leber-parenchyms). Die Karzinome verteilen sich mit 67% perihiläre, 27% distale und 6% intrahepatische auf die einzelnen Lokalisationen (Nakeeb et al. 1996). Karzinome des oberen Drittels werden als zentrale Gallengangkarzinome oder Klatskin-Tumoren bezeichnet (Klatskin 1965; Abb. 9.1). Diese werden weiterhin nach Bismuth je nach Lokalisation in drei verschiedene Typen unterteilt (Bismuth u. Corlette 1975), meist Adenokarzinome, z.T. mit Dominanz der Bindegewebsentwicklung – Differentialdiagnose: regionale sklerosierende Cholangitis, die sehr selten vorkommt.

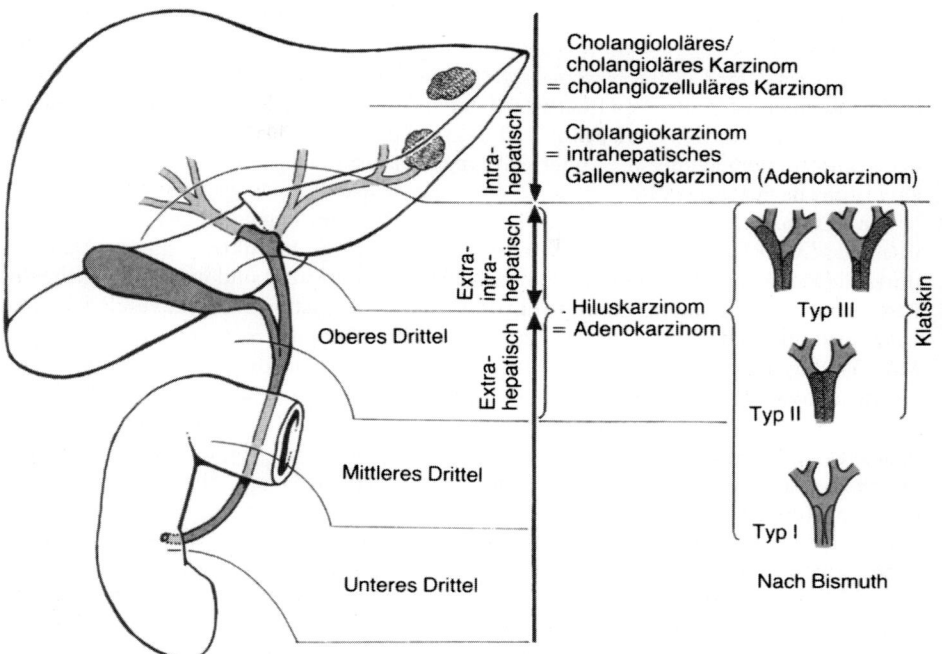

Cholangiololäres/
cholangioläres Karzinom
= cholangiozelluläres Karzinom

Cholangiokarzinom
= intrahepatisches
Gallenwegkarzinom (Adenokarzinom)

Intra-hepatisch

Extra-intra-hepatisch

Oberes Drittel

Extra-hepatisch

. Hiluskarzinom
= Adenokarzinom

Typ III

Typ II

Mittleres Drittel

Typ I

Unteres Drittel

Nach Bismuth

Klatskin

Abb. 9.1. Einteilung der Gallenwegkarzinome

9.1.1
Diagnostik

9.1.1.1
Ultraschall

Perkutaner Ultraschall
Die abdominale Sonographie ist oftmals die erste Screeningmethode bei unklaren Oberbauchbeschwerden durch den Hausarzt. Aufgrund der schnellen Verfügbarkeit und der
sehr spezifischen Befunde stellt sie heute die wichtigste bildgebende Untersuchungsmethode zur Abklärung von Gallenwegerkrankungen dar. Sowohl Steinnachweis als auch
Steinausschluss sind hiermit weitgehend möglich (Sensitivität von 95% für Gallenblasen-
steine >2 mm, aber nur von 50% für Gallengangsteine). Unter Hinzuziehung der Weite des
Ductus choledochus (>6 mm: indirekter Hinweis für Choledocholithiasis) steigt die Sensitivität auf 75%, so dass in der Regel keine weiteren Darstellungen erforderlich sind (Shea
at al. 1994; Majeed et al. 1999). In unklaren Situationen wird man zur Sicherheit intraoperativ eine Cholangiographie durchführen, um keine Konkremente zu übersehen. Auch die
Diagnose einer Cholezystitis kann sehr zuverlässig an dem Ödem mit Verdickung der Gallenblasenwand >4 mm und Gaseinschlüssen in der Gallenblasenwand erkannt werden
(Shea et al. 1994).
   Perizystische Flüssigkeitsansammlungen und ein Gallenblasenhydrops in Verbindung
mit Laborbefunden, die auf eine septisches Geschehen hinweisen und klinischen Zeichen

einer Oberbauchperitonitis sind die entscheidenden Hinweise für eine Gallenblasenperforation.

Auch bei weiteren Gallenblasenwandveränderungen ist die Sonographie richtunggebend, indem sie polypöse Veränderungen darstellen und meist sicher gegenüber Gallenblasensteinen differenzieren kann. Allerdings sind irreguläre Wandveränderungen und in der Kontrolluntersuchung vergrößerte Polypen immer verdächtig auf ein Gallenblasenkarzinom (Bach et al. 1998).

Ein besonderer Vorteil liegt in der Beurteilung der wirklichen Gangweite der Gallenwege und in der Differentialdiagnose obstruktiver vs. nichtobstruktiver Ikterus. Da allerdings die Untersuchungsbedingungen bei Adipositas erschwert sind und die Ursache der Obstruktion häufig im Unklaren bleibt (Wermke 1992), ist eine objektive bildgebende Untersuchung (z. B. endoskopische retrograde Cholangiopankreatographie, ERCP oder MR-Cholangiopankreatikographie, MRCP) in vielen Fällen die diagnose- und therapierelevante notwendige Maßnahme.

Endoskopischer Ultraschall

Durch die Endosonographie können insbesondere Pankreaskopf, distaler Choledochus und Strukturen des Lig. hepatoduodenale sehr übersichtlich untersucht werden, besonders dann, wenn dies beim perkutanen Ultraschall nicht möglich war. Mehrere Studien haben gezeigt, dass auch kleine Konkremente im Gallengang und in der Gallenblase, die zuvor in der perkutanen Sonographie nicht detektiert worden waren, endosonographisch eindeutig diagnostiziert werden können (Norton u. Alderson 1997; Sugiyama u. Atomi 1997). Obwohl mit dieser Methode eine eindeutige Unterscheidung zwischen maligner und benigner Wandverdickung des Choledochus nicht möglich ist, so kann man doch bei einem Normalbefund ein Karzinom weitgehend ausschließen (Gress et al. 1995; Tamada et al. 1998).

Durch den in Evaluation befindlichen intraduktalen Ultraschall werden die Aussagen über den Tumor, seine Lokalisation und Ausbreitung weiter verbessert werden (Kuroiwa et al. 1994; Tamada et al. 1997).

Dopplersonographie

Mit der farbkodierten Duplexsonographie besteht die Möglichkeit, perkutan die funktionelle und morphologische Untersuchung der Gefäße des Lig. hepatoduodenale durchführen zu können. Dieses nichtinvasive Verfahren ist prä- und postoperativ zur Abklärung einer evtl. Infiltration oder Stenose/Thrombose der Pfortader bzw. der A. hepatica geeignet. Ein Nachweis dieser Komplikationen als Zeichen eines fortgeschrittenen Tumors stellt somit schon eine weitgehend richtige Einschätzung der Irresektabilität dar. Neben einer bestehenden Adipositas und der Atemexkursionen ist insbesondere die Luft im Abdomen das größte Hindernis einer umfassenden und sicheren Diagnostik, so dass oftmals zur objektiven Befunddokumentation und Operationsplanung ein angiographisches Verfahren (s. unten) als Komplementäruntersuchung gerade bei Leberhilustumoren durchgeführt werden sollte.

Die intraoperative Doppleruntersuchung wird überwiegend als Kontrolle der Gefäßstrombahn benutzt, um entweder die Durchblutungssituation eines Interponates zu sichern oder die freie portalvenöse und arterielle Durchblutung der Leber am Ende der Operation zu dokumentieren.

9.1.1.2
Cholangiographie

ERC(P) und PTC(D)

Eine über die perkutane Sonographie hinausgehende Darstellung des Gallengangsystems bedarf einer gezielten Fragestellung und ist nur indiziert, wenn die *Operationsindikation* (z. B. unklare Beschwerden nach Cholezystektomie) oder die *Art der Operation* (z. B. Höhenlokalisation eines Gallengangverschlusses) davon abhängen. Bei sonographischem Nachweis eines gestauten Ductus choledochus, also einer distalen Ursache eines Verschlussikterus, wird die ERC(P) zur weiteren Diagnostik notwendig. So kann nicht nur ein mechanisches Hindernis beseitigt werden, sondern auch bei auffälligem Sichtbefund eine Gewebeprobe zur histologischen Begutachtung gewonnen werden.

Bei Tumorverdacht wird oftmals eine Drainage zur Gallengangentlastung implantiert, die Wertigkeit wird jedoch wegen der möglichen Komplikationen (z. B. Cholangitis, Tumorzellverschleppung) kritisch gesehen (Bodener u. Bodener 1998; Verhoef et al. 1998; Lai et al. 1994). Eine Papillotomie sollte wegen der möglichen hämatogenen Tumorzellverschleppung mit diffuser Lebermetastasierung nicht durchgeführt werden.

Bei klinischem und sonographischem Verdacht auf einen hochsitzenden Verschluss kommt einer genauen präoperativen Darstellung der Gallenwege große Bedeutung zu; Resektabilität und Art der Operation hängen von der Bemessung der unteren und oberen Höhe des Gallengangverschlusses ab. Als zusätzliche Untersuchung zur Sonographie wird man die ERC(P) wählen; bei der Notwendigkeit, proximale Gallenabschnitte darzustellen, folgt als nächstes die PTC. Dieser Ablauf wird durch die breite Verfügbarkeit der interventionellen Verfahren begünstigt. Die ERCP ist weiterhin der diagnostische Goldstandard mit einer Sensitivität und Spezifität von >90% für die Choledocholithiasis (Palazzo et al. 1995). Allerdings kann sie durch die nichtinvasive MRCP zumindest teilweise ersetzt werden (s. unten).

Beide oben genannten Untersuchungsmethoden bergen aber gerade bei Verschlussikterus spezifische Gefahren: Durch die ERC kann eine aszendierende Infektion des Gallenwegsystems provoziert werden; die endoskopische Einlage eines Stents oder einer intraluminären Prothese nach ERC kann diese Gefahr nicht vollständig verhüten, da bei zentralem Verschluss häufig nur eine Gallenwegseite entlastet wird. Eine PTC ist zwar weniger infektionsgefährdend, jedoch mit anderen Komplikationsmöglichkeiten belastet wie Bilhämie, Nachblutung und – bei stark gestauten Gallenwegen – durch den Stichkanal in die Bauchhöhle nachlaufende Galle mit lokalem Peritonismus. Bei erheblicher Erweiterung der Gallenwege wird deshalb meist anschließend eine Drainage (PTCD) angelegt; damit erhöht sich aber wieder die Gefahr der Keimbesiedelung des Gallenwegsystems (Classen et al. 1997).

Wichtig sind für das individuelle Vorgehen zwei Gesichtspunkte: In Ergänzung zur Sonographie sind jeweils indiziert die Untersuchungen durchzuführen, die zur prinzipiellen Operationsplanung wesentliche weitere Erkenntnisse erwarten lassen; diese Untersuchungen sind in engem zeitlichen Zusammenhang mit der Operation zu planen, um der Entwicklung einer schweren eitrigen Cholangitis vorzubeugen.

Zur längerfristigen präoperativen Entlastung des Gallenwegsystems s. Abschn. 9.2.1.4.

MRCP

Die MR-Cholangiopankreatikographie ist ein ausgezeichnetes komplementäres Untersuchungsverfahren zur ERCP. In den T2-gewichteten Bildern werden beide Gangstrukturen übersichtlich und komplett dargestellt. Gallenwege und Gallenblase lassen sich mit einer

Sensitivität von 89% und einer Spezifität von 100% erfolgreich darstellen (Coakley u. Schwartz 1999; Sackmann et al. 1999; Varghese et al. 1999; Regan et al. 1998; Merkle et al. 1998).

Vorteile des Verfahrens sind

- fehlende Strahlenbelastung,
- keine invasive Untersuchungsmethode, also auch
- Vermeidung ERCP-/PTC-spezifischer Komplikationen,
- Darstellung der Gallengangstrukturen vor und hinter einer Stenose in den tatsächlichen anatomisch-pathologischen Konfigurationen (kein Aufweiten der Gangsysteme durch Kontrastmitteldruckinjektion),
- Beurteilung der Gallengangstrukturen auch bei misslungener ERCP.

Nachteilig ist, dass bei auffälligen Veränderungen an den Gallenwegen keine diagnostische Intervention zur histologischen/zytologischen Sicherung des Befundes möglich ist. Eine therapeutische Behandlung zur Überbrückung von Gallengangstenosen oder die Entfernung von Gallengangsteinen ist unmöglich, es muss dann die ERCP angeschlossen werden. Präpapilläre und sehr kleine Steine (<4 mm) können dem Nachweis entgehen; manche klaustrophobischen und adipösen Patienten können in der engen Gantry des MR-Tomographen nicht untersucht werden

9.1.1.3
Angiographie

Konventionelle Kontrastmittel-Angiographie

Die konventionelle Technik mit selektiver Platzierung von Angiographiekathetern in die A. hepatica oder zentraler spielt in der präoperativen Diagnostik nur noch eine untergeordnete Rolle, da die gewünschten Aussagen durch die nichtinvasiven Verfahren wie Ultraschall, CT oder MRI gleich gut zu erhalten sind. Darüber hinaus werden die zwar insgesamt seltenen Komplikationen einer Angiographie (insbesondere katheterbedingte, kontrastmittelbedingte Komplikationen und Komplikationen an der Punktionsstelle) vermieden und so der Patientenkomfort deutlich gesteigert.

Die angiographische Untersuchung bei hepatobiliären Erkrankungen kann in drei Gruppen unterteilt werden:

- Diagnostisch
  vor allem zur Abklärung benigner und maligner Lebertumoren und deren Gefäßversorgung,
- präoperativ
  zur Erkennung der Gefäßanatomie und ggf. akzessorischer oder aberranter Gefäße (z. B. A. hepatica dextra aus der A. mesenterica superior); zur Frage der Gefäßinfiltration vor allem bei zentralen Gallengangtumoren und zur Frage der Durchgängigkeit der Pfortader oder eines Kollateralshunts,
- therapeutisch
  nach (super-)selektiver Platzierung von Kathetern zur adjuvanten oder palliativen Chemoperfusion oder Chemoembolisation.

CT-/MR-Angiographie

Sowohl eine Drei-Phasen-Spiral-CT-Untersuchung (arteriell, portalvenös, verzögert) als auch die MR-Angiographie haben bei Gallenwegerkrankungen lediglich bei V.a. zentralen Gallengangtumor (Klatskin) oder bei speziellen Indikationen (z. B. Caroli-Syndrom) eine

Bedeutung zur lokoregionären Beurteilung. Durch die schnellen Akquisitionsphasen lassen sich sehr übersichtliche und aussagekräftige Rekonstruktionen durch Postprocessing der arteriellen und portalvenösen Gefäßstrombahnen erzielen, so dass die Frage der Gefäßinfiltration eines Tumors, die Lokalisation von Verschlüssen/Stenosen oder die Gefäßanatomie im Lig. hepatoduodenale und im Oberbauch sicher und nichtinvasiv beantwortet werden kann. Damit wird die Indikation und Planung von operativen Eingriffen nachhaltig beeinflusst und interdisziplinäre Therapiekonzepte können so zur optimalen Patientenführung abgesichert werden (Zeman et al. 1995; Meaney et al. 1997).

9.1.1.4
Ösophago-Gastro-Duodenoskopie

Eine Ösophago-Gastro-Duodenoskopie ist bei einer geplanten Cholezystektomie nicht generell erforderlich. Sie sollte jedoch dann durchgeführt werden, wenn eine Ulcusanamnese besteht, der Patient nichtsteroidale Antirheumatika (NSAR) einnimmt oder uncharakteristische Beschwerden im Oberbauch bestehen (Leitlinie zur Behandlung von Gallensteinen 2000).

> **CAVE**
>
> **Bei V.a. einen malignen Tumor sollte allerdings prinzipiell eine Ösophago-Gastro-Duodenoskopie durchgeführt werden, um eine Infiltration des Duodenums oder des Antrums durch histologische Befunddokumentation frühzeitig zu erkennen.**

Damit kann frühzeitig entschieden werden, ob ein palliatives Therapiekonzept mit Anlage einer Diversions-Gastroentroanastomose zur freien Nahrungspassage neben der sicheren Galleableitung, am besten über eine Hepaticojejunostomie, notwendig wird.

9.1.1.5
Laborwerte

Die präoperative Bestimmung von Cholestase-anzeigenden Enzymen, Transaminasen und Bilirubin ist notwendig, um Gallengangsteine oder eine vorbestehende Leberkrankheit weitgehend auszuschließen (Trondsen et al. 1998).

>
>
> **Keine Operation sollte ohne Kenntnis der globalen Gerinnungsparameter und des Blutbildes durchgeführt werden, um bei möglichen Komplikationen den Verlauf beurteilen zu können.**

Wichtige und typische Enzymkonstellationen bei chirurgisch bedeutsamen Lebererkrankungen sind in Tabelle 9.1 dargestellt (Schmidt u. Schmidt 1976).

Tabelle 9.1. Typische Enzymmuster und Durchschnittswerte bei chirurgisch wichtigen Lebererkrankungen. (Nach Schmidt u. Schmidt 1976)

Enzyme im Serum	Normalwerte [U/l]	Verschlusstyp	Hepatitistyp	Nekrosetyp	Metastasentyp
GOT	m: 18 w: 15	↑ (~50)	↑↑ (~750)	↑↑↑ (~2000)	↑ (~150)
GPT	m: 22 w: 17	↑ (~100)	↑↑ (~1000)	↑↑↑ (~1500)	↑ (~50)
GOT/GPT	0,7–1,1	<0,7–1,0	<1,0	>1,0	>1,0 (~2)
GLDH	m: 4 w: 3	↑↑ (~15)	↑↑ (~ 20)	↑↑↑ (~1000)	↑↑ (~30)
GOT + GPT/GLDH	–	~ 10<20	>50	~ 2	~ 5
AP	180	↑↑↑ (~500)	↑ (~200)	↑ (~200)	↑–↑↑↑ (~1000)
γ-GT	m: 28 w: 18	↑↑↑ (~500)	↑ (~100)	↑ (~200)	↑↑↑ (~1000)

9.1.2
Indikation

9.1.2.1
Allgemeines

Allein bei *unkomplizierter symptomatischer Cholezystolithiasis* kann eine medikamentöse Litholyse oder Stoßwellentherapie bei Patienten mit besonderen Risikofaktoren oder bei ausdrücklichem Wunsch erwogen werden. Für eine Litholyse mit Gallensäuren (Ursodesoxycholsäure) eignen sich vorwiegend Patienten mit kleinen (<5 mm) röntgennegativen Cholesterinsteinen in einer sich gut kontrahierenden Gallenblase, die sonographisch oder radiologisch durch ein orales Cholezystogramm überprüft werden sollte. Eine Steinverkalkung muss durch eine Gallenblasenzielaufnahme ausgeschlossen sein. Auch bei größeren Steinen kann unter diesen Vorbedingungen der Versuch einer konservativen Therapie vertretbar sein, wobei eine zusätzliche Lithotripsie die Zeitdauer bis zur Steinfreiheit verkürzt. Die konservative Therapie benötigt mehrere Monate bis zu einem halben Jahr, um Steinfreiheit zu erzielen, anschließend soll die Behandlung über weitere drei Monate fortgeführt werden. Dieser lange Zeitraum erfordert eine besondere Compliance des Patienten und daher wird dieses Verfahren nur bei einzelnen, besonders einsichtigen Patienten erfolgreich sein können (Paumgartner 1993). Darüber hinaus liegt die Wahrscheinlichkeit, innerhalb eines Jahres eine Komplikation zu entwickeln mit 30 bis 50% sehr hoch und so ist auch letztlich aus Kostengründen eine *operative Versorgung mit Entfernung des auslösenden Organs die kausale Therapie.* Auch bei hochbetagten Patienten kann die Cholezystektomie mit geringem Risiko und gleichen Indikationsstellungen wie bei jüngeren Patienten durchgeführt werden, wenn zur elektiven Operation eine optimale Vorbereitung durchgeführt wurde (Atting 1999)

Bei *Choledochuskonkrementen* stellt die endoskopische Behandlungsmöglichkeit heute die Methode der Wahl ggf. in Ergänzung zur Chirurgie dar, die bei jeder Indikation zu einem Gallenwegeingriff individuell bedacht werden muss. Ihre Resultate bei der Behandlung von Gallengangsteinen sind mit denen der offenen Gallengangchirurgie vergleichbar und in >90% erfolgreich (Miller et al. 1998). Bei Misslingen der endoskopischen Steinextraktion können adjuvante Lithotripsie-Verfahren eingesetzt werden, um gerade bei Hochrisikopatienten eine operative Intervention an den Gallenwegen zu vermeiden. Nach Stabilisierung sollte dann bei nachgewiesenen Gallenblasensteinen die elektive Cholezystektomie zur Sanierung des Gallengangsystems angeschlossen werden.

Die Letalitätsraten der endoskopischen Papillotomie (EPT) liegen in großen Serien zwischen 0,2 bis 2%. Die typischen Komplikationen umfassen Pankreatitis (0,4–2%), Blutung (1–4%), Cholangitis und ggf. Sepsis (0,1–0,8%) sowie Perforation ins Retroperitoneum (ca. 1%; Loperfido et al. 1998; Rabenstein et al. 1999). Ein erhöhtes Risiko besteht bei Leberzirrhose und bei schwieriger Kanülierung der Papilla Vateri mit notwendiger Precut-Sphinkterotomie (Freeman et al. 1996). Da die meisten Komplikationen erst innerhalb von 4 bis 24 Stunden nach EPT manifest werden (Gottlieb et al. 1996), wird meist eine Nachbeobachtung über 24 Stunden empfohlen und die elektive Operation nach Kontrolle der Laborparameter am darauffolgenden Tag durchgeführt.

Eine *grundsätzliche Indikation zur Cholezystektomie* besteht in der Regel bei symptomatischer Cholezystolithiasis, da nach erstmaliger Symptomatik ca. die Hälfte aller Patienten innerhalb eines Jahres eine erneute Schmerzattacke erleiden. Die jährliche Komplikationsrate (z. B. akute Cholezystitis, Pankreatitis, Cholangitis) beträgt nach einer erstmaligen Kolik 1 bis 2%, beim asymptomatischen Patienten jedoch nur 0,1 bis 0,2%. Patienten mit symptomatischer Cholezystolithiasis wird daher nicht nur zur Verhütung neuerlicher Schmerzattacken, sondern auch wegen der Verhinderung von Komplikationen zur Cholezystektomie geraten (Leitlinie zur Behandlung von Gallensteinen 2000).

Derzeit sind als *dringende Operationsindikationen* z. B. Gallenblasenperforation, Verschlussikterus ohne endoskopische Behandlungsmöglichkeiten, Cholezystitis anerkannt. Zur Diskussion steht die Operationsindikation bei *asymptomatischer Cholezystolithiasis*. Ca. 60 bis 80% der Steinträger bleiben asymptomatisch. Die Karzinomgefahr und die Wahrscheinlichkeit einer Symptomentstehung sind keine ausreichenden Argumente für eine prinzipielle, wohl aber für eine großzügige Indikationsstellung zur Cholezystektomie. Darunter ist zu verstehen, dass bei Vorliegen von zahlreichen Konkrementen und bei einem doch häufig vorhandenen geringen Beschwerdebild – „symptomarme" Cholezystolithiasis – unter der Voraussetzung eines minimal kalkulierbaren Operationsrisikos der Rat zur Cholezystektomie gegeben werden kann. Obwohl also grundsätzlich keine Indikation zur Therapie besteht, sollten allerdings Patienten mit einer Prozellangallenblase oder bei gleichzeitigem Vorliegen von schnell wachsenden oder >1 cm großen Gallenblasenpolypen cholezystektomiert werden. Bei großen Gallenblasensteinen >3 cm oder speziellen abdominellen Eingriffen (z. B. bariatrische Operationsverfahren bei maligner Adipositas, ausgedehnte Dünndarmresektionen, Transplantationen), bei denen eine erneute Operation erheblich erschwert ist, kann eine Cholezystektomie vorgenommen werden, um die Komplikation einer postoperativen Cholezystitis zu verhindern. Der ausschließliche Therapiewunsch bei asymptomatischer Cholezystolithiasis stellt eine umstrittene Indikation dar, da ein Vorteil gegenüber einer Therapie erst nach Auftreten von Symptomen nicht belegbar ist.

Die Entfernung einer *steinfreien Gallenblase* wegen „Septenbildung", Knickbildung oder unklaren Oberbauchbeschwerden ist kaum indiziert und selten von Erfolg.

Therapeutisches Splitting

Nach Umfragen bevorzugen ca. 85% aller laparoskopisch tätigen Chirurgen das therapeutische Splitting, wenn gleichzeitig eine Cholezysto- und eine Choledocholithiasis vorliegt (Schwesinger et al. 1999; Sungler et al. 1997). Das Procedere umfasst nach diagnostischer Abklärung der Gallenwege mit Steinnachweis im ersten Schritt die endoskopische Steinentfernung aus dem Ductus hepatocholedochus mittels ERC und Papillotomie. Im zweiten Schritt wird dann die elektive laparoskopische Cholezystektomie angeschlossen.

Dieses Vorgehen ist insbesondere bei akuter Cholangitis und biliärer Pankreatitis besonders effektiv, da hierdurch nach Sanierung der Gallenwege und Abklingen der entzündlichen Befunde die Notfallsituation vermieden und die elektive Cholezystektomie unter wesentlich komplikationsärmeren Bedingungen geplant werden kann. Eine Alternative zum therapeutischen Splitting ist die laparoskopische Gallengangrevision mit Erfolgsraten von 70 bis 95%, die zurzeit allerdings nur in ausgewiesenen laparoskopischen Abteilungen durchgeführt wird (Arvidsson et al. 1998; Dorman et al. 1998). Bei Patienten mit niedrigem Risiko ist zweifellos von Vorteil, dass man mit einem Eingriff beide Problembereiche sanieren kann, dies führt zu einer Verkürzung der Hospitalisationsdauer.

Gravidität
Grundsätzlich ist die offene und laparoskopische Cholezystektomie zu jedem Zeitpunkt in der Schwangerschaft möglich. Allerdings sollte die Indikation im ersten Trimenon wegen der Gefahr des Spontanaborts und im dritten Trimenon wegen der Auslösung vorzeitiger Wehen und der beengten Verhältnisse beim laparoskopischen Vorgehen sehr streng gestellt werden (Graham et al. 1998).

Hochrisikopatient, Intensivpatient
Bei hochbetagten Risikopatienten mit akuter gangränöser Cholezystitis oder bei Intensivpatienten mit einer akalkulösen Cholezystitis kann durch sonographisch gesteuerte perkutane Katheterdrainage der Gallenblase eine Remission des akuten Krankheitsbildes erzielt werden, um dann im Intervall die Cholezystektomie durchzuführen (Hamy et al. 1997). Wenn Zeichen eines gleichzeitigen Papillenverschlusses vorliegen, wird auf jeden Fall zunächst eine endoskopische Papillotomie vorgenommen und der Verlauf über 24 bis 48 Stunden abgewartet.

Hochrisikopatienten mit endoskopisch nicht zu entfernenden Gallengangsteinen sollte man zur Gewährleistung des Galleabflusses und zur Entlastung des bestehenden Verschlussikterus eine endoskopisch platzierte Gallengangprothese unter Belassen des Gallengangsteins implantieren. Diese in der Regel temporäre Prothese kann nach Besserung des Zustandes extrahiert und die definitive Versorgung angeschlossen werden.

Cholangitis
Die akute Cholangitis ist eine bakterielle Infektion mit septischem Allgemeinbefund, sie ist bedingt durch die biliäre Stase. Die Ursache dafür liegt meist in okkludierenden Gallengangsteinen, Strikturen oder einem Tumor. Bei einmal diagnostizierter *Choledocholithiasis* oder einer *Stenose im Gallengangsystem* ist eine sofortige Drainagemaßnahme unerlässlich, da eine nicht erfolgreich behandelte Cholangitis eine ca. 50%ige Mortalität aufweist und der Verlauf einer biliären Pankreatitis schwer abzuschätzen ist (Lipsett u. Pitt 1990).

Die initiale Versorgung beinhaltet zunächst neben der intensivmedizinischen Behandlung die intravenöse Antibiotikatherapie mit einem gallegängigen Antibiotikum. Durch diese Maßnahmen können 70 bis 85% der Patienten zunächst stabilisiert werden, um dann die Dekompression des Gallengangsystems mittels ERC und Papillotomie zur evtl. Steinextraktion durchführen zu können. Die Platzierung einer nasobiliären Sonde oder intraluminären Prothese sind die Verfahren der Wahl zur Überbrückung von Stenosen, um so eine Entlastung gewährleisten zu können. Bei deutlich gestauten intrahepatischen Gallenwegen ist alternativ eine perkutane transhepatische Cholangiodrainage (PTCD) möglicherweise indiziert. Besonders bei Vorliegen eines Tumors sollte zunächst das akute entzündliche Stadium abklingen, um dann die Diagnostik zu vervollständigen und die Resektabilität zu überprüfen.

9.1.2.2
Zeitpunkt der Operation bei akuter Cholezystitis

Sicher ist bei *V.a. Gallenblasenperforation oder Gallenblasenempyem mit einem toxisch-septischen Krankheitsbild* eine unmittelbare Operationsindikation gegeben.

Die akute Cholezystitis soll früh-elektiv (möglichst innerhalb von 48 Stunden nach Diagnosestellung) operiert werden, in vier kontrollierten Studien wurde nachgewiesen, dass eine Verringerung der Morbidität und Letalität (0% vs. 2,6%) zu verzeichnen und die Krankenhausverweildauer deutlich kürzer war (10,9 Tage nach früh-elektiver vs. 20 Tage nach später Operation). Sofern größere technische Schwierigkeiten auftreten – was meist nicht der Fall ist – kann man sich zunächst auf eine Cholezystostomie zur Empyement-lastung beschränken. Kann wegen zu später Diagnosestellung oder aus anderen medizinischen Gründen der Patient nicht früh-elektiv operiert werden, sollte die Cholezystektomie dann nach 6 Wochen im Intervall erfolgen (Schwesinger et al. 1999; Garber et al. 1997).

9.1.2.3
Operationsindikation bei einer Begleitpankreatitis

Wird bei einer Gallensteinkolik oder bei akuter Cholezystitis eine Begleitpankreatitis diagnostiziert (klinische Symptome, Amylase-/Lipase-Erhöhung, ggf. sonographischer oder computertomographischer Befund eines Pankreasödems oder typischer Auflockerung des Pankreasparenchyms evtl. mit Pankreasgangaufstau), erscheint bei kurzfristig innerhalb weniger Stunden abklingender Symptomatik zunächst ein Abwarten berechtigt, da man davon ausgehen kann, dass offensichtlich ein Steinabgang mit temporärem Verschluss der Papille vorgelegen hat. Bei erheblicher und/oder zunehmender Symptomatik ist ein aktives Vorgehen erforderlich. Die diagnostische und therapeutische Methode der Wahl ist die *ERCP mit Papillotomie* und Bergung eines impaktierten Gallengangsteins, um das Gallengang- und Pankreasgangsystem zu dekomprimieren und dadurch dem schweren Krankheitsbild einer septisch-toxischen Cholangitis zuvorzukommen.

Kann die endoskopische Papillotomie nicht durchgeführt werden, so ist eine Indikation für eine sofortige Operation gegeben, Ziel ist die Sanierung des Ductus hepatocholedochus und ggf. die Beseitigung eines in der Papille eingeklemmten Steins durch transduodenale Papillotomie.

9.1.2.4
Operationsindikation bei Leberzirrhose

Eine Cholezystektomie bei Patienten mit Leberzirrhose erfordert eine strenge und eher zurückhaltende Indikationsstellung. Bei rezidivierenden Beschwerden auf dem Boden einer Cholezystolithiasis mit jeweils passageren Enzymerhöhungen als Zeichen einer rezidivierenden Cholangitis ist die Indikation zur Cholezystektomie sicher gegeben, da ansonsten evtl. eine Notfalloperation unter schlechten Bedingungen mit einem erheblich erhöhten Risiko durchgeführt werden muss. Dabei ist allerdings zu bedenken, dass eine

Cholezystektomie bei Patienten mit Leberzirrhose und portaler Hypertension ein äußerst problematische Eingriff sein kann und von einem erfahrenen Operateur ausgeführt werden sollte.

Bei Patienten im Stadium Child-Pugh A und B und zuvor korrigierten Blutgerinnungsparametern kann auch die *laparoskopische Cholezystektomie* versucht werden. Bei deutlich gestautem periumbilikalen Venenplexus als Zeichen einer portalen Hypertension (Caput Medusae) ist dieses Vorgehen allerdings kontraindiziert. Man muss den Zeitpunkt zur Konversion sehr streng von den operationstechnischen Schwierigkeiten und dem präparativen Fortschritt abhängig machen, um nicht in eine katastrophale Situation zu kommen. Eine manchmal sehr effektive Variante ist in solchen Fällen die subtotale (partielle) Cholezystektomie (Cottier et al. 1991; Bornman u. Therblanche 1985), indem man die posteriore Gallenblasenwand im Gallenblasenbett belässt, die zurückgelassene meist nekrotische Mukosa wird mit dem Argon Beamer oder der Elektrokoagulation verschorft und die Ränder mit einer fortlaufenden Blutstillungsnaht versorgt. Nach Darstellung des Gallenblasenhalses wird die Zystikuseinmündung in die Gallenblase aufgesucht und dann eine Umstechungsligatur von außen um den Ductus cysticus platziert, um so einen sicheren Verschluss zu erreichen. Auf diese Weise wird die gefährliche Präparation des oft schwer entzündlichen Chalot-Dreiecks und des Lig. hepatoduodenale und eine diffuse Blutung aus dem Gallenblasenbett vermieden, die schnell bei diffusen Blutungen zur Tamponade führen kann.

Insgesamt erschwert aber eine Operation im Oberbauch eine evtl. später indizierte Lebertransplantation wegen der bei portaler Hypertension enorm vaskularisierten Adhäsionen erheblich. Dass die Adhäsionsbildung nach laparoskopischer Cholezystektomie geringer ausfällt, wird immer wieder beschrieben, aber eindeutige Aussagen dazu sind zurzeit nicht möglich.

9.1.2.5
Operationsindikation bei Verschlussikterus und Frage einer präoperativen Entlastung

Ein Verschlussikterus führt stets zu einer progredienten Verschlechterung des Gesamtbefindens das Patienten. Die Periode eines unbehandelten Verschlussikterus soll somit so kurz wie möglich gehalten werden. Dies ist beim Bemühen um eine genaue diagnostische Abklärung der Verschlussursache zu bedenken. In Einzelfällen kann diese nicht erreicht werden und ist ggf. für die Operationsindikation auch nicht entscheidend.

Der Wert einer präoperativen Entlastung des Gallengangsystems bei Verschlussikterus kann aufgrund mehrerer Vergleichsbeobachtungen nicht eindeutig beantwortet werden (Cherqui 2000; Kawarada 1995). Ein günstiger Effekt auf die Leberfunktion ist erst nach längerer Zeit (wohl einige Wochen) zu sehen, dieser kann nicht an der Normalisierung des Bilirubin im Serum abgelesen werden, da die Synthesefunktionen wesentlich länger zur Rekompensation benötigen als die Exkretionsfunktion. Die Entlastung ist darüber hinaus häufig nicht vollständig, und die Infektionsgefahr sowohl bei dem pro- als auch bei dem retrograden Vorgehen gegeben.

Trotzdem erscheint eine *präoperative Entlastung individuell in folgenden Situationen indiziert*: bei bereits lange bestehendem, hochgradigen Verschlussikterus mit erheblichen Auswirkungen auf die Leberfunktion, bei hochsitzendem Gallengangverschluss und geplanter Leberresektion mit Erhalt nur eines bereits länger gestauten Leberabschnitts, bei Anzeichen einer bereits stattgehabten Infektion des Gallengangsystems und bei Verzögerung des Operationszeitpunkts aus unterschiedlichen Gründen.

Je länger ein Ikterus besteht und je eingreifender die geplante operative Intervention ist, desto mehr Bedeutung kommt u. E. einer präoperativen Entlastung zu. Bei tiefsitzendem Verschluss wird meist das endoskopische, bei hochsitzendem das transhepatische, ggf. beide Leberseiten entlastende Vorgehen gewählt (Kurz 2000).

9.1.2.6
Operationsindikation bei Verdacht auf maligne Gallenwegerkrankungen

Sofern eine *Aussicht auf Resektabilität* des tumorbefallenen Abschnitts besteht, ist die Operationsindikation wegen Fehlens einer anderen potentiell kurativen Behandlungsmöglichkeit prinzipiell gegeben.

Die präoperative Abklärung indikationskritischer Befunde beinhaltet soweit möglich die Ausdehnung des Tumors im Gallengangsystem, die Frage der Gefäßinfiltration (insbesondere die Frage der Pfortaderinfiltration), den Nachweis einer Leberlappenatrophie als Zeichen einer biliären und/oder portalvenösen Tumorobstruktion und den Ausschluss von Fernmetastasen.

Die Operation soll nach Abklärung dieser Vorinformationen nur dann ausgeführt werden, wenn alle Voraussetzungen zu einer entsprechenden Resektion und ggf. notwendigen Erweiterung des Eingriffs (Whipple-Operation, Hilusresektion, Leberteilresektion) vorhanden sind. Eine diagnostische Laparotomie, die gerade bei zentralen Gallengangkarzinomen in der Regel weder die Diagnose noch eine sichere Entscheidung über die Resektabilität ermöglicht, verringert die Aussichten auf einen späteren resezierenden Eingriff wesentlich. Es wird also empfohlen, bei einem Verschlussikterus mit sonographisch ermittelter zentraler Ursache den Patienten ohne *Laparotomie* in eine darauf spezialisierte Klinik zu überweisen. Bei einer Laparotomie, bei der sich der Befund eines zentralen Verschlusses überraschenderweise ergibt, soll dementsprechend auf eine weitere Präparation und auf das chirurgische Einbringen intraluminärer Drainagen verzichtet werden, um dann später unter optimalen Bedingungen die Situation zu klären und evtl. die radikale Tumorresektion mit geringem Risiko durchzuführen.

Hinsichtlich der Frage nach einer Indikation zur Lebertransplantation wird auf Kap. 22 verwiesen.

Zur Vermeidung sekundär infektiöser Komplikationen kann die primär palliative Cholezystektomie bei fortgeschrittenen Tumoren sinnvoll sein und sollte vor allem bei Patienten in noch gutem Allgemeinzustand in das Therapiekonzept mit einbezogen werden.

9.1.2.7
Indikation zum Sekundäreingriff am Gallenwegsystem

Strikturen am Gallengangsystem, etwa nach Cholezystektomie mit Einengung im Bereich der Zystikuseinmündung und besonders nach iatrogener Verletzung im Bereich der Hepatikusgabel, erfordern eine Reoperation, wenn Enzymerhöhungen eine relevante Abflussbehinderung nachweisen und besonders, wenn *rezidivierende Cholangitiden* oder *Verschlussikterusphasen* auftreten. Bei der technischen Schwierigkeit mancher Rekonstruktionen ist die Indikation allerdings genau zu diskutieren und Alternativen (ggf. Bougierungsbehandlung oder Platzierung eines Gallengangstents) zu bedenken, die allerdings ihrerseits zu Komplikationen (z. B. Perforation, Stentokklusion mit Cholangitis) führen können.

Wegen der Gefahr der sekundären biliären Zirrhose bei signifikanter Gallengangstenose wird in der Regel eine Operation (meist Hepaticojejunostomie) indiziert sein.

Entsprechend wird auch nach früher angelegter biliodigestiver, besonders biloduodenaler Anastomose eine Reoperation erforderlich, wenn rezidivierende Fieberschübe und Enzymerhöhungen die mangelhafte Funktion dieser Anastomose anzeigen. Ggf. kann zunächst das Ergebnis eines mehrwöchigen Behandlungsversuchs mit Antibiotika abgewartet werden, um nach Rückgang der entzündlichen Veränderungen unter besseren Lokalbedingungen den Revisionseingriff auszuführen.

Dagegen ist die *endoskopische Behandlung von Residualsteinen* nach Cholezystektomie heute unbestritten die Methode der Wahl, um die Sanierung des Gallengangsystems zu erreichen. Ist dies im Einzelfall nicht möglich, besteht in der Regel die Indikation zur Reoperation mit Gallengangrevision und evtl. transduodenaler Papillotomie oder besser zur biliodigestiven Anastomose.

Bei uncharakteristischen Beschwerden nach Cholezystektomie sollte zunächst eine genaue Umgebungsdiagnostik unter Einbeziehung einer Gastroskopie und ERCP durchgeführt werden, um weitere Erkrankungen des oberen Magen-Darm-Traktes auszuschließen und die dann wohl eher seltene Indikation zur Reoperation zu diskutieren. Einem langen Zystikusstumpf kann u. E. kein Krankheitswert zugesprochen werden.

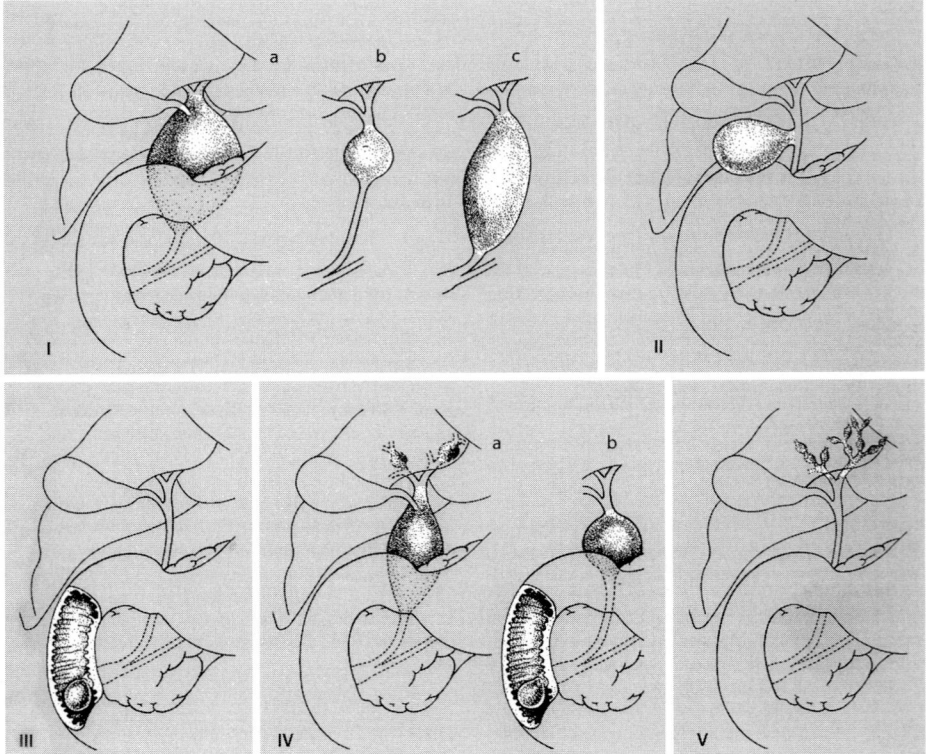

Abb. 9.2. Einteilung der Gallenwegzysten nach Todani

9.1.2.8
Operationsindikation bei Gallengangzysten

Diese sind häufig lange Zeit asymptomatisch und werden ggf. zufällig bei sonographischer Untersuchung oder wegen auftretender Symptome (Cholangitis, passagerer Ikterus) entdeckt. Die Klassifikation wird unter Einbeziehung der Caroli-Erkrankung durch die Einteilung nach Todani (s. Abb. 9.2) durchgeführt. Eine Operationsindikation ist hier speziell wegen der Gefahr der malignen Entartung (Nagorney 2000) und der assoziierten hepatobiliären Veränderungen (Zystolithiasis, Hepatikolithiasis, Cholezystolithiasis, Pankreatitis, intrahepatischer Abszess, biliäre Leberzirrhose mit portaler Hypertension) gegeben.

Die definitive Behandlung von Gallengangzysten ist durch unterschiedliche chirurgische Maßnahmen zu erzielen. Generell sollte – wenn immer möglich – die Zyste komplett reseziert und die Wiederherstellung des Galleabfluss durch eine biliojejunale Mukosa-zu-Mukosa-Anastomose erreicht werden, während eine einfache externe Drainage keine Indikation zur definitiven Versorgung hat. Bei den Typen IVA und V mit intrahepatischer Beteiligung muss bei multiplen einseitigem Befall eine Hemihepatektomie vorgeschlagen werden, bei diffusem Befall beider Leberlappen die Lebertransplantation.

9.2
Operative Therapie

9.2.1
Gallensteinleiden

Das Operationsziel ist generell die Entfernung der Gallenblase und ggf. die Gallengangsanierung, wenn dies nicht durch die verfügbaren interventionell endoskopischen Techniken möglich ist oder diese nicht zur Verfügung stehen.

Die Hauptindikationen operativer Behandlung von Gallenwegerkrankungen sind in Tabelle 9.2 zusammengestellt.

Tabelle 9.2. Hautindikationen operativer Behandlung von Gallenwegerkrankungen

Art der Erkrankung	Indikation zur Operation	Wichtigste diagnostische Verfahren/Parameter (speziell für Operationsindikation)	Operationsmethode der Wahl
Gallensteinerkrankungen			
Cholezystolithiasis ohne/mit geringen Symptomen	Relativ	Sonographie, Leberenzyme	Laparoskopische Cholezystektomie
Gallensteinleiden mit Symptomen (Cholezysto-, Choledocholithiasis, Gallenblasenhydrops, Zustand nach akuter Cholezystitis)	Immer gegeben, meist elektive Operation im Intervall	Sonographie, Leberenzyme ggf. ERC mit Papillotomie	Laparoskopische Cholezystektomie
Akute Cholezystitis	Immer gegeben, früh-elektive Operation	Klinischer Befund, Sonographie, Kurzzeitverlauf unter Antibiotika	Laparoskopische, evtl. offene Cholezystektomie

Tabelle 9.2. Fortsetzung

Art der Erkrankung	Indikation zur Operation	Wichtigste diagnostische Verfahren/Parameter (speziell für Operationsindikation)	Operationsmethode der Wahl
Gallenblasenempyem	Absolut, sofort	Klinischer Befund, Sonographie	Offene/laparoskopische Cholezystektomie, evtl. nur Cholezystostomie, nach Rekonvaleszenz Cholezystektomie
Gallenblasenperforation	Absolut, sofort	Klinischer Befund, Sonographie	Offene Cholezystektomie, lokale Drainage
Verschlussikterus	Absolut, baldmöglichst, evtl. präoperativ endoskopische Drainage	Leberenzyme, Hepatisserologie, Sonographie, evtl. ERCP/MRCP	Offene Cholezystektomie, Gallengangsanierung oder PTCD
Papillenstenose			
Als Folge von Steinabgängen ohne Pankreatitis	Gegeben, elektiv; bei Aufstau oder Symptomen immer	Leber- und Pankreasenzyme, ERCP/MRCP	Endoskopische Papillotomie, selten transduodenale
Zustand nach Gallenwegoperation			
Zustand nach Verletzungen mit Hepaticus-/Choledochus-Stenosierung oder Fistel	Meist bei rezidivierenden Symptomen elektiv gegeben	Leberenzyme, Gerinnung, klinischer Befund, Sonographie, ERCP/MRCP, PTC, evtl. hepatobiliäre Sequenzszintigraphie	Hepaticojejunostomie, Roux Y Schlinge mit Schleimhautnaht
Choledochoduodenostomie	Je nach Symptomen gegeben	Klinischer Befund, Leberenzyme, Sonographie	Aufhebung der Anastomose, Hepaticojejunostomie (Roux Y), Verschluss distaler Choledochus
Gallengangzyste	Bei Symptomen und zur Karzinomprophylaxe meist gegeben	Klinischer Befund, Sonographie, MRCP/ERCP, Spiral-CT, intrahepatische Zysten: Leberteilresektion oder -transplantation	Möglichst vollständige Resektion, Hepaticojejunostomie (Roux Y)
Karzinome			
Gallenblasenkarzinom	Immer gegeben, oft jedoch irresektabel	Sonographie, Spiral-CT, ERCP/MRCP	pT1a: alleinige Cholezystektomie, ab pT1b Cholezystektomie evtl. mit Lebersegmentresektion und Lymphadenektomie
Gallengangkarzinom	Immer gegeben	Klinik: stummer Ikterus, Sonographie, Spiral-CT, ERCP/MRCP, evtl. PTC	Distaler Sitz: Whipple-Operation, oder palliativ Hepaticojejunostomie, Bismuth I/II: Gallengang-/Hilusresektion plus Seg. I plus Leberresektion, ansonsten: Leberteilresektion mit Lob. caudatus und Hepaticojejunostomie (Roux Y), Palliation: Segment III Bypass, Hepatojejunostomie, PTCD

9.2.1.1
Cholezystektomie

Sie ist bei jedem Gallensteinleiden wegen der Funktion der Gallenblase als Steinbildungs-ort die Regeloperation. Die *laparoskopische Cholezystektomie* ist die Methode der Wahl in der Behandlung der symptomatischen Cholezystolithiasis (Peterli et al. 2000; Leitlinie zur Behandlung von Gallensteinen 2000). Das Verfahren ist der offenen Technik zumindest gleichwertig, wenn nicht sogar überlegen, die Letalität der laparoskopischen Technik ist mit 0,18% niedriger als die der offenen mit 2,9%. Die Konversionsrate liegt zwischen 5 und 9%, und die Gesamtletalität nach Einführung der laparoskopischen Technik konnte unter Einbeziehung der primär offen durchgeführten Cholezystektomien von 1,2% auf 0,7% gesenkt werden. Auch die postoperative Komplikationsrate ist deutlich geringer, allerdings ist die Rate an Gallengangverletzungen, die meist intraoperativ unerkannten *schwersten Gallengangresektionen* entsprechen und daher einer sehr aufwendigen Rekonstruktion bedürfen, bei der laparoskopischen Methode höher, sie sind die Achillesferse der Methode (Strasberg 1995).

Seltene Ausnahmen von der Cholezystektomie können bei hohem Gefährdungszustand des Patienten (z. B. Empyem, schlechter Allgemeinzustand, schwieriger intensivmedizinischer Verlauf) oder bei aktuell hohem technischen Schwierigkeitsgrad (akute Cholezystitis bei Leberzirrhose, biliodigestive Fistel u. a.) in Form einer Cholezystostomie bzw. Cholezystotomie angebracht sein. Außerhalb eines Gallensteinleidens wird eine Cholezystektomie für geeignet gehalten, wenn die Vater-Papille oder deren Funktion beseitigt werden (z. B. bei Pankreaskopfresektionen und biliodigestiver Anastomose), da dann der Füllungsdruck nicht mehr aufgebracht werden kann.

9.2.1.2
Intraoperative Gallengangdiagnostik

Die Laparoskopie hat die Kontroverse über die routinemäßige Durchführung der *intraoperativen Cholangiographie*, die in der konventionellen Technik fester Bestandteil der Operation und oftmals technisch leichter durchzuführen war, nicht beendet. Generell besteht jedoch der Trend, adjuvante Prozeduren in der Routine zu verlassen und sich mehr auf die wichtigen Indikationen zu beschränken, die dann auch zu Konsequenzen führen. Die Daten aus der Literatur zur intraoperativen Gallengangdarstellung sind widersprüchlich und nicht zwingend für die Forderung nach einer routinemäßigen Durchführung. Auch unter medikolegalen Aspekten gibt es dazu keine eindeutigen Vorgaben. Eine wichtige Regel sollte aber immer sein, diese Untersuchung frühzeitig durchzuführen, wenn intraoperativ Zweifel an der anatomischen Situation bestehen oder wenn Komplikationen auftreten (Wherry 1996). Eine wichtige Voraussetzung für dieses Konzept ist darüber hinaus, dass die klinische Expertise und die technischen Voraussetzungen (ERCP, Ultraschall, cholangiographische Erfahrung usw.) in der Abteilung zur sicheren Versorgung des Patienten auch bei Komplikationen gegeben ist. Darüber hinaus besteht auch die Möglichkeit, mittels intraoperativem Ultraschall die Diagnostik der Gallenwege zum Steinnachweis zu vervollständigen, obwohl die Zuverlässigkeit dieser Methode entscheidend von der Expertise der Untersuchers abhängt

Die *intraoperative Manometrie* wird heute als unbedeutend eingeschätzt, da aus dieser Messung alleine keine verlässliche Indikation zur Papillotomie abgeleitet werden kann. Bei Nachweis eines gestauten Ductus hepatocholedochus wird heute nach dem Prinzip des therapeutischen Splitting dieses Problem schon präoperativ durch die ERC angegangen und evtl. durch eine endoskopische Papillotomie gelöst. Bei einem überraschenden intraoperativen Befund – insbesondere bei laparoskopischem Vorgehen – kann unmittelbar postoperativ eine ERCP erfolgen, um die Situation zu klären und das Problem ggf. interventionell zu beseitigen.

9.2.1.3
Choledochusrevision

Durch die technische Entwicklung der Endoskopie und die daraus resultierenden interventionellen Möglichkeiten der Manipulation an den Gallengängen und aufgrund der Entwicklung der laparoskopischen Gallengangrevision sind die Indikationen für das konventionelle Verfahren zurückgegangen. Trotzdem bleibt das Prinzip bestehen, dass jeder nachgewiesene Befund im Ductus choledochus oder an der Papille saniert werden muss. Dabei wird im eigenen Vorgehen eine irgendwie geartete instrumentelle Manipulation durch den Ductus cysticus abgelehnt. Die *offene Gallengangrevision* ist die Methode der Wahl, wenn durch die anderen Möglichkeiten keine Sanierung zu erreichen ist oder wenn die Methoden nicht zur Verfügung stehen. Das Gallengangsystem sollte soweit distal wie möglich supraduodenal eröffnet und gut ausgespült werden, Konkremente müssen vorsichtig mit einer Fasszange extrahiert werden. Abschließend wird eine T-Drainage platziert.

Die intraoperative starre oder flexible *Choledochoskopie* stellt ein sehr effektives Verfahren in der offenen Gallengangrevision dar und durch die Inspektion des Ductus hepatocholedochus nach zentral sowie der Papille nach distal können sicher impaktierte Steine entfernt und evtl. zusätzliche Befunde erhoben werden (z. B. Cholangitis, stenosierende Obstruktion durch einen Prozess von außen, Papillenfunktion). Meist ist eine sofortige Sanierung der Gallenwege möglich.

Die *laparoskopische Gallengangrevision mit Choledochotomie* sollte besonders erfahrenen Operateuren vorbehalten bleiben, die allerdings eine geringe Komplikationsrate von 7 bis 9% bei einer Erfolgsrate von >90% angeben (Paul et al. 1998; Philipps 1998; Perissat et al. 1994).

9.2.1.4
Transduodenale Papillotomie und biliodigestive Anastomose

Die Bedeutung und Frequenz einer *chirurgischen Papillotomie* sind stark zurückgegangen, da die endoskopische Papillotomie mit geringeren Risiken durchgeführt werden kann. Die Indikation ist auf sehr spezielle Situationen eingegrenzt, die eine direkte endoskopische Manipulation nicht zulassen wie z. B. bei Zustand nach Magenresektionen oder Gastrektomie ohne Wiederanschluss des Duodenums. Häufiger stellt sich die Frage nach einer lokalen Papillenrevision, wenn bei Verschlussikterus zunächst endoskopisch ein Tumor an der Papille gesichert wurde. Ein Papillenadenom oder ein Low-risk-Papillenkarzinom (pT1 N0 M0 G1/2) kann transduodenal durch Ampullektomie radikal entfernt werden (Beger et al. 1998).

Eine *biliodigestive Anastomose* ist beim Gallensteinleiden selten primär indiziert, kann aber bei sekundären Eingriffen durchaus Anwendung finden (s. oben). Ferner ist dieses operative Verfahren bei vielen anderen benignen und malignen Erkrankungen die Methode der Wahl zur Rekonstruktion der ableitenden Gallenwege. Im eigenen Vorgehen kommt ausnahmslos eine Hepaticojejunostomie mit einer 40 bis 60 cm langen, nach Roux Y-förmig ausgeschalteten Schlinge in Betracht, die entweder über eine T-Drainage oder durch eine transhepatische Endlosdrainage temporär geschient wird, bis die Phase der narbigen Retraktion an der neu angelegten Anastomose vorüber ist.

9.2.2
Beseitigung einer Choledochoduodenostomie

Eine Choledochoduodenostomie wird allgemein als unphysiologisch betrachtet, da durch sie eine direkte Verbindung ohne Refluxverhütung (Sphincter) zum Duodenum geschaffen wird. Das Risiko einer aszendierenden chronischen Cholangitis mit evtl. biliärer Leberzirrhose als Endzustand wird billigend in Kauf genommen, obwohl sichere, den Reflux verhindernde Verfahren zur Verfügung stehen.

Die Rückverlegung einer Choledochoduodenostomie ist aufgrund der meist erheblichen Verwachsungen durch die Voroperation eine präparatorisch schwierige Aufgabe. Nach Identifizierung der Strukturen im Lig. hepatoduodenale wird die meist End-zu-Seit angelegte Anastomose aufgelöst. Bei Seit-zu-Seit-Anastomose wird der Choledochus nach distal verschlossen und die Rekonstruktion erfolgt jeweils durch eine spannungsfreie End-zu-Seit Hepaticojejunostomie mittels Roux Y-Schlinge. Eine einfache quere Naht des abgelösten Choledochus führt fast immer zur narbigen Stenose, die dann erneut revidiert werden muss.

9.2.3
Rekonstruktive Eingriffe am Gallenwegsystem

Die meist technisch schwierigen Korrekturoperationen von Gallengangstrikturen oder hohen Fisteln haben stets in einer Weise zu erfolgen, dass nach Möglichkeit keine weitere, dann noch schwierigere Operation erforderlich wird. Nur eine Direktnaht zwischen herauspräparierten Hepaticusästen bzw. dem Ductus hepatocholedochus und einer Jejunumschlinge kommen hierfür in Betracht. Bei nachgewiesener erhaltener Hepaticusgabel kann ohne aufwendige Präparation der Leberpforte der linke Hepaticus im Bereich des Lig. teres peripher freipräpariert werden, um hier am Hilus II/III eine sichere biliodigestive Anastomose anzulegen, über die eine gute Dekompression zu erreichen ist. Als letzter Ausweg, wenn eine direkte Anastomosierung der Gallenwege mit einer Dünndarmschlinge nicht mehr möglich ist, kann immer noch eine retrograde Entlastung durch eine ein- oder beidseitige Hepatojejunostomie erreicht werden. Durch diese innere Ableitung lässt sich die Lebensqualität des Patienten gegenüber einer belastenden äußeren Drainage oder eines komplikationsträchtigen Gallengangstents meist verbessern.

Beide führen zudem meist auch nur zu einer partiellen Entlastung des Gallengangsystems.

9.2.4
Gallenblasenkarzinom

Vor Einführung der Sonographie und der Computertomographie wurden nur ca. 8 bis 16% der Gallenblasenkarzinome präoperativ erkannt, und nur 10 bis 30% konnten mit kurativer Zielsetzung reseziert werden (Curley 1998). Auch heute noch werden diese Karzinome in >80% erst in fortgeschrittenen Stadien diagnostiziert. Während die Fünfjahresüberlebensrate bei pT1a N0 M0 bis zu 100% beträgt, liegt die mittlere Überlebensrate von Patienten im Stadium III und IV bei acht Monaten (Curley 1998).

> Daher sollte bei Unregelmäßigkeiten der Gallenblasenwand und bei Polypen mit Größenzunahme unbedingt die Indikation zu Cholezystektomie gestellt werden, die dann in offener Technik zur sicheren Vermeidung einer Tumorzellverschleppung durchgeführt wird.

Wird ein Gallenblasenkarzinom *erst intraoperativ erkannt*, so ist für das weitere Vorgehen entscheidend, das Ausmaß der Infiltration in Richtung Ductus cysticus/hepatocholedochus und den Hilusstrukturen durch multiple Probeentnahmen festzulegen. Oft wird man anhand der Schnellschnittuntersuchungen keinen eindeutigen Befund übermittelt bekommen, da durch die meist stark sklerosierende Cholangitis die Diagnostik wesentlich eingeschränkt ist, d.h. man wird zur Resektion gezwungen, denn in dieser Situation ist es nicht möglich, auf die Resultate der Gewebeuntersuchungen nach Einbettung der Präparate in Paraffin zu warten.

Die Diagnose eines Gallenblasenkarzinoms ergibt sich nicht selten auch als Zufallsbefund in der histologischen Aufarbeitung nach Cholezystektomie wegen eines Gallensteinleidens oder einer Cholezystitis. Eine alleinige Cholezystektomie ist beim Nachweis eines Carcinoma in situ (Tis) ausreichend.

Bei Tumoren der Kategorie pT2 und mehr muss bei kurativer Zielsetzung die erweitert radikale Cholezystektomie mit Resektion des Gallenblasenbetts und einem 3 cm breiten Saum des umgebenden Leberparenchyms angeschlossen werden. Besser wird aber eine anatomische Leberresektion der Segmente IVB und V mit zentraler Lymphadenektomie entlang der Strukturen des Lig. hepatoduodenale durchgeführt.

Bei Infiltration des Ductus choledochus muss dieser mit reseziert werden und selten ist bei ausgedehntem Tumor eine En-bloc-Resektion mit evtl. Hemihepatektomie möglich und sinnvoll.

Eine gewisse Unsicherheit besteht zurzeit hinsichtlich des Vorgehens beim Tumorstadium pT1. Im Tumorstadium T1a (Mukosakarzinom) liegt nur bei 2,5% eine Lymphknotenmetastasierung vor, im Stadium pT1b (Infiltration der Muskularis) bereits in >15%. Verlaufsdaten deuten darauf hin, dass sich zwischen diesen beiden Stadien ein Grenzbereich befindet, der prognosebestimmend sein könnte, wenn bereits im Stadium pT1b eine radikale Tumoroperation mit Lymphadenektomie durchgeführt wird. Auch wenn dieses Vorgehen noch nicht in den Leitlinien vorgegeben wird, sollte man insbesondere bei dieser Gruppe von Patienten, die einen kurativ zu resezierenden Tumorbefund aufweisen und die nicht aus anderen medizinischen Gründen zu einer Hochrisikogruppe gehören, das radikale operative Konzept bevorzugen (Cubertafond et al. 1999; Ouchi et al. 1999; Paquet KJ 1998).

Nach laparoskopischer Cholezystektomie sind alle Trokareinstichkanäle bei der Re-Operation zur Entfernung möglicher Implantationsmetastasen in der Bauchwand zu exzidieren.

In der *palliativen Situation*, die oft erst bei der intraoperativen Revision bestätigt werden kann, lässt sich eine für die Lebensqualität befriedigende Lösung durch Anlage einer biliodigestiven Anastomose erreichen. Alternativ können bei schon präoperativ nachgewiesener Beteiligung der intra- und extrahepatischen Gallengänge oder schlechtem Allgemeinzustand endoskopische und interventionell-radiologische Behandlungsverfahren zur Anwendung kommen.

9.2.5
Gallengangkarzinom

Bei V.a. ein Karzinom der extrahepatischen Gallenwege ist eine mikroskopische Diagnosesicherung durch Probeentnahmen und zytologische Untersuchungen in ca. 50% möglich, wobei allerdings gerade bei den oftmals diffus-infiltrierenden Tumoren mit vorwiegend intramuralem Tumorwachstum und einer erheblichen sklerotischen Bindegewebsvermehrung die Diagnosestellung schwierig zu erreichen ist (Wittekind 1999; Altemeier et al. 1998). In einem nicht unbeträchtlichem Teil der Fälle wird man sich aufgrund des intraoperativen Verdachts auch ohne histologische Sicherung der Diagnose zur Resektion entschließen.

Bei *distalen Gallengangkarzinomen* muss zu Erreichung einer R0-Situation eine partielle Pankreatoduodenektomie mit Lymphadenektomie des Retroperitoneums und entlang der Gefäßstrukturen der A. hepatica und des Truncus coeliacus durchgeführt werden. *Tumoren des Ductus hepatocholedochus* und der *Hepaticusgabel* (Klassifikation nach Bismuth, s. Abb. 9.1) erfordern entsprechend ihrer Lokalisation und Ausbreitung ein differenziertes operatives Vorgehen (Jonas 1999; Klempnauer et al. 1997; Beckurts et al. 1997; Pichlmayr 1996).

Typ I und II: Resektion der extrahepatischen Gallengänge (Hilusresektion) mit regionärer Lymphadenektomie im Lig. hepatoduodenale und entlang der A. hepatica und zusätzlich beim Typ II Mitresektion des Lobus caudatus (Segment 1) evtl. mit Durchführung der Hemihepatektomie.

Typ III: Resektion der extrahepatischen Gallengänge, Hemihepatektomie der Seite, an welcher eine Infiltration des Hepaticus gesichert wurde und regionäre Lymphadenektomie wie oben beschrieben. Ggf. können zur Erreichung einer R0-Situation auch zusätzliche Gefäßresektionen, insbesondere an der Pfortader, angezeigt sein.

Zur Entlastung des intrahepatischen Gallengangsystems und zur Rekompensation der Leberfunktion mit Verbesserung der Lebensqualität des Patienten sollte in diesen Fällen eine „Parenchymdrainage" im Sinne einer Hepatojejunostomie erwogen werden. Alternativ können heute risikoarm am besten endoskopische (oder über eine PTC) platzierte Drainagen in Betracht kommen, wenn der Allgemeinzustand ein operatives Vorgehen als sehr riskant erscheinen lässt oder der Patient dies ablehnt.

9.3
Operationsvorbereitung

Voruntersuchungen	Allgemein	Schema II oder III, s. Kap. 24
	Krankheitsbezogen	Sonographie, ggf. ERCP oder MRCP Amylase und Lipase im Serum, Leberenzyme Ggf. Hepatitisserologie Ggf. Gastroskopie (Differentialdiagnose Gallenweg-erkrankung vs. Duodenalulcus)
	Speziell	Bei Ikterus: Gerinnungsstatus, ggf. kontrolliert nach Substitution Evtl. präoperative endoskopische/transhepatische Entlastung
Vorbehandlung		Im Allgemeinen keine Bei Gerinnungsstörungen (Quick-Wert erniedrigt bzw. INR erhöht): Vitamin K, evtl. Fresh-frozen-Plasma, selten indiziert PPSB (Cave: Hepatitis-, HIV-Übertragung möglich) Bei akuter Cholezystitis: kurzfristige Antibiotikavorbehandlung über 24 bis 48 Stunden
Verschiedenes	Blutkonserven-bereitstellung	Cholezystektomie, Choledochusrevision, Papillotomie: 0 Rezidiv-/Rekonstruktions-Eingriff: 3 Einheiten in Reserve Bedeutung der Gallenblasenentfernung, Verhältnisse des Galleflusses nach entsprechender Operation, evtl. medikamentöse Veränderung des Galleflusses (Choleretikum z. B. Ursodesoxycholsäure)
	Aufklärung	Ggf. Notwendigkeit einer zusätzlichen Maßnahme wie Papillotomie erläutern

9.4
Spezielle operationstechnische Gesichtspunkte

Hauptgefahr der Gallenwegchirurgie ist eine Verletzung essentieller Strukturen im Lig. hepatoduodenale sowie im Leberhilus. Dank präziser Technik lassen sich diese Risiken zwar nicht vollständig vermeiden, aber doch äußerst gering halten. Verletzungen bei Gallenwegoperationen sind besonders problematisch, da sie sich meist bei „einfachen" Operationen, v. a. einer an sich unproblematischen Entfernung der Gallenblase bei Cholezystolithiasis ereignen. Bei sachgemäßem Vorgehen ist der Schaden meist reparabel, doch ereignen sich gelegentlich in komplizierter Situation weitere Missgeschicke, die dann deletär verlaufen können.

Insbesondere nach Einführung der laparoskopischen Methode ist zwar die Anzahl der Komplikationen nicht gestiegen, aber die schwerwiegenden Verletzungen des Gallengangsystems mit subtotaler Resektion des Gallengangs bis in den Leberhilus haben gegenüber dem offenen Vorgehen deutlich zugenommen. Auffällig ist, das diese schwersten Verletzungen in >50% der Fälle intraoperativ nicht erkannt werden. Dies ist ein gewichtiges Argument für eine Drainage des subhepatischen Raums, um z. B. eine akute Nachblutung oder eine gallige Sekretion frühzeitig innerhalb der ersten 2 bis 3 Tage zu erkennen. Letztere ist dann sofort mittels ERC abzuklären, weil die postoperative biliäre Peritonitis klinisch zunächst meist ausgesprochen blande verläuft. Eine Revisionsoperation nach längerem Intervall ist erheblich schwieriger und mit einer deutlich erhöhten Komplikationsrate behaftet, so dass man in dieser Situation zunächst eine temporäre Entlastung und Ableitung der Lebergalle zur lokalen Abgrenzung des Befundes schaffen sollte, um dann ca. 6 Wochen später nach Rückbildung der hochentzündlichen Adhäsionen und Normalisierung der septischen Zeichen die Rekonstruktion sicher durchführen zu können.

9.4.1
Zugangswege

9.4.1.1
Offen, konventionell

Für alle Eingriffe im Gallenweg-, Pankreas- und Leberbereich ist eine quere Baucheröffnung im Sinne eines Rippenbogenrandschnitts rechts für Gallenwegeingriffe und eines beidseitigen Rippenbogenrandschnitts, ggf. mit sternförmiger Erweiterung in der Medianlinie zum Xiphoid hin, für Pankreas- und Leberoperationen geeignet. Längsschnitte, wie der früher vielfach übliche Transrekalschnitt zur Cholezystektomie, sind wegen gelegentlich schlechterem kosmetischen Ergebnis und des problematischen medialen Muskelanteils, der denerviert und oftmals nach Unterbindung der epigastrischen Gefäße auch minderdurchblutet ist und dann atrophieren kann, weitgehend verlassen worden.

9.4.1.2
Laparoskopisch

Für eine exakte Operationsdurchführung ist sowohl die Möglichkeit eines Überblicks über das gesamte Operationsgebiet als auch die unbehinderte und komfortable Stellung des Operationsteams von entscheidender Bedeutung. Zur Durchführung der laparoskopischen Cholezystektomie werden sowohl die französische (modifizierte Steinschnittlagerung) als auch die amerikanische Technik (Rückenlagerung) beschrieben, wobei im eigenen Vorgehen ausschließlich die amerikanische Positionierung bevorzugt wird. Sie hat den großen Vorteil, dass keine aufwendige Steinschnittlagerung mit entsprechender Abdeckung notwendig ist und so die Vorbereitungs- und Wechselzeiten deutlich reduziert werden können. Die Zugänge für die Trokare sollten halbkreisförmig in einem Abstand von 15 bis 20 cm um das zu operierende Organ angeordnet werden. Dabei ist zu beachten, dass die Trokare untereinander mindestens einen Abstand von 10 cm aufweisen, damit man frei hantieren kann und es im Bauchraum nicht zum Überkreuzen der Instrumente kommt. Als Optik wird von uns routinemäßig die 30-Grad-Optik bevorzugt, weil man so elegant das Operationsgebiet auch an abgewinkelten Stellen darstellen kann und die optische Achse nicht in gleicher Linie mit dem Ductus hepatocholedochus verläuft. Auf diese Weise wird eine größere Sicherheit bei der Präparation des Calot-Dreiecks erreicht.

Im eigenen Vorgehen verwenden wir regelmäßig die 4-Trokar-Technik, um größtmögliche Übersicht auf das Operationsgebiet und freie Arbeitsbedingungen zu erreichen. Der erste Trokar (Optiktrokar) wird grundsätzlich über einen offenen Zugang platziert. Nach infraumbilikalem Hautschnitt wird das subkutane Fettgewebe auseinandergedrängt, die Faszie in der Medianlinie gespalten und über zwei Kocher-Klemmen hochgezogen. Nach Inzision des darunterliegenden Peritoneums unter Sicht wird der Trokar stumpf eingeführt und die intraabdominale Lage über die vorgeführte Optik bestätigt. Erst danach wird die Expansion des Pneumoperitoneums eingeleitet. Die weiteren Trokare werden im linken Oberbauch (10 mm), subkostal in der Medioklavikularlinie rechts (5 mm) und rechts lateral (5 mm) platziert.

9.4.2
Der laparoskopisch verlorene Gallenstein

Die Rate an *intraabdominal eröffneten Gallenblasen mit Steinverlust* variiert zwischen 10 bis 40% je nach Befund und Expertise des Operateurs (Harvey1994). Zunächst wurde angenommen, dass diese Komplikation weitgehend harmlos sei und keiner weiteren Maßnahmen bedürfe. Mit zunehmender Erfahrung in der laparoskopischen Chirurgie wurde jedoch deutlich, dass hierdurch doch z. T. schwerwiegende Komplikationen entstehen können (z. B. intraabdominaler Abszess, Wundinfektionen und Fistelbildungen, Adhäsionen und Ileuszustände). Dies hat zu einer kritischeren Haltung gegenüber diesem Problem geführt. Es ist heute als Standard anzusehen, dass bei *akzidenteller Eröffnung der Gallenblase* diese wenn möglich durch Clips, Naht oder Schlinge zu verschließen und die Extraktion mittels eines Bergebeutel durchzuführen ist, um weitere Steinverluste sicher zu verhindern. Unter ausreichender Spülung müssen größere Konkremente gezielt einzeln extrahiert werden, während kleinere abgesaugt werden können.

Eine Indikation zur Konversion allein aufgrund dieser Komplikation erscheint jedoch nach gewissenhafter Suche und Spülung des sub- und parahepatischen Raums nicht gerechtfertigt zu sein.

9.4.3
Vermeidung der Verletzung wesentlicher Leberhilusstrukturen bei Gallenwegeingriffen, speziell bei der Cholezystektomie

Häufigkeit und Vielfalt der Variationen, v.a. der Leberarterien wie auch der Gallenwege (Abb. 9.3), machen eine *streng anatomische Präparation* in der Gallenwegchirurgie, gerade auch bei der „einfachen" Cholezystektomie zur unabdingbaren Notwendigkeit. Dies ist insbesondere auch immer wieder in der laparoskopischen Chirurgie zu fordern: wenn Schwierigkeiten auftreten, muss ohne Gesichtsverlust für den Operateur gelten, dass er bei Nichterreichen dieser Forderung konsequenterweise die Konversion zur Sicherheit des Patienten durchführt.

Das retrograde Vorgehen bei der Cholezystektomie ist heutzutage Standard und zwingt zur anatomisch-darstellenden Präparation. Vor allem ist zu achten auf einen kurzen Abgang der A. cystica aus einer bogenförmig am Gallenblasenhals vorbeiziehenden rechten Leberarterie. Ein orthogrades Vorgehen zur Cholezystektomie kann individuell geeignet sein, um z. B. bei schwer entzündlichen Veränderungen eine Präparation am Lig. hepatoduodenale zu vermeiden; stets hat man dabei aber zu bedenken, dass die A. hepatica und der Ductus hepatocholedochus mit der Gallenblase verbacken hervorgezogen werden können. Der Fehler schlechthin ist das blinde Abklemmen oder Clippen einer interkurrenten Blutung im Leberhilus, was eine Kette ggf. irreparabler Folgefehler (Gefäß-, Gallengang-, Parenchymverletzungen z.B. durch nichtselektive Umstechungen etc.) nach sich zieht. Der zweithäufigste Fehler, eine Verletzung des Choledochus im Bereich der Einmündung des Cysticus oder weiter leberwärts im Bereich des Ductus hepaticus dexter, ist nicht harmlos, jedoch unter geeigneten Bedingungen reparabel.

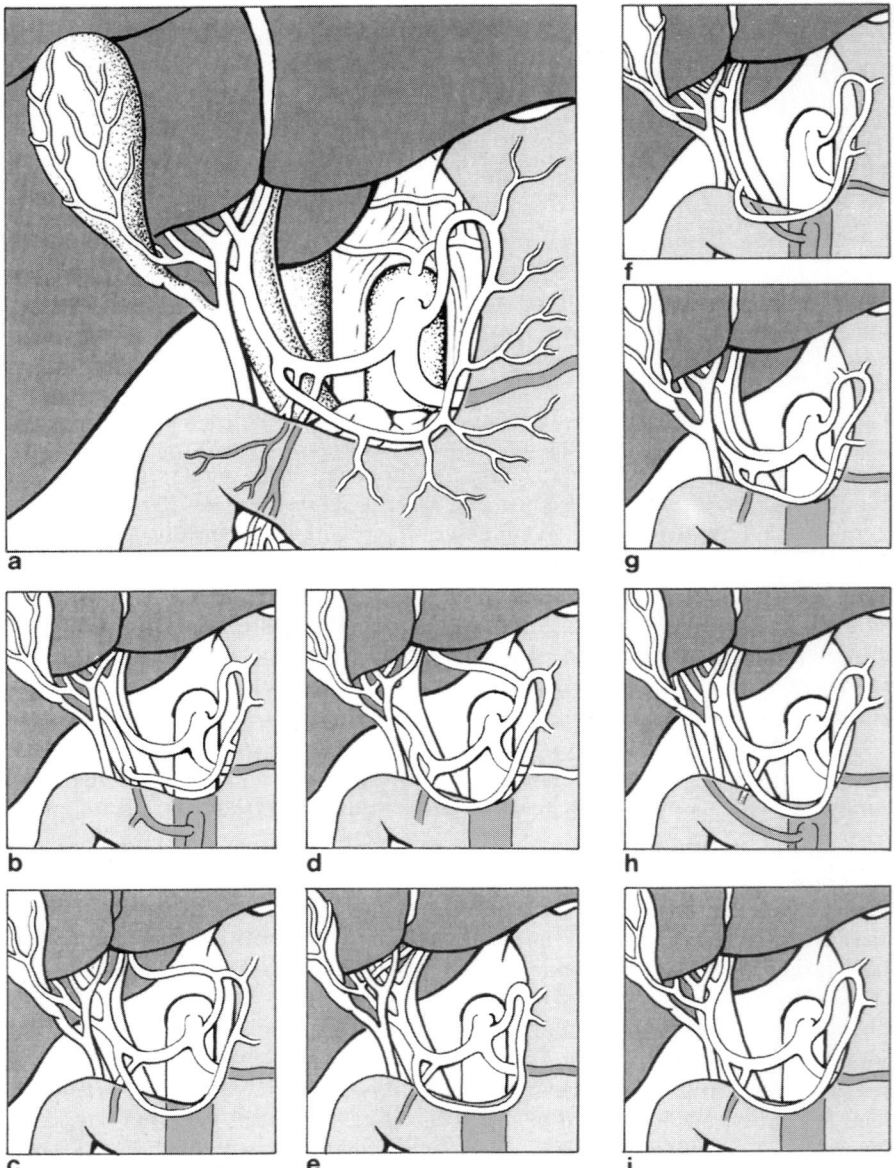

Abb. 9.3a–i. Halbschematische Darstellung des Leberhilus mit seinen wichtigsten Varianten. **a** Normaler Situs; **b** Ursprung der A. hepatica aus der A. mesenterica superior; **c** zusätzliche A. hepatica sinistra aus der A. gastrica sinistra; **d** isolierte Versorgung des linken Leberlappens über eine aus der A. gastrica sinistra kommende A. hepatica sinistra; **e** zusätzliche A. hepatica sinistra aus der A. hepatica dextra; **f** A. hepatica communis aus der A. mesenterica superior; **g** frühe Aufzweigung der A. hepatica communis; **h** zusätzliche A. hepatica dextra aus der A. mesenterica superior; **i** Verlauf von A. hepatica dextra und A. hepatica communis ventral des Ductus choledochus

9.4.4
Technik und Risiken der intraoperativen Gallengangdiagnostik sowie der Gallengangrevision

Die *Cholangiographie* ist heute kein obligatorischer Teil der Cholezystektomie mehr und wird im eigenen Vorgehen zur objektiven Darstellung der Gallenganganatomie bzw. zum Ausschluss von Restkonkrementen im Ductus hepatocholedochus nur bei besonderer Fragestellung durchgeführt. Bei klinischer Symptomatik (kolikartige Beschwerden, Temperaturerhöhung, tastbarer Gallenblasenhydrops), erhöhten Laborparametern (Bilirubin, AP, γGT, Leukozytose) und auf >6 mm erweitertem Gallengang im Sonogramm wird in der Regel die präoperative ERC mit Papillotomie vorangestellt und erst dann die laparoskopische Cholezystektomie durchgeführt. Bei geringeren Befunden werden die Gallenwege intraoperativ dargestellt, bei Nachweis von Restkonkrementen wird sofort postoperativ die ERCP angeschlossen. Im offene Vorgehen verwenden wir eine in den Cysticus fixierte Knopfkanüle, während wir laparoskopisch über eine Ohlsen-Klemme den Cholangiographiekatheter vorschieben und mit einem Clip am Cysticus fixieren. Die Gefahren beim Einführen sind ein Ausreißen des Ductus cysticus an der Einmündung in den Ductus hepatocholedochus sowie die Perforation auf der Hinterwand mit Bildung einer Via falsa, beides besonders bei dünnen und dünnwandigen Gallenwegen, beides geschieht gelegentlich unbemerkt. Bei Gallengangrevisionen nach Cholezystektomie kann häufig durch den Cysticusstumpf identisch vorgegangen werden, andernfalls wird mit einer dünnen Kanüle in den Choledochus eingestochen und bei sicherer Aspiration von galliger Flüssigkeit die direkte Cholangiographie durchgeführt. Unter dosiertem Druck wird das Kontrastmittel eingespritzt und so die Darstellung des gesamten Ductus hepatocholedochus und der freie Ablauf ins Duodenum dokumentiert.

Falls allerdings eine Gallengangsrevision erforderlich wird muss der Choledochus möglichst weit distal supraduodenal von rechts her freipräpariert werden (Cave: möglichst keine zirkuläre Darstellung wegen der Gefahr von Durchblutungsstörungen!). Die Eröffnung wird nach Anlage von 2 feinen Haltenähten (5-0/6-0) mit dem Stichskalpell durchgeführt (Cave: bei nicht gestautem Choledochus Gefahr der unbemerkten Hinterwandperforation!) und mit der Pott'schen Schere erweitert.

Alle Manipulationen am bzw. im Hepatocholedochus sind zart und atraumatisch vorzunehmen. Schleimhautverletzungen, überlanges Suchen nach Konkrementen mit diversen Instrumenten etc. können zu Blutungen, Koagelbildung und postoperativem Galleaufstau, evtl. mit gefährlicher Cholangitis führen. Dem Ziel der vollständigen Steinfreiheit muss ggf. die Vermeidung von stärkeren Schleimhautschädigungen des Gallengangs übergeordnet werden. Bei V.a. zurückgelassene Konkremente oder eine Papillenfunktionsstörung sollte besser durch eine ERC die Situation geklärt und die endoskopische Papillotomie durchgeführt werden. Besonders geeignet zur schonenden Steinentfernung gerade von proximal her erscheint der Fogarty-Katheter. Bei seiner Anwendung nach distal muss darauf geachtet werden, dass die Papille beim Durchgleiten und Zurückziehen des Katheters nicht gewaltsam invertiert wird. Eine Papillensondierung oder Papillendehnung wird prinzipiell abgelehnt.

Die intraoperative Kontrolle auf Vollständigkeit der Steinentfernung ist bei entsprechender Technik wohl am sichersten mit dem Choledochoskop durchzuführen. Die meist empfohlene abschließende Röntgenkontrolle durch die T-Drainage ist dagegen u. E. häufig falsch-positiv (Koagel, Luftblasen, Ödem der Papille), so dass darauf verzichtet werden kann.

Der nach jeder Choledochusrevision eingelegte T-Drain (Gerling-Drain) mit kurzen Schenkeln, von denen der distale keinesfalls durch die Papille reicht, ermöglicht u. a. die definitive Röntgenabschlusskontrolle am 5. bis 7. Tag.

Nur resorbierbares Nahtmaterial (z. B. 5/0 Vicryl) soll in der Gallengangchirurgie verwendet werden. Die Nahttechnik ist stets einreihig durchgreifend, wobei die Schleimhaut eben am Rand mitgestochen wird. Eine nahtbedingte Einengung von Gallenwegen muss sicher vermieden werden.

9.4.5
Technisches bei der transduodenalen Papillotomie

Eröffnung und Verschluss des Duodenums erfolgen nach Kocher-Mobilisierung am absteigenden Abschnitt in Längsrichtung. Dies gestattet einen wesentlich größeren Schnitt als bei Längseröffnung und Quervernähung; eine Stenosierung durch Längsnaht ist besonders bei einreihiger Nahttechnik nicht zu befürchten, ein Zug auf die Naht wird damit vermieden.

Für die Durchführung der Papillotomie sind zahlreiche Instrumente entwickelt worden, entscheidend ist lediglich die Präparation an der Papille unter genauer Sicht. Dies wird durch eine auch nach Spaltung der Papille im Choledochus verbleibende Sonde bzw. Drain erleichtert. Ein Fassen der Papillenränder mit Allis-Klemmen erscheint zu traumatisierend.

Die Identifizierung des Ductus pancreaticus maior (Ductus Wirsungianus) gelingt bei der geschilderten Technik in der Regel. Die Wundränder der Papillotomie (Duodenalschleimhaut-/Choledochuswand) werden im eigenen Vorgehen stets vernäht und zwar aus folgenden Gründen: zur exakten Blutstillung, zum Verschluss einer evtl. in den retroduodenalen Raum hinauf erfolgten Choledochusspaltung und zur Vermeidung eines ungünstigen Verklebens von Wundrändern mit nachfolgender Stenosierung. Sofern die Einmündung des Ductus pancreaticus maior nicht identifiziert werden kann, unterbleiben die weniger wichtigen medialen Nähte.

9.4.6
Technisches bei der Gallenwegrekonstruktion

Bei der hierzu in aller Regel erforderlichen Hepaticojejunostomie schützt nur eine *direkte und exakte Nahtverbindung zwischen Gallengang- und Jejunalwand* unter Mitfassen des Schleimhautrandes bestmöglich vor erneuter Schrumpfung der Anastomose. „Indirekte" Anastomosierungsformen, wie ein transhepatisches Fixieren der Jejunalöffnung durch einen Ballonkatheter oder eine Hepatojejunostomie erfüllen diese Forderung nicht. Somit kommt es jeweils auf ein exaktes Herauspräparieren der zu anastomosierenden Hepaticusäste bzw. der Choledochusöffnung an. Hierbei dürfen keine relevanten Gefäße verletzt werden und besonders zu beachten ist, dass u. U. mehrere Hepaticusäste im Narbengewebe verborgen sein können. Diese Präparation in der Leberpforte wird im eigenen Vorgehen bevorzugt mit dem Hydro-Jet-Dissektor und unter Verwendung der Lupenbrille ausgeführt, weil auf diese Weise die Glisson-Kapsel übersichtlich von der Leberunterfläche abgelöst werden kann. Dabei können die Gefäßstrukturen nach genauer Darstellung soweit notwendig selektiv versorgt und die Gallengänge bis weit ins Leberparenchym verfolgt werden. Auf diese Weise erhält man nach einer evtl. notwendigen Nachresektion an den Hepaticusästen doch noch gut durchblutete Resektionsränder, die dann sicher anastomosiert werden können.

Die Anastomosen erfolgen End-zu-Seit mit einer 40 bis 60 cm langen ausgeschalteten, weit hinter der rechten Flexur retrokolisch hochgeführten Jejunumschlinge. Die Anastomosen werden im eignen Vorgehen endoluminär transhepatisch mit einer Endlosdrainage für vier bis sechs Wochen geschient, die Ausleitungsstelle am Dünndarm wird über eine Witzel-Serosierung abgedichtet. Damit wird einer Verlegung der Anastomose durch Schwellung der Schleimhautränder vorgebeugt, und bei V.a. Dislokation kann die Lage der Endlosdrainage unkompliziert korrigiert oder bei Verstopfung durch eine neue von außen ersetzt werden. Dieses Vorgehen hat sich insbesondere in palliativen Situationen bewährt, da diese Manipulationen ambulant durchgeführt werden können, keiner Narkose oder invasiven Technik bedürfen und so eine beeinträchtigende Hospitalisation vermeiden.

9.4.7
Technisches bei der Resektion eines zentralen Gallengangkarzinoms

Diese Operation (Hilusresektion in Kombination mit partieller Leberresektion und Entfernung des Lobus caudatus) soll nur bei *ausreichender Erfahrung in der Leberchirurgie* vorgenommen werden. Besondere Aufmerksamkeit muss auf die Durchblutung des Gallengangs gelegt werden, da Anastomoseninsuffizienzen überwiegend ischämisch bedingt sind. Daher sollten die Gallengänge immer scharf durchtrennt und keine Klemmen, die zur Quetschung und zum Gewebeverlust am Resektionsrand führen, verwendet werden.

Die Resektabilität ist im Allgemeinen gegeben, wenn zumindest das Parenchym einer Leberhälfte und die dazugehörige A. hepatica frei von Tumor sind. Eine segmentale Pfortaderinfiltration oder die Infiltration der Pfortaderbifurkation kann bei ansonsten sicherer R0-Resektion evtl. durch segmentale Resektion und nach weiterer Mobilisation meist sogar mittels End-zu-End Anastomosierung wiederhergestellt werden; andernfalls ist ein Veneninterponat zu verwenden (Burke 1998; Pichlmayr 1988).

Falls die zu erhaltende Leberhälfte (meist die linke) ein zu geringes Parenchymvolumen aufweist, so dass man postoperativ mit einer Leberinsuffizienz rechnen muss, stellt die portale Leberembolisation der zu resezierenden Leberhälfte mit konsekutiver Hypertrophie der kontralateralen, zu erhaltenen Leberhälfte ein nützliches Verfahren dar. Zur Ableitung der gestauten Gallengänge und zur Cholangitisprophylaxe werden evtl. beide Leberlappen durch eine PTCD entlastet. Nach ca. 4 Wochen kann dann meist eine ausgedehnte und kurative Leberresektion sicher ausgeführt werden (Elias et al. 2002; Makuuchi 2000; Azoulay et al. 1995).

9.4.8
Technisches bei der Hepatojejunostomie (intrahepatische Cholangiojejunostomie)

Wenngleich vermutlich die Entlastung des Gallenwegsystems *einer* Leberseite für eine palliative Maßnahme ausreichend ist, so erscheint doch die *beidseitige* Drainage als das geeignetere Vorgehen. Jeweils unter Kompression zwischen zwei Fingern wird ein breites Stück Leber von der Vorderkante der Segmente III und V mit dem Skalpell oder Hydro-Jet-Dissektor abgetrennt; meist ist dann sogleich reichlicher Gallefluss aus einem oder einigen eröffneten Gallengängen sichtbar bzw. eine selektive Eröffnung von kleinen Gallengängen möglich. Die Blutung aus dem Leberparenchym ist jedoch stets erheblich, so dass intermittierend komprimiert werden muss. Die zur *Blutstillung* erforderlichen Umstechungen (monofiles Nahtmaterial) müssen sehr sorgfältig, am besten unter Verwendung der Lupenbrille erfolgen, um nicht die eröffneten Gallengänge mitzufassen; dies trifft gerade für die mit den Gallengängen verlaufenden arteriellen Äste zu. Die Blutstillung muss vollständig durchgeführt werden, was oft erhebliche Zeit beansprucht. Die hochgezogene Jejunumschlinge wird nach antimesenterialer Längsinzision breitflächig auf das Leberparenchym um die Resektionsebene genäht, wobei sehr auf die Vermeidung des Durchschneidens der Nähte an der Leberkapsel zu achten ist.

9.4.9
Bauchdrainage

Nach Cholezystektomie ohne oder mit Choledochusrevision wird im eigenen Vorgehen sowohl bei offener als auch bei laparoskopischer Technik routinemäßig eine weiche Silikon-Drainage subhepatisch platziert. Durch eine solche Drainage können geringe Restblutmengen aus dem Gallenblasenbett abgeleitet und eine gallige Sekretion frühzeitig erkannt werden. Allerdings muss kritisch beachtet werden, dass immer davon auszugehen ist, dass mindestens die gleiche Menge wie in der Drainage nochmals in der Abdominalhöhle verbleibt und somit eine Komplikation oft unterschätzt wird.

9.4.10
Maßnahmen bei intraoperativen Verletzungen wichtiger Strukturen
bei Gallenwegoperationen

Die *Durchtrennung bzw. Ligatur oder Clippung eines Hauptastes der A. hepatica* – bei Cholezystektomie meist der A. hepatica dextra, selten der gesamten A. hepatica propria – ist in ihren Folgen individuell nicht vorhersehbar. Diese können vom völlig unkomplizierten Verlauf bis zur tödlichen Leber(lappen)nekrose reichen. Handelt es sich um eine größere Arterie mit mangelhaftem Blutrückfluss aus dem lebernahen Stumpf, so soll eine Reanastomosierung ggf. ein Veneninterponat zur Defektüberbrückung versucht werden. Jedenfalls sind postoperativ die Leberenzyme zu kontrollieren und bei V. a. Entwicklung einer Nekrose einer Leberseite ist frühzeitig die Reoperation und Resektion durchzuführen, insbesondere um einem septisch-toxischen Geschehen vorzubeugen.

Auf die eminente Gefahr des ungezielten Abklemmens bei einer Blutung wurde oben schon hingewiesen. Manuelle Kompression des Lig. hepatoduodenale durch das Foramen Winslowii und sukzessive Präparation ist das geeignete, meist keineswegs schwierige Vorgehen.

Bei Verletzungen des Ductus hepatocholedochus ist die primäre Naht über einer T-Drainage nur bei gut durchbluteten Enden und tangentialer Verletzung mit erhaltener Hinterwand erfolgreich. Eine Querdurchtrennung eines nicht erweiterten Ductus hepatocholedochus, verbunden meist mit Quetschung der Enden, erlaubt fast nie eine direkte Anastomosierung. Die Hepaticojejunostomie ist hierbei das weit günstigere Verfahren. Dies ist auch das einzige Vorgehen bei weiter leberwärts gelegenen Verletzungen, etwa im Bereich der Hepaticusgabel. Keinesfalls darf bei diesen Rekonstruktionsversuchen das Duodenum zur Anastomose verwendet werden: eine Nahtinsuffizienz ist dabei infolge der kaum vermeidbaren Spannung zu erwarten und hat dann wegen des zusätzlich vorhandenen Duodenallecks katastrophale Folgen.

Anstelle einer ungeeigneten Rekonstruktion ist auch hier die Verlegung des Patienten an eine spezialisiertes Zentrum oder das Einbringen eines endoluminären Drains in den Gallengang zur Überbrückung der Zeit bis zur Rekonstruktion unter günstigen Bedingungen – innerhalb von 1 bis 3 Tagen – das angemessene Verfahren.

9.5
Postoperative Behandlung

Routinebehandlung	Cholezystektomie	Schema II Antibiotika: perioperativ Single-shot-Prophylaxe, therapeutisch nur bei primär infektiösen Formen Magensonde: ziehen am Ende der OP Zieldrain: kürzen Tag 1, ziehen Tag 2
	Gallengangrevision	Schema II Antibiotika und Magensonde wie oben Zieldrain kürzen Tag 2, ziehen 24 h Nach Entfernung des T-Drain Drain ableiten bis Tag 5, nach Cholangiogramm Tag 6 ziehen bei Normalbefund
	Hepaticojejunostomie, Gallengangrekonstruktion	Schema III Antibiotika wie oben, bei Cholangitis therapeutisch Magensonde für 1–2 Tage Zieldrain: kürzen Tag 2, ziehen Tag 7 nach Darstellung der T-Drainage Tag 6 Innere Schienung: für 4–6 Wochen belassen, Röntgendarstellung vor Entfernung
Kontrollen	Gallenblasen-, Gallengangoperationen	Bilirubin, Amylase Tag 1 und 3 Leberenzyme Tag 5 bzw. vor Entlassung
Spezielle Probleme	Ggf. Bilanzierung der Gallesekretion bei T-Drain oder Endlosdrainage (im Allgemeinen bei >300 ml/Tag erforderlich) Bei abrupten Sistieren der Gallesekretion vorgezogene Röntgenkontrolle Bei galliger Sekretion aus dem Ziedrain: evtl. Relaparotomie Bei schlechtem KM-Abfluss über die Papille am 6. Tag oder bei sonstigen Unklarheiten: Belassen des T-Drain für 4–6 Wochen, dann erneute Röntgenkontrolle vor Entfernung Bei nicht möglicher Entfernung der T-Drainage (Widerstand, Schmerzen) belassen für weitere 1–2 Wochen, dann erneuter Versuch	

9.6
Spezielle postoperative Probleme

9.6.1
Handhabung der T-Drainage, mögliche Komplikationen

Ein Ableiten der Galle über ca. vier bis fünf Tage verhindert bei möglicher Abflussbehinderung durch die Papille einen Austritt von Galle durch die Choledochusnähte in die Bauchhöhle. Nach Röntgenkontrolle und Nachweis eines freien Kontrastmittelabflusses über die Papille wird der T-Drain abgeklemmt und nur bei klinischer Symptomatik oder ansteigenden Bilirubin-Werten im Serum erneut zum Ablauf geöffnet.

Die erneute Röntgenkontrolle wird nach weiteren vier bis fünf Tagen durchgeführt, um evtl. Operationsfolgen abklingen zu lassen. Sistiert dagegen der Gallefluss in den ersten drei Tagen plötzlich spontan, so muss u.a. an ein totales oder partielles Herausgleiten des T-Drain aus dem Choledochus gedacht werden; sofern dies durch vorsichtige Darstellung mit wasserlöslichem Kontrastmittel bestätigt wird, ist der T-Drain zu entfernen, da er u. U.

bei partieller Dislokation den Galleaustritt bewirkt und einen Spontanverschluss der Öffnung verhindert. Nach einem solchen vorzeitigen Ziehen des T-Drain ist der Bauchbefund engmaschig klinisch und sonographisch zu kontrollieren.

Vor der Röntgendarstellung am sechsten postoperativen Tag soll zumindest die im T-Drain befindliche, möglicherweise infizierte Galleflüssigkeit ablaufen; das Kontrastmittel wird bei geringem Druck luftfrei eingebracht. Vor Entfernung des T-Drain muss das Röntgenergebnis eindeutig klar und bekannt sein;

Vor dem Ziehen des T-Drain wird dieses nochmals tiefgehängt, um damit das Gallenwegsystem aktuell zu entleeren und so ein Nachlaufen von Galle durch die Drainöffnung aus dem Choledochus zu vermeiden oder zumindest gering zu halten.

9.6.2
Gallige Sekretion aus der Bauchdrainage, Nachblutung

Eine gallige Peritonitis kann nach einer Abdominaloperation, speziell einer Gallenwegoperation ausgesprochen blande verlaufen. *Gallige Sekretion aus der Drainage* ist somit stets ein Warnsignal, insbesondere, wenn der Bauchbefund nicht als völlig normal bezeichnet werden kann. Eine unmittelbare Abklärung des Ausmaßes und der Lokalisation des Gallelecks durch ERC ist immer indiziert. Gelingt es, durch endoskopische Papillotomie oder intraluminärer Platzierung einer Drainage die Gallesekretion zu stoppen, kann bei blander oder rückläufiger Symptomatik des Abdominalbefundes der weitere klinische Verlauf abgewartet werden.

Besteht eine größere Leckage (z. B. bei Insuffizienz des Zystikusstumpfs) sollte trotz Rückgang der galligen Sekretion eine operative Revision (laparoskopisch oder offen) erfolgen, da mit einem Spontanverschluss nur fraglich zu rechnen ist und die Gefahr einer Ausbreitung der zunächst nur lokalen Peritonitis weiter besteht. Gleiches gilt beim sonographischen Nachweis größerer Flüssigkeitsansammlungen im (oberen) Abdomen. Insgesamt ist beim Nachweis einer galligen Peritonitis eher frühzeitig als zu spät die Indikation zur Reoperation – ggf. zunächst als Relaparoskopie – zu stellen.

In gleicher Weise stellt auch eine hämodynamisch belanglose *Nachblutung* nach einer Gallenwegoperation eine bedeutsame Gefahr dar, da sich die Koagel nach einer nicht streng aseptischen Gallenwegoperation möglicherweise infizieren. Gerade zur Verhütung eines späteren subhepatischen Abszesses erschient auch bei Nachblutungen nach Gallenwegoperationen eine frühzeitige und weit gestellte Indikation zur Relaparoskopie bzw. Relaparotomie gerechtfertigt. Zur Druckentlastung des Gallengangsystems bei eingetretener *Gallefistel* wird frühzeitig die ERC mit Papillotomie durchgeführt. Gerade nach einer Leberresektion oder nach Cholangiojejunostomien ist jedoch bei unklarem Bauchbefund die Indikation zur Relaparotomie großzügig zu stellen, auch wenn Drains keine gallige Sekretion oder Blutung anzeigen.

9.6.3
Ikterus nach Gallenwegoperation

Nach Operationen ohne Choledochuseröffnung – und damit ohne T-Drainage – gelingt eine Klärung der Ursache eines Ikterus am besten durch ERC. Eine Sonographie ist früh postoperativ meist unsicher. Wird als Ursache des Ikterus ein Konkrement nachgewiesen, ist eine endoskopische Steinentfernung am geeignetsten. Ergibt sich der V.a. eine operativ verursachte Einengung oder Ligatur des Ductus hepatocholedochus, so ist eine Reoperation erforderlich; allerdings besteht hier Zeit für eine gezielte Diagnostik zur Typisierung des Befundes und ggf. Verlegung des Patienten.

Bei Ikterus nach Operationen am Gallengang kommt als Ursache v. a. ein Ausguss des Gallengangsystems durch Koagel in Betracht, was sich durch vorsichtige T-Drain-Darstellung nachweisen lässt. Meist lösen sich Koagel innerhalb weniger Tage ggf. unter vorsichtiger Spülung ohne zu hohen Druck auf bzw. gehen spontan ab. Nur bei Auftreten septischer Erscheinungen muss rasch ein freier Abfluss hergestellt werden, was meist durch endoskopische Gallengangsanierung gelingen dürfte.

9.6.4
Unerwarteter histologischer Nachweis eines Karzinoms in der Gallenblase

Die Cholezystektomie ist zur Behandlung von Tumoren in den frühen Stadien (Tis und pT1a) sicher vollständig ausreichend. Bei jüngeren Patienten in gutem Allgemeinzustand ist bei nachgewiesener Infiltration der Muscularis der Gallenblase (pT1b) die radikale Nachresektion mit systematischer Lymphadenektomie zu vertreten. Bei älteren Patienten beschränken wir uns im eigenen Vorgehen auf die lokale Resektion des Gallenblasenbetts mit eingeschränkter Lymphadenektomie im Bereich des Lig. hepatoduodenale.

Bei lokal gegebener Resektabilität, insbesondere im Leberhilus, und gutem Allgemeinzustand ist bei pT2- und evtl. bei pT3-Tumoren heute die radikale Nachresektion mit systematischer Lymphadenektomie anzustreben.

Dagegen ist ein pT4-Tumor, der die Leber >2 cm und Nachbarstrukturen infiltriert, in den meisten Fällen als irresektabel einzustufen. Aufgrund der mittleren Überlebenszeit von ca. acht Monaten sollten zur Verbesserung der Lebensqualität allein supportive Maßnahmen wie z. B. eine vielleicht noch mögliche endoskopische Galleableitung oder eine PTC platziert werden. Zur Verflüssigung des Gallesekrets und zur Prophylaxe eines Prothesenverschlusses hat sich im eigenen Vorgehen die Gabe von Ursodesoxycholsäure bewährt.

Literatur

Leitlinien

Leitlinie zur Behandlung von Gallensteinen der Deutschen Gesellschaft für Verdauungs- und Stoffwechselkrankheiten (AWMF-Leitlinien-Register Nr. 021/008). Z Gastroenterol 2000

Gallenblasenkarzinom Interdisziplinäre Leitlinien der Deutschen Krebsgesellschaft und der Deutschen Gesellschaft für Chirurgie (AWMF-Leitlinien-Register Nr. 032/015) (2002) Dt. Krebsgesellschaft: Kurzgefasste interdisziplinäre Leitlinien 2002, 3. Aufl.

Extrahepatisches Gallengangskarzinom einschließlich Klatzkin-Tumoren. Interdisziplinäre Leitlinien der Deutschen Krebsgesellschaft und der Deutschen Gesellschaft für Chirurgie (AWMF-Leitlinien-Register Nr. 032/017) Dt. Krebsgesellschaft: Kurzgefasste interdisziplinäre Leitlinien 2002, 3. Aufl.

Lehrbücher und Übersichtsarbeiten

Ackermann C, Born P, Classen M et al. (2002) Erkrankungen der Gallenwege. In: Siewert JR, Harder F, Rothmund M (Hrsg) Praxis der Viszeralchirurgie, Bd. Gastroenterologische Chirurgie. Springer, Berlin Heidelberg New York Tokyo

Blumgart LH, Fong Y (2000) Surgery of the liver and biliary tract. Hardcourt (W.B. Saunders), Philadelphia

Chassin JL, Nagorney DM (1994) Hepatobiliary tract In: Chassin JL (ed) Operative strategy in general surgery. Springer, Berlin Heidelberg New York Tokyo, pp 495–600

Chassin JL (2002) Operative strategy in general surgery. Springer Berlin Heidelberg New York Tokyo

Classen M, Sandschein W, Born P, Kassem AM (1997) 20 years experience in the endoscopic therapy of acute biliary cholangitis: A metaanalysis. Endoscopy 29: E52

Curley S (1998) Diagnosis and treatment of primary gallbladder cancer. In: Curley S, Anderson MD (eds) Liver Cancer: solid tumor oncology series. Springer, Berlin Heidelberg New York Tokyo

Hölscher AH, Izbicki JR (1998) Rekonstruktive Ösophaguschirurgie. In: Chirurgische Gastroenterologie Bd. 14, Heft 4, Karger, Basel Freiburg Paris London New York Bangalore Singapore Tokyo Sydney

Kraus T, Herfarth (2001) Chirurgische Therapie von Karzinomen der extrahepatischen Gallenwege und der Gallenblase in Siewert JR, Harder F, Rothmund M (Hrsg) Praxis der Visceralchirurgie Bd. Onkologische Chirurgie. Springer, Berlin Heidelberg New York Tokyo, pp 577–617

McMasters KM, Curley S (1998) Treatment of cholangiocarcinoma. In: Curley S (ed) Liver cancer, M.D. Anderson solid tumor oncology series. Springer, Berlin Heidelberg New York Tokyo, pp 95–116

Rosai J (ed) (1986) Ackermans's surgical pathology gallbladder and extrahepatic bile ducts. Mosby-Yearbook, 8th edn.

Schein M, Marshall JC (2003) Source control. A guide to the management of surgical infections. Springer, Berlin Heidelberg New York Tokyo

Schein M, Wise L (2001) Controversies in surgery, vol 4. Springer, Berlin Heidelberg New York Tokyo

Zitierte Literatur

Altemeier WA, Gall EA, Zinninger MM, Hoxworth PI (1998) Sclerosing carcinoma of the major intrahepatic bile ducts. Arch Surg 75: 450–461

Arvidsson D, Berggren U, Haglund U (1998) Laparoscopic common bile duct exploration. Eur J Surg 164: 369–375

Atting D, van Lierde C, Lippitz C, Meier zu Eissen P (1999) Altersunabhängige Therapie der akuten Cholezystitis? In: Schmitz R, Treckmann J, Shah S (Hrsg) Viseralchirurgie für den alten Menschen. J.A. Barth Verlag, Heidelberg

Azoulay D, Raccuia J, Castaing D, Bismuth H (1995) Right portal vein embolisation in preparation for major hepatic resection. J Am Coll Surg 181: 267–269

Bach Am, Loring LA, Hann LE et al. (1998) Gallbladder cancer: Can ultrasonography evaluate extent of disease? J Ultrasound Med 17: 303–309

Beckurts KTE, Hölscher AH, Bauer TH, Siewert JR (1997) Maligne Tumoren der Hepaticusgabel – Ergebnisse der chirurgischen Therapie und Prognosefaktoren. Chirurg 68: 378–384

Beger HG, Treitschke F, Poch B, Schönberg MH (1998) Adenoma of the ampulla of Vater – Operative treatment and results. In: Beger HG, Warshaw AL, Büchler MW, Carr-Locke DL, Neoptolemos JP, Russel Ch, Sarr MG (eds) The pancreas. Blackwell, Oxford, pp 1324–1327

Bismuth H, Corlette MB (1975) Intrahepatic cholangioenteric anastomosis in carcinoma of the hilus of the liver. Surg Gynecol Obstet 140: 170

Bodener J, Bodener E (1998) Präoperatives Gallengangstenting. Chir Gastroenterol 14: 37–41

Bornman PC, Therblanche J (1985) Subtotal cholecystectomy: for difficult gallbladder in portal hypertension and cholecystitis. Surgery 98: 1–6

Burke EC, Jarnagin WR, Hochwald SN, Pisters PWT, Fong Y, Blumgart LH (1998) Hilar cholangiosarcoma – Patterns of spread, the importance of hepatic resection for curative operation, and a presurgical clinical staging system. Ann Surg 228: 385–394

Cherqui D, Benoist S, Malassagne B, Humeres R, Rodriguez V, Fagnies PL (2000) Major liver resection for carcinoma in jaundiced patients without preoperative biliary drainage. Arch Surg 135: 302–308

Coakley FV, Schwartz LH (1999) Magnetic resonance cholangiopanceatography. J Magn Reson Imaging 9: 157–162

Cottier DJ, McKay C, Anderson JR (1991) Subtotal cholecystectomy. Br J Surg 78: 1326–1328

Cubertafond P, Mathonnet M, Gainant A, Launois B (1999) Radical surgery for gallbladder cancer. Results of the french surgical association survey. Hepatogastroenterology 46: 1567–1571

Dorman JP, Franklin ME Jr, Glass JL (1998) Laparoscopic common bile duct exploration by choledochotomy. An effective and efficient method of choledocholithiasis. Surg Endosc 12: 926–928

Elias D, Quellet JF, de Baere Th, Lasser Ph, Roche A (2002) Preoperative selective portal vein embolisation before hepatectomy for liver metastases: Long-term results and impact on survival. Surgery 131: 294–299

Freeman ML, Nelson DB, Sherman S et al. (1996) Complications of endoscopic biliary sphincterotomy. N Engl J Med 335: 909–918

Garber SM, Korman J, Cosgrove JM, Cohen JR (1997) Early laparoscopic cholecystectomy for acute cholecystitis. Surg Endosc 11: 347–350

Graham G, Baxi L, Tharakan T (1998) Laparoscopic cholecystectomy during pregnancy: a case series and review of the literature. Obst Gynecol Surg 53: 566–574

Gress F, Chen YK, Sherman S et al. (1995) Experience with a catheter-based ultrasound probe in the bile duct and pancreas. Endoscopy 27: 178–184

Gottlieb K, Sherman S, Pezzi J, Esber E, Lehman GA (1996) Early recognition of post-ERCP pancreatitis by clinical assessment and serum pancreatic enzymes. Am J Gastroenterol 91: 1553–1557

Hamy A, Visset J, Likholatnikov D et al. (1997) Percutaneous cholecystostomy for acute cholecystolithiasis in critically ill patients. Surgery 121: 398–401

Harvey MH, Pardoe H (1994) Retrieval of spilled stones during laparoskopic cholecystectomy. Br J Hosp Med 52: 439–442

Jonas S, Bechstein WO, Neuhaus P (1999) Chirurgische Therapie des zentralen Gallengangkarzinoms. Onkologe 5: 515–520

Kawarada Y, Higashiguchi T, Yokoi H et al.(1995) Preoperative biliary drainage in obstractive jaundice. Hepatogastroenterology 42: 300–307

Lipsett PA, Pitt HA (1990) Acute cholangitis. Surg Clin N Am 70: 1297–1312

Klatskin G (1965) Adenicarcinoma of the hepatic duct at it's bifurcation within the porta hepatis. An unusual tumor with distinctive clinical and pathological features. Am J Med 38: 241

Klempnauer J, Ridder GJ, Werner M et al. (1997) What constitutes long-term survival after surgery for hilar chloangiocarcinoma? Cancer 79: 27–34

Kuroiwa M, Tsukamoto Y, Naitoh Y et al. (1994) New technique using intraductal sonography for the diagnosis of bile duct cancer. Ultrasound Medicine 13: 189–195

Kurtz RC (2000) The endoscopic management of biliary and periampulary cancer. In: Blumgart LH, Fong Y (eds) Surgery of the liver and biliary tract. Hardcourt (W.B. Saunders), Philadelphia, pp 1113–1124

Lai ECS, Mok FPT, Fan ST et al. (1994) Preoperative endoscopic drainage for malignant obstructive jaundice. Br J Surg 81: 1195–1198

Longmire WP, McArthur MS, Bostounis EA, Hyatt S (1973) Carcinoma of the extrahepatic biliary tract. Ann Surg 178: 333

Loperfido S, Angelini G, Benedetti G et al. (1998) Major early complications from diagnostic an therapeutic ERCP: a prospective multicenter study. Gastrointest Endosc 48: 1–10

Majeed AW, Ross B, Johnson AG, Reed MWR (1999) Common duct diameter as an independent predictor of choledocholithiasis: is it useful? Clin Radiol 54: 170–172

Makuuchi M, Takayama T (2000) The place of portal venous embolisation. In: Blumgart LH, Fong Y (eds) Surgery of the liver and biliary tract. Hardcourt (W.B. Saunders), Philadelphia, pp 1765–1772

Meaney JF, Prince MR, Nostrant TT, Stanley JC (1997) Gadolinium-enhanced MR angiography of visceral arteries in patients with suspected chronic mesenteric ischemia. J Magn Reson Imaging 7: 171–176

Merkle EM, Nüssle K, Glasbrenner B et al. (1998) MRCP – Eine aktuelle Bestandsaufnahme. Z Gastroenterol 36: 215–224

Miller BM, Kozarek RA, Ryan JA et al. (1998) Surgical versus endoscopic management of common bile duct stones. Ann Surg 207: 135–141

Nagorney DM (2000) Bile duct cysts in adults. In: Blumgart LH, Fong Y (eds) Surgery of the liver and biliary tract. Hardcourt (W.B. Saunders), Philadelphia, pp 1229–1244

Nakeeb A, Pitt HA, Sohn TA et al. (1996) Cholangiocarcinoma: A spectrum of intrahepatic, perihilar and distal tumors. Ann Surg 224: 463

Norton SA, Alderson D (1997) Prospective comparison of endoscopic ultrasonography and endoscopic retrograde cholangiopancreatography in the detection of bile duct stones. Br J Surg 84: 1366–1369

Ouchi K, Sugawara T, Ono H et al. (1999) Diagnostic capability and rational resectional surgery for early gallbladder cancer. Hepatogastroenterology 46: 1557–1560

Palazzo L, Girollet PP, Salmeron M et al. (1995) Value of endoscopic ultrasonography in the diagnosis of common bile duct stones: comparison with surgical exploration and ERCP. Gastrointest Endosc 42: 225–231

Paquet KJ (1998) Appraisal of surgical resection of gallbladder cancinima with special reference to hepatic resection. J Hepatobiliary Pancreat Surg 5: 200–206

Paul A, Millat B, Holthausen U, Sauerland S, Neugebauer E (1998) Diagnosis and treatment of common bile duct stones. Surg Endosc 12: 856–864

Paumgartner G (1993) Strategies in the treatment of gallstone disease. Working team report. Gastroenterology International 6: 65–67

Perissat J, Huibregste K, Keane FBV et al. (1994) Management of bile duct stones in the era of laparoscopic cholecystectomy. Br J Surg 91: 799–810

Peterli R, Herzog U, Schuppisser JP, Ackermann C, Tondelli P (2000) The learning curve of laparoscopic cholecystectomy and chances in indications: one institution's experience with 2650 cholecystectomies. J Laparoscop Advanced Surg Tech 10: 13–19

Philipps EH (1998) Laparoscopic transcysticduct common bile duct exploration. J Laparoscop Surg 8: 173–174

Pichlmayr R, Ringe B, Lauchart W et al. (1988) Radical resection and liver grafting as the two main components of surgical strategy in the treatment of proximal bile duct cancer. World J Surg 12: 68–77

Pichlmayr R, Weimann A, Klempnauer J, Oldhafer KJ, Maschek H, Tusch G, Ringe B (1996) Surgical treatment in proximal bile duct cancer. A single-center experience. Ann Surg 224: 628–638

Rabenstein T, Franke B, Martus P et al. (1999) Patient-related risk-factor for complications of endoscopic sphincterotomy: A prospective study. Gastrointest Endosc 49: AB 74

Regan F, Schaefer DC, Smith DP et al. (1998) The diagnosis utility of haste MRI in the evaluation of acute cholecytitis. JCAT 22: 638–642

Sackmann M, Beuers U, Helmberger T (1999) Biliary imaging: magnetic resonance cholangiography versus endoscopic retrograde cholangiography. J Hepatol 30: 334–338

Schmidt E, Schmidt FW (1976) Kleine Enzym-Fiebel. Boehringer, Mannheim

Schwesinger WH, Sirinek KR, Strodel WE (1999) 3rd laparoscopic cholecystectomy for biliary tract emergencies: state of the art. World J Surg 23: 334–342

Shea JA, Berlin JA, Escarce JJ et al. (1994) Revised estimates of diagnostic test sensitivity and specificity in suspected biliary tract disease. Arch Intern Med 154: 2573–2581

Strasberg SM, Hertl M, Soper NJ (1995) An analysis of the problem of biliary injury during laparoscopic cholecystectomy. J Am Coll Surg 180: 101–125

Sugiyama M, Atomi Y (1997) Endoscopic ultrasonography for diagnosing choledocholithiasis: a prospective comparative study with ultrasonography and computer tomography. Gastrointestinal Endoscopy 45: 143–146

Sungler P, Holzinger J, Heinerman PM et al. (1997) Präoperatives therapeutisches Splitting. Zentralbl Chir 122: 1083–1087

Tamada K, Kanai N, Ueno N et al. (1997) Limitations of intraductal ultrasonography in differentiating between bile duct cancer in stage T1 and T2: in vitro and in-vivo studies. Endoscopy 29: 721–725

Tamada K, Ueno N, Tomiyama T et al. (1998) Characterisation of biliary strictures using intraductal ultrasonography: comparison with percutaneous cholangioscopic biopsy. Endoscopy 47: 341–349

Todani T, Watanabe Y, Narusue M, Tabuchi K, Okajima K (1977) Congenital bile duct cysts: classification, operative procedures, and review of thirty-seven cases including cancer arising from choledochal cyst. Am J Surg 134: 263-269

Trondsen E, Edwin B, Reiertsen O et al. (1998) Prediction of common bile duct stones prior to cholecystectomy: a prospective validation of a discriminant analysis function. Arch Surg 133: 162–166

Varghese JC, Liddell RP, Farrell MA et al. (2000) The diagnostic accuracy of magnetic resonance cholangiopanceatography and ultrasound compared with direct cholangiography in the detection of choledocholithiasis. Clin Radiol 55: 25–35

Verhoef C, van Eyck CHJ, Jeekel H (1998) Präoperative Gallengangdrainage bei Patienten mit malignem Verschlußikterus – eine Übersicht. Chir Gastroenterol 14: 71–76

Wermke W (1992) Sonographische Diagnostik von Gallenwegskonkrementen. Ultraschall Med 13: 246–252

Wherry DC, Marohn MR, Malanowski MP et al. (1996) An external audit of laparoscopic cholecystectomy in a steady state performed in medical treatment fascilities of the Department of Defence. Ann Surg 224: 145–154

Wittekind Ch, Tannapfel A (1999) Anatomie und Pathologie des Gallengangskarzinom. Onkologe 5: 482–489

Zeman RK, Silverman PM, Vieco PT, Costello P (1995) CT angiography. AJR 165: 1079–1088

KAPITEL 10

Leberchirurgie 10

H. LANG, E. NAGEL

Vorbemerkungen

Wegen der in zunehmendem Wandel stehenden Chirurgie der Gallenblase und Gallenwege, insbesondere vor dem Hintergrund der minimal-invasiven Chirurgie, werden die Kapitel Leberchirurgie und Chirurgie der Gallenblase und der Gallenwege in der jetzt vorliegenden dritten Auflage gesondert abgehandelt. Selbstverständlich bilden beide Gebiete zusammen den Bereich der hepatobiliären Chirurgie, allerdings erlaubt die getrennte Darstellung einen leichteren Einblick in prinzipielle Behandlungsverfahren und jeweilige Besonderheiten.

Die Chirurgie der Leber hat an Bedeutung wesentlich zugenommen. Hierzu haben Verbesserungen in der bildgebenden Diagnostik und in der intensivmedizinischen Betreuung nach Leberresektion sowie vor allem Weiterentwicklungen auf dem Gebiet der Leberchirurgie selbst maßgeblich beigetragen. Nicht zuletzt auch durch die enormen Fortschritte in der Lebertransplantation wurden neue Operationstechniken entwickelt, die wiederum allgemein in der Leberchirurgie angewendet werden können.

Ein Großteil der Leberchirurgie kann heutzutage zunehmend von chirurgischen Kliniken durchgeführt werden, die keine ausgewiesene Spezialisierung im Bereich der hepatobiliären Chirurgie besitzen und nicht über die Möglichkeit der Lebertransplantation verfügen. Große und spezielle Leberresektionen werden allerdings auch in Zukunft nur bei entsprechender Erfahrung risikoarm durchgeführt werden können.

Das stetig wachsende Gebiet der Lebertransplantation wurde in dieser Auflage ebenfalls in einem gesonderten Kapitel behandelt, um einen besseren Überblick für den Leser zu gewährleisten.

10.1
Diagnostik und Indikation

Allgemeines

- *Cholangiogene Abszesse*
  meist multipel und klein, ausgelöst durch aszendierende Gallenwegsinfektionen.
- *Hämatogene Abszesse*
  besonders bei älteren und abwehrgeschwächten Menschen, evtl. portal-hämatogen bei eitrigen Affektionen im Bauchraum.
- *Amöbenabszess*
  neben der Amöbenruhr ist der Amöbenabszess die Hauptmanifestation einer Infektion mit Entamoeba histolytica (weltweit verbreitet, in Europa jedoch selten, daher meist „importierte" Infektionen). Wichtig: Verdachtsdiagnose, Sicherung serologisch (ELISA und indirekter Hämagglutinintest, ggf. spezifische IgM-Antikörper), bei Punktion typisches kakaofarbiges Aspirat, ein fehlender Nachweis von Amöben im Punktat schließt einen Amöbenabszess nicht aus. Behandlung: in der Regel mit Metronidazol.
- *Echinococcus cysticus (unilocularis, granulosus, hydatidosus)*
  Endwirt Hund und Wolf; meist symptomloser Verlauf; Gefahr der sekundären Infektion. Diagnose durch meist typisches Sonographiebild („Zyste in Zyste"), CT sowie Komplementbindungsreaktion, passive Hämagglutination oder indirekte Immunfluoreszenz mit Echinococcus-alveolaris-Antigen.
- *Echinococcus multilocularis (alveolaris)*
  Endwirt Fuchs und Katze; Hauptdifferentialdiagnose in CT und Sonographie: maligner Tumor. Differentialdiagnose zu Echinococcus cysticus mit den oben genannten Methoden.

- *„Einfache" solitäre oder multiple Leberzysten*
  meist klein, selten groß bis extrem groß und gelegentlich wachsend.
- *„Zystenleber"*
  zystisch degenerative Lebererkrankung, häufig kombiniert mit zystisch degenerativer Nierenerkrankung, seltener mit Zystenbildung im Pankreas. Meist nicht oder sehr spät zu schwerer Leberfunktionsstörung führend, aber häufig von enormer Größe und wachsend mit Verdrängungssymptomen (s. Kap. 24).
- *Hepatobiliäre Zystadenome*
  sehr seltene benigne Raumforderung mit sehr geringer Einartungspotenz
- *Intrahepatische Gallengangszysten (Caroli-Syndrom)*
  intrahepatische Gallengangszysten Typ V (nach Todani); unilateral (dann meist im linken Leberlappen) oder bilateral vorkommend; typisch sind rezidivierende Cholangitiden, intrahepatische Gallengangssteine und ein erhöhtes Risiko für die Entwicklung eines Gallengangskarzinoms. Bei chronischer Cholangitis Entwicklung einer Fibrose und sekundären biliären Zirrhose.
- *Hämangiome*
  häufig klein (unter 5 cm), dann wohl völlig harmlos, bei großen, besonders bei „Riesenhämangiomen" häufig Druckbeschwerden, Rupturgefahr insgesamt sehr gering; z. T. jedoch Wachstumstendenz; Thrombenbildung in Hämangiomen möglich (selten: Kasabach-Merrit-Syndrom); typische Sonographie-, Angio-CT- und Magnetresonanztomographie(MRT)-Befunde.
- *Fokal-noduläre Hyperplasie*
  unterschiedlich große benigne Leberzelltumore mit Galleproduktion und Galleableitung (positive hepatobiliäre Sequenzszintigraphie), meist mit radiären Gefäßstrukturen (charakteristischer Angio-CT-Befund), z. T. Größenwachstum und symptomatisch, aber keine Malignitätsentwicklung. Praktisch keine Blutungs- oder Rupturgefahr. Zytologisch nicht zu beweisen (normale Leberzelle).
- *Leberzelladenom*
  Leberzelltumore ohne Galleableitung (negatives hepatobiliäres Sequenzszintigramm) mit uncharakteristischem Sonographie- und Angio-CT-Befund, vom Karzinom nicht sicher zu unterscheiden. Gefahr der Malignitätsentwicklung (jedoch ist eine Adenom-Karzinom-Sequenz bislang umstritten), der Blutung und der Ruptur gegeben.
- *Maligne epitheliale Lebertumore*
  - *Hepatozelluläres Karzinom* (HCC; s. Tabellen 10.1, 10.2), selten ohne, meist auf dem Boden einer Leberzirrhose (am häufigsten bei Virushepatitis B und C oder äthyltox. Zirrhose, bei Hämochromatose u. a.); häufig Erhöhung von α-Fetoprotein. Das fibrolamelläre Leberzellkarzinom (FLC) ist ein besonderer Subtyp des HCC, der in der Regel ohne assoziierte Erkrankung in normalen Lebern vorkommt.
  - *Cholangiozelluläres Karzinom (CCC)*
    Adenokarzinom der intrahepatischen Gallenwege, welches in seinem klinischen Erscheinungsbild und hinsichtlich der operativen Therapie vom hilären (Klatskin-Tumor) und distalen Gallengangskarzinom zu unterscheiden ist. Meist ohne Leberzirrhose. In westlichen Ländern stellen die primär sklerosierende Cholangitis und kongenitale zystische Anomalien (Caroli-Syndrom), bei denen oft eine chronische Entzündung mit Cholelithiasis vorliegt, Risikofaktoren für die Entwicklung eines CCC dar.
- *Maligne mesenchymale Lebertumore (die häufigsten)*
  - *Angiosarkom*
    Angiosarkome sind hochmaligne, meist multifokale und oft die Leber diffus durchsetzende Tumore mit typischem intrasinusoidalem Wachstum (anamnestisch meist Thorotrast-, Vinylchlorid- oder Arsenexposition).

Tabelle 10.1. Klassifikation primärer Lebertumore (HCC und CCC) nach der 5. und der 6. UICC-Klassifikation

	5. Ausgabe	6. Ausgabe
T1	Solitärer Tumor <2 cm, ohne Gefäßinvasion	Solitärer Tumor ohne Gefäßinvasion
T2	Solitärer Tumor <2 cm, mit Gefäßinvasion	Solitärer Tumor mit Gefäßinvasion
	Multiple Tumore, auf einen Leberlappen begrenzt, <2 cm, ohne Gefäßinfiltration	Multiple Tumore <5 cm
	Solitärer Tumor >2 cm, ohne Gefäßinvasion	
T3	Solitärer Tumor >2 cm, mit Gefäßinvasion	Multiple Tumore >5 cm
	Multiple Tumore, ein Lappen, >2 cm, mit oder ohne Gefäßinfiltration	Tumor mit Infiltration eines Pfortaderhauptastes oder einer großen Lebervene
T4	Multiple Tumore, in beiden Leberlappen	Tumor mit Infiltration von Nachbarorganen außer Gallenblase
	Tumor mit Infiltration eines Pfortaderhauptastes oder einer großen Lebervene	Tumor mit Perforation des viszeralen Peritoneums
	Tumor mit Infiltration von Nachbarorganen außer Gallenblase	
	Tumor mit Perforation des viszeralen Peritoneums	

Tabelle 10.2. Tumorstadien: UICC-Stadien nach der 5. und der 6. UICC-Klassifikation

	Stadium	Primärtumor	Lymphknoten	Fernmetastasen
UICC, 5. Ausgabe	I	T1	N0	M0
	II	T2	N0	M0
	IIIA	T3	N0	M0
	IIIB	T1–3	N1	M0
	IVA	T4	Jedes N	M0
	IVB	Jedes T	Jedes N	M1
UICC, 6. Ausgabe	I	T1	N0	M0
	II	T2	N0	M0
	IIIA	T3	N0	M0
	IIIB	T4	N0	M0
	IIIC	Jedes T	N1	M0
	IV	Jedes T	Jedes N	M1

  – *Epitheloides Hämangioendotheliom*
    epitheloide Hämangioendotheliome sind maligne Gefäßtumore mit langsamem Wachstum. Typisch sind Okklusionen der Pfortader und Verkalkungen; bei Diagnosestellung sind sie meistens bereits multifokal in der Leber vorhanden.
● *Lebermetastasen*
  man unterscheidet zwei Metastasierungswege, den portalen und den systemischen. Die Pfortader drainiert das Mesenterialstromgebiet, wobei die Leber das erste Filterorgan darstellt. Der portale Metastasierungsweg ist typisch für kolorektale Karzinome, aber auch für Pankreas- und Magenkarzinome sowie Malignome des Dünndarms einschließlich gastrointestinaler neuroendokriner Tumore. Der arterielle (systemische) Metastasierungsweg ist charakteristisch für Mamma-, Bronchial- und Nierenzellkarzinome sowie für Melanome und Hauttumore.

- *Regionäre Lymphknoten*
  die regionären Lymphknoten sind die Lymphknoten des Leberhilus, die hepatischen
  (entlang der A. hepatica propria), die periportalen (entlang der V. portae) und diejenigen entlang der abdominalen V. cava inferior oberhalb der Vv. renales (ausgenommen
  die Lymphknoten unterhalb des Zwerchfells).

10.1.1
Diagnostik

10.1.1.1
Allgemeines

Sonographie, *CT* (meist als Spiral-CT) und *MRT* sind die wichtigsten Verfahren der strukturellen Leberdiagnostik. Oft ist bereits eine dieser Untersuchungen, in der Regel die Sonographie, als bildgebendes Verfahren ausreichend, so bei Normalbefunden, bei Zysten,
bei Nachweis einer diffusen Metastasierung oder bei der Verlaufsbeurteilung benigner
Tumore. Bei schwieriger Differentialdiagnostik und vor einem operativen Eingriff an der
Leber wird man evtl. alle Untersuchungsverfahren nutzen und sie gezielt ergänzen.

Die *hepatobiliäre Sequenzszintigraphie (HBSS)* mit ^{99m}Tc-markierten Iminodiacetic-
acid-Derivaten (IDA) lässt Galleproduktion und -transport beurteilen und trägt damit
zur Differenzierung galleableitender Tumoren (FNH) gegenüber anderen, in dieser Leistung gestörten Tumoren (Adenom, Karzinom) bei. Die früher häufig zur Diagnose von
Hämangiomen hinzugezogene *Blutpoolszintigraphie* ist dagegen nahezu komplett durch
die MRT ersetzt worden.

Für die Diagnose eines zystischen oder alveolären Echinokokkus ist die *Komplementbindungsreaktion* zumindest in Mitteleuropa in einem eindeutig positiven Fall beweisend,
im negativen jedoch nicht sicher ausschließend. Ähnliches gilt für das α-*Fetoprotein
(AFP)* zur Diagnose eines hepatozellulären Karzinoms. Ein stark erhöhtes AFP ist beweisend für ein HCC, ein niedriges oder normwertiges AFP schließt ein HCC aber keineswegs
aus.

Die sonographisch gezielte *Punktion* eines tumorösen Bereichs kann die Diagnose
sichern, erfordert aber wegen zwar geringer, jedoch vorhandener Komplikationsmöglichkeit eine klare Indikation. Tumorzellverschleppung im Stichkanal und Blutungen sind,
wenngleich sehr selten, bekannt. Vielfach kann auf eine Zytopunktion *verzichtet* werden:
Eine FNH lässt sich hierdurch nicht beweisen, ein Adenom kann unterschiedliche zytologische Bilder aufweisen: Ein Lebertumor mit stark erhöhtem AFP kann auch ohne zytologische Sicherung als ein hepatozelluläres Karzinom angesehen werden.

Eine Zyste, bei der die Echinokokkusgenese nicht bestmöglich ausgeschlossen ist,
soll wegen vermutlicher Verschleppungsgefahr infektiösen Materials nicht punktiert werden.

Hämangiome können in der Regel durch geeignete radiologische Untersuchungsverfahren sicher erkannt werden und sollten wegen der Blutungsgefahr ebenfalls nicht punktiert
werden. Neu aufgetretene Leberrundherde bei anamnestisch bekanntem Karzinom (z. B.
in der Nachsorge nach Operation eines kolorektalen Karzinoms) bedürfen u. E. ebenfalls
nicht der Punktion zur histologischen Untersuchung.

Eine *Angiographie* ist nur noch selten indiziert: Häufig reicht die Gefäßdarstellung im
Rahmen einer CT oder MRT für eine grobe Orientierung der arteriellen und venösen
Blutversorgung aus; die Klärung von Feinheiten erfordert dagegen meist eine arterielle

DSA oder eine konventionelle Angiographie nach Seldinger-Technik. Für eine Tumordifferentialdiagnostik ist eine Angiographie als invasives Verfahren in der Regel entbehrlich. Lediglich bei Verdacht auf ein multifokales HCC in Zirrhose ist eine Angiographie ggf. diagnostisch hilfreich.

Durch eine *geeignete Untersuchungskombination* gelingt es heute, folgende Leberläsionen diagnostisch zuzuordnen (s. auch Tabelle 10.3): Zysten durch Sonographie, ggf. sonographisch geführte Punktion und anschließende Kontrollsonographie, Echinokokkuszyste durch Sonographie und KBR; Hämangiome durch Sonographie, Spiral-CT und MRT; Abszesse (oft typische klinische Symptome) durch Sonographie, Serologie, evtl. CT und Punktion; FNH durch Sonographie (Hinweise), Spiral-CT und hepatobiliäre Sequenzszintigraphie.

Dagegen sind Leberzelladenome nicht sicher diagnostizierbar; jeder ungeklärte Befund sollte somit als potentiell maligne angesehen werden. Bei unklarer Dignität stellt u. a. die Leberpunktion eine geeignete Maßnahme dar, um seltene benigne Leberveränderungen (z. B. fokale Fettverteilungsstörungen etc.) erkennen und unnötige explorative Laparotomien vermeiden zu können.

Bei Verdacht auf einen primären Lebertumor (HCC, CCC) sollte eine diagnostische Laparoskopie (ggf. mit laparoskopischem Ultraschall) zum Ausschluss multifokaler Tumore oder einer Peritonealkarzinose (besonders bei Verdacht auf CCC) durchgeführt werden.

10.1.1.2
Spezielle Diagnostik

Diagnostische Maßnahmen vor Rezidivleberresektion

Die Beurteilung der Resektabilität von Tumorrezidiven muss unter besonderer Berücksichtigung der nach dem Ersteingriff veränderten intrahepatischen Gefäßanatomie erfolgen. Speziell nach anatomischen Resektionen mit Durchtrennung der hilären Strukturen für eine Leberhälfte ist die Durchblutungssituation der Restleber zu beachten. Für eine spezifische Operationsplanung ist daher präoperativ eine möglichst exakte Darstellung des intrahepatischen Gefäßbaumes zur Beurteilung der Lagebeziehung von Tumor und Gefäßstrukturen unabdingbar.

Dreidimensionale CT/Virtuelle Resektion/computergestützte/-assistierte OP-Planung

Mittels dreidimensionaler Rekonstruktion kann der funktionelle anatomische Aufbau der Leber in einzelne Pfortadersegmente und Hepatikasektoren dargestellt werden. Dies erlaubt eine genaue Zuordnung von Lebertumoren zu einzelnen vaskulären Territorien. Zudem ist es in der dreidimensionalen Rekonstruktion möglich, virtuelle Tumorresektionen mit frei wählbaren Sicherheitsabständen vorzunehmen. Hierbei können sämtliche innerhalb eines definierten Sicherheitsabstandes um einen Tumor verlaufende Gefäße einschließlich ihrer abhängigen Versorgungsgebiete visualisiert werden. Mittels sog. Risikoanalyse wird dann durch den Computer eine anatomisch korrekte Leberresektion vorgenommen, die den Tumor einschließlich Sicherheitszone sowie die entprechenden abhängigen vaskulären Territorien beinhaltet.

10.1.2
Indikation

10.1.2.1
Der unklare Lebertumor

Bei den heute gegebenen diagnostischen Möglichkeiten ist es keinesfalls mehr indiziert, jede intrahepatische Raumforderung operativ zu entfernen. Durch geeignete Kombination nicht invasiver Untersuchungsverfahren kann die Dignität eines Tumors vielfach geklärt werden, andernfalls ist u. E. die histologische Sicherung nach perkutaner Leberpunktion indiziert. Bestehen darüber hinaus weiterhin Zweifel an der Dignität, ist wegen der Möglichkeit eines malignen Prozesses eine Indikation zur Operation gegeben.

10.1.2.2
Leberzysten, Zystenleber, Zystadenome

Solitäre oder multiple kleine, asymptomatische Zysten bedürfen keiner weiteren Therapie und sollten allenfalls gelegentlich kontrolliert werden. Eine Behandlung kann bei großen, symptomatischen Zysten angezeigt sein. Hier eignet sich die sonographisch geführte Punktion mit nachfolgender Aethoxysklerolinjektion, ggf. in wiederholten Behandlungssitzungen zur Verklebung der Zystenwand. Selten ist die Indikation zur operativen Therapie (bevorzugt laparoskopische Zystenentdachung) gegeben.

Eine Leberresektion ist bei einer Zystenleber nur sehr selten angebracht, etwa bei Hauptmanifestation in einem Leberlappen. Eine Lebertransplantation ist Spätstadien mit extremen Verdrängungserscheinungen oder beginnender Leberinsuffizienz vorbehalten.

Zystadenome werden zumeist zufällig bei der Entdachung einer vermeintlichen Leberzyste diagnostiziert. Falls technisch einfach, sollten sie vollständig entfernt werden. Aufwändige Resektionen erscheinen wegen des geringen Entartungspotenzials nicht gerechtfertigt.

10.1.2.3
Abszesse

Die sonographisch geführte Punktion und Abszessdrainage ist die Behandlung der Wahl. Eine operative Entleerung soll nur bei Versagen oder Nichtdurchführbarkeit dieser Methode erfolgen.

Amöbenabszesse sprechen häufig auf Metronidazol rasch an, kleine Abszesse brauchen ggf. nicht drainiert zu werden. Eine therapeutische Abszesspunktion und -drainage ist bei großen Abszessen mit mechanischer Kompression oder drohender Ruptur indiziert. Eine Operation ist nur bei Perforation eines Abszesses oder im Falle wiederholter ungenügender perkutaner Drainage erforderlich.

10.1.2.4
Echinokokkosen

Trotz verbesserter Behandlungsmöglichkeiten mit Mebendazol ist die chirurgische Sanierung sowohl des Echinococcus cysticus als auch des Echinococcus alveolaris angezeigt. Typische Komplikationen beim Echinococcus cysticus sind die Ruptur in das Peritoneum

(Gefahr der Anaphylaxie und der peritonealen Dissemination), in die Pleurahöhle oder in die Gallenwege mit entsprechenden Sekundärinfektionen.

Unbehandelt nimmt der Echinococcus alveolaris einen chronischen Verlauf. Durch Größenzunahme mit diffusem Befall der Leber, ggf. jedoch auch Absiedlung in anderen Organen wie etwa der Lunge, führt der Echinococcus alveolaris innerhalb einiger Monate bzw. weniger Jahre zum Tod des Patienten.

10.1.2.5
Intrahepatische Gallengangszysten (Caroli-Syndrom)

Bei unilateralem Befall mit rezidivierenden Cholangitiden besteht die Indikation zur Leberteilresektion. Bei bilateralem Befall oder Ausbildung einer sekundär biliären Zirrhose bleibt nur die Lebertransplantation.

10.1.2.6
Hämangiome

Bei sicherer Diagnose stellen kleine, asymptomatische Hämangiome keine Operationsindikation dar. Nur bei großen symptomatischen und bei wachsenden Hämangiomen erscheint eine Operationsindikation gegeben.

10.1.2.7
FNH

Sofern die Diagnose durch übereinstimmende Befundung in Sonographie, Spiral-CT, MRT und hepatobiliärer Sequenzszintigraphie ausreichend gesichert ist, in regelmäßigen sonographischen Kontrolluntersuchungen kein deutliches Wachstum beobachtet wird und keine wesentlichen Beschwerden vorliegen, ist eine Operation nicht indiziert. Andernfalls – insbesondere bei sehr großen FNH-Knoten und ggf. bei nicht ganz typischen Untersuchungsbefunden – ist die operative Entfernung angezeigt.

Eine generelle Operationsindikation ist abzulehnen, doch ist stets auf eine genaue Verlaufsbeobachtung und ggf. erneute Sicherung der Diagnose durch mehrere Untersuchungsverfahren zu achten.

10.1.2.8
Leberzelladenom

Wegen unsicherer Diagnose und schwieriger Differentialdiagnose zum Karzinom sowie wegen der Blutungs- und Entartungsgefahr ist beim Leberadenom stets eine Operationsindikation gegeben.

10.1.2.9
Primäre mesenchymale Lebertumore

Sofern es aufgrund der Tumorausdehnung überhaupt noch möglich ist, sollte bei *Angiosarkomen* ein Resektionsversuch vorgenommen werden.

Epitheloide Hämangioendotheliome sind bei Diagnosestellung oft bereits multipel in der Leber verteilt. Falls technisch möglich, sollte auch hier eine Resektion versucht werden, ansonsten ist die Indikation zur Lebertransplantation zu überprüfen.

10.1.2.10
Hepato- und cholangiozelluläres Karzinom

Die Leberresektion stellt sowohl für das HCC in nichtzirrhotischer Leber als auch für das CCC die Therapie der Wahl dar. Bei Leberzirrhose sind meist nur kleinere Resektionen (Segmentresektion oder atypische Resektionen) durchführbar. Für das HCC in Zirrhose stellt die Lebertransplantation die wohl beste Therapieform dar, da durch die totale Hepatektomie neben der Entfernung des HCC gleichzeitig auch das Risiko für die Entwicklung intrahepatischer Rezidive (Entstehung multizentrischer HCC) erheblich gesenkt sowie auch die Leberzirrhose einschließlich ihrer potentiellen Komplikationen behandelt wird (Indikation zur Lebertransplantation s. Kap. 24).

Bei Irresektabilität und fehlender Indikation zur Transplantation stehen zahlreiche Behandlungsverfahren, wie Chemoembolisationen, Kryotherapie, LITT, RITA und Alkoholinjektionen mit zum Teil sehr guten Ergebnissen zur Verfügung.

10.1.2.11
Lebermetastasen

Metastasen *kolorektaler Karzinome* stellen eine gesicherte Indikation zur Operation dar. Bei synchroner Metastasierung erfolgt eine ausgedehnte Leberresektion meist in einer zweiten Sitzung etwa 4 bis 6 Wochen nach Entfernung des Primärtumors. Kleinere Resektionen bis hin zu Hemihepatektomien können, in Abhängigkeit von der Gesamtsituation, simultan bei der Operation des Primärtumors vorgenommen werden. Ziel der Entfernung kolorektaler Lebermetastasen ist die R0-Resektion. Extrahepatische Tumormanifestationen (z. B. solitäre Lungenmetastase) stellen keine Kontraindikation gegen eine Leberresektion dar, sofern auch diese vollständig entfernt werden können.

Auch Lebermetastasen eines *Mammakarzinoms* werden im Rahmen interdisziplinärer onkologischer Konzepte zunehmend als eine Indikation zur Leberresektion angesehen. Dagegen sollten Lebermetastasen *anderer Primärtumore* (z. B. Nierenzellkarzinome, Magenkarzinome, Leiomyosarkome etc.) wegen der meist schlechten Prognose nur in Ausnahmefällen einer operativen Therapie zugeführt werden. Hier muss im Einzelfall entschieden werden.

Eine Sonderform stellen *neuroendokrine Lebermetastasen* dar. Sofern die Leber den einzigen Metastasierungsort darstellt und eine komplette Tumorentfernung (R0-Resektion) möglich ist, sollte eine Leberresektion in kurativer Absicht vorgenommen werden. Ist eine komplette Tumorentfernung nur fraglich möglich, so müssen in Anbetracht der selbst bei diffusem Leberbefall oftmals guten Prognose Nutzen und Risiken einer Operation besonders sorgfältig gegeneinander abgewogen werden. Bei neuroendokrinen Lebermetastasen kann allerdings auch eine unvollständige Tumorresektion (Tumordebulking, sog. zytoreduktive Chirurgie) sinnvoll sein, wenn die Metastasen mit einer ausgesprochenen hormonellen Symptomatik (Flush-Syndrom, Diarrhoe etc.) oder lokalen Kompressionserscheinungen einhergehen. In diesen Fällen ist die Indikation zur Tumormassenreduktion gegeben (Entfernung von mehr als 90% der Tumormasse), wodurch oftmals Symptomfreiheit erreicht werden kann.

10.1.2.12
Intrahepatische Tumorrezidive

Nach R0-Resektionen von kolorektalen Metastasen muss in etwa 50 bis 70% mit einem erneuten Tumorrezidiv gerechnet werden. In nahezu der Hälfte der Fälle ist hierbei ausschließlich die Leber betroffen. Die Indikationsstellung zur Rezidivleberresektion erfolgt anhand der gleichen Kriterien wie für die Erstresektion. Eine extrahepatische Metastasierung oder ein Lokalrezidiv stellen keine absolute Kontraindikation dar, sofern auch diese Tumormanifestationen kurativ reseziert werden können. Allerdings ist in diesen Fällen die Prognose deutlich schlechter, so dass Risiken und Nutzen einer Rezidivleberresektion sehr sorgfältig abgewogen werden müssen.

10.2
Operative Therapie

Die Hauptindikationen operativer Behandlung von Lebererkrankungen sind in Tabelle 10.3 zusammengestellt.

10.2.1
Allgemeines

10.2.1.1
Leberanatomie

Die topographische Anatomie unterteilt die Leber durch das Ligamentum falciforme und die Insertion des Ligamentum teres hepatis auf der diaphragmalen sowie durch die Fissura sagittalis sinistra auf der viszeralen Oberfläche in einen größeren rechten und kleineren linken Leberlappen. Diese morphologische Zweiteilung entspricht jedoch nicht der funktionellen Gliederung der Leber. Die Aufzweigung der V. portae im Leberhilus führt zu einer versorgungsmäßigen Teilung der Leber in eine rechte und linke Leberhälfte. Im Grenzbereich beider Versorgungsgebiete befindet sich die Hauptgrenzspalte der Leber, die der Cava-Gallenblasenlinie-Ebene (Cantlie line) entspricht.

Die funktionelle Anatomie der Leber, wie sie erstmals von Couinaud beschrieben wurde, beruht auf der segmentalen portalen Aufzweigung in einzelne, voneinander unabhängige funktionelle Untereinheiten, den Lebersegmenten. Nach Couinaud werden acht portalvenöse Lebersegmente unterschieden, die im Uhrzeigersinn, beginnend mit dem Lobus caudatus als Segment I, durchnummeriert sind (Abb. 10.1).

Die drei venösen Hauptstämme, die rechte, mittlere und linke Lebervene, durchziehen die Leber in kaudokranialer Richtung. Sie verlaufen jeweils in den Grenzebenen zwischen den portalen Lebersegmenten und teilen die Leber in vier Hepatika-Sektoren. Dabei verläuft die mittlere Lebervene entlang der Hauptgrenzspalte der Leber und die rechte Lebervene zwischen den Segmenten V/VIII einerseits und VI/VII andererseits. Als häufige Variante findet sich eine zusätzliche inferiore Lebervene aus dem kaudalen rechten Leberlappen. Zudem besitzt der Lobus caudatus einen eigenständigen venösen Abstrom über multiple kleine, nach dorsal in die V. cava einmündende Lebervenen (Abb. 10.1).

Die arterielle Blutversorgung der Leber unterliegt vielen Variationen. Im Regelfall erfolgt sie über die aus dem Truncus coeliacus stammende A. hepatica, die sich dann im Leberhilus weiter verzweigt. Die häufigsten anatomischen Varianten sind eine rechte Leberarterie aus der A. mesenterica superior und/oder eine linke Leberarterie aus der A. gastrica sinistra.

Neuere anatomische Untersuchungen deuten darauf hin, dass die von Couinaud beschriebene Regelmäßigkeit der Pfortaderaufzweigung nur in wenigen Fällen vorliegt. Tatsächlich existiert eine Vielzahl an portalvenösen und lebervenösen Aufzweigungsva-

Tabelle 10.3. Hauptindikationen zur operativen Behandlung von Lebererkrankungen

Art der Erkrankung	Indikation zur Operation	Wichtigste diagnostische Verfahren/Parameter (speziell für Operationsindikation)	Operationsmethode der Wahl	Alternativen	Spezifische Vor-/Nachbehandlung
Leberabszesse	Nur bei Versagen von Punktionsdrainagen, selten bei Amöbiasis	Sonographie, sonographische Feinnadelpunktion; CT	(Evtl. chirurgische Drainage)	Sonographisch geführte Punktion und Drainage	Entsprechende Antibiotika
Echinococcosis unilocularis cysticus	Gegeben (wegen Infektionsgefahr)	Sonographie, KBR	Zystenentdachung Zystektomie *Cave:* größere Operation	–	Vor- und Nachbehandkung mit Mebendazol
Multilocularis alveolaris	Gegeben	Sonographie, CT, KBR	Möglichst radikale Entfernung, jedoch ohne Einbeziehung essentieller Hilusstrukturen; selten LTx	–	Vor- und Nachbehandlung mit Mebendazol
Dysontogenetische Leberzysten („einfache" Zysten)	Kaum je gegeben	Sonographie, evtl. sonographische Punktion	(Wenn: Entdachung)	*Meist keine Behandlung, evtl.* Punktion	–
Zystenleber (degenerative zystische Lebererkrankungen)	Kaum je gegeben	Sonographie	Ggf. Zystenentdachung, selten Leberteilresektion, ggf. LTx	*Versuch der* Punktion und Sklerosierung	(Langzeitkontrolle zur evtl. Lebertransplantation)
Hämangiome	Bei kleinen Hämangiomen nicht, bei größeren, symptomatischen und wachsenden gegeben; immer bei unsicherer Diagnose	Sonographie, Spiral-CT, Kernspintomographie	Ausschälung, selten Resektion	–	Bei konservativem Vorgehen Langzeitbeobachtung
FNH	Gegeben bei differentialdiagnostischen Unklarheiten und Komplikationen wie starke Größenzunahme und ausgepr. Schmerzen	Sonographie, Spiral-CT, hepatobiliäre Sequenzszintigraphie (HBSS), MRT	Wenn möglich Ausschälung, sonst Resektion	–	Bei konservativem Vorgehen exakte Langzeitbeobachtung

Tabelle 10.4. Fortsetzung

Art der Erkrankung	Indikation zur Operation	Wichtigste diagnostische Verfahren/Parameter (speziell für Operationsindikation)	Operationsmethode der Wahl	Alternativen	Spezifische Vor-/ Nachbehandlung
Adenome (Verdacht auf)	Stets gegeben	Sonographie und CT liefern keine sicheren diagnostischen Zeichen! Ggf. Biopsie (jedoch auch kein sicherer Karzinomausschluss)	Resektion mit Sicherheitsabstand	–	–
Hepatozelluläres Karzinom	In nicht-zirrhotischer Leber ist die Indikation zur Resektion stets gegeben	Sonographie, CT, evtl. Angiographie, α-Fetoprotein, evtl. Punktion, Laparoskopie zum Ausschluss eines multifokalen HCC	Radikale Resektion	Keine	Nach unvollständiger Resektion palliative Chemotherapie
Cholangiozelluläres Karzinom	In nicht-zirrhotischer Leber ist die Indikation zur Resektion stets gegeben	Sonographie, CT, ggf. Punktion, CA 19-9, Koloskopie, Gastroskopie, Abdomen- und Thorax-CT sowie gynäkologisches Konsil zum Ausschluss eines extrahepatischen Adeno-Karzinoms, Laparoskopie zum Ausschluss einer Peritonealkarzinose oder eines multifokalen CCC	Radikale Resektion	Keine	Nach unvollständiger Resektion palliative Chemotherapie
Lebermetastasen	Kolorektale Lebermetastasen; im Rahmen multimodaler Therapiekonzepte zunehmend auch Metastasen anderer Primärtumore wie Mamma-Ca, Nierenzell-Ca oder GIST; Besonderheit: neuroendokrine Lebermetastasen	Sonographie, CT, CEA; MRT	Weite Keilexzision oder anatomische Resektion	Bei neuroendokrinen Metastasen Chemoembolisation, Behandlung mit Somatostatinrezeptorantagonisten oder IFN; selten Lebertransplantation	Je nach Therapiekontrollen adjuvante oder palliative Therapie

Abb. 10.1a,b.
Schematische Darstellung
der Lebersegmente
a) Facies diaphragmatica
    der Leber
b) Facies viszeralis

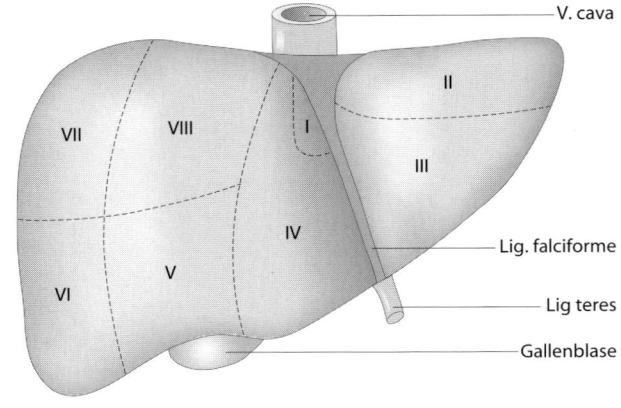

a

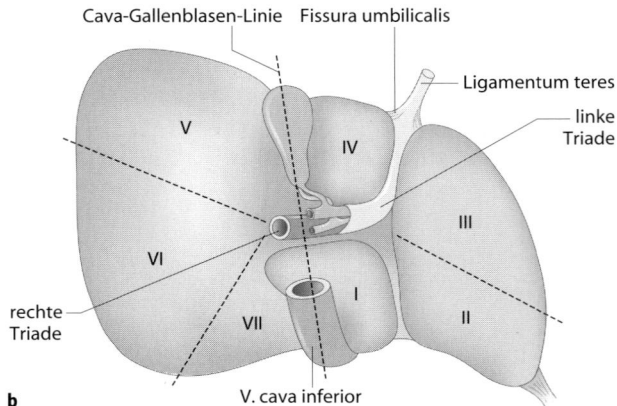

b

riationen mit im Einzelfall sehr unterschiedlicher Größe der Versorgungsgebiete. Die von Couinaud vorgenommene Einteilung in acht portalvenöse Versorgungsgebiete entspricht daher einem Idealverteilungstyp, von dem es insbesondere innerhalb des rechten Leberlappens erhebliche Abweichungen hinsichtlich Anzahl und Ausdehnung der Segmente gibt.

10.2.1.2
Standardresektionen

Man unterscheidet anatomische und nichtanatomische Resektionsverfahren. Wenn möglich, sollten anatomische Resektionsverfahren bevorzugt werden, da sie den funktionellen Aufbau der Leber in Leberlappen und Segmente respektieren. Sowohl die arterielle und portalvenöse Versorgung als auch der lebervenöse Abstrom des verbleibenden Leberparenchyms bleiben hierbei erhalten, so dass eine Devitalisierung von Lebergewebe weitgehend vermieden wird. Dies wirkt sich günstig auf die Restleberfunktion aus und reduziert das Risiko für infektiöse Komplikationen. Da sich auch das Gallenwegssystem am segmentalen Aufbau der Leber orientiert, ist bei anatomischen Resektionen in aller Regel auch eine ausreichende biliäre Drainage des Restleberparenchyms gewährleistet.

> **!** Nichtanatomische Resektionen sollten nur dann vorgenommen werden, wenn hierdurch das Resektionsausmaß und die Gewebetraumatisierung deutlich reduziert werden (z. B. bei periphen Tumoren, insbesondere Metastasen, oder kleinen HCC in Zirrhose).

Bei den anatomischen Resektionen (Abb. 10.2) werden unterschieden

- segmentorientierte Resektionen (Segmentektomien, Bisegmentektomien),
- zentrale Leberresektion   (Seg IVa/IVb/V/VIII ± I),
- Hemihepatektomie rechts   (Seg V–VIII ± I),
- Hemihepatektomie links   (Seg II–IV ± I),
- erweiterte Hemihepatektomie rechts (Seg IV; V–VIII ± I) und
- erweiterte Hemihepatektomie links (Seg II–V; VIII ± I).

Zentrale Leberresektionen (Seg IVa/IVb/V/VIII ± I) stellen eine operationstechnische Alternative zu erweiterten Hemihepatektomien dar, da sie im Vergleich zu diesen Operationsverfahren mit einem deutlich geringeren Parenchymverlust einhergehen. Hierdurch wird das Risiko für ein postoperatives Leberversagen erheblich gesenkt. Die größere Parenchymreserve bietet zudem auch verbesserte Ausgangsbedingungen für eine Zweitresektion im Falle eines intrahepatischen Tumorrezidivs. Der Nachteil der zentralen Leberresektion liegt in der Versorgung einer oder sogar zweier großer Resektionsflächen mit den entsprechenden Risiken für die Entwicklung von Gallefisteln oder Parenchymnekro-

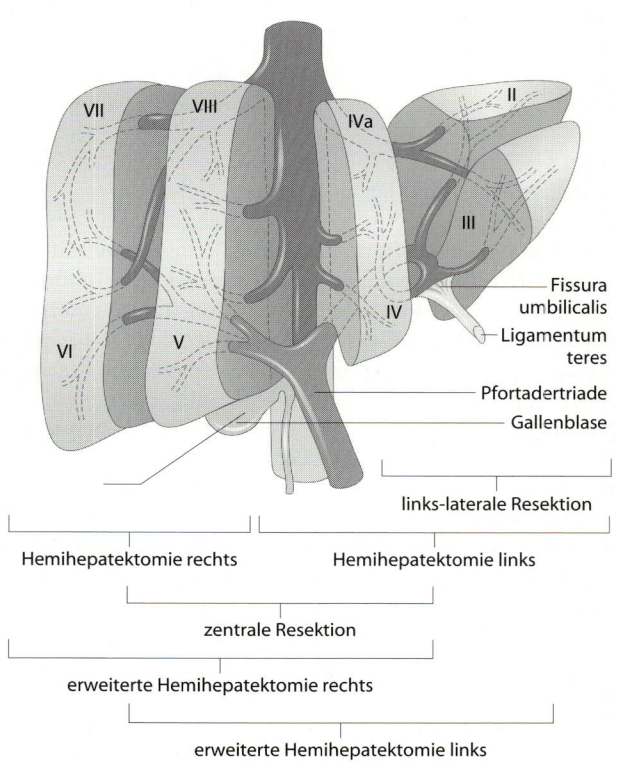

Abb. 10.2.
Nomenklatur
der Leberresektionen

sen am Resektionsrand. Bei gleichzeitiger Hepatikusgabelresektion kann zudem eine Vielzahl an Gallengangsanastomosen erforderlich sein.

10.2.1.3
Leberfunktionsreserve

Die für eine ausreichende postoperative Leberfunktion erforderliche Parenchymmenge ist von vielen Faktoren abhängig, z. B. Verfettungsgrad der Leber, Cholestase oder Ausmaß des operativen Traumas (Blutverlust, Größe der Resektionsfläche, Dauer der Hilusokklusion, Operationserweiterungen wie Gallengangsresektion etc.). Eine wichtige Rolle spielen in diesem Zusammenhang auch postoperative Komplikationen, wie Galleleckagen, Abszesse oder sonstige Infektionen. Für eine nicht vorgeschädigte Leber (normale Parenchymstruktur, keine oder nur geringe Verfettung, normale Blutgerinnung, normwertiges Bilirubin) sind etwa 25 bis 30% des funktionellen Lebervolumens (entsprechend etwa 0,5% des Körpergewichtes) als Anhaltspunkt für die Mindestmenge anzusehen. Dies setzt eine einwandfreie arterielle und portalvenöse Blutversorgung sowie eine ungehinderte lebervenöse und biliäre Drainage des Restparenchyms voraus.

Das Abschätzen der Leberfunktionsreserve bei Leberzirrhose ist schwierig. Als Anhaltspunkt kann die Child-Pugh-Klassifikation dienen. Während bei Leberzirrhosen im Stadium Child A Segmentresektionen bis maximal Hemihepatektomien mit einem vertretbaren Risiko machbar sind, ist bei einer Child C Zirrhose eine Leberresektion nicht mehr indiziert.

Aufgrund der guten Ergebnisse nach ablativen Behandlungsverfahren, wie etwa interstitielle Lasertherapie (LITT), Thermoablation (RITA), Chemoembolisation, Kryotherapie oder Äthanolinjektion wird im eigenen Vorgehen die Indikation zur Leberresektion bei Zirrhose zunehmend zurückhaltender gestellt (Indikation zur Lebertransplantation s. Kap. 24).

10.2.1.4
Pfortaderembolisation, -ligatur

Erscheint bei der Operationsplanung für eine erweiterte Leberresektion das verbleibende Lebergewebe für eine ausreichende postoperative Leberfunktion zu gering, so kann durch eine präoperative Pfortaderembolisation der zu resezierenden Leberhälfte eine Parenchymhypertrophie auf der kontralateralen Seite induziert werden. Der zu erwartende Parenchymzuwachs beträgt etwa 20 bis 40%. Wichtig ist, dass sämtliche Pfortaderäste des späteren Resektates okkludiert werden, also z. B. vor einer geplanten erweiterten Hemihepatektomie rechts neben dem rechten Pfortaderhauptstamm auch die nach Segment IV ziehenden Pfortaderäste. Die Leberresektion sollte etwa 3 bis 4 Wochen nach der Pfortaderembolisation erfolgen.

Eine ebenfalls mögliche operative Ligatur der Pfortaderäste geht im Vergleich zur Embolisation mit einem geringeren Parenchymzuwachs einher, da hierbei zwar der Blutzustrom unterbunden, aber nicht das gesamte intrahepatische Pfortaderstromgebiet im zu resezierenden Lappen verlegt wird. Über intrahepatische Kollateralen kann es zu einer nicht unerheblichen Restdurchblutung dieser Leberabschnitte kommen. Nachteilig bei der operativen Pfortaderligatur ist zudem die hierdurch hervorgerufene Narbenbildung im Leberhilus mit entsprechenden operationstechnischen Schwierigkeiten bei der nachfolgenden Leberresektion.

10.2.1.5
Neoadjuvante Therapie

Bei zunächst irresektablen (kolorektalen) Lebermetastasen kann durch eine vorgeschaltete Chemotherapie in einem gewissen Prozentsatz (etwa 20 bis 40%) noch Resektabilität erreicht werden. Die dabei erzielten Langzeitergebnisse sind in etwa den Ergebnissen nach alleiniger Resektion vergleichbar.

Neben der Erhöhung der Resektionsquote bei zunächst irresektablen Metastasen stellt die neoadjuvante Therapie aber auch bei primär potentiell resektablen Lebermetastasen insofern einen vielversprechenden Ansatz dar, da durch die chemotherapeutische Vorbehandlung möglicherweise die Inzidenz extra- und intrahepatischer Tumorrezidive vermindert werden kann. Dieses Konzept bedarf allerdings für die Erst- und vielmehr noch für eine Rezidivresektion der weiteren Evaluation und Prüfung in randomisierten Studien.

Ob eine neoadjuvante Therapie vor Resektion eines HCC ebenfalls mit einer verbesserten Prognose einhergeht, ist bislang völlig unklar. Bisherige Daten zur neoadjuvanten Chemoembolisation bei primär resektablen HCC weisen zum Teil sogar ein schlechteres Langzeitüberleben bei früher auftretenden Tumorrezidiven auf.

10.2.1.6
Mehrzeitige Leberresektion

Sind multinoduläre Lebertumore aus funktionellen Gründen nicht resektabel, so kann in seltenen Fällen eine komplette Resektion in zwei operativen Schritten erfolgen. Hierbei wird im Rahmen einer ersten Resektion die Haupttumormasse entfernt. Die verbleibenden Lebertumore werden dann in einem zweiten Schritt nach Eintreten einer ausreichenden Parenchymhypertrophie reseziert.

Nachteilig bei diesem Konzept ist, dass die erste Leberresektion möglicherweise nicht nur zur Induktion einer Parenchymhypertrophie, sondern auch zu einem gesteigerten Tumorwachstum im verbliebenen Lebergewebe führt. Die Gabe einer systemischen Chemotherapie ist daher für diesen Zeitraum zu überlegen.

10.2.1.7
Laparoskopische Leberresektion

Die Entwicklung geeigneter laparoskopischer Parenchymdissektionstechniken und die Möglichkeit, auch laparoskopisch den Leberhilus temporär sicher okkludieren zu können, bilden die Grundlage für minimal-invasive Operationen an der Leber. Wenngleich auch schon mehrfach über die laparoskopische Resektion von Leberlappen oder gar erweiterten Leberesektionen berichtet wurde, so beschränken sich laparoskopische Lebereingriffe heutzutage in der Regel noch auf die Entfernung umschriebener Leberareale. Peripher gelegene, gutartige Lebertumore (insbesondere im linkslateralen Leberabschnitt) stellen u. E. eine gute Indikation zur laparoskopischen Leberresektion dar.

10.2.2
Spezielles

10.2.2.1
Leberzysten und Zystenleber, Zystadenome

Falls eine Operation überhaupt erforderlich ist, stellt die laparoskopische Zystenentdachung die Therapie der Wahl dar. Bei einer symptomatischen Zystenleber mit auf eine Leberseite beschränktem Befall kann in seltenen Fällen eine Leberteilresektion sinnvoll sein. Zystadenome sollten bei Verdacht auf Malignität oder bei lokalen Kompressionserscheinungen vollständig reseziert werden.

10.2.2.2
Hämangiome, FNH

Bei sicherer Diagnose stellt die Tumorenukleation das operative Verfahren der Wahl dar (Eigenblutspende). Nur bei extremer Größe und ungünstiger Lokalisation können aus operationstechnischen Gründen anatomische Lappenresektionen sinnvoll sein.

Bei diagnostischer Unsicherheit sollte eine Resektion mit Sicherheitsabstand vorgenommen werden.

10.2.2.3
Echinokokkosen

Echinococcus cysticus
Die Entdachung der Zyste und Entfernung des Zysteninhalts – nicht die Resektion der gesamten Zystenwand (Perizystektomie) – ist u. E. die Methode der Wahl. Die Zystenentdachung ist eine einfache und relativ risikoarme Operation mit einem hohen Dauererfolg. Bei einer Perizystektomie ist die Rezidivhäufigkeit zwar noch geringer, allerdings besteht bei einer Perizystektomie ein deutlich höheres Risiko für Verletzungen der Gallenwege, insbesondere für das Auftreten von Gallefisteln. Eine Leberresektion sollte zur Behandlung eines Echinococcus cysticus nur in Ausnahmefällen vorgenommen werden.

Ganz allgemein gilt für die chirurgische Behandlung des Echinokokkus cysticus: je ausgedehnter und radikaler der chirurgische Eingriff ist, desto größer ist das Operationsrisiko bei gleichzeitig sinkendem Rezidivrisiko.

Echinococcus alveolaris
Wegen des infiltrativen Wachstums des Echinococcus alveolaris ist ein möglichst radikales Vorgehen nach den Prinzipien der Tumorchirurgie angezeigt. Befallene Hilusstrukturen werden allerdings nicht reseziert (OP-Risiko!), sondern es wird eine chemotherapeutische Nachbehandlung vorgenommen. Aufgrund des meist guten Ansprechens auf die Chemotherapeutika sind auch nichtradikale Resektionen indiziert, um die Parasitenmasse zu reduzieren.

10.2.2.4
Intrahepatische Gallengangszysten (Caroli-Syndrom)

Bei unilateralem Befall stellt die Resektion des befallenen Leberlappens einschließlich betroffener abführender Gallenwege die Therapie der Wahl dar. Zur Rekonstruktion der Gallenwege kann unter Umständen eine ein- oder sogar mehrfache intrahepatische Hepaticojejunostomie erforderlich sein.

10.2.2.5
Primäre epitheliale und mesenchymale Lebertumore

Die vollständige Entfernung des Lebertumors (R0-Resektion) mit Sicherheitsabstand (die Größe des tumorfreien Saums ist nach wie vor in der Diskussion, in der Regel wird 1 cm empfohlen) ist die Therapie der Wahl. Da diese Tumore meist erst spät diagnostiziert werden, sind in der Regel große Leberteilresektionen wie Hemihepatektomie oder erweiterte Hemihepatektomie erforderlich. Bei guter Lebersyntheseleistung und nicht vorgeschädigter Leber sind auch ausgedehnte Leberteilresektionen von 70 bis maximal 80% des Lebergewebes, evtl. auch Ante-situm-Resektionen, sinnvoll.

Bei Leberzirrhose ist die Abschätzung der Funktionsreserve des verbleibenden Leberparenchyms schwierig. Eine deutliche Verringerung der Syntheseleistung (besonders der Gerinnungsfaktoren- und der Albuminproduktion) oder der Exkretionsfunktion (erhöhtes Bilirubin) und das Vorliegen einer portaen Hypertension sprechen gegen die Möglichkeit einer größeren Leberresektion.

10.2.2.6
Lebermetastasen

Im Allgemeinen (Ausnahme s. unten) ist eine Resektion von Lebermetastasen nur dann sinnvoll, wenn hierbei eine vollständige Entfernung der Lebermetastase(n) erreicht werden kann. Unter onkologischen Gesichtspunkten werden begrenzte Resektionen (weite Keilexzisionen) als ebenso effektiv wie anatomische Lappen- oder Segmentresektionen angesehen. Die Größe des erforderlichen Sicherheitsabstandes ist nach wie vor unklar, für die Resektion kolorektaler Lebermetastasen wird allgemein ein tumorfreier Saum von 1 cm als erforderlich angesehen. Für Metastasen sonstiger Primärtumore liegen keine gesicherte Daten vor.

Eine Sonderstellung nehmen symptomatische Lebermetastasen neuroendokriner Tumore ein. Im Einzelfall kann auch eine R2-Resektion (sog. zytoreduktive Chirurgie) ausreichend sein, wenn hierdurch die Haupttumormasse (mehr als 90% des Tumors) entfernt und Symptomfreiheit erreicht wird.

10.2.2.7
Intrahepatische Tumorrezidive

Das Resektionsausmaß des Rezidiveingriffes und die Wahl der Resektionsform (atypische Resektion oder anatomische Resektion) sind von der Lokalisation und der Größe des Rezidivtumors sowie – ganz wesentlich – vom Umfang der Erstoperation abhängig. Nach kleineren Voroperationen wird der Zweiteingriff, zumindest bei einem ipsilateralen Tumorrezidiv, meistens als anatomische Resektion und somit in der Regel als Hemihepatektomie vorgenommen. Dagegen sind nach ausgedehnten Ersteingriffen bereits aus anatomischen Gründen oftmals nur noch atypische Leberresektion als Rezidivoperationen möglich.

Die Größe des erforderlichen Sicherheitsabstandes ist strittig. Vielfach ist aus anatomischen Gründen ein tumorfreier Saum von nur wenigen Millimetern möglich, was anhand der bisherigen (wenigen) Literaturdaten allerdings nicht mit einem erhöhten Risiko für lokale Tumorrezidive einhergeht.

Auch das bei einer Rezidivleberresektion maximal mögliche Ausmaß der Parenchymentfernung ist unklar. Aus verschiedenen Gründen muss davon ausgegangen werden, dass bei einer Rezidivleberresektion das zu verbleibende Mindestlebervolumen größer als nach der ersten Leberresektion sein sollte. Zum einen ist das Lebergewebe nach der Voroperation oder sonstigen Therapieverfahren (z. B. Chemotherapie) oftmals sehr vulnerabel oder verfettet, so dass es in seiner Funktionsreserve nicht mit normalem Lebergewebe gleichgesetzt werden darf. Zum anderen kann es bei der Mobilisation und Resektion allein aufgrund der Brüchigkeit des Lebergewebes zu einer wesentlich stärkeren Traumatisierung des Leberparenchyms als bei einem Ersteingriff kommen.

Notizen

10.3
Operationsvorbereitung

Voruntersuchungen	Allgemein	Schema III
	Krankheitsbezogen	Sonographie, Spiral-CT, NMR, ggf. HBSS, Hepatitis-serologie Ggf. AFP Evtl. Feinnadelzytopunktion Selten Angiographie (vor geplanter Portimplantation, ggf. bei Rezidivleberresektion)
	Speziell	Vor großer Resektion – besonders bei Leberzirrhose – bestmögliche Abschätzung der Leberleistung (CHE, Bilirubin, Albumin, Gerinnungswerte, ggf. spezielle Leberfunktionsproben wie Indocyaninc-Clearance (ICG), Monoethylglycinxylidin-Test (MEGX), Keto-body-Ratio u. a.) Lebervolumetrie, Abschätzen des postoperativen funktionellen Lebervolumens 3D-CT
Vorbehandlung		Atemtraining ggf. Pfortaderembolisation
Verschiedenes	Blutkonserven-bereitstellung	Je nach geplantem Eingriff meist 3 bis 5 Bei Entfernung eines *benignen* Lebertumors: Eigenblutspende
	Aufklärung	*Bei geplanter Resektion:* Erläuterung der Funktionsübernahme durch die Restleber Vorbereitung auf postoperative Intensivbehandlung Hinweise auf Komplikationsmöglichkeiten (besonders Galleleck, Nachblutung, Infektion, Leberinsuffizienz)

10.4
Spezielle operationstechnische Gesichtspunkte

Die Hauptgefahr während leberchirurgischer Eingriffe sind Blutungen v.a. durch Eröffnung von Lebervenen. Dank *präziser Operationstechnik* lässt sich dieses Risiko zwar äußerst gering halten, jedoch nicht vollständig vermeiden.

Postoperativ bestehen die größten Gefahren in der Entwicklung eines Leberversagens, insbesondere nach sehr ausgedehnten Leberresektionen, sowie im Auftreten von Galleleckagen mit eventuellen Folgekomplikationen wie galliger Peritonitis und Sepsis.

10.4.1
Zugangswege

Für alle Eingriffe an der Leber ist eine quere Baucheröffnung im Sinne eines beidseitigen, rechtsbetonten Rippenbogenrandschnittes, ggf. mit sternförmiger Erweiterung in der Medianlinie zum Xyphoid hin, geeignet. Eine Erweiterung in den Thorax über eine interkostale Inzision ist unserer Erfahrung nach selbst bei sehr großen Tumoren im rechten Leberlappen nahezu nie erforderlich.

10.4.2
Resektion der Hepatikusgabel und Gallenwegsrekonstruktionen

Bei einer Tumorinfiltration der Hepatikusgabel wird diese en bloc mitreseziert und anschließend die Gallenwege mittels biliodigestiver Anastomose rekonstruiert. Aus operationstechnischen Gründen kann eine Hepatikusgabelresektion aber auch ohne Tumorinfiltration erforderlich sein. So kann bei rechtsseitigen Lebertumoren, die nahe an die linke Umbilikalfissur reichen, die Durchblutung des linken Ductus hepaticus unter Umständen so stark beeinträchtigt werden, dass eine Hepatikusgabelresektion unumgänglich ist. Bei ausgedehnten Resektionen ist ggf. sogar die Entfernung von Gallengängen zweiter Ordnung erforderlich.

Bei der hierzu in aller Regel erforderlichen Hepatikojejunostomie schützt *nur eine direkte und exakte Nahtverbindung zwischen* Gallenwegwand und Jejunalwand unter jeweiligem Mitfassen des Schleimhautrandes bestmöglich vor Schrumpfung der Anastomose. Die Vollständigkeit des zu anastomosierenden Gallenwegsystems sollte ggf. röntgenologisch kontrolliert werden. Die Anastomosen erfolgen End-zu-Seit mit einer 40 bis 60 cm langen ausgeschalteten, weit rechts retrokolisch hochgeführten Jejunumschlinge. Bei schwierigen lokalen Operationsverhältnissen (z. B. Neuanlagen bei Leckagen etc.) werden im eigenen Vorgehen die Anastomosen endoluminär für etwa 3 bis 6 Wochen geschient – die *Schienungsdrains* können ggf. zusätzlich als Endlosdrainagen transhepatisch ausgeleitet werden. Damit wird einer Verlegung der Anastomose durch Schwellung der Schleimhautränder vorgebeugt. Auch eine geringe Anastomoseninsuffizienz kann bei liegenden intraluminären Drainagen besser ausheilen. Einen Schutz vor Schrumpfung einer Anastomose mit konsekutiver Stenosierung kann aber auch ein längeres Verweilen einer endoluminären Drainage kaum geben.

10.4.3
Gefäßrekonstruktionen

Nach partieller Resektion der Pfortader, meist der Pfortadergabel ist selbst bei langstreckigen Defekten (bis etwa 3 bis 4 cm) in aller Regel eine direkte Reanastomosierung, z. B. zwischen Pfortaderhauptstamm und rechts- oder linksseitigem Pfortaderast ohne Interponat möglich. Falls ein Gefäßersatz erforderlich ist, wird im eigenen Vorgehen ein allogenes Veneninterponat (Gefäßbank) bevorzugt.

Wesentlich seltener als eine Pfortaderresektion ist eine Teilentfernung der A. hepatica notwendig. In diesen Fällen ist eine direkte Anastomose meistens nicht möglich. Als Interponat eignet sich autologes Veneninterponat, z. B. V. saphena magna (oder V. jugularis).

Eine Rekonstrution der V. cava ist sowohl mit autologem Venenmaterial (z. B. mehrfach gedoppelte V. saphena oder aber auch Lebervenen aus dem Resektat) als auch mit allogenen Venen möglich. Bei kleineren Defekten kann auch eine direkte Venennaht erfolgen, selbst wenn hierdurch eine geringe Lumeneinengung in Kauf genommen werden muss.

Für den langstreckigen Vena-cava-Ersatz eignen sich Gore-Tex-Prothesen. Zur Thromboseprophylaxe ist eine mindestens halbjährige Antikoagulation (ggf. auch Anlage einer AV-Fistel am Oberschenkel) zu empfehlen.

10.4.4
Vaskuläre Okklusion

Der Einschränkung des Blutverlusts kommt bei der Leberresektion entscheidende Bedeutung zu. Hierzu dient v. a. das *Pringle-Manöver*, d. h. die Abklemmung des Leberhilus mittels Tourniquet, die wohl bis zu 45 oder gar 60 Minuten ohne schwere Folgen für die Leberfunktion toleriert wird. Das Pringle-Manöver kann auch intermittierend eingesetzt werden, was eine noch etwas längere Gesamtokklusionszeit erlaubt.

Durch eine ischämische Präkonditionierung (10-minütige arterielle und portalvenöse Okklusion, gefolgt von 5- bis 10-minütiger Reperfusion) vor der eigentlichen Hilusokklusion kann die Ischämietoleranz der Leber vermutlich zudem gesteigert werden.

Bei der totalen vaskulären Okklusion (TVO) wird zusätzlich zur Hilusokklusion auch die V. cava infra- und suprahepatisch abgeklemmt. Hierdurch werden auch venöse Blutungen während der Parenchymdissektion vermieden (sofern die Leber vollkommen freipräpariert ist). Im Vergleich zum alleinigen Pringle-Manöver ist bei der TVO der ischämische Schaden für die Leber größer (fehlender lebervenöser Rückstrom). Nachteilig bei der totalen vaskulären Okklusion ist zudem die hämodynamische Belastung des Patienten (enge Absprache mit der Anästhesie erforderlich).

Bei erweiterten Rechts- oder Linksresektionen unter Einbeziehung des Lobus caudatus ist nach komplettem Ablösen der V. cava eine totale vaskuläre Okklusion auch durch Hilusokklusion und Klemmen der einzig noch verbliebenen Lebervene möglich. Der Blutfluss in der V. cava wird hierbei nicht beeinträchtigt, wodurch die hämodynamischen Veränderungen denen eines Pringle-Manövers entsprechen.

10.4.5
Nichtkonventionelle Leberresektionen (In- situ-, Ante-situm- und Ex-situ-Resektion)

Bei besonders schwierigen Resektionen mit z. B. ausgedehnter Rekonstruktion des Lebervenensterns (ggf. in Kombination mit einer Pfortaderrekonstruktion) kann es günstig sein, die Leber deutlich länger als eine Stunde vaskulär auszuklemmen. Um die Ischämietoleranz entsprechend zu verlängern, ist – basierend auf den Erfahrungen aus der Organtransplantation – eine hypotherme Perfusion der Leber erforderlich. Zudem muss bei diesen Formen der Leberresektion zur hämodynamischen Stabilisierung ein porto-femoroaxillärer venovenöser Bypass angelegt werden. Drei verschiedene Vorgehensweisen sind hierbei möglich:

In-situ-Resektion
Bei der In-situ-Leberresektion wird die Leber komplett vaskulär ausgeklemmt und über die vena portae (ggf. auch über die A. hepatica via eines in die A. gastroduodenalis eingeführten Katheters) mit kalter Konservierungslösung (HTK) in regelmäßigen Abständen (etwa alle 30 Minuten) perfundiert. Die Resektion erfolgt dann an der blutleeren und gekühlten Leber.

Ante-situm-Resektion
Die Ante-situm-Resektion entspricht im Prinzip der In-situ-Resektion, allerdings wird zusätzlich die suprahepatische V. cava knapp unterhalb des Zwerchfells durchtrennt. Hierdurch kann die Leber nach vorne geklappt werden, was den operationstechnischen Zu-

gang zum Lebervenenstern erleichtert. Bei Durchtrennung auch der infrahepatischen
V. cava kann die Leber zudem seitlich rotiert werden.

Ex-situ-Resektion

Bei der Ex-situ-Resektion wird die Leber komplett aus dem Körper entnommen und hypotherm perfundiert. Die Leberresektion erfolgt an der gekühlten Leber außerhalb des Körpers auf einem Beistelltisch. Nach erfolgter Resektion wird die Leber dann unter Anlage der entsprechenden Gefäß- und Gallengangsanastomosen replantiert.

Aufgrund der zwangsläufig erforderlichen arteriellen Rekonstruktion und der Gallengangsanastomose geht die Ex-situ-Resektion mit einer im Vergleich zu den beiden anderen Verfahren sehr viel höheren Morbidität einher. Da aber selbst komplexe Rekonstruktionen des Lebervenensterns oder der V. cava sowie auch des portalen Leberhilus nahezu immer im Situs erfolgen können, wird im eigenen Vorgehen fast ausnahmslos die In-situ-, seltener auch die Ante-situm-Technik angewendet.

10.4.6
Technisches bei Leberresektionen

Bei einer *anatomischen Rechts-* oder *Linkshemihepalektomie* ist es für eine exakte anatomische Dissektion und zur Blutersparnis günstig, *zunächst* im Hilus die entsprechenden Gefäße zu durchtrennen. Im eigenen Vorgehen werden auch alle kleinen Venen und die Hauptlebervene der betreffenden Seite vor der Resektion des Parenchyms durchtrennt. Die betreffende Leberseite ist von der Umgebung *völlig frei zu isolieren,* damit sie während der Resektion von dorsal und ventral komprimiert werden kann. Zudem kann im Hilus noch selektiv der entsprechende Ductus hepaticus durchtrennt werden. Er kann vorläufig offen bleiben, um nach der Resektion das Gallenwegsystem der verbliebenen Leberseite aufzufüllen und so auf Gallelecks zu überprüfen.

Bei atypischen Resektionen bzw. Keilexzisionen unterbleibt eine vorherige Unterbindung der Hilusstrukturen. Da hierbei nicht streng anatomisch vorgegangen wird, kann es selbst bei kleineren Resektionen zu starken Blutungen kommen.

Für die Parenchymdissektion stehen verschiedene technische Hilfsmittel (Ultraschalldissektor, Wasserjet, Ultracision etc.) zur Verfügung. Im eigenen Vorgehen erfolgt die *Parenchymdissektion* meist stumpf mit den Branchen einer Schere unter fortlaufender (Durchstechungs-)Ligatur (ggf. Klips) der durch die Resektionsebene verlaufenden Gefäße. Bei sorgfältiger Vorgehensweise sind hierbei der Blutverlust und die Gewebetraumatisierung vergleichbar der Parenchymdissektion unter Verwendung der oben genannten operationstechnischen Hilfsmittel. Blutungsquellen aus der Resektionsfläche sind gezielt zu durchstechen.

> **CAVE** Tief durchgreifende Nähte (Matratzennähte) sind wegen des hohen Risikos, wesentliche Gefäß-
> oder Gallengangsstrukturen intrahepatisch mitzuerfassen, unbedingt zu vermeiden.

Für die Versorgung kleinerer Blutungsquellen steht eine Vielzahl von technischen Hilfsmitteln zur Verfügung (bipolare Koagulation, Argon-Beamer etc.), die sich in ihrer Einwirktiefe und entsprechend dann in dem entstehenden Nekrosesaum unterscheiden.

Nach Abschluss der „chirurgischen" Blutstillung kann Fibrinkleber oder ein Kollagenvlies auf die Resektionsfläche aufgetragen werden. Diese Versiegelung der Resektionsfläche bietet einen gewissen Schutz vor kleineren Nachblutungen und geringen Galle-leckagen. Massive Nachblutungen oder ausgeprägte Galleleckagen können hierdurch aber nicht verhindert werden.

10.4.7
Frontale Leberresektion

Bei extrem großen Tumoren im rechten Leberlappen mit Infiltration des Zwerchfells, der Nebenniere und/oder der V. cava kann die Mobilisation der Leber schwierig sein. Hier bietet sich als alternatives Vorgehen die frontale Leberresektion an, bei der ohne vorheri-ge Mobilisation des rechten Leberlappens das Leberparenchym (unter Okklusion des Le-berhilus) von ventral nach dorsal durchtrennt wird. Im letzten Schritt der Parenchym-durchtrennung erfolgen dabei die Isolation und das Absetzen der rechten Lebervene. Erst danach wird der rechte Leberlappen aus dem Retroperitoneum ausgelöst.

Neben operationstechnischen Vorteilen (Vermeidung größerer Blutungen oder einer Tumorruptur) scheint dieses Verfahren auch mit einem geringeren Risiko für eine Tu-morzellverschleppung während der Mobilisations- und Resektionsphase einherzugehen.

10.4.8
Technisches bei Zweit- und Mehrfachresektionen

Leberrezidivresektionen unterscheiden sich unter operationstechnischen Aspekten in vielerlei Hinsicht vom Ersteingriff an der Leber. Bereits die Mobilisation der Leber aus dem Retroperitoneum kann, speziell nach ausgedehnten Voroperationen, sehr mühsam und schwierig sein. Wurden bei der Erstresektion das Lig. teres hepatis und das Lig. falci-forme an das Zwerchfell und die ventrale Bauchdecke refixiert, so kann es beim Freilegen der Facies diagphragmatica sehr leicht zu Blutungen, Parenchymläsionen oder zur Dekapsulierung der Leber kommen. Nicht selten sind nach rechtsseitiger Leberresektion das Zwerchfell und die rechte Kolonflexur oder nach Linksresektionen der Magen und das Querkolon fest mit der ehemaligen Leberresektionsfläche verbacken.

Häufig besitzt das Lebergewebe aufgrund der Voroperation oder als Folge einer Che-motherapie eine gewisse Brüchigkeit, die bei der Parenchymdurchtrennung mit einer erhöhten Blutungsneigung einhergehen kann. Objektivierbare Daten über den Einfluss einer Chemotherapie im Hinblick auf operationstechnische Schwierigkeiten liegen bis-lang nur wenige vor. Vielfach führt eine Chemotherapie jedoch zu einer Zunahme des Ver-fettungsgrades der Leber. Hierdurch kann die Ischämietoleranz des Lebergewebes ver-mindert werden, so dass besondere Vorsicht bei der Hilusokklusion während der Resek-tionsphase geboten ist. Längere Hilusklemmzeiten sollten vermieden werden, ggf. auch unter Inkaufnahme eines erhöhten Blutverlustes. Durch eine sehr subtile Präparations-technik und schonende Parenchymdurchtrennung – ggf. auch mittels Ultraschall- oder Wasserstrahldissektor – kann der Blutverbrauch jedoch auch ohne Hilusokklusion meis-tens gering gehalten werden.

Das Risiko für Gallefisteln ist auch beim Zweiteingriff nicht wesentlich erhöht, wenn dieser als anatomische Resektion durchgeführt wird. Dagegen ist bei atypischen Resektio-nen oder schlechter Durchblutung des Resektionsrandes die Einlage einer T-Drainage zu überlegen, um eine Entlastung der Gallengänge zu erreichen und möglichen Leckagen vorzubeugen.

10.4.9
Lymphadenektomie bei der Leberresektion

Die Bedeutung der Lymphadenektomie im Rahmen einer Leberresektion ist bislang weder für primäre noch sekundäre Lebertumore abschließend geklärt. Eine systematische Lymphadenektomie entlang des Ligamentum hepatoduodenale erscheint insbesondere bei primären Lebertumoren aus onkologischen Gründen sinnvoll, wenngleich sie für HCC und CCC wohl unterschiedliche Bedeutung hat. Während beim (resektablen) HCC die regionären Lymphknoten nur äußerst selten befallen sind, muss beim CCC in etwa einem Viertel der Fälle mit lokalen Lymphknotenmetastasen gerechnet werden. Neben der zumindest theoretischen Chance auf komplette Tumorentfernung (mit vermutlich auch verbesserter Prognose) erlaubt die systematische Lymphadenektomie zudem ein exaktes Tumorstaging.

Die prognostische Bedeutung hilärer Lymphknotenmetastasen und die Bedeutung einer entsprechenden Lymphadenektomie bei der Resektion von sekundären Lebertumoren werden unterschiedlich diskutiert. Im eigenen Vorgehen erfolgt wegen der evtl. verbesserten onkologischen Radikalität in der Regel eine lokale Lymphadenektomie.

10.4.10
Intraoperatives Management während der Leberresektion

Die Hauptgefahr während einer Leberresektion stellen Blutungen aus venösen Gefäßen während der Parenchymdissektion dar. Um den Blutverlust zu verringern, sollte der zentralvenöse Druck möglichst niedrig (nicht über 5 mmHg) liegen. In Abhängigkeit von der Leberfunktion, dem Ausmaß des Parenchymverlustes und auch des Blutverlustes muss zudem im Rahmen ausgedehnter Leberresektion mit Störungen des Gerinnungs- und Fibrinolysesystems gerechnet werden. Dies erfordert eine engmaschige intraoperative Kontrolle der Blutgerinnung sowie eine frühzeitige Substitution von Gerinnungsfaktoren. Auch die Gabe des Proteaseninhibitors Aprotinin (100.000 IE/Std.), am besten unterstützt durch eine Analyse des Fibrinolysesystems mittels Thrombelastogramm, kann zu einer deutlichen Verbesserung der Gerinnungssituation führen.

10.4.11
Vorgehen bei Entdachung einer Echinokokkuszyste

Nach Darstellung des Zystenbereichs wird dieser mit Tüchern zur bestmöglichen Vermeidung einer Verschleppung infektiösen Zysteninhalts zirkulär abgedeckt. Über eine dicklumige Kanüle (am besten mit Dreiwegehahn versehen) wird die Zystenflüssigkeit – soweit möglich – *abpunktiert* und die Zyste mit 20%iger NaCl-Lösung oder 70%iger Glukose zur Abtötung der Zystizerken – für etwa 5 bis 10 Minuten – aufgefüllt. Sofern eine Kommunikation mit dem Gallenwegsystem besteht, wird dieses bei Instillation von NaCl oder Glukose nicht irreversibel geschädigt, wie es bei der Injektion von Formalin möglich wäre. Nach Eröffnung der Zyste durch *Resektion der oberflächlich gelegenen Wandbereiche* wird die dünne Zystenwand – soweit nicht schon abgesaugt – entfernt und die Wandung ggf. von Tochterblasen gesäubert. Verbindungen mit dem Gallengangsystem müssen sorgfältig übernäht werden, um Galleleckagen vorzubeugen (ggf. Einlage einer T-Drainage). Nach *sorgfältiger Blutstillung des Resektionsrandes* (meist zirkuläre Übernähung) bleibt die Zystenhöhle offen oder es wird ein Zipfel des Omentum maius eingelegt. Im eigenen Vorgehen wird ein Zieldrain für wenige Tage eingelegt (Galleleck!).

<hr />

10.4.12
Technisches bei Einlage eines Katheter- bzw. Pumpensystems in die A. hepatica

Voraussetzung für die Einlage eines Katheter- bzw. Pumpensystems ist eine *reguläre Gefäßversorgung* aus dem Truncus coeliacus. Bei Doppelversorgung ist das Einlegen eines Katheters in eine von der A. mesenterica superior kommende A. hepatica dextra wegen fehlender Gefäßabgänge zumindest problematisch; im eigenen Vorgehen wird in dieser Situation auf eine Kathetereinlage verzichtet. Auch bei einer akzessorischen linken Leberarterie aus der A. gastrica sinistra für die Segmente II und III ist eine Porteinlage wegen der fehlenden Perfusion dieser Lebersegmente nur fraglich indiziert.

Beim typischen Vorgehen der Einlage des Katheters in die unterbrochene A. gastroduodenalis mit Position der Katheterspitze in der A. hepatica ist auf eine sichere *Fixierung des Katheters* zur Vermeidung von Dislokationen zu achten. Cholezystektomie und Ligatur der A. gastrica dextra sind obligat. Sie sollen den Abstrom des Zytostatikums und die damit verbundenen Nebenwirkungen mindern. Wichtig ist auch die sichere Fixierung des Ports in einer subkutanen Tasche auf dem Rippenbogen.

<hr />

10.4.13
Bauchdrainage

Nach einer Leberresektion ist eine ausreichende Drainage des Wundgebietes wegen der Gefahr von Nachblutungen und der Entwicklung von Galleleckagen wichtig. Nach anatomischen Resektionen und bei absoluter Bluttrockenheit kann jedoch auf eine Drainage verzichtet werden.

<hr />

10.4.14
Intraoperative Sonographie

Die intraoperative Sonographie (IOUS) gehört zum Standard bei jeder Leberresektion. Neben möglichen zusätzlichen Tumorbefunden erlaubt die IOUS auch eine zuverlässige Beurteilung der intrahepatischen Gefäßverläufe. Hierdurch können Rückschlüsse auf die Resektabilität, eine Abschätzung des möglichen Sicherheitsabstandes und somit auch Hilfen für die Wahl der Resektionsgrenzen erhalten werden.

<hr />

10.4.15
Maßnahmen bei intraoperativen Verletzungen wichtiger Strukturen im Leberhilus

Die Durchtrennung bzw. *Ligatur* eines Hauptasts der *A. hepatica propria* ist in ihren Folgen individuell nicht vorhersehbar. Diese können vom völlig unkomplizierten Verlauf bis zur tödlichen Leber(lappen)nekrose reichen. Handelt es sich um eine größere Arterie mit mangelhaftem Blutrückfluss aus dem lebernahen Stumpf, so soll eine Reanastomosierung ggf. mit Saphenainterponat versucht werden. Bei Durchtrennung der Hauptleberarterie ist immer eine Rekonstruktrion vorzunehmen. Postoperativ sind die Leberenzymwerte engmaschig zu kontrollieren. Bei Entwicklung einer Nekrose einer Leberseite ist frühzeitig eine Resektion zu diskutieren.

Blutungen im Lig. hepatoduodenale dürfen wegen der Gefahr der Verletzung wesentlicher Gefäß- und Gallengangsstrukturen keinesfalls ungezielt durchstochen werden. Kompression und sukzessive Präparation ist das geeignete Vorgehen. Bei ungünstigen operativen Verhältnissen stellen ggf. Tamponade und sofortige Verlegung in ein erfahrenes Leberzentrum zur Weiterführung der Operation das verantwortungsbewusste Vorgehen dar.

Bei einer Querdurchtrennung eines nicht erweiterten *Choledochus* kann bei guter Durchblutung beider Enden eine direkte Naht (ggf. Einlage einer T-Drainage) versucht werden. Bei Quetschung der Gallengangsstümpfe sowie bei fraglicher Durchblutung ist die Anlage einer Choledocho- oder Hepaticojejunostomie das günstigere Verfahren. Dies ist auch das einzig mögliche Vorgehen bei weiter leberwärts gelegenen Verletzungen, etwa im Bereich der Hepatikusgabel.

Notizen

10.5
Postoperative Behandlung

Routinebehandlung	Leberoperation: Enukleation, Teilexzision	Schema II Antibiotika meist nicht. Magensonde ggf. 12–24 Std. Zieldrainage: ziehen an Tag 1–3, bei stärkerer Sekretion länger belassen
	Große Leberresektionen	Schema III Magensonde ggf. 12–24 Std., bzw. bis zur Beendigung der kontrollierten Beatmung Zieldrainage: ziehen an Tag 3–5, bei stärkerer Sekretion länger belassen Evtl. Gerinnungssubstitution
Kontrollen	Enukleation, Keilresektion etc.	Bilirubin und Leberenzyme Tag 1, 3 und 7, evtl. Gerinnungsstatus Sonographie vor Entlassung. Bei Unsicher- heiten sogleich und ggf. wiederholt
	Erweiterte Leberresektion	Farbdoppler unmittelbar postoperativ, bei Gefäßrekonstruktion Farbdoppler unmit- telbar postoperativ und wiederholt im Verlauf, evtl. sonographisch geführte Punktion und Drainage bei Sekretverhaltungen Zusätzlich ggf. Laktat, Ammoniak im Serum, Gerinnungsstatus
Spezielle Probleme		Bei *abruptem Sistieren der Gallensekretion aus T-Drainage:* evtl. vorgezogene Röntgenkontrolle Bei *schlechtem Röntgenkontrastmitteldurchfluss durch die Papille am 6. Tag oder sonstigen Unklarheiten:* Belassung der T-Drainage über längere Zeit zur späteren Kontrolle Bei *galliger Sekretion nach Leberresektion: meist* Zuwarten, sofern kein Hin- weis auf gallige Peritonitis

10.6
Spezielle postoperative Probleme

10.6.1
Nachblutung

Hämodynamisch relevante Nachblutungen nach Leberresektion sind selten. Ihnen liegen meist Gerinnungsstörungen nach ausgedehnten Leberteilentfernungen zugrunde, seltener finden sich Blutungen aus größeren Gefäßstümpfen. Eine sofortige Relaparotomie zur chirurgischen Versorgung möglicher Blutungsquellen ist angezeigt. Bei schlechter Gerinnungssituation kann ggf. eine Tamponade in Kombination mit einer adäquaten Gerinnungssubstitution erforderlich werden. Lediglich in der frühpostoperativen Phase bei noch nicht optimierter Gerinnungssituation und evtl. noch vorhandener Hypothermie kann – sofern hämodynamisch stabile Kreislaufverhältnisse vorliegen – bei ausreichender Drainage des Bauchraumes zunächst eine Stabilisierung der Gerinnungsparameter und Normalisierung der Körpertemperatur abgewartet werden, da hierunter diffuse Blutungen ggf. spontan sistieren. Größere Hämatome sollten jedoch wegen der Infektionsgefahr sekundär entfernt werden.

Auch eine hämodynamisch belanglose *Nachblutung kann im Zusammenhang mit einer Galleleckage* eine bedeutsame Gefahr darstellen, da sich die Koagel bei Keimbesiedlung der Galle möglicherweise infizieren. Zur Verhütung eines späteren subhepatischen Abszesses erscheint bei Nachblutungen nach Leberresektionen mit Gallenwegsrevision oder Gallegangskomplikation eine weitgestellte Indikation zur Relaparotomie gerechtfertigt.

10.6.2
Galleleckage

Eine Galleleckage kann ausgesprochen blande verlaufen, sie kann aber auch zu einer schweren galligen Peritonitis mit Sepsis bis hin zum letalem Ausgang führen. Gallige Sekretionen aus einer Bauchdrainage sollten also stets engmaschig kontrolliert werden. Sie stellen insbesondere dann ein Warnsignal dar, wenn der Abdominalbefund nicht als völlig normal bezeichnet werden kann. Bei geringen Mengen galliger Sekretion, fehlenden klinischen Syptomen und guter Drainage ist eine abwartende Haltung gerechtfertigt. In der Regel verschließen sich Galleleckagen, die aus kleinen Gallenwegästen an der Resektionsfläche stammen, spontan. Bei persistierender Leckage kann bei asymptomatischen Verläufen auch mittels endoskopischer Stenteinlage in den Choledochus oder Ductus hepaticus ein Verschluss der Gallefistel begünstigt werden.

> **CAVE**
> **Bei ausgedehnten Gallefisteln sowie bei entsprechender Symptomatik sollte die Indikation zur Revisionsoperation großzügig gestellt werden. Die Gefahren des Übersehens einer galligen Peritonitis wiegen dabei schwerer als die Belastung durch eine Revisionslaparotomie bei möglichem, aber keineswegs sicherem Spontanverschluss eines Gallelecks.**

In der frühpostoperativen Phase ist ein Übernähen eines Gallelecks meistens noch möglich. Bei bereits länger bestehendem Galleleck mit entsprechender entzündlicher Reaktion ist dagegen ein sicherer Verschluss wesentlich schwieriger zu erreichen und oftmals nur eine Drainage möglich.

10.6.3
Gefäßverschluss

Gefäßkomplikationen, in erster Linie Thrombosen, sind immer dann in Betracht zu ziehen, wenn bei der Leberresektion vaskuläre Rekonstruktionen vorgenommen oder die Hilusgefäße langstreckig freigelegt wurden. Insbesondere nach erweiterter rechtsseitiger Leberresektion besteht infolge einer Überlänge der V. portae die Gefahr des Abknickens und der Thrombosierung dieses Gefäßes. Zur Vermeidung dieser Komplikationen ist bei der Leberoperation ggf. eine Kürzung der Pfortader mit End-End-Anastomose zu erwägen.

>
> **Eine engmaschige farbdopplersonographische Untersuchung ist im Anschluss an alle erweiterten Leberresektionen und bei Operationen mit Gefäßrekonstruktion erforderlich. Hierdurch kann ein Gefäßproblem erkannt und u. U. dann auch mit größerer Aussicht auf Erfolg revidiert werden, noch vor Auftreten klinischer Anzeichen.**

Die Symptomatik einer arteriellen oder portalvenösen Thrombose ist abhängig vom Zeitpunkt des Auftretens dieser Komplikation. Im frühpostoperativen Verlauf stehen die Verschlechterung der Leberfunktion (schlechte Gerinnungswerte; Anstieg von Bilirubin) sowie eine Erhöhung der Transaminasen (meist bei arterieller Thrombose) oder hämodynamische Instabilität (eher bei Pfortaderverschluss) im Vordergrund. Im späteren Verlauf kann die klinische Symptomatik weniger ausgeprägt sein, z. B. lediglich vermehrte Aszitesbildung bei Pfortaderthrombose oder Bilirubinerhöhung bei Arterienthrombose als Zeichen einer arteriellen Minderperfusion der Gallenwege.

Arterielle oder portalvenöse Thrombosen stellen im frühpostoperativen Verlauf immer eine Operationsindikation dar. Ihnen liegt nahezu immer ein operationstechnischer Fehler (Überlänge des Gefäßes, Intimaverletzung, Rotationsfehler nach Rekonstruktion) oder ein Kinking zugrunde. Die Thrombektomie und (Neu-)Anlage der Gefäßanastomose nach entsprechender Korrektur der Thromboseursache sind erforderlich. Bei langstreckigen Intimadefekten der Leberarterie kann ggf. die Verwendung eines Veneninterponates (am besten V. saphena magna) notwendig werden. Eine postoperative Thromboseprohylaxe (Verlängerung der PTT) muss von der Leberfunktion abhängig gemacht werden.

10.6.4
Handhabung der T-Drainage, mögliche Komplikationen

Vor dem Abklemmen und Ziehen einer T-Drainage erfolgt in der Regel eine abschließende Röntgenaufnahme. Wegen fehlender Verklebung und damit der Möglichkeit eines Galleausflusses in den freien Bauchraum wird im eigenen Vorgehen eine T-Drainage frühestens Ende der zweiten postoperativen Woche gezogen.

Sistiert der Gallefluss über die T-Drainage plötzlich, so muss an ein partielles oder totales Herausgleiten der T-Drainage aus dem Choledochus gedacht werden. Sofern dies durch vorsichtige Darstellung mit wasserlöslichem Kontrastmittel bestätigt wird, ist die T-Drainage zu entfernen, da u. U. eine partielle Dislokation den Galleaustritt bewirkt und einen Spontanverschluss der Öffnung verhindert.

Nach einem solchen vorzeitigen Ziehen der T-Drainage ist der Abdominalbefund engmaschig klinisch und ggf. sonographisch zu kontrollieren. Gegebenenfalls muss eine persistierende Leckage mittels Stenteinlage in den Gallengang für einige Zeit überbrückt werden.

10.6.5
Leberinsuffizienz

Ursächlich kommen für eine schwere Leberinsuffizienz mehrere Faktoren, häufig kombiniert, in Betracht: vorbestehende Schädigung der Leber, Resektion von großen Anteilen funktionierenden Leberparenchyms, großer intraoperativer Blutverlust ggf. mit hypotensiven Phasen, Nachblutung, septische Komplikationen u. a.

Diagnostisch bedeutsam sind v. a. ein starkes Absinken der Syntheseleistung der Leber und ein kontinuierlicher Anstieg von Bilirubin und Ammoniak, wobei die Bewusstseinslage anfangs noch relativ gut sein kann (meistens Enzephalopathiegrad I). Ein Laktatanstieg ist dagegen in der Regel ein spätes Zeichen für eine Leberinsuffizienz und deutet auf eine schwere Leberschädigung hin. Die Leberenzyme können sich, je nach akuter Schädigung und Größe der Restleber, unterschiedlich verhalten.

Therapeutisch sind enge Grenzen gesetzt: Am wichtigsten ist die Vermeidung zusätzlicher Noxen. So müssen Nachblutungen sofort behandelt werden, eine ausreichende Sauerstoffversorgung ist durch fortgesetzte kontrollierte bzw. assistierte Beatmung zuverlässig aufrechtzuerhalten. Hepatotoxische Medikamente sind möglichst zu vermeiden. Die Ernährung sollte nach Möglichkeit enteral erfolgen, um das Pfortaderblut mit energietragenden Substanzen anzureichern. Eine rein parenterale Ernährung kommt nur bei schwerster Oberbauchatonie, die auch pharmakologisch (mittels Metoclopramid, Prostigmin und Erythromycin) nicht zu therapieren ist, in Betracht.

Der Ernährungsaufbau sollte langsam erfolgen. Am ersten und zweiten postoperativen Tag ist die Gabe von 2 g Glukose/kg KG, 0,5 g Aminosäuren/kg KG einschließlich Spurenelemente ausreichend. Am dritten postoperativen Tag kann die Zufuhr auf 3–4 g Glukose/kg KG und 1 g Aminosäuren/kg KG gesteigert werden. Ab dem vierten postoperativen Tag sollten zudem Fette (0,5–1 g/kg KG/Tag) und Vitamine zugeführt werden. Die Glukosezufuhr kann dabei bis zu 4–6 g/kg KG/Tag betragen. Als Gesamtenergiemenge sind etwa 30 kcal/kg KG/Tag anzustreben.

Die Glukosekonzentration sollte durch Insulinzufuhr zwischen 80–110 mg/dl eingestellt werden. Hierzu können bis zu 50 I.E. Insulin/Stunde notwendig werden.

Im Gegensatz zu früheren Annahmen benötigt die Leber Fette als Energieträger. Bei einer Leberinsuffizienz mit Enzephalopathie ist nur die Aminosäurezufuhr auf 0,5–0,8 g/kg KG/Tag zu begrenzen. Bei hochgradiger Enzephalopathie (>II°) kann durch die Infusion von Ornithinaspartat (max. 20 g/Tag) die Harnstoffsynthese in der Leber angeregt werden. Hierdurch kann die Ammoniakkonzentration im Serum gesenkt und somit die Vigilanz verbessert werden. Gerinnungsstörungen können durch die Gabe von FFPs und Gerinnungsfaktoren vorübergehend therapiert werden. Falls notwendig, kann auch Albumin substituiert werden.

Dank guter Regenerationsfähigkeit der Leber kann eine solche postoperative Leberinsuffizienz oft überlebt werden, doch muss auch mit letalem Ausgang noch nach Wochen unter dem Bild eines Multiorganversagens gerechnet werden.

Eine Indikation zur Lebertransplantation ist wegen der meist septischen Komplikationen des Multiorganversagens und des in aller Regel malignen Grundleidens der Patienten meistens nicht gegeben.

Literatur

Lehrbücher

Blumgart LH, Fong Y eds. (2000) Surgery of the liver and biliary tract, 3rd edn. WB Saunders, London Edinburgh New York, p 1785–1795
Couinaud C (1957) Le Foie: Etudes anatomique et chirurgicales. Paris, France: Masson
Hahn EG, Riemann JF (2000) Klinische Gastroenterologie. Thieme, Stuttgart New York
Pichlmayr R, Löhlein D (1990) Chirurgische Therapie. Springer, Berlin Heidelberg New York Tokyo
Prisching A (1986) Leberresektionen. Urban&Schwarzenberg, München Wien Baltimore
Siewert JR, Harder F, Rothmund (2001) Praxis der Viszeralchirurgie. Springer, Berlin Heidelberg New York Tokyo

Übersichts- und Originalarbeiten

Abdalla EK, Barnett CC, Doherty D et al. (2002) Extended hepatectomy in patients with hepatobiliary malignancies with and without preoperative portal vein embolization. Arch Surg 137: 675–680; discussion 680–681

Adam R, Bismuth H, Castaing D, Waechter F, Navarro F, Abascal A, Majno P (1997) Repeat hepatectomy for colorectal liver metastases. Ann Surg 225: 51–60

Azoulay D, Castaing D, Smail A, Adam R, Cailliez V, Laurent A, Lemoine A (2000) Resection of nonresectable liver metastases from colorectal cancer after percutaneous portal vein embolization. Ann Surg 231: 480–486

Barbot DJ, Marks JH, Feld RI et al. (1997) Improving staging of liver tumors using laparoscopic intraoperative ultrasound. J Surg Oncol 64: 63–67

Berghe Van den G, Wouters P, Weekers F, Verwaest C et al. (2001) Intensive insulin therapy in the critically ill patient. N Eng J Med 345: 1359–1367

Bismuth H, Adam R, Levi F, Farabos C, Waechter F, Castaing D, Majno P (1996) Resection of nonresectable liver metastases from colorectal cancer after neoadjuvant chemotherapy. Ann Surg 224: 509–522

Bismuth H, Majno PE, Castaing D et al. (2000) Intraoperative ultrasound and liver resection and liver transplantation. In: Blumgart LH, Fong Y (eds) Surgery of the liver and biliary tract, 3rd edn. WB Saunders, London Edinburgh New York, p 1785–1795

Elias D, de Baere T, Roche A, Mducreux, Leclere J, Lasser P (1999) During liver regeneration following right portal embolization the growth rate of liver metastases is more rapid than that of the parenchyma. Br J Surg 86: 784–788

Elias D, Lasser P, Rougier P, Ducreux M et al. (1995) Frequency, technical aspects, results, and indications for major hepatectomy after prolonged intra-arterial hepatic chemotherapy for initially unresectable hepatic tumors. J Am Coll Surg 180: 213

Elias D, Cavalcanti A, Sabourin JC, Lassau N et al. (1998) Resection of liver metastsis from colorectal cancer: the real impact of the surgical margin. Eur J Surg Oncol 24: 174

Fong Y, Fortner J, Sun RL, Brennan M, Blumgart LH (1999) Clinical score for predicting recurrence after hepatic resection for metastatic colorectal cancer: analysis of 1001 consecutive cases. Ann Surg 230: 309

Helmberger T, Holzknecht N, Gregor M, Gauger J, Helmberger R, Reiser M (1998) Fokale Lebererkrankungen. Radiologe 38: 263–269

Herfarth Ch, Heuschen UA, Lamade W, Lehnert Th, Otto G (1995) Rezidiv-Resektionen an der Leber bei primären und sekundären Lebermalignomen. Chirurg 66: 949–958

Jarnagin WR, Weber S, Tickoo SK et al. (2002) Combined hepatocellular and cholangiocarcinoma: demographic, clinical, and prognostic factors. Cancer 94: 2040–2046

Kemeny N, Huang Y, Cohen AM, Shi W et al. (1999) Hepatic arterial infusion of chemotherapy after resection of hepatic metastases from colorectal cancer. N Engl J Med 341: 2039

Lang H, Nussbaum KT, Weimann A, Raab R (1999) Ergebnisse der Resektion nicht-kolorektaler nicht-endokriner Lebermetastasen. Chirurg 70: 439–446

Lang H, Nussbaum KT, Kaudel P, Frühauf N, Flemming P, Raab R (2000) Hepatic metastases from leiomyosarcoma – a single center experience with 34 liver resections ofer a fifteen-year-period. Ann Surg 231: 500–505

Lang H, Radtke A, Liu C, Frühauf NR, Peitgen HO, Broelsch CE (2004) Extended left hepatectomy – modified operation planning based on three-dimensional (3D)-visualization of liver anatomy. Langenbeck's Arch Surg 389; 306–310

Lang H, Radtke A, Hindennach M, Schroeder T, Frühauf NR, Peitgen HO, Malagó M, Bourquain H, Oldhafer KJ, Broelsch CE (2005) Impact of virtual tumor resection and computer-assisted risk analysis on operation planning and intraoperative strategy in major heptaic resection. Arch Surg

Lang H, Sotiropoulos GC, Frühauf NR, Radtke A, Malagó M, Broelsch CE (2004) Die Mesohepatektomie – eine Alternative zur erweiterten Hemihepatektomie bei zentralen Lebertumoren. Der Chirurg 75: 424–429

Lang H, Sotiropoulos GC, Dömland M, Frühauf NR, Paul A, Kind EM, Malagó M, Broelsch CE (2005) Extended hepatectomy for intrahepatic Cholangiocellular carcinoma (ICC) – when is it worthwhile? Single center experience with 27 resections in 50 patients over a 5-years-period. Ann Surg 241: 134–143

Lang H, Sotiropoulos GC, Dömland M, Frühauf NR, Paul A, Hüsing J, Malagó M, Broelsch CE (2005) Liver resection for hepatocellular Carcinoma in the non-cirrhotic, non-fibrotic liver without underlying viral hepatitis. Br J Surg

Lorenz M, Müller HH, Schramm H, Gassel HJ et al. (1998) Randomized trial of surgery versus surgery followed by adjuvant hepatic arterial infusion with 5-fluorouracil and folinic acid for liver metastases of colorectal cancer. Ann Surg 228; 756

Oldhafer KJ, Lang H, Schlitz HJ, et al. (2000) Long-term experience after ex situ liver surgery. Surgery 127: 520–527

Oldhafer KJ, Lang H, Malagó M, Testa G, Broelsch CE (2001) Ex situ Resektion und Resektion an der in situ perfundierten Leber – gibt es noch Indikationen? Chirurg 72: 131–137

Ott R, Wein A, Hohenberger W (2001) Lebermetastasen – primäre oder multimodale Therapie. Chirurg 72: 887–897

Patel T (2001) Increasing incidence and mortality of primary intrahepatic cholangiocarcinoma in the United States. Hepatology 33: 1353–1357

Pichlmayr R, Bretschneider HJ, Kirchner E, Ringe B, Lamesch P, Gubernatis G, Hauss J, Niehaus KJ, Kaukemuller J (1988) Ex situ Operation an der Leber: eine neue Möglichkeit in der Leberchirurgie. Langenbecks Arch Chir 373: 122–126

Pichlmayr R, Grosse H, Hauss J, Gubernatis G, Lamesch P, Bretschneider HJ (1990) Technique and preliminary results of extracorporeal liver surgery (bench procedure) and of surgery on the in situ perfused liver. Br J Surg 77: 21–26

Pichlmayr R, Lamesch P, Weimann A et al. (1995) Surgical treatment of cholangiocellular carcinoma. World J Surg 19: 83–88

Scheele J, Altendorf-Hofmann A, Grube T, Hohenberger W (2001) Resektion colorectaler Lebermetastasen – welche Prognosefaktoren bestimmen die Patientenselektion? Chirurg 72: 547–560

Scheele J, Stangl R, Schmidt K, Altendorf-Hofmann A (1995) Das Tumorrezidiv nach R0-Resektion colorectaler Lebermetastasen – Häufigkeit, Resektabilität und Prognose. Chirurg 66: 965–973

Schlag P, Benhidjeb T, Kilpert B (1999) Prinzipien der kurativen Lebermetastasenresektion. Chirurg 70: 123–132

Sobin L, Wittekind C (1997) TNM Classification of malignant tumours, 5th edn. John Wiley, New York

Sobin L, Wittekind C (2002) TNM Classification of malignant tumours, 6th edn. John Wiley, West Sussex

Weber SM, Jarnagin WR, Klimstra D et al. (2001) Intrahepatic cholangiocarcinoma: resectability, recurrence patterns, and outcomes. J Am Coll Surg 193: 384–391

Weimann A, Varnholt H, Schlitt HJ et al. (2000) Retrospective analysis of prognostic factors after liver resection and transplantation for cholangiocarcinoma. Br J Surg 87: 1182–1187

Weitz J, Koch M, Kienle P, Schrodel A et al. (2000) Detection of hematogenis tumor cell dissemination in patients undergoing resection of liver metastasis of colorectal cancer. Ann Surg 232: 66

Yamamoto M, Takasaki K, Yoshikawa T (1999) Extended resection for intrahepatic cholangiocarcinoma in Japan. J Hepatobiliary Pancreat Surg 6: 117–121

KAPITEL 11

Portale Hypertension

11

K. J. OLDHAFER

Vorbemerkungen

Die portale Hypertension ist keine selbständige Krankheit, sondern stellt die Auswirkung einer zugrundeliegenden Abflussbehinderung im portal-venösen Kreislauf dar. Die Rolle der konventionellen Chirurgie in der Betreuung von Patienten mit portaler Hypertension liegt in der Kontrolle der Auswirkungen der portalen Hypertension, dies sind

- Ösophagusvarizen (ca. 30 bis 50% der Patienten mit nachgewiesenen Ösophagusvarizen erleiden eine obere gastrointestinale Blutung),
- Magenvarizen (ca. 20% der Patienten mit Magenvarizen erleiden eine obere gastrointestinale Blutung),
- hypertensive Gastropathie,
- Aszites und
- Hypersplenismus mit Thrombozytopenie.

In der Therapie der portalen Hypertension haben in den letzten 20 Jahren erhebliche Veränderungen stattgefunden. Die Entwicklung der Lebertransplantation in den 80-er Jahren als Routineverfahren in der Behandlung von Patienten mit Leberzirrhosen hat die Überlebenschancen der Patienten gerade mit fortgeschrittener Zirrhose und portaler Hypertension gesteigert. Die Lebertransplantation ist die einzige kurative Therapie der portalen Hypertension bei Zirrhosepatienten (Broelsch 1989), es gilt jedoch festzuhalten, dass die portale Hypertension allein keine Indikation für eine Transplantation ist. 50 bis 70% der Patienten, die an einer Leberzirrhose leiden, bilden gastroösophageale Varizen aus, etwa ein Drittel dieser Patienten erleidet eine gastrointestinale Blutung. Die Letalität der ersten Blutung beträgt ca. 30%. Ohne Rezidivprophylaxe erleiden zwei Drittel der Patienten innerhalb eines Jahres eine Rezidivblutung. Die hypertensive Gastropathie ist die zweithäufigste Ursache für gastrointestinale Blutungen bei Leberzirrhosepatienten. Diese Blutungen sind selten lebensbedrohlich, führen jedoch zu chronischen Blutverlusten.

Mit der weltweiten Verbreitung der Lebertransplantation wurde die Frage aktuell, welcher drucksenkende Shunt bei potentiellen Transplantationskandidaten mit Varizenblutung anzulegen sei (Otto 1995). Portosystemische Shuntanlagen, die das Lig. hepatoduodenale unberührt lassen, bieten sich in dieser Situation an (s. Kap. 22, Lebertransplantation).

Die Einführung des transjugulär gelegten intrahepatischen portosystemischen Stents (TIPS) hat zu einer weiteren entscheidenden Veränderung in der Therapie der portalen Hypertension geführt. Der Vorteil dieser Stenteinlage liegt darin, dass es sich um ein nichtoperatives Verfahren handelt, was gerade bei leberinsuffizienten, häufig an Gerinnungsstörungen leidenden Patienten sehr vorteilhaft sein kann. Die Rate der Stenosierungen und kompletten Verschlüsse der TIPS ist jedoch sehr hoch. Bei rund 50% der Patienten kommt es ein Jahr nach TIPS-Platzierung zu Okklusionen, so dass eine kontinuierliche Überwachung der Patienten und Kontrolle der TIPS notwendig erscheint. Dies ist der Grund, warum sich die initiale Euphorie seit Einführung der TIPS teilweise gelegt hat. Für Patienten auf der Warteliste zur Lebertransplantation mit rezidivierenden Varizenblutungen ist der TIPS jedoch eine ideale Option, die Zeit bis zur Transplantation zu überbrücken.

Seit Einführung der Lebertransplantation und der TIPS in das therapeutische Armentarium ist die Zahl der chirurgisch angelegten Shunts in Deutschland rückläufig. Im Rahmen einer repräsentativen Befragung von Krankenhäusern wurde festgestellt, dass 1992 insgesamt 253 Shunts angelegt wurden, im Jahre 1997 nur noch 120 (Wolff 1999).

11.1
Allgemeines, Diagnostik und Indikation

11.1.1
Allgemeines

- Pfortaderhochdruck
  Eine portale Hypertension liegt definitionsgemäß dann vor, wenn der korrigierte Pfortaderdruck (portovenöser Druckgradient) über 6 mmHg liegt.

Formen des Pfortaderhochdrucks		
Anatomische Lokalisation	Ursache(n), Beispiele	
Prähepatischer Block (ca. 10%)	Fehlbildungen der Pfortader	
	Arteriovenöse Fisteln der Splanchnikusgefäße	
	Kavernöse Transformation der Pfortader	
	Thrombosen der Pfortader/der Milzvene	
Intrahepatischer Block (ca. 80%)[a]	Präsinusoidal	Kongenitale Leberfibrose, Sarkoidosen, Schistosomiasis
	Sinusoidal	Leberzirrhosen
	Postsinusoidal	„veno-occlusive disease"
Posthepatischer Block (ca. 10%)	Obstruktion der V. cava inferior Budd-Chiari-Syndrom Herzerkrankungen	

[a] In der Regel ist die Zuordnung bei Patienten mit Leberzirrhose in prä-, intra- oder postsinusoidalen Block nicht möglich, häufig sind die Lokalisationen gemischt.

- Kollateralkreisläufe
  Die portale Hypertension führt zur Wiedereröffnung und Dilatation vorbestehender Venen und zur Neubildung von Kollateralvenen, welche portalvenöses Blut an der Leber vorbei zum kavalen Venensystem führen. Die häufigsten vier Venensysteme für die Umgehungskreisläufe sind der ösophageale submuköse venöse Plexus, die Cardiavenen, das retroperitoneale Umbilikalsystem und der rektale Venenplexus. Vom Caput Medusae spricht man, wenn es nach Aufdehnung der V. umbilicalis zu sichtbaren umbilikalen Kollateralvenen gekommen ist. Beim Cruveilhier-von-Baumgarten-Syndrom kommt es zu einer Wiedereröffnung des venösen Kanals im Lig. teres hepatis.
- Lebervenendruck
  Die direkte transkutane Messung des Drucks im portomesenterialen Venensystem ist mit einem hohen Blutungsrisiko verbunden und deswegen für den Routineeinsatz in der Klinik nicht geeignet. Die Messung der Druckwerte in den Lebervenen hingegen ist eine geeignete Methode, um das Ausmaß der portalen Hypertension indirekt zu beschreiben. Der Lebervenenverschlussdruck wird durch Okklusion einer kleinen Lebervene mit Hilfe eines vorgeschobenen Katheters bestimmt. Bei gesunden Probanden bewegt sich der hepatovenöse Druckgradient zwischen 1 und 4 mmHg, d. h. der geblockte Lebervenendruck liegt zwischen 5 und 10 mmHg und der freie hepatovenöse Druck zwischen 3 und 9 mmHg. Ein Wert für den hepatovenösen Druckgradienten über 4 mmHg weist auf eine intrahepatische portale Hypertension hin. Es ist jedoch zu be-

achten, dass der hepatovenöse Druckgradient bei Patienten mit extrahepatischer portaler Hypertension normal ist. Bei präsinusoidaler intrahepatischer portaler Hypertension kann der Druckgradient normal oder nur leicht erhöht sein. Bei geeigneten Patienten bietet sich der Lebervenenverschlussdruck auch als Verlaufsparameter nach medikamentösen, drucksenkenden Maßnahmen an (Wongcharatrawee 2000).

- Varizendruckmessung
  Der Varizendruck kann direkt durch Feinnadelpunktion der Varize oder indirekt durch Anbringen eines Drucksensors an den Varizen bestimmt werden. Der hydrostatische Druck in Ösophagusvarizen korreliert mit dem Blutungsrisiko. Die Größe der Varizen und bestimmte Wandveränderungen (z. B. „red cherry spots") weisen eine enge Korrelation mit dem Varizendruck auf. Blutungen entstehen, wenn der intravasale Druck die Dehnung der Gefäßwand überschreitet (T = $P_{tr} \times R/W$ (T, Wandspannung; P_{tr}, Differenz zwischen intraluminalen Druck in der Varize und Druck im Ösophagus; R, Gefäßdurchmesser; W, Wanddicke; Polio 1986)).

11.1.2
Diagnostik

11.1.2.1
Endoskopie

Die wahrscheinliche Zuordnung einer massiven oberen Intestinalblutung meist mit Erbrechen hellroten (portalvenösen) Blutes zu einer Blutung aus Ösophagus- oder Fundusvarizen ist aufgrund anderer Sekundärzeichen der zugrunde liegenden Leberzirrhose meist leicht möglich. Doch nur die Endoskopie kann die Diagnose sichern, besonders da auch akute Blutungen aus Schleimhauterosionen oder einem Magen- bzw. Duodenalulcus bei Zirrhosepatienten häufig sind.

Als hilfreich hat sich die Klassifikation der Ösophagusvarizen anhand des Ausmaßes der Vorwölbung in das Ösophaguslumen bewährt:

- Grad I   Varizen im oder knapp über Schleimhautniveau,
- Grad II   Varizen ragen in das Lumen hinein und lassen sich auch mit maximaler Luftinsufflation nicht komprimieren,
- Grad III Varizen ragen weit in das Lumen und berühren sich.

Von den Magenvarizen ist die portale hypertensive Gastropathie zu unterscheiden. Makroskopisch ist die hypertensive Gastropathie durch die Betonung der Area gastricae mit einer sich deutlich abzeichnenden mosaikartigen Felderung und durch mehr oder weniger stark ausgeprägte Rötung bis zu multiplen „red spots" gekennzeichnet. Endoskopisch unterscheidet man zwei Schweregrade:

- Grad I   oberflächliche Rötung der Schleimhaut, netzförmige Felderung der Schleimhaut, Schlangenhaut,
- Grad II   multiple „red cherry spots", diffuse Schleimhautblutungen.

Im akuten Fall einer Varizenblutung (bzw. bei begründetem Verdacht) gehen Diagnostik und Behandlung häufig parallel, doch muss Erstere absolute Priorität haben. Meist liegt bei der Notfallaufnahme eines solchen Patienten bereits ein erheblicher Blutverlust mit beginnender oder ausgeprägter Schocksymptomatik vor. Sowohl für das unmittelbare Überleben als auch für das Ausmaß der hypovolämiebedingten zusätzlichen Leberschädigung ist es entscheidend, wie rasch und vollständig die Beseitigung der Schocksymptomatik gelingt. Es wäre nicht richtig, in dieser Situation sofort eine Notfallendoskopie zu versuchen, bevor nicht zur Kreislaufstabilisierung eine intensive Infusions- und möglichst rasche Transfusionstherapie eingeleitet ist.

Im blutungsfreien Intervall kann im Rahmen der elektiven Endoskopie die Lokalisation und der Schweregrad der Varizen beurteilt werden (Ösophagus-, Fundusvarizen).

11.1.2.2
Radiologische Methoden

Radiologische Methoden haben einen hohen Stellenwert in der Planung des operativen Vorgehens, im Speziellen dienen sie
● der Zuordnung der Blockform (prä-, intra-, posthepatisch),
● der Darstellung der Gefäßverhältnisse und der Hämodynamik vor geplanten Operationen und
● der Kontrolle der Gefäßverhältnisse nach Operationen.

Für jeden einzelnen Patienten muss die effektivste Shuntform herausgearbeitet werden. Grundlage dieser Planung sind die Kenntnisse über den Gefäßzustand des portomesenterialen Stromgebietes. Besonders bei der prähepatischen Blockform ist die Lokalisationsdiagnostik des Verschlusses essenziell.

Eine weitere Aufgabe der radiologischen Diagnostik ist die Klärung der Blutflussverhältnisse in den entsprechenden Gefäßen. Es muss präoperativ bekannt sein, ob ein hepatopedaler oder ein hepatofugaler Fluss vorliegt. Dies hat erhebliche Auswirkungen auf die Shuntwahl. Zur Darstellung des portomesenterialen Gefäßsystems fand in der Vergangenheit häufig die Angiographie (indirekte Splenoportographie) Anwendung. Die konventio-

Abb. 11.1.
Patient mit Leberzirrhose und Zeichen der portalen Hypertension. Koronar reformatiertes Bild aus einem dreidimensionalen, kontrastmittelverstärktem MR-angiographischen Datensatz. (Mit freundlicher Genehmigung von PD Dr. S. Rühm, Zentralinstitut für Röntgendiagnostik, Direktor: Prof. Dr. J. Debatin, Universität Essen)

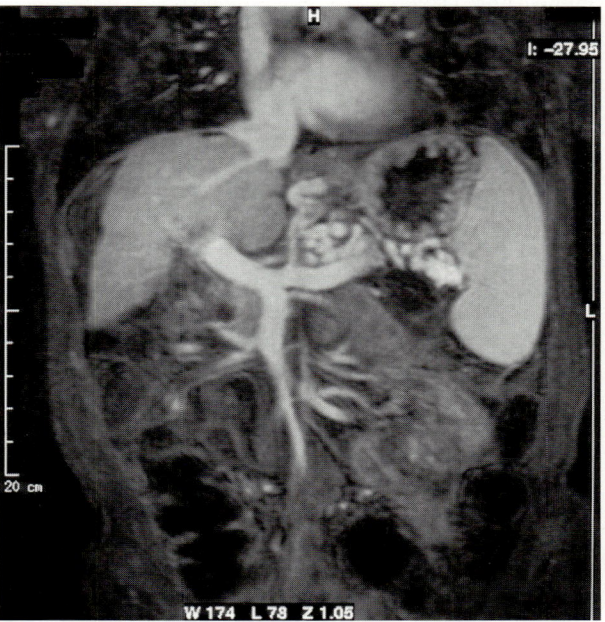

Abb. 11.2.
Patient mit einem Thrombus
im Konfluens zwischen der
V. mesenterica superior und
V. lienalis. Koronar reformatiertes Bild aus einem dreidimensionalen, kontrastmittelverstärktem MR-angiographischen Datensatz. (Mit freundlicher Genehmigung von
PD Dr. S. Rühm, Zentralinstitut
für Röntgendiagnostik,
Direktor: Prof. Dr. J. Debatin,
Universität Essen)

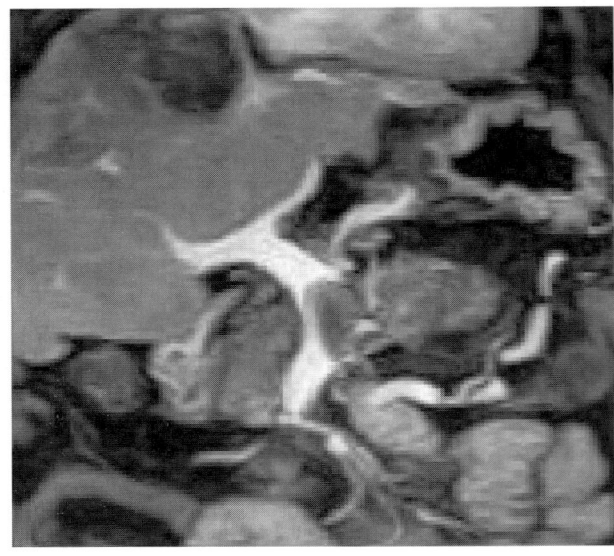

nelle Angiographie wird inzwischen von der modernen MR-Angiographie mehr und
mehr abgelöst (Davis 1995; Kreft 2000). Moderne Workstationen an MRT-Anlagen mit
dreidimensionaler Darstellung ermöglichen dem Chirurgen eine optimale Vorbereitung
auf die Shuntanlage (s. Abb. 11.1, 11.2). Die MR-Angiographie erlaubt die Darstellung der
Hauptkollateralgefäße (Kim 2000), dies sollte zur Planung des Shunts bei jedem Patienten
genutzt werden. Ferner erlaubt diese Technik eine ideale postoperative Kontrolle des
Shunts (Abb. 11.3).

Abb. 11.3.
Kontrastmittelverstärkte
3D MR-Angiographie bei
einer Patientin 4 Wochen
nach Anlage eines distalen
splenorenalen Shunts.
(Mit freundlicher Genehmigung von PD Dr. S. Rühm,
Zentralinstitut für Röntgendiagnostik, Direktor: Prof. Dr.
J. Debatin, Universität Essen)

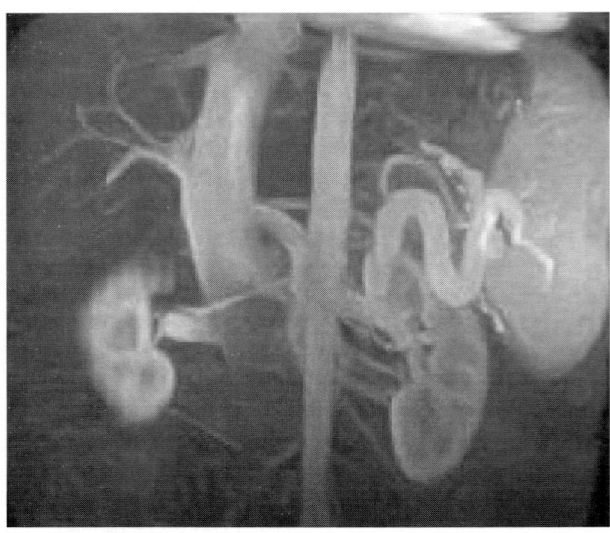

11.1.2.3
Sonographie

Die konventionelle Sonographie ggf. mit Duplex-Farbdoppler-Sonographie liefert in der Diagnostik des portomesenterialen Gefäßsystems in der Regel eindeutige Befunde und kann bei unklaren Ergebnissen ohne großen Aufwand im Verlauf wiederholt werden (Mohr 1998). Auch für die postoperativen Verlaufsmessungen bieten sich die sonographischen Methoden an.

11.1.3
Indikation

11.1.3.1
Ösophagus-/Fundusvarizen

Fortschritte in der endoskopischen Sklerosierungstherapie der Ösophagusvarizen sowie die Einführung des transjugulären Shunts (TIPS) haben die Chirurgie bei portaler Hypertension weitgehend abgelöst. Sowohl in der akuten Blutungsphase als auch – in aller Regel – zur Langzeitprophylaxe eines Blutungsrezidivs stellt die *endoskopische Varizenverödung* oder die *Gummibandligatur* die Therapie der Wahl dar. Damit beschränkt sich eine chirurgische Therapie auf

● den Notfall,
  bei dem die Blutung weder durch mehrfache endoskopische Behandlungen noch medikamentös oder/und durch Sondenkompression anhaltend zu stillen ist (eine besonders ungünstige Ausgangslage, die jedoch eine zwingende Indikation für eine operative Behandlung ist), und
● die elektive Indikation im Blutungsintervall,
  wenn weitere Blutungsrezidive durch Sklerosierung nicht ausreichend sicher zu verhüten sind.

In beiden Situationen liegen als Quelle der Blutung vor allem Fundusvarizen vor, deren endoskopische Behandlung schwierig ist.

Erst neuere Verbesserungen der Sklerosierungstechnik, besonders der intravasalen Form mit instrumenteller Abflussblockade nach kranial machen auch *Fundusvarizen* erfolgreicher endoskopisch behandelbar. Trotzdem ergibt sich heute noch individuell in beiden oben beschriebenen Situationen (der besonders ungünstigen akuten und der elektiven) die Notwendigkeit einer operativen Intervention.

Die Möglichkeit einer Lebertransplantation beeinflusst die Chirurgie der portalen Hypertension. Zwar ist die portale Hypertension mit ihren Folgen für sich keine Indikation zur Transplantation, doch kann sich gerade in der Kombination von Blutungsrezidivgefahr und Beginn einer Leberinsuffizienz bei fortgeschrittener Leberzirrhose diese Therapierichtung ergeben. Jedenfalls wird man möglichst vermeiden, die Aussichten für eine Lebertransplantation zu verschlechtern, indem etwa durch einen portokavalen Shunt sowohl die Gefahr der akuten Insuffizienz der Leber als auch erhebliche technische Erschwernisse bei einer späteren Lebertransplantation in Kauf genommen werden. Hier ist die eher frühzeitige Indikation zur Lebertransplantation heute in der Regel das geeignetere Vorgehen.

Die Chirurgie der portalen Hypertension, die sich schon in der Vergangenheit häufig geändert hat, zeigt auch derzeit je nach Erfahrung und Aktivität des jeweiligen internistisch-endoskopischen Partners unterschiedliche Akzente. Möglicherweise werden endoskopische Verfahren zunehmend auch für die Prophylaxe von Blutungen eingeführt. Ösophagusvarizensklerosierung und Gummibandligaturen bekommen jedenfalls zunehmend Bedeutung für die Behandlung von Patienten vor einer Lebertransplantation und die Vorbereitung zur elektiven Operation.

11.1.3.2
Hypersplenismus mit Thrombozytopenie

Besonders bei Kindern mit einer prähepatisch bedingten portalen Hypertension mit dadurch entstandenem Hypersplenismus (Thrombozyten <50.000/ml) kann durch Dekompression der Milzvene mittels eines splenorenalen Shunts eine Splenektomie vermieden werden (Shilyanski 1999). Die Erfahrungen im eigenen Vorgehen sind gut. Die Erholung der Thrombozytenzahlen kann jedoch einige Monate in Anspruch nehmen (Miura 1999).

Die Thrombozytopenie kann zur Verstärkung einer gastrointestinalen Blutung bei bestehenden Ösophagus- und Fundusvarizen führen und die Durchführung invasiver Maßnahmen bei diesen Patienten generell erschweren. Die Alternative besteht in einer Splenektomie, die jedoch besonders bei jungen Patienten mit den bekannten postoperativen Konsequenzen, Alteration des Immunsystems, OPS(I)-Syndrom (s. Kap. 13, Milz) assoziiert ist.

11.2
Operative Therapie

Eine Zusammenfassung der Hauptindikationen zur operativen Behandlung der portalen Hypertension findet sich in Tabelle 11.1.

11.2.1
Vorgehen bei akuter Blutung

Zwei Strategien zur Akutbehandlung der Blutungsquelle finden je nach individuellen Möglichkeiten Anwendung (s. Schema 1):
- die sofortige Notfallendoskopie
  mit dem Ziel der Diagnosesicherung, der Lokalisierung der Blutung und der gleichzeitigen Stillung der Blutung durch endoskopische Methodik und
- die initiale Kompressionsbehandlung
  mit Sengstaken-Blakemore- (Varizen des terminalen Ösophagus) oder Linton-Nachlas-Sonde (Fundusvarizen) mit oder ohne vorangehende rein diagnostische Endoskopie und Verschieben der endoskopischen Behandlung auf einen Zeitraum von ca. 6 bis 12 Stunden nach Therapiebeginn.

Bei Versagen der eingeschlagenen Therapieform ist jeweils unmittelbar die andere zu versuchen.

Die Intensivüberwachung mit fortlaufender Registrierung der Kreislaufparameter, besonders auch des zentralvenösen Drucks (ZVD), der Hämoglobinkonzentration und der Urinausscheidung ist selbstverständlicher Teil der Therapie.

Tabelle 11.1. Hauptindikationen zur operativen Behandlung der portalen Hypertension

Art der Erkrankung	Status	Wichtigste diagnostische Verfahren	Operationsmethode der Wahl[a]
Prähepatischer Block Pfortaderthrombose	Akut	Sonographie, CT und/oder MRT	Mesokavaler Shunt, Devaskularisationsoperationen
	Elektiv	Sonographie, CT und/oder MRT	Mesokavaler Shunt
Milzvenenthrombose		Sonographie, CT und/oder MRT	Ggfs. Splenektomie
Intrahepatischer Block	Akut	Sonographie, CT und/oder MRT	Porto- oder mesokavaler Shunt, splenorenaler Shunt, Devaskularisationsoperationen
	Elektiv	Sonographie, CT und/oder MRT	Splenorenaler Shunt, porto- oder mesokavaler Shunt, Inokuchi-Shunt
Posthepatischer Block Budd-Chiari-Syndrom	Akut	Sonographie, CT und/oder MRT, Druckmessung in der subhepatischen V. cava inferior (Segment I-Hypertrophie)	Sehr individuell: ggf. portokavaler Shunt, Seit-zu-Seit (*Cave*: End-zu-Seit), evtl. Dilatation und Stenteinlage notwendig
	Elektiv	Sonographie, CT und/oder MRT, Druckmessung in der subhepatischen V. cava inf. (Segment I-Hypertrophie)	Sehr individuell: portokavaler Shunt, Seit-zu-Seit (*Cave*: End-zu-Seit), evtl. Dilatation und Stenteinlage notwendig Indikation zur Lebertransplantation überprüfen

[a] Die Shuntform der Wahl anzugeben, ist nur mit großen Einschränkungen möglich, denn sie ist immer von den individuellen Gefäßverhältnissen abhängig.

Falls kompetente endoskopische Behandlungsversuche innerhalb von 12 bis 24 Stunden keine Blutstillung erreichen oder falls die Blutungen unter dieser Voraussetzung innerhalb von 1 bis 3 Tagen mehrmals rezidivieren, ist ein chirurgisches Vorgehen zu diskutieren. Zu diesem Zeitpunkt sollte die Sicherheit des Vorliegens der intrahepatischen Ursache der portalen Hypertension, eine grobe Orientierung über Genese und Aktivität der Leberzirrhose und nach Möglichkeit auch über die Beschaffenheit der V. portae (am ehesten dopplersonographisch) vorliegen.

Bei dieser auf ausgesprochene Notlagen begrenzten Operationsindikation liegt jeweils eine sehr individualspezifische Situation vor, für die eine einheitliche Therapie nicht angegeben werden kann. Letztlich kommen wohl mehrere operative Möglichkeiten je nach individueller Erfahrung und den Gegebenheiten in Betracht. So kann bei Verdacht auf eine frische Pfortaderthrombose eine Thrombektomie angestrebt, bei vermutlich sehr geringer portaler Durchblutung ein portokavaler End-zu-Seit-Shunt oder gerade bei einem jüngeren Menschen mit noch guter Leberfunktion und wohl noch wesentlicher portaler Leberdurchblutung ein distaler splenorenaler Shunt erwogen werden.

Meist ist jedoch die Ausgangssituation schon so schlecht, dass gerade Shuntoperationen wegen des dann besonders hohen Risikos nicht indiziert erscheinen. Eher kommen *Sperroperationen bzw. kombinierte Dissektions-Transsektionsverfahren* in Betracht. Je nach dem Ort der Blutung wird man diese mehr im Ösophagus oder im Fundus-Magen-Bereich vornehmen. Unter Nutzung der Vorteile der Klammernahtgeräte kommen zwei verschiedene Verfahren in Betracht, die Ösophagustranssektion oder – wegen der diesen Situationen häufiger zugrunde liegenden Blutungen aus Fundusvarizen – die quere bzw. schräge Magenwandsperroperation.

11.2.2
Vermeiden der Rezidivblutung

Hier ist eine genaue Abklärung der portalen Gefäßsituation als Voraussetzung zu betrachten. Weiter ist vorher die Frage der prinzipiellen und zeitlichen Indikation zu einer Lebertransplantation zu besprechen. Eine Elektivoperation wird meist nur bei Patienten der Kategorie Child A oder B erwogen, die Aussichten für die Patienten in Child C-Kategorie sind zu schlecht.

Für die elektive Situation stehen Dekompressionsverfahren, also portosystemische Shuntoperationen im Vordergrund. Darunter wird heute der *distale splenorenale Shunt nach Warren* wohl überwiegend als am besten geeignet angesehen, er ist im eigenen Vorgehen die Regel: Der Entzug der portalen Durchblutung der Leber ist nicht plötzlich oder vollständig, die Selektivität der Druckentlastung bleibt zumindest längere Zeit aufrechterhalten, die portosystemische Enzephalopathie ist vermutlich geringer ausgeprägt als bei totalen Shuntformen.

11.2.3
Vorgehen bei prähepatisch bedingter portaler Hypertension

Bei prähepatisch bedingter portaler Hypertension gelingt es heute ebenfalls meist durch Sklerosierungsbehandlung, Varizenblutungen und Blutungsrezidive zu verhüten. Doch kann hier auch die Indikation zu einem dabei die Leberdurchblutung nicht beeinträchtigenden portosystemischen Shunt gestellt werden. Die Art des Shunts richtet sich nach den portalen Gefäßverhältnissen (Hirner 1998).

Die früher bevorzugte Splenektomie mit proximalem splenorenalen Shunt wird man heute bei stärkerer Beachtung von Postsplenektomiefolgen besonders bei Jugendlichen weniger durchführen, statt dessen wird man einen *mesenterikokavalen Shunt* bevorzugen.

Einer im Erwachsenenalter auftretenden prähepatischen portalen Hypertension liegt u. U. eine regionale Form durch Milzvenenthrombose im Rahmen einer Pankreatitis zugrunde; hier kann ggf. eine alleinige Splenektomie berechtigt sein (insgesamt selten).

11.2.4
Vorgehen bei posthepatisch bedingter portaler Hypertension

Eine posthepatisch bedingte portale Hypertension erfordert zunächst eine genaue Abklärung der Lokalisation und des Ausmaßes der venösen Abflussbehinderung (verschiedene Formen eines Budd-Chiari-Syndroms) und den Ausschluss einer erfolgreichen konservativen Behandlungsmöglichkeit (z. B. Lysetherapie). Danach können Operationen an der V. cava inferior retro- bzw. intrahepatisch oder an den Lebervenenenmündungen (Senning 1983), ggf. eine portokavale Seit-zu-Seit-Anastomose oder eine Lebertransplantation (Ringe 1995) indiziert sein.

Die Frage, welcher Patient eher von einer Shuntanlage und welcher von einer Transplantation profitiert, ist noch offen (Ringe 1995). Bei einem akuten Budd-Chiari-Syndrom könnte eher ein Shunt indiziert sein, dabei sollte bei Verdacht auf Stenosierung der V. cava der Druck in der subhepatischen V. cava inferior ermittelt werden. Durch die Segment I-Hypertrophie kann es hier zu einem markanten Anstieg des intravasalen Drucks kommen, der gegen eine direkte Shuntanlage spricht. In diesen Fällen kann durch Dilatation und Stenteinlage die Voraussetzung für einen erfolgreichen portokavalen oder mesenterikokavalen Shunt geschaffen werden (Oldhafer 1998).

11.2.5
Vorgehen bei portaler Hypertension und therapierefraktärem Aszites

Ein therapierefraktärer Aszites ist – abgesehen von karzinomatös bedingten Formen – bei heute verbesserten medikamentösen Möglichkeiten selten geworden und hauptsächlich auf sehr fortgeschrittene Fälle einer Leberzirrhose beschränkt. Weiter kann gerade bei akut verlaufendem Budd-Chiari-Syndrom ein massiver Aszites auftreten. Sofern nicht für beide Situationen eine effektive Therapie des Grundleidens (Lebertransplantation oder erwähnte Maßnahmen beim Budd-Chiari-Syndrom) möglich sind, kann die Indikation zu einem *peritoneovenösen (V. jugularis interna) Shunt* gegeben sein. Verwendet werden hierzu vor allem der bei entsprechender Druckdifferenz funktionierende LeVeen-Shunt (LeVeen 1976) oder das Storz-Denver-Ventil mit Pumpenkammer.

Allerdings ist die Funktion eines solchen Shunts meist nicht sehr langfristig. Eine Indikation zur Anlage eines portosystemischen Shunts wegen eines therapierefraktären Aszites wird kaum zu stellen sein (außer ggf. bei Budd-Chiari-Syndrom, hier aber zur Entlastung der Leber).

11.2.6
Vorgehen bei arterioportalen Fistelbildungen

Bei Vorliegen einer arterioportalen Fistelbildung ist eindeutig die Indikation zur Therapie gegeben. Vor chirurgischen Maßnahmen sollte die Möglichkeit einer radiologischen Embolisation geprüft werden. Das operative Vorgehen hängt von der Lage der Fistel ab. Bei Fisteln im Bereich der Milz ist die Splenektomie indiziert. Bei Viszeralaneurysmen ist die Aneurysmaexstirpation mit evtl. Gefäßrekonstruktion anzustreben. Intrahepatische arterioportale Fisteln, z. B. nach Leberpunktion, sind in der Regel durch Leberteilresektionen zu behandeln.

11.2.7
Vorgehen bei Hypersplenismus

Eine schwere Form der Thrombozytopenie (Thrombozyten <50.000/ml) auf dem Boden einer portalen Hypertension mit Hypersplenismus kann eine Indikation zur Shuntanlage darstellen. Es bietet sich der distale splenorenale Shunt nach Warren an. Eine Splenektomie kann so durch die Entlastung der Milzvene vermieden werden. Zwar wäre durch Splenektomie die Normalisierung des Blutbildes rascher zu erreichen, aber die Möglichkeit eines distalen splenorenalen Shunts wäre damit verloren.

11.3
Operationsvorbereitung

Voruntersuchungen	Allgemein	Schema III, s. Kap. 24
	Krankheitsbezogen	Endoskopie, ggf. mit endoskopischer Therapie der Varizen
		Konventionelle Sonographie (Leberstruktur, Thrombosen, Gefäßzustände)
		Duplexsonographie (Flussrichtung des portalen Blutstroms)
		MRT oder CT (Darstellung der portomesenterialen Strombahn, Thrombosen)
	Speziell	Abschätzung der Leberfunktion (Stadium nach Child) einschließlich Sonographie (Aszites)
Vorbehandlung		Akute Blutung: endoskopische Kontrolle der Varizen-blutung (ggf. Sengstaken-Blakemore oder Linton-Nachlas-Sonde)
		Bei Gerinnungsstörungen evtl. Faktorensubstitution
Verschiedenes	Blutkonserven-bereitstellung	9 Blutkonserven
		9 FFP
		5–10 Thromboplasmen
	Aufklärung	In der akuten Blutung ggf. nicht möglich (Angehörige)
		Ggf. Notwendigkeit zur Revision
		Gefahr der Enzephalopathie und des Leberversagens

11.4
Spezielle operationstechnische Gesichtspunkte

11.4.1
Zugangswege

Für Shuntanlagen im Bereich der V. portae oder der V. cava inferior bietet sich die *quere Oberbauchlaparotomie* an, ggf. ist der Schnitt mit einer medianen Inzision zum Xiphoid zu verlängern. Über diesen Zugang ergibt sich ein unproblematischer Zugang zu den beschriebenen Strukturen besonders im Lig. hepatoduodenale.

Über die quere Oberbauchlaparotomie lassen sich auch die splenorenalen Shunts gut anlegen. Eindeutiger Nachteil dieses Zugangs ist, dass Kollateralgefäße in der Bauchdecke durchtrennt werden müssen. Hier sollte auf eine exakte Blutstillung geachtet werden, größere Gefäße sollten sorgfältig über Klemmen ligiert werden.

Bei mesenterikokavalen Shuntformen kann eine *mediane Laparotomie* ausreichend sein.

11.4.2
Portokavale Shunts (End-zu-Seit und Seit-zu-Seit)

Für die Anlage eines portokavalen Shunts (Abb. 11.4a,b) gelingt die Darstellung der V. portae am geeignetsten von rechts lateral nach Entfernung des dort liegenden Lymphknotens – *Cave: Verletzung einer rechten Leberarterie aus der A. mesenterica superior* – und Hochheben des Ductus choledochus mit einem kleinen Venenhaken.

CAVE Durchtrennte Lymphbahnen sollen ligiert werden, um die postoperativ meist ohnehin starke Lymphsekretion aus der Leber heraus möglichst gering zu halten.

Das *Umfahren der Pfortader* geschieht erst, wenn sie zumindest lateral und ventral über 1 bis 2 cm frei isoliert ist, um sie im Falle einer Verletzung unmittelbar abklemmen bzw. komprimieren zu können. Lebernah finden sich meist keine Gefäßeinmündungen, so dass das primäre Umfahren und Anschlingen möglichst zentral stattfindet. Erst dann wird durch Freipräparation der Pfortader zum Pankreas hin und meist unter Durchtrennung einer lateral vom Pankreaskopf kommenden Vene eine ausreichende Strecke gewonnen.

Beim *End-zu-Seit-Shunt* wird die Pfortader lebernah durchtrennt, damit sie spannungsfrei, in bogenförmiger Lage zur V. cava inferior hin positioniert werden kann. Dabei müssen meist noch Lymphbahnen dorsal der V. portae am Pankreaskopf bzw. zwischen Pankreaskopf und V. cava inferior durchtrennt werden. Zur Anastomose wird aus der ausgeklemmten V. cava inferior (Satinski-Klemme) ein entsprechend großes ovales Stück, etwas linksseitig gelegen, ausgeschnitten. Die Ausklemmung der V. cava inferior mittels zweier Gefäßklemmen kann ggf. das Nähen der Anastomose erleichtern, weil das Lumen nicht zusammengedrückt wird. Als Nahtmaterial verwenden wir einen 5/0 oder 6/0 monofilen, nichtresorbierbaren Faden mit SH-Nadel. Eine fortlaufende Anastomosierung wird im eigenen Vorgehen bevorzugt. Das Vorlegen von Eckfäden kann ggf. die Übersicht verbessern.

Beim *Seit-zu-Seit-Shunt* müssen die Pfortader und die V. cava inferior besonders gut freipräpariert sein, um so eine problemlose Annäherung beider Gefäße zu ermöglichen. Bei fortgeschrittenen Zirrhosen mit großem Abstand zwischen beiden Gefäßen oder beim Budd-Chiari-Syndrom mit einer Hypertrophie von Segment I kann dies problematisch sein. Wenn möglich wird auf die Interposition von Kunststoffprothesen verzichtet und die direkte Anastomosierung beider Gefäße angestrebt.

11.4.3
Splenorenale Shunts

Generell sind für das Offenbleiben eines portosystemischen Shunts sorgfältige Nahttechniken und die Lage der Anastomose entscheidend (Abb. 11.4c,d). Dies ist gerade bei der thrombosegefährdeten splenorenalen Anastomose besonders zu beachten. Eine abgelaufene Pankreatitis kann das Herauspräparieren der Milzvene vom Pankreas erschweren oder sogar unmöglich machen.

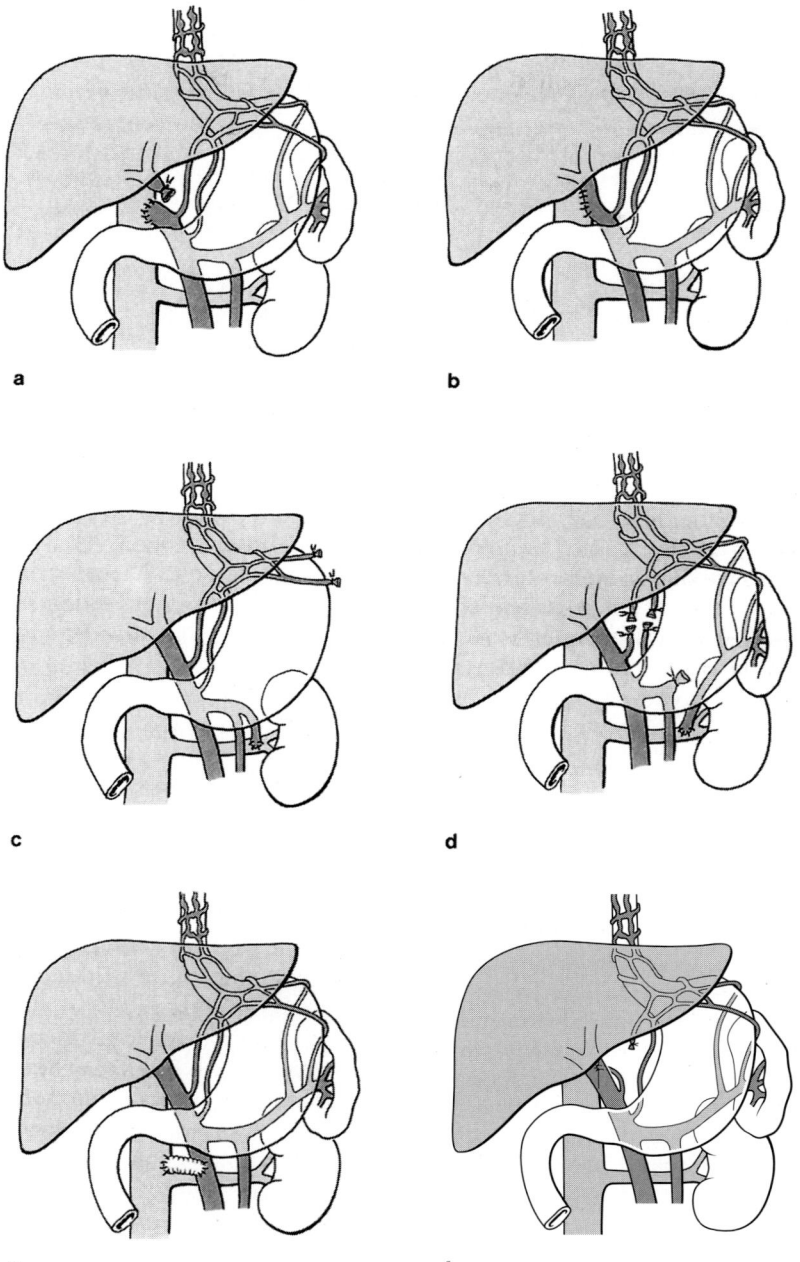

a

b

c

d

e

f

Abb. 11.4a–f. Shuntformen. **a** Portokavaler End-zu-Seit-Shunt, **b** portokavaler Seit-zu-Seit-Shunt, **c** proximaler splenorenaler End-zu-Seit-Shunt, **d** distaler splenorenaler End-zu-Seit-Shunt (Warren), **e** mesenterikokavaler Seit-zu-Seit-Shunt mit Interponat (nach Drapanas 1972), **f** Inokuchi-Shunt der V. gastrica sinistra auf die V. cava inferior

> **CAVE**
>
> Die Milzvene muss ausreichend lang präpariert werden, um danach eine spannungsfreie bogen-förmige Lage zur Nierenvene einnehmen zu können. Ein Einreißen der Milzvene und die Traumatisierung des Pankreas mit folgender Pankreatitis sind die Hauptgefahren.

Die nachfolgende Präparation der linken Nierenvene muss so weit erfolgen, dass eine ideale Lage der Gefäße zueinander für die Anastomose hergestellt werden kann. Hierzu ist das Pankreas vorübergehend in seine normale Position zu legen, um Gefäßüberlängen mit folgender Knickbildung zu vermeiden. Es empfiehlt sich, ein ovaläres Wandstück aus der V. renalis auszuschneiden. Zur Herstellung der Selektivität des Shunts sind die V. coronaria ventriculi und die V. gastroepiploica zu unterbinden. Der in einem Seitenast der V. mesenterica superior ggf. gemessene Mesenterialvenendruck fällt bei entsprechender Kompartmentbildung der beiden Stromgebiete (zentrales portales System einerseits und Magen-Milz-Bereich andererseits) nach Shunteröffnung nicht wesentlich ab. Die Effektivität des Shunts lässt sich durch Punktion der Milzvene und intravasale Druckmessung überprüfen.

11.4.4
Mesenterikokavaler Shunt

Ein mesenterikokavaler Shunt (Abb. 11.4e) ist ebenfalls als totaler Shunt zu betrachten. Meist ist hierzu bei Erwachsenen eine Kunststoffprothese als Interponat erforderlich, 10–12 mm ringverstärkte Goretex-Prothesen haben sich bewährt (Paquet 1995). Hierbei ist besonders auf eine gute Lage der Anastomose mit der V. mesenterica superior zu achten; sonst kann sich leicht an der dünnen Vene eine Knickbildung mit folgender Thrombose entwickeln. Ein Vorteil des mesenterikokavalen Shunts gegenüber einem portokavalen End-zu-Seit-Shunt ist – bei entsprechender Erfahrung – der geringere Aufwand.

11.4.5
Inokuchi-Shunt (V. gastrica sinistra/V. cava inferior)

Der Inokuchi-Shunt stellt für Patienten mit dilatierter V. gastrica sinistra eine gute, aber oft nicht berücksichtigte Shuntform dar (Abb. 11.4f; Inokuchi 1984). Findet man bei der präoperativen Diagnostik eine prominente V. gastrica sinistra (V. coronaria ventriculi), sollte dieser Shunt mit in die Erwägung gezogen werden. Die Präparation der V. gastrica sinistra kann ggf. im Leberhilus bei stark ausgeprägter Kollateralbildung in diesem Bereich erschwert sein. Häufig ist dieses Gefäß sehr dünnwandig und vulnerabel. Bei Segment I-Hypertrophie kann die Anastomosierung mit der V. cava inferior schwierig sein, ebenfalls bei zusätzlichen Leberarterien für den linken Leberlappen.

11.4.6
Mesenterikoportaler Rex-Shunt (Meso-Rex-Shunt)

Dieser Shunt wird bevorzugt bei Kindern mit extrahepatischem Pfortaderverschluss angewendet (DeVille 1998; Stenger 1999). Der große Vorteil dieses Shunts ist, dass durch die

Einleitung des mesenterialen Blutes in den Bereich der linken Pfortader die physiologischen Verhältnisse nahezu wiederhergestellt werden (hepatopedaler Fluss).

Voraussetzungen für einen mesenterikoportalen Rex-Shunt sind eine durchgängige intrahepatische V. portae und ein anschlussfähiges Gefäß extrahepatisch. Als Gefäßmaterial sollte primär autologes Venenmaterial verwendet werden (z. B. V. saphena oder V. jugularis interna). Kunststoffmaterial sollte, wenn möglich, vermieden werden, die Gefahr der Knickbildung und Thrombosierung ist höher als bei weichem autologen Venenmaterial. Die V. umbilicalis wird bis zu ihrer Einmündung in die linke Pfortader dargestellt. Bei der Freipräparation der V. portae können Ultraschalldissektor oder Wasserstrahlgerät vorteilhaft sein. Anschließend wird die Durchgängigkeit des intrahepatischen Pfortadersystems durch Sondierung überprüft. Die V. mesenterica superior wird am Pankreasunterrand aufgesucht. Zunächst wird die distale Anastomose genäht. Bei der leberseitigen Anastomose muss auf die Vermeidung einer Überlänge des Interponats durch Hochklappen der Leberunterfläche geachtet werden.

Der mesenterikoportale Rex-Shunt bietet sich auch für Patienten mit extrahepatischem Pfortaderverschluss nach Lebertransplantation an, hierdurch kann ggf. eine Retransplantation vermieden werden (Bambini 2000). Besonders bei Kleinkindern mit einem Leberteiltransplantat kann es im postoperativen Verlauf zu einer extrahepatischen Pfortaderthrombose kommen, die so behandelt werden kann.

11.4.7
Dissektionsoperation

Durch die Entwicklung moderner Staplergeräte wurde das Interesse an Devaskularisierungsoperationen wieder erweckt. Auch die Langzeitergebnisse haben sich verbessert (Matur 1999). Für Patienten, bei denen ein Shunt aus anatomischen Gründen nicht anzulegen ist oder in Institutionen, in denen die Expertise zur Shuntanlage nicht gegeben ist, stellen die Dissektionsoperationen eine gute Alternative dar. Bestechend an den Dissektionsverfahren ist, dass die Komplikation einer postoperativen hepatischen Enzephalopathie ausbleibt und die Leberfunktion erhalten bleibt. Entsprechend der Lokalisation der blutenden Varizen empfiehlt sich die Ösophagustranssektion, bei Fundusvarizen die quere Magenwandsperroperation. Bei der Ösophagustranssektion erfolgt vor der eigentlichen Stapleranastomose eine Devaskularisierung des oberen Magens und der abdominellen Speiseröhre. Der Zirkularstapler wird über eine Gastrostomie eingeführt. Die Größe des Kopfes wird vorher mit dem Messinstrument ermittelt. Nach Abschluss der Anastomose erfolgt die Überprüfung des Ringes auf Vollständigkeit. Dieses Vorgehen ist umschrieben und auch für die Notfallsituation mit akuter Blutung geeignet. Das Originalverfahren nach Sugiura-Futagawa ist umfangreicher und beinhaltet eine intrathorakale Devaskularisierung des mittleren und inferioren thorakalen Ösophagus, die Transsektion des Ösophagus in Höhe des Zwerchfells, die Devaskularisierung des abdominellen Ösophagus und des oberen Magens, die Splenektomie und die selektive Vagotomie mit Pyloroplastik nach Heineke-Mikulicz. Das komplette Verfahren nach Sugiura-Futagawa sollte im Notfall bei Patienten mit Child C nicht vorgenommen werden (hohe Mortalitätsrate). Neben dem Originalverfahren gibt es eine Reihe von Modifikationen, z. B. das Vermeiden der Durchtrennung des Ösophagusmukosaschlauches (Mercado 1998).

11.5
Postoperative Behandlung

Nach einer Operation in der Notfallsituation einer unbehandelbaren Blutung entspricht die allgemeine postoperative Behandlung einer Intensivtherapie. Bei einer erneuten gastrointestinalen Blutung ist eine Endoskopie zur Klärung der Blutungsursache (z. B. Sondendruckulkus, erosive Gastritis, erneute Varizenblutung) und bestmöglichen Behandlung zu versuchen. Eine häufig vorliegende Tachykardie kann mehrere Ursachen haben, wie Hypovolämie – besonders auch durch massiven Verlust von Aszites –, Infektion, Kardiomyopathie oder hyperdyname Kreislaufreaktion.

Nach einer elektiven Operation, insbesondere nach einem distalen splenorenalen Shunt, sollte der postoperative Verlauf unkompliziert sein. Die Leberfunktion verändert sich normalerweise nur geringfügig und vorübergehend. Eine obere gastrointestinale Blutung spricht sehr für einen Shuntverschluss. In diesem Falle müsste eine Milzentfernung in Kombination mit einer Sperr- bzw. Dissektionsoperation durchgeführt werden.

Prinzipielle Maßnahmen zur Gerinnungshemmung erscheinen nicht notwendig.

> **!** Heparin zur Thromboseprophylaxe wird prinzipiell gegeben wie bei allgemeinchirurgischen Patienten üblich. Häufig liegt jedoch aufgrund der Leberschädigung eine Einschränkung der Gerinnungsfunktion vor, welche bei der Einstellung berücksichtigt werden sollte.

11.6
Spezielle postoperative Gesichtspunkte

11.6.1
Entwicklung bzw. Verstärkung einer Enzephalopathie

Eine mögliche Komplikation nach Shuntanlage ist die Entwicklung bzw. Verstärkung einer präoperativ bestandenen portosystemischen Enzephalopathie. Bei der portosystemischen Enzephalopathie kommt es in Abwesenheit von strukturellen zerebralen Schädigungen zu globalen Veränderungen der Bewusstseinslage und höherer Funktionen (z. B. Intellekt, Verhalten, Persönlichkeitscharakteristika, neuromuskuläre Aktivitäten). Ursächlich dafür sind neurotoxische Substanzen. Der Schweregrad der portosystemischen Enzephalopathie kann subklinisch sein, d. h. nur auffällige Ergebnisse bei elektrophysiologischen oder neuropsychometrischen Tests ohne klinische Zeichen einer Enzephalopathie, aber auch ausgeprägt sein bis hin zum Koma. Die Beschwerden sind zu Beginn meist unspezifisch in Form von Schlaf- und/oder Konzentrationsstörungen oder emotionalen Schwankungen. Als klinisches Zeichen kann sich ein „flapping tremor" entwickeln. Das Auftreten der Enzephalopathie hängt u.a. ab von der Art des angelegten Shunts: Nach Angaben in der Literatur führen totale portosystemische Shunts mit 45–64% zur höchsten Inzidenz (Sarfeh 1994; Stipa 1994), partielle Shunts sind mit einer signifikant niedrigeren Rate von 21% assoziiert (Sarfeh 1994).

Ansätze zur Therapie der portosystemischen Enzephalopathie beinhalten neben der bilanzierten Proteinzufuhr die Gabe von nichtabsorbierbaren Disacchariden zur Darmpassagebeschleunigung und das Absenken des intestinalen pH-Wertes (beides dient der-Hemmung der Ammoniakproduktion) und die Gabe von nichtabsorbierbaren Antibiotika (z. B. Neommycin).

11.6.2
Shuntkontrolle und -verschluss

Die Durchgängigkeit des Shunts kann durch MRT-Untersuchungen am sichersten dargestellt werden. Sonographische Methoden bieten sich ebenfalls an. Bei manchen Shuntformen (z. B. der Warren- oder der Inokuchi-Shunt) kann die Darstellung jedoch erschwert bis unmöglich sein. Eine regelmäßige Überwachung der Durchgängigkeit ist nicht notwendig.

Neu aufgetretener Aszites oder Rezidivblutungen sprechen für einen Shuntverschluss, die Therapie richtet sich nach der Shuntform. Die chirurgisch-therapeutischen Möglichkeiten sind jedoch eingeschränkt, ggf. sind radiologisch-interventionelle Verfahren hilfreich (z. B. Thrombektomie bei portokavalen Shuntformen).

Literatur

Bambini DA, Superina R, Almond PS, Whitington PF, Alonso E (2000) Experience with the Rex shunt(mesenterico-left portal bypass) in children with extrahepatic portal hypertension. J Pediatr Surg 35: 13–18

Binmoeller KF, Borsatto R (2000) Variceal bleeding and portal hypertension. Endoscopy 32: 189–199

Broelsch C, Vogelbach P, Emond JC, Thistlethwaite JR, Woodle SA, Baker AL, Whitington PF (1989) Shunt surgery with reference to indications for liver transplantation. Langenbecks Arch Chir Suppl II: 293–299

Davis CP, Debatin JF, Fuchs WA (1995) MRI venous angiography of the abdomen. Schweiz Med Wochenschr 125: 639–648

DeVille deGoyet J, Alberti D, Clapuyt P et al. (1998) Direct bypassing of extrahepatic portal venous obstruction in children: a new technique for combined hepatic portal revascularization and treatment of extrahepatic portal hypertension. J Pediatr Surg 33: 597–601

Drapanas T (1972) Interposition mesocaval shunt for treatment of portal hypertension. Ann Surg 176: 435–448

Hirner A, Ulrich A, Wolff M (1998) Portal hypertension and variceal bleeding: shunt in concomitant or general prehepatic block. Langenbecks Arch Chir Suppl Kongressband 115: 443–450

Iannello S, Libertini L, Martini R, Spina S, Busacca G, Ricciardi N, Andreozzi GM et al. (1999) A large spontaneous splenorenal shunt in a patient with cirrhosis and uncomplicated portal hypertension. Dig Dis 17: 248–255

Inokuchi K, Beppu K, Koyanagi N, Nagamine K, Hashizume M, Iwanaga T, Sugimachi K (1984) Fifteen years' experience with left gastric venous caval shunt for esophageal varices. World J Surg 1984; 8: 716–721

Kim MJ, Mitchell DG, Ito K (2000) Portosystemic collaterals of the upper abdomen: review of anatomy and demonstration on MR imaging. Abdom Imaging 25: 462–470

Kreft B, Strunk H, Flacke S, Wolff M, Conrad R, Gieseke J et al. (2000) Detection of thrombosis in the portal venous system: comparison of contrast-enhanced MR angiography with intrarterial digital subtraction angiography. Radiology 216: 86–92

Lafortune M, Marleau D, Breton G, Viallet A, Lavoie P, Huet PM (1984) Portal venous system measurements in portal hypertension. Radiology 151: 27–30

LeVeen HH, Wapnik S, Grosberg S (1976) Further experience with peritoneo-venous shunt for ascites. Ann Surg 184: 574

Mathur SK, Shah SR, Nagral SS, Soonawala ZF (1999) Transabdominal extensive esophagogastric devascularization with gastroesophageal stapling for management of noncirrhotic portal hypertension: long-term results. World J Surg 23: 1168–1175

Mercado MA, Orozco H, Vasquez M, Pantoja JP, Contreras A, Catzin-Kuhlmann A et al. (1998) Comparative study of two variants of a modified esophageal transection in the Sugiura-Futagawa operation. Arch Surg 133: 1046–1049

Miura H, Kondo S, Shimada T, Sugiura H, Morikawa T, Okushiba S, Katoh H (1999) Long-term effects of distal splenorenal shunt with splenopancreatic and gastric disconnection on hypersplenism due to liver cirrhosis. Hepatogastroenterology 46: 2995–2998

Mohr HH, Godderz W, Meyer zum Büschenfelde KH (1998) Die Duplexsonographie der Leber und des Pfortadersystems. Med Klin 93: 669–677

Oldhafer KJ, Frerker M, Prokop M, Lang H, Böker K, Pichlmayr R (1998) Two-step procedure in Budd-Chiari syndrome with severe intrahepatic vena cava stenosis: vena cava stenting and portocaval shunt. Am J Gastroentereol 93: 1165–1166

Otto G (1995) Are surgical shunts still indicated? Chirurg 66: 566–573

Paquet KJ, Lazar A, Kuhn R (1995) Narrow-lumen mesocaval interposition shunt in liver cirrhosis and recurrent esophageal varices hemorrhage. Standard surgery of the future in failure of sclerotherapy? Dtsch Med Wochenschr 120: 707–712

Polio J, Groszmann RJ (1986) Hemodynamic factor in the development and rupture of esophageal varices: a pathophysiologic approach to treatment. Semin Liver Dis 6: 318

Ringe B, Lang H, Oldhafer KJ, Gebel M, Flemming P, Georgii A, Borst HG et al. (1995) Which is the best surgery for Budd-Chiari syndrome: venous decompression or liver transplantation? A single-center experience with 50 patients. Hepatology 21: 1337–1344

Sarfeh IJ, Rypins EB (1994) Partial versus total portacaval shunt in alcoholic cirrhosis. Ann Surg 219: 353–361

Senning A (1983) Transcaval portero cranial resection of the liver as treatment of the Budd-Chiari syndrome. World J Surg 7: 632–640

Shilyansky J, Roberts ES, Superina RA (1999) Distal splenorenal shunts for the treatment of severe thrombocytopenia from portal hypertension in children. J Gastrointest Surg 3: 167–172

Stenger A-M, Malagó M, Nolkemper D, Broelsch CE, Burdelski M, Rogiers X (1999) Mesentericoportaler Rex-Shunt als Therapiekonzept bei Pfortaderthrombose des Kindes. Chirurg 70: 476–479

Stewart FW, Shiffman M (1996) Isolated gastric varices associated with spontaneous splenorenal shunt. Dig Dis 14: 209–210

Stipa S, Balducci G, Ziparo V et al. (1994) Total shunting and elective management of variceal bleeding. World J Surg 18: 200–204

Wolff M, Kalff JC, Textor J, Hirner A (1999) Portosystemische Shuntchirurgie und transjugulärer intrahepatischer Stent (TIPS) in Deutschland. Chirurg 70: 447–452

Wongcharatrawee S, Groszmann RJ (2000) Diagnosing portal hypertension. Baillieres Best Pract Res Clin Gastroenterol 14: 881–894

Pankreas

R. VIEBAHN

Anmerkungen

Entzündliche Pankreaserkrankungen erfahren insbesondere infolge des zunehmenden Alkoholkonsums in der Bevölkerung eine erhebliche Häufigkeitszunahme (Secknus 2000). Konservative wie operative Behandlung können dabei nicht ätiologisch wirksam werden, sondern sind gegen Komplikationen und auf deren Verhütung ausgerichtet.

In akuten Entzündungsphasen stehen konservative Behandlungsverfahren im Vordergrund; auch bei der schwersten, häufig letal verlaufenden Form der akuten Entzündung, der hämorrhagisch-nekrotisierenden Pankreatitis, hat ein möglichst zurückhaltendes Vorgehen, unterstützt ggf. durch sonographisch geführte Punktion und Drainage oder begrenzte Entlastungsoperationen, die größten Heilungschancen. Chronische Entzündungsformen erfordern dagegen bei ausgeprägter Schmerzsymptomatik häufig eine chirurgische Intervention. Dabei haben Teilresektionen oder ausgedehnte Drainageverfahren eine anhaltend palliative Wirkung; die komplexe Operationstechnik erfordert spezielle Erfahrung, da die Schwere der möglichen Komplikationen für eine benigne Erkrankung sonst nicht akzeptabel ist. Zudem erfordert die Indikationsstellung vor dem Hintergrund verbesserter interventioneller Techniken (Papillotomie, Stenteinlage, transgastrale Drainage) eine kompetente interdisziplinäre Kooperation.

Bei malignen Pankreastumoren liegt dagegen das Hauptproblem in der Früherkennung; klinische Beschwerden sind bei Pankreaskarzinomen in der Regel schon Spätsymptome der Erkrankung. Hier stellt die Prädiktion der Operabilität neben der Entwicklung multimodaler Therapiekonzepte eine wesentliche Herausforderung dar.

Die Diagnose endokrin aktiver Tumoren des Pankreas erfolgt häufig erst nach langen Irrwegen, wobei jedoch bei diesen Erkrankungen charakteristische Hinweissymptome und die moderne Labormedizin zur Diagnose führen. Die Entwicklung der Endosonographie und der modernen Schnittbildverfahren, ggf. in Kombination mit der Angiographie, erleichtern die Lokalisationsdiagnostik erheblich.

12.1
Allgemeines, Diagnostik und Indikation

Für Operationsindikation und Vorgehen ist eine Unterteilung der chirurgisch wichtigen Pankreaserkrankungen in Hauptformen sinnvoll.

12.1.1
Einteilung chirurgisch relevanter Erkrankungen des Pankreas

12.1.1.1
Entzündliche Erkrankungen

a) Akute (auch akut rezidivierende) Pankreatitis leichten und mittleren Grades	Als Begleitpankreatitis bei Gallenwegserkrankungen Nach besonders voluminösen Mahlzeiten Durch andere diverse und unbekannte Ursachen (weniger als bei d) durch Alkohol verursacht)
b) Schwere akute, hämorrhagisch nekrotisierende Pankreatitis	Auch als Rezidiv einer primär leichteren Form möglich Ursachen ähnlich wie bei a)

c) Pankreaspseudozysten	Folgen von Entzündungen mit Nekrose nach a), b) oder d) Frisch: zystische Nekrosen Älter: Pseudozysten mit fester Membran
d) Chronische (chronisch-rezidivie- rende) Pankreatitis	Auch mit akut entzündlichen Schüben Ursächlich v. a. Alkohol Hauptmanifestationen: Schmerz (rezidivierende Entzündung, Sekretstau, Nekrose, Verkalkung, Stein- und multiple Mikrozystenbildung) Choledochuskompression Milzvenen-Pfortader-Kompression Insuffizienz des exokrinen und/oder endokrinen Apparates, jeweils isoliert oder kombiniert mit anderen Manifestationen

12.1.1.2
Karzinome

Periampulläre Karzinome	Wegen ähnlicher Symptomatik (jeweils früher Ikterus, beim Duodenalkarzinom gelegentlich Blutungen), gleichen therapeu- tischen Vorgehens und übereinstimmender Prognose Zusammenfassung von unten angegebenen Arten Karzinom der Papilla duodeni maior (Vateri) Kleines unmittelbar papillennah, ggf. im Ductus Wirsungianus gelegenes Pankreaskopfkarzinom Distales Choledochuskarzinom Duodenalkarzinom
Pankreaskopfkarzinom	Karzinom im Pankreaskopf, jedoch nicht direkt periampullär (Ikterus erst etwas später)
Pankreaskörper- und Pankreasschwanzkarzinom	Meist kein Ikterus, sondern Schmerzen, Ikterus bedeutet meist Metastasen

Histologisch handelt es sich meist (60%) um duktale Adenokarzinome, die prognostisch wohl günstigeren Azinuszellkarzinome, selten um Zystadenokarzinome, Riesenzellkarzinome, intraduktal papillär-muzinöse Neoplasien (IPNM; D'Angelica 2004). Die derzeit gültige Stadieneinteilung berücksichtigt Tumorgröße, Infiltration von Nachbarorganen, Metastasierung in regionale Lymphknoten und Fernmetastasierung (UICC 1997; Hermanek 1998). Die Infiltration von Nervenscheiden, die extreme Schmerzen und vegetative Symptome verursachen kann, wird hier nicht gesondert bewertet.

12.1.1.3
Endokrine Tumoren

Das gastroenteropankreatische System besteht aus nur teilweise identifizierbaren endokrinen Zellen, die früher als APUD („amine precursor, uptake and decarboxylation")-System bezeichnet wurden. Sie sezernieren regulatorische Hormone, derzeit sind knapp 60 Substanzen bekannt. Die Einteilung der Tumoren erfolgt nach der Art der Hormonproduktion (klinisch, laborchemisch, immunhistologisch). Die histologische der Malignität ist – wie auch bei anderen endokrinen Tumoren – gelegentlich schwierig und unsicher; klinisches Zeichen der Malignität ist die Metastasierung.

Das Insulinom (B-Zell-Tumor) ist am häufigsten (75%), das Gastrinom (G-Zell-Tumor, Zollinger-Ellison-Syndrom) am zweithäufigsten (20%), selten: Glukagonom (A-Zell-Tumor), Somatostatinom (D-Zell-Tumor), Vipom (Verner-Morrison-Tumor; „watery diarrhoea, hypokalaemia, achlorhydria", WDHA), Karzinoide (verschiedene Formen; häufig dabei Kombinationsformen).

Endokrine Pankreastumoren treten gelegentlich im Rahmen der familiären multiplen endokrinen Neoplasie auf: MEN I (Wermer-Syndrom, Tumoren bzw. Hyperplasien an Pankreas, Nebenschilddrüse, Hypophyse).

12.1.2
Diagnostik

12.1.2.1
Untersuchungsmethoden

Bei Verdacht auf Veränderungen der Parenchymstruktur des Pankreas stellt die Sonographie die erste, sowohl orientierende wie unter geeigneten Bedingungen (keine stärkere Luftüberlagerung) bereits eine recht genaue und zuverlässige Untersuchungsmethode dar. Neben Form- und Strukturverhältnissen lassen sich die Weite von Pankreasgang, Ductus choledochus und V. portae mit ihren Zuflüssen sowie die Umgebungsreaktionen (Ödem, Sekret etc.) beurteilen.

Dabei gefundene Strukturveränderungen werden in der Regel durch eine Angio-Computertomographie weiter gesichert, ebenso wird ein sonographischer Normalbefund zum bestmöglichen Ausschluss eines Tumors hierdurch unterstützt. Moderne Hochleistungsgeräte ermöglichen mit der entsprechenden Software die Darstellung aller relevanten Strukturen in einem, auch als „one-stop-shopping" bezeichneten Untersuchungsgang: Durch Dünnschicht- oder Spiral-CT mit entsprechenden Kontrastmitteln ist die zwei- und dreidimensionale Darstellung des Pankreas, seiner Gänge, des D. choledochus und der Oberbauchgefäße möglich, sodass eine Therapieplanung effektiv unterstützt wird und eine Angiographie mit indirekter Splenoportographie entbehrlich ist.

Die Magnetresonanztomographie (MRT) ist überlegen bei der nicht invasiven Darstellung des D. choledochus und der Pankreasgänge: MRCP („magnetic resonance cholangiopancreaticography"). Außerdem ist bei Entwicklung entsprechender Kontrastmittel aufgrund der hohen Auflösung des Verfahrens eine Differenzierung der Art- und Lokalisationsdiagnostik fokaler Läsionen zu erwarten.

Auf eine konventionelle Röntgenuntersuchung, die – mit Ausnahme von Verkalkungen bzw. intrapankreatischen Konkrementen – nur indirekte Zeichen einer Pankreasformänderung (z. B. ein elongiertes oder komprimiertes duodenales C bei normaler oder hypotoner Duodenographie) nachweisen kann, kann heute verzichtet werden.

Die Endosonographie ergänzt als wenig invasives Verfahren die perkutane Sonographie bei allen Fragestellungen. Die modernen, an modifizierten Endoskopen angebrachte Geräte ermöglichen Biopsien und Feinnadelpunktionen pathologischer Strukturen und verbessern Sensitivität und Spezifität bei Erkrankungen des Pankreas erheblich.

Die endoskopische retrograde Pankreatographie (ERP; meist als endoskopische retrograde Cholangiopankreatographie, ERCP) ist für die Darstellung von Gangveränderungen allen anderen Untersuchungsverfahren überlegen. Die speziell durch dieses Verfahren ausgelöste Pankreatitis klingt meist nach einem Tag ab, kann in Einzelfällen jedoch als sehr unangenehm empfunden werden. Unter periinterventioneller Antibiose besteht nur ein geringes Risiko einer Infektion in abflussbehinderten Gebieten, speziell in Pankreaspseudozysten. Durch die Darstellung des Gangverlaufs und die Füllung von Zysten ergibt sich ein diagnostischer Gewinn. Im Vergleich zur MRCP kann ggf. in gleicher Sitzung durch Stenteinlage oder transgastrale Punktion die interventionelle Therapie erfolgen.

Als hilfreiche Alternative zur ERCP ist die perkutane transhepatische Cholangiographie (PTC) zu erwähnen: Nach vorangegangenen Magenresektionen nach Billroth II oder mit Roux-Y-Schlinge kann die Darstellung der Papille durch ERCP unmöglich sein ebenso wie bei großen Duodenaltumoren. Bei gestautem Gallengangssystem ist die Darstellung, Biopsie eines Papillentumors und die Ableitung möglich, falls diese Maßnahmen vor Operation relevant sind.

Die Angiographie hat durch die genannten Verfahren deutlich an Bedeutung verloren. Lediglich bei endokrinen Tumoren spielt sie bei der Lokalisationsdiagnostik und bei Stimulationstests eine gewisse Rolle.

Zur Lokalisationsdiagnostik, Metastasensuche und Nachsorge neuroendokriner Tumoren eignet sich das Octreotidrezeptorszintigramm.

Tumormarker (CEA, AFP, CA 19-9) haben keine Bedeutung für das Screening früher Stadien des Pankreaskarzinoms. Beim resektablen Pankreaskarzinom beträgt die Sensitivität lediglich 67% (Böttger 1996; Frebourg 1988). Allerdings kann beim fortgeschrittenen Pankreaskarzinom ein stark erhöhter CA 19-9-Wert (>600 µ/ml) Hinweis auf das Vorliegen einer Peritonealcarcinose oder Organmetastasierung sein (Schliemann 2003).

Eine genaue Analyse der exokrinen Pankreasfunktion – etwa durch Duodenalsaftaspiration mittels Bartelheimer-Sonde – ist für die Diagnose chirurgisch bedeutsamer Erkrankungen nicht erforderlich, da etwa eine zunehmende exokrine Insuffizienz bei chronisch-rezidivierender Pankreatitis für sich selbst keine Operationsindikation darstellt. Zur Überprüfung einer ausreichenden Pankreasenzymsubstitution, v. a. postoperativ, ist die Bestimmung der Fettausscheidung im Stuhl geeignet: >7 g Fettausscheidung/Tag (über 3 Tage gemessen) ist pathologisch und erfordert daher Enzymsubstitution und/ oder diätetische Maßnahmen.

Zur Überprüfung der endokrinen Pankreasfunktion ist meist ein Blutzuckertagesprofil ausreichend, zur genaueren Beurteilung der Funktionseinschränkung gerade im längeren Verlauf einer chronisch- rezidivierenden Pankreatitis sowie zum Vergleich prä- und postoperativer Werte ist zusätzlich ein Glukosebelastungstest (0,3 g/kg Glukose i.v.) erforderlich.

> **CAVE**
> Bei allen Pankreaserkrankungen ist auf eine klinisch ggf. latent verlaufende Cholestase zu achten (alkalische Phosphatase, γ-GT, Bilirubin, Weite des Ductus choledochus in der Sonographie; ggf. ERCP).

12.1.2.2
Diagnostik der einzelnen Erkrankungen

Für die Diagnostik der einzelnen Erkrankungen haben die Untersuchungsmethoden etwa folgende Indikation und Wertigkeit.

Akute Pankreatitis
Führend sind klinische Symptomatik und Enzymverlauf; die Sonographie und ggf. das CT können das morphologische Korrelat zur klinischen Diagnose zeigen und ermöglichen gerade bei Verlaufsbeurteilungen eine Graduierung der Strukturveränderungen und deren Wechsel.

Klinik	Allgemeinzustand, Schmerzen, Bauchbefund, Kreislaufparameter, Temperatur, Leukozyten, Serumkalzium, -glukose und Nierenfunktion
CRP	Besondere Bedeutung hat das CRP nach 48 Stunden Krankheitsverlauf. Werte >20 mg/dl korrelieren mit dem Nachweis von Nekrosen, >30 mg/dl mit infizierten Nekrosen
Enzyme	Serumamylase als wichtigster Parameter oft nur kurzzeitig erhöht, auch bei schweren Formen gelegentlich nicht stark erhöht (oder zum Untersuchungszeitpunkt bereits wieder abgefallen)
	Urinamylase meist längerfristig erhöht
	Lipase: pankreasspezifischer, Bestimmung somit bei geringerer Amylaseerhöhung indiziert; sonst keine wesentliche zusätzliche Aussagekraft
Sonographie	Je nach Schwere und Stadium; meist zu Beginn diffus aufgequollenes ödematöses oder strukturunregelmäßiges Pankreas mit Umgebungsreaktionen (Verdickung umliegenden Gewebes, evtl. freie Flüssigkeit); ggf. Nekrosen oder Einschmelzungen, besonders im weiteren Verlauf, Schwierigkeiten der Beurteilung häufig bei Luftüberlagerung infolge begleitender Darmatonie und bei starker Adipositas
CT	Meist der Sonographie entsprechende Befunde; häufig jedoch noch genauere Beurteilung von Nekrosen und Einschmelzungen (bei Angio-CT); zur Verlaufsbeurteilung gerade bezüglich einer Operationsindikation wichtig; Diagnose retroperitonealer Nekrosestraßen und Abszesse, Nachweis von Gaseinschlüssen in Pankreas- und retroperitonealen Nekrosen; Feinnadelpunktion von Nekrosen unter CT-Kontrolle zum Keimnachweis
Endoskopie	Bei V. a. eine biliäre Form der Pankreatitis zur weiteren Diagnose und v. a. zur Therapie bei dieser Form durch endoskopische Papillotomie und ggf. Steinextraktion unabdingbar

 In der Zusammenschau haben CT und CRP die höchste Treffsicherheit für die Diagnose der Pankreasnekrose und ihrer schwersten Komplikation, der infizierten Nekrose (Rünzi 2000).

Pankreaspseudozysten

Hinweisend sind meist klinische Symptomatik und die Vorgeschichte (Oberbauchdruckbeschwerden), diagnostisch hoch aussagefähig sind Sonographie und CT. Bei Übereinstimmung dieser Befunde mit der Anamnese (einmalige akute Pankreatitis vor unterschiedlich langer Zeit) erscheint eine weitere Diagnostik nicht erforderlich. Wird wegen der Größe der Pseudozyste (ab ca. 6 cm) die Indikation zur Operation gestellt, ist der Nachweis eines Ganganschlusses der Zyste und die Abklärung der Ablaufverhältnisse im Pankreaskopf durch ERCP für die übliche Therapie der inneren Zystendrainage nicht entscheidend. Bei konservativem Vorgehen erfolgt sonographisch eine Größenkontrolle der Pseudozyste. Bei Verdacht auf Vorliegen einer chronisch-rezidivierenden Pankreatitis ist dagegen meist die ERCP angebracht.

Chronisch-rezidivierende Formen und Intervall bei akut rezidivierender Pankreatitis

Hier kommt der Abklärung der Gangverhältnisse durch die Sonographie (Erweiterung, Zysten, Unregelmäßigkeiten) in Kombination mit der ERCP hohe Bedeutung für die Unterstützung der Diagnose und für die Entscheidung für oder gegen ein chirurgisches Vorgehen zu. Die Infektionsgefahr zystischer Erweiterungen (bei der chronisch-rezidivierenden Pankreatitis meist keine großen Zysten) durch die ERCP ist wohl wegen der schon chronischen Gewebsveränderungen gering. Ein Karzinom kann auch mit einer ERCP

nicht sicher ausgeschlossen werden; streng pathognomonische Formen eines Gangabbru-
ches oder der Gangunregelmäßigkeiten gibt es weder für die chronisch-rezidivierende
Pankreatitis noch für das Pankreaskarzinom. Ggfs. kann mit Hilfe der Positronen-Emissionstomographie (PET) eine weitere Differenzierung versucht werden, vorausgesetzt es
liegt kein akut-entzündliches Stadium vor.

Verkalkungen (in gröberer Form meist Konkrementbildung in den Pankreasgängen)
sind in der Röntgenleeraufnahme des Abdomen, in der Sonographie und besonders gut in
der CT darstellbar.

Periampulläres Karzinom

Ein stummer extrahepatischer Ikterus mit sonographisch weit beurteiltem Ductus choledochus, ggf. mit Courvoisier-Zeichen, ist ein starker Hinweis auf ein periampulläres Karzinom. Häufig kann Appetitlosigkeit über einige Wochen wohl als Folge einer klinisch latenten Cholestase erfragt werden. Fettstühle sind weniger auffallend und wohl nur z. T. zu
beobachten. Beim Duodenal- und Papillenkarzinom kann die Diagnose durch Duodenoskopie (makroskopischer Befund, zytologische oder bioptische Untersuchung) gesichert
werden; Karzinome im distalen Ductus choledochus bzw. im Ductus Wirsungianus können durch unmittelbar präpapillären Gangabbruch in der ERCP oder deren Misslingen
infolge Verschluss des entsprechenden Ostiums, ein periampulläres Pankreaskopfkarzinom ggf. zusätzlich durch Vorwölbung der Duodenalwand sowie endoskopische Sonographie als höchstwahrscheinlich erkannt werden; jeweils ein Gangverschluss durch kleines
Konkrement oder eine Pankreaskopfpseudozyste müssen differentialdiagnostisch bedacht werden. Größeren Duodenalkarzinomen, die oft erst sekundär die Papille befallen,
geht eine hypochrome Anämie voraus. Bioptisch ist das Karzinom gegenüber einem
großen atypischen Duodenalulcus oder einem M. Crohn zu differenzieren.

Pankreaskopf-, Pankreaskörper- und Pankreasschwanzkarzinom

Weder eine einzelne noch die Kombination aller Methoden ermöglichen eine Frühdiagnose oder eine sichere präoperative Differentialdiagnostik – mit Ausnahme eines positiven Punktionszytologiebefundes. Im Folgenden sind Überlegungen zur Differenzierung
eines Pankreaskarzinoms von einer chronisch-rezidivierenden Pankreatitis zusammengestellt. Die genaue Wertung der Anamnese mit Befunden von Sonographie, CT und ERCP
wird häufig eine weitgehend zuverlässige Differenzierung erlauben:

So spricht eine völlig leere Anamnese bezüglich Pankreatitisschüben und Alkoholabusus in Kombination mit kurzfristig aufgetretenen Beschwerden und entsprechendem
Tumorbefund stark für ein Malignom; bei anamnestisch bekannter chronisch-rezidivierender Pankreatitis wird man eine erneute Krankheitsepisode ggf. auch mit Symptomver-
stärkung und „tumorösen" Veränderungen in bildgebenden Verfahren eher als einen weiteren Pankreatitisschub auffassen und bei dieser wahrscheinlichen Diagnose nach rascher
Rückbildung der Symptome bleiben.

> **CAVE** Längere Persistenz oder eine Zunahme der Symptomatik unter entsprechender Behandlung (ggf.
> nur parenterale Ernährung) muss jedoch sehr an ein – zusätzliches – Auftreten eines Pankreas-
> karzinoms denken lassen.

Eine Zytopunktion erscheint besonders wertvoll, wenn nach Verlauf und Befunden zwar
eine chronisch-rezidivierende Pankreatitis angenommen und die Indikation zu einem

konservativen Vorgehen gestellt wird, ein bestimmter Pankreasbezirk aber doch einen gewissen Tumorverdacht ergibt. Die Zytopunktion vermindert dann zumindest weiter das Risiko, ein Karzinom zu übersehen. Ein negatives Ergebnis bedeutet jedoch keinen Ausschluss eines Karzinoms (s. oben).

Dagegen ist die Gefahr, ein Pankreaskarzinom zu übersehen, heute wohl sehr gering, wenn das Organ sich mit allen Untersuchungsverfahren (Sonographie, CT, MRT, ERCP) übereinstimmend als normal darstellen lässt. Die früher häufig indizierte explorative Laparotomie erscheint kaum noch notwendig.

Hormonaktive Tumoren

Entscheidend ist hier wie bei allen endokrin aktiven Tumoren zunächst die Erkrankungsdiagnose.

Bezüglich der Diagnose eines Inselzelladenoms ist entscheidend, dass eine spontane oder im Hungerzustand festgestellte Hypoglykämie, die verschiedene Ursachen haben kann, tatsächlich auf einen erhöhten Seruminsulinspiegel zurückzuführen ist. Erhöhte Insulinspiegel im Nüchternzustand, Hypoglykämie nach Fasten (maximal bis 72 Stunden), hohes Insulin/Glukose-Verhältnis im Serum und ein positiver Tolbutamidtest sind meist beweisend für einen organischen Hyperinsulinismus. Ihm liegen in 80–90% ein solitärer Tumor, in den übrigen Fällen multiple Tumoren und extrem selten eine diffuse Hyperplasie der B-Zellen zu Grunde; ca. 10% aller Hyperinsulinismusfälle gehören zu Formen des Syndroms der multiplen endokrinen Neoplasie (MEN), ca. 10–20% der Tumoren sind bei Diagnosestellung maligne.

Im Kindesalter sind Insulinome extrem selten. Ein Hyperinsulinismus ist im Säuglingsalter am ehesten durch die Nesidioblastose verursacht, deren Diagnostik und Therapie wegen der vitalen Bedrohung sehr dringend ist.

Beim Gastrinom (Zollinger-Ellison-Syndrom, rezidivierende therapierefraktäre, häufig atypisch lokalisierte Duodenal- und Magenulzera, häufig Durchfälle) sind stark erhöhte Gastrinwerte richtungsweisend, Werte innerhalb des Referenzbereichs schließen die Diagnose jedoch nicht ganz aus.

An das sehr seltene Verner-Morrison-Syndrom (Vipom oder PP'om, pankreatisches Polypeptid) ist bei extremen Durchfällen mit schwerem Elektrolytverlust zu denken; die Diagnose kann biochemisch durch Nachweis von Sekretin, GIP, VIP u. a. einzeln oder in Kombination gesichert werden.

> **Nicht alle neuroendokrinen Tumoren sind hormonell aktiv; als hormonell inaktive Tumoren verursachen sie Symptome ähnlich denen eines Pankreaskarzinom oder werden – selten – zufällig entdeckt.**

Die Lokalisationsdiagnostik endokriner Tumoren gründet sich auf die Sonographie/Endosonographie, CT/MRT, Angiographie und die Octreotidszintigraphie. Das Prinzip der transhepatischen Pfortaderpunktion mit Stufenkatheter in Vv. portae, lienalis und mesenterica superior ist als Ergänzung in Fällen mit schwieriger Lokalisation anzusehen. Auch der SASI (selektive arterielle Sekretininjektion)-Test sei hier erwähnt: Hier werden über eine inguinale arterielle Angiographie selektiv die Äste der Aa. gastroduodenalis, lienalis und mesenterica superior dargestellt und Sekretin (beim Gastrinom) bzw. Kalzium (beim Insulinom) injiziert. Über einen Katheter in der V. hepatica werden die Blutproben bei den verschiedenen arteriellen Injektionspositionen entnommen und laborchemisch auf das jeweilige Hormon untersucht.

Während die Schnittbildverfahren eine Treffsicherheit von etwa 70% haben, können durch Endosonographie oder Octreoitidszintigraphie über 80%, durch Stufenkatheter/ SASI über 90% erreicht werden (Vinik 1991; Imamura 1993).

Es muss jedoch darauf hingewiesen werden, dass Insulinome häufig nur durch intraoperative Sonographie und Palpation lokalisiert werden können.

12.1.3
Indikation

12.1.3.1
Entzündliche Erkrankungen

Akute Pankreatitis leichteren und mittleren Grades (ohne Schocksymptomatik)
Dabei ist stets konservatives Vorgehen angezeigt. Wesentliche Bestandteile des Behandlungskonzeptes sind die Anlage eines thorakalen Periduralkatheters zur Schmerzausschaltung und Verbesserung der Perfusion im Splanchnikusgebiet, Nahrungskarenz und parenterale Ernährung und Ulcusprophylaxe. Bei Verdacht auf biliäre Pankreatitis erfolgt die ERCP mit Steinextraktion und ggf. Einlage einer nasobiliären Sonde.

Weder das Konzept der „Ruhigstellung" des Pankreas durch Proteaseinhibitoren oder Sekretionshemmer noch die PAF-Antagonisierung sind belegt.

Schwere Formen einer akuten Pankreatitis, schwere akute Schübe
einer chronisch-rezidivierenden Pankreatitis
Stets ist zunächst eine intensive konservative Therapie v. a. mit Schockbekämpfung indiziert. Da jedoch ein Teil dieser schweren Pankreatitiden, besonders die hämorrhagischnekrotisierende Form, in eine progrediente Verschlechterung der Situation, in irreversiblen Schockzustand mit Anurie, Peritonitis und rasch letalem Verlauf mündet, stellt sich die stets schwere Frage der Operationsindikation generell und die Wahl des geeigneten Operationszeitpunktes.

Berechtigterweise wird vor der frühzeitigen Intervention ebenso gewarnt wie vor ausgedehnten Resektionen, die meist als „Übertherapie" anzusehen sind – meist umgeben intraoperativ gesehene Nekrosen am Pankreasschwanz diesen nur mantelförmig mit einem gut perfundiertem und funktionell zu erhaltendem zentralen Parenchym. So ist hier eine subtile Nekrektomie sinnvoller als eine Pankreasschwanzresektion, und ein unmittelbar präoperativ durchgeführtes CT erleichtert die intraoperative Einschätzung der zu resezierenden Nekrosen.

Der überwiegende Anteil der Patienten mit akuter Pankreatitis wird konservativ zu behandeln sein. Durch Faktoren wie z. B. das lokale Zuweiserverhalten, interdisziplinäre viszeralmedizinische Betreuung gemeinsam mit Gastroenterologen kann der Eindruck entstehen, dass operative Interventionen zu häufig erfolgen. Werden jedoch ausschließlich Patienten im Stadium einer schweren oder nekrotisierenden Pankreatitis mit sekundären Organkomplikationen in einer chirurgischen Einrichtung vorgestellt, wird hier der Anteil operierter Patienten höher sein als im Gesamtkollektiv.

Daher hat sich folgendes Vorgehen bewährt:

Nach Diagnosestellung erfolgt die bildgebende Diagnostik, um Nekrosen zu erkennen sowie die Überprüfung sekundärer Organkomplikationen.

Bei fehlenden oder moderaten Nekrosen und stabilem klinischem Zustand empfiehlt sich die Einleitung der konservativen Basistherapie (Tabelle 12.1).

Tabelle 12.1. Akuten Pankreatitis: wichtigste Maßnahmen der konservativen Therapie

Prinzip	Methode
Intermediate-care-Bedingungen	Überwachung von Ein- und Ausfuhr, Blutdruck-/Puls-/Temperaturkontrolle, Pulsoximetrie, ZVK
Analgesie	Ausreichend unter Vermeidung von Morphin (Spasmus des Sphincter Oddi), großzügige Indikation zum thorakalen Periduralkatheter
Parenterale Ernährung	Hochkalorisch, Fette nur bei Triglyzeridämie absetzen Ggf. Insulintherapie nach Blutzucker
Elektrolytsubstitution	Säure-Basen-Status beachten und korrigieren, auf Kalzium achten
Thromboseprophylaxe	Heparin i.v. ab 2. Woche oder bei Hyperfibrinogenämie oder Thrombozytose
Ulcusprophylaxe	H2-Antagonist, wird z. T. als fakultativ angesehen
Schockbekämpfung	Volumentherapie >3000 ml/Tag, ZVK
Vermeidung der Hypoxie	Sauerstoffsonde, Atemtherapie, Respiratortherapie
Infektionsprophylaxe	Keine Antibiose bei ödematöser Pankreatitis, auch nicht bei Fieber <38,5°C! Bei nachgewiesenen Nekrosen penetrieren Ofloxazine und Imipenem am besten ins Pankreasgewebe Therapiedauer 14 Tage Eine Feinnadelpunktion vor Therapiebeginn ist hilfreich, obligat bei unter Antibiose persistierender Sepsis

Ist unter dieser Therapie eine klinische Besserung zu verzeichnen, kann der Kostaufbau vorgenommen werden und der Patient auf der Normalstation weiter beobachtet werden. Zur Verlaufsbeurteilung dienen hier die Bestimmung der Pankreasenzyme (häufig im Normalbereich) und Entzündungsparameter sowie die Sonographie. Die Wiederholung des CT ist erst nach einer Woche sinnvoll.

Der Patient soll über die wesentlichen Maßnahmen der Rezidivprophylaxe aufgeklärt werden, namentlich die Alkoholkarenz.

Bei weiterer Verschlechterung kann eine komplexe Intensivbehandlung erforderlich werden mit Katecholamin-, Respirator-, Volumen und ggf. Nierenersatztherapie.

> **CAVE**
>
> **Die Operationsindikation wird gestellt bei infizierten Nekrosen, persistierender nekrotisierender Pankreatitis unter mehrwöchiger Intensivtherapie und – als Ultima ratio – bei fulminanter Verschlechterung einer nekrotisierenden Pankreatitis mit exazerbierenden sekundären Organkomplikationen.**

Die Behandlung eines Patienten mit schwerer akuter Pankreatitis erfordert stets eine sehr enge interdisziplinäre Abstimmung und eine häufige – mindestens tägliche – Aktualisierung der Überlegungen zum weiteren Vorgehen je nach Krankheitsentwicklung und neuen Befunden.

Pankreaspseudozyste

Eine typische gut abgegrenzte Pankreaspseudozyste ist eine späte Folge einer Pankreatitis, die häufig einen harmlosen Verlauf aufwies, sodass die Diagnose einer abgelaufenen Pankreatitis erst retrospektiv gestellt wird. Eine Pankreaspseudozyste, die klinisch manifest wird, ist in aller Regel eine Operationsindikation. Dagegen werden kleinere Zysten (etwa bis zu 6 cm Durchmesser), die sonographisch in der Nachbeobachtung nach einer akuten Pankreatitis oder als Zufallsbefund entdeckt werden, lediglich beobachtet. Nur bei Größenzunahme bzw. damit verbundenen Beschwerden ist eine Operationsindikation gegeben.

Anmerkung: Die interventionelle, endoskopische und sonographiegesteuerte Zystendrainage hat sich in erfahrenen gastroenterologischen Zentren zunehmend etabliert. Die endoskopische Gastrozystostomie wird bereits durchgeführt. Stets sollte die Indikation interdisziplinär gestellt werden und der Zeitpunkt in Absprache mit dem Chirurgen festgelegt werden, da Komplikationen wie Blutungen und Infektionen rasches operatives Eingreifen erfordern.

Chronische und chronisch-rezidivierende Pankreatitis

Die chronische und chronisch-rezidivierende Pankreatitis wird in hohem Maße interdisziplinär behandelt durch den Hausarzt, Internisten/Gastroenterologen, und die Vorstellung zur chirurgischen Intervention erfolgt nur in ausgewählten Fällen.

Anlass zur Überprüfung einer Operationsindikation sind in der Regel schwere und nicht behandelbare Schmerzattacken, die bei Sekretstau in chronisch entzündlich und multipel stenosierten Ausführungsgängen begründet sind.

Fast alle Patienten leiden unter einer exokrinen Pankreasinsuffizienz und haben sich verschiedenen Schmerztherapien unterzogen, auch besteht häufig eine persistierende Alkoholabhängigkeit. In späteren Stadien kommt die endokrine Insuffizienz hinzu.

Die Indikation zur Operation erfolgt mit folgender Zielsetzung:

- Beherrschung der schweren Schmerzattacken bei nachweislichem Aufstau des Pankreasgangs und fehlender interventioneller Therapiemöglichkeit,
- Behandlung der spezifischen Komplikationen wie Ruptur von Pankreaszysten und die Resektion bei Tumorverdacht in chronisch-entzündlich verändertem Gewebe sowie
- Unterbrechung des fortschreitenden stauungsbedingten Parenchymverlustes. (Besonders die Erhaltung der endokrinen Pankreasfunktion spielt hier eine Rolle bei der Indikationsstellung und der Wahl des Operationszeitpunktes.)

 CAVE Die ausschließliche exokrine Pankreasinsuffizienz stellt keine Operationsindikation dar!

12.1.3.2
Pankreaskarzinom

Auf die Problematik einer frühzeitigen Diagnosestellung wurde bereits hingewiesen.

Durch Anwendung der genannten modernen Diagnoseverfahren wird es meist möglich sein, die Resektabilität des Pankreastumors – gleich welcher Lokalisation – ohne Durchführung einer explorativen Laparotomie zu sichern.

> **!** Ein Pankreaskarzinom muss dann als nicht resektabel gelten, wenn in der Bildgebung (v. a. der Darstellung des peripankreatischen Gewebes und der A./V. lienalis, Arteria/V. mesenterica superior und V. portae) eine Gefäßinfiltration oder Infiltration des perivaskulären Fettbindegewebes darzustellen ist.

Nur selten wird eine in der Bildgebung nicht darstellbare und erst bei Operation makroskopisch erkennbare Peritonealkarzinose heute noch zum Abbruch der Operation führen. Eine praeoperative Erhöhung des Tumor-Markers CA 19-9 >600 µ/ml ist hierfür jedoch schon hoch verdächtig (Schliemann 2003).

Sollte aufgrund technischer Schwierigkeiten (Tumorausmaß, Zustand nach Magenresektion) eine interventionelle Behandlung des Gallengangsverschlusses nicht möglich sein, besteht die Indikation zur palliativen Anlage einer Choledochojejunostomie, die je nach Grad der Passagestörung im Duodenum auch durch eine Gastroenterostomie ergänzt werden kann.

12.1.3.3
Hormonaktive Tumoren

Hier ist in aller Regel eine Operationsindikation gegeben, die sich beim Insulinom und Gastrinom durch die vermehrte Hormonausschüttung ergibt.

Auch bei vorliegender Metastasierung kann die chirurgische Behandlung sehr sinnvoll sein, da der Langzeitverlauf sehr unterschiedlich und eher günstig ausfallen kann, und durch die fehlenden Möglichkeiten der Chemotherapie die Folgen der übermäßigen Hormonausschüttung langfristig kontrolliert werden können.

12.2
Operative Therapie allgemein

Die wichtigsten Indikationen für eine operative Behandlung sind zusammengefasst in Tabelle 12.2.

Tabelle 12.2. Hauptindikationen operativer Behandlungen von Erkrankungen der Bauchspeicheldrüse

Art der Erkrankung	Indikation zur Operation	Wichtigste diagnostische Maßnahmen, speziell zur Indikationsstellung	Operationsmethode der Wahl	Alternativen
Entzündliche Erkrankungen				
Akute Pankreatitis (leicht bis mittelschwer) auch als Rezidiv				
Akute Phase	Nur bei Progredienz unter konservativer Therapie	Klinischer Verlauf, CRP, CT (als Angio-CT), Sonographie	Ggf. endoskopische Gallenwegssanierung, Bursalavage	Peritoneallavage
Im Intervall	Gegeben bei Gallenwegerkrankungen	Sonographie, evtl. ERCP	Gallenwegssanierung	–
Im Intervall	Gegeben bei Gallenwegserkrankungen	Sonographie, ectl. ERCP	Gallenwegssanierung	–

Tabelle 12.2. Fortsetzung

Art der Erkrankung	Indikation zur Operation	Wichtigste diagnostische Maßnahmen, speziell zur Indikationsstellung	Operations-methode der Wahl	Alternativen
Schwere akute Pankreatitis				
Akute Phase	Bei Versagen intensiver konservativer Therapie über ca. 24 h	Klinischer Verlauf, progredienter Schock, Sepsis, Multiorgan-versagen	Nekrosektomie, Bursalavage und Drainage, evtl. T-Drain	Partielle Pankreasresektion nur in Ausnahme-fällen
Folgezustände (z. B. Abszesse)	Gegeben, meist nach Tagen bis Wochen	Klinik, anhaltende Sepsiszustände, positive diagnostische Punktion	Idem, ggf. perkutane Drainage	–
Pseudozysten, sehr frische (mehr Nekrose)	Falls symptoma-tisch	Sonographie, CT, Klinik	Externe Drainage	–
ältere (mit Pseudozystenwand)	Gegeben, elektiv bei >6 cm	Sonographie, CT, Klinik, ERCP	Innere Drainage	Evtl. perkutane äußere Drainage, oder interventionell innere Drainage
Chronische (chronisch-rezidivierende) Pankreatitis				
Schmerz	Bei Versagen der konservativen Therapie: möglichst im Intervall	Schmerzausmaß und -muster, Sonographie, CT, ERCP	Pankreo-jejunostomie	Pankreaskopf-resektion
Verschluss-ikterus	Gegeben, dringend	Wie oben, Bilirubin, alkalische Phosphatase, γ-GT	Pankreojejunostomie, ggf. mit Choledochojejunostomie	Pankreaskopf-resektion
Portale Hypertension (sehr selten)	Meist in Kombination mit Schmerz oder Verschlussikterus	Sonographie, Angiographie	Splenektomie bei alleiniger Milzvenenthrombose	Portosystemischer Shunt, ggf. als TIPPS
Exokrine und/oder endokrine Insuffizienz	Keine Operations-indikation	Fettstühle, Maldigestion, Diabetes mellitus	–	–
Maligne Tumoren				
Periampulläre Karzinome	Grundsätzlich gegeben	CT, ERCP, perkutane Feinnadel-biopsie, Endosono-graphie mit FNAB, Klinik (Ikterus), Tumormarker	Partielle Duodenopankre-atektomie	Bei Inoperabilität biliodigestive Anastomose (vorzugsweise Choledochojejuno-stomie) und Gas-troenterostomie
Pankreaskopf-karzinom	Grundsätzlich gegeben	CT, ERCP, perkutane Feinnadel-biopsie, Endosono-graphie mit FNAB, Klinik (Ikterus), Tumormarker	Partielle Duodenopankre-atektomie	Bei Inoperabilität biliodigestive Anastomose (vorzugsweise Choledochojejuno-stomie) und Gas-troenterostomie
Pankreas-korpus- und Pankreas-schwanz-karzinom	Meist zur Diagnosestellung inoperabel	Klinik (Schmerz), CT perkutane Feinnadelbiopsie, End-sonographie mit FNAB, Tumormarker	Evtl. totale Pankreatektomie	Evtl. Gastrektomie, biliodigestive Anastomose

Tabelle 12.2. Fortsetzung

Art der Erkrankung	Indikation zur Operation	Wichtigste diagnostische Maßnahmen, speziell zur Indikationsstellung	Operationsmethode der Wahl	Alternativen
Hormonaktive Tumoren				
Insulinom	Grundsätzlich gegeben	Erkrankungsdiagnostik: Seruminsulinspiegel und -glukose; Lokalisationsdiagnostik: CT, Angiographie	Adenomenukleation	Partielle (meist Links-)Resektion
Zollinger-Ellison-Syndrom	Grundsätzlich gegeben	Serumgastrinspiegel, CT	Tumorentfernung, H2-Antagonisten	–
Verner-Morrison-Syndrom	Grundsätzlich gegeben	Klinik (wässrige Durchfälle, Hypokaliämie, Achlorhydrie), Hormonnachweis, Angiographie	Tumorenukleation, Pankreasteilresektion	–

12.2.1
Entzündliche Erkrankungen

12.2.1.1
Schwere Formen einer akuten Pankreatitis und Folgen

Eine Operationsindikation besteht lediglich bei nekrotisierender Pankreatitis mit bildmorphologisch nachweisbaren Nekrosen und entsprechender Klinik (s. oben). Bei indirektem (Gaseinschlüsse in der Nekrose) oder direktem Nachweis der infizierten Nekrose besteht eine Operationsindikation, der Zeitpunkt sollte jedoch vom klinischen Verlauf abhängig gemacht werden. Auf die Rolle der Intensivtherapie und der antibiotischen Behandlung wurde bereits hingewiesen.

Es besteht derzeit Konsens darüber, dass in aller Regel in der akuten nekrotisierenden Pankreatitis klassische Resektionen nicht sinnvoll sind, diese stellen wegen „mantelförmig" ausgeprägten Nekrosen häufig eine Übertherapie mit entsprechender Morbidität und Mortalität dar (Beger 2000).

Grundsätzlich ist darauf zu achten, dass beim Ersteingriff eine vollständige Darstellung des gesamten Organs (Kopf, Korpus, Schwanz) einschließlich Eröffnung der Bursa omentalis erfolgt. Fallweise sollte auch hinter der rechten und linken Flexur die Gerota-Faszie freigelegt werden, sofern die Nekrose bereits auf diesen Teil des Retroperitonealraums übergegriffen hat.

Alle freigelegten Kompartimente müssen drainiert werden, die Installation eines kontinuierlichen Spülsystems für mehrere Tage erfolgt nach individueller Entscheidung, da die Überwachung des Spülsystems zusätzlichen Aufwand erfordert und oft bereits nach 24 Stunden nicht mehr alle Kompartimente von der Spülung erfasst werden (Wullsten 2004).

Je nach klinischem Verlauf und Ausprägung von Folgenekrosen kann die mehrfache Revisionslaparotomie bis hin zur Behandlung über ein offenes Laparostoma erforderlich werden.

Es hat sich als hilfreich erwiesen, vor einem Zweit- oder späteren Wiederholungseingriff, der nach einem längeren Intervall stattfindet, die bildgebende Diagnostik zu wiederholen. Häufig sind zu diesem Zeitpunkt einzelne Kompartimente bereits derart verklebt und verwachsen, dass eine chirurgische Freilegung ohne erhebliche Traumatisierung nicht mehr möglich ist. Bei Vorliegen einer aktuellen Bildgebung können Restnekrosen gezielt ausgeräumt werden. Gleichzeitig kann überprüft werden, ob einer interventionellen Drainage nicht der Vorzug gegenüber einer Revisionsoperation zu geben ist.

12.2.1.2
Chronisch und chronisch-rezidivierende Pankreatitis

Je nach Indikationsgebiet kommen Verfahren zur Drainage des Pankreasgangs und resezierende Verfahren in Betracht.

Da die Klassifikation der chronischen Pankreatitis derzeit nicht einheitlich standardisiert ist, wird die Operationsindikation im Einzelfall zu stellen sein und ist abhängig von der Erfahrung des Chirurgen und der Qualität der interdisziplinären Zusammenarbeit zwischen Chirurgie und Gastroenterologie.

Operationsziel ist die Schmerzausschaltung mit deutlich verringerter Hospitalisation und verbesserter Lebensqualität. Weiterhin kann der Nachweis eines Tumors im chro-

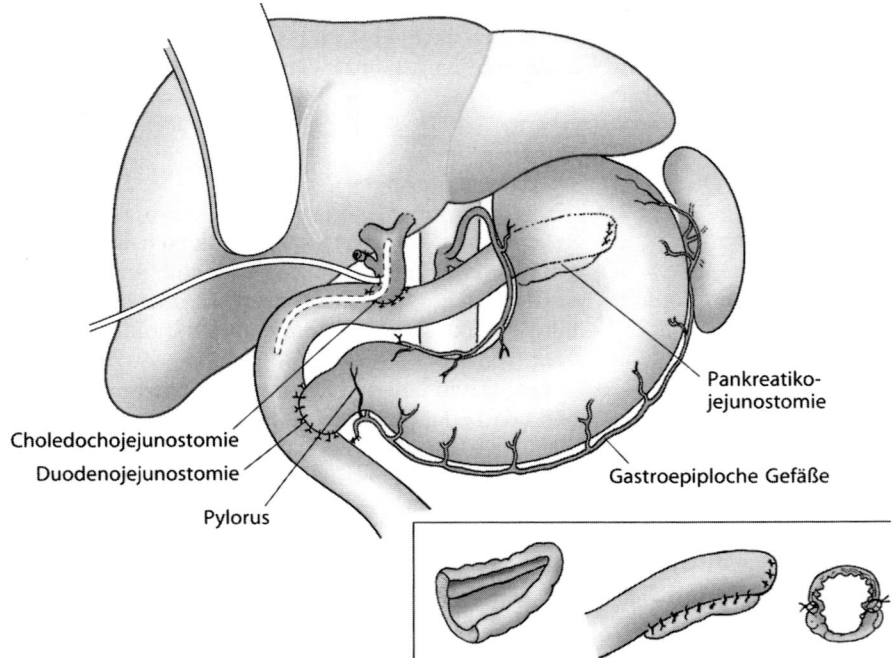

Abb. 12.1. Operationssitus nach partieller Duodenopankreatektomie in pyloruserhaltender Technik nach Traverso-Longmire. Im eigenen Vorgehen wird die End-zu-Seit-Pankreajejunostomie bevorzugt (s. Text). (Aus Traverso u. Longmire 1978)

nisch entzündlichen Pankreas die Operationsindikation begründen. Die Daten zur Verhinderung des weiteren Verlustes von Pankreasgewebe durch drainierende oder resezierende Eingriffe belegen den Vorteil der Operation derzeit noch nicht.

Besteht die Indikation in der Schmerzausschaltung bei chronisch gestautem Ductus pancreaticus, kommen überwiegend drainierende Eingriffe infrage: Das Prinzip besteht in der Längseröffnung des gestauten Pankreasgangs, seiner Ausräumung und der Seit-zu-Seit-Pankreatikojejunostomie, wie sie von Puestow eingeführt und von Partington-Rochelle bzw. Rumpf (Kombination mit transduodenaler Papillotomie) modifiziert wurde. Voraussetzung für diese Eingriffe ist die Erweiterung des Pankreasgangs auf über 7 mm in gesamter Länge („large duct disease"). Bei Gangstenose im Pankreaskopf („small duct disease") oder entzündlichem Pseudotumor (mit nicht auszuschließendem Malignom) kommen limitierte Resektionen in Betracht (Beger 1985; Frey 1987) und die Pankreaskopfresektion nach Kausch-Whipple mit Pyloruserhalt (Traverso-Longmire 1978; Abb. 12.1, 12.2. 12.3).

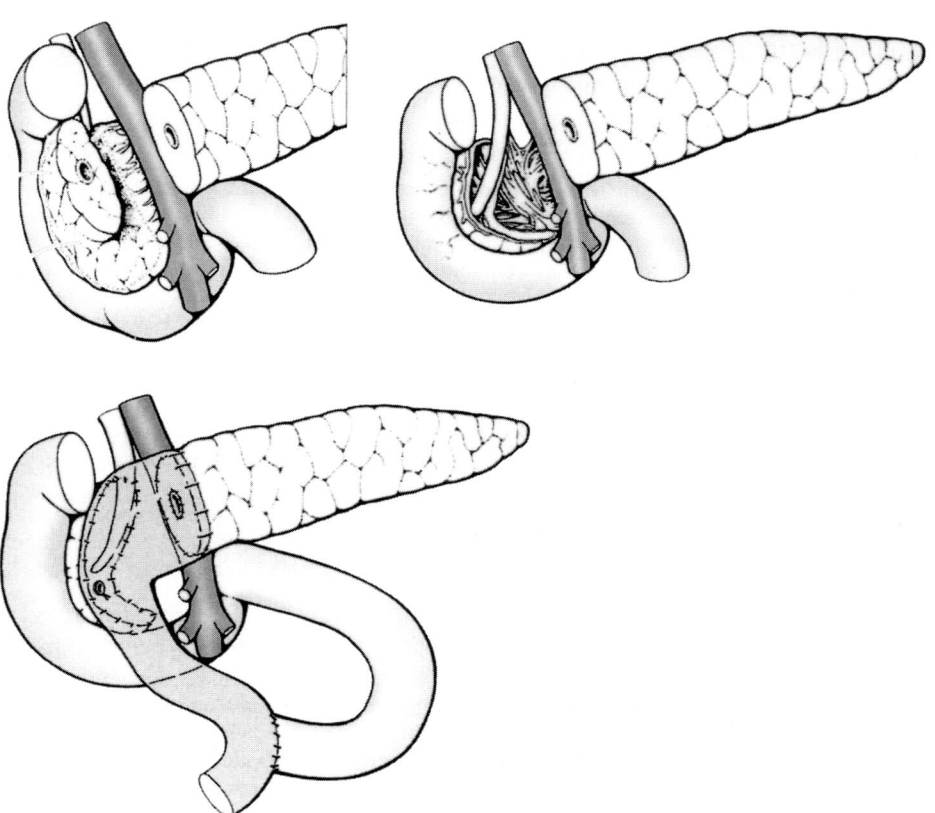

Abb. 12.2a–c. Bei der duodenumerhaltenden Pankreaskopfresektion nach Beger wird das Pankreas über der Pfortader unterfahren und durchtrennt, anschließend der Pankreaskopf unter Erhalt des D. choledochus partiell reseziert. Zur Rekonstruktion wird eine End-zu-End-Pankreojejunostomie zum Pankreasstumpf sowie eine Seit-zu-Seit-Pankreojejunostomie zur Resektionshöhle des Pankreaskopfes angelegt. (Aus Beger et al. 1997)

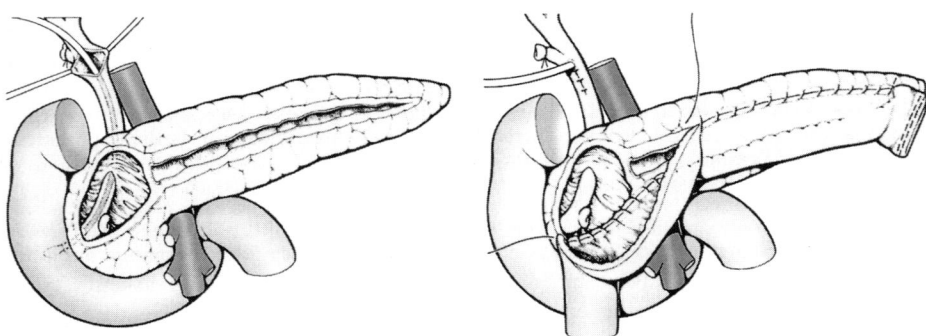

Abb. 12.3a,b. Kombination von Pankreaskopfresektion mit langstreckiger Spaltung des Pankreasrestganges und Anastomosierung mit der Jejunumschlinge (Frey). Entsprechend wird auch eine langstreckige Spaltung des Pankreasgangs ohne Pankreaskopfresektion durchgeführt, allerdings in Kombination mit einer transduodenalen Papillotomie (Rumpf). (Aus Izbicki u. Blöchle 1997)

Die Operationsverfahren nach Beger oder Frey kombinieren eine partielle Pankreaskopfresektion mit der Herstellung einer suffizienten Pankreasgangdrainage, der Vorteil besteht in einer geringeren Inzidenz eines insulinpflichtigen Diabetes mellitus im weiteren Verlauf der Erkrankung, allerdings kann diese Beobachtung nicht in allen Untersuchungen bestätigt werden.

12.2.2
Karzinom

12.2.2.1
Periampulläres Karzinom

Die Gruppe der periampullären Karzinome hat nach Radikaloperation eine günstige Prognose, die vom histologischen Typ abhängig ist: Bei Duodenalkarzinomen beträgt das Fünfjahresüberleben bis 75%, bei Karzinomen der Ampulle, des distalen Gallengangs und des gangnahen Pankreas zwischen 10 und 45%.

Technische oder prognostische Inoperabilität liegen bei der infolge Ikterus meist früh erfolgten Diagnose und Operation selten vor.

Methode der Wahl ist die partielle Duodenopankreatektomie. Eine Entfernung der Papille allein ist unzureichend. Bei allgemeiner Inoperabilität ist eine endoskopische Einlage eines Drains am günstigsten. Bei Irresektabilität (sehr selten) ist eine Choledochojejunostomie mit ausgeschalteter Roux-Y-Schlinge gegenüber einer Choledochoduodenostomie zur Vermeidung zusätzlicher Refluxbeschwerden zu bevorzugen. Eine Umgehungsanastomose sollte jedoch beim periampullären Karzinom eine seltene Ausnahme, die Resektion die Regel sein.

Im Rahmen der endoskopischen Diagnostik wird beim Befund eines Papillenkarzinoms mit Verschlussikterus häufig eine endoskopische Papillotomie mit oder ohne Einlage einer Gallengangsprothese vorgenommen. Die Papillotomie allein erscheint unproblematisch und bei hochgradigem Ikterus günstig, die Einlage eines Drains birgt jedoch ein Infektionsrisiko. Ähnliches gilt für eine präoperative PTCD (perkutane transhepatische Cholangiographie mit Drainage) etwa beim Pankreaskopfkarzinom.

Dem Vorteil einer Entlastung des Ikterus stehen als Nachteile die Risiken der Methode (Blutung, Galleleck, Infektion) gegenüber, sodass – aus chirurgischer Sicht – von einer präoperativen Entlastung des Gallenwegsystems Abstand genommen werden kann (Sewnath 2002). Vielmehr sollte rasch nach Diagnosestellung die Operation erfolgen und, auch unter dem Aspekt der Kostenersparnis, die zeitaufwändige und meist überflüssige Zusatzdiagnostik unterbleiben.

12.2.2.2
Pankreaskopfkarzinom (mit Ausnahme des periampullären Karzinoms)

Infolge der deutlich späteren Erkennung und auch aufgrund einer möglicherweise ungünstigeren Tumorbiologie haben Pankreaskopfkarzinome eine sehr ungünstige Prognose. Auch durch radikale Operationsverfahren ist ein Überleben der fünf Jahre nur selten zu erreichen. Dies gilt auch für Operationserweiterungen im Sinne einer subtotalen oder gar totalen Pankreatektomie, ggf. unter Mitentfernung und Rekonstruktion der V. portae (Bachellier 2001). Somit stellt sich die Frage nach dem Wert eines Resektionsverfahrens gegenüber tumorbelassenden Umgehungsanastomosen. Gesichert erscheint heute, dass durch Resektionsverfahren durchschnittlich eine bessere und länger anhaltende Palliation und vermutlich auch eine gewisse Verlängerung der Gesamtüberlebenszeit mit kurativer Aussicht für wenige Patienten erreicht wird.

In Studien wird derzeit der Wert der neoadjuvanten Radiochemotherapie des Pankreaskarzinoms mit anschließender standardisierter und dokumentierter Operationstechnik untersucht.

Die Resektionsbehandlung beim Pankreaskopfkarzinom beinhaltet die Entfernung des Pankreaskopfes und zumindest eines Teiles des Pankreaskörpers bis deutlich über die V.-mesenterica-/V.-portae-Ebene nach links in Form der partiellen Duodenopankreatektomie nach Kausch-Whipple. Möglicherweise kann die Radikalität durch eine subtotale Pankreatektomie unter Belassung nur eines Pankreasschwanzrestes erhöht werden. Die prinzipielle Durchführung einer totalen Pankreatektomie erscheint wegen der erheblichen nachteiligen Folgen für den Glukosestoffwechsel (insbesondere wegen des Wegfalls der Glukagonproduktion mit der damit verbundenen Gefahr von Hypoglykämien) und nicht erwiesener Vorteile dieses Radikalitätsausmaßes nicht indiziert. Auch andere erweiterte Eingriffe wie beispielsweise die Resektion einer infiltrierten A. hepatica communis mit Rekonstruktion bleiben auf spezielle Situationen beschränkt. Vorhandene, zu entfernende Lymphknotenmetastasen sprechen nicht gegen eine Resektion; bei Fernmetastasen wird man dagegen von einer Resektion Abstand nehmen.

Ist eine Resektionsbehandlung nicht möglich oder wird darauf verzichtet, so soll unseres Erachtens neben der biliodigestiven Anastomose (Choledochojejunostomie mit Roux-Y-Schlinge) auch eine Gastrojejunostomie (Form je nach individueller Situation, retro- oder antekolische Gastroenterostomie oder Gastrojejunostomie mit einer zweiten Roux-Y-Schlinge) durchgeführt werden, da bei ca. 30% der Patienten später eine kaum zu beherrschende Magenentleerungsstörung auftritt.

12.2.2.3
Pankreaskörper- und Pankreasschwanzkarzinom

Wegen meist bereits ausgedehnter retroperitonealer Infiltration, häufig mit Einbeziehung der A. mesenterica superior, ist in aller Regel Irresektibilität gegeben. Gelegentlich ist eine partielle Tumorresektion (R2-Resektion) technisch möglich; ihr palliativer Wert ist jedoch fraglich. Auch andere Operationen (z. B. Gastroenterostomie) sind kaum indiziert.

Methoden zur Schmerzerleichterung, wie Infiltration des Plexus coeliacus mit 50%igem Alkohol werden empfohlen (Trede 1985). Ebenso können die Patienten in dieser Hinsicht auch von einer palliativen Radio-Chemotherapie profitieren.

> **CAVE**
> Wegen der besseren Prognose der – seltenen – Azinuszell- und Zystadenokarzinome soll stets eine Resektion versucht werden, ggf. auch in Form einer totalen Duodenopankreatektomie (Cooperman 2001)!

12.2.3
Hormonaktive Tumoren

12.2.3.1
Insulinom

Zur Behandlung eines solitären Adenoms ist die Enukleation das Verfahren der Wahl. Eine Resektion des betreffenden Abschnitts kommt bei Verletzung des Pankreasgangs im Rahmen einer versuchten Enukleation, bei Karzinomverdacht (in ca. 10%, v. a. bei großem Adenom oder verdächtiger Schnellschnittdiagnose) in Betracht; bei den seltenen multiplen Adenomen im Rahmen von MEN I oder einer diffusen B-Zell-Hyperplasie (Nesidioblastose) kann ausnahmsweise eine subtotale Pankreasresektion gerechtfertigt sein, wobei hier jeweils sehr individuelle Entscheidungen zu treffen sind. Bei Nichtauffinden eines Adenoms ist dagegen eine subtotale Pankreasresektion kaum gerechtfertigt.

12.2.3.2
Gastrinom (Zollinger-Ellison-Syndrom)

Wegen der hier häufiger vorliegenden Malignität (20–25%) erscheint meist eine Teilresektion des Pankreas angezeigt, auf die früher gleichzeitig – oder ausschließlich – empfohlenen Gastrektomie kann heute im Hinblick auf die Verhütung der Ulcusentstehung durch H2-Rezeptorblockade, resp. Protonenpumpenhemmung in der Regel verzichtet werden (bei metastasierenden Formen mit erwarteter hoher Hormonsekretion ggf. individuell indiziert).

12.2.3.3
Andere endokrine Tumoren

In der Regel ist eine Entfernung des Primärtumors, ggf. auch im Sinne der Tumorreduktion zur Verringerung der pathologischen Hormonproduktion zu versuchen.

12.3
Operationsvorbereitung

Akute Pankreatitis		
Voruntersuchungen	Allgemein	Schema IV, Kap. 24
	Krankheits-bezogen	Kalzium im Serum, Amylase im Serum, CRP, Sonographie, CT
Vorbehandlung		Konservative (interventionelle) Therapie gemäß Tabelle 12.1
Kontrollen		Kontrolle von Puls, Blutdruck, Temperatur, Urin (ml/h): alle 1–2 Stunden
		Elektrolyte im Serum, Lipase im Serum, Leukozyten: 2-mal täglich
		Säure-Basen-Status, Leberenzyme, kleiner Gerinnungsstatus: ggf. täglich
		Wechsel zum operativen Vorgehen, s. Abschn. 12.2
Verschiedenes	Blutkonserven-bereitstellung	Zunächst 3–5, bei Verschlechterung je nach Verlauf
	Aufklärung	Auf die Möglichkeit der chirurgischen Intervention hinweisen (Operationsart lässt sich präoperativ nicht festlegen)
Elektive Eingriffe		
Voruntersuchungen	Allgemein	Bei Zysten: Schema II, s. Kap. 24, Lipase im Serum
	Krankheits-bezogen	Sonographie, CT, MRT, ggf. ERCP, MDP, evtl. selektive Angiographie
	Speziell	Bei chronisch-rezidivierender Pankreatitis: ERCP mit Steinextraktion
		Bei portaler Hypertension: s. Kap. 11
		Bei hormonaktiven Tumoren: evtl. Insulin (s. Abschn. 12.1.2.2), evtl. Gastrin (s. Abschn. 12.1.2.2), evtl. Sekretin, GIP, VIP (s. Abschn. 12.1.2.2); SASI
		Bei V. a. malignen Prozess: Tumormarker CEA, AFP, CA 19-9
Vorbehandlung		Antibiotika bei Resektionen intraoperativ beginnen (s. Kap. 25)
		Bei Verschlussikterus: Vitamin K, ggf. Substitution von Gerinnungsfakoren
		Bei Insulinom: unmittelbar prä- und intraoperativ reichlich Glukoseinfusionen zur Vermeidung einer intraoperativ unbemerkten, gefährlichen Hypoglykämie
Verschiedenes	Blutkonserven-bereitstellung	Bei Zyste, Insulinom etc. 2; bei Resektion 4 (bei portaler Hypertension 5–10)
	Aufklärung	Je nach Erkrankung: meist ausführliche Besprechung der Problematik von Erkrankung, Diagnostik, Therapie und Nachbehandlung (z. B. Diät, Diabetes, Alkoholabstinenz) Bei Karzinom: individuell

12.4
Spezielle operationstechnische Gesichtspunkte

12.4.1
Zugangswege

Für Eingriffe am Pankreas erscheint die quere Oberbauchlaparotomie am besten geeignet: Je nach Lokalisation des Prozesses bzw. der notwendigen Freilegung nach links und rechts kann der Schnitt verlängert werden, damit wird eine volle Übersicht über den gesamten Oberbauch ermöglicht. Außerdem muss bei großen und lange dauernden Pankreasoperationen vermehrt mit Wundheilungsstörungen auch im Sinne eines Platzbauches gerechnet werden; beim queren Schnitt sind Gefahren und Folgen einer Wundheilungsstörung geringer bzw. eine Ruptur leichter zu behandeln (Zugang zur Nekroseausräumung bei akuter Pankreatitis s. Abschn. 12.4.4).

12.4.2
Besonderheiten bei der Pankreaschirurgie

Das Vorkommen von Gefäßanomalien (z. B. A. hepatica aus der A. mesenterica superior), die Empfindlichkeit des Pankreasparenchyms gegenüber Traumen und Blutungen sowie Blutungen intrapankreatischer Gefäße erfordern anatomiegerechte und zarte Operationsweise bei allen operativen Eingriffen am Pankreas.

Dies gilt besonders auch bei der Freilegung des gesamten Pankreas zum Auffinden eines endokrinen Tumors. Dabei muss das Pankreas häufig allseitig, d. h. zumindest von der Bursa omentalis, von rechts (Kocher-Mobilisation), von kaudal-dorsal (durch Inzision des Retroperitoneum am Pankreasunterrand) freigelegt werden. Weiterhin kann der Pankreasschwanz mitsamt der anhängenden Milz von links her mobilisiert werden, so kann das Pankreas vom Retroperitoneum abgehoben werden. Im Bereich der V. mesenterica superior/V. portae kann das Pankreas unter sukzessiver Freipräparation dieser Gefäße unterfahren und im Bereich des Kopfes teilweise vom Duodenum in den horizontalen Abschnitten Pars I und III abgelöst werden.

Blutungen aus dem Pankreas werden in aller Regel umstochen (monofiler, nicht oder verzögert resorbierbarer Faden mit atraumatischer Nadel); die Elektrokoagulation ist am Pankreas nur zur Parenchymdurchtrennung geeignet.

> **CAVE** Parenchymnähte (zur Versorgung eines Pankreaseinrisses) sind stets von fragwürdigem Wert und dürfen ggf. nur ganz locker gelegt werden; größere Defekte mit der Möglichkeit der Gangverletzung sind besser durch eine Anastomosierung mit einer ausgeschalteten Jejunumschlinge zu versorgen.

Nähte zur Anastomosierung fassen am Pankreas stets Kapsel und Parenchymsaum; im Allgemeinen sind sie unproblematisch bei chronisch-rezidivierender Pankreatitis infolge der Kapselverdickung und Parenchymverhärtung, bei unverändertem Pankreas- und Kapselgewebe, z. B. nach Resektion wegen eines Papillenkarzinoms, können sie ausgesprochen schwierig sein.

> **CAVE**
>
> Zur Adaption der zu anastomosierenden Gewebe darf nur ganz locker geknotet werden, um ein Durchschneiden der Nähte zu vermeiden.

Einzelnähte nach der Klöppeltechnik erscheinen uns am besten geeignet (ca. 4/0 monofiler, verzögert resorbierbarer Faden).

12.4.3
Intraoperative Differentialdiagnose Karzinom – Entzündung

Gerade bei Vorliegen einer chronischen Pankreatitis mit diffuser Verhärtung des Pankreas kann die Differentialdiagnose zum Karzinom, d. h. der Ausschluss eines ggf. gleichzeitig vorliegenden Karzinoms auch intraoperativ schwierig sein. Inspektion und Palpation reichen hierzu nicht aus. Tiefere Probeexzisionen oder Stanzbiopsien weisen eine eigene Morbidität auf, zudem komplizieren die Treffsicherheit einer Nadelbiopsie und die komplizierte histologische/zytologische Diagnostik eine valide intraoperative Aussage.

>
>
> Kann daher – bei standardgemäßer präoperativer Diagnostik – ein Tumor intraoperativ nicht durch Palpation/intraoperative Sonographie etc. gesichert werden, sollte die onkologische Resektion durchgeführt werden – die Gefahr eines übersehenen Tumors ist höher als das Risiko einer Resektion.

12.4.4
Spezielle Gesichtspunkte bei der Eröffnung und Ausräumung von Nekrosebereichen bei akuter Pankreatitis

Der Oberbauchquerschnitt ist Zugang der Wahl, da beim Ersteingriff in der Regel das gesamte Pankreas freizulegen ist – der Versuch einer erweiterten Freilegung bei Revisionseingriffen scheitert regelhaft an Verklebungen und Verwachsungen. Lediglich bei sicher lokalisierten und auf das Retroperitoneum einer Seite begrenzter Nekrose kann ein extraperitonealer Zugang hilfreich sein. Finden sich bei einem abdominellen Zugang keine Zeichen einer Peritonitis, soll der Bauchraum unterhalb des Querkolons bzw. seines Mesokolons nach Möglichkeit nicht durch den Inhalt der Nekrosehöhle kontaminiert werden. Durch den Vergleich des intraoperativen Befundes mit den präoperativen Sonographie- bzw. CT-/MRT-Bildern ist zu sichern, dass alle Nekroseareale ausgeräumt sind. Das nekrotische Material wird nur so weit entfernt, als dies leicht möglich ist und keine Blutungen verursacht; diese sind ggf. schwer zu stillen, und Koagel stellen einen Nährboden für Infektionen dar.

> **CAVE**
>
> Die fast immer retroperitoneal gelegenen Nekrosehöhlen sind auch streng retroperitoneal nach außen zu drainieren; wegen der hohen Arrosionsgefahr gerade bei akuter Pankreatitis ist auf ein möglichst gefäßfernes Platzieren der Drains zu achten (abseits von A. lienalis, Truncus coeliacus, A. et V. mesenterica superior).

Ob postoperativ eine kontinuierliche Spülung durchgeführt wird, hängt von der Abgrenzung gegenüber dem Bauchraum ab: Wurde nur extraperitoneal eingegangen und wurde der Bauchraum nicht eröffnet, erscheint eine Spülung der Nekrosehöhle sehr geeignet. Besteht jedoch eine Kommunikation mit dem Peritonealraum, so ist zumindest bis zu einer spontanen Abgrenzung durch Verklebungen eine Spülung der Höhle nicht angebracht. Soll sie trotzdem wegen erheblicher Nekrosereste oder schwerer Infektion durchgeführt werden, oder muss mit einer erfolgten stärkeren Kontamination des Bauchraumes prä- bzw. intraoperativ gerechnet werden, erscheint eine Kombination von lokaler Nekrosehöhlenspülung und Peritonealspülung in Einzelfällen sinnvoll.

Wird der Operationszeitpunkt richtig gewählt (also erst bei Vorliegen liquider Nekrosen), kann auf das Konzept der geplanten Revisionen verzichtet werden. Bei schweren Formen der Erkrankung mit raschem Eintreten sekundären Organversagens unter Therapie werden Revisionen im Sinne von programmierten Relaparotomien jedoch nicht zu umgehen sein.

12.4.5
Spezielle Gesichtspunkte bei der Operation einer Pankreaspseudozyste

Hierbei sind v. a. zwei Gefahren zu beachten: die Verletzung eines größeren Gefäßes besonders der A. colica media und die unzureichende, sich vorzeitig schließende Anastomose (Zystojejunostomie). Da bei großen Zysten an der gespannten Zystenwand die anatomischen Verhältnisse unklar sind, ist zunächst eine Punktion der Zyste abseits besonderer Gefahrenpunkte und das Absaugen ihres Inhalts angebracht. An der so entspannten Zystenwand können zumindest arterielle Gefäße leicht identifiziert werden. Die Anastomose – möglichst am tiefsten Punkt der Zyste – soll weit genug (ovaläre Exzision der Zystenwand) erfolgen, um bei allmählicher Schrumpfung der Zystenwand noch eine ausreichende Öffnung zu garantieren (die Anastomose wird meist mit dem offenen Ende der ausgeschalteten Roux-Y-Schlinge einreihig vorgenommen).

Die Hauptkomplikation nach Pankreaspseudozystenoperation, die schwere Zystenblutung, wird wesentlich durch eine ungenügende Entleerung mit folgender Infektion verursacht. Erscheint der Zysteninhalt primär infiziert (selten) oder enthält die Zyste nekrotisches, vorher noch nicht abgestoßenes Gewebe, so erscheint die Einlage einer bis in die Zystenhöhlung vorgeführten endojejunalen Sonde für eine spätere intermittierende Spülung (Ablauf der Spülflüssigkeit in die Jejunumschlinge) empfehlenswert.

12.4.6
Intraoperative Entscheidung zwischen drainierendem und resezierendem Verfahren bei chronischer Pankreatitis

Die präoperativ getroffene Vorentscheidung muss intraoperativ auf Durchführbarkeit und vermutliche Richtigkeit überprüft werden. Ist eine Drainageoperation geplant, so muss nochmals bestmöglich ein Karzinom ausgeschlossen werden. Ist der Ausschluss nicht zu führen, kommt nur ein resezierendes Verfahren infrage.

Voraussetzung für eine Längsspaltung des Pankreas ist eine deutliche Verhärtung des Organs, wie sie ja bei chronischer Pankreatitis die Regel ist. Liegt eine weitgehend normale Konsistenz des Pankreas vor, muss die Richtigkeit der Diagnose nochmals überprüft werden, ggf. erscheint eine Pankreaskopfresektion – bei dort gelegenem Hauptbefund –

sinnvoller. Die weitere Voraussetzung ist das Auffinden des Pankreasgangs. Hier kann die intraoperative Sonographie sinnvoll sein. Das Ausmaß der Erweiterung spielt dagegen unseres Erachtens keine entscheidende Rolle, eine gewisse Erweiterung ist meist vorhanden, der Sekretdruck auch in einem nicht stärker erweiterten Gang meist hoch. Nicht der Gang selbst wird später mit dem Jejunum anastomosiert, dafür wäre ein deutlich erweiterter Gang erforderlich; vielmehr geschieht die Anastomose mit dem Pankreasschnittrand. Ggf. kann eine keilförmige Längsexzision des gespaltenen Pankreas vorgenommen werden, um ein weites Klaffen der Gangparenchymöffnung zu sichern.

Ein deutlich erweiterter Gang lässt sich im Bereich des Pankreaskörpers durch die Vorderwand des Pankreas an der häufig prallen Konsistenz oder dem Längsverlauf einer Rinnenstruktur tasten. An vermuteter Stelle – möglichst in dem Bereich des Pankreas, der ggf. bei Entscheidung zur Resektionsbehandlung in der Resektionslinie liegen würde, also etwas links von der V.-mesenterica superior-/V.-cava-Ebene – wird mit einer dünnen Nadel punktiert und bei Sekretaspiration darauf sogleich mit spitzem Skalpell in Längsrichtung des Pankreas inzidiert.

> **!** Kann der Pankreasgang weder getastet (ggf. auch nicht sonographisch genau identifiziert werden) noch durch einige Probepunktionen gefunden werden, erscheint eine Änderung des Operationsplans in Richtung auf eine Pankreaskopfresektion sinnvoll und ist einer längeren, ggf. traumatisierenden Suche nach dem Gang mit dann vermutlich geringem Sekretdruck vorzuziehen.

12.4.7
Spezielle Gesichtspunkte bei einer partiellen oder totalen Duodenopankreatektomie

Die Resektabilität hängt bei chronischer Pankreatitis v. a. von der Präparierbarkeit der V. mesenterica superior und der V. portae ab. Eine lokale Inoperabilität beim Karzinom ist vorwiegend durch Infiltration im Bereich der A. hepatica communis, des Leberhilus und der Mesenterialwurzel gegeben. Bevor wesentliche Strukturen durchtrennt werden (Ductus choledochus, postpylorisches Duodenum oder Magen, proximales Jejunum), ist durch Präparation der genannten Gefäßgebiete die Operabilität zu klären. Für den Pfortaderbereich kann dies in etwa an der Isolierbarkeit der V. mesenterica superior abgeschätzt werden. Bei einer Mitbeteiligung der Milzveneneinmündung ist zu entscheiden, ob diese reimplantiert werden oder eine totale Pankreatektomie mit Milzentfernung vorgenommen werden soll.

Es muss jedoch betont werden, dass bei standardgemäßer präoperativer Diagnostik (CT/Angio-CT, MRT) diese Fragen bereits präoperativ meist sehr genau geklärt sind.

Bei chronisch-rezidivierender Pankreatitis kann jedoch im Verlauf der Operation das Abpräparieren des Pankreaskopfes von der V. portae und vom Einmündungsgebiet der V. mesenterica superior langstreckig schwierig werden. Bei einem Einreißen der Gefäßwand, gefolgt meist von erheblicher Blutung, müssen digital die Gefäßzuflüsse in jeweils geeigneter Weise komprimiert werden, bis das Gefäß ggf. nach weiterer Abpräparation des Pankreaskopfes übernäht werden kann. Sofern sich dadurch eine stärkere Gefäßeinengung ergibt, kann diese nach Entfernung des Pankreaskopfes durch eine Saphena-Patch-Plastik, durch Resektion und End-zu-End-Anastomosierung oder durch ein zwei- bis dreifach genähtes Saphenainterponat korrigiert werden.

> **CAVE**
> Bei stark entzündlicher Gefäßinfiltration wird ggf. ein schmaler Parenchym-Narben-Saum an der
> V. mesenterica – V. portae belassen, eine mangelhafte Befreiung der Pfortader aus den entzündli-
> chen Ummauerungen muss dabei jedoch vermieden werden.

Auch die A. mesenterica superior kann in die entzündlichen Verbackungen einbezogen sein, worauf bei der Präparation des Processus uncinatus, der bereits normalerweise die A. mesenterica superior dorsal umgreifen kann, am Ende der Resektionsphase besonders zu achten ist.

Das Ausmaß der Pankreasresektion reicht beim Karzinom indessen in 2–3 cm nach links über die Ebene der V. mesenterica – V. portae hinaus (s. Abschn. 12.2.2.2); durch Schnellschnitt wird jeweils die Karzinomfreiheit der Schnittfläche und ihr ausreichender Abstand vom Tumor (mindestens 2–3 cm) kontrolliert. Bei chronischer Pankreatitis liegt die Resektionsgrenze meist im Bereich dieser Gefäßebene; ggf. wird von hier aus der Pankreaszugang zusätzlich nach kaudal gespalten.

Durchführung und Sicherung der Pankreojejunostomie

Trotz sorgfältiger Nahttechnik sind Anastomosen gerade am zarten Pankreas insuffizienzgefährdet. Klinisch imponiert eine derartige Insuffizienz durch eine Pankreasfistel, die durch verlängertes Belassen der Zieldrainage behandelt werden kann oder durch einen Abszess in der Nähe der Anastomose mit konsekutiver Sepsis. Hier kann eine frühzeitige interventionell eingelegte Drainage weitere Komplikationen verhindern.

Schließlich kann es zur schweren Oberbauchperitonitis mit Arrosionsblutungen, Platzbauch etc. kommen – derartige Komplikationen begründen im Wesentlichen die heute als akzeptabel geltende Letalität der Pankreasresektion von 5–7% und die Morbidität von 30%.

Derzeit hat sich die zweireihige End-zu-Seit-Anastomose zwischen Pankreasstumpf und ausgeschalteter Jejunumschlinge als Standardverfahren bewährt. Folgende Operationsschritte sollen besonders unterstrichen werden:

Präparation der Jejunumschlinge: Es ist auf ausreichende Länge und spannungsfreie Durchführung durch das Mesokolon zu achten. Die Länge bestimmt sich durch das spannungsfreie Erreichen des Choledochusstumpfes. Wird das Jejunum durch einen Klammernahtapparat durchtrennt, wird die zusätzliche Sicherung durch einstülpende Einzelknopfnähte empfohlen. Die Pankreojejunostomie soll nicht direkt an diese Einstülpnähte angrenzen, da Spannung auf die Darmwand ausgeübt wird.

Der Stumpf des Pankreas soll auf eine Strecke von ca. 2 cm mobilisiert werden, um die dorsale Nahtreihe sicher platzieren zu können. Hierbei ist auf Äste der A. und V. lienalis zu achten, die zur dorsalen Pankreaskapsel führen, sie können mit monofilen Nähten umstochen und durchtrennt werden. Bei Durchtrennung des Pankreas sehr weit links von der V. portae ist auf die Einmündung der V. mesenterica inferior zu achten.

Lässt sich die ausgeschaltete Schlinge spannungsfrei an die Resektionsfläche des Pankreas anlegen, wird zunächst bei noch nicht eröffnetem Darmlumen die dorsale Nahtreihe vorgelegt (ggf. Klöppeltechnik, Knoten nach dorsal, monofiler Faden 4/0 mit verzögerter Resorption) und geknotet. Es soll Parenchym und Kapsel des Pankreas gestochen werden, beim Knoten dürfen nur feine Kräfte wirken.

Die Eröffnung des Jejunum wird mit dem Elektrokauter vorgenommen. Blutungen aus der Darmwand sollen sorgfältig versorgt werden (bipolare Koagulation, feine resorbierbare Stechung oder Ligatur), da intraluminale Anastomosenblutungen nur sehr aufwändig zu versorgen sind, falls sie nicht spontan sistieren.

> **!** Die Länge der Jejunostomie soll so bemessen sein, dass die Zirkumferenz des Pankreas gerade spannungsfrei umfasst wird – besonders eine zu lange Jejunostomie erschwert die Herstellung einer suffizienten Anastomose.

Die zweite Nahtreihe fasst die Kante des Pankreasstumpfes (Kapsel und Parenchym), in diese Nahtreihe werden 2 bis 3 Einzelknopfnähte der Hinterwand des Ductus pancreaticus integriert (Fadenstärke 6/0).

Die erste Reihe der Vorderwand wird in gleicher Technik erstellt, einschließlich einiger adaptierender Nähte des Pankreasgangs. Die letzte Nahtreihe stülpt die Vorderwand des Jejunum leicht über die erste Nahtreihe. Hier soll am Pankreas nicht zu oberflächlich gestochen werden, da die Nähte sonst ausreißen.

Verschiedene Maßnahmen zu zusätzlichen Sicherung der Anastomose sind empfohlen worden: Schienung des Pankreasgangs, Druckentlastung der Pankreojejunostomie durch endoluminalen Katheter oder T-Drainage mit langem Schenkel etc. Die Effektivität dieser Vorkehrungen ist jedoch nicht durch Studien belegt, sie beruht auf der Beobachtung erfahrener Kollegen.

Lediglich die perioperative Gabe von Somatostatin für eine Woche scheint einen belegten günstigen Effekt auf Morbidität, Fistelrate und Mortalität zu haben (Büchler 1992; Yeo 2000).

Als Alternative zur Pankreojejunostomie wurde die Pankreogastrostomie vorgeschlagen, da mit dieser Technik insbesondere ein sehr weiches Pankreas mit geringem Aufwand und hoher Sicherheit zu anastomosieren ist. Sammelstatistiken weisen in der Tat eine geringere Inzidenz der Fistel auf, die Mortalität wird nicht beeinflusst (Icard 1988).

Durchführung und Sicherung der Choledochojejunostomie

Der Implantationsort für die End-zu-Seit-Choledochojejunostomie muss so gewählt werden, dass weder die Pankreasanastomose unter Spannung gerät noch zu viel Länge des Jejunums zwischen den beiden Anastomosen eine Knickbildung hervorruft. Der günstigste Implantationsort für den Choledochus befindet sich nicht genau antimesenterial, sondern an der Rückwand der Jejunumschlinge, da sonst hier eine leichte Knickbildung nach dorsal erfolgen kann. Die Anastomosierung des meist quer durchtrennten, ggf. leicht längs inzidierten Choledochus erfolgt einreihig durchgreifend (knappes Mitfassen auch der Jejunumschleimhaut zur Vermeidung einer Lefzenbildung) mit 4/0–5/0 resorbierbarem Material (Hinterwand innen, Vorderwand außen geknotet). Auch eine fortlaufende resorbierbare Naht ist möglich, allerdings sollt beim Knoten darauf geachtet werden, dass die Anastomose nicht verengt wird. Ebenso führen wir zwei hintere und zwei vordere Sicherungsnähte der Anastomose durch. Sie werden mit gleichem Faden am Darm seromuskulär gestochen und an die Stümpfe der Glisson-Scheide des Lig. hepatoduodenale adaptiert.

Die Anastomose muss dicht sein, was durch Einlegen einer Kompresse (markiert) bis zum Operationsende kontrolliert werden kann. Innere Führungsdrains werden in unserem Vorgehen weder an der Pankreas- noch an der Choledochusanastomose benutzt.

Die endoluminäre Entlastung der Jejunumschlinge ist nicht essentiell (s. oben). Sie kann durch Vorschieben der Magensonde erreicht werden (dann ist die Ernährung mit Sondenkost nicht möglich) oder durch Ausleitung durch die Darmwand nach außen. Hierzu wird vor der Anlage der Pankreas- und Gallengangsanastomose die Drainage (weiche Magensonde) durch die Bauchdecke von außen nach innen geführt, in die Jejunumschlinge in einen später infrakolisch liegenden Abschnitt eingeführt und von der für die Pankreasanastomose vorbereiteten Jejunumöffnung mit einer gebogenen Klemme durchgezogen und am Sondenende mit der Jejunalschleimhaut nahe der Anastomosenöffnung mit resorbierbarem Faden fixiert. Durch Bildung eines Witzel-Kanals an der Jejunumaustrittsstelle und Annähen an die Bauchdecke wird ein Auslaufen von Jejunalinhalt in die freie Bauchhöhle verhindert.

Alternativ kann die Entlastung der anastomosierten Jejunalschlinge auch über den langen Schenkel einer in den D. hepaticus eingelegten T-Drainage erfolgen, der über die Anastomose platziert wird (s. auch Abb. 12.1).

Durchführung und Sicherung der Gastrojejunostomie

Für die Gastrojejunostomie empfiehlt sich ebenfalls die sorgfältige Blutstillung und die einreihige fortlaufende Naht mit verzögert resorbierbarem monofilem Faden der Stärke 4/0.

Zur Wiederherstellung der Kontinuität der Magenpassage wurde die Verwendung einer zweiten Roux-Schlinge empfohlen, dieses Verfahren scheint jedoch keine Vorteile gegenüber der klassischen Technik der Passage zu haben.

Die Drainage des Operationssitus hängt von der Erfahrung des Operateurs ab. Im eigenen Vorgehen wird hinter der Pankreojejunostomie und hinter der Choledochojejunostomie je eine Easyflow-Drainagen eingelegt, beide Drainagen werden über eine gemeinsame Inzision durch die Bauchdecke geleitet.

Bei totaler Pankreatektomie werden in der Regel auch V. lienalis und Milz entnommen. Für eine ausreichende Magenrestdurchblutung ist zumindest der aufsteigende Ast der A. gastrica sinistra (sparsame Magenresektion) zu erhalten. Meist wird die V. gastrica sinistra schon zur sorgfältigen Lymphadenektomie unterbunden; dadurch kann eine mäßige venöse Abflussbehinderung im Magenrest eintreten, dieser muss dann im Sinne einer subtotalen Magenresektion verkleinert werden. Bei kritischer arterieller oder venöser Durchblutung des Magenrests ist ggf. eine Gastrektomie angebracht. Die Anastomosen von Magen (ggf. Ösophagus) und Gallengang werden auch nach totaler Pankreasentfernung am besten mit zwei Y-förmig ausgeschalteten Jejunumschlingen durchgeführt.

Technische Aspekte der linksseitigen Pankreasresektion

Als Zugang dient die quere Oberbauchlaparotomie, die jedoch weiter in den linken Oberbauch verlagert wird. Nach Eröffnung der Bursa omentalis erfolgt die Freilegung von Corpus und Cauda pancreatis. Auf der ventralen Seite ist die Präparation und Durchtrennung der Vv. gastricae breves zu beachten ebenso wie die Durchtrennung des Lig. cololienale. Eine Verletzung des Querkolon muss sorgfältig vermieden werden.

Je nach Ausdehnung des pathologischen Befundes ist eine En-bloc-Resektion unter Mitnahme der Milz erforderlich. In diesem Fall wird die Milz mit dem Pankreas aus dem Retroperitoneum ausgelöst und nach ventral exponiert. Nach Isolierung der A. und V. lienalis in Höhe der Resektionslinie werden die Gefäße umstochen und ligiert und das Pankreas mit einem Sicherheitsabstand von 2 cm durchtrennt. Hierzu hat sich die Versorgung mit einem linearen Klammernahtapparat bewährt ebenso wie die fischmaulförmige Durchtrennung und Naht mit monofilem, nicht resorbierbarem Faden der Stärke 4/0. Eine Durchstechungsligatur des Ductus pancreaticus wird ebenso empfohlen wie Sicherungsnähte der Klammernahtreihe.

Bei isolierten kleinen Läsionen/endokrinen Tumoren kann auch eine milzerhaltende Operation erfolgen. Dazu muss der Pankreasschwanz in kleinen Schritten aus dem Retroperitoneum präpariert und mit Klemmchen von A. und V. lienalis abgesetzt werden, die zur Sicherung der Milzperfusion erhalten bleiben.

Technische Aspekte der Lymphadenektomie

Da auch bei T1-Karzinomen des Pankreas Lymphknotenmetastasen in bis zu 55% der Fälle vorliegen, kommt der Lymphadenektomie zum korrekten Staging eine wesentliche Rolle zu.

Neben den peripankreatischen/peripylorischen Lymphknoten sind die Lymphknotenstationen am Leberhilus/Lig. hepatoduodenale, retropankreatisch, neben A. und V. mesenterica sup. und am Truncus coeliacus von Relevanz.

Praktischerweise beginnt die Lymphadenektomie am Leberhilus, umfasst das Lig. hepatoduodenale und wird entlang der A. hepatica communis bis zum Truncus coeliacus fortgesetzt. Eine rechte Leberarterie ist zu schonen, eine linke kann durchtrennt werden.

> **CAVE**
>
> Bei der Lymphknotendissektion entlang der A. mesenterica superior ist zu beachten, dass die komplette Freilegung und Durchtrennung der Fasern des Plexus solaris zu nicht beherrschbaren Durchfällen führen kann. Daher wird nur die rechtsseitige Dissektion empfohlen.

Insgesamt ist der Wert der onkologischen Lymphadenektomie noch durch Studien zu belegen ebenso wie die Anzahl der zu entfernenden und zu untersuchenden Lymphknoten (Yeo 2002).

Laparoskopische Pankreaschirurgie

Bei unklaren Befunden im Rahmen des Tumorstagings stellt die Laparoskopie eine wertvolle Ergänzung dar. Eine Peritonealkarzinose, auch in der Bursa omentalis, kann ebenso dargestellt und bioptisch nachgewiesen werden wie der Befall von Lymphknoten an der A. hepatica etc. Es muss darauf hingewiesen werden, dass die sog. Minilaparoskopie, wie sie bei der Diagnostik der Leberzirrhose angewendet wird, wegen der Beurteilung der Bursa omentalis nicht in Betracht kommt!

Durch zunehmende Erfahrung und technische Instrumentenentwicklung sind an einigen Zentren erste laparoskopische Pankreasresektionen durchgeführt worden. Derzeit bestehen Erfahrungen mit Resektionen des Pankreasschwanzes und Exzisionen hormonaktiver Tumoren (Assalia 2004; Bärlehner 2002). Die Anzahl der publizierten Verläufe ist jedoch noch gering, sodass die weitere Entwicklung abzuwarten ist. Es ist wohl davon auszugehen, dass laparoskopische Resektionen des Pankreasschwanzes technisch ebenso möglich sind wie die laparoskopische Splenektomie.

12.4.8
Auffinden endokriner Tumoren

Diese sind oft sehr klein und entziehen sich auch nach völliger Freilegung des Pankreas häufig einer palpatorischen Identifikation. Die intraoperative Ultraschalldiagnostik erscheint hier als das am besten geeignete Verfahren. Die stufenweise Blutentnahme aus der V. lienalis und V. mesenterica superior kommt heute kaum noch zur Anwendung und sollte präoperativ mit dem Labor abgesprochen werden (Vorhaltung des Schnelltestes etc.).

12.5
Postoperative Behandlung

Routine-behandlung	Akute Pankreatitis	Schema III–IV, s. Kap. 25 (je nach Verlauf und Nierenfunktion)
		Antibiotika: zunächst breite Abdeckung, Weiterbehandlung gemäß Erregernachweis (intra- oder postoperative Proben)
		Nahrungskarenz, Magensonde und Drainage nach klinischem Verlauf
		Hämodialyse: wenn erforderlich, frühzeitig
	Pseudozyste und Linksresektion	Schema III, s. Kap. 25
		Antibiotika intraoperativ, postoperativ in der Regel nicht indiziert
		Normalinsulin bei Bedarf
		Zieldrain: kürzen Tag 2, ziehen Tag 4
	Partielle und totale Duodenopankreatektomie	Schema III–V, s. Kap. 25
		Antibiotika intraoperativ, postoperativ nur bei Infektion
		Magensonde früh entfernen (1. bis 2. postoperativen Tag), Jejunalsonde (zur Pankreas- und Gallenwegsanastomose) 10–14 Tage belassen
		Zieldrain: kürzen Tag 2, ziehen Tag 4
Kontrollen	Akute Pankreatitis	Individuell je nach Ursache und Verlauf
	Pseudozysten und Linksresektion	Serumanalyse und Leberenzymstatus Tag 1,3 und 5, dann nach Verlauf und vor Entlassung
		Nach totaler Pankreatektomie s. „Spezielle Probleme"
		Langzeitkontrolle der alkalischen Phosphatase (vierteljährlich)
Spezielle Probleme	Endokrine Substitution	Bei vorbestehendem Diabetes oder totaler Pankreatektomie: schon stationär Bedarfsermittlung der Substitution (Diät, Insulin), Einleitung der Schulung der Patienten, ggf. der Angehörigen, zur selbständigen Stoffwechselkontrolle
	Exokrine Substitution	Bei normalem Restpankreas (z. B. Zystenoperation) kaum erforderlich; nach ausgedehnten Resektionen routinemäßig, besonders bei Vorschädigungen des Pankreas hochdosierte und -konzentrierte Pankreasenzymsubstitution zu den Mahlzeiten
	Langzeitantibiotikagabe	Bei besonderer Indikation, z. B. rezidivierende Cholangitis
	Sonstiges	Diätberatung, Alkohohlabstinenz

12.6
Spezielle postoperative Gesichtspunkte

12.6.1
Anastomoseninsuffizienz

Ein Hauptproblem liegt in der Entwicklung einer Insuffizienz der Pankreo-/Pankreatikojejunostomie. Bei meist uncharakteristischen Symptomen wird sie eher verzögert erkannt und ist dann besonders schwierig zu behandeln. Ein Verdacht auf diese Komplikation kann ggf. durch eine Darstellung der Anastomose über die Jejunalsonde oder T-Drainage – falls vorhanden – mit wasserlöslichem Kontrastmittel bestätigt werden. Wegen meist ungenügender lokaler Begrenzung der Insuffizienz ist eine Relaparotomie angezeigt. Bei gut durchblutetem Restpankreas und günstigen lokalen Verhältnissen wird man eine lockere Übernähung der Insuffizienzstelle versuchen; hier ist dann die bereits bei der Erstoperation eingelegte Jejunalsonde zum Absaugen von Jejunalinhalt wichtig. Häufiger wird jedoch eine Minderdurchblutung am Pankreas oder eine bereits erhebliche Nekrosebildung der Pankreasresektionsebene und deren Umgebung eine Übernähung verbieten. Sofern die lokalen Verhältnisse es ermöglichen, sind eine Restpankreatektomie und ein Verschluss der Jejunalöffnung noch am aussichtsreichsten. Andernfalls wird die Anastomose mit dem Pankreas völlig aufgelöst, die Jejunalschlinge verschlossen, die Schienung und Ableitung des Pankreasganges angestrebt und durch eine lokale Spüldrainage versucht, der weiteren Arrosion der Umgebung vorzubeugen. Eine im günstigen Fall entstehende und kontrolliert abgeleitete Pankreasfistel schließt sich entweder selbst durch Obliteration des Gangsystems oder kann später in geeigneter Weise versorgt werden.

Eine Insuffizienz der Gallengangsanastomose erfordert ebenfalls eine baldige Reoperation. Eine kleine Insuffizienz bei guten Wundverhältnissen kann übernäht werden, andernfalls wäre eine Neuanlage erforderlich, dabei wird für eine endoluminäre Ableitung vom Choledochus aus ein transhepatisch-transkutaner Drain eingelegt. In besonders ungünstigen Situationen wird auch diese Anastomose durchtrennt und die Galle über einen in den Ductus choledochus eingebundenen und an ihm fixierten Drain abgeleitet.

12.6.2
Zeitpunkt von Revisionsoperationen nach Nekroseausräumung bei akuter Pankreatitis

Zeitpunkt und Frequenz von Revisionsoperationen hängen sehr vom Lokalbefund und dem klinischen Verlauf ab. Bei dem Verzicht auf vollständige Nekroseausräumung bei der Erstoperation (s. Abschn. 12.4.4) und besonders nach Kontamination der Peritonealhöhle wird in der Regel eine Revision nach 24 bis 48 Stunden günstig sein. Hierbei kann oft weiteres nekrotisches Material leicht und ohne Erzeugung von Blutungen entfernt oder herausgespült werden.

Im weiteren Verlauf muss individuell über Revisionsoperationen entschieden werden. Bei Ausbleiben der Entfieberung oder Wiederauftreten von Infektionszeichen erscheint eine erneute computertomographische Untersuchung wertvoll, um ggf. nicht gefundene oder neu gebildete Nekrosebezirke zu identifizieren (s. oben). Es ist darauf hinzuweisen, dass ein septischer Krankheitsverlauf auch auf eine Pneumonie oder Kathetersepsis zurückzuführen sein kann.

Bei späterer Ausbildung einer Pankreassekretfistel werden nach erfolgter ausreichender Abgrenzung zunächst durch ERP und ggf. Anspritzen der Fistel die Gangverhältnisse geklärt. Bei Kommunikation der Fistel mit dem Gangsystem und gutem Abfluss (ggfs. auch durch Stent-Einlage geschient) auf normalem Weg kann wohl ein Spontanverschluss der Fistel abgewartet werden. In anderen Situationen ist ein Anschluss der Fistel an eine Dünndarmschlinge angebracht.

12.6.3
Postoperative Substitution der exokrinen und endokrinen Pankreasfunktion

Das Ausmaß der endokrinen und exokrinen Funktion des Restpankreas nach Resektion hängt v. a. vom Grad der vorbestehenden Parenchymschädigung ab. Bei präexistenter latenter Insuffizienz kann etwa eine Pankreaskopfresektion eine manifeste, insulinabhängige Glukosestoffwechselstörung auslösen. Dies trifft v. a. für die Resektionsbehandlung bei chronischer Pankreatitis zu. Bei normaler Beschaffenheit des Pankreas (z. B. bei Karzinomen im Kopfbereich) reicht meist ein kleiner Pankreasrest (Schwanz) für die endokrine Sekretion aus.

Klinische Verdachtsmomente einer exokrinen Insuffizienz sind eine weitere Gewichtsabnahme bzw. ein Ausbleiben der Gewichtszunahme sowie Fettstühle. Eine Substitution exokriner Enzyme sollte wohl nach einer Operation wegen chronischer Pankreatitis und nach großen resezierenden Eingriffen die Regel sein. Bei therapieresistenten Fettstühlen kommen ggf. spezielle Diätformen in Betracht.

Eine Überprüfung des Kohlenhydratstoffwechsels mindestens durch ein Blutzuckertagesprofil ist nach allen Eingriffen am Pankreas erforderlich. Bei Verdacht auf eine Störung ist eine weitere Abklärung durch einen Glukosetoleranztest und ggf. eine exakte Insulineinstellung erforderlich. Über den Einsatz von Insulinsensitizern oder oralen Antidiabetika sollte ein diabetologisches Konsil entscheiden.

Die endokrine Substitution nach totaler Pankreatektomie kann sowohl in den ersten Tagen, besonders bei Infektion, als auch später erhebliche Schwierigkeiten bereiten. Die Stoffwechsellage ist infolge des Wegfallens der Glukagonproduktion durch eine außerordentliche Insulinempfindlichkeit mit häufigen Hypoglykämien gekennzeichnet. Deshalb sollte die Einstellung zunächst auf ein mäßig hyperglykämisches Niveau (8–20 mmol/l Glukose im Serum) zielen. In ausgewählten Einzelfällen (nicht einstellbarer Diabetes mit schweren Hypoglykämien trotz guter Compliance, Ausschluss eines Malignoms) kann eine isolierte heterotope Pankreastransplantation eine völlige Normalisierung des Stoffwechsels herbeiführen.

12.6.4
Nachsorge nach Resektion eines Pankreaskopfkarzinoms

Derzeit erübrigt sich die regelmäßige Kontrolle mit dem Ziel einer frühen Rezidiverkennung: Zur Frage der Effektivität der adjuvanten Chemotherapie wird eine Klärung durch laufende Studien erwartet; eine Möglichkeit zur Reoperation wegen eines noch asymptomatischen Tumorrezidivs dürfte weitgehend ausgeschlossen sein. Die Nachsorge wird also individuell gestaltet werden und sich besonders nach dem Beschwerdebild richten.

Bei irresektablen Pankreaskarzinomen – besonders des Körpers und des Schwanzes – ist eine gezielte und sukzessiv gesteigerte Schmerztherapie häufig unter Einbeziehung der Applikation von Morphinanaloga über Pflaster oder Periduralkatheter von Bedeutung. Auch die Möglichkeit der CT-gesteuerten Verödung der Fasern des Plexus coeliacus sei hier erwähnt (Wong 2004).

12.6.5
Multimodale Therapien

Nachdem bei anderen Tumorentitäten multimodale neoadjuvante Therapien zu einer deutlichen Verbesserung der Ergebnisse der Tumortherapie geführt haben, werden derzeit weitere Studien zur neoadjuvanten Therapie des Pankreaskarzinoms unter Einschluss radikaler Operationsverfahren einschließlich Lymphadenektomie durchgeführt.

Literatur

Lehrbücher und Übersichtsarbeiten

Becker HD, Hohenberger W, Junginger T, Schlag PM (2002) Chirurgische Onkologie. Thieme, Stuttgart New York
Büchler MW, Uhl W, Malfertheiner P (2004) Pankreaserkrankungen. Karger, Basel Freiburg
Siewert JR, Harder F, Rothmund M (2002) Praxis der Viszeralchirurgie – Gastroenterologische Chirurgie. Springer, Berlin Heidelberg New York Tokio
Siewert JR, Harder F, Rothmund M (2000) Praxis der Viszeralchirurgie – Endokrine Chirurgie. Springer, Berlin Heidelberg New York Tokio

Zitierte Literatur

Assalia A, Gagner M (2004) Laparoscopic pancreatic surgery for islet cell tumors of the pancreas. World J Surg 28: 1239–1247
Bachellier P, Nakano H, Oussoultzoglou PD, Weber JC, Boudjema K, Wolf PD et al. (2001) Is pancreatico-duodenectomy with mesenterucoportal venous resection safe and worthwhile? Am J Surg 85: 611–617
Barlehner E, Anders S, Schwetling R (2002) Laparoscopic resection of the left pancreas: technique and indication. Dig Surg 19: 507–510
Beger HG, Schoenberg MH, Link KH, Safi F, Berger D (1997) Duodenum-preserving pancreatic head resection – a standard method in chronic pancreatitis. Chirurg 68: 874- 880
Beger HG, Rau B, Isenmann R (2000) Nekrosektomie oder anatomiegerechte Resektion bei akuter Pankreatitis. Chirurg 71: 274–280
Böttger T, Haßdenteufel A, Boddin J, Küchle R, Seifert KK, Junginger T (1996) Stellenwert des Tumormarkers CA 19-9 in der Differentialdiagnose von Raumforderungen im Pankreaskopf. Chirurg 67: 1007–1011
Büchler M, Friess H, Klempa I, Hermanek P, Sulkowski U (1992) The role of octreotide in the prevention of postoperative complications following pancreatic resection. Am J Surg 1: 125–131
D'Angelica M, Brennan MF, Suriawinata AA (2004) Intraductal papillary mucinous neoplasms of the pancreas: an analysis of clinicopathologic features and outcome. Ann Surg 239: 400–408
Frebourg T (1988) The evaluation of CA 19-9 antigen level in the early detection of pancreatic cancer. A prospective study of 866 patients. Cancer 62: 2287–2290
Frey CF, Smith GJ (1987) Description and rationale of a new operation for chronic pancreatitis. Pancreas 2: 701–707
Gall FP, Gebhardt Ch, Zirngibl H (1981) Chronische Pankreatitis. Ergebnisse bei 116 konsekutiven partiellen Duodenopankreatektomien mit Gangokklusion. Fortschr Med 99: 1967
Hermanek P (1998) Pathology and biology of pancreatic ductal adenocarcinoma. Langenbeck's Arch Surg 383: 116–120
Icard P (1988) Pancreaticogastrostomy following pancreaticoduodenectomy. Ann Surg 207: 253–256
Imamura M, Takahashi K (1993) News of selective arterial secretin injection test to guide surgery in patients with Zollinger-Ellison syndrome. World J Surg 11: 635
Izbicki JR, Bloechle C (1997) Drainage operation as therapeutic principle of surgical organ saving treatment of chronic pancreatitis. Chirurg 68: 865–873
Rumpf KD, Pichlmayr R (1983) Eine Methode zur chirurgischen Behandlung der chronischen Pankreatitis: Die transduodenale Pancreaticoplastik. Chirurg 54: 722–727
Rünzi M, Layer P, Büchler MW et al. (2000) Therapie der akuten Pankreatitis, gemeinsame Leitlinien. Z Gastroenterol 38: 571–581

Trede M, Queißer W, Sauer R (1985) Bösartige Tumoren des exokrinen Pankreas. Dtsch Arztebl 47: 3526–3534

Schliemann MG, Ho HS, Bold RJ (2003) Utility of tumor markers in determining resectability of pancreatic cancer. Arch Surg 138: 951–955

Secknus R, Mössner J (2000) Inzidenz- und Prävalenzveränderungen der akuten und chronischen Pankreatitis in Deutschland. Chirurg 71: 249–252

Sewnath ME, Karsten TM, Prins MH, Rauws EJ, Obertop H, Gouma DJ (2002) A meta-analysis on the efficacy of preoperative biliary drainage for tumors causing obstructive jaundice. Ann Surg 236: 17–27

Traverso LW, Longmire WP (1978) Preservation of the pylorus in pancreaticoduodenectomy. Surg Gyn Obst 146: 959–962

Vinik AL, Delbridge L, Moattari R, Cho K, Thompson N (1991) Transhepatic portal vein catheterization for localization of insulinomas. A ten-year experience. Surgery 111.1

Wong GY, Schroeder DR, Carns PA, Wilson JL, Martin DP, Kinney MO et al. (2004) Effect of neurolytic celiac plexus block on pain relief, quality of life, and survival in patients with unresectable pancreatic cancer: a randomized controlled trial. JAMA 291: 1092–1099

Wullsten C, Bechstein WO (2004) Akute Pankreatitis. Chirurg 75: 641–652

Yeo CJ, Cameron JL, Lillemoe KD, Sauter PK, Coleman J, Sohn TA et al. (2000) Does prophylactic octreotide decrease the rates of pancreatic fistula and other complications after pancreaticoduodenectomy for malignant disease. Am Surg 232: 419–429

Yeo CJ, Cameron JL, Lillemoe KD, Sohn TA, Campbell KA, Sauter PK et al. (2002) Pancreaticoduodenectomy with or without distal gastrectomy and extended retroperitoneal lymphadenectomy for periampullary adenocarcinoma, part 2: randomized control trial evaluating survival, morbidity and mortality. Ann Surg 236: 355–368

Milz

13

R. Viebahn, T. O. Golda

Vorbemerkungen

Eine Splenektomie im Kindesalter bedeutet einen erheblichen Eingriff in die Entwicklung des Immunsystems und kann im ungünstigsten Falle von einer Postsplenektomie-Sepsis (OPSI-Syndrom) gefolgt sein. Diese Gefahr ist bei Erwachsenen offensichtlich wesentlich geringer (Strasser u. Holschneider 1986). Trotzdem wird heute auch bei Erwachsenen stets versucht werden, eine Splenektomie nicht ohne klare Indikation durchzuführen und die Milz v.a. bei akzidentellen Verletzungen im Rahmen von Operationen (z. B. bei Vagotomie oder Hemikolektomie links) sowie in geeigneten Situationen beim Milztrauma zu erhalten. Die verbesserten Möglichkeiten der Blutstillung an der Milz (Infrarotlichtkoagulation, Vicrylnetz-Umhüllung, lokale Antistyptika) ermöglichen häufig dieses Ziel. Im Kindesalter erleichtert eine stärkere Kapsel ohnehin milzerhaltendes Vorgehen. Die Blutbildveränderungen nach Entfernung einer Milz – abgesehen von Rückbildungen eines evtl. vorhandenen Hypersplenismus – sind meist kurzfristig (Leukozytose, ggf. Thrombozytose); länger anhaltend ist das Auftreten der Howell-Jolly-Körperchen in den Erythrozyten, die jedoch wohl keinen Krankheitswert haben (Begemann u. Rastetter 1971).

Die wichtigsten Indikationsgruppen zur Splenektomie sind
a) Radikalitätsgründe bei der Resektion eines Magenkarzinoms, v.a. wegen der Milzhiluslymphknoten.
b) Milzruptur bei Traumen oder ggf. Verletzungen bei Operationen.
c) Im Zusammenhang mit einer proximalen splenorenalen Anastomose bei portaler Hypertension sowie bei Milzvenenthrombose.
d) Erkrankungen und Störungen des hämatopoetischen und lymphatischen Systems.
e) Bei diversen seltenen Erkrankungen (benignen oder malignen Tumoren, Milzzysten, Milzarterienaneurysma, Milztuberkulose, Milzabszess etc.).

In diesem Kapitel wird hauptsächlich auf den Indikationsbereich d) eingegangen. Dabei handelt es sich zum einen um therapeutische Indikationen (z. B. M. Werlhof), zum anderen um diagnostische Indikationen (Feststellung des Tumorbefalls und Tumorreduktion bei malignen Lymphomen zur Einsparung von Strahlendosis).

Anmerkungen

Durch die Einführung laparoskopischer Verfahren ist die Chirurgie der Milz operationstechnisch erweitert worden: einerseits durch die laparoskopische (laparoskopisch assistierte) Splenektomie, andererseits durch die Möglichkeit, laparoskopisch Biopsien (z. B. bei unklaren Tumorbefunden, Tropenkrankheiten etc.) durchzuführen und Entfernungen von Zysten oder Hämatomen vorzunehmen. In entsprechend ausgestatteten und spezialisierten Zentren ist die elektive laparoskopische Splenektomie und die laparaskopische Zystenresektion inzwischen weitgehend an die Stelle der entsprechenden offenen Verfahren getreten.

Die Indikation zur Splenektomie wird insgesamt restriktiver gesehen, da moderne bildgebende Verfahren Eingriffe zum Staging nahezu überflüssig gemacht haben. Zudem steht die konservative Behandlung von Systemerkrankungen an erster Stelle, so dass z. B. beim M. Werlhof die Splenektomie nur noch Ultima ratio ist.

Neue Konzepte in der Therapie des portalen Hypertonus (medikamentös, transjugulärer intrahepatischer portosystemischer Shunt, TIPSS, Lebertransplantation) haben die Chirurgie weitgehend ersetzt, so dass die Anlage splenorenaler Shunts eine Rarität darstellt.

Patienten mit Systemerkrankungen sind intensiven konservativen Maßnahmen wie Chemotherapie und/oder Immunsuppression ausgesetzt (worden), daher ist mit einer erhöhten Morbidität zu rechnen, die bei Planung und Durchführung einer Splenektomie zur berücksichtigen bzw. durch entsprechende Maßnahmen zu vermeiden ist (z. B. Impfung gegen Pneumokokken, perioperative Antibiose, atraumatische Operationstechnik, sorgfältige postoperative Behandlung s. Abschn. 13.6.3).

13.1
Diagnostik und Indikation

Beides, Diagnostik und Indikationsstellung, liegt bei der zu besprechenden Indikationsgruppe d) in der Hand des Internisten (s. Vorbemerkungen). Doch können Indikationsauswahl und -gründe für das operative Vorgehen Bedeutung haben, insofern werden sie in Grundzügen im Folgenden besprochen.

13.1.1
Hämolytische Anämien

Neben der Differenzierung der verschiedenen Formen ist für die *Indikationsstellung* v.a. die Vermutung eines pathologisch gesteigerten Abbaus der Erythrozyten in der Milz wichtig. Nur wenn ein bevorzugter Erythrozytenabbau in der Milz festzustellen oder aufgrund der Diagnose anzunehmen ist, wird eine Splenektomie einen guten Erfolg haben. Weiter muss auf das Vorhandensein von Wärmeautoantikörpern untersucht werden und. ein Behandlungsversuch mit Steroiden einer Splenektomie vorangestellt werden.

Bei der familiären Kugelzellanämie ist die Splenektomie die Therapie der Wahl. Der Zeitpunkt sollte, wenn dies vom Krankheitsverlauf möglich ist, nicht vor dem 5. oder 6. Lebensjahr liegen. Sollte es im Kindesalter zu infektionsbedingten aplastischen Krisen kommen, ist eine Transfusionsbehandlung meist ausreichend (Strasser u. Holschneider 1986). Der Wert einer partiellen Splenektomie wird zurückhaltend beurteilt: die Reduktion des Milzvolumens auf unter 20% erhält zwar die immunologische Funktion, führt jedoch zur Regeneration des Organs mit der späteren Notwendigkeit einer kompletten Splenektomie (Tchernia 1997).

> **CAVE** Wegen der hohen Koinzidenz von Sphärozytose und Cholelithiasis ist stets eine präoperative sonographische Untersuchung der Gallenwege, ggf. auch eine Cholezystektomie angezeigt.

Bei anderen Formen einer hämolytischen Anämie auf dem Boden von Erythrozytenenzymdefekten (z. B. Elliptozytose) kann die Splenektomie ebenfalls zur Symptomfreiheit führen. Bei der Sichelzellanämie kann zumindest eine Reduktion der Zahl der Bluttransfusionen erreicht werden. Bei der Thalassaemia maior wird eine Splenektomie v.a. bei regelmäßig höherem Transfusionsbedarf indiziert. Auch hier besteht eine hohe Koinzidenz mit Cholelithiasis (Baesly u. Filler 1985).

13.1.2
Idiopathische Thrombozytopenie (M. Werlhof)

Sofern eine primär indizierte konservative Therapie versagt (Steroidtherapie, i.v.-Immunglobuline, Anti-D-Globuline) oder wegen Nebenwirkungen unterbrochen wird, ist die Indikation zur Splenektomie gegeben (Bell 2002). Bei der Indikationsstellung ist zu berücksichtigen, dass eine Anti-D-Globulintherapie nicht mehr möglich ist. Die notfallmäßige Splenektomie wegen Blutung kommt außerordentlich selten vor. Die interventionelle präoperative Embolisation der A. lienalis wird für diesen Fall diskutiert.

13.1.3
M. Hodgkin

Die Indikation zu einer Splenektomie und insgesamt zu einer Staginglaparotomie bei M. Hodgkin wird sehr restriktiv gesehen: Die moderne bildgebende Diagnostik hat zwar zu einer wesentlichen Präzison der Stadieneinteilung eines M. Hodgkin geführt, trotzdem kann ein Milzbefall oder ein Befall mesenterialer und hoher paraaortaler Lymphknoten nicht sicher ausgeschlossen werden. Daher ergibt sich durch eine Staginglaparotomie mit Splenektomie häufig eine Korrektur des klinisch angenommenen Stadiums meist im Sinne eines „up-staging" (Taylor et al. 1985; Wilke et al. 1987). Die erhebliche Morbiditätsrate der Staginglaparotomie, die über 10% liegt, und eine – wenn auch geringe – Letalität (<1%) müssen allerdings bedacht werden (Taylor et al. 1985).

> **!** Indiziert schient die Staginglaparotomie nur, wenn sich möglicherweise eine relevante Änderung der Therapie ergibt, v.a. wenn bei einem potentiell nachzuweisenden höheren Stadium statt einer alleinigen Strahlentherapie eine Chemotherapie bzw. eine Kombination beider Therapieformen angezeigt wäre (Schmoll et al. 1987).

Durch Kombination verschiedener diagnostischer Verfahren ggf. unter Einbeziehung der Positronenemissionstomographie (PET) ist die Staginglaparotomie kaum mehr erforderlich und, besonders im Kindesalter ohne Splenektomie durchzuführen (Schellong et al. 1986). Die Vorhersagewahrscheinlichkeit für eine negative Staginglaparotomie kann mittels geeigneter Diagnostik in Studien auf über 90% angehoben werden (Weihrauch 2002; Pendlebury 1994; Mauch 1990).

Das laparoskopische Staging einschließlich Splenektomie wird von verschiedenen Gruppen praktiziert, in größeren Übersichten jedoch (noch) zurückhaltend diskutiert. Aufgrund der untergeordneten Stellung chirurgischer Maßnahmen beim M. Hodgkin werden große Statistiken kaum durchführbar sein (Silecchia 1999; Lefor 2000; Carr 2002).

13.1.4
Maligne Lymphome der Non-Hodgkin-Gruppe

Eine Indikation zur Splenektomie kann bei Verdacht auf Entdifferenzierung des Tumors im Verlauf der Erkrankung gegeben sein, ebenso als palliative Maßnahme bei der Haarzell-Leukämie mit besonderer Größe der Milz, Hypersplenismus und erheblichen Symptomen.

Ähnlich kann bei einer chronisch-lymphatischen Leukämie eine Indikation wegen Splenomegalie, Thrombozytopenie oder Anämie gegeben sein (Delepero et al. 1987).

13.1.5
Andere Tumoren und Zysten

Primäre Milztumoren sind selten, werden aber anlässlich von sonographischen oder computertomographischen Untersuchungen gelegentlich festgestellt. Es kann sich um Hämangiome, Lymphangiome oder Hämangioendotheliome handeln. Metastatische Absiedlungen in der Milz finden sich besonders bei Melanomen, Mamma- und Bronchialkarzinomen (Morgenstern et al. 1985). In den letzten Jahren wird häufiger bei Metastasen von Ovarialkarzinomen operiert (Lee 2000).

Zysten sind meist Residuen von Infarkten oder Traumen. Nur bei Symptomen erscheint die Operation erforderlich; ggf. kann der Versuch einer Punktion mit Drainage unternommen werden.

> **CAVE** Stets ist jedoch an die Möglichkeit einer Echinokokkose zu denken.

Die Behandlung von Zysten (Entdachung) sollte heute laparoskopisch durchgeführt werden.

13.1.6
Splenomegalie verschiedener Ursachen und Hypersplenismus

Splenomegalien gleich welcher Ursache können zu Blutbildveränderungen führen durch *Hypersplenismus* (periphere Zytopenie, v.a. Thrombo- und Granulozytopenie bei aktivem, zellreichen Knochenmark).

Liegt der Splenomegalie eine portale Hypertension zugrunde, erfolgt nach portosystemischer Shuntanlage (meist IPPS) eine meist ausreichende Rückbildung des Hypersplenismus. Selten ist hierbei der Hypersplenismus eine Indikation zur Splenektomie.

Bei Splenomegalie aus anderer Ursache bestimmt die Stärke der Blutbildveränderungen individuell die Indikation zur Splenektomie, dabei können mechanische Faktoren ein zusätzliches Argument sein. Häufig wird bei diesen Patienten erst durch die Splenektomie die korrekte hämatologische Diagnose gestellt (Carr 2002).

13.2
Operative Therapie

Eine Zusammenfassung der Hauptindikationen für die Splenektomie bei Erkrankungen des hämatopoetischen und lymphatischen Systems findet sich in Tabelle 13.1.

Tabelle 13.1. Hauptindikationen zur Splenektomie bei Erkrankungen des hämatopoetischen und des lymphatischen Systems

Art der Erkrankung	Indikation zur Operation	Wichtigste diagnostische Verfahren/ Parameter (speziell für die Operations- indikation)	Operationsziel	Operationsart
Hämolytische Anämien	Relativ, je nach Schweregrad und Form	Spezifische hämatologische Diagnostik	Beseitigung des Hauptabbauortes mit gesteigerter Aktivität	Splenektomie, evtl. mit vollständiger Entfernung von Nebenmilzgewebe
M. Werlhof	Relativ, je nach Erfolg der konser- vativen Behand- lung und Schwere- grad sowie Form	Spezifische hämatologische Diagnostik	Beseitigung des Hauptabbauortes mit gesteigerter Aktivität	Splenektomie, evtl. mit vollständiger Entfernung von Nebenmilzgewebe
M. Hodgkin	Überprüfung des klinischen Stadiums	Gesicherte oder sehr wahrschein- liche Diagnose durch Lymph- knotenbiopsie, Knochenmark- punktion und klinischen Befund, Sonographie und CT	Histologische Sicherung des Stadiums	Splenektomie und abdominale Lymphknoten- und Leberbiopsie (Staging)
Maligne Lymphome der Non-Hodgkin- Gruppe	Diagnostisch: relativ, nur individuell	Klinischer Befund (Milztumor)	Sicherung und/ oder Differenzie- rung der Diagno- se. Feststellung der Ausdehnung	Splenektomie, ggf. Revision des Abdo- men mit gezielter Exzision von Lymphknoten- gruppen, Leber- biopsie
	Therapeutisch: in Einzelfällen	Klinischer Befund (Milztumor)	Palliation, evtl. „Tumorreduktion"	Splenektomie
Splenomegalie				
Diverse Ursachen	Relativ	Größe des Organs (Verdrängungs- erscheinungen)	Mechanische Erleichterung	Splenektomie
Evtl. mit Hyper- splenismus	Relativ	Grad des Hyper- splenismus	Verbesserung des Blutbilds	Splenektomie, ggf. in Verbindung mit portosystemischem Shunt

13.2.1
Hämolytische Anämie bei familiärer Sphärozytose, Thalassaemia maior und idiopathischer Thrombozytopenie

Die vollständige Splenektomie ist hier das Operationsziel. Auch eine Nebenmilz muss entfernt werden, da bei Verbleib von Milzgewebe ein dauerhafter Behandlungserfolg nicht zu erwarten ist (Rudowski 1985; Gigot 1998).

13.2.2
M. Hodgkin

Beim seltenen „klassischen" Vorgehen soll neben der Splenektomie eine genaue Beurteilung des abdominellen Befundes ermöglicht werden. Hierzu sind die Entnahme von Lymphknoten aus den einzelnen Hauptgebieten (Milzhilus, Pankreasoberrand, Dünndarmmesenterium, paraaortal) sowie Probeexzisionen und Stanzbiopsien aus dem rechten und linken Leberlappen erforderlich.

> **CAVE** **Auf die genaue Bezeichnung vieler Proben für die histologische Untersuchung ist zu achten.**

Da es aus diversen Gründen schwierig sein kann, aus all den genannten Stellen Lymphknoten zu entnehmen, besonders wenn diese nicht stark vergrößert sind, stellt diese Empfehlung das wünschenswerte Vorgehen dar, welche aber individuell abgeändert werden kann. Insbesondere beim laparoskopischen Vorgehen kann auch die gezielte Biopsie unklarer Strukturen ausreichend sein.

13.2.3
Maligne Lymphome der Non-Hodgkin-Gruppe

Das Vorgehen ist ähnlich wie das beim M. Hodgkin, hier kommt es jedoch noch mehr auf die gezielte Biopsie bzw. Exstirpation verdächtiger Lymphknotenbereiche an.

13.2.4
Andere Tumoren und Zysten

Bei Tumoren wird je nach Situation eine Splenektomie und ggf. eine Lymphadenektomie sowie eine Resektion von umgebenden Gewebe erfolgen (Morgenstern et al. 1985).

Bei Zysten sollte immer der Versuch eines milzerhaltenden Vorgehens unternommen werden, am besten durch laparoskopisches Vorgehen.

13.2.5
Splenomegalie anderer Ursachen und Hypersplenismus

Soweit keine anderen Maßnahmen in Betracht kommen (z. B. portosystemische Shuntanlage), erfolgt eine Splenektomie.

13.3
Operationsvorbereitung

Voruntersuchung	Allgemein	Schema II
	Krankheitsbezogen	Entsprechende internistisch-hämatologische Untersuchungen
	Speziell	Bei Anämie: Untersuchung auf Kälteagglutinine, ggf. andere Antikörper
Vorbehandlung		Bei Zytostatikatherapie: möglichst 1- bis 2-wöchiges Therapieintervall vor Operation
		Unter Kortikoidtherapie: evtl. Wechsel auf Erhaltungsdosis in Form von Hydrokortison (20–30 mg/Tag) mit Erhöhung der Dosis intra- und postoperativ (Stressfolgen)
		Bei langfristiger Steroidmedikation: Ulcusprophylaxe
Verschiedenes	Blutkonservenbereitstellung	Bei fakultativ autoantikörperbedingter Anämie: Transfusionen nur bei strenger Indikation
		Bei Thrombozytopenie: ggf. Bereitstellung von Thrombozytenkonzentrat, Applikation erst nach Splenektomie (selten erforderlich, da postoperativ meist rascher Anstieg der Thrombozytenzahl nach Milzentfernung)
	Aufklärung	Operationsziel und Erfolgsaussichten (Erläuterung der Zusammenhänge zwischen Grunderkrankung und Milz) Bei Kindern und Erwachsenen: Hinweis auf erhöhtesInfektionsrisiko
	Sonstiges	Vor elektiver Splenektomie im Kindesalter: Immunisierung – nach pädiatrischen Richtlinien. Auch bei Immunisierung nach Splenektomie kann ein ausreichender Impfschutz erzielt werden (Caplan 1983)
		Die Empfehlungen der STIKO sehen auch im Erwachsenenalter eine Immunisierung gegen Pneumokokken und Hämophilus vor, besonders bei Patienten mit hämatoonkologischen Krankheitsbildern und Chemotherapie

13.4
Spezielle operationstechnische Gesichtspunkte

Die Indikation zur Splenektomie bei Erkrankungen des hämatopoetischen Systems oder zur Stadieneinteilung bei M. Hodgkin lässt sich nur unter der Voraussetzung einer minimalen Operationsgefährdung vertreten. Diese hängt sowohl von genauer Vorbereitung wie von exakter Durchführung des Eingriffs ab.

Zur Vorbereitung gehören besonders der Ausschluss hämolytischer Kälteagglutinine, ihr Vorhandensein erfordert spezielle Wärmevorkehrungen und intraoperativ die Vermeidung von kalten Infusionen und die Bereitstellung von Thrombozytenkonzentraten bei extremer Thrombozytopenie etc.

Hauptgefahren des Eingriffs sind
- starker Blutverlust,
- Mitfassen oder Verletzen der Magenwand bei Ligaturen der Vasa gastrica brevia,
- Verletzungen des Pankreasschwanzes mit Abszess- oder Fistelbildungen sowie
- unvollständige Blutstillung mit
  - Notwendigkeit der Relaparotomie,
  - nachfolgender Infektionen der Koagel.

13.4.1
Zugangswege

Für die offene elektive Splenektomie ist der linksseitige Rippenbogenrandschnitt geeignet. Für die ausgedehnte Revision des Bauchraums bei M. Hodgkin muss auch der rechtsseitige M. rectus abdominis eingekerbt werden. Keinesfalls darf der Schnitt zu klein gewählt werden, dies gilt besonders bei starker Milzvergrößerung und malignen Tumoren. Wegen Störungen der spontanen Blutstillung oder der Blutgerinnung bei mehreren Indikationsgebieten für eine Splenektomie ist von Anfang an, gerade auch im Bereich der Bauchdecken, eine peinlich genaue Blutstillung wichtig; die Durchtrennung der Muskulatur erfolgt deshalb am besten mit dem elektrischen Messer. Die Zugangswege für die laparoskopische Splenektomie werden in Abschn. 13.4.6 beschrieben.

13.4.2
Frage der präliminaren Ligatur der A. lienalis und gezielte Gefäßligaturen

Die präliminare Ligatur der A. linealis am Pankreasoberrand – nach Durchtrennung des kleinen Netzes – erleichtert gerade bei großer Milz das weitere Vorgehen und kann auch laparoskopisch durch Clippung vorgenommen werden.

An *Gegenargumenten* sind jedoch zu bedenken: Bei Gefäßverlauf an der Rückseite des Pankreaskörpers kann das Auffinden schwierig sein; besonders bei starker Schlängelung der Milzarterie, wie sie häufig bei starker Milzvergrößerung zu finden ist, besteht eine Verwechslungsmöglichkeit mit der A. hepatica communis. Im Zweifelsfalle muss deshalb der Truncus coeliacus dargestellt werden. Generell soll jedoch die Ligatur bzw. Clippung möglichst weit distal erfolgen, um eine eventuelle Nekrose des Pankreasschwanzes zu vermeiden.

Eine präliminare Arterienligatur bzw. Clippung kann somit durchgeführt werden, wenn spezielle Gründe, z. B. Größe oder Verwachsung der Milz, dies wünschenswert erscheinen lassen und wenn die anatomischen Gegebenheiten eine Gefäßdarstellung ohne nennenswerte Präparation am Pankreasoberrand erlauben.

Die Ligaturen des Milzhilus sollten möglichst weit distal erfolgen, um den Pankreasschwanz nicht zu traumatisieren. Bei Abgleiten eines Gefäßes aus der Ligatur darf diese nicht blind – meist dann mit dem Pankreasschwanzgewebe – nachgefasst werden. Die Gefäßbündel der Vasa gastrica brevia müssen einzeln und nicht zu nahe an der Magenwand ligiert werden. Beim laparoskopischen Vorgehen empfiehlt sich in diesem Bereich die Anwendung von Clips oder Ultraschalldissektion. Für den Hilusbereich wird in der Regel ein schneidendes, endoskopisches Klammernahtgerät (Endo-Stapler) verwendet werden.

> **CAVE**
>
> Sollte doch einmal die Notwendigkeit der Übernähung am Pankreasschwanz bestehen, hat sich die Verwendung monofilen nichtresorbierbaren Nahtmaterials bewährt (z. B. Polypropylene 4/0). Die Nadel soll unbedingt gemäß ihrer Biegung durch das Gewebe gleiten, durch „Hebeln" entsteht ein größeres Trauma mit der Gefahr der Pankreasfistel.

Die Übernähung der großen Magenkurvatur zur Versenkung der Ligaturen der Vasa gastrica brevia vermeidet, besonders bei kritisch kranken Patienten, die Folgen einer Magenwandnekrose (Scott-Conner 2001).

13.4.3
Bedeutung der exakten Blutstillung

Gerade bei der Splenektomie – ohne oder mit Blutgerinnungsstörung – ist eine exakte Blutstillung erforderlich. Auch hämodynamisch nicht relevante Nachblutungen sind wegen der häufig folgenden Infektionen von Koagel- oder Hämatombezirken eine erhebliche Gefährdung. Sicher ist die hohe Rate infektiöser Komplikationen z. T. auf unzureichende Blutstillung und ihre Folgen zurückzuführen.

Neben Blutungen aus Pankreasschwanz und großer Magenkurvatur (s. oben) werden leicht solche aus dem durchtrennten Lig. cololineale oder aus der retroperitonealen Wundfläche übersehen. Spezielle Sorgfalt ist bei Blutgerinnungsstörungen auch auf die Blutstillung beim Bauchdeckenverschluss, speziell im Bereich des subkutanen Gewebes geboten. Ein größerer postoperativer Blutverlust bei schwerer Blutgerinnungsstörung verschlechtert die Prognose erheblich (Horowitz 1996).

Eine Blutstillung an der Milz selbst, etwa nach versehentlicher Verletzung oder im Rahmen einer diagnostischen Milzpolresektion kann häufig durch eine Kombination von Verfahren gut gelingen (Elektro-/Argonplasmakoagulation, vorsichtige Durchstechungsnähte, Aufbringen von Lyostyptika/Vicrylnetz sowie passagere Tamponade).

13.4.4
Drainage

Wegen der Möglichkeit einer Nachblutung, einer Pankreasschwanznekrose und einer Infektion in der Milzloge erscheint das Einlegen eines Drains sinnvoll. Die Bestimmung von Amylase oder Lipase im Drainagesekret vor Entfernung gibt den entscheidenden Hinweis auf das Vorliegen einer – zu diesem Zeitpunkt meist noch blanden – Pankreasfistel. In diesem Fall verbleibt die Drainage.

13.4.5
Laparoskopisches Vorgehen

Aufgrund der z. Z. noch nicht abgeschlossenen Entwicklung des Verfahrens sollen im Folgenden nur die wesentlichen Operationsschritte dargestellt werden. Es wird darauf hingewiesen, daß die laparoskopische Operation ein trainiertes Operationsteam erfordert ebenso wie eine spezielle Anleitung durch Hospitation, Video oder Simulator.

Die Operation beginnt in Rückenlage mit ausgelagertem rechtem Arm und ausgehängtem linkem Arm. Der Rumpf soll mit seitlichen Stützen gesichert werden. In der Regel kommen vier Trokare zur Anwendung. Über einen offenen Zugang wird ein 12 mm-Trokar im linken Epigastrium eingeführt, über den das Pneumoperitoneum angelegt diagnostisch laparoskopiert wird. Ein weiterer Trokar (10 mm, Kamera) wird an der linken Flanke eingebracht, wobei der Operateur rechts zusammen mit einem Assistenten steht, der „Kameramann" links. Zwei weitere Trokare im linken Epigastrium dienen zur Führung von Haltezangen, mit denen zunächst die große Magenkurvatur nach rechts gezogen wird, so dass die Vasa gastrica brevia mittels Ultraschallschere oder Clips durchtrennt werden können. Im Anschluss erfolgt eine Drehung um 45° nach rechts. So können das Lig. phrenicolienale und das Lig. cololienale durchtrennt werden.

Am Ende dieser Präparation hängt die Milz nur noch an den Hilusgefäßen. Durch entsprechende Exposition kann der Hilus so dargestellt werden, dass er unter Schonung des Pankreasschwanzes mittels endovaskulärem Stapler abgesetzt werden kann. Sollte hier eine nicht befriedigend zu stillenden Blutung auftreten, ist die Indikation zur Konversion gegeben.

Schließlich wird die Milz mittels Bergebeutel über den erweiterten initialen Zugang hervorluxiert, unter entsprechender Umlegung im Beutel mit Fasszangen morzelliert und dann dem Beutel entnommen.

Abschließend wird der Extraktionsbereich wieder provisorisch verschlossen und der Situs auf Bluttrockenheit kontrolliert. Etwa vorhandene Nebenmilzen werden entfernt. Obligat wird eine Drainage eingelegt.

Die Frage der präliminaren (Clip)-Ligatur der A. lienalis wird für das laparoskopische Vorgehen ebenso diskutiert wie für die offene Technik (s. Abschn. 13.4.2).

Das Spektrum möglicher Komplikationen gleicht dem des offenen Verfahrens und wird wohl auch von der rechtzeitigen Entscheidung zur Konversion beeinflusst. Wie bei anderen neuen Operationsverfahren ist auch für die laparoskopische Splenektomie eine Lernkurve zu beachten (Brunt 1996; Park 2000).

Vergleichende Studien haben gezeigt, dass das laparoskopische Vorgehen längere Operationszeiten beansprucht, trotz des hohen Aufwandes wegen der signifikant kürzeren Verweildauer aber nicht teurer ist, evtl. sogar kostengünstiger. Patienten mit M. Werlhof und geringer Milzgröße profitierten deutlich vom laparoskopischen Vorgehen (Friedman 1997).

13.5
Postoperative Behandlung

Routinebehandlung	Schema I, ggf. II Antibiotika perioperativ, bei gefährdeten Patienten ggf. länger (s. unten) Magensonde evtl. für 12–24 h Zieldrain: bei blandem Verlauf ziehen an Tag 2–3
Kontrollen	Hämoglobin und Thrombozyten: Tag 1, 2, 4 und 7 Sonographie bei Verdacht auf Abszess, Erguss oder Nachblutung Röntgen des Thorax: bei V.a. Pneumonie
Spezielle Probleme	Bei Nachblutung (klinisch oder aus Drainage) baldige Relaparotomie/-skopie, bei Thrombozytopenie ggf. zusätzlich Thrombozytenkonzentrat, ggf. Korrektur des Gerinnungsstatus Bei Thrombozytenanstieg über 500.000: zusätzlich zur routinemäßigen Low-dose-Heparinisierung 1 g Azetylsalizylsäure/Tag, bei Tumor ggf. Vollheparinisierung Bei Leukozytose: differentialdiagnostische Abklärung Infektion oder Folgen der Splenektomie Nach Kortisondauertherapie: auf mögliche Nebennierenunterfunktion achten, ggf. Hydrokortisongabe
Nota bene	Langfristige Suppression der Nebenniere ist bereits bei Prednison/Prednisolon-dosierung von 8–12 mg /Tag über 2–3 Monate zu erwarten. Hauptsymtom der Nebenniereninsuffizienz ist ist die therapierefraktäre Hypotonie Wegen der hohen Rate infektiöser Komplikationen (30% nach Horowitz 1996) besonders sorgfältiges Infektionsmonitoring

13.6
Spezielle postoperative Probleme

Postoperative Komplikationen haben bei hämatolgischen Grunderkrankungen besondere Bedeutung. Ihr Auftreten korreliert mit dem Organgewicht und der Grunderkrankung, eine Studie gibt eine Häufigkeit von 63% an bei Patienten mit einem Milzgewicht von über 2000 g und von <20% bei Patienten mit Haarzell-Leukämie und M. Hodgkin (Boughton 1985; Horowitz 1996).

13.6.1
Chirurgische Komplikationen: Blutung, Infektion

Eine Nachblutung nennenswerten Grades zwingt meist aus hämodynamischen Gründen zur Relaparotomie/-skopie. Bei geringen Blutungsstärken kann eine Relaparoskopie ausreichend sein. Dabei wird eine eindeutige Blutungsursache häufig nicht gefunden, doch rechtfertigt die Entfernung der – meist unerwartet großen – Koagelmassen den Eingriff auf jeden Fall.

Lokale infektiöse Komplikationen sind nach Splenektomie allgemein und speziell im Zusammenhang mit Erkrankungen des hämatopoetischen und lymphatischen Systems sowie unter der Berücksichtigung der an sich streng aseptischen Operationen häufig (4–7%; Taylor et al. 1985; Encke u. Seufert 1986).

Gerade nach Splenektomie wegen hämolytischer oder lymphoproliferativer Erkrankungen haben Leukozytenwerte und auch Temperaturerhöhungen mehrfache Ursachen. Besonders wichtig ist somit zur Erkennung von Infektionen die regelmäßig durchgeführte Sonographie; zumindest lokalisierte Infektionsherde mit Koagel bzw. Eiteransammlung lassen sich hiermit meist gut erkennen. Bei Nachweis einer solchen Veränderung erscheint eine sonographisch geführte Punktion, ggf. Drainage oder Spüldrainage angezeigt; nur bei Versagen dieser Maßnahme ist eine Operation erforderlich.

Der Zieldrain wird bei blandem Verlauf zur Verhütung einer retrograden Infektion frühzeitig, d. h. am 3. bis 4. Tag, gezogen. Zeigt sich jedoch in dieser Zeit eine pathologische Sekretion oder treten erhöhte Temperaturen auf, verbleibt er entsprechend lange zur möglichen Ableitung von Sekret, ggf. auch für eine lokale Spüldrainage.

13.6.2
Thromboserisiko

Nach Milzexstirpation ist die Gerinnungsfähigkeit des Blutes trotz verschiedener Einflüsse auf das Gerinnungssystem im Allgemeinen nicht erhöht. Doch ist der Anstieg der Thrombozyten nach Splenektomie individuell sehr unterschiedlich. Die Thrombozytenzahl kann bei 400.000/ml und deutlich darüber liegen, ab einer Konzentration von 500.000/ml wird zusätzlich zur routinemäßigen Low-dose-Heparinisierung die Behandlung mit Thrombozytenaggregationshemmern befürwortet; bei exzessiv hohen Thrombozytenkonzentrationen ist u. U. eine Vollheparinisierung angezeigt (jeweils spezielles hämatologisches Konsilium). Prinzipiell ist eine besonders aktive Mobilisierung des Patienten wichtig.

13.6.3
Impfungen und Infektionsrisiken

Eine Splenektomie beim Kind stellt einen erheblichen Eingriff in das (sich entwickelnde) Immunsystem dar. Immunologische Primärreaktionen gegenüber Infektionen erscheinen hiernach erheblich geschwächt. Die Letalität bei bakteriellen Infektionen, insbesondere einer Pneumokokkeninfektion, ist stark erhöht, der Krankheitsverlauf bei diesen Infektionen foudroyant („overwhelming postsplenectomy infection", OPSI-Syndrom).

Allerdings besteht auch eine Abhängigkeit des Infektionsrisikos von der Indikation zur Splenektomie: Die Splenektomie wegen traumatischer Milzzerreißung ist seltener von diesen Komplikationen gefolgt als eine Splenektomie bei Erkrankung des lymphatischen Systems.

Entscheidend wichtig ist die Aufklärung des Patienten bzw. der Eltern und Angehörigen über diese auch langfristige Komplikationsmöglichkeit. Eine fieberhafte Erkrankung muss bei diesen Patienten stets von Beginn an sehr ernst genommen werden, ggf. muss frühzeitig antibiotisch behandelt werden.

Richtlinien zur Prophylaxe und Behandlung von Infektionen bei Patienten nach Splenektomie (Davies 2002; Waghorn 2001)

- Immunisierung gegen
  - Pneumokokken (polyvalent, 7fach)
  - Haemophilus influenzae Typ B
  - Meningokokken Gruppe C,
  - Influenza (saisonal)
- Lebenslange Antibiotikaprophylaxe mit Phenoximethylpenicillin oder Erythromycin
- Antibiotikatherapie und sofortige Hospitalisierung bei Infektionen, die unter dieser Prophylaxe auftreten
- Weitere Anweisungen (betreffend Reisemedizin, Umgang mit Haustieren etc.).

Entsprechende Erhebungen haben gezeigt, dass der Aspekt der Infekionsverhütung nach Splenektomie erheblich vernachlässigt wird (Waghorn 2001).

Bei hämatologischen Grunderkrankungen sei auf die antiinfektiven Regime der zuweisenden Pädiater/Internisten verwiesen, die je nach Diagnose sehr den genannten Richtlinien entsprechen werden.

13.6.4
Spezifische Weiterbehandlung

Sie liegt auf internistischem Gebiet. Wichtig ist eine Absprache über eine evtl. zytostatische Behandlung und über die Kortikoidsubstitution während der chirurgischen Betreuung. Eine Zytostatikagabe wird – wenn möglich – präoperativ abgesetzt und nicht vor dem Ablauf der ersten postoperativen Woche wieder aufgenommen (die Länge der perioperativen Zytostatikapause ist vom jeweiligen Therapieregime abhängig). Eine Glukokortikoidtherapie beschränkt sich um den Operationszeitpunkt meist auf eine unter Operationsstress erhöhte Erhaltungsdosis.

Literatur

Lehrbücher und Übersichtsarbeiten

Bell WR jr (2002) Role of splenectomy in immune (idiopathic) thrombocytopenic purpura. Blood reviews 16: 39–42

Lefor AT (2000) Laparoscopic interventions in lymphoma management. Semin Laparosc Surg 7: 129–139

Lennert K, Harms D (1970) Die Milz. Springer, Berlin Heidelberg New York

Schmoll HJ, Peters HD, Fink U (2001) Kompendium internistische Onkologie. Springer, Berlin Heidelberg New York Tokyo

Scott-Conner CEH (2001) Chassin's operative strategy in general surgery. Springer, New York Berlin Heidelberg Tokyo

Strasser BM, Holsschneider AM (1986) Die Milz. Funktion, Erkrankungen, Chirurgie und Replantation. Hippokrates, Stuttgart

Tchernia G, Bader-Meunier B, Berterottiere P, Eber S, Dommergues JP, Gauthier F (1997) Effectiveness of partial splenectomy in hereditary spherocytosis. Curr Opin Hematol 4: 136–141

Zitierte Literatur

Beasly TJ, Filler RM (1985) Surgical diseases of the spleen. Surg Clin North Am 65: 1269–1286

Begemann H. Rastetter J (1971) Folgen und gutachterliche Bewertung der Milzentfernung. Chirurg 42: 494–499

Boughton BJ, Smith R, Fielding J, Hawker R, Wilson I, Chandler S, Howier A (1985) Size of spleen rather than amount of platelet sequestration may determine long term response to splenectomy in adult idiopathic thrombocytic purpury. J Clin Pathol 38: 1172–1174

Brunt ML, Langer JC, Quasebarth RN, Whitman MD (1996) Comparative analysis of laparoscopic versus open splenectomy. Am J Surg 172: 596–601

DeBuys Roessingh AS, de Lagausie P, Rohrlich P, Berrebi D, Aigrain Y (2002) Follow-up of partial splenectomy in children with hereditary spherocytosis. J Pediatr Surg 37: 1459–1463

Caplan ES, Soltansky H, Snyder MJ (1983) Response of traumatized splenectomized patients to immediate vaccination with polyvalent pneumococcal vaccine. J Trauma 23: 801

Carr JA, Shurafa M, Velanovich V (2002) Surgical indications in idiopathic splenomegaly. Arch Surg 137: 64–68

Davies JM, Barnes R, Milligan D (2002) Update of guidelines for the prevention and treatment of infection in patients with an absent or dysfunctional spleen. Clin Med 2: 440–443

Delpero JR, Gastaut JA, Petreut YP et al. (1987) The value of splenectomy in chronic lymphocytic leukemia. Cancer 59: 340–345

Friedman RL, Hiatt JR, Korman JL, Facklis K, Cymerman J, Phillips EH (1997) Laparoscopic or open splenectomy for hematologic disease: Which approach is superior? J Am Coll Surg 185: 49–54

Gigot JF, Jamar F, Ferrant A (1998) Inadequate dissection of accessory spleens and splenosis with laparoscopic splenectomy: a shortcoming of the laparoscopic approach in hematologic diseases. Surg Endosc 12: 101

Lee SS, Morgenstern L, Phillips EH, Hiatt JR, Margulies DR (2000) Splenectomy for splenic metastases: a changing clinical spectrum. Am Surg 66: 837–840

Mauch P, Larson D, Osteen R, Silver B, Yeap B, Canellos G, Weinstein H, Rosenthal D, Pinkus G, Jochelson M et al. (1990) Prognostic factors for positive surgical staging in patients with Hodgkin's disease. J Clin Oncol 8: 257–265

Melliere D (1968) Variations des arteres hepatiques et du carrefour pencreatique. J Chir (Paris) 95: 5–42

Moorman DW Evans D, Wright DJ (1988) Segmental splenectomy using the ultrasonic surgical aspirator Am J Surg 155: 266–267

Morgenstern L, Rosenberg J, Geller SA (1985) Tumors of the spleen. World J Surg 9: 468–476

Park AE, Birgisson G, Mastrangelo MJ, Marcaccio MJ, Witzke DB (2000) Laparoscopic splenectomy: outcomes and lessons learned from over 200 cases. Surgery 128: 660–667

Pendlebury SC, Koutts J, Boyages J (1994) Hodgkin's disease: clinical and radiological prognostic factors in a laparotomy series. Australas Radiol 38: 123–126

Rudowski W (1985) Accessory spleens: clinical significance with particular reference to the recurrence of idiopathic thrombocytic purpura. World J Surg 9: 422–430

Schellong G, Waubke-Landwehr AK, Langermann HJ, Riem HJ, Braemswig J, Ritter J (1986) Prediction of splenic involvement in children with Hodgkin's disease. Cancer 57: 2049–2056

Silecchia G, Fantini A, Raparelli L, De Leo A, Vitolo D, Monarca B, Bezzi M, Rosato P, Basso N (1999) Management of abdominal lymphoproliferative diseases in the era of laparoscopy. Am J Surg 177: 325–330

Taylor MA, Kaplan HS, Nelsen TS (1985) Staging laparotomy with splenectomy for Hodgkin disease: the Standfort experience. World J Surg 9: 449–460

Waghorn DJ (2001) Overwhelming infection in asplenic patients: current best practise preventive measures are not being followed. J Clin Pathol 54: 214–218

Weihrauch MR, Re D, Bischoff S et al. (2002) Whole-body positron emission tomography using 18F-fluorodeoxyglucose for initial staging of patients with Hodgkin's disease. Ann Hematol 81: 20–25

Wilke C, Peiper HJ, Duehmke D, Fischer U, Gregl A, Zinn H, Nagel G (1987) Staging beim Hodgkin Lymphom. Lymphologie XI: 63–80

Nebennieren

14

H. DRALLE

Vorbemerkungen

Wie alle endokrinen Erkrankungen verlaufen auch die der Nebenniere anfangs larviert und häufig uncharakteristisch. Ihre Erkennung hängt sehr von der Einleitung gezielter Diagnoseschritte bei Symptomen, die insgesamt häufig sind, ab. Für Erkrankungen der Nebenniere gilt dies besonders für die Hypertonie. Untersuchungen der Serumelektrolyte, ggf. nachfolgend des Serumaldosteronspiegels einerseits und der Katecholaminausscheidung andererseits, lassen die beiden häufigsten hormonaktiven Störungen der Nebenniere, das Conn-Syndrom und das Phäochromozytom rasch vermuten oder diagnostizieren. Zunehmende Beachtung dieser Möglichkeit hat in den letzten Jahren zu einer häufigeren Diagnose dieser Erkrankungen geführt.

Die meisten Erkrankungen mit pathologisch gesteigerter Nebennierenhormonproduktion erfordern eine chirurgische Behandlung. Diese kann jedoch nur bei tumorbedingten Störungen als „kausal" angesehen werden, bei der sekundären bilateralen Hyperplasie trifft sie lediglich das Erfolgsorgan eines gestörten Regelkreises (z. B. beidseitige Nebennierenrindenhyperplasie beim Cushing-Syndrom). Sie ist dabei jedoch eine effektive und manchmal notwendige Therapiemaßnahme.

Bei Tumoren der Nebenniere ist die Differenzierung zwischen Benignität und Malignität sowohl klinisch-makroskopisch wie z. T. auch histologisch bisweilen schwierig. Gelegentlich ist erst durch den weiteren Verlauf nach Tumorentfernung die Dignität zu klären (z. B. beim Phäochromozytom).

Diagnose und Differenzierung der Erkrankungsform (Hyperplasie – Adenom; familiär – sporadisch) liegen weitgehend im endokrinologisch-internistischen Bereich, sie haben jedoch für das spezielle operative Vorgehen wesentliche Bedeutung. Besonders wichtig ist die Unterscheidung zwischen Erkrankungsdiagnose und Lokalisationsdiagnose.

Beide gelingen heute mit zunehmender Sicherheit, die Erkrankungsdiagnose durch fortlaufende Verfeinerung der biochemischen und radioimmunologischen Hormonnachweis- und Funktionsmethoden, die Lokalisationsdiagnostik durch Verbesserung und Weiterentwicklung der bildgebenden Verfahren (Sonographie, Computertomographie, Kernspintomographie) bzw. durch eine Kombination der beiden diagnostischen Bereiche (Szintigraphie, selektive Hormonbestimmung im lokal-venösen Blut).

Die Risiken der Nebennierenchirurgie haben in den letzten Jahrzehnten deutlich abgenommen, neben der verbesserten Diagnostik waren hierfür entscheidend die adäquate, spezifische Operationsvorbereitung und die genaue intra- und postoperative Substitutionsbehandlung sowie die notwendige Abstimmung internistisch-endokrinologischer, anästhesiologischer und chirurgischer Aufgaben.

Im vorliegenden Kapitel wird deshalb besonders auf diese wichtigen Vorbereitungs- und Substitutionsfragen sowie auf allgemeine operative Verfahrensweisen eingegangen, weniger auf Einzelheiten der Diagnose und Differentialdiagnose.

Anmerkungen

In der Nebennierenchirurgie hat in den letzten Jahren ein erheblicher Wandel bezüglich des Zugangsweges stattgefunden. Auch in den Jahren zuvor hatte es unterschiedliche Zugangswege gegeben. Je nachdem, ob eine unilaterale, bilaterale oder maligne Tumorläsion vorlag, wurden transabdominale, retroperitoneale oder sogar thorakoabdominale Zugangswege bevorzugt. Nach Etablierung und Standardisierung der Laparoendoskopie hat dieses Verfahren in den letzten Jahren Eingang in die

Nebennierenchirurgie gefunden und ist bei benignen Tumoren <6 cm, unilateral oder bilateral zum Standardverfahren geworden. Bei größeren Tumoren, vor allem aber bei Malignitätsverdacht gilt jedoch das offene Vorgehen weiterhin als Vorgehen der Wahl. Ebenso wie in der Gallenblasenchirurgie konnten durch die minimalinvasiven Verfahren für die meisten Indikationen eine deutliche Reduktion der Zugangsbelastung dieses Eingriffes erzielt werden.

14.1
Diagnostik und Indikation

14.1.1
Diagnostik

14.1.1.1
Erkrankungsdiagnostik

Entscheidend für die Erkennung der insgesamt seltenen hormonaktiven Nebennierenstörungen ist *die Verdachtsdiagnose aufgrund der klinischen Erscheinungen*. Nichterkennen oder Fehlbeurteilungen treten nur selten durch Mängel in der spezifischen biochemischen Diagnostik auf, sondern sind meist auf ein „Nicht-daran-Denken" zurückzuführen. Dies gilt v.a. für Frühstadien der Erkrankung, die gelegentlich ein oder mehrere Jahre dauern können. Hierbei dominieren meist „vegetative" Störungen wie Müdigkeit, Kopfschmerzen, psychische Veränderungen (z. B. beim Cushing-Syndrom), Schweißausbrüche, Nervosität, Platzangst (z. B. beim Phäochromozytom) oder Müdigkeit und Herzbeschwerden (z. B. beim Conn-Syndrom). Speziell die anfallsartigen, vegetativ charakterisierten Symptome eines Phäochromozytoms mit Intervallen ohne pathologischen Befund werden häufig lange Zeit verkannt. Chirurgisch besonders bedeutsam ist, dass ein oder der erste Anfall anlässlich einer beliebigen Operation(v.a. einer Gallenwegoperation wegen des Drucks des „Gallenbänkchens" auf die Nebennierengegend) auftreten und im Extremfall unter akutem Linksherzversagen letal enden kann; auch hier ist das Denken an diese Möglichkeit mit der Konsequenz einer massiven α-Rezeptoren-Blockade entscheidend.

Die biochemischen und radioimmunologischen Untersuchungsverfahren erlauben heute mit großer Sicherheit die entsprechende Diagnosestellung, zusätzliche Funktionsuntersuchungen (z.B. Dexamethason-Test) lassen weiterhin in den meisten Fällen eine Unterscheidung zwischen regulativ abhängigen Formen (z.B. beidseitige Nebennierenrindenhyperplasie bei hypophysär bedingtem M. Cushing oder ektopem Cushing-Syndrom) gegenüber autonomen, meist tumorbedingten Formen zu (adrenales Cushing-Syndrom). Bei den endokrin nicht aktiven Tumoren der Nebenniere, die häufig Zufallsbefunde darstellen (sog. Inzidentalome), ist präoperativ ebenfalls eine exakte endokrinologische Diagnostik erforderlich, um insbesondere ein Phäochromozytom auszuschließen, das stets einer speziellen präoperativen medikamentösen Vorbehandlung bedarf (α-Rezeptoren-Blockade).

14.1.1.2
Lokalisationsdiagnostik

In aller Regel gelingt diese heute mit nichtinvasiven bildgebenden Verfahren, die in der Reihenfolge Sonographie, CT oder MRT und ggf. Nebennierenrinden- bzw. Nebennierenmarkszintigraphie durchgeführt werden. Dabei können neben der Topographie meist auch morphologische Befunde wie Tumorgröße, Lagebeziehung zu anderen Organen, extraadrenale oder bilaterale Veränderungen erhoben werden. Häufig wird heute eine sonographische oder CT- bzw. MRT-Untersuchung bereits bei klinischen Verdachtsmomenten auf eine Nebennierenerkrankung oder während der Erkrankungsdiagnostik vorgenommen. Stets muss dabei aber bedacht werden, dass die *Erkrankungsdiagnose* die entscheidende Grundlage darstellt und die *Lokalisationsdiagnose* eine Ergänzung darstellt, die allerdings für die Operationsplanung unerlässlich ist. So darf insbesondere ein negativer Befund bei orientierender Untersuchung mit bildgebenden Verfahren nicht zur Unterlassung einer genauen endokrinologischen Erkrankungsdiagnostik führen, wenn klinische Verdachtsmomente vorliegen. Zur Erkrankungsdiagnostik gehört v.a. beim Cushing-Syndrom auch die Differenzierung der vorliegenden Störung in adrenale und extraadrenale Ursachen.

Invasive diagnostische Verfahren wie eine selektive Angiographie, besonders eine selektive Venenblutentnahme oder eine sonographisch geführte Zytopunktion sind heute selten indiziert. Sie dürfen ggf. erst nach endokrinologischem Ausschluss eines Phäochromozytoms bzw. bei Verdacht hierauf erst nach ausreichender α-Rezeptor-Blockade vorgenommen werden.

14.1.2
Indikation

14.1.2.1
Cushing-Syndrom

Jedes Cushing-Syndrom ist behandlungsbedürftig, in den meisten Fällen durch einen operativen Eingriff an der Hypophyse oder an der Nebenniere. Entscheidend hierfür ist die differentialdiagnostische Festlegung auf eine der drei Hauptformen des Hyperkortisolismus (Quabbe et. al. 1993; Oelkers et al. 1997). Bei der zentralen, hypophysären Form (a) (sog. M. Cushing, ca. 65–70%) und beim ektopen ACTH-Syndrom (b) (ca. 5–10%) mit jeweils beidseitiger Nebennierenrindenhyperplasie ist zunächst eine operative Entfernung des Hypophysentumors bzw. des extrahypophysären ACTH-produzierenden Tumors (z.B. Thymom, Pankreasinselzelltumor, kleinzelliges Bronchialkarzinom, medulläres Schilddrüsenkarzinom) anzustreben, eine beidseitige Adrenalektomie kommt ggf. in zweiter Linie in Betracht (s. unten). Bei allen primär adrenalen Ursachen (c) (einseitiges Adenom oder Karzinom, beidseitige primäre noduläre Hyperplasie) ist die Adrenalektomie (ein- bzw. beidseitig) das Verfahren der Wahl.

Eine unilaterale Adrenalektomie ist indiziert beim unilateralen kortisolproduzierenden Nebennierenrindenadenom bzw. -karzinom. Bei der primären Nebennierenrindenhyperplasie und bei einem fortbestehenden Hyperkortisolismus nach Behandlung eines hypophysären M. Cushing oder bei nicht möglicher (kurativer) Entfernung eines ektopen ACTH-produzierenden Tumors ist eine bilaterale Adrenalektomie als Therapie des Erfolgsorgans weiterhin angezeigt. Die Indikation zu dieser Operation ist besonders sorgfältig abzuwägen, da die bilaterale Adrenalektomie zwar eine schnelle und sichere Behandlungsmethode des Hyperkortisolismus darstellt, andererseits aber mit der Notwendigkeit einer lebenslangen medikamentösen Substitution der von der Nebennierenrinde produzierten Hormone verbunden ist und darüber hinaus das Risiko der Entwicklung eines Hypophysentumors (Nelson-Tumor) in 10 bis 20% der Fälle (Watson et al. 1986) in sich birgt. Derartige Tumoren können mit einer Latenz von mehreren Jahren nach der bilateralen Adrenalektomie auftreten und sollten daher v.a. bei der Indikationsstellung zur bilateralen Adrenalektomie bei jungen Patienten bedacht werden.

Eine *medikamentöse Behandlung* des Cushing-Syndroms mit o,p'-DDD (Mitotan; Wirkungsweise: Zytolyse der Zona fasciculata und Zona reticularis) oder Aminoglutethimid und Metyrapon (Wirkungsweise: Hemmung der Kortisolsynthese) kommt v.a. bei metastasierenden Formen adrenaler bzw. extraadrenaler Karzinome mit Cushing-Syndrom sowie zur kurzfristigen Operationsvorbereitung bei besonders hoher präoperativer Kortisolproduktion und stoffwechselbedingt schlechtem Allgemeinzustand in Betracht. Die Dosierung muss jeweils individuell unter genauer endokrinologischer Kontrolle erfolgen.

14.1.1.2
Conn-Syndrom – primärer Aldosteronismus

Für die Operationsindikation entscheidend ist die Differenzierung der Ursachen des Conn-Syndroms: Nur der durch ein unilaterales Adenom (meist relativ klein, ca. 1,5–2 cm Durchmesser) oder – selten – ein Karzinom verursachte Hyperaldosteronismus kann und soll operativ durch Adrenalektomie behandelt werden. Der mit bilateraler „idiopathischer" Hyperplasie einhergehende Hyperaldosteronismus ist dagegen nur medikamentös (antihypertensiv und mit Aldosteronantagonisten) zu behandeln (Grant et al. 1984; Stimpel et al. 1986). Nur im Ausnahmefall, z. B. bei asymmetrischer, einseitig dominanter bilateraler nodulärer Hyperplasie, gesichert durch venöse Aldosteron-Stufen-Katheterisierung, kann auch bei bilateralem Befall eine operative Behandlung (z. B. unilateral-total und kontralateral-subtotale Adrenalektomie) indiziert sein.

Karzinome der Nebennierenrinde produzieren häufig verschiedene Nebennierenrindenhormone (sog. Mischtumoren, s. unten) mit entsprechender kombinierter Symptomatik, sie sind bei Diagnosestellung häufig bereits weit fortgeschritten. Eine Operationsindikation ist jedoch meist gegeben.

14.1.2.3
Syndrome mit vermehrter Androgenproduktion bzw. mit Feminisierung/adrenogenitalem Syndrom

Auch hier ist eine Differenzierung entscheidend: Beim angeborenen adrenogenitalen Syndrom (AGS), bei dem eine Synthesestörung des Kortisols vorliegt, kommt nur eine Dauerbehandlung mit Glukokortikoiden in Betracht, bei der durch einen Nebennierenrindentumor verursachten Form eine Operation. Allerdings handelt es sich bei Letzterer meist um endokrin aktive Nebennierenrindenkarzinome, die mehrere Hormone produzieren und eine entsprechende Kombinationssymptomatik bedingen (z. B. Hirsuitismus, Akne, Amenorrhö und Cushing-Zeichen).

14.1.2.4
Phäochromozytom

Bei Vorliegen eines Phäochromozytoms ist die Operationsindikation generell gegeben. Dabei ist die Charakteristik dieser Tumoren zu bedenken: Sie kommen in etwa je 10% der Fälle bilateral, maligne, extraadrenal, multipel, familiär sowie bei Kindern vor. Sporadische, nichtfamiliäre Formen sind meist unilateral, familiäre häufig bilateral und ebenfalls häufig mit anderen Tumoren des Neuroektoderms synchron oder metachron kombiniert. Bei der multiplen endokrinen Neoplasie Typ II (MEN II) findet sich die Assoziation eines medullären (meist ebenfalls bilateralen) Schilddrüsenkarzinoms mit einem häufig bilateralen (synchronen oder metachronen) Phäochromozytom.

> Bei allen bilateralen Phäochromozytomen ist daher in jedem Fall präoperativ und langfristig postoperativ eine Kalzitoninuntersuchung durchzuführen, um ggf. ein medulläres Schilddrüsenkarzinom zu erkennen, das für die Prognose der MEN-Erkrankung entscheidend ist. Umgekehrt ist bei jedem hereditären medullären Schilddrüsenkarzinom in der Nachbeobachtung auf die gleichzeitige oder spätere Entwicklung eines Phäochromozytoms zu achten.

Nota bene: Entscheidend und obligat ist bei jeder Operation eines Phäochromozytoms eine ausreichend lange Operationsvorbereitung mit α-Rezeptoren-Blockern; sie verfolgt die Ziele der Normalisierung des Blutdrucks, der Verhütung intraoperativer Blutdruckkrisen und der Wiederauffüllung des unter der erhöhten Katecholaminwirkung reduzierten Blutvolumens, also der Normalisierung der gesamten Hämodynamik (Grosse et al. 1988, 1990). Durch eine exakte Beachtung dieser Vorgehensweise konnte das Risiko der Operation wesentlich gesenkt werden.

> Die Operationsindikation bei allen aufgeführten hormonell aktiven Nebennierenerkrankungen ist absolut, da die Erkrankungen unbehandelt generell schwer, in den meisten Fällen letal verlaufen.

Bei Inoperabilität ist unter prognostischen Aspekten (Nachweis von Metastasen) im Allgemeinen trotzdem die Resektion des Primärtumors und – wenn möglich – auch der Metastasen indiziert, da hierdurch ein günstiger Effekt auf das klinische Erkrankungsbild und eine bessere therapeutische Beeinflussbarkeit der hormonellen Restaktivität zu erzielen ist.

14.1.2.5
Hormoninaktive Nebennierentumoren

Bei zufällig im Rahmen einer Sonographie oder CT-Untersuchung festgestellten Tumoren der Nebenniere (Inzidentalomen) muss zunächst eine genaue endokrinologische Diagnostik erfolgen, um besonders ein Phäochromozytom auszuschließen (s. oben). Bei danach hormonell inaktiven Tumoren hängt die Operationsindikation wohl hauptsächlich von Größe und Beschaffenheit des Tumors ab: Bei Zysten (bzw. Pseudozysten) generell und bei soliden Tumoren <3 cm Durchmesser ist offensichtlich das Malignitätsrisiko gering, auf eine Operation kann also verzichtet werden, nicht aber auf regelmäßige Kontrolluntersuchungen. Bei größeren, vor allem während Verlaufsuntersuchungen an Größe zunehmenden soliden Veränderungen ist wegen erhöhter Gefahr des Vorliegens eines Malignoms die Operationsindikation stets gegeben (Reincke u. Niess 2000).

Die Nebennieren können weiterhin Metastasen von verschiedenen Primärtumoren (besonders Bronchialkarzinom, Mammakarzinom, Melanom) enthalten, diese treten meist bilateral in etwa gleicher Größe auf; sie stellen in der Regel keine Solitärmetastasierung dar, bleiben häufig asymptomatisch, sind wohl nicht entscheidend für die Prognose und stellen aus diesen Gründen zumindest keine generelle Operationsindikation dar.

14.2
Operative Therapie allgemein

Eine Übersicht chirurgisch wichtiger Erkrankungen und Störungen der Nebenniere findet sich in Tabelle 14.1.

14.2.1
Ein- und beidseitige Adrenalektomie

Bei *unilateralen Nebennierenadenomen* (Rinde oder Mark) ist unabhängig von der Art der Erkrankung eine einseitige subtotale oder totale Adrenalektomie das gegebene Verfahren. Nur bei *bilateralen Nebennierenerkrankungen* bzw. *Funktionsstörungen*, die durch Operation an den Nebennieren zu behandeln sind, also v.a. bei einem Cushing-Syndrom auf dem Boden der selten primären beidseitigen nodulären Hyperplasie oder bei anders unzureichender Behandlung eines zentralen oder ektopen ACTH-bedingten Hyperkortizismus (s. Tabelle 14.1) ist in aller Regel die beidseitige Adrenalektomie das Verfahren der Wahl (ggf. andersartiges Vorgehen, s. unten).

Bei einem *familiären* bzw. *MEN-II-Phäochromozytom* kann auch bei prä- und intraoperativem Nachweis einer nur unilateralen Tumorbildung wegen der hohen Wahrscheinlichkeit eines synchronen oder metachronen beidseitigen Auftretens (in 50 bis 80%) und der Schwierigkeit, kleine Tumoren nachzuweisen, eine beidseitige Adrenalektomie überlegt werden. U. E. ist es jedoch günstiger, in dieser Situation zunächst nur auf der Seite des Erkrankungsnachweises zu adrenalektomieren und den weiteren Verlauf unter genauer Beobachtung abzuwarten. Bei manchen Patienten kann so die beidseitige Adrenalektomie vermieden werden, bei anderen kann zumindest die Notwendigkeit der NNR-Substitutionstherapie für eine gewisse Zeit, häufig für mehrere Jahre hinausgeschoben werden (Dralle et al. 1988, 1992).

Auch eine unilateral-totale und kontralateral-subtotale Adrenalektomie zum Erhalt kortisolproduzierenden Nebennierengewebes kann bei einem beidseitigen Phäochromozytom bzw. bei der familiären Form sinnvoll sein. Dagegen könnte die – allerdings geringe – Gefahr einer vorliegenden Malignität sprechen; weiter ist zu bedenken, dass, abhängig von der Menge des Restgewebes, ggf. keine ausreichende Funktionsreserve für Stress-Situationen besteht. Eine partielle Nebennierenentfernung kann ggf. bei zufällig entdeckten zystischen Bereichen oder kleinen Inzidentalomen überlegt werden.

Bei *Karzinomen* oder *malignitätsverdächtigen Befunden* soll die Adrenalektomie (hier stets offen – abdominell durchgeführt, s. unten) lokal möglichst radikal, d. h. unter Mitnahme des periadrenalen und perirenalen Fettgewebes und einer Lymphadenektomie zumindest ipsilateral an V. cava und Aorta erfolgen.

14.2.2
Ein- oder zweizeitiges Vorgehen

Bei stark fortgeschrittenem Cushing-Syndrom auf dem Boden einer beidseitigen primären oder sekundären Nebennierenrindenhyperplasie mit erheblicher Adipositas und hoher Operationsgefährdung wurde z. T. ein zweizeitiges Vorgehen empfohlen. Da jedoch die einseitige Adrenalektomie keine wesentliche Verbesserung des Zustands bringt

Tabelle 14.1. Chirurgisch wichtige Erkrankungen und Störungen der Nebenniere

Art der Erkrankung	Wichtige klinische Zeichen	Biochemische Diagnose (nur Prinzip)	Folge für die kontralaterale Nebennierenrinde	Spezifische Vorbehandlung	Operationsmethode der Wahl	Spezifische Nachbehandlung
Nebennierenrinde *Hyperkortisolismus*						
Diffuse beidseitige NNR-Hyperplasie (gestörter hypothalamisch-hypophysärer Regelkreis (M. Cushing) (Hypophysentumor) (ca. 70%)	Typisches Cushing-Bild, Hypertonus, Diabetes, Amenorrhö, Osteoporose, Striae, psychische Veränderungen etc.	Kortisolüberproduktion auch nachts (aufgehobener Tag-Nacht-Rhythmus), Dexamethasonhemmtest: ACTH → normal/erhöht	Beidseitige Hyperplasie	Bei schweren Formen evtl. Vorbehandlung zur Kortisolreduktion mit o,p'-DDD	Bilaterale Adrenalektomie bei nicht erfolgreicher Therapie eines Hypophysentumors	Lebenslange NNR-Hormonsubstitution
Unilaterales NNR-Adenom oder Karzinom, primäre noduläre bilaterale NNR-Hyperplasie (ca. 15–25%) (Cushing-Syndrom)		Autonom; Dexamethasonhemmtest: ACTH → erniedrigt	Supprimiert	Bei schweren Formen evtl. Vorbehandlung zur Kortisolreduktion mit o,p'-DDD	Uni- oder bilaterale Adrenalektomie	Zumindest vorübergehende (nach unilateraler) oder lebenslange (nach bilateraler Adrenalektomie) NNR-Hormonsubstitution, evtl. Chemotherapie beim NNR-Karzinom
Ektopes ACTH-Syndrom (extrahypothalamisch-hypophysäre und extraadrenale ACTH-Produktion, z. B. in Bronchus- oder endokrinen Pankreaskarzinomen) (Cushing-Syndrom)		Kortisolüberproduktion, Dexamethasonhemmtest: ACTH → deutlich erhöht	Beidseitige Hyperplasie	Bei schweren Formen evtl. Vorbehandlung zur Kortisolreduktion mit o,p'-DDD	Entfernung des Primärtumors (wenn möglich), bilaterale Adrenalektomie bei nicht möglicher oder nicht kurativer Primärtumorentfernung	NNR-Hormonsubstitution nach bilateraler Adrenalektomie

Tabelle 14.1. Fortsetzung

Art der Erkrankung	Wichtige klinische Zeichen	Biochemische Diagnose (nur Prinzip)	Folge für die kontralaterale Nebennierenrinde	Spezifische Vorbehandlung	Operationsmethode der Wahl	Spezifische Nachbehandlung
Primärer Aldosteronismus (Conn-Syndrom)	Hypertonie, Polyurie, Muskelschwäche etc.	Erhöhter Serumaldosteronspiegel, vermehrte Aldosteronausscheidung im Urin, jedoch: Differentialdiagnose gegenüber sekundärem Hyperaldosteronismus); supprimierte Plasma-Renin-Aktivität, Elektrolyte: Hypokaliämie, Hypernatriämie (Hypervolämie)				
Unilaterales Adenom oder Karzinom			Evtl. Suppression der Glukokortikoidproduktion bei Mischformen (Karzinom)	Aldosteronantagonisten und Kaliumzufuhr	Unilaterale Adrenalektomie	Keine, evtl. Elektrolytausgleich
Bilaterale Hyperplasie					Nicht indiziert	
NNR-Tumoren mit vermehrter Androgenproduktion/Feminisierung	Virilisierung bzw. Feminisierung	Erhöhte Ausscheidung der 17-Ketosteroide	Evtl. Suppression der Glukokortikoidproduktion	Keine	Unilaterale Adrenalektomie	Vorübergehende NNR-Hormonsubstitution
Kongenitale bilaterale Hyperplasie (adrenogenitales Syndrom)	Bei Mädchen: Pseudohermaphroditismus femininus, Virilisierung. Bei Knaben: Makrogenitosomie, stets: Wachstumsveränderungen	Erhöhte Ausscheidung der 17-Ketosteroide, verminderte Kortisolspiegel	Beidseitig		Kontraindiziert	Dauerbehandlung mit Kortisolpräparaten

Tabelle 14.1. Fortsetzung

Art der Erkrankung	Wichtige klinische Zeichen	Biochemische Diagnose (nur Prinzip)	Folge für die kontralaterale Nebennierenrinde	Spezifische Vorbehandlung	Operationsmethode der Wahl	Spezifische Nachbehandlung
Hormoninaktive Nebennierentumoren (Adenome, Zysten, Pseudozysten, Myelolipome, Lipome, Fibrome, Myxome, Ganglioneurome, Metastasen, Sarkome)	Tumor (Verdrängungszeichen oder Zufallsbefund, Inzidentalom)		Keine	Keine	Unilaterale Adrenalektomie bei Tumoren >3 cm oder Wachstum, radikale Tumorentfernung bei Malignomen	Keine bei benignen Tumoren, evtl. externe Radiatio bei malignen Tumoren
Nebennierenmark Phäochromozytom (10% bilateral, familiär bzw. MEN II, maligne, extraadrenal)	Paroxysmale oder permanente Hypertonie mit mannigfaltiger Symptomatik, häufig „vegetative" Erscheinungen-	Erhöhte Katecholaminausscheidung im Urin	Nicht supprimiert	α-Rezeptoren-Blockade	Unilaterale Adrenalektomie bei unilateralen Tumoren, bilaterale (organerhaltende) Adrenalektomie bei bilateralen Tumoren, radikale Tumorexstirpation bei extraadrenalen Tumoren	Keine nach unilateraler und nach organerhaltender Adrenalektomie, lebenslange NNR-Hormonsubstitution nach bilateraler Adrenalektomie

und da heute in schweren Fällen eine Vorbehandlung mit o,p′-DDD möglich ist, erscheint prinzipiell ein einzeitiges Vorgehen (transperitoneal oder extraperitoneal) geeignet.

Ist dagegen die Differenzierung zwischen ein- und beidseitigem Befall nicht sicher, z. B. beim primären Hyperaldosteronismus, so kann ein zweizeitiges Vorgehen mit primärer Entfernung der stärker pathologischen Nebenniere und Abwarten des klinischen Verlaufs vor einer evtl. notwendigen kontralateralen Adrenalektomie in zweiter Sitzung richtig sein.

Notizen

14.3
Operationsvorbereitung

Voruntersuchungen	Allgemein	Schema II, s. Kap. 24
	Krankheitsbezogen	Sonographie, Computertomographie, Magnetresonanztomographie, Nebennierenszintigraphie, nur bei fehlender Lokalisation durch diese nichtinvasiven Methoden evtl. selektive Nebennierenvenenblutentnahme
	Speziell	Bei Cushing-Syndrom: Serumkortisolspiegel, Dexamethason-Hemmtest, freie Kortisolkonzentration im 24-h-Urin, ACTH im Serum, Blutzuckertagesprofil
		Bei Phäochromozytom: Katecholamine im 24-hUrin und im Serum
		Bei Conn-Syndrom: Aldosteron im Serum, Plasma-Renin-Aktivität, Elektrolyte
		Bei Nebennierentumoren mit vermehrter Androgenproduktion/Feminisierung: 17-Ketosteroide im 24-h-Urin. Dehydroepiandrosteron, Testosteron, Kortisol im Serum
Vorbehandlung		Bei Cushing-Syndrom: antibiotische Abschirmung, ggf. Insulin
		Bei exzessiv hohem Kortisolspiegel (negative Stickstoff- und Kalziumbilanz) ggf. o,p′-DDD
		Bei Phäochromozytom: α-Rezeptoren-Blockade in steigender Dosierung bis zur orthostatischen Hypotension (Phenoxybenzamin beginnend mit 20–40 mg/Tag, tägliche Steigerung um 10–20 mg, maximal 200–320 mg/Tag), bei anschließend noch vorhandener Ruhetachykardie oder Arrhythmie evtl. zusätzlich β-Rezeptoren-Blocker (z. B. Propranolol 15–45 mg/Tag)
		Bei Conn-Syndrom: Spironolacton (300–600 mg/Tag) und Kaliumsubstitution (50–200 mval/Tag) für 1–2 Wochen, Operation erst nach Normalisierung der Serumelektrolyte
Verschiedenes	Blutkonservenbereitstellung	0–5 (je nach Operationsausmaß, Verletzungsgefahr der V. cava inferior)
	Intraoperative Behandlung	Bei beidseitiger totaler Nebennierenentfernung und bei einseitiger Entfernung mit Suppression der kontralateralen Seite: Hydrokortison 15 mg/h (insgesamt 200–300 mg am Operationstag)
	Aufklärung	Genaue Besprechung der Operationsnotwendigkeit, des Operationsziels und der evtl. erforderlich werdenden postoperativen Substitutionstherapie. Besprechung der Zugangswege (transabdominell oder extraperitoneal, konventionell offen oder minimal invasiv); Hinweis auf mögliche Verletzungsgefahr der Milz bei linksseitiger Adrenalektomie mit ggf. erforderlicher Splenektomie

14.4
Spezielle intraoperative Gesichtspunkte

14.4.1
Zugangswege

Wie in der Gallenblasenchirurgie haben sich, wenngleich mit Verzögerung, *minimal-invasive Zugangswege* auch in der Nebennierenchirurgie heute zum bevorzugten Standvorgehen etabliert. Noch mehr als in der Gallenblasenchirurgie ist in der Nierennierenchirurgie die Relation von Zugangstrauma zu operiertem Organ derart, dass hier die Einführung minimal-invasiver Techniken einen wesentlichen Fortschritt vor allem für die postoperative Eingriffsbelastung darstellte.

Die Indikation zur minimal-invasiven Adrenalektomie ist bei allen benignen Nebennierentumoren <6 cm Durchmesser gegeben. Bei Malignitätsverdacht und Nebennierentumoren >6 cm Durchmesser sollte generell primär offen vorgegangen werden. Bei nachgewiesenem Malignom (Ausnahmen: intraadrenale Metastasen) ist unter kurativer Intention ein offenes Vorgehen obligat.

Minimal-invasiv können Eingriffe an den Nebennieren unter Berücksichtigung der veränderten Zugangstechnik in gleichem Ausmaß (partielle, subtotale, totale Adrenalektomie) ein- oder beidseitig wie in der offenen Chirurgie vorgenommen werden (Nies 2000; Brauckhoff et al. 2003); auch Reeingriffe nach abdomineller Voroperation sind auf retroperitoneoskopischen Wege (in Seiten- oder Bauchlage des Patienten) möglich (Walz et al. 1995). Das bei Ersteingriffen heute überwiegend bevorzugte Verfahren ist die transperitoneale anterior-laterale laparoskopische Adrenalektomie.

Angesichts der hohen Auflösung und sicheren Darstellung bildgebender Schichtbildverfahren ist eine intraoperative Freilegung der kontralateralen präoperativ unauffällig dargestellten Nebenniere nur in Sonderfällen erforderlich.

Mit der Etablierung laparoendoskopischer Verfahren sind offen retroperitoneale Adrenalektomien heute eine Rarität (z. B. Linksadrenalektomie bei Nebennierentumoren nach schwerer Pankreatitis). Offene Adrenalektomien bei malignitätsverdächtigen bzw. großen Nebennierentumoren werden heute daher nahezu ausschließlich transabdominell durchgeführt, selten aufgrund besonderer Tumorausdehnungen (suprahepatische Infiltration oder Tumorthrombose der V. cava inferior) auch thorakoabdominell.

14.4.2
Zur Operationstechnik

Die *Präparation der Nebennieren beim konventionell-offenen Vorgehen* wird stets, besonders aber bei extraperitonealem Zugang erleichtert, wenn das Organ primär nicht von der Nierenkapsel getrennt wird, durch Zug an der Niere kaudalwärts kann die mit ihr verbundene Nebenniere von kranial her mobilisiert werden. Ein Einreißen des Nebennierengewebes soll stets vermieden werden, womit auch jedes instrumentelle Anklemmen der Nebenniere entfällt. Baldmöglichst soll v.a. beim Phäochromozytom die meist solitär ausgebildete Zentralvene unterbunden und durchtrennt werden. Die Gefahr einer größeren Blutung ist rechts wegen der kurzstreckigen Vene und ihrer direkten Einmündung in die V. cava inferior stets größer (links Einmündung in die V. renalis).

Treten bei Vorliegen eines Phäochromozytoms während der Präparation Blutdruckkrisen auf – was bei ausreichender präoperativer α-Rezeptoren-Blockade nicht oder nicht in stärkerem Maße zu erwarten ist – muss die Manipulation jeweils so lange unterbleiben, bis der Blutdruck spontan oder medikamentös wieder einigermaßen normalisiert ist. Selbstverständlich unterbleibt jede unnötige Palpation. Der transperitoneale Zugang zur linken Nebenniere kann durch Eingehen kaudal des Pankreasschwanzes (Mayor 1984) erfolgen. Bei beiden Zugangsformen droht eine Verletzung der Milzkapsel, weshalb vor Verschluss der Bauchdecke nochmals eine genaue Revision erfolgen muss.

Die präparative Technik an der Nebenniere unterscheidet sich beim minimal-invasiven Vorgehen prinzipiell nicht von derjenigen beim offenen. Beim transperitonealen und retroperitoneoskopischen Vorgehen sind je nach Operationsverfahren unterschiedliche Lagerungstechniken möglich. Das Präparat soll grundsätzlich in einem Bergebeutel geborgen werden.

14.4.3
Intraoperative Medikation

14.4.3.1
Substitution von Glukokortikoiden

Da die Halbwertszeit von Kortisol einige Stunden beträgt, ist eine intraoperative Glukokortikoidsubstitution nicht absolut zwingend. Sicherheitshalber und wegen eines erhöhten Glukokortikoidbedarfs in Stress-Situationen wird jedoch routinemäßig die intraoperative Gabe von Hydrokortison (15 mg/h) empfohlen (insgesamt 200–300 mg am Operationstag), sofern eine beidseitige totale Adrenalektomie oder eine einseitige Adrenalektomie bei (möglicherweise) kontralateral supprimierter Nebenniere (Nebennierenrindenadenom beim Cushing-Syndrom, Nebennierenkarzinome mit hormonellen Mischformen) vorgenommen wird.

14.4.3.2
Blutdruckregulation bei Operation eines Phäochromozytoms

Eine ausreichende Vorbehandlung mit α-Rezeptoren-blockierenden Substanzen verhütet sowohl starke Blutdruckkrisen bei intraoperativer Ausschüttung von Katecholaminen aus dem Tumor als auch – über die Normalisierung des Blutvolumens – starke Hypotonien nach Abklemmen der Nebennierenvene. Sicherheitshalber sind trotzdem sowohl α- und β-Rezeptoren-blockierende Medikamente als auch Arterenol sofort verfügbar (am besten als Infusion) vorbereitet zu halten. Die Dosis ist stets individuell nach Blutdruckhöhe und Medikamentenwirkung zu bemessen. Hypotone Phasen sollen hauptsächlich oder zumindest gleichzeitig mit der Gabe von Arterenol mit Volumenzufuhr behandelt werden. Bei Arrhythmien sind Xylocain und evtl. Propanolol angezeigt.

14.4.4
Drainage

Bei transperitonealem und extraperitonealem Vorgehen erscheint eine Drainage für 24 bis 48 Stunden günstig.

14.5
Postoperative Behandlung

Routinebehandlung		Schema II, s. Kap. 25
		Antibiotika routinemäßig bei Cushing-Syndrom und bilateraler Adrenalektomie, sonst nicht indiziert
		Drain: ggf. kürzen Tag 1, ziehen Tag 2
		Fädenentfernung: bei Cushing-Syndrom Tag 12 (bis 14), sonst Tag 7
Kontrollen	Nach beidseitiger Adrenalektomie	Elektrolyte im Serum täglich
	Nach Phäochromozytom	Blutdruck, Venendruck, Urinvolumen am Operationstag und an Tag 1 stündlich, dann nach Verlauf
	Nach Conn-Syndrom	Elektrolyte, speziell Kalium im Serum 1- bis 2-mal täglich
		Nota bene: nach allen Operationen an der Nebenniere besonders exakte Kreislaufüberwachung
Spezielle Probleme		Glukokortikoidsubstitution nach beidseitiger Adrenalektomie und nach einseitiger Adrenalektomie bei (möglicherweise) kontralateral supprimierter Nebenniere. Intraoperativ: 15 mg Hydrokortison/h (100 mg); postoperativ: 100–200 mg Hydrokortison noch am Operationstag (Dauerinfusion), 200 mg Hydrokortison Tag 1 und 2, dann täglich Reduktion um 10–20 mg bis zur normalen Substitutionsdosis, der Zeitpunkt des Übergangs auf eine orale Medikation ist individuell vom Verlauf zu bestimmen. Bei beidseitiger Adrenalektomie zusätzliche Medikation mit Mineralokortikoid (0,1 mg Fludrocortison täglich) (Langzeiteinstellung s. Abschn. 14.6.1)
		Bei Störungen im postoperativen Verlauf (Infektion) sowie bei nichthypovolämisch bedingter Hypotonie: neuerliche Erhöhung der Dosis bis ca. 200–300 mg/Tag
		Nach einseitiger Adrenalektomie wegen Phäochromozytom: keine Substitutionsbehandlung erforderlich, Katecholaminbestimmung zur Erfolgs- und Langzeitkontrolle erstmals nach ca. 6 Wochen
		Nach Operation wegen Conn-Syndroms ist eine postoperative Substitutionsbehandlung in der Regel nicht erforderlich, ggf. weiterhin Kaliumsubstitution bzw. auch Spironolacton (200–400 mg täglich)
		Ggf. eindringlicher Hinweis auf die Notwendigkeit der Nebennierenrindenhormonsubstitution und der Dosiserhöhung bei Infekten etc.

14.6
Spezielle postoperative Probleme

14.6.1
Substitutionsbehandlung

Nach totaler beidseitiger Adrenalektomie ist eine Dauerbehandlung mit Gluko- und Mineralokortikoiden erforderlich, deren genaue Einstellung und Überwachung auch anhand von Kortisolserumbestimmungen etc. im internistisch-endokrinologischen Bereich liegt. Im Allgemeinen wird die postoperativ erhöhte Dosierung im Verlauf von etwa 4 Wochen auf die Basissubstitution von ca. 25–30 mg Kortison und 0,1 mg Fludrocortison/Tag reduziert. Die Kortisonmedikation wird meist in zwei Rationen eingenommen (morgens 15–20 mg, mittags bzw. abends 10 mg).

Nach einseitiger Adrenalektomie mit jedoch kontralateraler Nebennierenrindensuppression (möglicherweise oder sicher vorhanden) ist die frühe postoperative Substitution identisch, ob und inwieweit die Substitution später reduziert oder abgesetzt werden kann, müssen genaue Bestimmungen des Kortisolserumspiegels ergeben. Bei Suppression einer Nebennierenrinde, wie dies beim Cushing-Syndrom auf dem Boden eines einseitigen Adenoms stets vorliegen dürfte, ist mit einer normalen Aktivität der „gesunden" Nebennierenrinde kaum mehr oder erst nach 6–12 Monaten zu rechnen.

14.6.2
Kontrolle des Behandlungserfolgs

Diese geschieht sowohl klinisch wie auch biochemisch. Klinisch macht sich ein Rückgang des *Cushing-Syndroms* meist nach 3 bis 4 Wochen bemerkbar. Mit Ausnahme von Sekundärschädigungen wie Striae oder Frakturen sind alle durch den Hyperkortisolismus verursachten Veränderungen reversibel.

Nach Operation wegen eines *Conn-Syndroms* stellt sich in wenigen Tagen eine Besserung der Hypokaliämie und der Hypertonie ein, eine Normalisierung des Blutdrucks wird in den meisten Fällen sehr früh bzw. innerhalb weniger Wochen oder Monate erreicht.

Nach einer *Phäochromozytomoperation* tritt die Blutdrucknormalisierung sofort ein, sofern nicht bereits Gefäßveränderungen vorliegen. Wegen möglicher Rezidive ist insbesondere nach unilateraler Adrenalektomie bei allen endokrinen Störungen der Nebenniere eine regelmäßige Überwachung auch der biochemischen Parameter erforderlich. Beim Phäochromozytom ist ein MEN 2-Syndrom oder von-Hippel-Lindau-Syndrom genetisch abzuklären.

14.6.3
Störungen des Heilverlaufs

Speziell nach Operation wegen *Cushing-Syndroms* treten infolge des lange bestehenden Hyperkortisolismus mit seiner proliferationshemmenden Wirkung vermehrt Wundheilungsstörungen auf. Dies lässt im Allgemeinen eine systemische Antibiotikatherapie angeraten erscheinen, erfordert aber im übrigen kein Abweichen von den Regeln der allgemeinen Chirurgie. Bei primärer Heilung ist mit verzögertem Eintritt der Wundfestigkeit zu rechnen.

Literatur

Lehrbücher und Übersichtsarbeiten

Clark OH, Duh QY (1997) Textbook of endocrine surgery. Saunders, Philadelphia

Deutsche Gesellschaft für Chirurgie (2000) Leitlinien zur chirurgischen Therapie von Nebennierenerkrankungen. Grundlagen der Chirurgie – G 92. Beilage zu Mitteilungen der Dt. Ges. f. Chirurgie, 4

Doherty GM, Skögseid B (2001) Surgical endocrinology. Lippincott Williams & Wilkins, Philadelphia

Dralle H (1995) Standards in der Chirurgie der Nebennieren. In: Boeckl O, Waclawiczek HW (Hrsg) Standards in der Chirurgie. Zuckschwerdt, München, S 47–49

Dralle H (1998) Nebenniere. In: Lippert H (Hrsg) Praxis der Chirurgie. Thieme, Stuttgart New York, S 438–449

Dralle H, Brabant G, Rose U, Schneyer U, Nashan B, Gerstenkorn C, Kotzerke J (1996) Die Bedeutung bildgebender Verfahren für das operative Vorgehen bei Erkrankungen der Nebenniere. Acta Chir Austriaca 28: 292–295

Dralle H, Gimm O, Machens A (2000) Primärer Hyperaldosteronismus. In: Dralle H, Scheumann GFW, Kotzerke J, Brabant G (1992) Surgical Management of MEN 2. Rec Res Cancer Res 125: 167–195

Lehnert H, Dörr HG, Ziegler R (1993) Nebennierenmark. In: Ziegler R, Pickardt CR, Willig RP (Hrsg) Rationelle Diagnostik in der Endokrinologie. Thieme, Stuttgart New York, S 167–185

Mayor G (Hrsg) (1984) Die Chirurgie der Nebennieren. Springer, Berlin Heidelberg New York Tokyo, S 31–50

Nies C (2000) Nebennieren – Chirurgische Anatomie, konventionelle und minimalinvasive Zugänge zur Nebenniere. In: Rothmund M (Hrsg) Praxis der Viszeralchirurgie–Endokrine Chirurgie. Springer, Berlin Heidelberg New York Tokyo, S 349–361

Oelkers W, Allolio B, Dörr HG, Müller OA, Röher HD (1997) Nebennieren (Mark und Rinde). In: Deutsche Gesellschaft für Endokrinologie (Hrsg) Rationelle Therapie in der Endokrinologie. Thieme, Stuttgart New York, 1–34

Oelkers W, Dörr HG, Fehm HL, Müller OA (1993) Nebennierenrinde. In: Ziegler R, Pickardt CR, Willig RP (Hrsg) Rationelle Diagnostik in der Endokrinologie. Thieme, Stuttgart New York, S 137–166

Quabbe HJ, Fahlbusch R, von zur Mühlen A, Müller OA, Schulte HM, von Werder K, Willig RP (1997) Hypothalamus und Hypophyse

Quabbe HJ, Müller OA, Oelkers W, Willig RP (1993) Hypothalamus und Hypophyse. In: Ziegler R, Pickardt CR, Willig RP (Hrsg) Rationelle Diagnostik in der Endokrinologie. Thieme, Stuttgart New York, S 1–41

Reincke M, Nies C (2000) Nebennieren – Das Inzidentalom und seltene Tumoren. In: Rothmund M (Hrsg) Praxis der Viszeralchirurgie – Endokrine Chirurgie. Springer, Berlin Heidelberg New York Tokyo, S 423–428

Schmoll H J, Dralle H (1999) 41.49 Nebennierenrindenkarzinom. In: Schmoll H J, Possinger K (Hrsg) Kompendium Internistische Onkologie, Bd. 2, 3. Aufl., Springer, Berlin Heidelberg New York Tokyo, S 1230–1251

Schürmeyer T, Dralle H, von zur Mühlen A (1990) Diagnostik und Therapie des Phaeochromocytoms. In: B Allolio, HW Schulte (Hrsg) Moderne Diagnostik und therapeutische Strategien bei Nebennierenerkrankungen. Schattauer, Stuttgart, 63–73

Siewert J R, Harder F, Rothmund M (Hrsg) Praxis der Viszeralchirurgie: Endokrine Chirurgie. Springer, Berlin Heidelberg New York Tokyo, S 408–411

Würl P, Weigmann F, Bembenek A, Dralle H (2000) Sonographie endokriner Organe. In: Weisner HF, Birth M (Hrsg) Viszeralchirurgische Sonographie. Springer, Berlin Heidelberg New York Tokyo, S 266–299

Zitierte Literatur

Brauckhoff M, Nguyen-Thanh P, Bär A, Dralle H (2003) Subtotale bilaterale Adrenalektomie mit andrenokortikalem Funktionserhalt. Chirurg 74:646–651

Brauckhoff M, Nguyen-Thanh P, Gimm O, Bär A, Brauckhoff K, Dralle H (2003) Functional results after endoscopic subtotal cortical-sparing adrenalectomy. Surg Today 33:342–348

Bruining HA, Lamberts SWJ, Ong EGL, van Seyen AJ (1 984) Results of adrenalectomy with various surgical approaches in the treatment of different diseases of the adrenal glands. Surg Gynecol Obstet 158: 367–369

Dralle H, Ipta M, Henschel E, Schürmeyer Th, Gratz KF, Kemnitz J, von zur Mühlen A (1988) Operative Therapie des sporadischen und familiären Phaeochromocytoms. Acta Med Austriaca 15: 108–111

Dralle H, Schürmeyer Th, Kotzerke J, Kemnitz J, Grosse H, Mühlen A von zur (1989) Surgical aspects of familiar pheochromocytoma. Herrn Metab Res Suppl 21: 34–38

Dralle H, Schröder S, Gratz KF, Grote R, Padberg B, Hesch RD (1990) Sporadic unilateral adrenomedullary hyperplasia with hypertension cured by adrenalectomy. World J Surg 14: 308–316

Grant CS, Carpenter P, van Heerden J, Hamberger B (1984) Primary aldosteronism. Arch Surg 119: 585–590

Grosse H, Schröder S, Dralle H, Schober O, von zur Mühlen A (1988) Phaeochromocytom: Blutvolumen und Hämodynamik. Anästh Intensivth Notfallmed 23: 77–81

Grosse H, Schröder D, Schober O, Hansen B, Dralle H (1990) Die Bedeutung einer hochdosierten präoperativen Alpharezeptorenblockade für Blutvolumen und Hämodynamik beim Phäochromozytom. Anaesthesist 39: 313–318

Hiller WFA, Scheumann GFW, Dralle H (1993) Diagnostik und operative Behandlung des extraadrenalen Phaeochromocytoms. Chirurg 64: 36–42

Hiller WFA, Schürmeyer T, Gratz KF, Dralle H (1995) Chirurgische Therapie von Tumoren des sympathoadrenalen Systems. Chir Gastroenterol 11: 48–52

Modigliani E, Vasen HM, Raue F, Dralle H, Frilling A, Gheri RG, Brandi ML, Limbert E, Niederle B, Forgas L, Feingold N, Calmettes C (1995) Pheochromocytoma in multiple endocrine neoplasia type 2: European study of 300 cases. J Intern Med 238: 363–367

Proye C, Vix M, Jansson S, Tisell LE, Dralle H, Hiller W (1994) The pheochromocytoma – a benign, intra-adrenal, hypertensive, sporadic unilateral tumor. Does it exist? World J Surg 18: 467–472

Schürmeyer Th, Dralle H, Schuppert F, von zur Mühlen A (1988) Präoperative Diagnostik bei Verdacht auf Phaeochromocytom – retrospektive Beurteilung diagnostischer Kriterien. Acta Med Austriaca 15: 106–108

Schürmeyer Th, Engeroff B, von zur Mühlen A, Dralle H (1994) Symptomatik und Diagnostik bei Katecholamin-sezernierenden Tumoren. Ergebnisse bei 106 konsekutiven Patienten. Dtsch Med Wochenschr 119: 1721–1727

Stimpel M, Dralle H, Mühlen A von zur (1986) Therapie des primären Aldosteronismus. Dtsch Med Wochenschr 111 :1487–1488

Walz MK, Peitgen K, Krause U, Eigler FW (1995) Die dorsale retroperitoneoskopische Adrenalektomie – eine neue operative Technik. Zentralbl Chir 120: 53–58

Watson RGK, van Heerden JA, Northcutt RC, Grant CS, Ilstrup DM (1986) Results of adrenal surgery for Cushing's syndrome: 10 years' experience. World J Surg 10: 531–538

Dünndarm

15

E. NAGEL, R. ESER

Vorbemerkungen

Ileus und *M. Crohn* sind die chirurgisch bedeutsamen Erkrankungen des Dünndarms. Bei beiden ist der Zeitpunkt der Operationsindikation entscheidend und gelegentlich problematisch: beim Ileus die frühestmögliche Erkennung und Operation, beim M. Crohn die richtige Einschätzung der Phase vor Entwicklung schwerer Komplikationen und Beeinträchtigung.

Der Dünndarm ist zu großen Kompensations- und Adaptationsprozessen fähig, sie machen ausgedehnte Resektionen tolerabel. Doch darf dies niemals zu „großzügiger" Einstellung bezüglich der Resektion von Dünndarm führen. Ein Kurzdarmsyndrom stellt eine schwere Belastung und große Gefahr dar, dies wird auch gültig bleiben, wenn eine erfolgreiche Etablierung der Transplantation dieses lebenswichtigen Organs gelingt.

Beim Ileus kann sofortiges Handeln über Verlust von Dünndarm und dessen Ausmaß entscheiden: Durchblutungsstörungen durch Bridenileus oder eingeklemmten Bruch können bei unmittelbarer Operationsdurchführung reversibel, bei Verzögerung über wenige Stunden bereits irreversibel sein.

Beim M. Crohn ist eine sparsame Resektionsweise üblich geworden. Chirurgisch kann die Erkrankung nicht geheilt werden. Operative Maßnahmen müssen den Komplikationen vorbeugen oder sie beherrschen. Trotz Fortschritten in der diätetischen und medikamentösen Behandlung ist eine dauerhafte Kontrolle der Erkrankung auch internistischerseits häufig nicht gegeben. Die richtige zeitliche Abstimmung und Kombination von internistischer und chirurgischer, symptomatischer Therapie sind stets individuell zu suchen. Die Chirurgie muss die Mitte zwischen zu früh und sehr spät finden.

Mesenterialgefäßerkrankungen werden häufiger. Die Prognose des Gefäßverschlusses ist weiterhin sehr ungünstig. Eine rechtzeitige Wiederherstellung der Gefäßdurchgängigkeit gelingt selten. Der Darmverlust ist meist umfangreich, häufig zu groß.

Meckel-Divertikel und *Dünndarmtumoren* spielen zahlenmäßig eine geringe Rolle, ihre Diagnose ist dagegen oft schwierig. Der *Dünndarm* – selbst nicht zu ersetzen – hat große Bedeutung *als körpereigenes Ersatzorgan*. Die Roux-Y-förmig ausgeschaltete Jejunumschlinge oder ein Jejunuminterponat erlauben durch die Konstanz der peristaltischen Richtung refluxverhütende Ableitungen und Überbrückungen in der Ösophagus-, Magen-, Gallenweg- und Pankreaschirurgie. Durch Dopplungen oder andere plastische Verfahren können zusätzlich Reservoir- und Kontinenzfunktion erreicht werden (Magenpouch unterschiedlicher Technik, terminaler Ileumpouch nach Kock, präanaler Ileumpouch nach Parks u.a.), deren langfristige klinische Bedeutung weiterhin offen ist.

15.1
Diagnostik und Indikation

15.1.1
Diagnostik

Für Diagnose und Verlaufsbeurteilung einer Dünndarmerkrankung sind Anamnese, Klinik und röntgenologische Untersuchungen am wichtigsten. Darüber hinaus hat die Dünndarmendoskopie – abgesehen von der Duodenoskopie – in Form der Koloileoskopie mit der Möglichkeit zu bioptischen Untersuchungen gerade bei chronischen Dünndarmerkrankungen, also besonders beim M. Crohn, Bedeutung. Sonographisch können ggf. Wandverdickungen und v. a. entzündliche Konglomerattumoren bzw. Einschmelzungen aufgezeigt werden. Die Angiographie kann zur Differentialdiagnostik bei Verdacht auf Mesenterialinfarkt angebracht sein.

> **CAVE**
>
> Vor jeder oralen Bariumbreigabe bei Verdacht auf Dünndarmerkrankungen oder -funktionsstörungen sind anamnestisch-klinisch sowie durch Abdomenleeraufnahme im Stehen oder in Linksseitenlage eine hochgradige Stenosierung, ein Subileus und ein Ileus so gut wie möglich auszuschließen.

Zur Klärung der Diagnose kann in diesen Fällen ein Kontrasteinlauf beitragen (z. B. bei starker Stenosierung im terminalen Ileum infolge M. Crohn). Im Ileuszustand darf nur bei gezielter Fragestellung eine geringe Menge wasserlöslichen Kontrastmittels oral verabreicht werden, so z. B. wenn die Lokalisierung eines Hindernisses von therapeutischer Bedeutung ist.

Für eine exakte Röntgenuntersuchung des Dünndarms ist es wichtig, die Passage des Kontrastmittels durch den gesamten Dünndarm, speziell auch im Bereich des terminalen Ileums, zu verfolgen. Besonders günstig hierfür ist die Gabe des Kontrastmittels als Bolus in das Duodenum über eine im Duodenum liegende Magensonde (Sellink 1984). In den letzten Jahren wurde dieses Verfahren in Kombination mit dem Abdomen-CT weiterentwickelt und kommt vielfach zur Anwendung.

Durch die Entwicklung der Videokapselendoskopie sowie der Doppelballonendoskopie ist der Dünndarm nun auch für die endoskopische Diagnostik und bei letzterem Verfahren auch für die endoskopische Therapie auf seiner gesamten Länge zugänglich. Vorwiegende Indikationen für diese endoskopische Diagnostik sind v. a. eine entzündliche Dünndarmerkrankung oder eine im Dünndarm lokalisierte Blutungsquelle.

15.1.1.1
Ileus

Speziell beim Ileus und bei Verdacht auf Ileus dürfen die röntgenologischen Ileuszeichen bzw. deren Fehlen nicht isoliert gewertet werden. Die Gesamtbeurteilung muss stets aufgrund der Klinik und grundlegender Laborparameter (Leukozyten, Elektrolyte) unter Berücksichtigung des Röntgenergebnisses erfolgen. So kann bei Fehlen röntgenologischer Ileuszeichen, insbesondere von Spiegelbildungen, ein kompletter mechanischer Ileus, z. B. ein hoher Dünndarmileus mit Erbrechen der Flüssigkeitsmenge proximal des Hindernisses, vorliegen, andererseits sind Spiegelbildungen nicht immer mit dem klinischen Bild

„Ileus" gleichzusetzen. Weiter ist die Unterscheidung von Dünn- und Dickdarmspiegelbildungen nur in klassischer Ausprägung sicher, in den meisten Fällen wird diese Differenzierung auch von erfahrenen Röntgenologen als problematisch gewertet.

Auch die Abdomensonographie ist in der Ileusdiagnostik in der Hand des erfahrenen Untersuchers ein hilfreiches Instrument. Es lassen sich die flüssigkeitsgefüllten, dilatierten Darmschlingen gut darstellen. Durch das Fehlen einer Peristaltik oder durch den Nachweis einer Pendelperistaltik kann zwischen einem paralytischen und einem mechanischen Ileus unterschieden werden. Stenosen, Inkarzerationen, Invaginationen und Einblutungen in die Darmwand können mit hoher Wahrscheinlichkeit nachgewiesen werden.

■ **Ileusformen.** Die Gesamtbeurteilung eines Ileuszustands muss neben der Feststellung des Ileus auch die Pathogenese/Ileusform, die Frage des Verlaufs und die einer möglichen Reversibilität (Subileus, kompletter Ileus) sowie die Überlegung über die möglichen Ursachen und Lokalisation umfassen.

Bezüglich der Ileusform unterscheidet man den mechanischen Ileus vom reflektorisch/paralytischen/funktionellen Ileus, wobei es gerade bei länger bestehendem mechanischen Ileus zu einer Mischform kommen kann.

Beim *mechanischen* Ileus kann weiter unterschieden werden, ob ein alleiniger Verschluss oder Einengung des Darmlumens oder zusätzlich eine Störung der Darmdurchblutung vorliegt (Strangulationsileus). Ein Strangulationsileus findet sich meist bei einer Inkarzeration, einer Invagination oder bei einem Volvulus, manchmal auch bei einem Brideníleus. Während beim Dünndarmileus als häufigste Ursache Briden, Adhäsionen oder eine Inkarzeration vorliegen, findet sich beim Dickdarmileus meist eine Tumorstenose als Ursache.

Beim *paralytischen* Ileus liegt eine funktionelle Störung des Darms vor, am häufigsten bedingt durch eine Perforationsperitonitis, seltener durch metabolische Störungen oder reflektorisch (Nieren- oder Gallenkolik, Pankreatitis, volle Harnblase).

Bezüglich des Verlaufs bzw. der Reversibilität ist der akut einsetzende, komplette Ileus von chronischen, rezidivierenden Subileuszuständen abzugrenzen.

Anamnese und klinischer Befund sind ausschlaggebend für die Gesamtbeurteilung des Ileuszustandes, die Abdomenleeraufnahme im Stehen oder in Linksseitenlage kann bei der Differenzierung eines Ileus erste Anhaltspunkte geben: So bedeutet Luft in den Gallenwegen bei Ileus – Gallenwegvoroperationen ausgeschlossen – weitgehend sicher die Diagnose eines Gallensteinileus, dieser kann jedoch auch ohne Aerobilie vorliegen.

Bei nicht voll ausgebildetem Ileusbild kann zur weiteren Diagnostik eine Röntgenuntersuchung mit intestinaler Gabe eines wasserlöslichen Kontrastmittels sinnvoll sein. Bei Verdacht auf ein Passagehindernis im Dünndarm erfolgt dies oral, meist über eine Magensonde. Durch eine Röntgenkontrolle nach etwa 2 bis 4 Stunden kann die Passage des Kontrastmittels durch den Darm überprüft und ein etwaiger Passagestopp bzw. eine Passageverzögerung nachgewiesen werden. Bei Verdacht auf Passagehindernis im Dickdarm wird das wasserlösliche Kontrastmittel unter Durchleuchtung peranal appliziert, hierdurch lässt sich die Höhe (Lokalisation) der meist tumorbedingten Stenose und eine etwaige Restdurchgängigkeit der Stenose ermitteln.

Eindeutige Ileusformen, wie akut einsetzender mechanischer Ileus bei Einklemmung oder paralytischer Ileus bei Perforationsperitonitis, sind klinisch meist klar als solche erkennbar und werden hier nicht weiter besprochen. *Schwierigkeiten ergeben sich v. a. bei verschleppten und bei reflektorisch-paralytischen Formen:* Ein lange bestehender mechanischer Ileus kann beim Übergang in das paralytische Spätstadium seine charakteristische Schmerzhaftigkeit verlieren, ein reflektorischer Ileus bei nichtentzündlicher Grunderkrankung (Gallensteinkolik, Uretersteinkolik, retroperitoneales Hämatom, Wirbelfraktur etc.) kann in seltenen Fällen einen Grad erreichen, der an eine primäre intraperitoneale Erkrankung denken lässt, und noch schwieriger kann die Differenzierung eines paralytischen Ileus bei entzündlichen intra- oder extraabdominellen Erkrankungen, wie Pankreatitis, Adnexitis, Prostatitis, Pneumonie u. a. sein. Bei alten Menschen mit fortgeschrittener Zerebralsklerose und besonders in schlechten sozialen Verhältnissen kann ein Ileus auch durch eine sich chronisch bis zur Obstruktion steigernde Obstipation bedingt sein. Die überfüllte Harnblase als Ursache für einen reflektorischen Ileus ist besonders postoperativ, aber auch bei alten, v. a. männlichen Patienten, zu bedenken. Ebenfalls in dieser Altersgruppe ist ein akut einsetzender Ileus mit Schmerzen im rechten Unterbauch (Überdehnungsschmerz des Zäkums, evtl. sogar Perforation des Zäkums) bei stenosierendem Sigmakarzinom typisch, wobei die zunehmende Stenose klinisch lange Zeit kompensiert ist und erst ein kritischer Grad zum akuten Ereignis führt.

> **!** Eine charakteristische Ileusform beim Kind ist dagegen die Invagination, die in der Differentialdiagnose gegenüber einer Appendizitis durch wiederholtes, oft unstillbares Erbrechen zu Beginn der Erkrankung gekennzeichnet ist, Zeichen des Schocks und rektaler Blutabgang sind dabei Spätsymptome.

■ **Ileus bei Mesenterialgefäßverschluss.** Im Zusammenhang mit der Zunahme der Gefäßerkrankungen wird diese Ileusform häufiger. Die bislang sehr schlechte Prognose kann nur durch eine frühzeitige Therapie verbessert werden. Die rasche Stellung der Diagnose bzw. der Verdachtsdiagnose ist somit entscheidend. Dabei weist aber gerade diese Ileusform eine oft unklare Symptomatik auf, es fehlen die krampfartigen Schmerzen eines mechanischen Ileus und die ausgeprägte Abwehrspannung einer Perforation.

> **!** Die wichtigsten Hinweise auf einen Ileus bei Mesenterialgefäßverschluss sind ein schweres Krankheitsgefühl und ein häufig auch objektiv schlechter Zustand des Patienten bereits wenige Stunden nach einem plötzlichen Bauchschmerz.

Die *Ursache* der Mesenterialdurchblutungsstörung liegt meist im arteriellen Bereich (s. unten). Die Katheterangiographie der Mesenterialgefäße in DSA-Technik war über viele Jahre die einzige radiologische Diagnostik, mit der eine mesenteriale Ischämie sicher nachgewiesen bzw. ausgeschlossen werden konnte. Und auch heute noch ist sie wegen ihrer hohen Ortsauflösung und Darstellung der Hämodynamik (Transitzeit vom arteriellen zum venösen Schenkel) das einzige Verfahren, das die Diagnose der nichtokklusiven arteriellen Darmischämie (NOMI) ermöglicht. Gleichzeitig kann der platzierte Angiographiekatheter bei dieser Erkrankung auch zur Therapie benützt werden, indem über ihn vasodilatierende Substanzen lokal verabreicht werden.

In den letzten Jahren hat sich mit der technischen Weiterentwicklung moderner CT-Geräte in Form von Mehrzeilen-CT mit immer höherer Ortsauflösung und kürzeren Aufnahmezeiten das „Angio-CT" zur Notfalldiagnostik bei Verdacht auf eine mesenteriale Ischämie durchgesetzt. Hierzu ist nur noch eine i.v.-Kontrastmittelgabe über eine periphere Vene nötig, die zentralen und segmentalen Abschnitte des mesenterialen Gefäßsystems können hiermit sowohl auf der arteriellen als auch auf der venösen Seite sicher beurteilt werden. Diagnostische Schwierigkeiten bleiben noch bei subsegmentalen Thromboembolien oder Thrombosen. Ein weiterer Vorteil des Abdomen-CT in der

Notfalldiagnostik liegt darin, dass viele Differentialdiagnosen zur mesenterialen Ischämie gleichzeitig mit dieser Diagnostik nachgewiesen oder ausgeschlossen werden können (Düber et al. 2003).

Trotz aller moderner Diagnostikmöglichkeiten muss hier nochmals erwähnt werden, dass das „Daran-Denken" und das rasche Einleiten der notwendigen Untersuchungen durch den Chirurgen der entscheidende Schritt in der gesamten Diagnostik bleibt. Nur durch eine rasche Diagnosefindung und dementsprechende rasche Therapie kann die sehr schlechte Prognose dieser Erkrankung verbessert werden.

> **!** Ist eine entsprechende radiologische Diagnostik nicht umgehend möglich oder kann sie keine sichere Aussage treffen, so stellt allein der Verdacht auf eine akute Durchblutungsstörungen im Mesenterialbereich eine dringende Operationsindikation dar.

■ **Strangulationsileus.** Wie weit bei einem mechanischen Ileus die Gefäßversorgung mitbetroffen ist (Strangulationsileus), ist klinisch nicht zu erkennen, da im Gegensatz zum Mesenterialgefäßverschluss wesentlich kleinere Gefäße betroffen sind.

> **!** Bei jedem mechanischen Ileus muss mit der Möglichkeit einer schweren Durchblutungsstörung gerechnet werden.

Tachykardie, Leukozytose bei afebrilem Zustand und lokal-abdominelle Abwehrspannungen können Zeichen einer Strangulation sein, sie erfordern besonders rasches Vorgehen, ihr Fehlen schließt aber Durchblutungsstörungen keineswegs aus. Hilfreich kann hier, wenn rasch durchführbar, ein Abdomen-CT sein. Eine computertomographisch sichtbare lokale Darmwandverdickung in Verbindung mit einem Kalibersprung der Darmlumina ist als Zeichen eines Strangulationsileus zu werten.

15.1.1.2
M. Crohn

Das Vorgehen zur Bestätigung des klinischen Verdachts auf M. Crohn richtet sich nach der Lokalisation der Erkrankung:

Prozentuale Häufigkeit der primären Manifestation des M. Crohn im Gastrointestinaltrakt	
Ileitis	30%
Ileokolitis	50%
Kolitis	20%

Die primäre anorektale Manifestation oder Ausbildung der Erkrankung im oberen Gastrointestinaltrakt (Mund, Ösophagus, Magen, Duodenum) ist bekannt, aber selten.

Für die bildgebende Diagnostik des M. Crohn stehen mittlerweile mehrere Verfahren zur Verfügung: Über viele Jahre war die Röntgendünndarmpassage in Form der Doppelkontrastdarstellung nach Sellink das einzige bildgebende Verfahren, mit dem ein Befall des Dünndarms sicher nachgewiesen werden konnte. Vor ihrer Durchführung muss jedoch eine hochgradige Stenose mit Subileus-Ileus-Bildung ausgeschlossen sein (s. oben). Die ty-

Tabelle 15.1. Beziehung zwischen Lokalisation und Häufigkeit der wichtigsten Symptome beim M. Crohn (n=1915). (Mittelwerte nach Farmer et al. 1975; Mekhjian et al. 1979; Steinhardt et al. 1985; Goebell et al. 1987)

Symptome	Lokalisationen		
	Ileum [%]	Ileum und Kolon [%]	Kolon [%]
Koliken und/oder Leibschmerzen	77,6	80,3	68,5
Diarrhöe	80,6	87,4	87
Gewichtsverlust	28,4	33,7	41,6
Fieberschübe	17.9	27,6	45,3
Fisteln	26,6	79,6	55,4
Abdominelle Resistenzen	29,3	27,9	18,7
Blutungen	20,6	26,7	43,3
Extraintestinale Symptome	9,6	12,1	27,5

pischen Veränderungen wie langstreckige Stenosen, Wandstarre, Strikturen, Pflasterstein-relief sowie von Dünndarmsegmenten ausgehende Fisteln sind weitgehend pathognomonisch für den M. Crohn.

Neben der konventionellen Dünndarmpassage konnte sich in den letzten Jahren zunehmend die Magnetresonanztomographie (MRT) mit Enteroklysma etablieren. Sie hat bezüglich der Erkennung von pathologischen Dünndarmveränderungen beim M. Crohn eine der konventionellen Dünndarmpassage nach Sellink vergleichbare Sensitivität und Spezifität (Umschaden et al. 2000). Die Vorteile der MR-Untersuchung liegen in Möglichkeit der gleichzeitigen Detektion von extraluminalen Veränderungen (Abszesse, Fisteln), in der möglichen Beurteilung der Darmwanddicke und Kontrastmittelaufnahme als Zeichen der Entzündungsaktivität und in der fehlenden Strahlenbelastung.

Auch der transabdominelle Ultraschall hat einen wichtigen Platz in der Diagnostik des M. Crohn eingenommen. In der Hand des erfahrenen Untersuchers ist er ein sensitives Verfahren zum Nachweis entzündlicher Darmwandveränderungen, Abszessen, Fisteln und Stenosen (Bianchi Porro et al. 2002). Als nichtinvasives Verfahren und ohne Strahlenbelastung kann es beliebig oft auch zur Verlaufskontrolle eingesetzt werden. Die Nachteile liegen – wie bekannt – in der erheblichen Untersucherabhängigkeit des Verfahrens. Mit Hilfe des Doppler-Ultraschalls kann der Blutfluss in den Mesenterialarterien und der Darmwand gemessen werden. In mehreren Studien zeigte sich hier eine positive Korrelation zur Aktivität des M. Crohn (Heyne et al. 2002). Inwieweit diese Doppler-Untersuchung zur Fragestellung der Aktivität des M. Crohn Einzug in den klinischen Alltag nehmen wird, bleibt abzuwarten.

Neben der radiologischen Diagnostik kommt der Endoskopie weiterhin ein wichtiger Stellenwert zu. Zumindest bei der Erstdiagnostik sollte eine komplette Ileokoloskopie durchgeführt werden. Dabei kann die Erkennung sehr frischer Erkrankungsstadien gerade im Dünndarmbereich und damit die genaue Beurteilung der Erkrankungsausdehnung schwierig sein. Es sollten Biopsien aus verschiedenen Segmenten des Kolons und Ileums sowohl aus makroskopisch erkrankter als auch aus gesunder Schleimhaut entnommen werden. Hierdurch ist histopathologisch mit guter Spezifität und Sensitivität (bis 90%) die Diagnosestellung des M. Crohn möglich (Tanaka et al. 1999).

Die Kapselendoskopie könnte ein Verfahren darstellen, mit dem der gesamte Dünndarm endoskopisch auf Schleimhautveränderungen hin beurteilt werden kann. Klinische Studien zur Wertigkeit der Kapselendoskopie beim M. Crohn liegen jedoch noch nicht vor.

 CAVE Vor der Anwendung der Kapselendoskopie muss eine Stenose unbedingt ausgeschlossen werden.

Welche dieser verschiedenen Diagnoseverfahren angewendet wird, hängt überwiegend davon ab, ob es sich um die Ausdehnungsdiagnostik bei Erstauftreten der Erkrankung oder um eine notwendige Diagnostik bei Änderung/Verschlechterung der Symptomatik bei bereits bekannter Erkrankung handelt.

Bei der initialen Ausdehnungsdiagnostik ist eine Ileokoloskopie obligat. Die weitere Dünndarmdiagnostik sollte bei den oft jungen Patienten wegen der fehlenden Strahlenbelastung heutzutage möglichst mittels MRT erfolgen. Ebenso gehört eine Endoskopie des oberen Gastrointestinaltrakts zur initialen Ausdehnungsdiagnostik.

Auch vor einem elektiven chirurgischen Eingriff bei M. Crohn wird eine solche umfassendere Diagnostik zur Beurteilung der Erkrankungsausdehnung notwendig werden. Von besonderem chirurgischen Interesse ist hier die Suche nach typischen Komplikationen: besonders Fisteln zu anderen Organen (v. a. Dickdarm, daneben Harnblase, Ureter, Vagina).

In der Akutdiagnostik nimmt der transabdominelle Ultraschall zum Nachweis eines Abszesses, einer Stenose oder einer Fistel eine zentrale Rolle ein. Nur wenn hiermit keine ausreichende Beurteilung möglich ist, muss die Klärung durch ein eine MRT oder eine Abdomen-CT erfolgen.

> **CAVE**
>
> **Eine endoskopische Diagnostik ist im hoch akuten Stadium der Erkrankung wegen der erhöhten Perforationsgefahr eher kontraindiziert.**

Es werden drei Arten von Analfisteln beim M. Crohn differenziert. Gehäuft kommen beim M. Crohn typische Analabszesse und Analfisteln vor, ohne dass der Enddarm selbst klinisch an M. Crohn erkrankt ist. Bei Befall des Rektums liegen oft schwere trans- und suprasphinktäre Fistelbildungen vor. Weiter können Fisteln vom terminalen Ileum, gelegentlich auch vom Sigma ausgehend transpelvin in den Analbereich vordringen. Zur Diagnostik von perianalen Abszessen und Fisteln steht die MRT des Beckenbodens und der transrektale Ultraschall zur Verfügung.

Die erweiterte Diagnostik bei M.-Crohn-Patienten umfasst auch die Suche und Abklärung begleitender Systemerkrankungen.

ÜBERSICHT

Systemische Begleitkrankheiten beim M. Crohn
- Gelenke (nichtdeformierende Arthritis)
- Haut
  - Erythema nodosum
  - Pyoderma gangraenosum
- Auge
  - Uveitis
  - Episkleritis
- Autoimmunhämolytische Anämie
- Stomatitis aphthosa
- Lebererkrankungen
- Primär sklerosierende Cholangitis
- Arterielle, venöse Thrombosen
- Amyloidosen
- Peptische Ulzera

Es gibt keine M.-Crohn-spezifischen Veränderungen von Laborparametern. Für die klinische Routine ist die Bestimmung von Entzündungsparametern (z. B. C-reaktives Protein, Blutkörperchensenkungsgeschwindigkeit), Blutbild mit Leukozyten, Hämoglobin/Hämatokrit und Thrombozyten sinnvoll, sie können zur Beurteilung der Krankheitsaktivität beitragen, sind aber für den M. Crohn weder spezifisch noch bei allen Krankheitsschüben erhöht.

Die Bestimmung des *Calprotectin* (ein für neutrophile Granulozyten spezifischer Marker) im Stuhl kann zur Beurteilung der intestinalen Entzündungsaktivität bei M. Crohn mit beitragen (Tibble et al. 2000).

Die Untersuchung der Permeabilitätsveränderungen der Darmschleimhaut, die pathogenetisch von Bedeutung sind, hat sich in der Klinik als wenig relevant erwiesen bzw. scheint bei begrenzter Aussage aufgrund der Strahlenbelastung und der hohen Kosten nicht sinnvoll.

Bei etwa 20% aller Patienten mit M. Crohn liegt eine Mutation im *nod2*-Gen auf Chromosom 16 vor. Phänotypisch zeigen diese Patienten häufig eine Befall des terminalen Ileums mit stenosierendem Charakter (Hampe et al. 2002). Die genetische Untersuchung hat aber bisher für die klinische Routine weder diagnostische noch therapeutische Konsequenzen. Ebenso hat der serologische Nachweis von Antikörpern gegen Saccharomyces cerevisiae (ASCA), die bei Patienten mit M. Crohn häufig gefunden werden (Peeters et al. 2001) bisher keine klinische Relevanz.

Stuhlkulturen sollten bei der Primärdiagnostik und bei einem erneuten Schub angelegt werden, um eventuelle infektiöse Enteritiden, die das klinische Bild eines M.-Crohn-Schubs imitieren können, differentialdiagnostisch abzuklären.

Zur Einschätzung der Krankheitsaktivität und der Schwere eines Schubs sind verschiedene Aktivitätsindizes entwickelt worden. Der Crohn-disease-activity-Index nach Best (Best et al. 1976) beispielsweise stützt sich auf eine Reihe subjektiver Angaben von Arzt und Patient, worin die Schwierigkeit der objektiven Beurteilung des Erkrankungsstatus deutlich wird. Weitere Aktivitätsindizes sind der Van-Hees-Aktivitätsindex (van Hees et al. 1980), der Harvey-Bradshaw-Index, der Severity-Activity-Index sowie das Inflammatory-bowel-disease-Questionnaire. Die Fülle der verschiedenen Aktivitätsindizes spiegelt die Schwierigkeit der objektiven Beurteilung der Krankheitsaktivität wider. Tabelle 15.2 zeigt, welche Symptome und Parameter in verschiedene Indizes eingehen. Die Anwendung der Aktivitätsindizes ist vorwiegend in Studien sinnvoll, sie spielt in der täglichen Praxis nur eine untergeordnete Rolle.

Um Untergruppen in dem phänotypisch doch sehr heterogenen Krankheitsbild des M. Crohn besser definieren zu können, wurde die Vienna-Klassifikation entwickelt (Gasche et al. 2000, s. unten). Ob sich diese Einteilung für den klinischen Gebrauch eignen wird, bleibt abzuwarten.

M. Crohn: Vienna-Klassifikation	
Alter bei Diagnose	1: <40 Jahre, 2: >40 Jahre
Lokalisation	1: terminales Ileum, 2: Kolon, 3: Ileokolon, 4: oberer Gastrointestinaltrakt
Verlaufsform	1: nicht stenosierend, nicht penetrierend, 2: stenosierend, 3: penetrierend (Fistelbildung)
Zusätzlich erhobene Kriterien	Geschlecht, ethnische Abstammung, positive Familienanamnese, extraintestinale Manifestation

Tabelle 15.2. Parameter und Symptome zur Bestimmung der Aktivitätsindizes beim M. Crohn. (Best et al. 1976; Hees et al. 1980)

	Best (CDAI)	Hees
Allgemeinzustand, Befinden des Patienten	✓	
Bauchschmerzen	✓	
Diarrhö (Anzahl der Stühle)	✓	✓
Einnahme von Medikamenten (z. B. Opiate gegen Diarrhö)	✓	
Palpabler abdomineller Tumor	✓	✓
Fistelbildung	✓	
Extraintestinale Manifestation	✓	✓
Gewichtsverlust	✓	✓
Fieberschübe	✓	✓
Blutkörperchensenkungsgeschwindigkeit ↑		✓
Hämatokrit ↓	✓	
Serumalbumin ↓		✓
Chirurgische Resektionstherapie		✓
Geschlecht		✓

15.1.1.3
Meckel-Divertikel

Abgesehen von Entzündungen, die kaum von einer akuten Appendizitis zu differenzieren sind, und intestinaler Obstruktion infolge Dünndarminvagination sind für das bei etwa bei 2% der Menschen vorkommende Meckel-Divertikel (Meckel 1809) akute, auch rezidivierend akute Blutungen charakteristisch. Sie bleiben gelegentlich über viele Jahre ätiologisch ungeklärt. Blutungsursache sind Ulzera durch Säuresekretion aus dystropher Magenschleimhaut im Divertikel. Die Diagnose des Meckel-Divertikels gelingt röntgenologisch selten, häufiger ist ein Technetium-Szintigramm hinweisend, wobei die Gabe von Cimetidin über die Steigerung der Durchblutung der ektopen Magenschleimhaut die Aufnahme des Tracers erhöht.

Neue Verfahren wie die Kapselendoskopie oder die Doppelballonendoskopie können in Zukunft zur Diagnosefindung beitragen.

Bei akuter Blutung kommt auch eine Angiographie zur Differenzierung der Ursachen in Betracht. Trotzdem bleiben intestinale Blutungen, gelegentlich auch eine aus einem Meckel-Divertikel, nicht selten ätiologisch ungeklärt.

Eine diagnostische Laparoskopie oder Laparotomie zur Abklärung der Diagnose kann bei Jugendlichen während oder unmittelbar nach einer intestinalen Blutung, für die weder im Magen-Duodenal-Bereich noch im Dickdarm eine Ursache gefunden werden, indiziert sein.

15.1.1.4
Maligne Erkrankungen des Dünndarms – Dünndarmkarzinom, neuroendokrine Tumore des Dünndarms, Peritonealkarzinose

Maligne Dünndarmtumoren sind selten und machen nur 1–3% aller maligner Tumoren des Gastrointestinaltrakts aus. In knapp der Hälfte der Fälle handelt es sich hierbei um ein Karzinom (Adenokarzinom), diese sind überwiegend im Duodenum und Jejunum, nur selten im Ileum lokalisiert. Das Dünndarmkarzinom verursacht langsam progrediente Stenoseerscheinungen, häufig kombiniert mit okkulten Blutungen, und wird meist erst nach langer Anamnese im Stadium einer Ileus- oder Subileusbildung unbekannter Ursache operiert.

Duodenalkarzinom s. Kap. 12, Pankreas.

Etwa ein Drittel aller Dünndarmtumoren machen die heutzutage so genannten neuroendokrinen Tumoren (NET) aus. Diese Tumoren gehen aus neuroendokrinen Zellen des gastro-entero-pankreatischen Systems hervor und sind durch verschiedene Peptide/Hormone, die sie synthetisieren und ggf. sezernieren, charakterisiert (Klassifikation der WHO 2000). Sie wurden früher bei Lokalisation im Gastrointestinaltrakt als sog. Karzinoide bezeichnet, erstmals durch Oberndorfer 1907. „Karzinoide" kommen v. a. in der Appendix und im Dünndarm, hier hauptsächlich im Ileum, selten in anderen Organen vor (s. unten).

Prozentuale Häufigkeit von Karzinoidlokalisationen

Befallenes Organ	Häufigkeit
Magen	2
Duodenum – Jejunum	3
Ileum	13
Appendix	39
Kolon	7
Rektum	14
Lunge und Bronchien	12
Pankreas, Ovar, Sonstige	10

Sie sind stets als maligne oder potentiell maligne Tumoren zu betrachten, weisen aber je nach Organmanifestation, Größe und Histologie unterschiedliche Malignitätsgrade auf: NET der Appendix sind häufig ein Zufallsbefund, sie metastasieren seltener als NET des Dünndarms. Während bei einem NET der Appendix bei einem Primärtumor <1 cm selten Lymphknotenmetastasen vorliegen, findet sich bei einem <1 cm großen NET des Dünndarms bereits in bis zu 30% eine lymphogene Metastasierung, bei einem Primärtumor >2 cm bereits in 80%. In bis zu 30% sind die Tumoren multizentrisch im Dünndarm.

„Dünndarmkarzinoide" werden häufig erst im Stadium der Metastasierung, v. a. in die Leber, dann öfters an den hormonell bedingten Symptomen (Flushsyndrom, Diarrhö, Hypotension), erkannt.

Prognostische Faktoren sind außerdem die Tiefe der Tumorinvasion in das umliegende Gewebe und das histologische Bild.

Labordiagnostisch am wichtigsten ist die Bestimmung von Serotonin und Chromogranin A im Serum bzw. der 5-Hydroxyindolessigsäure im 24-h-Sammelurin, wobei die Normalwerte beim Karzinoid-Syndrom deutlich überschritten werden.

Zur Lokalisationsdiagnostik und auch zum Nachweis/Ausschluss weiterer Tumoren des Dünndarms kommt als konventionelles radiologisches Verfahren der Dünndarmdoppelkontrast (in der Technik nach Sellink) zum Einsatz, zunehmend auch das Abdomen-CT. Als szintigraphisches Verfahren steht die Somatostatin-Rezeptor-Szintigraphie (Octreotidszintigraphie) zur Verfügung.

Als weitere seltene Tumoren des Dünndarms finden sich *Lymphome* und *gastrointestinale Stromatumoren (GIST)*.

Die Diagnose einer *Peritonealkarzinose* ergibt sich meist aus den Vorbefunden eines bekannten Primärkarzinoms, einer Voroperation oder zytologisch tumorpositivem Aszitesbefund. Größere intraperitoneale Knoten können auch durch Sonographie oder CT festgestellt werden, die Zuverlässigkeit der Diagnose „Peritonealkarzinose" durch bildgebende Verfahren soll jedoch im Einzelfall nicht zu hoch eingestuft werden: Mehr flächenhafte Befunde können auch entzündlich-narbig hervorgerufen werden und noch weniger kann das Vorliegen einer Peritonealkarzinose mit diesen Methoden ausgeschlossen werden. Besonders zu bedenken ist, dass keineswegs jeder mechanische Ileus nach einer Karzinomoperation tumorbedingt ist, sehr wohl können Adhäsionen, Briden etc. hierfür die Ursache sein.

15.1.1.5
Peritonealadhäsionen

Die Diagnostik von Peritonealadhäsionen und die Zuordnung zu Beschwerden sind häufig unbefriedigend. Eindeutig pathologische Befunde beim Röntgen der Magen-Dünndarm-Passage sind selten, sonographisch und computertomographisch lassen sich meist keine Auffälligkeiten nachweisen. Laparoskopisch können gelegentlich lokalisierte Adhäsionen eingesehen und ggf. gelöst werden, bei flächenhaften Peritonealverklebungen entfällt diese Möglichkeit. Der Ernährungszustand des Patienten ist kaum aussagefähig; ist er reduziert, können somatische wie psychische Komponenten vorliegen.

15.1.2
Indikation

15.1.2.1
Ileus

Eine Operationsindikation ist beim Ileus, speziell bei einem aus mechanischer Ursache, prinzipiell gegeben und zeitlich dringend. Ausgenommen hiervon sind alle funktionellen und reflektorischen Ileusformen, die soweit wie möglich ausgeschlossen sein müssen.

> **!** Beim paralytischen Ileus auf dem Boden einer Perforationsperitonitis ist ebenfalls eine absolute und dringende Operationsindikation gegeben, wobei jedoch bei ausgeprägter, verschleppter Peritonitis mit deren Folgen eine intensiv genutzte Vorbereitungszeit von einigen Stunden angebracht sein kann.

Der Operationszeitpunkt bei Verdacht auf mechanischen Ileus muss wegen der stets steigenden pathophysiologischen Auswirkungen sowie der Möglichkeit irreversibler Durchblutungsstörungen eines Dünndarmabschnitts so früh wie möglich gelegt werden. So sehr diese Forderung allgemein anerkannt ist, ergeben sich individuell Schwierigkeiten, wenn

- die Diagnose Ileus nicht sicher ist oder
- ein konservativer Behandlungsversuch unternommen oder abgewartet werden soll.

■ **Unsichere Diagnose.** Das Vorhandensein von Darmgeräuschen sowie das Fehlen von Dünndarmspiegeln widerlegen keineswegs das Vorliegen eines kompletten Ileus – wie häufig fälschlicherweise argumentiert wird –, die Diagnose kann *nie nach einem Symptom* gestellt werden, sondern sie ist eine Gesamtbeurteilung von Anamnese, klinischem Befund und Röntgenuntersuchung. Im Zweifelsfall liegt auch einem „Subileus" eine so schwere Passagestörung zugrunde, dass die Operation notwendig ist. Ein Verdacht oder ein Nachweis eines Ileusbildes, das nicht sicher als reflektorisch gedeutet und entsprechend behandelbar und dabei reversibel ist, stellt somit stets eine klare und dringende Operationsindikation dar.

■ **Konservativer Behandlungsversuch.** Diese Behandlungsform ist nur beim inkompletten mechanischen Ileus (Subileus), bei rezidivierenden Ileusbeschwerden infolge eines Verwachsungsbauchs oder bei bekannter Peritonealkarzinose angezeigt. Der Patient erhält eine Magensonde mit tief hängendem Ablaufbeutel oder Dauersog zur Entlastung des Magen-Darm-Trakts. Des Weiteren empfiehlt sich die Einlage eines Blasenkatheters zur genauen Bilanzierung und ggf. Entlastung einer gefüllten Blase. Es erfolgt eine bilanzierte parenterale Flüssigkeits- und Elektrolytsubstitution unter regelmäßigen Laborkontrollen. Der klinische Verlauf muss engmaschig durch einen erfahrenen Chirurgen kontrolliert werden. Sollte es unter diesen konservativen Maßnahmen zu einer Verschlechterung kommen, so ist frühzeitig die Operationsindikation zu stellen.

Ein konservativer Behandlungsversuch muss jedoch streng individuell indiziert werden und ist keinesfalls bei einem kompletten, manifesten Ileus anzuwenden. In den meisten Fällen tritt durch vorübergehende Dekompression eine Erleichterung ein (v. a. bei rezidivierendem Ileus infolge eines Verwachsungsbauchs), doch wird die Ileusursache oft nicht beseitigt. Die Besserung der Symptome führt zu einem Unsicherwerden in der Diagnose und damit zur Verzögerung einer notwendigen Operation. Bei einer generellen Anwendung dieser Methode würden somit die Gefahren und Nachteile überwiegen.

> **CAVE** Kein Grund zum längeren Aufschieben des Operationszeitpunkts ist die Unklarheit über die Ursache des Ileus (z. B. Operationsverzögerung zur Höhenlokalisation eines Dünndarmileus). Eine Ausnahme hiervon stellt der vermutlich tiefe Dickdarmileus dar.

Hier ist unseres Erachtens eine rasche weiterführende Diagnostik in Form eines Kolonkontrasteinlaufs mit wasserlöslichem Kontrastmittel indiziert. Als Ursache findet sich hier häufig eine tumorbedingte Stenose. Bis etwa in Höhe der linken Flexur kann dann häufig eine solche Stenose durch eine interventionelle (radiologisch, endoskopische) Stenteinlage aufgedehnt und damit der oralseitige, gestaute Darm entlastet werden. Die Operation erfolgt dann früh elektiv nach Rückbildung des Ileus.

Ansonsten ist die Operation nur so lange aufzuschieben, bis eine adäquate Vorbereitung erfolgt ist, die die Operabilität ermöglicht bzw. verbessert. Die hierzu benötigte Zeit liegt meist unter 1 Stunde bei kurzer Anamnese, bei länger bestehendem Ileus mit Folgen für Wasser-/Elektrolythaushalt und Hämodynamik ggf. länger (einige Stunden). Auf jeden Fall muss die Vorbereitungszeit aktiv und konsequent genutzt werden, die Hauptmaßnahmen sind im Folgenden aufgeführt.

Operationsvorbereitung bei Ileus
- Einlegen einer Magensonde und Ableitung derselben
- Bestimmung von Serumelektrolyten und Blutbild
- Infusionen zur Flüssigkeits- und Elektrolytkorrektur (besonders Kalium bei zufrieden stellender Diurese)
- Übliche Operationsvorbereitung (EKG, Thoraxübersichtsaufnahme, Einlegen eines Harnblasenkatheters und Kurzzeitbeurteilung der Nierenfunktion)
- Bei länger bestehendem Ileus oder hoher Operationsgefährdung:
  - Säure-Basen-Status, besonders Basenexzess, Laktat und aktueller pH-Wert sind von Bedeutung, mindestens jedoch Bestimmung von Bikarbonat im Serum
  - Bestimmung des zentralvenösen Drucks und entsprechende Volumen-/Flüssigkeitssubstitution
- *Nota bene:* Ein Aufschieben des Operationszeitpunkts beim Ileus ohne zwingenden Grund ist nicht zu verantworten.
- *Nota bene:* Eine Karzinomoperation in der Anamnese bedeutet nicht zwangsläufig tumoröse Genese des vorliegenden Ileus. Dieser kann auch durch eine Bride o. ä. bedingt sein.

15.1.2.2
M. Crohn

Die Unsicherheiten über den individuellen Krankheitsverlauf ohne Operation sowie nach einer Operation erschweren eine exakt objektive Indikationsstellung zur operativen Behandlung. Bezüglich der Kardinalfrage, der nach dem besten Zeitpunkt einer Operation, hat sich in den letzten 20 bis 30 Jahren überwiegend eine mittlere Position entwickelt: Frühoperationen, d.h. solche bald nach der Diagnosestellung mit dem Ziel, längere Krankheitsphasen zu vermeiden und die Operation unter Bedingungen minimaler Risiken durchzuführen, wurden weitgehend verlassen. Das konträre Vorgehen, die Beschränkung der Operation auf die Behandlung schwerer Komplikationen, bringt höhere operative Gefahren mit sich und einen oft sehr langen, letztlich vermeidbaren Krankheitsweg. Bei dem heute weitgehend übereinstimmend von internistischer wie chirurgischer Seite empfohlenen Mittelweg bleibt die Chirurgie trotzdem auf die Behandlung von Komplikationen ausgerichtet, jedoch in früheren Stadien. Dieses Vorgehen kann als Indikation zur „Frühbehandlung von Komplikationen" bezeichnet werden (s. Tabelle 15.3).
Hauptindikationsbereiche für eine operative Intervention sind
- wesentliche und anhaltende Beeinträchtigung des Befindens oder des Wachstums,
- Invalidität des Patienten,
- manifeste Stenoseerscheinungen,
- entzündlicher Konglomerattumor ohne Rückbildungstendenz unter medikamentöser Therapie,
- Fistelbildungen,
- Blutungen, Anämie.

Tabelle 15.3. Operationsfrequenz, Operationslokalisation und Reoperationsrate bezüglich der Manifestation des M. Crohn

	Lokalisationen		
	Ileum [%]	Ileum und Kolon [%]	Kolon [%]
Operationsfrequenz	76	79	57
Operationsindikation			
Ileus	67	42	22
Fisteln	18	27	18
Perforation/Abszess	16	19	11
Toxisches Megakolon	2	6	25
Perianale Komplikationen	15	32	37
Reoperationsrate	52	57	48

> **!** Voraussetzung für das Stellen einer Operationsindikation ist stets eine konsequente, evtl. wiederholte internistische Behandlung nach den aktuellen Richtlinien (s. Stange et al. 2003). Nur wenn diese die Symptome nicht entscheidend oder nicht dauerhaft verringern konnte, kommt die Operation in Betracht.

■ **Beeinträchtigung des Patienten und Invalidität.** In diesen umfassenden Indikationsbereich, zu dem Symptome wie Durchfälle, Anämie, Schmerzen, Fieberattacken, Zahl und Länge der Hospitalisation bzw. des Arbeitsausfalls zählen, fließen die individuelle Situation und die persönliche „Empfindlichkeit" des Patienten wesentlich mit ein. Hier ist bemerkenswert, dass bei der Crohn-Erkrankung ein signifikanter Zusammenhang zwischen psychosozialem Stress und nachfolgend erhöhter Krankheitsaktivität wiederholt festgestellt wurde. Dieser Bereich stellt zwar kein rein objektives Kriterium dar, trotzdem ist die persönliche Beeinträchtigung ein sehr wichtiges Kriterium für die Operationsindikation, da dieses zeigt, dass die konservative Behandlung hier individuell keine ausreichende Besserung der Erkrankung bewirkt. Selbstverständlich ist dabei die Wertung aller objektiven Befunde des Prozesses mit entscheidend.

■ **Röntgenologische und klinische Stenoseerscheinungen.** Diese sind bei längerfristigem Bestehen stets eine Operationsindikation, um so mehr, da in Bereichen verlängerter gastrointestinaler Passage ein erhöhtes Risiko für die Exazerbation der Erkrankung zu bestehen scheint. Meist sind Stenoseareale zumindest rezidivierend erheblich symptomatisch, und die chronische Drucksteigerung proximal der Stenose führt zur Schädigung des entsprechenden Darmabschnitts.

Im Gegensatz hierzu kann es im Rahmen eines Erkrankungsschubs durch frische entzündliche Veränderungen zur vorübergehenden Stenosierung bis zum Subileus kommen. Hier besteht keine Operationsindikation; sie ist in der Regel sogar kontraindiziert. Vielmehr ist ein medikamentöser Behandlungsversuch angebracht, da die entzündliche Schwellung bzw. Infiltration rasch reversibel sein kann. In über 90% dieser Situationen ist unter mehrwöchiger Therapie eine klinische Remission erreichbar.

Wird unter Verkennung dieses Befunds operiert und zeigt sich dabei eine frische Entzündung des Darms, meist dann in größerer Ausdehnung, soll keinesfalls reseziert werden. Dies gilt auch für die akute Ileitis, die anlässlich einer Operation wegen Verdachts auf Appendizitis festgestellt wird. Inwieweit eine solche Entzündung des Ileums eine spezielle Verlaufsform des M. Crohn darstellt oder durch eine bakterielle Infektion bedingt ist (z. B. Yersinia enterocolitica), kann wohl im Einzelfall intraoperativ nicht immer geklärt werden.

> **CAVE**
> **Eine Probeexzision aus dem Dünndarm ist hierbei unbedingt wegen der Gefahr der Fistelung im Falle eines M. Crohn zu unterlassen, besser sollte eine Probeexzision eines Lymphknoten aus dem Mesenteriums zur histologischen Untersuchung erfolgen.**

In die differentialdiagnostischen Überlegungen müssen eine Reihe entzündlicher, vaskulärer und neoplastischer Erkrankungen mit einbezogen werden:
- entzündliche Darmerkrankungen:
  - bakterielle Enteritis (z. B. Yersinia enterocolitica),
  - Tuberkulose des Gastrointestinaltrakts,
  - akute Appendizitis,
  - Divertikulitis;
- Vaskulopathien:
  - Ischämische des Dünndarms,
  - generalisierte Vaskulitis;
- neoplastische Prozesse:
  - primäres Lymphom,
  - Karzinom des Dünndarms,
  - Karzinoid des Dünndarms sowie eine
- Strahlenenteritis.

Wenn bei einer Röntgenkontrolle nach etwa 6 Wochen keine wesentlichen pathologischen Veränderungen mehr gefunden werden, erscheint ein M. Crohn unwahrscheinlich.

Die Ballondilatation kurzstreckiger Stenosen im terminalen Ileum kann bei noch geringer Vernarbung erfolgreich sein (Couckuyt et al. 1995).

■ **Fistelbildung.** Eine Fistelbildung zur Bauchdecke, nach perianal oder in ein anderes Hohlorgan (besonders Colon sigmoideum, Vagina und Harnblase) stellt eine bereits fortgeschrittene Komplikation dar. Unter konservativer medikamentöser Therapie mit Metronidazol, Azathioprin/6-Mercaptopurin oder dem Tumornekrosefaktor-Antikörper Infliximab (strenge Indikationsstellung wegen teilweise schwerer Nebenwirkungen) können bis zu 70% der Fisteln zumindest temporär zum Verschluss gebracht werden (Ochsenkühn et al. 2002). Das Hauptproblem liegt in der hohen Rezidivrate nach Absetzen der Medikation. Zum Remissionserhalt ist eine Dauermedikation notwendig, diese ist jedoch teilweise mit erheblichen Nebenwirkungen verbunden, sodass bei einer Fistelbildung häufig die Indikation zum operativen Vorgehen gegeben ist.

>
> **Eine Operationsindikation stellen blind endende enterale Fisteln ins Retroperitoneum dar, da es von ihnen aus zur Bildung von komplizierten retroperitonealen Abszessen kommen kann. Ebenso ist die Operationsindikation bei enterovesikalen Fisteln gegeben, da diese eine Quelle sind für schwere rezidivierende Harnwegsinfektionen mit konsekutiven Schädigungen der Niere.**

Interenterische und enterokutane Fisteln nehmen häufig ihren Ausgangspunkt von dilatierten, prästenotischen Darmabschnitten, sodass eine Heilungschance unter konservative Therapie eher gering ist. Interenterische Fisteln zwischen Darmabschnitten, die in der Nahrungspassage weit auseinander liegen (z. B. duodenokolische Fisteln), und hohe enterokutane Fisteln können zu erheblichen Flüssigkeitsverlusten und Malabsorption führen, sodass auch hier die Operationsindikation gegeben ist.

■ **Analfisteln.** Sie stellen besonders bei Abszessbildung eine Operationsindikation dar, bei Befall des Rektums kommt häufig nur eine palliative Behandlung mit Abszessspaltung und Drainage in Betracht (s. Kap. 18).

Die Bedeutung der kontrollierten Ernährung der Patienten durch enterale oder parenterale Therapie liegt bei der beschriebenen Indikation primär darin, die Risikofaktoren der Mangelernährung für den chirurgischen Eingriff auf ein Mindestmaß einzudämmen. Ein niedriges Serumalbumin ist ein unabhängiger Risikofaktor für die Entwicklung einer postoperativen septischen Komplikation (Yamamoto 2000). Dabei gilt auch hier die Nutzen-Risiko-Abwägung zwischen Nährstoff und chemisch definierten Formeldiäten und der totalen parenteralen Ernährung. Da beim M. Crohn die extraintestinalen Manifestationen der Erkrankung häufig auch die Leber betreffen und die parenterale Ernährung den Leberstoffwechsel besonders belastet, sollte primär der enteralen Nährstoffzufuhr der Vorzug gegeben werden.

■ **Blutung.** Eine Blutung ist beim M. Crohn insgesamt selten (s. Tabelle 15.1), sie spricht für einen isolierten Dickdarmbefall und kann gelegentlich als starke Hämorrhagie auftreten (Goebell et al. 1987). Ist eine endoskopische Blutstillung nicht möglich, erfordert sie unter Umständen eine unmittelbare Operation. Eine abgelaufene Blutung wird man als zusätzliches Argument für eine Operation werten (Greenstein 1987; Hulten 1988).

 CAVE Die *Perforationsperitonitis* ist zwar beim M. Crohn ausgesprochen selten, sie stellt jedoch eine absolute und dringende Operationsindikation dar.

Bezüglich der Entwicklung eines *toxischen Megakolons* beim Dickdarmbefall s. Kap. 17.

Abschließende Bemerkungen zur Operationsindikation beim M. Crohn

In Anbetracht der heutigen Regel, beim M. Crohn darmsparend zu operieren, soll insgesamt die Indikation für einen operativen Eingriff nicht zu eng gestellt werden. Eine verbesserte Vorbereitung hat zudem zu einer deutlichen Minderung des Risikos, v. a. des Letalitätsrisikos geführt, speziell wenn die Operation unter elektiven Bedingungen vorgenommen werden kann. Ebenfalls ist *nicht* bewiesen, dass nach einer Operation in erhöhtem Maße mit Rezidiven und erneuten Operationen zu rechnen wäre. Sehr deutlich ist stets eine Verbesserung des Gesamtzustands des Patienten nach einer Operation, und retrospektiv wird vielfach gerade vom betroffenen Patienten die Frage gestellt, warum so lange mit der Operation gewartet wurde (Scott u. Hughes 1994). Die Tendenz zu einer frühzeitigeren operativen Behandlung, freilich nach ausreichendem Versuch einer konservativen Behandlung, ist somit sinnvoll.

15.1.2.3
Meckel-Divertikel

Bei Erkrankungen des Meckel-Divertikels ist die Operationsindikation in aller Regel wegen der entsprechenden Symptome gegeben, so wird ohne Organdiagnose, bei Entzündung, unter der Verdachtsdiagnose Appendizitis, bei Obstruktion bzw. Invagination unter dem Bild des mechanischen Ileus und bei Blutung wegen der ätiologisch ggf. ungeklärten intestinalen Blutung, operiert.

> **CAVE**
>
> **Ein nicht erkranktes Meckel-Divertikel soll im Simultaneingriff nur dann entfernt werden, wenn damit keine erkennbare Gefährdung verbunden ist (also z. B. nicht im Rahmen einer streng aseptischen Operation und keinesfalls beim Ileus).**

15.1.2.4
Maligne Erkrankungen des Dünndarms –
Dünndarmkarzinom, neuroendokrine Tumore des Dünndarms, Peritonealkarzinose

Dünndarmkarzinome sind bei der Operation meist weit fortgeschritten, retrospektiv hätte häufig eine lange Anamnese mit krampfartigen Symptomen auf eine mechanische Darmstenosierung hinweisen können. Somit ist eine frühzeitigere Indikation zur Laparotomie bei Verdacht auf einen Dünndarmtumor erforderlich. Diagnostisch kann ein solcher Verdacht häufig durch Röntgenpassage, Sonographie oder CT erhärtet werden.

Ein *neuroendokriner Tumor* soll auch bei bereits vorliegender Metastasierung reseziert werden; gleichzeitig soll möglichst viel des metastatischen Gewebes, etwa durch Leberteilresektion, entfernt werden, da die Krankheitssymptome von der Menge der Tumormasse abhängen. Alternativ kommt eine Chemoembolisierung oder eine Radiofrequenzablation in Betracht. Bei erheblichen Karzinoidsyndromen können Serotoninantagonisten oder Interferon-α symptomatisch wirksam sein. Eine Wirksamkeit von Chemotherapeutika – in Betracht kommen Substanzen wie 5-Fluorouracil, Dexorubicin, Streptozotozin – konnte bisher nicht nachgewiesen werden.

Die Behandlung Somatostatinrezeptor-exprimierender neuroendokriner Tumoren mit rezeptorvermittelter Radionukleotidtherapie stellt ein relativ tumorspezifisches, vielversprechendes Therapieverfahren metastasierter, nichtresektabler neuroendokriner Tumoren dar, zur abschließenden Beurteilung liegen aber noch keine ausreichenden Daten vor.

Die Operationsindikation bei *Peritonealkarzinose* ist nur individuell zu entscheiden. Oft zwingt ein Ileus zum operativen Vorgehen, auch wenn die Diagnose aufgrund einer Voroperation feststeht. Dies v. a. im Hinblick darauf, dass gelegentlich nach einer geeigneten Operation (Entfernung besonders betroffener Dünndarmabschnitte, Umgehungsanastomosen, Anus-praeter-Anlage etc.) nochmals eine Überlebenszeit von mehreren Monaten oder auch über ein Jahr hinaus erreichbar sind und ggf. andere therapeutische Maßnahmen Erfolg haben können. Speziell bei noch gutem Allgemeinzustand, in dem ein Behandlungswunsch des sich im Sterben befindenden Patienten wohl besonders ausgeprägt ist, wird man zu einem – weiteren – operativen Behandlungsversuch raten. In anderen Situationen wird man aber selbst bei Ileusbildung von einer Operation absehen, wenn die Karzinomgenese des

Ileus sicher, ein palliativer Effekt unwahrscheinlich und der Allgemeinzustand sehr schlecht ist. Hier wird man durch kontinuierliche nasogastrale Ableitung des Mageninhalts, parenterale Flüssigkeitszufuhr (nicht in jedem Falle parenterale Ernährung) und geeignete Sedierung versuchen, die subjektiven Beschwerden möglichst gering zu halten.

15.1.2.5
Adhäsionsbeschwerden, Verwachsungsbauch, rezidivierender Subileus

Diese Zustandsbilder werfen oft erhebliche diagnostische und indikatorische Probleme auf. Es handelt sich meist um Patienten mit mehreren Voroperationen, häufig nach abgelaufener Peritonitis und ggf. schon frustranen Reoperationsversuchen. Hinzu kommt nicht selten eine schwer zu bewertende psychische Komponente, die z. T. als wesentliche Mitursache des Leidenszustands, z. T. als Folge chronischer Schmerzzustände und des „Niemals-Frei-Seins-von-Beschwerden" aufgefasst werden kann. Sicher wird zunächst eine umfangreiche Diagnostik zum Ausschluss bestimmter Organerkrankungen (Gallensteinleiden, Magen-Duodenal-Ulcusleiden, Pankreasaffektionen, gynäkologische Erkrankungen etc.) vorgenommen werden. Bei bestmöglichem Ausschluss solcher Erkrankungen bleibt die Frage offen, ob die vorliegenden Beschwerden und Symptome durch Peritonealverklebungen verursacht und mit Wahrscheinlichkeit durch eine – weitere – Operation gebessert werden können. Bei klar nachgewiesenen rezidivierenden Schüben eines Subileus, wiederholtem Nachweis von auf Stenose hindeutenden pathologischen Darmgeräuschen oder röntgenologischen Zeichen von Stenose oder manifesten Passagestörungen wird eine Operationsindikation in aller Regel gegeben sein, auch bei stets an derselben Stelle, vorzugsweise im Bereich einer früheren Operation, angegebenen Beschwerden, wird man eine Operation für sinnvoll erachten. Das Hauptproblem sind Zustände mit diffusen und stark wechselnd angegebenen Beschwerden ohne klare klinische Symptomatik oder röntgenologisch nachweisbare Stenose. Hier wird man in der Empfehlung zu einer Operation bzw. in der Bereitschaft, diese vom Patienten oft erwartete Reoperation durchzuführen, zurückhaltend sein, v. a. wenn eine vorausgegangene Operation bereits unter dem gleichen Symptomenbild vorgenommen wurde und gesichert ist, dass dabei das gesamte Abdomen revidiert wurde. Argumente für eine erneute Operation sind, dass dies nach dem Bericht der letzten Operation unsicher ist, wenn nach einem längeren symptomfreien Intervall wieder starke Beschwerden aufgetreten sind und v. a., wenn erhebliche Beschwerden glaubhaft geschildert werden. Die Tatsache, dass es nach einer weiteren Operation wieder zu Peritonealadhäsionen kommt, ist für sich kein Gegenargument, da diese ja nicht in gleicher Stärke oder physiologischer Lage auftreten müssen. Für eine solche, nach der individuellen Gegebenheit bestmöglich zu treffende Indikation oder Gegenindikation gibt es keine verlässlichen objektiven Kriterien. Eine psychosomatische Mitberatung wird man häufig erbitten, doch bringt auch sie wohl selten ausreichend Klarheit.

15.2
Operative Therapie

Die Hauptindikationen operativer Behandlung von Dünndarmerkrankungen sind zusammengefasst in Tabelle 15.4.

15.2.1
Ileus

Bei jeder Operation wegen Ileus bestehen zwei obligate Forderungen:
- Beseitigung der Ursache und
- Dekompression von überdehntem Dünndarm.

Hinzu kommt als Ziel der Operation die – bestmögliche – Verhütung eines Ileusrezidivs.

Die Erfüllung dieser Forderungen geschieht je nach Erkrankungsursache und Erkrankungsstadium unterschiedlich, jedoch nach den oben genannten Hauptprinzipien, die im Folgenden erläutert werden.

15.2.1.1
Beseitigung der Ursache

Es muss im Laufe der Operation sichergestellt werden, dass die Ursache(n) der Darmunwegsamkeit beseitigt ist (sind). Dies kann bei einem Ileus durch Verwachsungen eine langwierige Adhäsiolyse erforderlich machen, gerade hier können neben einer „Hauptursache" momentan weniger wirksame Dünndarmknickbildungen etc. vorliegen, die ggf. im postoperativen Verlauf erneut zum Ileus bzw. zur fortgesetzten „Atonie" führen.

Ob die Beseitigung des Ileus eine Darmresektion erfordert, ist im Einzelfall zu entscheiden, *prinzipiell ist eine Operation ohne Darmeröffnung bzw. Darmresektion zu bevorzugen*. Dies insbesondere deshalb, weil sich im Stadium des Ileus Keime im eiweißhaltigen Dünndarm rapide vermehren. Bei Austritt von Darminhalt in die Bauchhöhle kann sich im ungünstigsten Falle das nicht beherrschbare, in wenigen Tagen letal verlaufende Bild des Endotoxinschocks bei gramnegativer Sepsis entwickeln. Dabei muss es sich keineswegs um eine grobe intraoperative Verschmutzung handeln. Weiter ist die Darmwand durch Überdehnung, Ödem und Minderdurchblutung bei Ileus stets geschädigt, Anastomosen sind somit weniger sicher.

Erfordert die Beseitigung der Ileusursache eine Darmresektion, so ist zu entscheiden, ob diese im Ileuszustand vorgenommen werden darf. Bei Begrenzung des Ileus auf den Dünndarm oder das rechtsseitige Kolon (z. B. bei stenosierendem Colon-ascendens-Karzinom) ist dies in aller Regel möglich, der proximal des Hindernisses gelegene Dünndarm kann intraoperativ ausreichend entleert werden. Eine Anastomose im vom Ileus betroffenen Dickdarm gilt dagegen als kontraindiziert; so kann ein stenosierendes Sigmakarzinom mit proximal gelegenem Dickdarmileus nicht durch Sigmaresektion oder Hemi-

---

Die Ausführungen beschränken sich auf primäre, besonders mechanische Ileusursachen. Für Behandlungsmethoden der Perforationsperitonitis und der postoperativen Peritonitis mit Ileus wird verwiesen auf die entsprechenden organbezogenen Kapitel und auf Kap. 26.

Tabelle 15.4. Hauptindikationen operativer Behandlung von Dünndarmerkrankungen

Art der Erkrankung	Indikation zur Operation	Wichtigste diagnostische Verfahren/ Parameter (speziell für Operations-indikation)	Operationsziel	Operations-methode der Wahl
Ileuserkrankungen				
Mechanischer Ileus				
Jeglicher Ursache	Absolut und dringend, konservativer Behandlungsversuch nur unter strenger engmaschiger Kontrolle	Anamnese, Klinik, Röntgen-Leerauf-nahme des Abdomen, Abdomen Sonographie	Beseitigung der Ursache, Dekom-pression, Rezidiv-prophylaxe	Je nach Ursache, kleinstmöglicher Eingriff, möglichst geschlossene, sonst offene Absaugung, möglichst geringe Traumatisierung, evtl. innere Schie-nung
Speziell: Gallensteinileus	Absolut und dringend	Wie oben, evtl. zu-sätzlich Luft in den Gallenwegen, evtl. kontrastgebendes Konkrement	Beseitigung des Hindernisses, Dekompression, in der Regel keine Gallenwegsanierung (nur in Ausnahme-fällen, s. Abschn. 15.1.1.1)	Entfernung des Konkrements durch Darminzi-sion; offene Darm-absaugung
Speziell: V.a. Peritoneal-karzinose (auch nach Tumor-bestrahlung)	Gegeben und dringend; solange die Karzinomgenese des Ileus nicht ein-wandfrei bewiesen ist, bei sicherer Peritonealkarzinose individuell, evtl. konservativer Ver-such oder rein kon-servativ	Anamnese, klinische Vorbe-funde, Abdomen Sonographie, Abdomen CT	Je nach Befund: möglichst Ausschal-tung stenotischer Abschnitte; Dekompression	Enteroanasto-mosen, evtl. Resektion, Anus praeter
Paralytischer Ileus				
Bei Perforations-peritonitis	Absolut und dringend, evtl. in-tensive kurzzeitige Vorbereitung	Je nach Grund-leiden, Klinik, besondere Zeichen der Peritonitis	Behandlung des Grundleidens, evtl. Dekompression	Je nach Grund-leiden, möglichst geschlossene De-kompression
Speziell: Verschluss eines Mesenterial-gefäßes	Absolut und sehr dringend	Klinik, besonders schweres Krank-heitsbild bei relativ geringem Abdomi-nalbefund Angio-CT Angiographie	Revaskularisierung oder/und Resektion	Je nach Situation: Embolektomie, Thrombendarte-riektomie, entspre-chende Resektio-nen; großzügige Indikation zur Second-look-Operation
Nota bene: Ileus unklarer Ursache	Absolut und dringend			

Tabelle 15.4. Fortsetzung

Art der Erkrankung	Indikation zur Operation	Wichtigste diagnostische Verfahren/ Parameter (speziell für Operations- indikation)	Operationsziel	Operations- methode der Wahl
Entzündliche Erkrankungen				
M. Crohn	Bei Versagen der konservativen Therapie			
	Elektiv bei starker Beeinträchtigung, Invalidität, manifes- ter Stenose, entzünd- lichem Tumor, nicht rückbildungsfähiger Fistelbildung	Anamnese, Klinik, MRT, Abdomen CT, MDP (Sellink), Endoskopie	Resektion des er- krankten Darm- abschnitts, evtl. Sa- nierung von Fisteln	Bei Primäropera- tion sparsames Vorgehen (Resek- tionsgrenzen gera- de im Gesunden), evtl. Strikturoplas- tik (ältere vernarb- te Stenose)
	Im Notfall bei: Ileus, evtl. Blutun- gen, Perforation (selten)	Anamnese, Klinik, Leeraufnahme des Abdomen (Röntgen)		Je nach Befund, meist ebenfalls Resektion
Meckel- Divertikel	Bei Entzündung: dringend	Klinik, entsprechend akuter Appendizitis	Behandlung bzw. Prophylaxe	Resektion des Di- vertikels, evtl. Dünndarmkeil- oder Dünndarm- segmentresektion
	Bei Blutungen: prinzipiell gegeben Nach Blutungen: elektiv, evtl. als Simultaneingriff	Blutungsursache selten identifiziert		
Neoplastische Erkrankungen				
Dünndarm- karzinom	Prinzipiell gegeben, auch bei Verdacht	Chronischer Subileus, Anämie o. ä., MDP (Röntgen)	Kurative bzw. pal- liative Behandlung	Dünndarmseg- ment- und Mesen- teriumresektion; bei technischer Inoperabilität Enteroanastomose
neuroendokriner Tumor	Prinzipiell gegeben, auch bei Metastasie- rung	Klinik, Serotonin u. Chromogranin A im Serum, 5-Hydroxyindol- essigsäure im 24-h-Urin; MDP, Abdomen-CT, Octreotid-Szinti- graphie	Entfernung des Primärtumors ggf. Tumorreduk- tion (Dubulking)	Entsprechende Dünndarmresek- tion und Entfer- nung möglichst großer Metastasen bereiche (Debul- king)
Duodenal- karzinom	S. Pankreaserkran- kungen, Kap. 12			
Metastatischer Dünndarmbefall	S. oben, Peritoneal- karzinose			

kolektomie links mit Reanastomosierung behandelt werden. Zwar kann auch proximal gelegener Dickdarm intraoperativ durch Spülung retrograd von der Resektionsstelle oder proximal durch einen ins Zäkum eingeführten Katheter leergespült werden, doch gibt die ileusgeschädigte Dickdarmwand in der Regel zu wenig Sicherheit für eine Reanastomosierung. Sollte sie vorgenommen werden, so ist sie durch eine protektive Kolostomie oder ein protektives doppelläufiges Ileostoma zu entlasten.

Beim Dickdarmileus bedingt durch eine Stenose im linksseitigen Hemikolon erscheint jedoch, wenn möglich, primär eine interventionelle (radiologisch, endoskopisch) Stenteinlage zur Aufdehnung der Stenose und Entlastung des oralseitigen Darms als vorteilhaft. Nach Rückbildung des Ileus und damit Besserung der Dickdarmwandverhältnisse kann dann früh elektiv der entsprechende operative Eingriff (z. B. Sigmaresektion, Hemikolektomie links) durchgeführt werden. Bei fortgeschrittenem Tumorleiden und schlechtem Allgemeinzustand des Patienten kann eine solche Stenteinlage auch als palliative, definitive Therapiemaßnahme ohne weitere Operation eingesetzt werden (Knöpfle et al. 2001).

Eine weitere Alternative beim Dickdarmileus ist die primär alleinige Anlage eines Anus praeter an einer in Hinblick auf eine spätere Resektion geeignete Stelle (meist im Colon transversum aboral der rechten Kolonflexur). Die Resektion erfolgt dann zu einem späteren Zeitpunkt nach vollständiger Rückbildung des Ileus.

Eine Diskontinuitätsoperation (Operation nach Hartmann) mit oder ohne Tumorresektion kommt v. a. bei sehr schlechtem Allgemeinzustand des Patienten in Betracht.

Ist es durch eine Stenose im linksseitigen Hemikolon mit Dickdarmileus bereits zu einer solchen distensionsbedingten Darmwandschädigung gekommen, dass bereits seromuskuläre Einrisse oder gar eine Perforation (vorwiegend im Zäkum) vorliegen, so ist die Resektion des gesamten ileusbetroffenen Kolons indiziert (z. B. subtotale Kolektomie mit Ileorektostomie bei Sigmakarzinom). Keinesfalls sollte eine Tumorvorverlagerung (Mikulicz-Verfahren) durchgeführt werden (s. Kap. 17).

Umgehungsanastomosen können besonders bei Ileus auf dem Boden einer Peritonealkarzinose geeignet sein. Gerade bei einer Verbackung einer terminalen Ileumschlinge im kleinen Becken bei lokoregionärem Rezidiv eines Rektum- oder eines gynäkologischen Karzinoms ist es meist besser, eine Umgehungsanastomose als eine häufig schwierige und nur unter Traumatisierung und Eröffnung des fixierten Darmteils erzwungene Resektion durchzuführen, wenn das zugrundeliegende Tumorrezidiv ohnehin nicht beseitigt werden kann.

15.2.1.2
Methoden der Dekompression

Mageninhalt wird bei Vorliegen eines Ileus obligat bereits präoperativ und damit auch laufend intraoperativ abgesaugt. Infolge des bei Ileus wohl vermehrt offenstehenden Pyloruskanals wird dabei schon der proximale Dünndarm entlastet. Gerade bei starker Überdehnung des Dünndarms ist es günstig, baldmöglichst nach Eröffnung des Abdomens eine Dekompression zu versuchen, um bei weiterer Präparation ein „Aufplatzen" von überdehntem Dünndarm mit Auslaufen großer Mengen von Dünndarminhalt zu vermeiden.

Eine offene Dekompression über eine Dünndarmeröffnung durch Bienenkorbsauger, Brücke-Rohr oder Ähnliches beinhaltet stets die Gefahr der Peritonealverschmutzung. Wenn immer möglich, wird also eine Form einer *geschlossenen Dekompression* gewählt. Zwei Methoden kommen hierfür in Betracht:

- Bei geringer Flüssigkeitsmenge (kurze Anamnese, geringe prästenotische Überdehnung) kann nach Beseitigung der Ileusursache ein *vorsichtiges Ausstreifen des prästenotischen Abschnitts nach distal* ausreichend sein, hiermit wird meist eine lebhafte Peristaltik ausgelöst.

- Das *Ausstreifen des Dünndarminhalts nach proximal* unter gleichzeitigem Absaugen aus dem Magen (Intubationsnarkose als obligate Form der Allgemeinnarkose beim Ileus vorausgesetzt) gelingt meist gut und wird am häufigsten durchgeführt. Dabei muss das Ausstreifen sehr vorsichtig unter Vermeidung einer stärkeren Traumatisierung des Dünndarms erfolgen.

15.2.1.3
Methoden zur Prophylaxe eines Ileusrezidivs

Die Bedeutung aller bisher erprobten intraperitoneal applizierten Substanzen zur Prophylaxe eines Ileusrezidivs ist umstritten. Am bedeutsamsten ist chirurgischerseits sicher eine gewebeschonende Operationsweise mit *Vermeidung jeder unnötigen Traumatisierung des parietalen wie auch viszeralen Peritoneums und speziell des Dünndarms.* Elektrokoagulation ist auf das absolute Minimum zu begrenzen und speziell am Dünndarm zu vermeiden. Serosaeinrisse müssen wohl nicht stets übernäht werden. Wenn dies wegen zusätzlicher Verletzung der Darmmuskulatur und des Hervortretens von Submukosa und Mukosa erforderlich ist, soll es exakt mit dünner Naht (4/5/0 mit atraumatischer Nadel, resorbierbarem Faden) unter sicherer Vermeidung des Durchstechens bis ins Darmlumen hinein geschehen. Durchblutungsgestörtes Gewebe (z. B. distal fixierte, abgetrennte Teile des großen Netzes etc.) müssen reseziert werden. Fibrinbeläge können eine Verklebung und damit wohl die Ileusbildung fördern, ihr Abziehen ist jedoch nur sinnvoll, wenn dies ohne makroskopisch sichtbare Verletzung der Serosa leicht möglich ist.

Die Verwendung einer inneren Schienung durch lange Darmsonden verschiedener Ausführungen wurde im eigenen Vorgehen wegen des wohl nicht bewiesenen Effekts und wegen der zusätzlichen Gefahren (Perforation, Schleimhautschädigung) verlassen.

15.2.1.4
Vorgehen bei einigen speziellen Ileusformen

Beim *Gallensteinileus* ist das Vorgehen bezüglich einer simultanen Sanierung der Gallenwege weiterhin umstritten. Die gleichzeitige Sanierung der Gallenwege stellt bei schlechtem Allgemeinzustand ein zusätzliches Risiko dar, insbesondere wenn eine schwierigere Revision am Choledochus erforderlich ist. In einem solchen Fall wird durch Entfernung des den Dünndarm obstruierenden Gallensteins nur der Ileus behandelt. Nach einer Erholungszeit von einigen Wochen wird dann die operative Gallenwegsanierung nachgeholt, doch kann dies auch von der weiteren Symptomatik abhängig gemacht werden. Stets ist aber bei diesem Vorgehen die Möglichkeit eines Ileusrezidivs durch Abgehen eines weiteren Konkrements zu berücksichtigen.

Bei gutem Allgemeinzustand des Patienten und eher einfacher Sanierung der Gallenwege sollte die simultane Versorgung erwogen werden (Doko et al. 2003).

Beim *Mesenterialarterienverschluss* ist das anzustrebende, jedoch selten erreichbare Ziel die Rekanalisierung des Gefäßes. Eine komplette Darmischämie ist sicher innerhalb weniger Stunden irreversibel, doch kann u. U. eine vorhandene Restdurchblutung eine Rekanalisierung auch noch nach längerem Intervall nach dem klinisch manifesten Ereignis

erlauben. In der überwiegenden Mehrzahl wird jedoch eine meist ausgedehnte Dünndarmresektion erfolgen müssen. Dies trifft auch zu für die – seltene – Mesenterialvenen-
thrombose. Die Differenzierung beider Formen kann intraoperativ unklar sein, besonders
wenn bei längerem Bestehen des Verschlusses das jeweils andere Gefäßsystem ebenfalls
Thrombosierungen zeigt. Für die unmittelbare Therapie ist eine Differenzierung nicht bedeutsam. Sowohl nach Rekanalisierung wie nach Resektion wird zur Kontrolle der Vitalität des belassenen bzw. anastomosierten Darms eine *Second-look-Operation* empfohlen.
Die Zeitspanne hierzu sollte in etwa 24–36 Stunden betragen. Eine Rekanalisierung der
A. mesenterica superior erfordert je nach Ursache eine Thrombektomie, eine Thromben-
darteriektomie oder ggf. die Anlage eines Interponats.

Ursachen einer Dünndarmischämie sind nicht nur arterielle und venöse Thrombosen
in großen Gefäßen, die z. B. im Rahmen einer Sepsis, eines Schocks oder eines neoplasti-
sches Syndroms auftreten können, sondern auch aneurysmatische Veränderungen der abdominellen Gefäße und Vaskulitiden.

Neben diesen Darmischämien, bei denen eine morphologische Veränderung vorliegt,
findet sich aber auch zunehmend eine sog. nichtokklusive Darmischämie („nonocclusive
mesenteric ischemia", NOMI). Hierbei handelt es sich um eine Minderdurchblutung aufgrund einer mesenterialen Vasokonstriktion und/oder Verminderung der Herzauswur-
fleistung unterschiedlicher Genese (z. B. bei Hypovolämie, Herzinsuffizienz, Myokardinfarkt, protrahiertem Schock). Ob Medikamente (z. B. Digitalis, β-Blocker oder Diuretika)
als Ursache einer NOMI in Frage kommen, ist bisher noch nicht geklärt. Oft findet sich
eine NOMI bei Patienten auf der Intensivstation. Neben der Therapie der Grunderkrankung können vasodilatierende Substanzen (z. B. Papaverin) lokal arteriell über den bereits
liegenden Angiographiekatheter verabreicht werden.

> **Bei Fortbestehen der abdominellen Symptomatik trotz Therapie ist die Indikation zur explorati-
> ven Laparatomie zur Überprüfung des Lokalbefundes am Intestinum gegeben.**

15.2.2
M. Crohn

Operationsziel ist die Beseitigung der zur Operation führenden Komplikationen des
M. Crohn, d. h. in der Regel der Darmstenosierung, der Fistelbildung oder des Konglomerattumors unter *geringstmöglichem Verlust von Darm*. Dies gelingt meist durch kurzstreckige Resektion der hauptsächlich betroffenen stenotischen Bereiche, durch Auflösen
von Konglomerattumoren – nicht durch deren Gesamtresektion! Die Resektionsebenen
können knapp an der Begrenzung der Haupterkrankungsstelle liegen. Bei der häufigsten
Manifestationsform des M. Crohn im terminalen Ileum ist somit die häufigste Opera-
tionsform die eng begrenzte Ileozäkalresektion mit Ileozäko- oder Ileoaszendostomie.

Ein „radikales" Vorgehen mit „Sicherheitsabständen" von 10–20 cm, das zur möglichen
Verringerung von Rezidiven in der Diskussion war, ist verlassen, ebenso eine radiäre mesenteriale Lymphadenektomie. Eine sparsame Resektion ist angezeigt, da bei mehr als der
Hälfte der Patienten (Post et al. 1996) nach einer Crohn-Operation im Verlauf ihres weiteren Lebens mindestens eine weitere Operation und evtl. erneute Resektion von Darm

nötig wird und so die Gefahr eines Kurzdarmsyndroms wächst. Eine sparsame Resektion erhöht selbst aber keinesfalls das Risiko eines erneuten Rezidivs (Fazio et al. 1996). Die Schleimhaut der Resektionsebene soll makroskopisch frei sein von schweren ulzerierenden oder narbigen Veränderungen. Eine Resektion im Gesunden ist nicht möglich, da auch in makroskopisch und lichtmikroskopisch unauffälligen Resektionsrändern häufig ultrastrukturelle Mukosaalterationen des M. Crohn nachgewiesen werden können, die als Frühveränderungen der Erkrankung zu werten sind (Nagel et al. 1989; Bartels et al. 1998). Begrenzte Schleimhautläsionen („skip lesions") liegen gelegentlich weit ab von dieser Grenze und können bei diesem sparsamen Resektionsvorgehen nicht mitentfernt werden.

Besonders kurzstreckige Stenosen können auch durch Strikturoplastik behandelt werden. Dieses Verfahren, welches in seiner Technik bei kurzen Stenosen der Heineke-Mikulicz-Pyloroplastik und bei längeren Strikturen der Finney-Pyloroplastik entspricht, kommt nur für eine kleine Gruppe von Patienten mit multiplen vernarbten Stenosierungen des Dünndarms in Betracht. Doch bietet dieses Vorgehen u. E. keinen Vorteil gegenüber einer auf die Länge der Inzision zur Strikturoplastik begrenzten Resektion. Zudem ist ungeklärt, ob durch das Belassen der „ausgebrannten" Stenosen möglicherweise das beim M. Crohn ohnehin erhöhte Karzinomrisiko weiter gesteigert wird.

Eindeutig abzulehnen sind Bypassoperationen, die über Stasebildung zur Bakterienüberwucherung, offensichtlich zu häufigen Rezidiveingriffen und gesteigert zu karzinomatöser Entartung führen können.

Bei interenterischen Fisteln sollte das Ursprungssegment mitsamt der Fistel reseziert werden. Am Zielorgan (z. B. Sigma; daran erkennbar, dass hier makroskopisch keine Crohn-typischen Veränderungen vorliegen) reicht die Exzision der Fistelöffnung. Entsprechend wird bei enterovesikalen, enterovaginalen und blind endenden Fisteln vorgegangen.

Analfisteln, die vom terminalen Ileum oder anderen befallenen Darmabschnitten ausgehen, werden ebenso durch Resektion des fisteltragenden Abschnitts behandelt. Analfisteln bei Befall des Rektums können wegen Gefährdung des Sphinkterorgans häufig nur drainiert werden, bei schwerem Befall des Rektums ist manchmal die abdominoperineale Rektumexstirpation nicht zu umgehen.

> **CAVE** Die Anlage eines Darmreservoirs bei totaler Kolektomie durch einen Kock-Pouch oder einen J-Pouch bei ileoanaler Anastomose ist beim M. Crohn im Gegensatz zur Colitis ulcerosa kontraindiziert.

15.2.3
Meckel-Divertikel

Die einfache Einstülpung auch bei bisher symptomlosen Divertikeln erscheint nicht geeignet, da ggf. vorhandene und funktionell wirksame Magenschleimhaut zu einem Ulcus der Umgebung mit Blutung führen kann. Hierbei sowie bei allen symptomatischen Formen (Blutung, Entzündung, Perforation) ist zumindest die Abtragung unter Mitnahme der Divertikelbasis zu fordern, bei größeren Divertikeln, nach deren Abtragung die Darmnaht zu Stenose oder Knickbildung führen könnte, ist die Segmentresektion zu empfehlen.

15.2.4
Maligne Erkrankungen des Dünndarms –
Dünndarmkarzinom, neduroendokrine Tumore des Dünndarms, Peritonealkarzinose

Die lokale Resektabilität von *Dünndarmtumoren* entscheidet sich in der Regel am Freisein bzw. an der Infiltration des Stamms der Vasa mesenterica superior. Gerade bei dem relativ häufigen Sitz der Tumoren an der Flexura duodenojejunalis sind somit primär die Hauptgefäßstämme darzustellen. Damit werden bei Resektion u. U. auch kritische Situationen, wie starke Blutungen und Verletzungen der Mesenterialgefäßstämme, vermieden.

Bezüglich neuroendokriner Tumore s. Abschn. 15.1.2.4.

Bei sekundärem Karzinombefall des Dünndarms, besonders bei *Peritonealkarzinose* mit Passagebehinderung, kommen je nach Situation Resektion und/oder Umgehungsanastomosen in Betracht. Häufig handelt es sich um eine Kombination beider Maßnahmen, ggf. mit zusätzlicher Kolostomie.

15.2.5
Adhäsionsbeschwerden, Verwachsungsbauch, rezidivierender Subileus

Wird unter der Diagnose Verwachsungsbeschwerden operiert, so erscheint es besonders wichtig, durch einen ausreichend großen Zugang das gesamte Abdomen zu revidieren. Es muss das Ziel sein, alle Dünndarmschlingen zu isolieren, Knickbildungen zu beseitigen und letztlich eine bestmögliche Lage des Dünndarms herzustellen. Peritonealverwachsungen lassen sich erfahrungsgemäß meist am geeignetsten von der Mesenterialseite her auflösen. Besonders bei dieser Operation ist ein gewebeschonendes Vorgehen von größter Bedeutung. Es kann sich um außerordentlich zeitaufwändige Operationen handeln.

Notizen

15.3
Operationsvorbereitung

Voruntersuchungen	Allgemein	Allgemein Schema II, s. Kap. 26
	Krankheitsbezogen	MDP (außer bei Ileus, s. Abschn. 15.1.1.1), evtl. Abdomen-CT, evtl. Sonographie
	Speziell	Bei Ileus: Übersichtsaufnahme des Abdomen im Stehen oder Linksseitenlage, evtl. Säure-Basen-Status, s. Abschn. 15.1.2.1)
		Bei M. Crohn: MRT, Abdomen-CT, Endoskopie
		Bei neuroendokrinen Tumoren: Serotonin + Chromogranin A im Serum: 5-Hydroxyindol-essigsäure im 24-h-Urin
Vorbehandlung	Ileus	Rasche und gezielte Vorbereitung durch Magensonde, präoperative Infusionen (Art und Menge je nach Elektrolyten, Exsikkose), Urinproduktion möglichst normalisieren, bei Narkoseeinleitung alle Vorbereitungen zur Verhütung einer Aspiration treffen
		Prinzip: kurze Vorbereitung bei kurzer Anamnese, längere Vorbereitung bei längerer Anamnese
		Antibiotika bei älteren Patienten prophylaktisch (s. Kap. 24)
	M. Crohn	Langfristige Unterernährung beachten, deswegen meist präoperative enterale oder u. U. parenterale Ernährung, antibiotische Vorbehandlung mit gram negativem Wirkbereich über mehrere Tage (wegen der ggf. starken pathologischen Keimbesiedlung des Dünndarms)
	Duodenalkarzinom	S. Kap. 12
Verschiedenes	Blutkonserven-bereitstellung	Je nach Hb und geplanter Operation: 0–2
	Aufklärung	Bei Ileus auf die Möglichkeit eines Anus praeter hinweisen (zurückhaltende Aufklärung bei schlechtem Allgemeinzustands)
		Bei M. Crohn Problematik des Krankheitsbilds, des Verlaufs und der Operationsindikation erörtern

15.4
Spezielle operationstechnische Gesichtspunkte

15.4.1
Zugangswege

Für „offene" Operationen am Dünndarm, besonders bei Ileus und M. Crohn, ist der Medianschnitt am geeignetsten. Er bietet, entsprechend erweiterungsfähig, stets ausreichende Übersicht. Gerade bei der Möglichkeit von Rezidivoperationen, so beim M. Crohn, sollen andere Schnittformen nicht verwendet werden, da sie später ggf. nicht wieder verwendbar sind. In der Regel werden etwa zwei Drittel der Schnittlänge im Unterbauch und ein Drittel im Oberbauch (mit Linksumschneidung des Nabels) gewählt.

Bei allen Darmoperationen, insbesondere bei Perforation wegen Ileus, soll die Bauchdecke durch Abdeckung bestmöglich vor Infektion geschützt werden.

Seit Anfang der 90er-Jahre haben *laparoskopische Techniken* auch in der Crohn-
Chirurgie Einzug gefunden, ihr Stellenwert ist aber noch immer im Fluss und eindeutige
Vorteile sind schwierig in Studien nachzuweisen. Die Akzeptanz für minimal-invasive
Eingriffe ist bei den oft noch sehr jungen M.-Crohn-Patienten auch im Hinblick auf ein
möglicherweise besseres kosmetisches Ergebnis hoch. Die meisten Eingriffe der Crohn-
Chirurgie können prinzipiell auch laparoskopisch durchgeführt werden, der Operateur
sollte aber über größere laparoskopische Erfahrung verfügen. Ein Nachteil im laparoskopischen Vorgehen besteht in der deutlich schwierigeren Exploration des gesamten Dünn-
und Dickdarms, sodass hier präoperativ eine genaue Abklärung aller Darmabschnitte erfolgen muss. Ein ausgedehnter Konglomerattumor, retroperitoneale Fisteln und (mehrfache) Voroperationen sind (relative) Kontraindikationen.

15.4.2
Resektions- und Anastomosenform am Dünndarm

Bei Resektion wegen nicht maligner Erkrankungen ist zwar ein mehr tangentiales Absetzen des Dünndarms vom *Mesenterium* möglich, doch erscheint eine radiär-segmentäre
Mitresektion des zugehörigen Mesenteriums in der Regel günstiger: Überschüssiges Mesenterium ergibt nach Reanastomosierung unphysiologische, evtl. sperrige Faltungen, der
Absetzungsrand ist mühsam zu peritonealisieren, nach radiär-segmentärer Resektion mit
nur wenigen isolierten Gefäßligaturen (keine Massenligaturen) ist durch Schlitznähte
(möglichst als beidseitige Peritoneallsierungsnähte) ein „physiologischer" Zustand hergestellt. Bei radiär-segmentärem Vorgehen ist jedoch auf die sichere Erhaltung der Gefäßversorgung zu benachbarten Dünndarmabschnitten zu achten; gerade bei fettreichem,
der Diaphanoskopie nicht zugänglichem Mesenterium und bei entzündlichen oder narbigen Veränderungen mit Schrumpfung oder Faltung des Gewebes muss durch geeignete
Präparation eine Verletzung zentraler Gefäßbezirke sicher vermieden werden.

Bei M. Crohn erfolgt das Skelettieren des Mesenteriums möglichst darmwandnah ohne
Lymphadenektomie.

Bei Resektion wegen Durchblutungsstörungen muss das nicht durchblutete Mesenterium mitreseziert werden; andererseits ist gerade hier auf evtl. Restdurchblutung aus zentralen Arkaden zu achten.

Die Durchtrennung und Öffnung von Dünndarm kann – im Gegensatz zu der des Dickdarms – auch durch einen Elektrokauter erfolgen (außer bei Ileus, s. unten). Die Schnitte-
bene ist bei Resektionen etwa senkrecht zur Längsachse des Darms; die antimesenterielle
Seite kann etwas kürzer, darf aber keinesfalls wesentlich länger als die mesenterielle sein.
Eine *Abklemmung des Darmlumens* – keinesfalls aber der Gefäßversorgung im Mesenterium – kann mit weichen Darmklemmen kurzzeitig erfolgen. Geeigneter erscheint es, die
Verschmutzung des Bauchraums durch gutes Abdecken, Hochhalten der Resektionsenden
an Klemmen oder Haltefäden und sofortiges Absaugen bestmöglich zu vermeiden. Für einen vorübergehenden Verschluss oder als erste Nahtreihe bei endständigem Verschluss ist
eine Petz-Nahtreihe geeignet.

Die Blutstillung soll an der Schnittfläche bei gezieltem Fassen der Blutungsquelle mit
feiner chirurgischer Pinzette durch Elektrokoagulation erfolgen, dabei ist eine Mitkoagu-
lation der Muskularis und Serosa weitestgehend zu vermeiden. Größere Gefäße, gerade an
der Mesenterialseite, werden ligiert.

Die *Anastomosenform* am Dünndarm ist generell End-zu-End (ggf. Ausnahme, s. unten). Im eigenen Vorgehen erfolgt die Naht meist einreihig fortlaufend seromuskulär, prinzipiell mit resorbierbarem monofilem Fadenmaterial, Stärke 4/0, und atraumatischer Nadel, die Hinterwand wird von innen, die Vorderwand von außen genäht und geknotet. Zahlreiche andere Möglichkeiten, insbesondere auch solche mit Nahtapparaten existieren. Hauptgefahr jeder End-zu-End-Anastomose dürfte, neben einer stets zu vermeidenden Spannung, in der Durchblutungsstörung des Resektionsrands, gerade durch ein An- oder Durchstechen eines für die Ernährung des Wundrands wichtigen Gefäßes bei der Naht auf der mesenteriellen Seite liegen. Anstelle einer End-zu-End-Anastomose kann bei einer Dünndarm-Dickdarm-Anastomose und Vorliegen einer erheblichen Lumendifferenz eine End-zu-Seit- oder Seit-zu-Seit-Anastomose gewählt werden, die Notwendigkeit hierzu wird sich jedoch eher selten ergeben.

15.4.3
Gefahren und Techniken bei Dünndarmileus, M. Crohn und Peritonitis

Stets muss hierbei mit Veränderungen der Dünndarmwand und seiner Durchblutung gerechnet werden, die *Gefahr einer Nahtinsuffizienz* ist aus diesen und anderen Gründen erhöht. Die Sicherheit der Nahttechnik ist besonders entscheidend.

Bei einem auf irgendeine Weise vorgeschädigten Darm erfolgt die *Eröffnung* oder *Durchtrennung* stets mit dem Skalpell, um keine zusätzlichen Schäden durch Hitzeeinwirkungen zu verursachen und um die zwar geringe, aber existente Gefahr einer Explosion bei Eröffnung eines stark gashaltigen Darms mit dem Elektrokauter zu vermeiden. Die Blutstillung erfolgt auch hier, wie oben ausgeführt, besonders betont punktuell mit dem Elektrokauter.

Die bei uns übliche *Anastomosenform* ist auch hier die End-zu-End-Vereinigung, gerade beim M. Crohn wurde sie von den meisten Chirurgen über viele Jahre als obligat betrachtet. Mehrere Untersuchungen in den letzten Jahren ergaben aber keinerlei Vorteile im Vergleich zu einer breiten Seit-zu-Seit-(Stapler)-Anastomose, sodass auch in der Crohn-Chirurgie eine solche Stapleranastomose durchaus angewendet werden darf (Munoz-Juarez et al. 2001). Wird eine solche Seit-zu-Seit-Anastomose – durch Handnaht oder Stapler – hergestellt, dann ist darauf zu achten, dass nur kurze blinde Enden entstehen und die Anastomose streng antimesenterial angelegt wird. Ersteres zur Vermeidung eines Blindsacksyndroms, Letzteres um eine gleichmäßige, gute Durchblutung an der (Klammer-)Nahtreihe zu gewährleisten. Ebenfalls kann im Stadium einer Peritonitis oder bei stark ödematösem Darm, wenn eine Anastomose durchgeführt werden soll, auch hier eine breite Seit-zu-Seit-Anastomose mit kurzen blinden Enden als geeignet angesehen werden. Möglicherweise ist die Sicherheit durch eine breite Serosadeckung ohne Gefährdung von Mesenterialgefäßen erhöht.

Bei Darmresektionen wegen M. Crohn und v. a. bei der Auflösung eines Konglomerattumors ist genau darauf zu achten, dass Fistelbildungen zu anderen Darmabschnitten oder zur Harnblase nicht unbemerkt durchtrennt werden. Dabei kann zwar eine nicht versorgte Fistelöffnung der Harnblase unter Katheterentlastung derselben unproblematisch abheilen; eine nicht versorgte Fistelöffnung im Dickdarm hätte aber ggf. deletäre Folgen. Im Zweifelsfall wird man die entsprechenden Hohlorgane mit Flüssigkeit auffüllen, um einen Defekt zu erkennen. Die typische Gefahr bei schwierigen Dünn- und Dickdarmresektionen ist die Verletzung eines Ureters (beim M. Crohn v. a. des rechten). Da in allen Situationen, auch in denen durch neoplastische oder entzündliche Tumorbildung oder Voroperationen, eine solche Gefährdung gegeben ist, soll der Ureter frühzeitig, d. h. vor Beginn der Darm- und Mesenterialresektion dargestellt werden, in der Regel von lateral durch Ablösen von Colon ascendens bzw. Colon descendens einschließlich des Mesokolons, ggf. auch von medial transmesokolisch.

15.4.4
Spezielle Gesichtspunkte bei Verwendung des Dünndarms zur Ableitung (Roux-Y-Schlinge) als gestieltes und als freies Interponat

Eine nach Roux Y-förmig ausgeschaltete Jejunumschlinge wird heute häufig als einen Reflux verhütendes oder -einschränkendes Ableitungsorgan verwendet. Bei Anastomosierung mit dem Ösophagus und den Gallenwegen soll ein Reflux völlig, bei einer mit dem Magenrest zumindest partiell vermieden werden. Es ist davon auszugehen, dass eine Ausschaltungslänge von 20–30 cm eine partielle, eine solche über 40 cm eine totale Refluxbarriere ergibt. Der proximale, die Ingesta führende Abschnitt vor der Ausschaltung soll nicht zu lang sein, um eine frühzeitige Durchmischung der Inhalte zu ermöglichen. Daher und aus anderen Gründen der Gefäßversorgung ist die sog. zweite Jejunumschlinge, beginnend etwa 20 cm nach der Flexura duodenojejunalis, zur Ausschaltung besonders geeignet. Die genaue Lage des auszuschaltenden Jejunumstücks wird so gewählt, dass die zugehörige zentrale Gefäßarkade proximal durchtrennt und distal gestielt werden kann. Damit entsteht eine asymmetrische, von distal her gespeiste Gefäßarkade, womit das proximale Ende der Jejunumschlinge besonders weit mobilisierbar ist.

Bei der Präparation eines Jejunuminterponats (z. B. für die Rekonstruktion nach Gastrektomie durch Ösophagoduodenostomie nach Longmire) wird ebenso verfahren; am distalen Interponatende braucht meist die darmnah gelegene, tangential verlaufende Gefäßarkade nicht durchtrennt zu werden, da das distale Interponatende zum Anschluss an das Duodenum nur kurzstreckig mobilisiert werden muss.

Die gesamte Mobilisierung des Mesenteriums und die Durchtrennung des Dünndarms proximal, ggf. distal, erfolgen *vor* Beginn der Anastomosierung: Auf diese Weise können Durchblutungsstörungen rechtzeitig vor dem weiteren Operationsablauf bemerkt werden. Die Durchblutung eines Interponats oder einer hochgezogenen Roux-Y-Schlinge muss stets einwandfrei sein, Kompromisse sind hier nicht erlaubt, gleiches gilt für die Spannungsfreiheit. Notfalls muss auch nach schon durchgeführter Anastomosierung – wenn der Durchblutungsmangel erst später bemerkt oder durch nachträgliche Verletzung und Ligatur eines Mesenterialgefäßes hervorgerufen wird – unmittelbar eine vollständige Korrektur, ggf. durch Resektion der Schlinge und Präparation eines anderen Dünndarmabschnitts, erfolgen. Dies ist zwar zeitaufwändig und für alle Beteiligten enttäuschend, gefährdet den Patienten aber ungleich weniger als eine Nekrose des zur Anastomosierung verwendeten Jejunumabschnitts, bei der ein letaler Ausgang häufig ist. Anastomosen von Organen bzw. Ableitungssystemen in das Interponat bzw. in die ausgeschaltete Schlinge erfolgen u. E. am günstigsten End-zu-Seit. Hierzu ist allseits eine breite Serosadeckung durch Jejunalwand zu ermöglichen. Mesenterialgefäße können – im Gegensatz zur End-zu-End-Anastomose durch Naht nicht verletzt werden, und der vom Mesenterium herkommende natürliche Zug wirkt sich auf die Anastomose gleichmäßig aus (s. auch Gastrektomie, Kap. 8, Whipple-Operation, Kap. 12, Hepatikojejunostomie, Kap. 10).

Ein freies Dünndarmtransplantat wird heute v. a. als Interponat nach Resektion des cervikalen Ösophagus verwendet. Hierzu wird in den meisten Fällen ein mittleres Dünndarmstück verwendet, das entsprechend den Erfordernissen ein mikrochirurgisch gut anastomosierbares zentrales Gefäßpaar enthält. Selbstverständlich hat die Präparation dieses Gefäßstamms besonders sorgfältig zu erfolgen.

15.4.5
Drainagen

Nach Dünndarm-Dünndarm-Anastomosen erscheint eine Bauchdrainage nicht indiziert. Bei Anastomosen des Dünndarms mit anderen Organen oder Systemen (Ösophagus-, Magen-, Pankreas-, Gallenwege- oder Kolon-) erfolgt meist die Einlage einer Zieldrainage.

Notizen

15.5
Postoperative Behandlung

Routinebehandlung	Operation wegen Ileus	Schema II, s. Kap. 25, zusätzliche Bilanzierung der Magensonde, bei >300 ml/Tag mit chloridreichen Infusionen
		Magensonde nach klinischem Verlauf (etwa folgendes Vorgehen: bei <500 ml/Tag ziehen; bei >500 ml/Tag belassen, bei guter Peristaltik nach weiteren 24 h klemmen, bei geringem Magensaftrest ziehen, andernfalls mehrere Tage belassen)
		Bei Darmeröffnung ggf. Antibiotika
		Peristaltikanregung: nicht routinemäßig, ggf. bei präoperativer Peritonitis (s. Abschn. 15.6.2)
	Resektionen	Schema II oder III, s. Kap. 25, Bilanzierung der Magensonde bei mehr als 300 ml/Tag (s. oben)
		Antibiotika bei stärkeren Infektionen indiziert
		Peristaltikanregung in der Regel nicht erforderlich (s. Abschn. 15.6.2)
		Zieldrain ziehen Tag 3–5
Kontrollen	Bei schweren Verläufen	Säure-Basen-Status 2-mal täglich
	Bei eingeschränkter Nierenfunktion	Harnstoff und Kreatinin im Serum
Spezielle Probleme	*Nach Ileusoperation*: exakte Flüssigkeitsbilanzierung, evtl. unter Venendruckkontrolle, Flüssigkeitsverlust in das Darmlumen und in die Darmwand beachten, deshalb in den ersten Tagen ggf. positive Bilanz von ca. 1000 ml erforderlich; ggf. Diuretika, reichlich Kaliumsubstitution	
	Nach ausgedehnte proximalen oder distalen Resektionen: s. Abschn. 15.6.6	
	Nach Operation wegen M. Crohn: Kontrollen und Behandlung s. Abschn. 15.6.5	
	Bei Zustand nach Fistel in Harnblase: i.v.-Urogramm vor Entlassung	
	Operation wegen Durchblutungsstörungen: großzügige Indikation zur Secondlook-Operation nach 24–36 h (s. Abschn. 15.2.1.4), ggf. Antikoagulanzientherapie: zunächst Heparin, später orale Antikoagulanzien	

15.6
Spezielle postoperative Probleme

15.6.1
Handhabung von Magensonden und langen Darmsonden

Im Gegensatz zu der Tendenz, eine nasogastrale Magensonde postoperativ überhaupt zu vermeiden oder so kurz wie möglich zu belassen, wird eine fortgesetzte Magenentlastung nach Eingriffen wegen Ileus und generell solchen am hohen Dünndarm weiterhin indiziert sein. In diesen Situationen ist mit verlängerter postoperativer Motilitätsstörung im

Magen- und Duodenalbereich zu rechnen. Gerade nach einem Ileus soll der Dünndarm während der Phase der postoperativen Motilitätsstörung möglichst entlastet bleiben, womit das Ableiten des Magensafts auch zur Verhütung von Erbrechen notwendig ist. Die Ableitung des Mageninhalts geschieht in aller Regel durch Verbindung der nasogastralen Sonde mit einem Plastikbeutel, nur bei besonderer Indikation erscheint eine intermittierende maschinelle Absaugung angebracht. Dabei ist ständig auf die Durchgängigkeit der Magensonde zu achten. Die früher üblichen kontinuierlichen Absaugungen (Atmos-Geräte) sind aufgrund der hohen Komplikationsrate mit Schleimhautläsionen bis hin zur Perforation des Magens obsolet.

Eine regelmäßige Kontrolle der Durchgängigkeit der Magensonde (z. B.) durch Anspritzen mit physiologischer NaCI-Lösung oder auch ein wiederholtes Absaugen von Luft und Flüssigkeit sind in jedem Fall erforderlich.

Die notwendige Zeitdauer der Magensaftableitung ergibt sich aus der geförderten Menge: unterschreitet sie 200–300 ml/Tag, damit deutlich die produzierte Sekretmenge (ausgenommen bei Magenresektionen), ist damit der Weitertransport der Flüssigkeit bewiesen und die Sonde kann entfernt werden. Ein Abklemmen der Sonde über längere Zeit zur Beobachtung der Verträglichkeit der offenen Ableitung erscheint in dieser Situation unnötig. In aller Regel kann bei normalem postoperativen Verlauf auch nach Ileus oder hohen Dünndarmresektionen die nasogastrale Sonde nach 2 bis 3 Tagen entfernt werden; längerfristige Ableitung größerer Sekretmengen weisen auf Störungen hin (s. Abschn. 15.2.1.2).

15.6.2
Anregung der Darmperistaltik durch physikalische und pharmakologische Methoden

Eine routinemäßige Anwendung von peristaltikfördernden Mitteln in der Abdominalchirurgie erscheint nicht indiziert. Dagegen kann ein gezielter Einsatz bei verlängerter postoperativer Magen-Darm-Atonie und möglicherweise bei stärkerer mechanischer Irritation des Dünndarms durch die Operation erforderlich sein. Eine solche Situation kann insbesondere nach Eingriffen wegen Ileus und wegen ausgeprägter Adhäsionen gegeben sein. Als Indikation für einen therapeutischen Einsatz von Laxanzien wird dabei ein Ausbleiben der Peristaltik über den zweiten postoperativen Tag hinaus, zunehmender Meteorismus sowie eine verlängerte und anhaltende „Oberbauchatonie" mit fortgesetzter Förderung größerer Mengen von Mageninhalt angesehen. Die Abgrenzung physiologischer Motilitätsstörungen vom pathologischen postoperativen Ileus hat hierbei klinische Bedeutung. Der Ausschluss einer chirurgischen Komplikation muss stets die erste Maßnahme im Therapiekonzept sein. Ebenso hat eine Überprüfung des Elektrolyt- und Säure-Basen-Haushalts sowie der Eiweißbilanz dem Einsatz einer medikamentösen Therapie voranzugehen. Gerade bei Anwendung von Laxanzien und einem damit ggf. erreichten „Erfolg" ist der Bauchbefund besonders sorgfältig und kritisch zu beobachten, um sich nicht durch eine Stuhlentleerung von einer notwendigen Relaparotomie abhalten zu lassen.

Methoden der Peristaltikförderung bei anhaltender postoperativer Motilitätsstörung sind im Folgenden zusammengestellt:

Bilanzierung	Flüssigkeitshaushalt
	Elektrolythaushalt
	Säure-Basen-Haushalt
Mechanische Maßnahmen	Magen-Darm-Dekompression (Sonden)
	Einläufe
Medikamente	Sympathikolytika, z. B. Dihydroergotamin (*Cave:* zentrale Nebenwirkungen)
	Dopaminantagonisten, z. B. Metoclopramid
	Parasympathikomimetika,
	Hormone, z. B. Ceruletid

15.6.3
Zeichen einer Dünndarmanastomoseninsuffizienz

Eine Nahtinsuffizienz mit Austritt von vorwiegend Dünndarminhalt (Dünndarm-Dünndarm-, Dünndarm-Dickdarm-Anastomose) verursacht meist akute, leicht als Peritonitis zu erkennende Symptome. Dagegen sind die Erscheinungen einer Anastomoseninsuffizienz bei einer ausgeschalteten Jejunumschlinge von Art und Menge des jeweils austretenden Sekrets (Pankreassekret, Galle, Ösophagus- bzw. Mageninhalt etc.) abhängig und meist wesentlich weniger akut. Bei der erstgenannten Form ist eine Relaparotomie wohl generell indiziert, auch wenn eine Ableitung durch Drainage ausreichend bzw. vollständig erscheint. Die Aussichten eines operativen Verschlusses sind in diesem Falle günstig, dagegen ist bei konservativem Vorgehen die Begrenzung des Infekts nicht beweisbar und der weitere Verlauf unsicher und häufig langwierig. Auch führen Dünndarmfisteln zu erheblichen Elektrolyt- und Flüssigkeitsverlusten. Dagegen sind die Aussichten einer Relaparotomie bei der zweiten Form unsicher, ein Nahtverschluss oder eine Reanastomosierung sind häufig nicht möglich, sodass bei ausreichend erscheinender Drainage, d. h. bei Fehlen diffuser Peritonealreaktionen, häufig ein konservatives Vorgehen angebracht ist.

15.6.4
Second-look-Operation wegen unsicherer Darmdurchblutungsverhältnisse

Es erscheint sehr ratsam, bei Zurücklassen einer unsicheren Darmdurchblutung bzw. Vitalität eine Revisionslaparotomie vorzunehmen. Bezüglich des Zeitpunkts sind wohl zwei Indikationen zu unterscheiden:

● Die Revision eines Darmabschnitts, der bei der Erstoperation schwere ischämische Schäden zeigte, die sich nicht ausreichend erholten und deren Reversibilität nicht sicher ist (typische Situationen: Revaskularisierung eines Darmverschlusses ohne Darmresektion, Strangulationsileus ohne Resektion, marginale Durchblutung des Colon sigmoideum bei Durchtrennung der A. mesenterica inferior anlässlich einer gefäßchirurgischen Operation). Hier kann und muss eine Entscheidung innerhalb weniger Stunden getroffen werden, bevor sich ggf. eine Perforation des ischämischen Darms ereignet oder dieser schwerwiegende toxische Reaktionen auslöst. Ein Intervall von bis zu 24 Stunden soll dabei nicht überschritten werden. Kann zu diesem Zeitpunkt keine Klarheit erlangt werden, ist ggf. eine zweite Revision anzusetzen.

- Die Kontrolle eines Darms, der bei der Erstoperation keine wesentlichen ischämischen Schäden aufwies, dessen Durchblutung aber grenzwertig war oder infolge fortschreitender Thrombose sekundär gefährdet sein kann; Beispiele: Zustand nach Mesenterialgefäßverschluss mit Dünndarmresektion bei möglicherweise gestörter Durchblutung des Restdarms, v. a. der anastomosennahen Gebiete, Koloninterposition zum Ösophagusersatz mit leichter venöser Stauung, Jejunuminterponat mit nicht einwandfreier Durchblutung (hier jedoch besser primäre Neuanlage, s. oben). In diesen Situationen kommt es wohl kaum innerhalb von Stunden zur Perforation. Die eindeutige Ausprägung der Schädigung erfordert einen längeren Zeitraum, daher erscheint das üblicherweise empfohlene Intervall von 24 bis 36 Stunden richtig (Kern 1974).

Die Indikation zu einer Second-look-Operation sollte eher großzügig gestellt werden; die Reoperation zu diesem frühen Zeitpunkt ist technisch einfach, rasch durchführbar und bei guter Anästhesiemethode keine große Belastung für den Patienten. Schwierigkeiten macht, wie bei jeder Relaparotomie, mehr der Entschluss hierzu. Die Chancen einer evtl. Reparation des Befunds vor Eintritt einer Insuffizienz sind jedoch gut und die zusätzlichen Gefahren für den Patienten nach sorgfältiger Befundabwägung durch dieses Ereignis minimal.

15.6.5
Kontrolle und Nachsorge nach Operation wegen M. Crohn

Beim M. Crohn handelt es sich um eine chronische Erkrankung mit hoher Rezidivrate. Nach erfolgter Erstoperation wegen eines M. Crohn ist bei etwa 25% mit einem erneut operationspflichtigen Rezidiv innerhalb von 5 Jahren zu rechnen, bei etwa 40% innerhalb von 10 Jahren (Post 1998). Für eine gezielt Nachsorge wäre die Definition von Risikofaktoren für das Auftreten eines Rezidivs von Vorteil. Einige Untersucher fanden eine erhöhte Rezidivrate bei proximalem Dünndarmbefall und jungem Patientenalter. Eine einheitliche Datenlage liegt hier jedoch nicht vor. Lediglich das Rauchen erscheint als Risikofaktor gesichert, insbesondere bei Frauen sowohl für die Erstmanifestation des M. Crohn als auch für das Auftreten eines postoperativen Rezidivs (Post 1998).

Eine langfristige Betreuung der Patienten in einer spezialisierten gastroenterologischen Ambulanz in enger Kooperation mit dem operierenden Chirurgen erscheint sinnvoll.

Postoperativ empfiehlt sich als Ausgangsbefund für eine Langzeitkontrolle und Rezidiverkennung eine Abschlussuntersuchung 6 bis 8 Wochen nach Operation. Unmittelbar postoperative Veränderungen (Anastomosenschwellung, Blutbildveränderung etc.) haben sich zu diesem Zeitpunkt weitgehend zurückgebildet, ein Rezidiv ist noch nicht zu erwarten.

Diese Nachuntersuchung besteht aus der Erhebung des klinischen Status und Verlaufskontrolle der Aktivitätsindizes (Best et al. 1976; van Hees et al. 1980; s. auch Tabelle 15.1). Zu diesem Zeitpunkt kann auch die Ausbreitungsdiagnostik, falls sie präoperativ wegen einer vorliegenden Notfallsituation nicht durchgeführt werden konnte, nachgeholt werden.

Die weitere postoperative Nachsorge erfolgt symptomorientiert. Eine routinemäßige endoskopische oder radiologische Diagnostik ist nicht notwendig, sie kann aber bei Anstieg der Aktivitätsindizes oder bei Symptomatik erforderlich werden.

Patienten mit M. Crohn, besonders des Dickdarms, haben eine erhöhte Karzinominzidenz, in der Regel aber nur in erkrankten Darmabschnitten, die weiterhin Symptome verursachen und somit ohnehin zu regelmäßigen Untersuchungen Veranlassung geben (s. Hinweis zur Strikturoplastik, s. Abschn. 15.2.2). Kriterien zur routinemäßigen Überwachung der Patienten aus präventiver Sicht bestehen im Gegensatz zur Colitis ulcerosa (s. Kap. 17) z. Z. noch nicht, sodass sich die regelmäßigen Vorsorgeuntersuchungen am klinischen Verlauf orientieren.

Die postoperative Betreuung sollte – wie nach allen Darmresektionen – ein Augenmerk auf die Ernährungssituation des Patienten gerichtet haben. Im Rahmen der sparsamen Resektionstherapie kommen gravierende intestinale Absorptionsveränderungen nur selten vor. Dennoch sind Malabsorptionsprobleme (z. B. Vitamin B 12, Folsäure) nach Ileumresektion zu erwarten und bedürfen der Substitutionstherapie. Inwieweit Erwachsene von intermittierenden enteralen Ernährungsprogrammen profitieren können, wie das für Kinder erwiesen ist (Kirsner 1988), wird die Zukunft zeigen. In jedem Fall haben die Erfolge der enteralen Ernährung in der Therapie des akuten Schubs der Erkrankung die Bedeutung der Diät für den Verlauf des M. Crohn unterstrichen und geben u. U. Hinweise auf mögliche Pathogenitätsmechanismen der Erkrankung (Nagel 1989).

Bezüglich einer remissionserhaltenden medikamentösen Therapie nach Operation bei M. Crohn liegen noch keine generelle Empfehlungen vor. Hinsichtlich einer medikamentösen Therapie sollte individuell entschieden werden in Abhängigkeit von Faktoren wie Befallsmuster, bisherigem Krankheitsverlauf, Anzahl der bisherigen Operationen oder belassenem Entzündungsherd. Als Medikamente kommen hier in erster Linie Aminosalizylate und Azathioprin in Betracht, Studien haben eine Verlängerung des rezidivfreien Intervalles unter dieser Therapie ergeben (Stange et al. 2003).

15.6.6
Nachbehandlung nach ausgedehnter Dünndarmresektion

Die Ausprägung des sog. „Kurzdarmsyndroms" wird durch mehrere Faktoren wie
- Ausmaß der Resektion (>/<75%)
- Resektion von Magen bzw. Kolon,
- Resektion des terminalen Ileums sowie
- Alter des Patienten

entscheidend bestimmt. In Abhängigkeit von diesen Parametern zeigen sich klinisch wässrige Diarrhöen, Stearrhöen, Adynamie und Gewichtsverlust. Aufgrund von Resorptionsmängeln ist der Kalziumstoffwechsel (Osteopathie) verändert, es finden sich neuromuskuläre Störungen (Tetanie), hämorrhagische Diathese, Anämie und Gallenstein- bzw. Oxalatsteindiathesen. Die Therapie orientiert sich an den im Folgenden besprochenen, aufeinander folgenden Phasen.

■ **Intermittierende Adaptation.** Die erste postoperative Phase ist durch parenterale Langzeiternährung gekennzeichnet. Diese kann bei dauerhaft implantierten Kathetern oder bei Anlage eines Portsystems (z. B. Travacare-System) auch zu Hause durchgeführt werden.

■ **Enterale Nahrungsapplikation.** So früh wie möglich nach Stabilisierung des Patienten sollte mit der luminalen Applikation von Nährstoffen begonnen werden. Die enterale/orale Diät wird dabei überlappend mit der parenteralen Infusionstherapie auch evtl. ambulant eingesetzt. Nach weitgehendem Abschluss der Adaptation des Darms beginnt hierbei der Versuch, das kalorische Defizit durch Polisaccharide und mittelkettige Triglyzeride auszugleichen (Tabelle 15.5).

■ **Orale Nahrungsaufnahme.** Dieses Stadium wird u. U. den Ernährungsanforderungen eines Patienten nicht gerecht, und eine dauerhafte enterale oder parenterale Therapie kann notwendig werden. Dennoch sollte die orale Zufuhr von Vitaminen, Kalzium, Magnesium, Eisen, Zink und Phosphat immer angestrebt werden. Wegen der verkürzten Passagezeit und damit schlechterer Resorption müssen die Vitamine und Spurenelemente in größeren Mengen zugeführt werden. Auf Vitamin- und Spurenelementmangelerscheinungen ist zu achten, ggf. müssen diese parenteral verabreicht werden.

Aufgrund stetiger Fortschritte in der Zusammensetzung und dem Management der parenteralen Ernährung werden heutzutage auch bei Langzeit-total-parenteraler-Ernährung 2-Jahres-Überlebensraten von 90% und 5-Jahres-Überlebensraten von über 65% bei häufig guter Lebensqualität erreicht (Krähenbühl u. Büchler 1997; van Gossum 1995).

15.6.6.1
Chirurgische Therapie des Kurzdarmsyndroms – Dünndarmtransplantation

Der Versuch, die Symptomatik des Kurzdarmsyndroms über ein antiperistaltisches Segment, ein Koloninterponat oder eine rezirkulierende Schlinge chirurgisch zu verbessern, hat sich nicht bewährt und stellte keine Alternative zur differenzierten Ernährungstherapie dar (Thompson u. Rikkers 1987).

Tabelle 15.5. Allgemeine Richtlinien in der enteralen und parenteralen Therapie des postoperativen Kurzdarmsyndroms. (Nach Hartmann u. Plauth 1989)

Zusammensetzung der Diät
20% Protein, 50% Kohlenhydrate (Polisaccharide), 30% Fett (davon bis 50% mittelkettige Triglyzeride, MCT)
Einschränkung gesättigter Fette
Einschränkung der Monosaccharide
Laktosearm
Oxalatarm
Ballaststoffgehalt nicht >15 g/Tag

Mineralien und Spurenelemente
Kalzium   1–3 g/Tag als Kalziumlaktoglukonat
Magnesium   300–700 mg/Tag als Mg-L-Aspartat
Eisen   50–150 mg/Tag als Eisen-(II)-Glukonat
Zink   30–60 mg/Tag als Zinkaspartat

Vitamine
Fett- und wasserlösliche Vitamine als Kombinationspräparat
Vitamin K   5–10 mg/Tag
Folsäure   5–15 mg/Tag
Vitamin B12   1000 mg vierteljährlich i.m.

In den letzten Jahren konnten in der klinischen Dünndarmtransplantation insbesondere durch die Entwicklung neuer potenter Immunsuppressiva (z. B. Tacrolimus, Mycophenolat Mofetil, Rapamycin, Daclizumab, Simulect) deutliche Fortschritte erreicht werden. Weltweit werden derzeit jährlich mehr als 150 Dünndarmtransplantationen mit 1-Jahres-Patientenüberlebensraten von etwa 80% und 5-Jahres-Patientenüberlebensraten von 50% für die isolierte Dünndarmtransplantation durchgeführt.

Aufgrund der Ausbildung einer mit der total parenteralen Ernährung assoziierten Leberzirrhose wird die Hälfte der Patienten derzeit weltweit kombiniert Leber-Dünndarm transplantiert. Für die kombinierte Leber-Dünndarm-Transplantation wird die 1-Jahres-Überlebensrate mit 50–60% deutlich niedriger angegeben (Müller u. Neuhaus 2004).

Die Notwendigkeit einer lebenslangen parenteralen Ernährung ist eine unabdingbare Voraussetzung für die Indikation zur Dünndarmtransplantation. Umstritten ist noch der Indikationszeitpunkt. Die Risiken der TPE und die bei einigen Patienten erheblich eingeschränkte Lebensqualität müssen gegen die Risiken der Dünndarmtransplantation sorgfältig unter Einbeziehung des Patienten abgewogen werden, die Indikation sollte aber wenn möglich vor Ausbildung einer Leberzirrhose gestellt werden.

Trotz aller Fortschritte in der konservativen Therapie des Kurzdarmsyndroms sowie der Dünndarmtransplantation bleibt dieses Krankheitsbild eine schwere Belastung und Gefahr für den Patienten, sodass dessen Vermeidung – wo möglich – oberstes Gebot ist.

Literatur

Lehrbücher und Übersichtsarbeiten

Betzler M (1998) Chirurgisch-technische Leitlinien bei intestinaler Ischämie. Chirurg 69: 1–7
Eckstein H-H (2003) Die akute mesenteriale Ischämie. Resektion oder Rekonstruktion? Chirurg 74: 419–431
Häring R (Hrsg) (1985) Ileus – chirurgische und gastroenterologische Praxis. De Gruyter, Berlin New York
Hentschel M (1984) Praxis der Chirurgie des Ileus. Enke, Stuttgart
Kirsner JB, Shorter RG (eds) (1988) Inflammatory bowel disease, 2nd edn. Lea & Febiger, Philadelphia
Krähenbühl L, Büchler MW (1997) Pathophysiologie, Klinik und Therapie des Kurzdarmsyndroms. Chirurg 68: 559–567
Rehbein F (1976) Kinderchirurgische Operationen. Hippokrates, Stuttgart
Siewert JR, Harder F, Rothmund M (Hrsg) (2001) Praxis der Viszeralchirurgie. Springer, Berlin Heidelberg New York
Stange EF, Schreiber S, Fölsch UR et al. für die Konsensuskonferenz (2003) Leitlinien der DGVS: Diagnostik und Therapie des M. Crohn. Z Gastroenterol 41:19–68

Zitierte Literatur

Bartels M, Nagel E, Pichlmayr R (1998) Morphologische Frühveränderungen beim M. Crohn als weiterer Beleg für die Indikation zu sparsamen Resektionen. Chirurg 69: 546–551
Best WR, Becktel JM, Singelton JW, Kern F (1976) Development of a Crohn's disease activity index (NCCDS). Gastroenterology 70: 439–444
Bianchi Porro G, Parente F, Maconi G, Bollani S, Anderloni A, Sampietro G, Cristaldi M, Franceschelli N, Bianco R, Taschieri AM (2002) Bowel ultrasound in assessment of Crohn's disease and detection of related small bowel strictures: a prospective comparative study versus x ray and intraoperative findings. Gut 50: 490–495
Couckuyt H, Gevers AM, Coremans G, Hiele M, Rutgeerts P (1995) Efficacy and safety of hydrostatic ballon dilatation of ileocolonic Crohn's strictures: a prospective longterm analysis. Gut 36: 577–580
Doko M, Zovak M, Kopljar M, Glavan E, Ljubicic N, Hochstädter H (2003) Comparison of surgical treatments of gallstone ileus: preliminary report. World J Surgery 27: 400–404
Düber C, Wüstner M, Diehl S J, Post S (2003) Bildgebung im Rahmen der Notfalldiagnostik bei mesenterialer Ischämie. Chirurg 74: 399–406

Farmer RG, Hawk WA, Turnbull RB jr (1975) Clinical patterns in Crohn's disease: statistical study of 615 cases. Gastroenterology 68: 627–635

Fazio VW, Marchetti F, Church M, Goldblum JR, Lavery C, Hull TL, Milsom JW, Strong SA, Okaley JR, Secic M (1996) Effect of resection margins on the recurrence of Crohn's disease in the small bowel. A randomized controlled trial. Ann Surg 224: 563–571

Gasche C, Scholmerich J, Brynskov J, D'Haens G, Hanauer SB, Sandborn WJ, Sutherland LR (2000) A simple classification of Crohn's disease: report of the Working Party of the World Congresses of Gastroenterology, Vienna 1998. Inflamm Bowel Dis 6: 8–15

Goebell H, Förster S, Dirks E, Hot J, Schaarschmidt K, Eigler FW (1987) M. Crohn: Klinische Erkrankungsmuster im Bezug zur Lokalisation. Med Klin 82/1: 1–8

Gossum van (1995) Clinical profile of home parenteral nutrition patients. Acta Gastroenterol Belg 58: 366–369

Hampe J, Grebe J, Nikolaus S, Solberg C, Croucher PJ, Mascheretti S, Jahnsen J, Mourn B, Klump B, Krawczak M, Mirza MM, Foelsch UR, Vatn M, Schreiber S (2002) Association of NOD2 (CARD 15) genotype with clinical course of Crohn's disease: a cohort study. Lancet 359:1661–1665

Hartmann F, Plauth M (1989) Kurzdarm – Enterale Ernährung. Z Gastroenterol (Suppl 2) 27: 33–36

Hees PAM van, van Elteren PH, van Lier HJJ, van Tangeren JHM (1980) An index of inflammatory activity in patients with Crohn's disease. Gut 21: 279–286

Heyne R, Rickes S, Bock P, Schreiber S, Wermke W, Lochs H (2002) Non invasive evaluation of activity in inflammatory bowel disease by power Doppler sonography. Z Gastroenterol 40: 171–175

Kern E (1974) Die Relaparotomie im Rahmen der Intensivtherapie bei Peritonitis und Ileus. Langenbecks Arch Chir 337: 301–304

Kirsner BS (1988) Medical management of inflammatory bowel disease in children. In: Kirsner JB, Shorter RG (eds) Inflammatory bowel disease, 2nd edn. Lea & Febiger, Philadelphia, pp 503–512

Knöpfle E, Mayer H, Wamser G, Bohndorf K, Witte J (2001) Ileus beim colorectalen Carcinom Präoperative Implantation eines Metallgitterstents und frühelektive Operation als Alternative zur notfallmäßigen Operation. Chirurg 72: 1137–1143

Krähenbühl L, Büchler MW (1997) Pathophysiologie, Klinik und Therapie des Kurzdarmsyndroms. Chirurg 68: 559–567

Meckel JF (1809) Über die Divertikel am Darmkanal. Arch Physiol 9: 421–453

Mekhjian HS, Surtz DM, Watts HD, Deren JL, Katon RM, Beman FM (1979) National cooperative Crohn's disease study: factors determining recurrence of Crohn's disease after surgery. Gastroenterology 77: 907–913

Müller AR, Neuhaus P (2004) Dünndarmtransplantation: Klinischer Stand und eigene Ergebnisse. Deutsches Ärzteblatt 101 Heft 1–2 vom 05.01.2004: 33–38

Munoz-Juarez M, Yamamoto T, Wolff BG, Keighley MR (2001) Wide-lumen stapled anastomosis vs. conventional end-to-end anastomosis in treatment of Crohn's disease. Dis Colon Rectum 44: 20–25

Nagel E (1989) Zur Bedeutung von Nahrungsfetten in der Pathogenese des M. Crohn: Tierexperimentelle Studie an Schweinen. Z Gastroenterol [Verh] 24: 7–9

Nagel E, Bartels M, Hünefeld G, Neuhaus P, Ziegler H, Pichlmayr R (1989) The primary intestinal lesions in Crohn's disease: a scanning electron microscopic study. Z Gastroenterol 27: 183

Ochsenkühn T, Göke B, Sackmann M (2002) Combining infliximab with 6-mercaptopurine/azathioprine for fistula therapy in Crohn's disease. Am J Gastroenterol 97: 2022–2025

Peeters M, Joossens S, Vermeire S, Vlietnick R, Bossuyt X, Rutgeerts P (2001) Diagnostic value of anti-Saccharomyces cerevisiae and antineutrophil cytoplasmatic autoantibodies in inflammatory bowel disease. Am J Gastroenterol 96: 730–734

Post S (1998) Neue Daten zur Rezidivfrequenz beim M. Crohn. Chirurg 69: 903–907

Post S, Herfarth C, Böhm E, Timmermanns G, Schumacher H, Schürmann G, Golling M (1996) The impact of disease pattern, surgical management and individual surgeons on the risk for relaparatomy for recurrent Crohn's disease. Ann Surg 223: 253–260

Riecken ED, Herfarth Ch (1982) Das Kurzdarmsyndrom. Internist 23: 502–508

Scott NA, Hughes LE (1994) Timing for ileocolonic resection for symptomatic Crohn's disease – the patient's view. Gut 35: 656–657

Sellink JL (1974) Radiologic examination of the small intestine by duodenal intubation. Acta Radiol 15: 318–332

Stange EF, Schreiber S, Fölsch UR et al. für die Konsensuskonferenz (2003) Leitlinien der DGVS: Diagnostik und Therapie des M. Crohn. Z Gastroenterol 41: 19–68

Steinhardt HJ, Loeschke K, Kasper H, Hollermüller KH, Schäfer H (1985) European cooperative Crohn's disease study (ECCDS): clinical features and natural history. Digestion 31: 97–108

Tanaka M, Riddell RH, Saito H (1999) Morphological criteria applicable to biopsy specimen for effective distinction of inflammatory bowel disease from other forms of colitis and of Crohn's disease from ulcerative colitis. Scand J Gastroenterol 34: 55–67

Thompson JS, Rikkers LF (1987) Surgical alternatives for short bowel syndrome. Am J Gastroenterol 82/2: 97–105

Tibble JA, Sigthorsson G, Bridger S, Fagerhol MK, Bjarnason I (2000) Surrogate markers of intestinal in-
flammation are predictive of relapse in patients with inflammatory bowel disease. Gastroenterology
119: 15–22

Umschaden HW, Szolar D, Gasser J, Umschaden M, Haselbach H (2000) Small bowel disease: comparison of
MR enteroclysis images with conventional enteroclysis and surgical findings. Radiology 215: 717–725

Yamamoto T, Allan RN, Keighley MR (2000) Risk factors for intraabdominal sepsis after surgery in Crohn's
disease. Dis Colon Rectum 43: 1141–1145

KAPITEL 16

Appendix

H. R. NÜRNBERGER, R. VIEBAHN

Vorbemerkungen

Nach wie vor ist die Diagnose einer Appendizitis klinisch zu stellen. Hierbei sind die Treffsicherheit und die Einschätzung der Dringlichkeit einer operativen Therapie wesentlich vom Ausbildungsstand und der Erfahrung des Untersuchers abhängig. Gleiches gilt für die Wertung sonographischer Befunde, die vom darin Geübten zur Diagnostik mit herangezogen werden können (Schwartz 1987; Kümmerle 1988).

Die eminente Gefahr des Übersehens einer Appendizitis mit der dann hohen Letalität im Stadium der Perforation hat zeitweise zu großzügiger Operationsindikation geführt. Berichte über die vergleichsweise hohe Gesamtmortalität an Wurmfortsatzerkrankungen in der Bundesrepublik Deutschland hatten die Frage aufgeworfen, ob die Art und Weise der Indikationsstellung hierbei eine wesentliche Rolle spielte (Lichtner u. Pflanz 1971). Seither ist die Zahl der Appendektomien ebenso wie die Sterblichkeit an „Appendizitis" kontinuierlich zurückgegangen. Der Rückgang der Operationsfrequenz liegt sicher an einer kritischen Einstellung zur Operationsindikation bei nur geringen Verdachtsmomenten, der Rückgang der Sterblichkeit wohl in einer verbesserten perioperativen Behandlung und möglicherweise z. T. in einer frühzeitigeren Diagnose schwer entzündlicher Stadien. Deren Anteil ist aber im Operationsgut etwa gleich geblieben (Käufer et al. 1989). Die Hauptursache der Sterblichkeit „am Blinddarm" liegt jedenfalls weiterhin in der Operationsletalität nach perforierter Appendizitis und ist somit auf das diagnostische Problem des „Nichterkennens" oder des „Zuspäterkennens" zurückzuführen (Pichlmayr et al. 1973; Kern 1986). Dagegen treten operationstechnische Fragen in den Hintergrund, wenngleich im Einzelfall die Schwierigkeit einer Appendektomie erheblich und postoperative Komplikationen schwer behandelbar sein können. Versäumnisse bei der Vorbereitung, während der Anästhesie (Aspirationsgefahr, postoperative Asphyxie etc.) oder beim Eingriff selbst (mangelhafte Assistenz) können infaust verlaufen, was bei diesem „benignen" Leiden stets eine besondere Tragik darstellt. Diagnostik, Ausschluss von Begleiterkrankungen, Operationsdurchführung und sorgfältige postoperative Beobachtung sind somit verantwortungsvoller als bei der Vielzahl der Appendektomien und deren Eingruppierung in „kleine" Eingriffe erscheinen kann.

Anmerkungen

Die akute Appendizitis ist eine der häufigsten Indikationen zur Notfalloperation in der Viszeralchirurgie mit einer Inzidenz von 7% während der gesamten Lebensspanne (Irvin 1989). Allerdings konnte seit Anfang der 70-iger Jahre in epidemiologischen Studien nachgewiesen werden, dass u.a. aufgrund der erweiterten diagnostischen Möglichkeiten sowie der Einführung neuer Endgeldsysteme ein Rückgang der Appendektomieraten um ca. 50% zu verzeichnen ist (Horntrich 1998; Teutner 1997).

Nach wie vor ist die *Diagnose* einer Appendizitis vor allem klinisch zu stellen. Hierbei sind Treffsicherheit und Einschätzung der Dringlichkeit einer operativen Therapie wesentlich von Ausbildungsstand und Erfahrung des Untersuchers abhängig. Der akute rechtsseitige Unterbauchschmerz kann differentialdiagnostisch durch eine Vielzahl intraperitonealer Prozesse oder andere gynäkologische Erkrankungen bedingt sein. Bei Frauen im gebärfähigen Alter konnte bei Exploration wegen des Verdachts auf eine akute Appendizitis in bis zu 45% eine normale Appendix diagnostiziert werden (Pelletier 2001; Bruch 1997), diese Rate ist 12-mal höher als bei männlichen Patienten derselben Altersgruppe.

Die *Therapie* der akuten Appendizitis ist die Operation. Sie gilt als indiziert und zeitgerecht, wenn sie einer Perforation zuvorkommt und wenn eine Erkrankung in der histologischen Untersuchung nachgewiesen wird (Klotter 1998).

Seit Ende der 80-iger Jahre wird neben der offenen Appendektomie auch die laparoskopische Appendektomie durchgeführt. Dieses Verfahren hat aber nicht die Bedeutung und Akzeptanz der laparoskopischen Cholezystektomie gewonnen, da die Vorteile wie schnellere Erholung nach der Operation, kürzerer Klinikaufenthalt und auch besseres kosmetisches Ergebnis nicht so ausgeprägt sind (Sauerland 1998). Befürworter des laparoskopischen Verfahrens sehen den entscheidenden Nutzen für die laparoskopische Appendektomie in der verbesserten Diagnostik, dies besonders bei jungen Frauen mit unklaren Beschwerden und bei adipösen Patienten, bei denen das Risiko postoperativer Wundheilungsstörungen erhöht ist. (Fingerhut 1999; Uhl 2000).

Trotz Verbesserungen der chirurgischen Technik und antibiotischen Behandlung muss allerdings weiterhin mit einer nicht zu vernachlässigenden Morbidität und Letalität, insbesondere nach Perforation und Peritonitis gerechnet werden. Nach dem Qualitätsreport der Bundesgeschäftsstelle Qualitätssicherung (BQS 2002) liegt die mittlere Gesamtperforationsrate bei 9,8% im Bundesdurchschnitt. Die früher hohe Letalitätsrate nach Perforation mit bis zu 25% beträgt gegenwärtig weniger als 1% (Klempa 2002). Eine deutlich höhere Rate bei Perforation wird bei älteren Patienten mit 5 bis 15% verzeichnet (Balsano 1990; Käufer 1989).

Durch die Einführung der Laparoskopie auch unter diagnostischen Gesichtspunkten ist die Morbidität erheblich reduziert worden, daher sollte die Indikation zu diesem Verfahren eher großzügig zur Abklärung unklarer Befunde gestellt werden.

Die Hauptursache der Sterblichkeit „am Blinddarm" liegt danach weiterhin in der Operationsletalität nach perforierter Appendizitis und ist somit auf das diagnostische Problem des „Nichterkennens" oder des „Zu-spät-Erkennens" zurückzuführen (Klempa 2002; Treutner 1997; von Tittle 1996; Franz 1995). Dagegen treten operationstechnische Fragen in den Hintergrund, wenngleich im Einzelfall die Schwierigkeit einer Appendektomie erheblich und postoperative Komplikationen schwer behandelbar sein können.

16.1
Diagnostik und Indikation

Die Einteilung der Appendizitis (Tabelle 16.1) in verschiedene Formen und Stadien geschieht teils mehr nach klinischen, teils mehr nach histomorphologischen Kriterien. Klinische Verdachtsdiagnose, intraoperativ-makroskopischer Befund und histologische Beurteilung stimmen häufig nicht voll miteinander überein.

16.1.1
Diagnostik

16.1.1.1
Klinik

In der weit überwiegenden Mehrzahl ist die akute Appendizitis allein *klinisch* mit hoher Treffsicherheit zu diagnostizieren. Da jedoch Untersuchungsverfahren in Zweifelsfällen zum Beweis oder Ausschluss einer akuten Appendizitis fehlen und da die Erkrankung eine erhebliche Variationsbreite aufweisen kann, sind sowohl Diagnose als auch Ausschluss

Tabelle 16.1. Einteilung der Appendizitisformen

Klinisches Bild	Histomorphologischer Befund	Bemerkungen
„Akute" Entzündungsformen		
Stadien und Formen der akuten Entzündung ohne Perforation: akute Appendizitis (erstmals oder als Rezidiv)	(Akut) katarrhalisch, uzerös, ulzerophlegmonös, gangränös	Die Reihenfolge der histomorphologischen Befunde charakterisiert die zunehmend bakteriell bedingte Wandzerstörung, sie muss aber nicht in dieser Weise durchlaufen werden; Perforation ist auch bei der ulzerösen Form möglich. Alle akuten Formen können erstmals oder als Rezidiv (akut rezidivierte Appendizitis) vorkommen. Eine Differenzierung der Stadien ist klinisch nicht möglich
Formen der Perforation: perforierte Appendizitis gedeckt – frei	Ulzerös – gangränös mit Perforation	Eine gedeckte Perforation kann klinisch als akute Appendizitis oder als eine Form mit lokaler Tumorbildung verlaufen, eine freie Perforation äußert sich meistens unter den Zeichen der diffusen Peritonitis
Formen mit lokaler Tumorbildung: perityphlitisches Infiltrat bland rückläufig – fortschreitend	Akute Stadien einer Appendizitis mit starker entzündlicher Begleitreaktion der Umgebung, jedoch keine Eiterbildung	
Perityphlitischer Abszess (Empyem	Akutes Stadium einer Appendizitis (häufig mit gedeckter Perforation) mit lokal abgegrenzter Abszess-(Empyem-) Bildung	Diagnose und Differenzierung dieser Formen werden durch klinischen Befund, besonders durch kurzfristige Verlaufsbeobachtung gestellt
„Chronische" rechtsseitige Unterbauchschmerzen		
1. „Chronische, rezidivierende" Appendizitis	Rezidivierende Stadien einer akuten Appendizitis mit typischer entzündlicher Begleitreaktion, jedoch keine Eiterbildung	Intervalle von Monaten bis Jahren möglich
2. Chronisch rezidivierende Schmerzen ohne akuten Schub einer Appendizitis	Kein sicheres histomorphologisches Korrelat (vermehrt lymphozytäre Infiltrate, Vernarbungen, Lumenobliteration u.a.)	Es handelt sich um einen ausschließlich klinischen Begriff. Häufig funktioneller Genese und Bestandteil des Reizdarm- oder funktionellen Bauchschmerzsyndroms

einer Appendizitis niemals absolut sicher. Eine akute Appendizitis auszuschließen ist somit stets eine subjektive, in manchen Situationen außerordentlich schwere Entscheidung des Untersuchers und nicht eine durch exakte Untersuchungsergebnisse belegbare Erkenntnis.

Akute Entzündungsformen

Die klinische Diagnose wird stets durch die Wertung mehrerer Kriterien gestellt (Anamnese, klinischer Eindruck, allgemeiner und lokaler Abdominalbefund, rektale Untersuchung). Die Einzelkriterien können individuell in ihrer Ausprägung stark variieren und haben somit jeweils isoliert nur beschränkten Aussagewert. Der gezielten Anamneseerhebung in Kombination mit der genauen Abdominalbefundung kommt die Hauptbedeutung zu. Die Schmerzlokalisation sollte einfach als Befund im rechten Unterbauch beschrieben werden, da aufgrund der häufigen anatomischen Lagevariationen der Appendix eine genaue Lokalisation am McBurney- oder Lanz-Punkt eine Genauigkeit vortäuschen kann, die klinisch nicht nachvollziehbar ist (Guthy 1999). Relativ hohe Beweiskraft haben – bei Vorhandensein – die Verlagerung des periumbilikalen (viszeralen) Schmerzes in den rechten Unterbauch (somatisch bedingt durch Affektion des parietalen Peritoneum) sowie der lokale Klopf- oder Druckschmerz (McBurney: „by the pressure of a single finger tip" nach Junginger 1999). Das Fehlen eines oder mehrerer Zeichen ist niemals ein Beweis gegen das Vorliegen einer akuten Appendizitis.

Die rektal-axilläre Temperaturdifferenz ist dagegen in keiner Weise spezifisch für die Diagnose einer Appendizitis. Sie reflektiert vielmehr die Umstände der Temperaturmessung, insbesondere bei allen fieberhaften Erkrankungen und speziell des Patienten mit Appendizitisverdacht. Folglich ist die Messung unspezifisch und von geringer klinischer Relevanz zur Frage der Diagnose einer Appendizitis oder Operationsindikation (Guthy 1999).

Besonders zu beachten ist, dass sich die Dynamik der Symptome ändern kann. Häufig wird bei einer Untersuchung durch den Hausarzt ein klarer Hinweis auf akute Appendizitis gefunden, der dann bei Klinikaufnahme fehlt. Stets muss in Zweifelsfällen mehrfach untersucht und ggf. der Patient stationär beobachtet werden. Bei nur ambulanter Untersuchung sollte unbedingt der einweisende Arzt, der die Verdachtsdiagnose Appendizitis gestellt hatte, unmittelbar informiert und um weitere Beobachtung gebeten werden.

Eine Differenzierung der *akuten Appendizitisstadien ohne Perforation* voneinander ist nicht möglich und für das therapeutische Vorgehen nicht bedeutsam, da die Operationsindikation stets und dringend gegeben ist.

Komplikationen einer akuten Entzündung

Auch die Gefahr einer Perforation kann klinisch weder anhand des Lokalbefunds noch sicher nach der Länge der Anamnese kalkuliert werden: Perforationen sind bereits wenige Stunden nach Beschwerdebeginn, andererseits noch nach mehreren Tagen möglich, die Stärke der Symptome vor einer Perforation ist sehr variabel.

Die *gedeckte Perforation* kann nicht sicher von einem Entzündungsstadium ohne Perforation unterschieden werden: Manchmal deutet eine vorübergehende „Erleichterung" mit Nachlassen des Schmerzes auf eine stattgefundene Perforation hin. Eine *freie Perforation* ist stets durch die Zeichen der diffusen Peritonitis gekennzeichnet.

Da die Perforation eine lebensbedrohliche Komplikation bedeutet, ist die Perforationsrate ein Maß für eine nicht rechtzeitig gestellte Indikation zur Operation. Sie ist entscheidend vom erstuntersuchenden oder einweisenden Arzt, vom Patienten selbst und auch von der Verlaufsbeobachtung im Krankenhaus abhängig.

In der Literatur werden unterschiedlich hohe Perforationsraten angegeben. Die Werte reichen von etwa 10 bis 30% (Klempa 2002; Richter 2000; Treutner 1997; BQS 2002; Koch 2002). Die Rate hängt dabei stark vom Lebensalter ab. Typischerweise findet sich eine erhöhte Rate bei Kindern unter 4 Jahren und bei älteren Patienten über 60 Jahre (BQS 2002; Franz 1995; Addis 1990; Bugliosi 1990), wobei die Perforation meist vor der Hospitalisation erfolgt (Eldar 1997; Hale 1997; Temple 1995). Beiden Altersgruppen gemeinsam ist, dass Anamnese und Klinik oft atypisch sind und so der folgenreiche Zeitverzug bis zur Operationsentscheidung erheblich sein kann (Klempa 2002; Treutner 1997).

Die *Abgrenzung der akuten Entzündungsformen mit lokaler Tumorbildung* (perityphlitisches Infiltrat oder Abszess)[1] ist wegen des differenten therapeutischen Vorgehens wichtig. Charakterisiert sind diese Formen durch einen schweren Entzündungsgrad einerseits (meist Abszess bei Perforation oder zumindest schwere Wandzerstörung bei Infiltrat) und durch regionale Begrenzung der Infektion andererseits. Entsprechend haben beide Formen häufiger eine mehrtägige Anamnese. Die lokale Begrenzung und die Tumorbildung stellen das wesentliche Unterscheidungsmerkmal zu anderen akuten Entzündungsstadien dar. Die therapeutisch ebenfalls wichtige Differenzierung zwischen Abszess und Infiltrat gelingt heute sicher durch die bildgebenden Verfahren und führt dann evtl. gleich zur therapeutischen Intervention.

„Chronische" Entzündungsformen

Ob es eine klinisch relevante chronische Verlaufsform der Appendizitis ohne akute Schübe gibt, lässt sich nicht zweifelsfrei belegen. Kein Zweifel besteht wohl daran, dass es eine rezidivierende Appendizitis gibt. Dabei können zwischen den Schüben durchaus Intervalle von Monaten oder Jahren bestehen. Die Häufigkeit solcher rezidivierender Verläufe wird mit 5 bis 10% angegeben (Stroh 1999; Barber 1997; Hawes 1994; Mattei 1994). Dagegen ist ein Verlauf mit chronischen Schmerzen im rechten Unterbauch ohne einen akuten Schub selten beschrieben worden, histologisch wurden in diesen Fällen gehäuft lymphozytäre und eosinophile Infiltrate, Ulzerationen, Verlust der Kryptenanordnung, fibröse Residuen und eine Vermehrung neuraler Zellen in den resezierten Präparaten beschrieben (Gerharz 1997; Huang 1996; Falk 1991; Crabbe 1986). Die histologischen Veränderungen der Appendix sind von keiner gesicherten Relevanz.

> **CAVE**
>
> Eine M. Crohn-typische Alteration, die isoliert die Appendix betrifft, lässt nicht auf eine generelle Entwicklung eines M. Crohn schließen, sollte jedoch Anlass zu klinischen Verlaufsuntersuchungen sein (Richards 1997).

Chronische und rezidivierende Schmerzen im Unterbauch sind dagegen häufig funktioneller Genese und Bestandteil eines Reizdarmsyndroms oder eines funktionellen Bauchschmerzsyndroms (Peitz 1999). Diese Syndrome mit oftmals typischen depressiven Verhaltens- und Angststörungen sind mit einer erhöhten Appendektomierate in der Vorgeschichte verbunden.

Streng davon zu trennen ist die *Verdachtsdiagnose auf eine (noch) leichte Form einer akuten Appendizitis* – fälschlicherweise gelegentlich bezeichnet als Verdacht auf subakute Appendizitis –, die eine klare und dringende Operationsindikation darstellt.

16.1.1.2
Zusatzdiagnostik

Die verbesserten Möglichkeiten der radiologischen Diagnostik haben neuerdings wiederum für Aufmerksamkeit gesorgt, nachdem frühere Studien zur radiologischen Abklärung

---

[1] Statt der meist gebräuchlichen Bezeichnung „perityphlitischer Abszess" wird z. T. „perityphlitisches Empyem" benutzt, da es sich – jedenfalls teilweise – um eine Eiteransammlung in einem vorgegebenen Raum, dem Peritonealbereich, handelt.

einer akuten Appendizitis mittels Abdomenübersichtsaufnahme und Kontrastmitteldarstellung des Kolonrahmens weder spezifisch noch sensitiv waren (Barazaitis 1993).

Trotz erheblicher Anstrengungen konnte die allgemeine Bedeutung der *Ultraschalluntersuchung* in der Abklärung einer akuten Appendizitis nicht hinreichend geklärt werden, insbesondere konnte keine eindeutige Verbesserung der Diagnostik gegenüber der klinischen Untersuchung bestätigt werden. Die Darstellung der sog. *„Kokarde"* im rechten Unterbauch als Hinweis auf eine Distension des Appendixlumens im Rahmen einer Obstruktion gilt als pathognomonisch. Die hohe Sensitivität unter Studienbedingungen konnte allerdings bei Anwendung in der Routine nicht nachvollzogen werden (Marusch 1998; Orr 1995), so dass der Einfluss auf die Indikationsstellung zur Appendektomie allgemein als gering eingeschätzt werden kann. Ursächlich dafür ist, dass die Ultraschalluntersuchung ganz wesentlich von der Expertise des Untersuchers abhängt (Bruch 1997; John 1993; Wade 1993; Davies 1991), der Wert der Untersuchung liegt eher in den gewonnenen zusätzlichen Informationen über das urogenitale Organsystem und im Ausschluss einer Cholelithiasis. Der Ausschluss einer akuten Pankreatitis ist durch den bestehenden Ileus und Luftüberlagerungen oft nur eingeschränkt möglich.

Die *Computertomographie (CT)* ist der Sonographie deutlich überlegen, in Studien erreichte sie eine Sensitivität von 96 bis 100% und eine Spezifität von 89 bis 97% (Schuler 1998; Rao 1997; Balthazar 1994). Durch den Einsatz der CT-Untersuchung konnte die Rate der negativen Appendektomien um 13% und die Perforationsrate um 8% gesenkt werden (Rao 1999). Allerdings sind auch diese Ergebnisse kritisch zu beurteilen, denn eine derart kosten- und personalintensive Untersuchung muss zu jeder Zeit auch im Notdienst zu einer sofortigen Konsequenz führen. Dies ist nur möglich, wenn sich der Chirurg auf die kompetente Beurteilung des diensthabenden Radiologen verlassen kann und diese nicht erst am nächsten Morgen nach Sichtung der Befunde vorliegt, wenn die Operationsindikation schon getroffen wurde. Nicht selten können Fehldiagnosen durch Missinterpretation der Befunde (z. B. als Sigmadivertikulitis) zu falschen Konsequenzen führen (Rao 1998). Darüber hinaus ist aus strahlenhygienischen Gründen die Indikation zur CT-Untersuchung gerade bei jungen Frauen besonders kritisch zu stellen.

In Studien wurden viele verschiedene *Laborparameter* untersucht, um die Diagnose einer Appendizitis zu verifizieren, keiner allein konnte überzeugen. Am häufigsten wird die Leukozytose mit Linksverschiebung bestimmt, die eine Sensitivität und Spezifität von 81% und 36% aufweist, auch die Bestimmung von Akute-Phase-Proteinen (z. B. CRP, Interleukin-6, Leukozytenelastase) konnten nur sehr ungenügende Ergebnisse nachweisen (Gronroos 1999; Hallan 1997; Eriksson 1995). Anamneseerhebung und klinische Untersuchung konnten die Diagnose einer akuten Appendizitis mit einer Genauigkeit von 84% bestätigen, die zusätzliche Bestimmung von Laborparametern konnte diese geringfügig, aber signifikant auf 92% erhöhen konnte (Hallan 1997a).

> **!** Daraus ist abzuleiten, dass die klinische Untersuchung mit Anamnese entscheidend für die Diagnose einer akuten Appendizitis ist und Zusatzuntersuchungen nur bei unklaren Fällen, insbesondere zum Ausschluss anderer Erkrankungen sinnvoll sind.

16.1.1.3
Häufige und typische Fehlbeurteilungen

Vortäuschung durch andere Krankheitsbilder
Vorgetäuscht wird eine Appendizitis besonders bei Kindern häufig durch eine *Lymphadenitis mesenterica*. Eine stationäre Beobachtung über einige Stunden erlaubt im Allgemeinen eine Differenzierung: Die ohnehin meist schwächeren Symptome einer Lymphadenitis sind relativ rasch rückläufig, eine eindeutige Abwehrspannung entwickelt sich nicht. Halslymphknoten und Rachenmandeln sind an der Entzündung häufig beteiligt. Bei Jugendlichen und Erwachsenen kann eine terminale Ileitis granulomatosa – Frühform einer M. Crohn (?), Yersiniainfektion (?) – besonders im akuten Stadium als Appendizitis imponieren. Ein großer Teil dieser akuten Ileitisfälle heilt spontan ab, wobei die Zugehörigkeit zum M. Crohn im Einzelfall wohl nicht sicher ist (s. oben).

Die Entzündung eines *Meckel-Divertikels* ist gegenüber einer akuten Appendizitis nicht zu differenzieren, erfordert aber ebenso eine Operation zur Sicherung der Diagnose und die Resektion des Divertikel bei ansonsten blander Appendix, denn in bei 57% der symptomatischen Fälle sind versprengte Magen- bzw. Pankreasgewebeanteile enthalten (Willital 2000; Rosai 1996). Die routinemäßige Resektion eines Meckel-Divertikels, das als Nebenbefund gefunden wird, ist dagegen aufgrund der geringen Komplikationswahrscheinlichkeit nicht gerechtfertigt.

Eine *Gastroenterokolitis* kann eine akute Appendizitis vortäuschen, manifestiert sich aber meist mit Durchfällen, die für die Appendizitis atypisch sind. Die häufigsten differentialdiagnostischen Überlegungen zwischen Appendizitis und Uretersteinkolik, Zystopyelonephritis, gynäkologischen Erkrankungen, Gastroenterokolitis, basaler Pneumonie etc. lassen sich meist – keineswegs immer – mit der notwendigen Sicherheit klären.

Fehldeutung einer akuten Appendizitis
Ungleich gravierender ist die Fehldeutung von Symptomen einer vorhandenen akuten Appendizitis. Besonders folgende Situationen prädisponieren zu falsch-negativer Diagnose:

Erfolgt die *Erstuntersuchung im Stadium der Perforation ("freies Intervall"),* so kann ein recht unklares Bild vorliegen, und eine peritonitisch bedingte Entleerung dünnen Stuhls wird leicht als Durchfall bei Gastroenterokolitis fehlgedeutet.

Eine atypische, besonders eine *retrozäkale Lage* erschwert die Diagnose generell und kann bei entzündlicher *Mitbeteiligung des Ureters bzw. des Nierenbeckens* leicht zur Fehlinterpretation einer Zystopyelonephritis führen – bei perforierter, retrozäkaler Appendizitis ist der Urinbefund deshalb häufig durch eine Mikrohämaturie pathologisch verändert (Lippert u. Detzner 1986).

Die übernommene Diagnose „Harnwegsinfektion" wurde als die häufigste und gravierendste Fehlbeurteilung einer akuten Appendizitis beurteilt. Dies scheint nach neueren Untersuchungen so ausschließlich nicht mehr zu gelten. Es konnte gezeigt werden, dass eine 8-tägige antibiotische Therapie bei akuter unkomplizierter Appendizitis die gleiche Effektivität aufwies wie die chirurgische Behandlung. Wegen eines erneuten Schubes der Appendizitis mussten jedoch 35% der zunächst konservativ behandelten Patienten innerhalb eines Jahres doch appendektomiert werden. Das Management orientierte sich in dieser prospektiv randomisierten Studie (Eriksson 1995) an den Bedingungen der akuten Divertikulitis. Nach erfolgreicher konservativer Behandlung konnte in der überwiegenden Anzahl der Fälle auf eine Intervallappendektomie verzichtet werden.

Die *gravierenden Vorteile der operativen Therapie* liegen in der geringen Morbiditäts- und Mortalitätsrate (im Vergleich zur Sigmaresektion bei Divertikulitis), der kürzeren Hospitalisation und dem weitgehenden Ausschluss von Rezidiven (vgl. Stumpfappendizitis). Daher ist die operative Therapie weiterhin die sicherste und allgemeine Standardmethode zur Behandlung der akuten Appendizitis (Schein 2001).

Eine akute *Appendizitis* in den ersten Tagen *nach einer Abdominaloperation* – bereits präoperativ vorhanden und z. B. als Kolik bei bekanntem Gallensteinleiden fehlgedeutet oder erst postoperativ entwickelt – ist kaum als solche zu erkennen und wird im günstigen Fall anlässlich einer Relaparotomie wegen peritonealer Erscheinungen oder diffuser abdomineller Symptomatik mit ungeklärtem Fieber dargestellt.

Eine neue besondere Form der akuten Appendizitis stellt die *Stumpfappendizitis* nach Appendektomie mit lang belassenem Stumpf dar. Diese seltene Form scheint nach Einführung der laparoskopischen Operationsmethode häufiger aufzutreten (Walsh 1997).

Bei *Kleinkindern* ist die Diagnose einer akuten Appendizitis wegen Untersuchungsschwierigkeiten, der verhältnismäßig geringen diagnostischen Bedeutung von Erbrechen und bei frühzeitiger starker Beeinträchtigung des Allgemeinzustands, insbesondere nach Perforation, problematisch. Offensichtlich verläuft eine Appendizitis um so foudroyanter, je jünger ein Kind ist. Als gravierende Spätfolgen gerade einer verzögert behandelten Appendizitis können Adhäsionen oder Ileuszustände auftreten.

Das Risiko scheint allerdings geringer zu sein als zunächst vermutet. Anhand der Daten des schwedischen Inpatient Register von 245.000 offenen Appendektomien zwischen 1964 bis 1993 konnte zeigt werden, dass das kumulative Risiko eines Ileus nach 30 Jahren bei 1,3 % liegt (Andersson 2001). Als wichtigste Risikofaktoren wurden die perforierte Appendizitis, eine negative Appendektomie mit intraoperativ erweiterter Exploration und Alter >70 Jahre nachgewiesen. Ob unter diesen Voraussetzungen die laparoskopische Appendektomie mit ihren eigenen Risikofaktoren (z. B. Trokarhernie mit Inkarzeration) bessere Ergebnisse liefert, kann z. Zt. nicht beantwortet werden. Bei Mädchen stellt zusätzlich die mögliche Infertilität insbesondere nach perforierter Appendizitis ein wichtiges spezielles Problem dar (Hecker et al. 1989).

Bei älteren und ähnlich bei adipösen Menschen verläuft eine akute Appendizitis aus nicht geklärten Gründen häufig larviert und ohne deutliche Abwehrspannung (*„Altersappendizitis"*). Dies führt zu einer erheblichen Verzögerung der Diagnose, so dass hierdurch das Risiko einer Perforation gerade beim alten Menschen erheblich vergrößert wird (Horattas 1990).

Auch in der *Schwangerschaft* sind atypische Verläufe, besonders mit Fehlen der Abwehrspannung zu beobachten, zudem werden Beschwerden im Unterbauch in dieser Situation leicht fehlinterpretiert. Ebenso ist eine Verlagerung des Zäkalpols während der Schwangerschaft nach kranial zu berücksichtigen (Visser 2001). Aus der Unsicherheit heraus ist einerseits vermutlich die deutlich erhöhte negative Appendektomierate mit 19 bis 50 % zu erklären (Kort 1993), andererseits liegen auch die Perforationsraten mit zwischen 14 und 60 % erheblich über den bekannten Raten (Al-Mulhim 1996). Bei nicht perforierter Appendizitis liegt die maternale Mortalität liegt 0,7 bis 0,9 %, die fetale Mortalität zwischen 1,5 bis 4,8 %, bei Perforation zwischen 19 bis 43 % (Doberneck 1995; Kort 1993). Nach einer unkomplizierten Appendizitis in der Schwangerschaft scheint kein besonderes Risiko für die zukünftige Fertilität zu bestehen (Viktrup 1998).

16.1.2
Indikation

Unter der Vorstellung, dass eine akute nichtperforierte Appendizitis generell im Laufe der Zeit perforieren werde, wurde zur Limitierung der Perforationsrate bewusst eine gewisse negative Laparotomierate hingenommen. Daher wurde eine weite Indikation zur Frühoperation gestellt (Klotter 1998). Dabei vertretene Handlungsempfehlungen „in doubt, take it out" oder die Durchführung der Appendektomie „just to be sure" sind in Zeiten der Evidence-based-Medizin in heftige Diskussion geraten (Fingerhut 1999). Aktuelle Studien konnten darüber hinaus zeigen, dass die negative Laparotomierate zwischen 15 und 35% liegt und mit einer nicht unbedeutenden Morbidität einhergeht (Addis 1990).

16.1.2.1
Akute Entzündungsformen mit/ohne Perforation

Die *generelle und zeitlich dringende Operationsindikation* ist hierbei unumstritten. Eine konservative Alternativbehandlung mittels antibiotischer Therapie mit ausreichender oder vergleichbarer Erfolgschance ist abzulehnen. Lediglich bei extrem hohem Operationsrisiko kann ein konservativer Behandlungsversuch gerechtfertigt erscheinen, er ist aber stets als außerordentlich problematisch anzusehen.

> **!** Da Operationsmorbidität und -letalität mit dem Fortschreiten der Entzündung und speziell mit dem Eintreten einer Perforation wesentlich steigen, Stadium und Entwicklung des Entzündungsablaufs sowie eine drohende Perforation klinisch aber nicht beurteilt werden können, bedeutet die Diagnosestellung „akute Appendizitis" stets eine zeitlich dringende Operationsindikation.

Relative Indikationen ergeben sich bei unklaren rechtsseitigen Unterbauchschmerzen ohne Peritonismus, die nach 12-stündiger Beobachtung unter Nahrungskarenz und Infusionstherapie nicht rückläufig sind. In diesen Fällen stellt die diagnostische Laparoskopie mit evtl. Appendektomie einen entscheidenden Vorteil zur Überprüfung des Lokalbefundes und zur Lösung des Problems dar.

> **CAVE** Operationsvorbereitung und Operationsplanung sollten maximal 2 bis 3 Stunden in Anspruch nehmen. Keinesfalls sollten zusätzliche diagnostische Maßnahmen, wie Sonographie, Laboruntersuchungen, Röntgen etc. diese Zeitspanne verlängern.

Bewusst muss ggf. von der Forderung auf Nüchternheit Abstand genommen werden, um keine selbstverschuldete Zeitverzögerung mit Erhöhung des Risikos zu akzeptieren. Dies wird auch durch klinische Untersuchungen bestätigt und heutzutage von den Anästhesisten akzeptiert. Stets muss jedoch – auch nach Nahrungskarenz über mehr als 6 Stunden – mit unvollständiger Magenentleerung infolge des abdominellen Entzündungsvorgangs gerechnet werden. Die heute stets übliche Intubationsnarkose muss unter den Gesichtspunkten der Narkoseeinleitung bei Ileus vorgenommen werden.

Eine *längere Vorbereitungszeit* über einige Stunden kann jedoch erforderlich sein, wenn Zeichen einer *diffusen Peritonitis,* v.a. einer bereits über Tage verschleppten Form, vorliegen. Diese Vorbereitung entspricht der einer Intensivtherapie mit Bestimmung und bestmöglicher Normalisierung des Elektrolyt- und des Säure-Basen-Haushaltes sowie Rehydrierung bei meist erheblicher Exsikkose mit Normalisierung der Urinproduktion. Eine aktiv genutzte Vorbereitungszeit von 3 bis 5 oder auch 8 Stunden ist häufig notwendig und vertretbar.

Die generelle und zeitlich dringende Operationsindikation hat auch Gültigkeit, wenn bei *unklarer Symptomatik* ein akutes Stadium einer Appendizitis nicht mit ausreichender Sicherheit – ggf. während einer Beobachtungszeit von einigen Stunden, ausnahmsweise von bis zu 12 Stunden – ausgeschlossen werden kann. Nach wie vor ist hier eine großzügige Indikationsstellung berechtigt, unter Berücksichtigung des Fehlens einer sicheren Ausschlussdiagnostik sogar weitgehend obligat. Das Eingeständnis sich selbst und dem Patienten gegenüber, eine eindeutige Diagnose nicht stellen zu können, unter dem Verdacht auf akute Appendizitis aber eine Operation vornehmen zu müssen, wird beim Patienten, bei dessen Angehörigen und bei den eigenen Mitarbeitern stets anerkannt werden.

16.1.2.2
Entzündungsformen mit Tumorbildung

In der Regel ist hierbei ein konservativer Behandlungsbeginn mit Antibiotika und Bettruhe indiziert. Die Gefahr einer spontanen diffusen intraperitonealen Ausbreitung ist wegen der starken regionalen Entzündungsreaktion eher gering. Voraussetzung für ein weiteres konservatives Vorgehen ist allerdings die klare Tendenz zu Entfieberung und zur Regression der lokalen Entzündungszeichen. Bei bereits primär klarer Symptomatik eines perityphlitischen Abszesses mit ggf. entsprechendem Sonographiebefund sollte bei guter Erreichbarkeit des Abszesses zunächst eine sonographisch oder CT-gesteuerte Punktion und Drainage durchgeführt werden (Watters 2003; Saadia 2001).

Falls keine Besserung der klinischen Symptomatik innerhalb von 24 bis 48 Stunden zu erreichen ist, sollte die Operation erwogen werden. Meist ist der Lokalbefund durch einen entzündlichen Tumor aus Omentum und Dünndarmschlingen abgedeckt. Daher scheint meist eine alleinige Appendektomie zu risikoreich, in diesem Fall besteht das sicherste Vorgehen in einer begrenzten segmentalen Resektion mit primärer ileokolischer Anastomose (im eigenen Vorgehen bevorzugt End-zu-End-Anastomose) und lokaler Drainage (Poon 1999).

Bei Abklingen der klinischen Entzündungserscheinungen (Entfieberung, rückläufige Schmerzsymptomatik) und Normalisierung der Laborwerte (z. B. Leukozytose, CRP) unter konservativem Vorgehen oder nach sonographischer Abszesspunktion erscheint die früher geforderte Intervallappendektomie nach 3 bis 4 Monaten überlegenswert, jedoch nicht zwingend erforderlich (Willemsen 2002; Oliak 2001; Eriksson 1998; Ein 1996). Allerdings muss bei diesem Vorgehen unbedingt im Verlauf eine gezielte Diagnostik durchgeführt werden, um gerade bei älteren Patienten nicht einen malignen oder anderen Befund zu übersehen.

16.1.2.3
„Chronische" Appendizitis

Bei chronisch rezidivierenden Unterbauchschmerzen mit akuten Entzündungszeichen stellt die diagnostische Laparoskopie die entscheidende Untersuchungsmethode dar, die den Lokalbefund am besten darstellen und evtl. andere Ursachen für die Symptomatik ausschließen kann. Bei ansonsten unauffälligem Abdominalbefund sollte die Appendektomie in gleicher Sitzung durchgeführt werden, um in Zukunft diese Differentialdiagnose sicher ausschließen zu können. Eine Appendektomie ohne klinische Symptome einer akuten Entzündung oder ohne entsprechende bildgebende Befunde scheint allerdings fraglich indiziert zu sein und sollte mit dem Patienten vorher kritisch besprochen werden.

16.1.2.4
Sonstige Indikationen

Die Indikation zur Appendektomie als *Simultaneingriff* bei fehlenden Entzündungszeichen („Gelegenheitsappendektomie") im Rahmen einer Laparotomie wegen anderer Erkrankungen ist nicht gerechtfertigt und muss insbesondere auch unter medikolegalen Gesichtspunkten besonders begründet werden. Absolute Voraussetzung sind das Einverständnis des Patienten, guter Zugang und günstige Operationsbedingungen. Sofern der Simultaneingriff auch nur im geringsten gefährlich erscheint, muss er unterlassen werden. Dies trifft besonders für eine Operation bei Ileus oder bei schlechtem Allgemeinzustand zu (Löhlein 1979). Dagegen ist eine Appendektomie als Simultaneingriff immer notwendig, wenn überraschenderweise die Appendix Entzündungszeichen aufweist.

Die Indikation zur Appendektomie als *prophylaktische Maßnahme,* etwa vor Auslandsaufenthalten o. ä., ist zwar eng zu stellen, kann jedoch individuell berechtigt sein.

Anmerkung: Eine sog. „Gefälligkeitsappendektomie" zur „Bestätigung" der Diagnose des einweisenden Arztes kann es nicht geben. Doch ist bei unklarer Symptomatik vielfach der Meinung des Erstuntersuchers eine hohe Bedeutung beizumessen, die ggf. die Entscheidung zur Operation mitbestimmen kann. Wird eine Einweisungsdiagnose „akute Appendizitis" im Krankenhaus anlässlich *ambulanter* Untersuchung revidiert und der Patient nach Hause entlassen, so muss dieses unter telefonischer Kontaktaufnahme mit dem Hausarzt geschehen. Nur so können – durchaus beobachtete – Fehlentscheidungen des Krankenhausarztes rechtzeitig korrigiert und außerdem persönliche Verstimmungen vermieden werden. Günstiger ist bei dieser Einweisungsdiagnose jedoch stets eine zumindest 12- bis 24stündige stationäre Beobachtung.

16.1.2.5
Tumorerkrankungen der Appendix

Maligne Tumoren der Appendix wurden bis vor kurzem allgemein unter den Tumoren des Kolons abgehandelt. In der neuen WHO-Klassifikation der Tumoren des Verdauungstraktes (Hamilton u. Aaltonen 2000) werden sie als eigene Gruppe behandelt. Dies ist begründet durch:
- Unterschiede in der Häufigkeit der verschiedenen histologischen Typen,
- besonderes biologisches Verhalten muzinöser Adenokarzinome der Appendix,
- Besonderheiten der endokrinen Tumoren der Appendix, die sich deutlich von jenen des Kolons und Rektums unterscheiden.

Gut die Hälfte maligner Appendixtumoren sind Karzinome, die übrigen – abgesehen von seltenen Ausnahmen – neuroendokrine Tumoren. Das häufigste Karzinom ist das muzinöse Adenokarzinom, das durchwegs gut differenziert ist, im Allgemeinen langsam wächst und erst spät lymphogen metastasiert. Typisch ist die Ausbreitung in Form des sog. Pseudomyxoma peritonei, eine weitere – allerdings seltene – Besonderheit ist das sog. Pseudomyxoma retroperitonei.

Die große Mehrzahl aller neuroendokrinen Tumoren der Appendix ist benigne, maligne neuroendokrine Tumoren sind in der Appendix wesentlich seltener als im Jejunum und im Kolon. Endokrine Syndrome (Karzinoid-Syndrome) sind extrem selten. In ca. 15% sind neuroendokrine Appendixtumoren mit (synchronen oder metachronen) nichtendokrinen Malignomen assoziiert.

Beim gut differenzierten Karzinomen der enterochromaffinen Zellen (EC-Zell-CA) lässt sich die Malignität durch Invasion der Mesoappendix und/oder Metastasen erkennen. Die Tumoren sind durchwegs mehr als 2 cm, meist mehr als 3 cm groß. Beim sehr seltenen Karzinoid-Syndrome ist fast immer eine massive Metastasierung in Leber und/oder Retroperitoneum vorhanden.

Der Regeleingriff beim Karzinom ist die rechtsseitige Hemikolektomie. Für zufällig bei der Appendektomie nachgewiesene neuroendokrine Tumoren bis zu einer Größe von 2 cm ist die Appendektomie ausreichend, sofern der Tumor hierdurch im Gesunden entfernt wurde und keine Anhaltspunkte für eine lymphogene Metastasierung bestehen (Junginger et al. 2002).

16.2
Operative Therapie allgemein

Die *Entfernung der Appendix und der sichere Stumpfverschluss* sind Operationsziel bei allen akuten Entzündungsformen der Appendix mit und ohne Perforation.

Die Wichtigkeit einer *Form der Stumpfversenkung* ist nach Einführung der laparoskopischen Technik zumindest zu diskutieren. Während hierfür in der konventionellen Technik immer eine Tabaksbeutelnaht, evtl. sogar eine zusätzliche Z-Naht zur Serosierung gefordert wurde, wird dies beim laparoskopischen Vorgehen als optional angesehen. Die erhöhten Raten an intraabdominalen Abszessen nach laparoskopischer Appendektomie – nicht nur nach perforierter Appendizitis – lassen die Frage erneut relevant werden. Sicherlich ist die Sicherheit der Stumpfversorgung bei laparoskopischer Appendektomie durch Verwendung linearer Klammernahtgeräte verbessert, allerdings sind die Kosten gegenüber von ein bis zwei Röder-Schlingen nicht zu vernachlässigen. Bei Verwendung der Röder-Schlinge wäre zu überlegen, ob man nicht – wie im konventionellen Vorgehen – doch eine serosierende Naht über dem abgesetzten Appendixstumpf platziert, um eine Stumpfversenkung zu erreichen. Dies führt allerdings zu einer weiteren Komplizierung der Operation, gerade wenn zu Notfallzeiten nicht ein versiertes Team zur Verfügung steht.

Die *laparoskopische Bergung* der abgetragenen Appendix sollte bei Zeichen der Infiltration über einen Bergebeutel erfolgen, um sicher eine Kontamination der Bauchdecke zu verhindern. Insbesondere, wenn die Appendix nicht unproblematisch in den schützenden Trokar zurückgezogen werden kann, ist dieses Vorgehen zu fordern.

Die *minimal-invasive Chirurgie* (MIC) hat in den letzten Jahren zu einer erheblichen Verbesserung der diagnostischen und therapeutischen Möglichkeiten einer Appendizitis geführt. Allerdings sind weiterhin die berichteten Erfolge nicht einheitlich, auch nach Metaanalysen kontrollierter und randomisierter Studien können z. Zt. noch keine definitiven Aussagen getroffen werden (Slim 1998). Auffällig ist die deutliche Reduzierung der Wundinfektionsrate nach MIC, dagegen ist die Rate an intraabdominellen Abszessbildungen ca. 3fach erhöht. Schmerzsymptomatik, Beginn der Darmfunktion und krankheitsbedingten Ausfallzeiten scheinen reduziert zu sein, obwohl dies bis jetzt nicht eindeutig belegt werden konnte. Der wesentliche Fortschritt ist in der frühzeitigen und liberalen Indikation zur diagnostischen Laparoskopie begründet, die die Rate unerklärter Befunde deutlich reduzieren konnte (Heinzelmann 1999). Nach Kriterien der Evidence-based-Medizin ist daher die MIC bei vermuteter Appendizitis dem konventionellen Vorgehen deutlich überlegen und bei ausreichender Ausstattung und Erfahrung des Teams bei unkomplizierter Appendizitis als Standardtherapie zu empfehlen (Sauerland 2002; Eypasch 2002).

Die Operation wegen eines *perityphlitischen Abszesses oder progredienten Infiltrats* (meist ebenfalls zentral eingeschmolzen) mit lokaler Peritonitis sollte durch die bildgebenden Diagnostikverfahren (insbesondere die Sonographie) präoperativ erkannt und mittels interventioneller Drainageverfahren behandelt werden, um die oft blutungsreiche und traumatisierende Lösung des Konglomerattumors zum Ziel der Appendektomie zu vermeiden. Eine Appendektomie im Stadium der entzündlichen Tumorbildung dürfte mit erhöhter Gefahr der Stumpfinsuffizienz einhergehen. Eine Intervallappendektomie nach 2 bis 4 Monaten wird häufig zur Rezidivprophylaxe und Risikoreduzierung befürwortet, ohne dass für dieses Vorgehen gesicherte klinische Studien vorliegen.

Ein erst intraoperativ erkannter Konglomerattumor mit Abszessbildung infolge Perforation sollte durch eine Segmentresektion im Gesunden beseitigt werden. Die ileozäkale Resektion ist dabei das sicherste Operationsverfahren, Spätuntersuchungen haben gezeigt, dass die Resektion der Ileozäkalklappe keine Spätfolgen hinterlässt und bei knapper Resektion des terminalen Ileums auch keine Beeinträchtigungen des enterohepatischen Kreislaufs auftreten. Die begonnene perioperative antibiotische Therapie muss dann therapeutisch fortgeführt werden.

Zeigt sich bei der Operation eine nichtentzündete Appendix, jedoch eine *akute Enteritis regionalis* oder ein als M. Crohn zu diagnostizierender Befund, wird üblicherweise die Appendix immer dann in typischer Weise entfernt, wenn der Zäkalpol nicht befallen erscheint, da sonst im weiteren Verlauf erneut eine schwierige Differentialdiagnose auftreten kann. Eine sich evtl. bildende Fistel geht in diesem Fall wohl mehr vom terminalen Ileum aus – die Operationsnarbe als Fistelweg benutzend – und kann auch durch Belassen der Appendix kaum verhütet werden.

Beim Befall oder Heranreichen eines M. Crohn an den Zäkalpol ist die Situation schwieriger. Hier wird man sich im Zweifelsfall eher gegen eine Appendektomie entscheiden und den weiteren Verlauf unter konservativer Therapie abwarten. Bei chronisch-stenosierendem Befund ist ggf. primär eine Ileozäkalresektion durchzuführen. Insgesamt scheinen die ansonsten geltenden konservativen Operationsstrategien an dieser Lokalisation fragwürdig zu sein. Von 1.421 Patienten, die bei Verdacht auf Appendizitis laparotomiert worden waren, konnte bei 2,5% ein M. Crohn diagnostiziert werden. Bei den zunächst nur appendektomierten Patienten musste in 92% später eine Ileozäkalresektion aufgrund von Komplikationen durchgeführt werden (bei 65% innerhalb von 3 Jahren). Dagegen war dies bei primär ileozäkal resezierten Patienten nur in 50% innerhalb von 12,4 Jahren notwendig (Weston 1996). Zusammenfassend stellt danach das Dictum der nichtoperativen Therapie für diese Patientengruppe im Langzeitverlauf nicht die beste Option dar; die frühzeitige, ggf. erweiterte Resektion scheint in dieser Situation gerechtfertigt zu sein.

16.3
Operationsvorbereitung

Voruntersuchungen	Allgemein	Schema I, s. Kap. 24
		Bei alten Patienten, bei Verdacht auf diffuse Peritonitis und bei schlechtem Allgemeinzustand: Schema II
	Krankheitsbezogen	Rektale Untersuchung, ggf. gynäkologische und/oder urologische Untersuchung, Sonographie zum Ausschluss einer Urolithiasis, Cholelithiasis und gynäkologischer Erkrankungen
	Speziell	*Bei Verdacht auf „chronische „ Appendizitis:* Ausschluss anderer Erkrankungen und Vorbereitung als Elektiveingriff (ggf. mit vorangehender Endoskopie, Koloskopie, Röntgendiagnostik des Dünndarms)
Vorbehandlung		Im Allgemeinen keine
		Bei Verdacht auf diffuse Peritonitis gezielte Infusionsbehandlung
	Nota bene	*Bei Verdacht auf akute Appendizitis:* dringende Operationsindikation
		Abwarten der 6-h-Nüchternheitsgrenze oft nicht möglich
		Vollständige Magenentleerung nie gesichert
		Bei Perforationsperitonitis kurze intensive Vorbehandlung
Verschiedenes	Blutkonservenbereitstellung	In der Regel nicht erforderlich
	Aufklärung	*Bei Verdacht auf akute Appendizitis:* evtl. Hinweis auf die Möglichkeit einer Fehldiagnose
		Bei Verdacht auf „chronische" Appendizitis: genaue Besprechung der Problematik
		Bei Kindern: Einholung der schriftlichen oder ausnahmsweise mündlichen Einverständniserklärung der Eltern, in Notsituationen ggf. Verzicht darauf
		Bei geplanter Simultanappendektomie: Einverständnis nach ausführlicher Besprechung
		Bei Appendizitis mit Tumorbildung: Hinweis auf Belassen der Appendix und ggf. Notwendigkeit einer späteren Appendektomie und die Möglichkeit anderweitiger Erkrankungen

16.4
Spezielle operationstechnische Gesichtspunkte

16.4.1
Zugangswege

16.4.1.1
Konventioneller Zugang

Eine ausreichende Übersicht mit Schnitterweiterungsmöglichkeit und ein gutes kosmetisches Ergebnis sollen erreicht werden. Der meist gebräuchliche *laterale Wechselschnitt* stellt dafür einen guten Kompromiss dar.

Bei nicht zu kleiner Schnittführung, vor der nachdrücklich wegen der dann fast zwangsläufig folgenden Traumatisierung des Darms gewarnt wird, gewährt er einen guten Zugang zur Appendix, zum terminalen Ileum und Zäkum und lässt eine Inspektion von Uterus und Adnexen zu.

Günstig für das kosmetische Ergebnis ist eine fast quere Verlaufsrichtung des Schnitts entsprechend der Hautspaltlinien, es kann weiter verbessert werden durch tiefe Lage des Hautschnitts, etwa an der „Bikinigrenze", wobei dann durch eine etwas längere Schnittführung ein subkutanes Hochpräparieren und eine Fasziendurchtrennung weiter kranial – an typischer Stelle – ermöglicht wird. Die hierbei entstehende Tasche könnte lediglich bei subkutaner Infektion nachteilig sein.

Bei unzureichendem Zugang und nur begrenzter Notwendigkeit zur Verbesserung der Exposition kann sowohl medial als auch lateral eine gewisse Erweiterung erreicht werden. Medial indem man die vordere und hintere Rektusscheide inzidiert und den Rectus nach medial mit einem Roux-Haken weghält. Lateral kann die Muskulatur in kranialer Richtung weiter durchtrennt werden. Allerdings sollte berücksichtigt werden, dass man schnell 1 bis 2 Interkostalnerven bei diesem Vorgehen durchtrennt. Als Folge davon kommt es zu einer gewissen Bauchdeckenlaxation, die später evtl. zur Hernienbildung prädisponieren kann. Falls keine befriedigende Darstellung erreicht werden kann, sollte man frühzeitig zur medianen Unterbauchlaparotomie übergehen, die im Bedarfsfall ohne weitere Schnittverlaufsänderungen nach beiden Seiten hin verlängert werden kann.

Bei präoperativ diagnostizierter diffuser Peritonitis ist immer eine großzügige Eröffnung des Abdomens, am besten durch eine mediane Unterbauchlaparotomie, notwendig, um das gesamte Abdomen zu revidieren. Eiteransammlungen und ggf. Spülungen sowie evtl. eine Dünndarmdekompression lassen sich unproblematisch durchführen. Wird eine diffuse Peritonitis erst intraoperativ nach Eingehen durch einen Wechselschnitt erkannt, so muss eine zusätzliche – am ehesten mediane – Längseröffnung des Abdomens zur weiteren Revision angelegt werden. Stets muss auf sorgfältiges Abdecken der Bauchdecke geachtet werden.

16.4.1.2
Laparoskopischer Zugang

Der Patient liegt in Rückenlagerung und der rechte Arm ist ausgelagert, der Operateur steht auf der linken Seite und sieht auf den rechts platzierten Monitor. Zur laparoskopischen Appendektomie genügen in aller Regel drei Zugänge. Zunächst wird der Optiktrokar in offener Technik durch einen subumbilikalen Zugang in die Abdominalhöhle eingebracht. Nach eindeutiger Überprüfung der richtigen Lage durch Einführen der Optik kann dann das Pneumoperitoneum (Druckgrenze: 13 bis 15 mmHg) angelegt werden. Unter videoskopischer Sicht wird der zweite Trokar im linken Unterbauch oder suprasymphysär in der Medianlinie (*Cave:* bei schlanken Patienten evtl. Gefahr der gegenseitigen Instrumentenbehinderung) platziert. Durch Diaphanoskopie können dabei meist die Gefäßverläufe sicher umgangen und auch der dritte Trokar im rechten Unterbauch eingebracht werden. Nach diagnostischer Laparoskopie erfolgt in Linksseiten- und Kopftieflagerung die Spülung des Douglas-Raums und die lokale Revision mit dem Taststab. Dabei hat sich die Benutzung einer 30°-Optik sehr bewährt, da man so sehr bequem die mit einer Geradeausoptik ungünstig einzusehende Regionen gut beurteilen kann.

Kann die Appendixbasis sicher beurteilt werden und ist diese nicht wesentlich entzündlich verändert, kann die laparoskopische Präparation meist sicher fortgeführt werden. Bei schwieriger retrozäkaler Präparation, massiver Infiltration bzw. Abszedierung des Retroperitoneums, Infiltration des Zäkumpols oder technischen Problemen sollte ohne weitere Zeitverzögerung die Konversion durchgeführt werden. Insbesondere ist in dieser Phase zu beachten, dass nicht durch wandnahe Koagulationen punktuelle Nekrosen an der Zäkumwand gesetzt werden (typischer Anfängerfehler bei forscher Präparation), die meist erst im weiteren Verlauf perforieren. Um eine optimale Übersicht zu erhalten, sollte man eine mediane Unterbauchlaparotomie anschließen, denn alle anderen Zugänge bieten wiederum nur limitierte Darstellungsmöglichkeiten.

Zum Abschluss der Operation ist es empfehlenswert, den Douglas- und den subhepatischen/subphrenischen Raum zu spülen (in Kopftieflage fließt die infizierte Flüssigkeit nach kranial ab und führt später evtl. zu Abszessbildungen in diesen Bereichen). Die Trokareinstichstellen von Trokaren >10 mm sollten selektiv mittels Faszien-(Peritoneal-)Verschluss versorgt werden.

16.4.2
Stumpfverschluss

Die Art der Stumpfversorgung ist beim *konventionellen Vorgehen* durch Ligatur der Appendixbasis und ein- oder zweireihiges Einstülpen weitgehend einheitlich standardisiert. Die nicht ganz günstige Kombination einer evertierenden Ligatur und einer invertierenden Naht ist offensichtlich nicht nachteilig; die Ligatur an der Appendixbasis dient dabei weniger dem Lumenverschluss als der Ligatur darin verlaufender Gefäße. Im eigenen Vorgehen wird die Stumpfversenkung einreihig mit seromuskulärer Tabaksbeutelnaht durchgeführt. Vor allem bei Kindern ist auf die Möglichkeit einer Einengung der Ileozäkalregion durch zu großzügige Einstülpung oder durch mehrere Nahtreihen zu achten. Bei Nekrose der Appendixbasis im Rahmen einer stark fortgeschrittenen Entzündung ist die Abtragung mit einem linearen Klammernahtgerät unter tangentialem Einschluss des Zäkumpols sicherer. Falls auch hierdurch keine sicher gut durchbluteten Wandanteile des Zäkums gewährleistet werden können, sollte der Entschluss zur knappen Ileozäkalresektion gefasst werden, da nur so größtmögliche Sicherheit vor Stumpfinsuffizienzen mit kotiger Peritonitis und allen sich daraus ergebenden Konsequenzen erreicht werden kann.

Bei *laparoskopischem Vorgehen* wurde früher routinemäßig die Appendix-Stumpfligatur mittels Röder-Schlinge durchgeführt. Durch Doppelung der Röder-Schlinge konnte die Sicherheit des Stumpfverschlusses noch weiter erhöht werden. Bei allen unproblematischen Stumpfverschlüssen halten wir dieses Vorgehen – u.a. auch aus Kostengründen –

nach wie vor für gerechtfertigt. Sicherer und wohl auch effektiver, insbesondere was die Rate der postoperativ lokalen Abzessbildungen angeht, ist die Stumpfversorgung mittels linearem Klammernahtgerät. Nach allgemeiner Auffassung wird der Nachteil höherer Kosten durch den Vorteil der größeren Sicherheit und der geringeren Relaparoskopierate aufgewogen (Carus 2000; Slim 1998).

16.4.3
Revision des Ileums und des übrigen Abdomens

Bei eindeutig akut entzündlichem Befund der Appendix unterbleibt wegen der Gefahr einer Keimausbreitung und der erhöhten Traumatisierung des Gewebes bei Entzündung jede weitere Revision.

Liegt makroskopisch keine oder nur eine geringfügige Entzündung der Appendix vor, wird eine Revision des Abdomens bei konventionellem Vorgehen soweit vorgenommen, wie es ohne Traumatisierung möglich ist; hierzu gehört die Suche nach einem Meckel-Divertikel (in ca. 12 bis 15% der Fälle während einer Appendektomie). Falls das Meckel-Divertikel einen schmalen Divertikelhals aufweist, kann man es tangential mit einem linearen Stapler abtragen, andernfalls sollte eine knappe Dünndarmsegmentresektion durchgeführt werden. Bei Frauen ist die Inspektion oder Betastung von Uterus, rechter, evtl. auch linker Adnexgegend zu fordern.

> **CAVE** Bei *offener Technik* sollte man die Appendix in jedem Fall entfernen, da die typische Narbe im rechten Unterbauch von jedem Chirurgen als Zustand nach Appendektomie identifiziert wird.

Die *laparoskopische Technik* bietet hier den wesentlichen Vorteil einer immer übersichtlichen Beurteilung der gesamten Bauchhöhle. Die Suche nach einem Meckel-Divertikel würde man trotzdem nur bei blander Appendix durchführen. Die laparoskopische Appendektomie bei blander Appendix sollte nur durchgeführt werden, wenn sich für das Krankheitsbild keine andere Ursache finden lässt, ansonsten sollte sie belassen werden (s. Anmerkungen). Der Eingriff wird dann nach ausgiebiger Peritoneallavage als diagnostische Laparoskopie beendet. Der Patienten sollte dann unbedingt über die belassene Appendix informiert werden.

Absolut notwendig ist jedoch die weitere Revision, wenn ein negativer oder geringfügiger Befund an der Appendix mit dem präoperativen klinischen Befund nicht in Einklang zu bringen ist.

Hier muss bei konventionellem Vorgehen ggf. eine wesentliche Schnitterweiterung, manchmal auch eine zusätzliche mediane oder entsprechende Schnittneuanlage im Oberbauch (Verdacht auf Magenperforation, Cholezystitis) oder Unterbauch (Verdacht auf Sigmadivertikelperforation) erfolgen. Vor allem eine Peritonealexsudation, die nicht durch den Appendixbefund erklärbar ist, muss zu einer Revision Anlass geben.

16.4.4
Frage der Peritonealdrainage

Die Tendenz zur routinemäßigen Sicherheitsdrainage bei Appendektomie ist deutlich rückläufig.

Folgendes Vorgehen erscheint begründet: *Eine Zieldrainage (z. B. Robinson-Rohr-Drainage) bei lokalen oder diffusen eitrigen Prozessen ist immer empfehlenswert,* insbesondere bei perityphlitischem Abszess und Infiltrat bzw. bei starker Nekrosenbildung der Umgebung. Besonders bei Kindern ist durch die massive exsudative Phase eine Drainage sinnvoll. Diese sollte wundfern lateral ausgeleitet werden, um nicht wie ein Überlauf, sondern wie eine wirkliche Drainage mit Kapillarwirkung zu funktionieren. Was an infektiöser Flüssigkeit abgeleitet werden kann, entlastet die Abwehrfunktionen des Organismus, reduziert die Gefahr einer Sepsis und damit erneuter Eingriffe, schützt vor einer verzögerten Wundheilung und fördert frühzeitig die Peristaltik (Willital 2000). In allen anderen Situationen kann auf eine Drainage verzichtet werden. Subkutan erscheint bei adipösen Patienten sowie bei schwerem Entzündungsgrad der Appendix und primärem Wundverschluss das Einlegen eines Redon-Drain günstig zu sein.

16.4.5
Wundverschluss und Nahtmaterial

Der Bauchdeckenverschluss wird heute in der Regel schichtweise mit monofilem, resorbierbarem Nahtmaterial (PDS, Maxon) durchgeführt. Nach einem Wechselschnitt soll die kulissenartige Anordnung der einzelnen Bauchdeckenschichten zur Vermeidung von Narbenhernien günstig sein. Bei laparoskopischem Vorgehen sollen alle Trokareinstichstellen von Trokaren >10 mm selektiv verschlossen werden (z. B. durch allschichtige PDS-Naht, die über eine Aale unter Sichtkontrolle platziert wird).

Bei perforierter Appendizitis muss bei Primärverschluss postoperativ besonders genau auf eine sich möglicherweise anbahnende Infektion geachtet und evtl. frühzeitig die gesamte Wunde bis auf die Faszie eröffnet werden, um so sicher eine sekundäre Wundheilung ohne Komplikationen und mit ebenfalls meist gutem kosmetischen Ergebnis gewährleisten zu können. Ein primärer Verzicht auf den Verschluss von Subkutis und Haut ist heute bei ausreichender perioperativer antibiotischer Therapie und sorgfältiger lokaler Spülung nur noch in Ausnahmefällen erforderlich; jedoch weiterhin eine sichere Strategie zur Vermeidung von langwierigen Wundheilungsstörungen.

16.5
Postoperative Behandlung

Routinebehandlung	Appendizitis ohne Perforation	Schema I, s. Kap. 25
		Antibiotika: perioperative Single-shot-Therapie
	Appendizitis mit gedeckter Perforation, mit frischer freier Perforation, mit lokaler Tumorbildung	Schema II, s. Kap. 25
		Therapeutische antibiotische Therapie (Breitbandantibiotika)
		Magensonde evtl. für 12–24 h, besonders bei Füllung des Magens zum Operationszeitpunkt
		Zieldrain (ggf.) kürzen Tag 2, ziehen Tag 3–4
		Redon-Drain (ggf.) lockern Tag 1, ziehen Tag 2–3
	Appendizitis mit älterer diffuser Peritonitis	Schema III oder IV, s. Kap. 25
		Intensivstation mit kontinuierlichem Monitoring
		Therapeutische antibiotische Therapie (Breitbandantibiotika)
		Meist programmierte Relaparotomie innerhalb von 24 Stunden
		Drainagen je nach Verlauf
Kontrollen	Appendizitis ohne Perforation	Leukozytenkontrolle Tag 1 sinnvoll
		Klinische Kontrollen alle 12 Stunden
	Appendizitis mit gedeckter Perforation, mit frischer freier Perforation, mit lokaler Tumorbildung	Laborkontrollen Tag 1, 3 und 5 sofern Verlauf ohne Besonderheiten
		Klinische Kontrollen alle 12 Stunden
	Appendizitis mit älterer diffuser Peritonitis	Entsprechend Intensivmonitoring
Spezielle Probleme	Genaues Achten auf Wundheilungsstörung, ggf. breite Wunderöffnung	

16.6
Spezielle postoperative Probleme

16.6.1
Unmittelbar postoperative Gefahren: Aspiration und Asphyxie

Letztlich kann nach jeder Vollnarkose eine Asphyxie durch Aspiration bei unzureichender Spontanatmung oder Zurücksinken des Unterkiefers erfolgen, wenn die notwendige Sorgfalt und Beobachtung außer Acht gelassen werden. In praxi ist diese Gefahr gerade nach kleineren und notfallmäßig durchgeführten Eingriffen, speziell auch nach Appendektomie, zu befürchten: Auf eine vollständige Magenentleerung zum Zeitpunkt der Operation wird wegen der Operationsdringlichkeit u. U. bewusst verzichtet, eine Prämedikation wird möglicherweise in geringem Abstand vor der Operation gegeben, so dass sie bei einer kurzen Operation noch postoperativ wirksam ist. Die insgesamt flach geführte Narkose wird zum Zeitpunkt des Peritonealverschlusses vertieft und ist möglicherweise am Ende der Operation nicht ausreichend abgeklungen; besonders gefährlich ist jedoch, dass eine Appendektomie und alle damit verbundenen Maßnahmen gerne als relativ einfache und „ungefährliche" Routineverfahren angesehen werden. Die *speziell hohen Risiken von „einfachen" Routineverfahren,* wie der Appendektomie, müssen wohl in jeder Klinik immer wieder hervorgehoben werden, um einen Todesfall nach unkomplizierter Appendektomie – wohl mit die größte Tragik chirurgischen Handelns – sicher zu vermeiden. Daher sollte heutzutage jeder Patient zunächst in einem Aufwachraum oder einer Intermediäreinheit für ein bis zwei Stunden beobachtet werden. Bei unauffälligem Verlauf, guter Ansprechbarkeit und Orientierung nach unkomplizierter Appendektomie ist danach eine Verlegung auf die Normalstation möglich.

16.6.2
Ausbleiben der Entfieberung oder des Symptomrückgangs

Entfieberung und Symptomrückgang sind nach Entfernung einer akut entzündeten Appendix normalerweise so prompt, dass jedes Abweichen von diesem Verlauf den dringenden Verdacht auf eine unvollständige Behandlung oder auf das Vorhandensein einer anderen Störung erwecken muss. Hierbei ist erneut die Frage der Kongruenz zwischen intraoperativem Befund einerseits und prä- sowie postoperativem klinischen Befund andererseits zu erörtern; ggf. sind nochmals die gesamten differentialdiagnostischen Überlegungen bzw. gezielte Untersuchungen (z. B. Sonographie, Urinstatus) zu wiederholen.

Ein erneuter Fieberanstieg etwa am 4. bis 5. postoperativen Tag wird nach konventionellem Vorgehen am häufigsten durch eine Wundinfektion (subkutane, subfasziale Eiteransammlung), nach laparoskopischer Appendektomie eher durch eine intraperitoneale Abszessbildung und/oder Stumpfinsuffizienz bedingt sein. Bei Wundinfektion ist stets eine breite Eröffnung der betroffenen Schichten günstiger als eine unvollständige Entleerung aus einer oder mehreren kleineren Wunderöffnungen mit Unterminierung des Rests. Ein günstiges kosmetisches Ergebnis kann v.a. durch Sekundärnaht nach Wundreinigung oder durch spätere Korrektur erreicht werden.

Bei Verdacht auf intraperitoneale Abszessbildung oder Stumpfinsuffizienz sollte die Indikation zur Revisionsoperation – meist Relaparoskopie – frühzeitig innerhalb von 24 bis 48 Stunden gestellt werden, um den Lokalbefund zu überprüfen. Dabei kann die Abdominalhöhle nochmals gründlich gespült werden und die evtl. notwendige operative Sanierung (Drainage oder Resektion) eingeleitet werden.

16.6.3
Appendixstumpfinsuffizienz

Liegt eine Appendixstumpfinsuffizienz vor, so erfolgt bei ausgeprägtem Zäkumwandödem, bei lokaler Ischämie und phlegmonösen Anzeichnen eine knappe Resektion des terminalen Ileum und des Colon ascendens. Anschließend wird die Reanastomosierung von Dünn- und Dickdarm im Sinne einer Ileo-Aszendostomie durchgeführt. Dabei hat sich unserer Erfahrung nach die End-zu-End-Anastomosierung bewährt, da sie die sicherste Anastomosierung und günstigste Platzierung des terminalen Ileums gewährleistet. Eine breite Übernähung ist nur dann möglich, wenn keine Einengung der Ileozäkalklappe zu befürchten ist und die übrige Darmwand und Serosa makroskopisch gut durchblutet und nicht phlegmonös verändert sind.

16.6.4
Unerwarteter histologischer Befund eines Appendixkarzinoids

Der bisher verwendete Begriff des Karzinoid ist nicht mehr gültig, da heute diese Tumoren zu der Gruppe der *neuroendokrinen Tumoren* gerechnet werden. Genauer spezifiziert werden sie durch den Einsatz immunhistochemischer Marker und durch Bestimmung der Mitoserate. Lediglich die nachgewiesene Metastasierung oder Invasivität des Primärtumors zeigt die maligne Potenz an. Neuroendokrine Tumoren des Dünndarms finden sich am häufigsten in den letzten 60 cm des terminalen Ileums; da jedoch ca. 30% der neuroendokrinen Tumore multizentrisch lokalisiert sind, sollte stets der gesamte Dünndarm durchgemustert werden. Die Tumoren ulzerieren selten und führen erst spät zu klinischen Symptomen. Die Metastasierungswahrscheinlichkeit korreliert sehr eng mit der Tumorgröße; Tumoren >2 cm Durchmesser weisen in ca. 90% Lymphknotenmetastasen auf.

Eine Nachoperation erscheint sicher nicht erforderlich, wenn das Karzinoid klein (<1 cm Durchmesser) ist und mit der Appendektomie total entfernt wurde.

Bestehen jedoch Zweifel an der vollständigen Entfernung des Tumors (Sitz des Karzinoids im Appendixbasisbereich, Mesenterioluminfiltration nicht ganz ausgeschlossen), oder hat der Tumor eine Größe von 2 cm Durchmesser und mehr, so ist eine Nachoperation mit rechtsseitiger Hemikolektomie und radikaler Lymphadenektomie zu empfehlen.

16.6.5
Komplizierter Verlauf nach Perforationsperitonitis

Die Behandlung eines Patienten mit ausgeprägter, besonders mit verschleppter Perforationsperitonitis ist sowohl kurzzeitig präoperativ wie postoperativ nach den Richtlinien einer Intensivtherapie durchzuführen und somit nicht standardisierbar.

Als besonders kritisch ist gerade bei älteren Patienten eine auftretende Niereninsuffizienz zu bewerten. Eine zu geringe Ausscheidungsmenge kann zunächst auf Exsikkose und Hypovolämie, speziell durch Flüssigkeitsverlust in den Darm, zurückzuführen sein, so dass der Versuch einer Diureseförderung durch Flüssigkeitszufuhr der erste Schritt ist. Erst im weiteren Verlauf kommt es zur zirkulatorisch-ischämischen oder toxischen akuten Tubulusnekrose, die im Zusammenhang mit einer komplizierten Peritonitis dann zur frühzeitigen Dialysebehandlung zwingt. Auf die Gefahr von Nephrotoxizität durch Antibiotikagabe und andere Medikamente ist besonders zu achten.

Eine eitrige, diffuse Peritonitis muss durch programmierte Relaparotomien und Lavagierungen bis zur sicheren Infektsanierung behandelt werden. Oft ist in der Phase der ödematösen Schwellung ein temporäres Laparostoma zur Vermeidung eines abdominalen Kompartmentsyndroms erforderlich bis schließlich der definitive Bauchdeckenverschluss durchgeführt werden kann. Ebenso kann bei schwerster Dünndarmparalyse die temporäre Anlage eines entlastenden Ileostoma indiziert sein.

Literatur

Lehrbücher und Übersichtsarbeiten

Harder F (2002) (Hrsg) Praxis der Viszeralchirurgie, Gastroenterologische Chirurgie. Springer, Berlin Heidelberg New York Tokyo
Junginger T, Hermanek P, Klimpfinger M (Hrsg) (2002) Klassifikation maligner Tumoren des Gastrointestinaltrakts I, Deutsche Krebsgesellschaft. Springer, Berlin Heidelberg New York Tokyo
Rosai J (1996) (ed) Ackermans's surgical pathology, 8th edn. Mosby, p 711–728
Schein M, Wise L (2001) (eds) Controversies in surgery, vol 4. Springer, Berlin Heidelberg New York Tokyo
Schein M, Marshall JC (2003) (eds) Source control. A guide to the management of surgical infections. Springer, Berlin Heidelberg New York Tokyo
Scott-Conner CEH (2002) (ed) Chassin's operative strategy in general surgery. Springer, Berlin Heidelberg New York Tokyo
Willital GH, Lehmann RR (2000) (Hrsg) Chirurgie im Kindesalter. Spitta, Balingen

Zitierte Literatur

Addis GD, Shaffer N, Fowler BS, Tauxe RV (1990) The epidemiology of appendicitis and appendectomy in the United States. Am J Epidemiol 132: 910–925
Al-Mulhim AA (1996) Acute appendicitis in pregnancy. Int Surg 81: 295–297
Andersson REB (2001) Small bowel obstruction after appendicectomy. Br J Surg 88: 1387–1391
Balsano N, Cayten CG (1990) Surgical emergencies of the abdomen. Emerg Med Clin North Am 8: 399–410
Balthazar EJ, Birnbaum BA, Yee J, Megibow AJ, Roshkow J, Gray C (1994) Acute appendicitis: CT and US correlation in 100 patients. Radiology 190: 31–35
Barazaitis MP, Dachman AH (1993) The radiologic evaluation of acute abdominal pain of intestinal origin. A clinical approach. Med Clin North Am 77: 939–961
Barber MD, McLaren J, Rainey JB (1997) Recurrent appendicitis. Br J Surg 84: 110–112
BQS Bundesgeschäftsstelle Qualitätssicherung (2002) Qualität sichtbar machen. Geschäftsbericht 2001/2. Düsseldorf
Bruch HP, Schiedeck T (1997) Der unklare Unterbauchschmerz – Stellenwert der Laparoskopie. Chirurg 68: 12–16
Bugliosi TF, Meloy TD, Vukov LF (1990) Acute abdominal pain in the elderly. Ann Emerg Med 19: 1383–1386
Carus T, Grebe W, Sarwas T, Coburg AJ (2000) Die laparoskopische Appendektomie bei fortgeschrittenen Stadien der Appendizitis. Zentralbl Chir 125: 77–78
Crabbe MM, Norwood SH, Robertson HD, Silvia JS (1986) Recurrent and chronic appendicitis. Surg Gynecol Obstet 163: 11–13
Davies AH, Mastorakou I, Cobb R, Rogers C, Lindsell D, Mortensen NJ (1991) Ultrasonography in the acute abdomen. Br J Surg 78: 1178–1180
Doberneck RC (1995) Appendectomy during pregnancy. Am Surg 51: 265–268
Ein SH, Shandling B (1996) Is intervall appendectomy necessary after rupture of an appendiceal mass? J Pediatr Surg 31: 849–850
Eldar S, Nash E, Sabo E, Matter I, Kunin J, Mogilner JG, Abrahamson J (1997) Delay of surgery in acute appendicitis. Am J Surg 173: 194–198
Eriksson S, Granstom L (1995) Randomized controlled trial of appendicectomy versus antibiotic therapy for acute appendicitis. Br J Surg 82: 166–169
Eriksson S, Granstrom L, Olander B, Pira U (1995) Leucocyte elastase as a marker in the diagnosis of acute appendicitis. Eur J Surg 161: 901–905
Eriksson S, Granstrom L, Olander B, Wretlind B (1995) Sensitivity of interleukin-6 and C-reactive protein concentrations in the diagnosis of acute appendicitis. Eur J Surg 161: 41–45
Eriksson S, Styrud J (1998) Interval appendicectomy: a retrospective study. Eur J Surg 164: 771–774
Eypasch E, Sauerland S, Lefering R, Neugebauer EAM (2002) Laparoscopic versus open appendectomy: Between evidence and common sense. Dig Surg 19: 518–522
Falk S, Schütze U, Guth H, Stutte HJ (1991) Chronic recurrent appendicitis. A clinicpathologic study of 47 cases. Eur J Pediatr Surg 1: 277–281
Fingerhut A, Millat B, Borrie F (1999) Laparoscopic versus open appendectomy: time to decide. World J Surg 23: 835–845
Franz MG, Norman J, Fabri PJ (1995) Increased morbidity of appendicitis with advancing age. Am Surg 61: 40–44
Gerharz CD, Gabbert HE (1997) Pathomorphomolgical aspects of acute appendicitis. Chirurg 68: 6–11

Gronroos JM, Gronoos P (1999) Leucocyte count and C-reactive protein in the diagnosis of acute appendicitis. Br J Surg 86: 501–504

Guthy E (1999) Zur Klinik und Diagnose der akuten Appendizitis. Zentralbl Chir 124: 554–555

Hale DA, Jaques DP, Molloy M, Pearl RH, Schutt DC, dÁvis JC (1997) Appendectomy: improving care through quality improvement. Arch Surg 132: 153–157

Hale DA, Molloy M, Pearl RH et al. (1997) Appendectomy: a contemporary appraisal. Ann Surg 225: 252–261

Hallan S, Asberg A (1997) The accuracy of C-reaktive protein in diagnosing acute appendicitis – a meta-analysis. Scand J Clin Lab Invest 57: 373–380

Hallan S, Asberg A, Edna TH (1997) Additional value of biochemical tests in suspected acute appendicitis. Eur J Surg 163: 533–538

Hamilton SR, Aaltonen LA (2000) World health organisation classification of tumors. Pathology and genetics of tumors of the digestive system. IARC, Lyon

Hawes AS, Whalen GF (1994) Recurrent and chronic appendicitis: the other inflammarory conditions of the appendix. Am Surg 60: 217–219

Hecker WC, Ring-Mrozik E, Trammer A, Naegele S (1989) Appendektomie im Kindesalter. Chirurg 60: 513–516

Heinzelmann M, Schöb O, Gianom D, Platz A, Simmen HP (1999) Stellenwert der Laparoskopie für die Behandlung der Appendicitis acuta. Zentralbl Chir 124: 1130–1136

Horattas MC, guyton DP, Wu D (1990) A reappraisal of appendicitis in the elderly. Am J Surg 160: 291–293

Horntrich J (1998) Wichtige epidemiologische Aspekte der Appendizitis. Zentralbl Chir 123 (Suppl. 4) 8–10

Huang JC, Appelman HD (1996) Another look at chronic appendicitis resembling Crohn's disease. Mod Pathol 9: 975–981

Irvin TT (1989) Abdominal pain: a surgical audit of 1190 emergency admissions. Br J Surg 76: 1121–1125

John H, Neff U, Kelemen M (1993) Appendicitis diagnosis today: clinical and ultrasonic deductions. World J Surg 17: 243–249

Junginger T (1999) Zur Klinik und Diagnose der akuten Appendizitis. Zentralbl Chir 124: 555–556

Junginger T, Hermanek P, Klimpfinger M (2002) Maligne Tumoren der Appendix. In: Junginger T, Hermanek P, Klimpfinger M (Hrsg) Klassifikation maligner Tumoren des Gastrointestinaltrakts I, Deutsche Krebsgesellschaft, Springer, Berlin Heidelberg New York Tokyo

Käufer C, Franz I, Löblich HJ (1989) Appendizitis – Wandel des Krankheitsbildes? Chirurg 60: 501–507

Klempa I (2002) Zeitgemäße Therapie der komplizierten Appendizitis. Chirurg 73: 799–804

Klotter HJ, Mersdorf E, Stauch G, Thiel R (1998) Umsetzung der Ergebnisse der Qualitätssicherung bei der Tracerdiagnose Appendizitis in die klinische Routine. In: Ekkernkamp A, Scheibe O (Hrsg) Qualitätsmanagement in der Medizin – Handbuch für Klinik und Praxis, Landsberg: Ecomed (IV-2.1.1.5), S 1–8

Koch A, Marusch F, Schmidt U, Gastinger I, Lippert H (2002) Die Appendizitisbehandlung in der letzten Dekade des 20. Jahrhunderts – Analyse zweier prospektiver multizentrischer klinischer Beobachtungsstudien. Zentralbl Chir 127: 290–296

Kort B, Katz VL, Watson WJ (1993) The effect of nonobstetric operation during pregnancy. Surg Gynecol Obstet 177: 371–376

Lippert H, Detzner D (1986) Präoperative Untersuchungsbefunde bei Patienten mit einer Appendixperforation. Zentralbl Chir 111: 801–806

Löhlein D (1979) Kontraindikationen bei abdominellen Simultaneingriffen. Zentralbl Chir 104: 365 370

Marusch F, Allecke K, Gastinger I (1998) Stellenwert der Sonographie in der Appendizitisdiagnostik. Zentralbl Chir 123 (Suppl. 4) 29–31

Mattei P, Sola JE, Yeo CJ (1994) Chronic and recurrent appendicitis are uncommon entities often misdiagnosed. J Am Coll Surg 178: 385–389

Oliak D, Yamini D, Udani VM, Lewis RJ, Arnell T, Vargas H, Stamos MJ (2001) Inital nonoperative management for periappendiceal abscess. Dis Colon Rectum 44: 936–941

Orr RK, Porter D, Hartmann D (1995) Ultrasonography to evaluate adults for appendicitis. Acad Emerg Med 2: 644–650

Peitz U, Malfertheiner P (1999) Chronische Appendizitis – der rezidivierende Schmerz im rechetn Unterbauch aus internistischer Sicht. Zentralbl Chir 124: 1103–1108

Pelletier SJ, Pruett T (2001) Acute appendicitis. In: Schein M, Wise L (eds) Controversies in surgery, vol 4. Springer, Berlin Heidelberg New York Tokyo, pp 143–153

Poon RT, Chu KW (1999) Inflammatory cecal mass in patients presenting with appendicitis. World J Surg 23: 713–716

Rao PM, Rhea JT, Novelline RA et al. (1997) Helical CT technique for the diagnosis of appendicitis: prospective evaluation of focused appendix CT examination. Radiology 202: 139–144

Rao PM, Rhea JT, Novelline RA, Mostafavi AA, McCabe CJ (1998) Effect of computed tomography of the appendix on treatment of patients and use of hospital resources. N Engl J Med 338: 141–146

Rao PM, Rhea JT, Rattner DW, Venus LG, Novelline RA (1999) Introduction of appendiceal CT: impact on negative appendectomy and appendiceal perforation rates. Ann Surg 229: 344–349

Rao PM, Rhea JT, Wittenberg J, Warshaw AL (1998) Misdiagnosis of primary epiploic appendicitis. Am J Surg 176: 81–85

Richards ML, Aberger FJ, Landercasper J (1997) Granulomatous appendicitis: Crohn's disease, atypical Crohn's or not Crohn's at all? J Am Coll Surg 185: 13–17

Richter M, Laffer U, Ayer G, Blessing H, Biaggi J, Bruttin JM, Brugger JJ, Liechti J, König W (2000) Wird tatsächlich zu häufig appendektomiert? Resultate der prospektiven Multizenterstudie der Schweizerischen Gesellschaft für Allgemeinchirurgie (SGAC). Swiss Surg 6: 101–107

Saadia R, Lipschütz J (2001) Appendical mass and abscess. In: Schein M, Wise L (eds) Controversies in Surgery, vol 4. Springer, Berlin Heidelberg New York, pp 153–158

Sauerland S, Lefering R, Holthausen U, Neugebauer EAM (1998) Laparoscopic versus conventional appendectomy – a meta-analysis of randomised controlled trials. Langenbeck's Arch Surg 383: 289–295

Sauerland S, Lefering R, Neugebauer EAM (2002) Laparoscopic versus open surgery for suspected appendicitis (Cochrane Review). The Cochrane Library, Issue 2, Oxford

Schuler JG, Shortleeve MJ, Goldenson RS, Perez-Rossello JM, Perlmutter RA, Thorsen A (1998) Is there a role for abdominal computed tomography scans in appendicitis? Arch Surg 133; 373–377

Slim K, Pezet D, Chipponi J (1998) Laparoscopic or open appendectomy? Dis Colon Rectum 41: 398–403

Stroh Ch, Rauch J, Schramm H (1999) Gibt es eine chronische Appendizitis als Krankheitsbild im Kindesalter? Eine Analyse des kinderchirurgischen Krankengutes von 1993–1997. Zentralbl Chir 124: 1098–1102

Temple CL, Huchcroft SA, Temple WJ (1995) The natural history of appendicitis in adults: a prospective study. Ann Surg 221: 278–281

Tittle von SN, McCabe CJ, Ottinger LW (1996) Delayed appendectomy for appendicitis: causes and consequences. Am J Emerg Med 14: 620–622

Treutner KH, Schumpelick V (1997) Appendicitis acuta – eine Status-quo-Analyse – Epidemiologie der Appendizitis. Chirurg 68: 1–5

Uhl W, Strobel O, Büchler MW (2000) Laparoskopische versus offene Appendektomie: Was ist gesichert? Chir Gastroenterol 16: 132–139

Viktrup L, Hee P (1998) Fertility and long-term complications four to nine years after appendectomy during pregnancy. Acta Obstet Gynecol Scand 77: 746–750

Visser BC, Glasgow RE, Mulvihill KK (2001) Safety and timing of nonobstetric abdominal surgery in pregnancy. Dig Surg 18: 409–417

Wade DS, Marrow SE, Balsara ZN, Burkhard TK, Goff WB (1993) Accuracy of ultrasound in the diagnosis of acute appendicitis compared with the surgeon's clinical impression. Arch Surg 128: 1039–1046

Wagner M, Aronsky D, Tschudi J, Metzger A, Klaiber C (1996) Laparoscopic stapler appendectomy. A prospective study of 267 consecutive cases. Surg Endosc 10: 895–899

Walsh DC, Roediger WE (1997) Stump appendicitis – a potential problem after laparoscopic appendicectomy. Surg Laparsoc Endosc 7: 357–358

Watters JM (2003) Acute appendicitis. In: Schein M, Marshall JC (eds) Source control. A guide to the management of surgical infections, Springer, Berlin Heidelberg New York Tokyo, pp 124–130

Willemsen PJ, Hoorntje LE, Eddes EH, Ploeg RJ (2002) The need for interval appendectomy after resolution of an appendiceal mass questioned. Dig Surg 19: 216–222

Willital GH (2000) Appendizitis. In: Willital GH, Lehmann RR (Hrsg) Chirurgie im Kindesalter. Spitta, Balingen, S 401–426

Kolon – Rektum 17

R. RAAB, H. LANG

Vorbemerkungen

Nachdem in den 70er- und 80er-Jahren des letzten Jahrhunderts in der Chirurgie des Dick- und Enddarms durch *gute Vorbereitung, verbesserte Operationstechnik sowie Fortschritte der Intensivmedizin insgesamt eine deutliche* Senkung der Letalität erreicht werden konnte, waren die vergangenen 15 Jahre durch zwei wesentliche speziell die kolorektalen Karzinome betreffenden Erkenntnisse bestimmt. Einerseits zeigte sich, dass sowohl beim Kolon- als auch beim Rektumkarzinom in bestimmten Tumorstadien eine adjuvante Chemo- bzw. Radio-/Chemo-Therapie einen prognostischen Gewinn bringt. Andererseits konnte in zahlreichen deutschen und internationalen Studien der überragende Einfluss des individuellen Operateurs auf die Prognose der Patienten belegt werden (Hermanek et al. 2000; Martling et al. 2002; Read et al. 2002; Schrag et al. 2003). Kontinenzerhaltende Verfahren sind sowohl bei benignen als auch bei malignen Erkrankungen von weiter zunehmender Bedeutung. Pouchbildungen als Ersatz für die Reservoirfunktion des Rektums haben sich zu Standardverfahren entwickelt. Dagegen wurden *künstliche Verschlussmechanismen* für Ileostomie oder Kolostomie praktisch vollständig verlassen.

Außerdem brachten die 90er-Jahre die Entwicklung und zunehmende Verfeinerung von Leitlinien. Es ist nicht die Aufgabe des vorliegenden Werkes, die Lektüre der Leitlinien und die Auseinandersetzung mit der Frage, was „evidence-based" ist, zu ersetzen. Vielmehr soll der Charakter einer – teils bewusst subjektiv geprägten – Zusammenführung der persönlichen Erfahrung mit den Literaturmitteilungen Anderer unbedingt gewahrt werden. Dennoch muss an einigen Stellen auch dezidiert auf eine Leitlinie hingewiesen werden. Dies geschieht zum Teil in Form des direkten Zitates und – wenn möglich – auch mit Angabe des Empfehlungsgrades, des „Evidence-Grades" und der Konsensstärke.

Bei *entzündlichen Darmerkrankungen* (besonders Colitis ulcerosa und M. Crohn) sind leichtere oder beginnende Verläufe bzw. Erkrankungsphasen eine klare Domäne der konservativen Therapie. Bei schweren Formen kann die Abgrenzung der Indikation zu fortgesetztem konservativen oder zu operativem Vorgehen schwierig sein. Die Ätiologie ist noch immer ungeklärt, der Spontanverlauf ungewiss, er kann Remissionen wie Exazerbationen einschließen. Die konservativen Maßnahmen sind langfristig nicht sicher erfolgreich, eine operative Behandlung ist dagegen sogleich und meist auch langfristig effektiv, bedeutet aber häufig größere Resektionen bis hin zur Proktokolektomie. Gelegentliche Unsicherheiten in der Differentialdiagnose zwischen benignen und – ggf. überlagerten – malignen Läsionen sowie das Risiko einer Malignitätsentwicklung, besonders bei ausgeprägter Colitis ulcerosa, sind spezielle Indikationsargumente für eine operative Behandlung. Als operativer Zugangsweg werden die laparoskopisch assistierten Verfahren zunehmend häufiger angewandt, auch wenn prinzipielle Vorteile, die über die rein kosmetischen Aspekte hinausgehen, bislang nicht belegt sind. Eine S3-Leitlinien zur Diagnostik und Therapie des M. Crohn aus dem Jahr 2003 ist über die Internetseite der AWMF http:// www.uni-duesseldorf.de/WWW/AWMF/ll/021–004.htm abrufbar, ebenso eine Leitlinie zur Diagnostik und Therapie der Colitis ulcerosa aus dem Jahr 2004: http://www.uni-duesseldorf.de/WWW/AWMF/ll/021–009.htm.

Die Chirurgie der *malignen Dickdarmerkrankungen* betrifft bei leichter Zunahme früher Tumorstadien auch heute noch sehr häufig fortgeschrittene Karzinome. Trotzdem ist technische Irresektabilität bei Primärtumoren so gut wie nie gegeben. Resezierende Verfahren haben auch in fortgeschrittenen Stadien kurative Chancen und geben auch dann, wenn Heilung nicht mehr möglich ist, in aller Regel die bestmögliche Palliation. Sowohl für das Kolon als auch für das Rektum sind die onkochirurgischen Radikalitätsprinzipien heute Standard. „TME", das Schlagwort der Rektumkarzinomchirurgie der letzten Dekade, kann als Synonym verstanden werden für „standardisierte Radikaloperation", wobei diese freilich erheblich mehr umfasst (insbesondere auch hinsichtlich der speziellen operativen Techniken) als die Entfernung des Mesorektums. In den kommenden Jahren wird sich die sog. Fast-track-Chirurgie wahrscheinlich zunehmend etablieren. Weiter ist zu erwarten, dass der Stellenwert der laparoskopischen Chirurgie auch für die Malignome besser definiert werden kann. Im Jahr 2004 wurde unter Beteiligung aller entsprechenden Fachgesellschaften in Deutschland eine interdisziplinäre S3-Leitlinie zum kolorektalen Karzinom erarbeitet und publiziert. Sie ist als pdf-Datei auch im Internet verfügbar: http://www.krebsgesellschaft.de/UploadTemp/DLyUJoHA.pdf.

Vorsorgeuntersuchungen gewinnen stark an Bedeutung. Durch Hämokkult-Tests, rektale Untersuchung und allen voran durch die Endoskopie lassen sich Karzinome vermeiden oder zumindest in früheren Stadien entdecken. Somit stellt es einen erheblichen Fortschritt dar, dass die vollständige Koloskopie auch für Patienten ohne erhöhtes Risiko in den Katalog der Vorsorgeuntersuchungen aufgenommen wurde. Diagnostisch entscheidend bleibt über die Vorsorge hinaus aber weiterhin die konsequente endoskopische Abklärung jedes verdächtigen Symptoms. Im Gegensatz zur reinen Vorsorge können virtuelle Verfahren mittels Computertomographie (CT) oder Magnetresonanztomographie (MRT) hierbei nicht als hinreichend angesehen werden. Die Verlaufskontrollen nach Operation eines kolorektalen Karzinoms durch regelmäßige CEA-Bestimmungen, Sonographie, CT und ggf. MRT oder weitere spezielle Verfahren wie der Positronenemmissionstomographie (PET) werden zunehmend wichtiger, weil Rezidive, insbesondere Leber- und Lungenmetastasen besser operabel und auch besser chemotherapeutisch behandelbar sind als noch vor einigen Jahren.

Zur Gliederung: Wegen prinzipieller Unterschiede werden die entzündlichen Erkrankungen sowie die Angiodysplasie getrennt von den malignen dargestellt, die Abschnitte 17.3 bis 17.6 behandeln gemeinsame Aspekte.

17.1
Entzündliche Erkrankungen und Angiodysplasie

17.1.1
Allgemeines, Diagnostik und Indikation

17.1.1.1
Definition und Häufigkeit

Divertikulose
Divertikelbildung (Pseudodivertikel) im Dickdarm, besonders im Colon sigmoideum ohne Krankheitszeichen. Bei etwa 5% der Bevölkerung ist eine Divertikulose feststellbar, wobei die Häufigkeit altersabhängig ist: unter 40 Jahren selten, zwischen 40 und 60 Jahren 10%, zwischen 60 und 70 Jahren 40% und über 70 Jahren mehr als 50% (Parks 1975; Otto et al. 1976).

Divertikulitis
Entzündung der Divertikelwand – meist mit Einbeziehung der Umgebung – unterschiedlichen Schweregrades bis zur freien Perforation. Der Übergang von Divertikulose in Divertikulitis findet in etwa 15–20% der Fälle statt (Becker u. Brunner 1974), wobei eine ge-

wisse Zwangsläufigkeit mit zunehmender Länge der „Erkrankung" gegeben ist (Parks 1975; Rodkey u. Welch 1984). In neuerer Zeit werden zunehmend schwerere Verläufe beobachtet, bei einem höheren Anteil immungeschwächter Patienten (Diabetes, Chemotherapie, Organtransplantation etc.).

Colitis ulcerosa

Auf den Dickdarm beschränkte, chronische, in Schüben verlaufende Erkrankung der Schleimhaut ungeklärter Ätiologie mit weitem Spektrum der Manifestation und des Schweregrades (leichte hämorrhagische Proktitis oder Proktosigmoiditis bis zum schweren Totalbefall des Kolons). Die Häufigkeit beträgt etwa 5 bis 8 Neuerkrankungen pro 100.000 Einwohner und Jahr (Dirks et al. 1989). Das Risiko eines kolorektalen Karzinoms ist, je nach Krankheitsdauer und Dysplasiegrad, gegenüber der Normalbevölkerung signifikant erhöht (Collins et al. 1987). In einer Metaanalyse wird das kumulative Risiko nach einer Krankheitsdauer von 30 Jahren mit etwa 18% angegeben (Eaden et al. 2001). Bei Vorliegen einer sklerosierenden Cholangitis scheint es noch höher zu sein (Soetikno et al. 2002).

Morbus Crohn

Chronisch-entzündliche und ebenfalls in Schüben verlaufende Erkrankung der Darmwand mit Manifestation im Bereich des gesamten Gastrointestinaltrakts. Die Ätiologie ist nach wie vor nicht geklärt. Es scheint jedoch eine genetische Disposition zu geben, es besteht jedenfalls zwischen NOD2-Genmutationen und der Anfälligkeit für M. Crohn (Cuthbert et al. 2002; Hugot et al. 2001) eine Beziehung. Bezüglich der Ernährung besteht Konsens:

 Es gibt derzeit keinerlei überzeugende Hinweise, dass Ernährungsgewohnheiten und/oder bestimmte Nahrungsmittelinhaltsstoffe ursächlich an der Entstehung des M. Crohn beteiligt sind (B). (AWMF 2003)

Die Häufigkeit beträgt ca. 5 bis 6 Neuerkrankungen pro 100.000 Einwohner und Jahr in westlichen Ländern (Hampe et al. 2001), wobei heute ein isolierter Dickdarmbefall (18–20%) etwa gleich häufig und ein kombinierter Dünn- und Dickdarmbefall (Ileokolitis; 48–56%) wesentlich häufiger zu beobachten ist als eine alleinige Dünndarmmanifestation (ca. 25%). Das Malignitätsrisiko, früher wohl eher unterschätzt, wird heute unterschiedlich beurteilt. Auf jeden Fall ist es bei Dickdarmbefall höher als bei Dünndarmbefall. Wenn der gesamte Kolonrahmen betroffen ist, kann das Risiko ähnlich hoch sein wie bei der Colitis ulcerosa (Bernstein et al. 2001z; Rubio et al. 1997). In einer deutschen Untersuchung wird eine Erhöhung des Risikos gegenüber der Normalbevölkerung um das 4,4fache angegeben (von Herbay et al. 1999).

Toxisches Megakolon

Sowohl Colitis ulcerosa wie M. Crohn können schwere akute Erkrankungsstadien durchlaufen. Eine Sonderform hiervon ist das toxische Megakolon. Dieses kann gegenüber früheren Auffassungen nicht nur bei der Colitis ulcerosa, sondern auch beim M. Crohn des Dickdarms beobachtet werden (Spinale u. Meeker 1986), ist aber heute aus nicht genau geklärter Ursache, möglicherweise auch aufgrund verbesserter konservativer Therapiemaßnahmen, seltener geworden (Cheung u. Regueiro 2003; Gan u. Beck 2003).

Tabelle 17.1. Ursachen der akuten unteren Intestinalblutung in Abhängigkeit vom Patientenalter und in der Reihenfolge ihrer Häufigkeit. (Mod. nach Boley et al. 1981)

Kinder und Jugendliche	Junge Erwachsene	Erwachsene bis 60 Jahre	Erwachsene über 60 Jahre
Meckel-Divertikel	Meckel-Divertikel	Divertikulose/ Divertikulitis	Angiodysplasien
Polypen	Entzündliche Darmerkrankungen	Entzündliche Darmerkrankungen	Divertikulose/ Divertikulitis
Colitis ulcerosa	Polypen	Polypen	Malignome
Darmduplikaturen		Malignome Angiodysplasien	Polypen

Angiodysplasie

Vaskuläre Hyperplasien und wohl auch Ektasien der submukösen Gefäßplexus des Kolons als Folge degenerativer Veränderungen, die an der Durchtrittsstelle der Venen durch die Muskelschicht der Darmwand beginnen und später auch den arteriellen Gefäßbereich erfassen (Boley et al. 1981). Häufig bei älteren Menschen, bevorzugte Lokalisation im proximalen Kolon, in 50% der Fälle multiples Auftreten (Ottenjann et al. 1984). Eine Verminderung des Kollagens Typ IV (Roskell et al. 1998) scheint ursächlich ebenso eine Rolle zu spielen wie offenbar auch eine vermehrte Expression angiogener Faktoren (Junquera 1999). Neben den singulären Divertikeln und/oder der Divertikulose ist die Angiodysplasie die wichtigste Ursache akuter unterer gastrointestinaler Blutungen bei Patienten über 65 Jahren (Boley et al. 1981; Tabelle 17.1).

17.1.1.2
Diagnostik

Allgemein sind für die Diagnostik von Dick- und Enddarmerkrankungen (benigne wie maligne) neben der wichtigen Erhebung anamnestischer und klinischer Befunde, auf die hier nicht näher eingegangen werden soll, besonders die *endoskopischen Untersuchungen* von Bedeutung. Hiervon ist vielfach die erste und häufig bereits entscheidende Untersuchung die *Rektoskopie,* evtl. als Rektosigmoidoskopie. Bei der Abklärung höherer Darmabschnitte ist die Videoendoskopie heute der klare Standard. Sie erlaubt mit hochauflösender Technik einschließlich Vergrößerungsmöglichkeit und ggf. zusätzlichem Einsatz von Farbstoffen eine genaueste Differenzierung der unterschiedlichen Veränderungen. Bei entzündlichen Darmerkrankungen dient die Endoskopie besonders der makroskopischen und bioptischen Festlegung der Erkrankungsschwere und -ausdehnung, kann aber bei stenosierenden oder langstreckigen Veränderungen erschwert und mit erhöhtem Perforationsrisiko verbunden sein. Die Fortschritte der endoskopischen Darstellungsmöglichkeiten haben die Röntgenuntersuchungen derzeit in den Hintergrund gedrängt.

 Der Kolonkontrasteinlauf mit wasserlöslichem Kontrastmittel ist aber stets indiziert bei Verdacht auf eine Perforation.

> **!** Auch bei Tumorverdacht gibt es für die Doppelkontrastdarstellung mit Barium keine Indikationen mehr, insbesondere auch nicht bei stenosierenden Prozessen, die endoskopisch nicht überwunden werden können. Dabei kann es zur langanhaltenden Retention von Barium kommen mit der Gefahr der intraoperativen Verunreinigung der Wunde und Bariumperitonitis.

Daher ist in solchen Fällen zunächst auf eine weitergehende Untersuchungen zu verzichten. Die kranialen Darmabschnitte werden intraoperativ palpatorisch und inspektorisch untersucht. Im Zweifel kann dann eine intraoperative Koloskopie erfolgen. Ansonsten wird, zum Ausschluss kleinerer Veränderungen, die vollständige Koloskopie postoperativ nachgeholt. Virtuelle Techniken können die moderne Videoendoskopie nicht ersetzen, sie können aber eingesetzt werden, wenn eine vollständige Koloskopie wegen entzündlicher und/oder narbiger Stenosierung nicht möglich ist.

Unklare Befunde bedürfen aber auch dann einer weiteren Klärung, ggf. kann auch eine mangelnde Diagnose- oder Überwachungsmöglichkeit bei CED eine Operationsindikation darstellen. Eine *Angiographie* (über die A. mesenterica inferior) kann bei schwierigen differentialdiagnostischen Fragestellungen angezeigt sein. Bei Dickdarmblutungen ist jedoch die *Szintigraphie* die Methode der ersten Wahl. Eine Verbesserung könnte sich mit der Spiral-CT-Angiographie ergeben, jedoch sind die entsprechenden Erfahrungen noch gering.

Eine abdominelle Sonographie ist Standard vor kolorektalen Eingriffen. Sie dient allgemein der Beurteilung der ableitenden Harnwege und der Leber sowie dem Ausschluss größerer intraabdomineller Raumforderungen oder Flüssigkeitsverhalte/Abszesse. Eine routinemäßige röntgenologische Diagnostik der ableitenden Harnwege ist nicht erforderlich. Solche Untersuchungen sind nur in speziellen Situationen indiziert. Abdominelle CT-Untersuchungen können bei organüberschreitenden entzündlichen oder tumorösen Prozessen die Gesamtbeurteilung erleichtern, wobei als Standard heute eine Spiral- bzw. Mehrzeilentechnik gefordert werden muss.

Für die *Diagnose der einzelnen Erkrankungen* bedeutet dies:

Divertikulose und Divertikulitis können sowohl durch Kontrasteinlauf als auch durch Koloskopie diagnostiziert und in Ausdehnung und Sekundärfolgen (Entzündung, Stenose etc.) beurteilt werden. Schnittbildverfahren können den befallenen Kolonabschnitt weniger gut eingrenzen, sind aber bei Verdacht auf organüberschreitende Komplikationen wie insbesondere Abszesse stets angezeigt.

> **CAVE** Eine Endoskopie des befallenen Abschnitts ist unbedingt erforderlich, wenn unter der Diagnose Divertikulitis ein konservatives Vorgehen geplant ist und dabei ein Karzinom ausgeschlossen werden muss.

Doch ist ein solcher Ausschluss gelegentlich auch durch die Koloskopie nicht absolut sicher möglich, wenn der betreffende Abschnitt wegen Stenosierung schwer oder nicht einsehbar ist. In aller Regel stellt eine solche endoskopisch nicht überwindbare Stenose für sich genommen bereits eine Operationsindikation dar. Die Resektion löst das Problem der Stenose und klärt definitiv die Dignität. Bei anderem Vorgehen können sich differentialdiagnostische Schwierigkeiten und diagnostische Fehler in zweierlei Hinsicht ergeben:

Einerseits können karzinomatöse Stenosen bei röntgenologisch nachgewiesener Divertikulose als entzündlich fehlinterpretiert werden, andererseits können divertikulitisbedingte massive Stenosierungen für neoplastische gehalten werden. Gelegentlich werden benigne Stenosen dann in völlig ungeeigneter Weise behandelt, z. B. durch Bestrahlung ohne histologische Abklärung – die hierfür als obligat zu gelten hat – und/oder durch Anlage eines Anus praeter bei angenommener „Inoperabilität".

Für die Diagnose *Colitis ulcerosa* sind trotz relativ charakteristischer Zeichen in der Röntgenuntersuchung (Tabelle 17.2) die Endoskopie mit makroskopischer Beurteilung (typisch v. a. die Blutungsneigung der Schleimhaut bei Berührung) und die histologische Sicherung durch Schleimhautbiopsie die wichtigsten Untersuchungsverfahren. Primär und im Verlauf müssen Stufenbiopsien in großer Zahl entnommen werden, um intraepitheliale Neoplasien (IEN) bzw. manifeste Karzinome feststellen zu können. Bei hochgradigen IEN ist eine Operationsindikation gegeben, da dann ein hohes Karzinomrisiko besteht oder sogar bereits ein Karzinom vorliegen kann. Die entsprechende Leitlinienempfehlung lautet (AWMF 2004):

> Stufenbiopsien sollen in der Remission gewonnen werden, da die histomorphologische Abgrenzung von entzündlichen gegenüber neoplastische Veränderungen schwierig sein kann (C). Es sind multiple Biopsien (insgesamt 40–50) aus allen Kolonabschnitten zu entnehmen (B). Die Biopsien sollen aus allen auffälligen Arealen, aber auch aus makroskopisch unauffälliger Schleimhaut entnommen werden (B).

Als spezielle Zeichen einer *schweren Kolitis* gelten in der Abdomenleeraufnahme eine Kolondilatation (evtl. Vorstufe eines toxischen Megakolons) sowie irreguläre Schleimhaut-Gas-Grenzen („Schleimhautinseln"), die auf eine tiefe Ulzeration hinweisen (Dombrowski u. Bürkle 1981).

Ein *M. Crohn des Kolons* wird ebenfalls durch Endoskopie und Biopsie gesichert. Für die bioptische Sicherung gilt der folgende Konsens (AWMF 2003):

> Im Rahmen der Diagnostik bilden histologische Untersuchungen von Mukosabiopsien einen wichtigen Baustein. Dafür sind Biopsien aus makroskopisch auffälligen und unauffälligen Arealen zu entnehmen. Um die Möglichkeiten der histopathologischen Differentialdiagnostik effizient nutzen zu können, sind erforderlich: 1. Biopsien aus mindestens fünf verschiedenen anatomischen Segmenten des gesamten Kolon einschließlich des Rektum (B) 2. Biopsien aus dem terminalen Ileum (C), 3. Biopsien aus dem oberen Magen-Darm-Trakt (B).

Daneben ergibt auch die Röntgenuntersuchung häufig ein typisches Bild. Gelegentlich ist eine Differentialdiagnose zwischen M. Crohn und Colitis ulcerosa, auch unter Einbeziehung aller Untersuchungen, unsicher (s. oben). Die wichtigsten, typischen Merkmale sind in Tabelle 17.2 gegenübergestellt.

 Stets ist bei Verdacht auf M. Crohn eine Magen-Dünndarm-Passage nach Sellink angezeigt, um eine Mitbeteiligung bzw. Mehrfachmanifestationen auszuschließen. (Alternativ zu einer Sellink-Untersuchung kommt auch ein MR-Enteroklysma in Betracht.)

Die Ergebnisse sind bei entsprechender Erfahrung vergleichbar. In der Primärdiagnostik sollten darüber hinaus mindestens einmal Stuhlkulturen durchgeführt werden, um eine infektiöse Enteritis auszuschließen, die das Bild eines akuten Crohnschubes zeigen kann.

Tabelle 17.2. Differentialdiagnostik Colitis ulcerosa – M. Crohn

	Colitis ulcerosa	M. Crohn
Klinik		
Leitsymptome	Blutig-schleimige Durchfälle, Rektumblutungen, Anämie	Schmerzen; wässrige, stinkende Durchfälle
Lokalisation	Rektum fast immer befallen, insgesamt kontinuierlicher Befall, „aszendierende" Ausbreitung	Rektum meistens frei, segmentaler Befall, „deszendierende" Ausbreitung
Lokale Komplikationen	Freie Perforation (auch multiple), toxisches Megakolon, Karzinom (bei langer Anamnese); selten Fisteln	Fisteln, Abszesse, gedeckte Perforationen Beteiligung benachbarter Organe, Konglomerattumoren, Ileus, seltener Karzinom, freie Perforation oder toxisches Megakolon
Extraintestinale Manifestationen	Relativ häufig; Erythema nodosum und andere Hauterkrankungen, Aphthen, Iridozyklitis und andere Augenerkrankungen, Arthritiden, sklerosierende Cholangitis und andere Lebererkrankungen	Nicht ganz so häufig; Arthritiden, Erythema nodosum und andere Hauterkrankungen, Aphthen, Iridozyklitis und andere Augenerkrankungen, sklerosierende Cholangitis und andere Lebererkrankungen
Endoskopie	Kontaktblutungen, diffuse Rötung, oberflächliche Ulzera, Pseudopolypen	Fleckförmige Rötung, disseminierte Ulzera, Pflastersteinrelief, selten Kontaktblutungen
Röntgen		
Erste Zeichen	Unregelmäßige, feingranulierte Oberfläche, Wandstarre, unregelmäßige „angenagte" Wandkonturen. „Spikulabildung"	Segmentäre Konturunregelmäßigkeiten, polypoide Reliefzeichnung, unregelmäßig eingeengtes Lumen, tiefe Ulzera, beginnende Fistel
Späte Zeichen	Starre, breite, quergestellte Faltenwülste, Doppelkonturen und Zähnelungen. „Kragenknöpfe", Pseudopolypen	Strikturen oft mit prästenotischer Dilatation, Fisteln, Subileus, Abnahme der Darmverschieblichkeit
Pathologie		
Makroskopischer Befund	Narbige, kontinuierliche Wandveränderungen, Lymphknoten meist unauffällig	Entzündliche Konglomerattumoren, Überlappen des mesenterialen Fettgewebes, Lymphknoten vergrößert
Histologie	Mukosabefall, Submukosa frei, diffuser, kontinuierlicher Übergang in die angrenzende Mukosa	Alle Wandschichten befallen, normale Schleimhaut zwischen den Ulzerationen
	Hyperämie, Blutungen, flache Ulzerationen, später unterminierend, Granulationsgewebepolypen („Pseudopolypen")	Starkes Ödem der Mukosa und Submukosa, zunächst geringe Epithelläsionen, später entzündliche Erosionen mit Fistelbildung
	Kryptenabszesse, keine Granulome	Fissuren, Fisteln, Epitheloidzellen, Granulome, Wandfibrose
Lymphknoten	Lymphstauung, selten Sinuskatarrh	Sinuskatarrh mit Granulombildung, perinoduläre Fibrosen, Riesenzellen

Die Bestimmung der Entzündungsparameter im Labor und auch eine abdominelle Sonographie sind in jeder Akutsituation selbstverständlich.

Fistelbildungen beim M. Crohn lassen sich häufig, jedoch nicht immer röntgenologisch nachweisen. Manche können bereits klinisch diagnostiziert werden, besonders enterovesikale Fisteln (Luftabgang durch die Harnröhre), die noch häufiger bei Divertikulitis und (sehr selten) beim Karzinom vorkommen können. Bei komplexen Fisteln im Beckenbereich kann eine MRT die gesamte Ausdehnung häufig am besten sichtbar machen.

Die *Lokalisationsdiagnostik einer akuten, starken Dickdarmblutung* ist häufig schwierig und unsicher, gelegentlich gar nicht möglich. Zunächst ist zu bedenken, dass die häufigste Ursache einer sich durch Blutabgang aus dem Anus manifestierenden Blutung (auch bei „hellrotem" Blut) eine Läsion im oberen Intestinaltrakt, v. a. im Magen und Duodenum ist. Stets ist also – nach Ausschluss einer Hämorrhoidalblutung – eine sofortige obere Intestinoskopie angezeigt. Findet sich dabei keine Blutungsquelle, liegt mit Wahrscheinlichkeit eine Dickdarmblutung vor. Bei jüngeren Menschen ist aber auch besonders an eine Blutung aus einem *Meckel-Divertikel* zu denken. Hauptursachen für eine Dickdarmblutung sind Angiodysplasien (meist rechts) Divertikulose (meist links) und singuläre Divertikel (meist rechts; Tabelle 17.1). Eine Differenzierung ist oft schwierig. Eine bekannte Divertikulose/Divertikulitis kann nur sehr unsicher als Hinweis auf diese Erkrankung als Blutungsursache gewertet werden. Spontanes Sistieren der Blutung (bereits bei Diagnostik) spricht ebenfalls für Divertikel als Ursache. *Koloskopisch* lässt sich die Blutungsquelle meist nicht lokalisieren, da wegen starker Blutfüllung des Dickdarms keine ausreichende Übersicht zu gewinnen ist. Wenn irgend möglich, sollte eine Koloskopie trotzdem versucht werden, da damit häufig eine Grobunterscheidung zwischen linksseitiger – Kolon dann meist ab Querkolonbereich frei – und rechtsseitiger bzw. höherer Lokalisation der Blutung gelingt. Vor allem nach einer konservativ überstandenen Blutung ist eine Koloskopie – evtl. nach prograder Darmspülung – sehr bald indiziert, um vor einem evtl. Blutungsrezidiv die Diagnose (z. B. Angiodysplasie, solitäres Divertikel) nach Möglichkeit zu sichern.

Eine *aktuelle, stärkere arterielle Blutung* lässt sich gelegentlich nuklearmedizinisch (Buchmann u. Bulkley 1987) oder durch selektive Angiographie der A. mesenterica superior und/oder inferior (bei Blutungen von mehr als 1 ml/min) nachweisen und dann zumindest ungefähr einer Darmregion zuordnen. Bei der Indikation hierzu sind jedoch Zeitaufwand, gewisse Unsicherheiten des Ergebnisses und v. a. die aktuelle Kreislaufsituation zu bedenken (ggf. Operation ohne vorherige Lokalsationsdiagnostik). Die Verdachtsdiagnose einer *Angiodysplasie* ergibt sich häufig endoskopisch, hier kann eine Angiographie zur Bestätigung bzw. zum Ausschluss angezeigt sein.

17.1.1.3
Indikation

Die Hauptfrage der Operationsindikation bei entzündlichen Dickdarmerkrankungen betrifft den *Indikationszeitpunkt:* Eine generelle Frühoperation ist risikoarm und erspart vielen Patienten längere Krankheitsphasen und Komplikationen, schließt aber auch Patienten ein, die unter konservativen Maßnahmen lange oder auch dauerhaft symptomarm wären. Bei einem betont langfristig konservativen Vorgehen trotz Fortschreitens der Erkrankung sind neben dem dann höheren Operationsrisiko besonders die langen, oft sehr belastenden Erkrankungsphasen zu bedenken, die bei rechtzeitiger Operation meist vermeidbar wären. Beide Extreme sind also kaum zu vertreten. Für keine der chronisch-entzündlichen Darmerkrankungen gibt es bislang eine kausale oder langfristig sicher erfolgreiche konservative Therapie, doch ermöglichen parenterale Ernährung und medikamentöse Behandlung meist ein konservatives Vorgehen und Abklingenlassen akuter Erkrankungsphasen. Diese stellen, abgesehen von akuten Komplikationen wie Perforation oder Ileus, somit heute nur selten eine unmittelbare Operationsindikation dar. Indikation und Zeitpunkt einer Operation hängen hauptsächlich vom *Grad der Remission,* vom *Fortschreiten der Erkrankung unter bestmöglicher konservativer Therapie,* von der *Rezidivhäufigkeit* und von der *objektiven wie subjektiven Beeinträchtigung des Patienten* durch die Erkrankung und ihre Behandlung ab.

Was dies für die Behandlung der einzelnen Erkrankungen bedeutet, wird im Folgenden dargestellt.

Divertikulose – Divertikulitis

Eine *prophylaktische Operation* ist bei der Prävalenz trotz der bei vielen Divertikelträgern in späteren Jahren zu erwartenden Symptombildung nicht gerechtfertigt. Da das Komplikations-, insbesondere das Perforationsrisiko nicht von der Anzahl der vorausgegangenen Schübe abhängig ist und die Letalität bei Notfalloperationen hoch ist, ist aber eine *elektive, eher frühzeitige Operation* indiziert, sobald Symptome auftreten und unter konservativen Maßnahmen nicht vollständig bzw. dauerhaft verschwinden (Raab et al. 1989). Dies gilt sowohl für jüngere Patienten wegen der hohen Wahrscheinlichkeit der Zunahme von Beschwerden als auch für ältere Patienten wegen der höheren Gefahr von Komplikationen. Die wichtigsten konservativen Maßnahmen sind Spasmolytika, mildes Abführen, Ruhigstellung des Darms durch mehrtägige parenterale Ernährung und ggf. Antibiotika im akuten Stadium. Anschließend Umstellung auf ballaststoffreiche Kost, wie Vollkornbrot, Weizenkleie, Leinsamen, reichlich Obst und Gemüse, unter Vermeidung von Laxanzien.

Im Einzelnen ist eine *elektive Frühoperation* angezeigt in folgenden Fällen:
- Nach einem *ein- oder mehrmaligen schweren Entzündungsschub* mit Fieber, Schmerzen, ggf. Subileus („Linksappendizitis"). Ein schwerer Erkrankungsschub ist stets Ausdruck einer erheblichen Entzündung, häufig bedingt durch gedeckte Divertikelperforation.
- Bei *Entwicklung und längerem Bestehenbleiben eines tastbaren, dolenten Tumors* im linken Unterbauch. Auch er ist Zeichen stärkerer peridivertikulärer Entzündungen, möglicherweise mit Fistel- und Konglomeratbildung, und lässt Rezidive und ein Fortschreiten der Erkrankung erwarten. Davon abzugrenzen sind Symptome eines „irritablen Kolons", ggf. mit Divertikulose vergesellschaftet, bei dem auch eine druckempfindliche, walzenförmige Resistenz im linken Unterbauch feststellbar sein kann, stärkere Entzündungserscheinungen aber fehlen.
- Bei *Stenoseerscheinungen:* Sie sind – außer in einer akuten Phase – meist Folge fortgesetzter Entzündungen und somit kaum reversibel.
- Bei *unerklärten Fieberschüben* und *Vorliegen einer Divertikulose:* Offensichtlich können Fieberschübe auch von einer Divertikelerkrankung ausgehen, bei der röntgenologisch und klinisch eindeutige Entzündungserscheinungen nicht nachweisbar sind. Eine Operationsindikation kann gegeben sein, wenn andere Ursachen des Fiebers bestmöglich ausgeschlossen sind.
- Bei *rezidivierenden Harnwegsinfekten* und *Vorliegen einer Divertikulose/Divertikulitis.* Sie können durch Beteiligung von Ureter oder Harnblase am Entzündungsprozess – evtl. mit subklinischer Fistelbildung – bedingt sein, auch wenn röntgenologisch keine Fistel nachweisbar ist.

Folgende Komplikationen begründen eine *absolute Operationsindikation:*
- Verdacht auf *freie oder gedeckte Perforation:* Bei Verdacht auf *freie Perforation* ist eine notfallmäßige Operation obligat, bei Verdacht auf *gedeckte Perforation* kann ein kurzfristiger Aufschub unter konservativer Behandlung gerechtfertigt sein, um den Eingriff früh-elektiv unter verbesserten Bedingungen durchführen zu können.

- Bei *Fistelbildung* zu anderen Hohlorganen oder zur Haut, ebenso wie bei starker *Tumor- und Stenosebildung,* ist eine Ausheilung auf konservativem Weg nicht mehr zu erwarten. Die meist chronischen, schweren Entzündungen sind eine dringliche Operationsindikation.

> **CAVE** Auch wenn das Vorliegen eines Karzinoms nicht sicher ausgeschlossen werden kann, ist eine Operation dringlich indiziert.

Individuell ist die Operationsindikation bei und nach einer Dickdarmblutung, die vermutlich von einem singulären Divertikel oder einer Divertikulose/Divertikulitis ausgeht (dabei immer bestmögliche Differenzierung besonders gegenüber einer Angiodysplasie, s. oben). Es muss berücksichtigt werden, dass eine Divertikelblutung in der Regel konservativ behandelbar ist, wobei allerdings meist mehrere Bluttransfusionen erforderlich sind. Letzteres Vorgehen ist insbesondere bei älteren Patienten in der akuten Phase einer sofortigen Operation am nicht vorbereiteten Darm vorzuziehen. Nach einer Blutung und genauer Diagnostik kann im Allgemeinen unter besseren Voraussetzungen und guter Darmvorbereitung eine auf den Erkrankungsbereich begrenzte Resektion durchgeführt werden. Allerdings ist die Häufigkeit von Blutungsrezidiven nicht genau bekannt (Löhlein u. Pichlmayr 1985).

Colitis ulcerosa

Für eine Operationsindikation kommen drei Situationen in Betracht:

- *Schwere akute, stets lebensbedrohliche Komplikationen,* wie sie v. a. bei einem schweren akuten Colitis-ulcerosa-Schub auftreten können, erfordern eine Notfalloperation. Dies betrifft v. a. freie oder gedeckte Perforationen oder auch starke therapierefraktäre Blutungen sowie gelegentlich das toxische Megakolon.
- Der *chronische Krankheitszustand* mit ausgeprägtem chronisch-kontinuierlichem oder chronisch-rezidivierendem Verlauf und erheblicher Symptomatik trotz bestmöglicher konservativer Therapie. Hierzu zählt auch die dringliche Operationsindikation bei massivem therapierefraktären Schub.
- Ein *Karzinom*, ein *Karzinomverdacht* sowie das *hohe und steigende Karzinomrisiko bei langjährigem Vorliegen* einer stärker symptomatischen Colitis ulcerosa und hochgradigen bzw. zunehmenden IEN sind absolute Indikationen zu einer Operation. Das Vorliegen einer Stenose begründet in der Regel bereits den Karzinomverdacht und die Operationsindikation. Gleiches gilt für den Nachweis einer DALM (Dysplasie-assoziierte Läsion oder Masse).

Elektivoperationen, wie sie im 2. und 3. Fall möglich sind, haben insgesamt wesentlich geringere Risiken als Notfalloperationen. Aus nicht ganz klaren Gründen sind die schweren akuten Komplikationen, die stets eine sofortige Notfalloperation mit hohem Risiko erfordern, in ihrer Häufigkeit zurückgegangen. Die Hauptindikationen zur Operation sind heute mehr die chronischen bzw. rezidivierenden Erkrankungszustände. Individuelle Verlaufscharakteristika einerseits und Ansprechen auf konservative Therapie andererseits bestimmen somit die Operationsindikation. Dabei sollen nach Möglichkeit nicht nur Situationen, die eine Notfalloperation erzwingen, sondern auch insgesamt sehr fortgeschrittene Erkrankungsstadien vermieden werden. Dies ist bis zu einem gewissen Grad möglich, da meist ein Zusammenhang zwischen Erkrankungsausdehnung und Erkrankungsschwere besteht: So führt ein totaler Kolonbefall zu häufigen, schweren Schüben, chronischer Invalidität, hohem Karzinomrisiko und anderen Komplikationen, während eine Proktitis, Proktosigmoiditis oder ein regionaler Kolonbefall meist nur mit leichteren oder mittelschweren Schüben vergesellschaftet sind.

Vorgehen in der Akutphase

Die Behandlung in der Akutphase erfolgt in enger interdisziplinärer Abstimmung zwischen Chirurgie und Gastroenterologie. Auch schwere Schübe werden, wenn keine operationspflichtigen Komplikationen vorliegen, zunächst konservativ behandelt. Bezüglich der Wahl der Medikamente und der Dosierungsempfehlungen wird auf die aktuelle Leitlinie verwiesen (AWMF 2004). Eine Operationsindikation ist gegeben, wenn eine Besserung in einem angemessenen Zeitraum konservativer Therapie ausbleibt oder lokale bzw. allgemeine Verschlechterungen auftreten. Hierzu zählen v. a. verstärkte Blutung, hohes Fieber, röntgenologische Hinweise für eine Kolondilatation als Zeichen eines beginnenden toxischen Megakolons und jeder Verdacht auf eine Perforation, die bei den schwerkranken Patienten und der teils hohen Kortisondosen leicht unerkannt verläuft.

Langfristiger Verlauf

Auch nach Abklingen eines Schubes ist regelhaft eine langfristige medikamentöse Behandlung sowie eine endoskopische Überwachung angezeigt.

Eine Operationsindikation ist gegeben:

- Bei *lange bestehenden oder häufig rezidivierenden Krankheitszuständen, Invalidität, erheblicher Beeinträchtigung des Allgemeinbefindens* (besonders durch Durchfälle, Anämie, Hypalbuminämie, Darmstenosen). Eine solche Entwicklung unter bestmöglicher medikamentöser Therapie zeigt, dass diese langfristig nicht zu einem beschwerdearmen Zustand führt. Dagegen kann von einer geeigneten Operation eine hervorragende Rehabilitation erwartet werden.
- Bei *langjährigem Vorliegen* eines ausgedehnten Kolonbefalls. Hier ist eine zumindest relative Indikation wegen des mit der Krankheitsdauer steigenden Karzinomrisikos gegeben. Häufig fällt diese Indikation mit der vorgenannten zusammen, da bei Befall des gesamten Kolons Schwere der Erkrankung und Karzinomrisiko in engem Zusammenhang stehen. Eine Frühdiagnose ist anhand präkanzeröser Veränderungen bei Schleimhautbiopsien (zunehmende IEN) teilweise möglich. *Zusätzliche Argumente* für eine Operation sind besonders im *Kindesalter* gegeben: Hier wird durch die Erkrankung sehr rasch die Gesamtentwicklung und das Wachstum beeinträchtigt (Kirschner 1988). Auch bei *älteren Menschen* ist die Operationsindikation eher weiter zu stellen, da sie bei akuten Verschlechterungen besonders gefährdet sind.

Begleitende Systemerkrankungen zeigen häufig – wenngleich nicht immer – ein der Schwere der Darmerkrankung ähnliches Verhalten. In diesem Fall scheint die Entfernung des Darms auch die Begleiterkrankungen günstig zu beeinflussen (z. B. Besserung einer Arthritis, Iridozyklitis oder Uveitis sowie Verlangsamung oder Stillstand des Erkrankungsverlaufs eines M. Bechterew; Dew et al. 1979). Dennoch ist eine Operationsindikation, insbesondere bei einer nur leichteren Kolitismanifestation, allein wegen begleitender Systemerkrankungen wohl nicht gegeben. Zudem können systemische Manifestationen leider auch nach einer Proktokolektomie noch auftreten, dies gilt besonders für die sklerosierende Cholangitis.

Schwere *anale Fistelbildungen* sind bei Colitis ulcerosa selten, doch kommen gelegentlich Abszesse und ausgedehnte perianale Ulzerationen vor; stets liegt dann ein schwerer

Rektumbefall vor, und auch diese Komplikationen können ein zusätzliches Argument für eine Operation sein.

M. Crohn

Bezüglich der medikamentösen Therapie in den akuten und chronischen Phasen und während einer Remission wird hier ausdrücklich auf die aktuelle Leitlinie verwiesen (AWMF 2003). Deren nächste Überprüfung ist für das Jahr 2005 vorgesehen. Die Operationsindikation beim M. Crohn des Dickdarms entspricht in etwa der bei Dünndarmbefall: anhaltende Beeinträchtigung des Allgemeinbefindens, Stenoseerscheinungen, Tumor- und Fistelbildung sowie – selten – bei einem fulminanten Schub (AWMF 2003; Goligher 1988). Als spezielle Indikationen treten bei Dickdarmbefall eine zwar seltene, dann aber gelegentlich starke Blutung sowie schwere ischiopelviorektale (pararektale) Fistelbildungen hinzu. Das Karzinomrisiko scheint hauptsächlich vom Manifestationsort der Entzündung, Kolorektum oder Dünndarm, und weniger von der Art der entzündlichen Darmerkrankung abhängig zu sein. Zumindest ist auch beim M. Crohn bei kolorektalem Befall von einem deutlich erhöhten Risiko auszugehen (s. oben). Auch hier stellen also zunehmende Dysplasien eine Operationsindikation dar. Zudem kommt es wegen des segmentalen Befalls mit Stenosen und prästenotischen Dilatationen häufiger als bei der Colitis ulcerosa vor, dass eine endoskopische Überwachung nicht mehr im notwendigen Umfang möglich ist. Diese Situation ist häufig mit einer schweren subjektiven Symptomatik vergesellschaftet, kann aber auch bereits für sich alleine eine Operationsindikation begründen. Bei schweren, rasch rezidivierenden Verläufen ist für eine evtl. Operationsindikation auch zu berücksichtigen, dass die rezidivfreie Zeit nach Resektion der erkrankten Darmabschnitte signifikant länger ist als nach einer konservativ induzierten Remission, in einer Studie 766 vs. 120 Tage (Sutherland et al. 1997). Die Patienten sollten aber bereits präoperativ eindringlich über die negativen Einflüsse des Rauchens aufgeklärt werden.

> **!** Rauchen ist nicht nur als Risikofaktor für Rezidive mit einer Odds Ratio von bis zu 4 etabliert, es beeinflusst auch die Wirksamkeit der Therapie (Bouhnik et al. 1996). Dementsprechend ist es von entscheidender Bedeutung, bei der Indikationsstellung zu einer remissionserhaltenden Medikation ggf. auf eine Beendigung des Zigarettenrauchens hinzuwirken. Der Effekt des Rauchens bzw. der Abstinenz [ist] quantitativ dem der medikamentösen Therapie vergleichbar. (AWMF 2003).

Für die extraintestinalen Manifestationen des M. Crohn gilt im Wesentlichen dasselbe wie für die Colitis ulcerosa (s. oben) Auch beim M. Crohn gibt es eine klinisch bedeutende Assoziation mit der sklerosierenden Cholangitis, die Prävalenz wird mit 9% angegeben (Bernstein et al. 2001b; Parlak et al. 2001).

Dickdarmblutung

Sofern eine stärkere peranale Blutung mit Wahrscheinlichkeit auf eine im Dickdarm gelegene Ursache zurückzuführen ist (diagnostische Problematik s. oben), wird in aller Regel zunächst ein konservatives Vorgehen versucht werden, dies besonders, da die Lokalisationsdiagnostik häufig nicht exakt gelingt und erfahrungsgemäß die meisten, auch stärkeren Dickdarmblutungen zumindest vorübergehend spontan sistieren. Nach einem Blutungsstillstand muss dann – erneut – versucht werden, den Erkrankungsort zu identifizieren. Im Allgemeinen wird wegen der Rezidivhäufigkeit von Blutungen sowohl aus Divertikeln wie auch aus Angiodysplasien bei nachgewiesener Erkrankung und besonders nach Lokalisierung des Erkrankungsorts eine Operation zu einem elektiven Zeitpunkt durchgeführt werden. In einigen Fällen kann eine (begrenzte) Angiodysplasie auch durch endoskopische Sklerosierung behandelt werden (Vogt et al. 1990).

Steht aber die Blutung unter Bedarf mehrerer Transfusionen über 1 bis 2 Tage nicht oder treten trotz angemessener Blutsubstitution Kreislaufsymptome auf, sollte unabhängig davon, ob eine präoperative Lokalisationsdiagnostik gelungen ist oder nicht eine dringliche Operation erwogen werden (zur speziellen Problematik des operativen Vorgehens s. Abschn. 17.4).

17.1.2
Operative Therapie allgemein

Die Hauptindikationen zur operativen Behandlung entzündlicher Kolon- und Rektumerkrankungen sind zusammengefasst in Tabelle 17.3.

17.1.2.1
Divertikulitis

Operationsziel ist die *Entfernung des entzündlich veränderten Dickdarmabschnitts*. Dies ist in der Regel das Colon sigmoideum, der Prädilektionsort der Dickdarmdivertikel und ihrer Komplikationen. Es müssen aber nicht alle Dickdarmabschnitte, in denen röntgenologisch Divertikel nachgewiesen wurden, entfernt werden: Divertikel in höheren Darmabschnitten, wie im proximalen Colon descendens, im Colon transversum oder Colon ascendens, und ebenso eine seltene Divertikelbildung im Rektum führen kaum zu entzündlichen Erscheinungen und somit auch nicht zu einem Rezidiv der Erkrankung. Allenfalls könnten sie Ursache für eine Blutung sein, doch ist die Wahrscheinlichkeit dieser Komplikation bei bis zur Operation leerer Blutungsanamnese sehr gering. Die Begrenzung der Resektion auf den makroskopisch-palpatorisch erkrankten Darmabschnitt ist somit das Standardverfahren, wobei die untere Resektionsgrenze im Bereich des oberen Rektums liegen sollte, um stets die gesamte sog. Hochdruckzone zu entfernen. Divertikulitis- und Blutungsrezidive sind häufiger, wenn das distale Sigmasegment belassen wird (Benn et al. 1986). In jedem Fall sollte aber darauf geachtet werden, dass die Anastomose nicht im Bereich eines Divertikels angelegt wird, da dies in einem hohen Prozentsatz zu Nahtinsuffizienzen führen kann.

Beim operativen Vorgehen sind drei Ausgangssituationen zu berücksichtigen:

Elektivoperation
Kann eine Resektionsbehandlung zeitlich und in Vorbereitung besonders durch orthograde Darmspülung elektiv gestaltet werden, so ist ein *einzeitiges Vorgehen (Resektion mit End-zu-End-Anastomose)* die Regel. Liegen starke Entzündungsprozesse vor, kann auch ein *zweizeitiges Vorgehen* indiziert sein, also die Anlage eines protektiven doppelläufigen Stomas (im rechten Querkolonteil oder im terminalen Ileum).

Die elektive anteriore Sigma- und obere Rektumresektion bei Divertikulitis ist ein Eingriff, der sich in der Regel gut laparoskopisch assistiert durchführen lässt. Die Umsteigerate ist bei erfahrenen Operateuren sehr niedrig und die eingriffsspezifische Komplikationsrate gering (Scheidbach et al. 2004).

Tabelle 17.3. Hauptindikationen zur operativen Behandlung von entzündlichen Dickdarm-/Rektumerkrankungen und Angiodysplasie

Art der Erkrankung	Indikation zur Operation	Wichtigste diagnostische Verfahren/Parameter	Operationsmethode der Wahl	Alternativen (bei spezieller Indikation)
Divertikulose	Normalerweise keine Indikation, individuell: bei exzessivem Divertikelbefall als Vorbereitung zur Nierentransplantation	Kontrasteinlauf (Röntgen) Koloskopie	Resektion mit Anastomose	
Divertikulitis	Elektiv („früh"): Zustand nach schwerem Entzündungsschub, Tumorbildung, Stenosierung, unklare Fieberschübe, rez. Harnwegsinfekte	Klinik, Anamnese, Kontrasteinlauf (Röntgen), Koloskopie, Hydro-CT	Einzeitig: Resektion mit Anastomose	Zweizeitig: Resektion mit Anastomose und vorgeschaltetem doppelläufigen Stoma (Ileostoma oder A. p. transversalis)
	Dringlich: Fisteln oder Stenosen mit schwerer Entzündung bzw. Subileus/Ileus	Klinik, Anamnese, Kontrasteinlauf (Röntgen), Koloskopie, Hydro-CT	Einzeitig: Resektion mit Anastomose	Zweizeitig: Resektion mit Anastomose und vorgeschaltetem doppelläufigen Stoma (Ileostoma oder A. p. transversalis) Dreizeitig: A.-p.-Anlage mit späterer (6–8 Wochen) Resektion
	Notfallmäßig: freie oder gedeckte Perforation	Klinik! Ggf. Kontrasteinlauf (Peritrast!-Röntgen), Hydro-CT	Zweizeitig: Resektion mit Anostomose und vorgeschaltetem doppelläufigen Stoma oder Diskontinuitätsresektion mit endständigem A. p., ggf. intraoperative Darmspülung und peritoneale Spülung	Einzeitig: Resektion mit Anastomose ohne protektives Stoma
Colitis ulcerosa	Elektiv: Versagen der konservativen Therapie; Stenosen mit fehlender weiterer koloskopischer ÜberwachunGsmöglichkeit	Klinik, Anamnese, Koloskopie, ggf. virtuelle Koloskopie	Kontinenzerhaltende Proktokolektomie mit ileoanaler Pouchanlage (J-Pouch), häufig mit protektivem Ileostoma	Proktokolektomie (in der Regel sphinktererhaltend) mit endständigem Ileostoma Kolektomie mit Ileorektostomie
	Dringlich: Karzinomnachweis oder -verdacht (schwere Epitheldysplasien)	Klinik, Anamnese, Koloskopie mit ggf. multiplen PE	Idem	Idem
	Notfallmäßig: Perforation, toxisches Megakolon, schwere Blutung	Klinik! Abdomenleeraufnahme, Rektoskopie (zur Beurteilung der Rektumschleimhaut)	Kolektomie mit tiefer Rektumresektion und Hartmann-Verschluss oder mit intersphinktärer Resektion und Blindverschluss des Anus	Kontinenzerhaltende Proktokolektomie mit ileoanaler Pouchanlage (J-Pouch) mit protektivem Ileostoma – Protokolektomie mit endständigem Ileostoma

Tabelle 17.3. Fortsetzung

Art der Erkrankung	Indikation zur Operation	Wichtigste diagnostische Verfahren/Parameter	Operationsmethode der Wahl	Alternativen (bei spezieller Indikation)
M. Crohn	Beim Versagen der konservativen Therapie: Invalidität, Stenose, Tumor, Fisteln, ausgebranntes Kolon (selten: starke Blutung)	Klinik! Koloskopie (mit PE), Kontrasteinlauf (Röntgen), möglichst sparsame Resektionen		Strikturoplastik, endoluminäre Aufdehnung Bei perianalen Fisteln: ggf. nur Deviationskolostomie und Spülung mit nachfolgender spezifischer Therapie des Fistelleidens
Angiodysplasie (blutend)	Bei Versagen nichtoperativer Maßnahmen, z. B. endoskopische Sklerosierung	Klinik, Koloskopie, Angiographie (selektiv), Szintigraphie	Hemikolektomie bei gesicherter Lokalisation	Mehrzeitiges Vorgehen: 1. Operation: Anus-praeter-transversalis-Anlage, ggf. zusätzlich doppelläufiges Ileostoma 2. Operation: entsprechende Hemikolektomie nach Lokalisierung
oder	Elektiv: bei gesicherter Diagnose, besonders auch Lokalisation Notfallmäßig: bei schwerer Blutung auch ohne Lokalisation			bei erneuter Blutung

Operation bei schwerem Divertikulitisbefund

Auch bei einem schweren Befund einer Divertikulitis kann häufig einzeitig und laparoskopisch assistiert operiert werden. Im Zweifel ist ein zweizeitiges Vorgehen mit protekti-
vem Stoma angezeigt, individuell ausnahmsweise auch eine Diskontinuitätsresektion mit
endständigem Anus praeter descendens und Hartmann-Verschluss des Rektums. Wenn
nach einem schweren Divertikulitisschub (evtl. gedeckte Divertikelperforation) die lokalen Erscheinungen nur sehr zögernd abklingen und zum Zeitpunkt der Operation ein erheblicher Divertikulitistumor vorliegt, etwa mit Einbeziehung von Dünndarmschlingen
oder erheblicher retroperitonealer Infiltration (erhöhte Gefahr der Ureterverletzung), so
kann im Einzelfall ein *dreizeitiges Vorgehen* auch heute noch gerechtfertigt sein. Eine im
rechten Teil des Colon transversum oder auch im terminalen Ileum angelegte Deviationskolostomie ergibt häufig eine rasche Rückbildung des entzündlichen Tumorbefundes, so
dass die folgende Resektion erleichtert wird. Das Intervall zwischen Anus-praeter-Anlage
und Resektion soll mindestens 6 bis 8 Wochen, besser wohl noch länger betragen. Allerdings muss ein Karzinom so sicher wie möglich ausgeschlossen sein.

> Auch bei kompletter Rückbildung des entzündlichen Prozesses nach Anus-praeter-Anlage muss
> die Resektion des erkrankten Abschnitts durchgeführt werden. Eine Rückverlagerung des Anus
> praeter ohne Resektion führt mit hoher Wahrscheinlichkeit zu einem Rezidiv.

Operation bei freier Divertikelperforation

Bei einer freien Divertikelperforation, die sich intraoperativ in trüb-eitriger Peritonealse-
kretion oder in regionaler oder diffuser Peritonitis mit Kotpartikeln in der Bauchhöhle
manifestiert, ist trotz des schwerkranken Zustands der meist älteren Patienten die sofortige Resektion des erkrankten Darmabschnitts, also meist des Colon sigmoideum unbedingt anzustreben. Die früher empfohlene Übernähung, lokale Drainage und Anlage einer
Deviationskolostomie erbringt sehr häufig keine ausreichende und rasche Infektbegren-
zung, besonders da meist reichlich Stuhl in dem der Perforationsstelle vorgeschalteten
Darmabschnitt liegt und die Übernähung unsicher ist. Die *primäre Resektionsbehandlung*
ist für diese Fälle heute das Standardverfahren. Abhängig vom Lokalbefund wird sie ein-
oder zweizeitig durchgeführt. Das zweizeitige Vorgehen kann mit Anastomose und protek-
tivem Stoma erfolgen oder – je nach Befund und individueller Konstellation – als *Diskontinuitätsresektion* mit Herausleiten des proximalen Resektionsendes als Anus praeter und
Blindverschluss des distalen Endes nach Hartmann. Ein distaler Blindverschluss (Hart-
mann-Stumpf) neigt leicht zur Insuffizienz oder Fistelung. Es ist deshalb wichtig, das Rektum sowohl intraoperativ bestmöglich zu entleeren (Absaugen von abdominal her, ggf.
Einlegen eines Darmrohrs von rektal und Leerspülen von abdominal nach anal) als auch
den Rektumstumpf für einige Tage nach anal zu drainieren, z. B. mit einem großlumigen
Blasenkatheter (nicht mit einem starren Darmrohr). Die Vorverlagerung nach Mikulicz ist
heute generell verlassen und gerade bei der Sigmadivertikulitis wegen des häufig entzündlich veränderten Mesokolons sowieso problematisch.

Vorgehen bei Verdacht auf Blutung aus Divertikeln s. Abschn. 17.1.2.4.

17.1.2.2
Colitis ulcerosa

Elektivoperation
In der Regel liegt bei einem zur Operationsindikation führenden Erkrankungsstadium ein vollständiger Befall zumindest des Rektums, meist auch des Kolons vor. Eine Heilung der Erkrankung ist somit nur (bzw. am sichersten) durch eine *Proktokolektomie* zu erreichen. Zur Vermeidung einer endgültigen Ileostomie hat sich als das chirurgische Verfahren der Wahl die ileoanale Pouchanlage durchgesetzt. Bei schlechter Sphinkterfunktion oder anderen individuellen Konstellationen (z. B. hohes Operationsrisiko, längerfristig notwendige palliative Chemotherapie, Patientenwunsch etc.) kann aber nach wie vor die Indikation zur Anlage eines endgültigen Ileostomas gegeben sein. Wenn das Rektum von der Entzündung ausgespart ist, ist auch eine alleinige Kolektomie mit Ileorektostomie eine mögliche Alternative. Die *Kolektomie mit Ileorektostomie* ist ein relativ wenig belastender Eingriff. Regelmäßige rektoskopische Kontrollen sind allerdings obligat. Vor der Entscheidung ist ferner zu bedenken, dass wegen fortbestehender oder sich wieder steigernder Beschwerden sowie wegen zunehmender Dysplasien im verbliebenen Rektum oder sogar der Entwicklung eines Karzinoms bei mindestens 20–40% der Patienten das Rektum später doch noch entfernt werden muss (Johnson et al. 1986). In der Regel sind die differenzierten Kontinenzleistungen wie Stuhlfrequenz, Diskriminationsvermögen und Vorwarnperiode nach Ileorektostomie aber besser erhalten als nach ileoanaler Pouchanlage, so dass mit diesem Verfahren für geeignete Patienten zumindest einige Jahre mit besserer Lebensqualität gewonnen werden können.

Die Kombination von *Kolektomie, sphinktererhaltender Rektumresektion* und *Schleimhautentfernung des Restrektums mit Ileumreservoirbildung (Pouch) und pouch-analer Anastomose* ist die einzige Methode, die Heilung der Erkrankung mit natürlicher Stuhlpassage verbindet (Trede et al. 1987; Beart 1988). In der Regel sind die Patienten mit der erreichten Kontinenzqualität zufrieden. Zahl der Stühle, Unterscheidungsvermögen zwischen Stuhl und gasförmigen Stoffen bzw. zwischen unterschiedlichen Stuhlkonsistenzen (Diskriminationsvermögen), Vorwarnperiode, Entleerungsgefühl und Nachtkontinenz sind jedoch recht unterschiedlich. Das Hauptrisiko liegt in der Entwicklung einer mehr oder weniger schweren Entzündung im Pouch, einer Pouchitis. Diese kann konservativ behandelt werden und heilt darunter in vielen Fällen ohne schwerwiegende Folgen ab. Bei etwa 5% der Patienten mit ileoanalem Pouch zwingt aber eine therapierefraktäre und/oder häufig rezidivierende Pouchitis im Verlauf zur Pouchentfernung mit Anlage eines terminalen Ileostomas oder (selten) Neuanlage eines Pouches. Nach wie vor sind die Ursachen der Pouchitis nicht geklärt. Möglicherweise wird das Risiko durch Entzündungen in der Umgebung (z. B. präsakral) und durch die Kapazität des Pouches beeinflusst. Bei einem Teil der Patienten liegt evtl. auch eine als Colitis ulcerosa fehlinterpretierte Colitis Crohn vor. Dafür spricht, dass eine Pouchitis fast ausschließlich bei Patienten beobachtet wird, die unter der Diagnose Colitis ulcerosa operiert wurden, nicht jedoch bei Patienten mit Polyposis coli, bei denen dasselbe Operationsverfahren zur Anwendung kommt. Somit muss in erster Linie ein Zusammenhang mit der Grunderkrankung vermutet werden. Neben dem Risiko der Pouchitis gibt es auch nach ileoanaler Pouchanlage ein Risiko für ein sehr tiefes Rektumkarzinom, wohl ausgehend von Schleimhautinseln, die im Bereich der Linea dentata verblieben sind. Neben dem Standardverfahren der ileoanalen Pouchanlage hat auch die klassische Proktokolektomie mit endständiger, prominenter Ileostomie im Einzelfall noch eine Berechtigung (Pemberton 1988), da hierbei eine sofortige, meist dramatische Besserung des Befindens und eine dauerhafte Heilung ohne höhere Risiken von Folgestörungen erreicht wird (gute Anlage der Ileostomie, nervenschonende Operationstechnik im Becken und ggf. intrasphinktäre Rektumexstirpation vorausgesetzt, s. unten). Besonders bei bereits vorbestehenden Kontinenzstörungen kann dieses Verfahren geeignet sein. Eine vollständige Sphinkterentfernung ist allerdings auch dann normalerweise nicht erforderlich. Eine tiefe intersphinktäre Resektion mit sorgfältiger Entfernung der gesamten Rektumschleimhaut reicht auch bei Anlage eines endgültigen Ileostomas aus, um das therapeutische Ziel zu erreichen. Die Wundheilung ist besser und die Patienten haben im Langzeitverlauf ein besseres subjektives Empfinden in der Analregion.

Bei Vorliegen einer Operationsindikation sollte der Patient über das chirurgische Vorgehen und die damit verbundenen Chancen und Risiken – auch im mittel- und langfristigen Verlauf – informiert und beraten werden. Gemeinsam muss das individuell am besten geeignete Vorgehen gewählt werden. Dabei spielen somatische und psychologische Erwägungen eine Rolle.

Notfalloperation

Bei einer *Notfalloperation wegen schwerer Blutung* ist zumindest eine Kolektomie mit Rektumverschluss nach Hartmann indiziert, wenn dort die Schleimhaut offensichtlich nicht stark blutet. Bei stärkeren Blutungen aus dem Rektum wird muss der Blindverschluss unmittelbar oberhalb des Sphinkters oder bereits im intersphinktären Bereich erfolgen. Im Notfall kann individuell gelegentlich auch eine Proktokolektomie mit Exstirpation des Sphinkters notwendig sein.

Bei einer Notfalloperation wegen eines *toxischen Megakolons* ist ebenfalls ein primär resezierender Eingriff notwendig. Er führt unmittelbar zur Beseitigung des septisch-toxischen Zustands.

> **CAVE**
>
> Die zunächst von Turnbull et al. (1970) und in der Folgezeit auch von anderen Autoren empfohlene primäre Entlastungsoperation mit Anlage eines oder gar mehrerer doppelläufiger Stomata ist als obsolet zu betrachten.

Allerdings sind Häufigkeit und Schwere eines toxischen Megakolons sind aus nicht ganz klaren Gründen, wohl wegen der insgesamt besseren und konsequenteren konservativen Therapie in den letzten Jahren deutlich rückläufig, so dass kaum exakte Vergleiche mit früheren Dekaden möglich sind.

17.1.2.3
M. Crohn

Allgemein ist beim M. Crohn eine sparsame, knappe Resektion des befallenen, ggf. stenotischen Darmabschnitts, bei kurzstreckigen Stenosen nur eine Strikturoplastik (Alexander-Williams u. Haynes 1985) das Therapieverfahren der Wahl. Ebenso sollen entzündliche Konglomerattumoren wann immer möglich nicht in toto reseziert, sondern die beteiligten Darmschlingen bestmöglich aufgelöst und Fisteln zum Dickdarm nur lokal ausgeschnitten und übernäht werden (Kap. 15, M. Crohn des Dünndarms). Gerade bei der Colitis Crohn gibt es aber durchaus Konstellationen, in denen eine ggf. auch größere Resektion unumgänglich ist. Dies ist der Fall bei langstreckigen Stenosen, bei konservativ nicht mehr adäquat therapierbarer florider oder häufig rezidivierender Entzündung größerer Bereiche oder auch bei einem weitgehend „ausgebrannten" M. Crohn mit Hinterlassung großer afunktioneller Kolonabschnitte. Typisch für die letztgenannte Situation ist ein Wechsel von stenotischen und prästenotisch dilatierten Dickdarmbereichen, ohne dass es im zeitlichen Verlauf trotz adäquater konservativer Therapie zu funktionellen und morphologischen Verbesserungen kommt. Nach Resektion halten wir eine End-zu-End-Anastomose für das beste. End-zu-Seit-Anastomosen ergeben Blindsäcke, die nach eigener Erfahrung deutlich mehr zu Rezidiven neigen als End-zu-End-Verbindungen. Ausschaltungsoperationen unter Belassung des erkrankten Darmabschnitts oder Ableitungsoperationen haben kaum je Bedeutung. Lediglich bei einem Rektumbefall mit schwerer perianaler oder rektovaginaler Fistelung kann eine Deviationskolostomie indiziert sein, um die Voraussetzungen für eine Sanierung der lokalen Situation zu verbessern. Allerdings sind die Chancen einer Rektum- und Kontinenzerhaltung bei ausgeprägtem und fistelndem M.-Crohn-Befall des Rektums gering. Rauchen hat hier einen starken zusätzlichen negativen Einfluss, es vermindert erheblich die Heilungschancen für Fisteln (mit und ohne Operation) und erhöht das Rezidivrisiko um ein Mehrfaches. Darauf sollten die Patienten eindringlich hingewiesen werden. (Bezüglich typischer perianaler Fisteln bei M. Crohn und deren differenzierte Behandlung s. Kap. 18).

17.1.2.4
Dickdarmblutung

Bei einer nach präoperativer Diagnostik dem Dickdarm zuzuordnenden und endoskopisch nicht zu beherrschenden Blutung, die so stark ist, dass eine Operation indiziert erscheint (vgl. Abschn. 17.1.1.3), hängt das operative Vorgehen von einer bereits präoperativ erreichten oder intraoperativ erreichbaren Lokalisationsdiagnostik der Blutung ab. M. Crohn und Colitis ulcerosa als mögliche Blutungsquellen sind anamnestisch abzuklären, hier sind die erkrankten Abschnitte zu resezieren (s. oben). Bei deren Ausschluss sind die wichtigsten Blutungsursachen Divertikel (bei Divertikulose im Sigmabereich oder als solitäres Divertikel ohne sicheren Prädilektionsort, häufig aber rechts) sowie Angiodysplasien und Neoplasien (Tabelle 17.1) – abgesehen von wider Erwarten doch im höheren Darmabschnitt gelegenen Blutungsursachen. Zu bedenken ist, dass Sigmadivertikulose/ -divertikulitis und Angiodysplasien bei den ja meist älteren Patienten gemeinsam vorkommen können, und weiter, dass eine positive präoperative Lokalisationsdiagnostik (speziell durch Angiographie) mit der Möglichkeit von Fehlbeurteilungen belastet ist. Intraoperativ muss also eine schon gestellte Diagnose sorgfältig überprüft oder überhaupt die Lokalisation der Blutung erst gesucht werden. Mehrere Verfahren können hierzu angewandt werden: ein fraktioniertes Abklemmen des Darms mit weichen Darmklemmen (nur bei starkem Weiterbluten aussagefähig) oder – wohl geeigneter – ein intraoperatives Leerspülen des Darms und Koloskopie, etwa durch eine Eröffnung von Zäkum und/oder Querkolon. Nicht selten gelingt eine exakte Diagnose der Blutungsquelle trotz allem leider nicht, besonders wenn die Blutung bereits sistiert hat. Es ist dann zu bedenken, ob die Wahrscheinlichkeitsdiagnose (z. B. präoperativer Angiographiebefund, Vorliegen einer Sigmadivertikulose) für die Entscheidung über das operative Vorgehen ausreicht, um z. B. bei stärkerer Divertikulose das Sigma oder bei V. a Angiodysplasie das rechte Hemikolon zu resezieren. Im eigenen Vorgehen wird bei Unsicherheit in der Regel ein mehrzeitiges Verfahren gewählt: zunächst nur Anlage eines Anus praeter im Querkolon (evtl. zusätzlich doppelläufige Ileostomie, wenn eine höhere Blutungsquelle nicht ausgeschlossen ist) und postoperativ baldmöglichst weitere exakte Diagnostik. Diese gelingt nach entsprechender Darmreinigung meist gut; bei einem zwischenzeitlich auftretenden Blutungsrezidiv ist damit zumindest die Höhen- bzw. Seitenlokalisation klar, so dass in einer zweiten Sitzung der erkrankte Darmabschnitt reseziert werden kann. Dieses mehrzeitige Konzept bewahrt vor großen und – ggf. ineffizienten Darmresektionen (Pichlmayr u. Ziegler 1974).

Anmerkung: Ein Ulcus simplex recti, meist charakterisiert durch rektale Schmerzen, führt mehr zu geringem Abgang von Blut und Schleim, sehr selten zu massiver Blutung.

17.2
Neoplastische Erkrankungen

17.2.1
Allgemeines, Diagnostik und Indikation

17.2.1.1
Definition und Häufigkeit

Adenome
Einteilung hinsichtlich Form und Malignitätsrisiko Tabelle 17.4.

Karzinome
Lokalisation: 45–50% im Rektum, ca. 25% im Sigma, der Rest etwa gleichmäßig in den übrigen Kolonabschnitten verteilt. Zunehmende Rechtsverschiebung im zeitlichen Verlauf der letzten Dekaden.

Mehrfaches Auftreten: synchrone Zweit- und Mehrfachkarzinome in ca. 4–5%, metachrone Zweitkarzinome in ca. 2–3% (Raab et al. 1988a).

Histologie: meist Adenokarzinome, seltener muzinöse Adenokarzinome, sehr selten Siegelringzellkarzinome oder andere.

Malignitätsgrad (nach WHO): gut, mäßig oder schlecht differenziert, entsprechend Malignitätsgrad 1–3, mäßig differenzierte Tumore überwiegen bei weitem.

Stadieneinteilung: Bedeutsam sind v. a. die Einteilungen nach der histologischer Aufarbeitung (pathologische Klassifikationen), wobei die pTNM-Klassifikation und die darauf beruhende Stadieneinteilung nach UICC heute als Standard anzusehen sind. Besonders im angelsächsischen Raum ist auch die Dukes-Klassifikation noch relativ weit verbreitet (Dukes 1932). Die zahlreichen beschriebenen Modifikationen der Dukes-Klassifikation – u. a. von Dukes selbst – sind dabei immer wieder Anlass für Konfusion. Allerdings wird das TNM-System weiterentwickelt, so dass es erforderlich ist, die jeweilige Version anzugeben. Dies geschieht zumeist als Angabe der Auflage des entsprechenden Kompendiums. Mittlerweile liegt die 6. Auflage vor, die auch für Kolon und Rektum wieder einige Änderungen gebracht hat (Greene 2003; Sobin 2003). Nach TNM kann auch aufgrund der klinischen Diagnostik klassifiziert werden, solange noch keine Histologie vorliegt. Die verwendete Methode wird dabei durch einen vorangestellten Buchstaben gekennzeichnet, z. B. uT1 für ein Karzinom, das bei der Endosonographie auf die Submukosa beschränkt ist, und pT1, wenn sich dies durch die histopathologische Aufarbeitung bestätigt hat. Für die klinische Klassifikation der Rektumkarzinome ist außerdem die Einteilung nach Mason gebräuchlich, wobei der Tumor bei der rektal-digitalen Untersuchung, evtl. auch bei der Rektoskopie nach dem Grad seiner Fixierung im Bereich der Rektumwand und der Umgebung beurteilt wird (Nicholls, 1985).

Tabelle 17.4. Klassifizierung der verschiedenen Polypen in Kolon und Rektum und deren Malignitätsrisiko. (Mod. nach WHO-Vorschlag; Morson u. Sobin 1976)

Form	Bezeichnung	Synonyma	Karzinomrisiko[a]
Neoplastisch epithelial	Tubuläres Adenom	Adenomatöser Polyp, papilläres Adenom, „adenoma"	Bei Diagnosestellung 7%
	Villöses Adenom	Villöser Polyp, Zotten-adenom, papillomatöses Adenom, villöses Papillom, „papilloma"	Bei Diagnosestellung 20–30%; nach Größe 0–1 cm: 1%; 1–2 cm: 6–12%; 2 cm: bis 50%
	Mischformen	–	Je nach Zusammensetzung
	(Sonderformen, neoplastisch nichtepithelial: Leiomyome, Neurofibrone, Lipome, Hämangiome u. a.)		
Nicht neoplastisch	Lymphoider Polyp (Lymphfollikelhyper-plasie)		Nicht endgültig geklärt (Liljegren et al. 2003)
	Hyper-(meta-)plastischer Polyp (Kryptenhyper-plasie)	–	–
	Juveniler Polyp	–	–
Generalisiert neoplastisch	Familiäre adenomatöse Polypose, FAP (Sonder-formen z. B. Gardner-Syndrom, Turcot-Syndrom); auch attenuierte Formen möglich	Adenomatosis coli, Polyposis coli	Bei Diagnosestellung mit Symptomen 60–70% Bei Diagnosestellung vor Symptombeginn 10–15%, 15 Jahre nach Symptombeginn etwa 90%
Segmental neoplastisch	Nichtfamiliäre Polypose (schwierige Abgrenzung zur attenuierten FAP)	Regionäre Adenomatosis	Erhöht
Generalisiert nicht-neoplastisch	Peutz-Jeghers-Syndrom und weitere Formen: juvenile Polyposis, Cowden-Syndrom Cronkhite-Canada-Syndrom	Multiple Hamartose auch für andere Malignome: Ovar, Mamma, Magen	1–2% erhöhtes Risiko Multiple Hamartose Wohl nicht erhöht
Entzündlich	Pseudopolypen bei Colitis ulcerosa etc.	–	Erhöht

Hermanek u. Gall 1984.

TNM-Klassifikation und Stadieneinteilung kolorektaler Karzinome (nach UICC)

T– Primärtumor
Tx   Primärtumor kann nicht beurteilt werden
T0   Kein Anhalt für Primärtumor
Tis   Carcinoma in situ (nach WHO kein Karzinom, sondern Adenom mit schweren Epitheldyspla-
        sien)
T1   Tumor infiltriert Submukosa
T2   Tumor infiltriert Muscularis propria
T3   Tumor infiltriert durch die Muscularis propria in die Subserosa oder in nicht peritonealisier-
        tes perikolisches oder perirektales Gewebe
T4   Tumor mit Perforation des viszeralen Peritoneums oder mit direkter Ausbreitung in andere
        Organe oder Strukturen

N – regionäre Lymphknoten
Nx   Regionäre Lymphknoten können nicht beurteilt werden
N0   Keine regionären Lymphknotenmetastasen
N1   Metastasen in 1–3 perikolischen bzw. perirektalen Lymphknoten
N2   Metastasen in 4 oder mehr perikolischen bzw. perirektalen Lymphknoten
(Für pN0 sollten von 12 oder mehr Lymphknoten histologisch untersucht sein.)

M – Fernmetastasen
Mx   Vorhandensein von Fernmetastasen kann nicht beurteilt werden
M0   Keine Fernmetastasen
M1   Fernmetastasen
(M0 ist normalerweise eine klinische Diagnose, denn logischerweise kann es zwar ein pM1 geben, aber
außer nach vollständiger Obduktion kein pM0.)

Stadium					
0		Tis	N0	M0	
I	IA	T1	N0	M0	Dukes A
	IB	T2	N0	M0	
II	IIA	T3	N0	M0	Dukes B
	IIB	T4	N0	M0	
III	IIIA	T1, T2	N1	M0	Dukes C
	IIIB	T3, T4	N1	M0	
	IIIC	Jedes T		M0	
	IV	Jedes T	Jedes N	M1	Dukes D

Einteilung nach Dukes. (Dukes 1932; Turnbull et al. 1967)
A   Das Karzinom ist auf die Darmwand beschränkt
B   Das Karzinom hat die Darmwand durchbrochen
C   Es bestehen Lymphknotenmetastasen im Abflussbereich
D   Es bestehen Fernmetastasen

17.2.1.2
Diagnostik

Vorsorge, Allgemeines, Röntgenuntersuchung, Endoskopie

Die Diagnose von Polypen und Karzinomen erfolgt auch heute noch oft erst aufgrund
klinischer Symptome, weil die Vorsorgeuntersuchungen noch immer nicht in dem wün-
schenswerten Umfang wahrgenommen werden, obwohl inzwischen durch mehrere randomisierte Studien nachgewiesen ist, dass sich die Mortalität durch regelmäßige Hämokkult-Tests über 15 Jahre um bis zu 30% senken lässt (Hardcastle et al. 1996; Jorgensen et
al. 2002; Kronborg et al. 1996; Mandel et al. 2000; Scholefield et al. 2002). Zusätzlich zu den

Vorsorgeuntersuchungen könnten wesentliche Verbesserungen wohl auch durch vermehrte Beachtung und Wertung von Frühzeichen erreicht werden, also durch genaue Beobachtung von Stuhlunregelmäßigkeiten durch den Patienten und einer gezielten Anamneseerhebung (auch Familienanamnese!) mit anschließender Dickdarmdiagnostik von ärztlicher Seite. In den letzten Jahren ist diesbezüglich allerdings im öffentlichen Bewusstsein ein erfreulicher Wandel spürbar. So wurde zusätzlich zu den bislang verfügbaren Vorsorgeuntersuchungen zunächst eine zumindest einmalige vollständige Koloskopie in den gesetzlichen Katalog mit aufgenommen. Die S3-Leitlinie aus dem Jahr 2004 (Deutsche Krebsgesellschaft 2004). empfiehlt den Beginn der Vorsorgeuntersuchungen mit 50 Jahren, da ab diesem Alter die Inzidenz kolorektaler Karzinome deutlich ansteigt (Winawer et al. 1997) und die Wiederholung der Koloskopie alle 10 Jahre:

> Mit der Darmkrebsvorsorge für die asymptomatische Bevölkerung sollte ab dem Alter von 50 Jahren begonnen werden. Eine obere Altersbegrenzung für das Screening kann bei steigender Lebenserwartung nicht gegeben werden. Hier erscheint eine individuelle Entscheidung unter Berücksichtigung der Begleiterkrankungen angezeigt. Empfehlungsgrad B, Evidenzstärke 4, starker Konsens. [...] Die komplette Koloskopie besitzt die höchste Sensitivität und Spezifität für das Auffinden eines kolorektalen Karzinoms (KRK) und von Adenomen und sollte daher als Standardverfahren empfohlen werden. Bei unauffälligem Befund sollte die Koloskopie nach 10 Jahren wiederholt werden. Zur Durchführung wird auf die Krebsfrüherkennungsrichtlinie verwiesen, die digitale rektale Untersuchung ist hierbei obligat. Bei Personen, die am Koloskopie-Screening entsprechend dieser Richtlinie teilnehmen, erübrigt sich das FOBT-Screeningverfahren. Empfehlungsgrad A, Evidenzstärke 3-b, starker Konsens.

Für Risikogruppen gelten entsprechend verschärfte Regeln. So gilt für Verwandte ersten Grades von Patienten mit kolorektalem Karzinom (Deutsche Krebsgesellschaft 2004):

> Verwandte ersten Grades von Patienten mit kolorektalem Karzinom sollten in einem Lebensalter, das 10 Jahre vor dem Alterszeitpunkt des Auftretens des Karzinoms beim Indexpatienten liegt, erstmals komplett koloskopiert werden, spätestens im Alter von 50 Jahren. Empfehlungsgrad B, Evidenzstärke 4, starker Konsens.

Zunehmend werben gemeinnützige Organisationen mit teils großem publizistischen Einsatz für Vorsorge und Früherkennung. Dank solcher intensiver Kampagnen ist eine erhebliche Zunahme der Vorsorgekoloskopien zu verzeichnen. Daher gelingt doch jetzt zunehmend häufiger die Frühdiagnose eines asymptomatischen Rektumkarzinoms oder eines asymptomatischen Polypen im Stadium der Malignitätsentwicklung. Das Ziel einer Halbierung der Sterblichkeit an kolorektalen Karzinomen erscheint insofern realistisch als im Rahmen von Fall-Kontroll-Studien gezeigt werden konnte, dass die Karzinominzidenz um bis zu 90% gesenkt werden kann, wenn im Rahmen von Vorsorgekoloskopien Adenome sorgfältig und konsequent entfernt werden (Citarda et al. 2001; Winawer et al. 1993).

Die generelle Reihenfolge jeder Dickdarmdiagnostik ist:

- sorgfältige Anamnese (auch Familienanamnese),
- rektal-digitale Tastung,
- Endoskopie.

Die Erhebung anamnestischer und klinischer Befunde ist bei kolorektalen Neoplasien von besonderer Bedeutung. Wegen der auch für sporadische Polypen und Karzinome bestehenden erblichen Disposition und um nicht das Vorliegen eines HNPCC (hereditäres nichtpolypöses kolorektales Karzinom) zu übersehen, ist stets eine subtile Familienanam-

nese zu erheben. Dabei sollten die Amsterdam-Kriterien (Vasen et al. 1999) und die Bethesda-Kriterien (Rodriguez-Bigas et al. 1997) abgefragt werden (s. Übersicht S. 562). Im
Rahmen der Beratung sollen die Patienten – wenn es die Situation erlaubt – auch auf die
erhöhten Risiken für die Verwandten ersten Grades hingewiesen werden, so dass diese
sich in ein entsprechendes Vorsorgeprogramm begeben können.

> **CAVE**
>
> **Die große Gefahr der Dickdarmdiagnostik liegt im Übersehen eines Zweitbefundes (manchmal des Hauptbefunds) bei Diagnose eines pathologischen Befundes.**

So ist das Übersehen eines Rektumkarzinoms bei angenommenen oder nachgewiesenen
Hämorrhoiden eine immer noch häufige und schwer verantwortbare Fehldiagnose. Ebenso müssen höher sitzende Zweitbefunde (z. B. Karzinom bei tiefer sitzendem Polyp) sicher
ausgeschlossen sein. Bei mindestens 20–30% der Dickdarmkarzinome finden sich zusätzlich Polypen, Zweit- und Mehrfachkarzinome liegen in 4–6% der Fälle vor (Chen et al.
2002; Goligher 1984; Imperiale et al. 2000; Moertel et al. 1958; Raab et al. 1988a).

> **Bei allen nicht eindeutig lokalisierbaren Symptomen und bei Blutungsanamnese unter Auffinden eines Polypen oder eines neoplastischen Befunds im Rektumbereich ist also stets eine vollständige (endoskopische, s. unten) Untersuchung des gesamten Kolorektums erforderlich.**

Die wesentliche apparative Untersuchungsmethode zur Diagnosestellung ist die *Endoskopie mit Probenentnahme (PE) zur histologischen Diagnosesicherung.* Hiervon ist vielfach
die erste und häufig bereits entscheidende Untersuchung die *Rektoskopie,* evtl. als Rektosigmoidoskopie. Bei der Abklärung höherer Darmabschnitte ist die Videoendoskopie
heute der klare Standard. Sie erlaubt mit hochauflösender Technik (Kudo et al. 2001) und
ggf. zusätzlichem Einsatz von Farbstoffen (Eisen et al. 2002; Kiesslich et al. 2001) eine ge-
nauste Differenzierung der unterschiedlichen Veränderungen, speziell die Diagnose sehr
früher, flacher und eingezogener Läsionen (Tsuda et al. 2002).

Die Fortschritte der endoskopischen Darstellungsmöglichkeiten haben die Röntgenuntersuchungen vollständig in den Hintergrund gedrängt. Der *Kolonkontrasteinlauf mit
wasserlöslichem Kontrastmittel* kann bei Verdacht auf eine Perforation noch indiziert sein.
Für die klassische *Röntgen-Doppelkontrastuntersuchung mit Bariumbrei* gibt es bei Tumoren keine Indikationen mehr, insbesondere auch nicht bei stenosierenden Prozessen,
die endoskopisch nicht überwunden werden können. Dabei kann es sonst zur langanhal-
tenden Retention von Barium kommen mit der Gefahr der intraoperativen Verunreini-
gung der Wunde und Bariumperitonitis (s. unten). In solchen Fällen ist also auf weitergehende Untersuchungen zu verzichten: Die kranialen Darmabschnitte werden intraoperativ palpatorisch und inspektorisch untersucht, dann kann eine intraoperative Koloskopie
erfolgen, andernfalls wird eine vollständige Koloskopie postoperativ nachgeholt. Neuere
radiologische Verfahren zur intraluminalen Diagnostik wie insbesondere die *virtuelle Koloskopie* mittels CT oder MRT befinden sich noch in einem frühen Entwicklungsstadium
(Akerkar et al. 2001; Debatin u. Lauenstein 2003: Johnson et al. 2003; Pickhardt et al. 2003,
Sosna et al. 2003). Virtuelle Techniken können die moderne Videoendoskopie nicht ersetzen. Sie eignen sich derzeit allenfalls zur reinen Vorsorgeuntersuchung, wenn aufgrund
individueller Erwägungen zur Vermeidung der invasiveren Koloskopie eine geringere

Sensitivität und Spezifität bewußt in Kauf genommen werden. Jeder unklare Befund muss aber auch dann mittels tatsächlicher Endoskopie und ggf. Biopsie definitiv geklärt werden.

ÜBERSICHT

Präoperatives Staging: Konsens der Deutschen Krebsgesellschaft 2004
- Digital-rektale Untersuchung (Evidenzstärke 5),
- komplette Koloskopie mit Biopsie (Evidenzstärke 4)
  (im Falle einer nicht passierbaren Stenose Koloskopie 3 bis 6 Monate postoperativ; Evidenzstärke 3-b),
- Abdomensonographie (Evidenzstärke 5),
- Röntgenuntersuchung des Thorax in 2 Ebenen (Evidenzstärke 4, Empfehlungsgrad jeweils A, starker Konsens),
- CEA-Bestimmung (Evidenzstärke 1-a, Empfehlungsgrad B, starker Konsens).

Eine abdominelle Sonographie ist Standard vor kolorektalen Eingriffen, speziell auch bei Tumoren. Sie dient allgemein der Beurteilung der ableitenden Harnwege, bei Malignomen besonders auch dem Ausschluss von Lebermetastasen. Die röntgenologische Diagnostik der Harnwege ist keine Routineuntersuchung mehr, sondern allenfalls bei Verdacht auf Harnaufstau indiziert. Abdominelle CT-Untersuchungen, standardmäßig in Spiral- bzw. Mehrzeilentechnik, sind nicht in jedem Fall obligat (Barton et al. 2002; McAndrew u. Saba 1999). Jedoch sind sie hilfreich bei organüberschreitenden entzündlichen oder tumorösen Raumforderungen und bei sonographischem Verdacht auf Lebermetastasen. Für die Abklärung der Lunge ist in der Regel ein Röntgenbild ausreichend. Auch hier ist eine CT-Untersuchung nur bei Verdacht auf Metastasierung oder sonstigen Unklarheiten indiziert. Die CT des Thorax, gerade mit den modernen, immer besser auflösenden Geräten, bringt das Problem mit sich, dass eine Vielzahl unspezifischer Befunde gesehen wird, deren Bedeutung sich letztlich nur durch Verlaufsbeobachtung erschließt. Viele Patienten werden auf diese Weise unnötigerweise zusätzlich beunruhigt, was letztendlich ja auch eine Beeinträchtigung der Lebensqualität darstellt.

Die *Beurteilung der Tiefenausdehnungen eines Rektumkarzinoms* hat Bedeutung bei kleinen Tumoren mit niedrigem Risiko für Lokalrezidive und Fernmetastasen („Low-risk-Tumoren"), wenn ein eingeschränktes Operationsverfahren erwogen wird, und bei tiefer infiltrierenden Tumoren bezüglich der Indikation zu einer neoadjuvanten Therapie. Die Tiefenausdehnung kann präoperativ – soweit palpatorisch erreichbar – in etwa durch den Grad der Beweglichkeit des Tumors beurteilt werden (Nicholls et al. 1985). Für die Indikation zu einem eingeschränkt radikalen Verfahren (lokale Vollwandexzision) ist dies jedoch kaum ausreichend, hier ist der Einsatz der endoluminären Sonographie zu fordern (Harewood et al. 2002; Hünerbein 2003; Liersch et al. 2003; Mackay et al. 2003). Dieses Verfahren erlaubt es, mit guter Zuverlässigkeit zwischen auf die Darmwand beschränkten und wandüberschreitenden Tumoren zu differenzieren. Hingegen ist die Unterscheidung zwischen T1- und T2-Tumoren weniger sicher, ebenso wie die Diagnostik von Lymphknotenmetastasen. Neuerdings kann eine solche präoperative Stadieneinteilung auch mit der Dünnschicht-MRT in etwa gleicher Exaktheit erreicht werden, moderne Geräte mit der entsprechenden Programmierung vorausgesetzt (Beets-Tan 2003; Brown et al. 2003; Mathur et al. 2003). Die CT eignete sich bislang nur für die Beurteilung der Infiltration von

Nachbarorganen und das Erfassen eventueller Lymphknotenvergrößerungen, war aber ohne praktischen Wert für die Feinbeurteilung der Darmwand. Mit den modernen 16- und 64-Zeilen CT hat sich dies geändert (Matsuoka et al. 2003; Mathur et al. 2003). Angesichts der rasanten technischen Weiterentwicklung der gesamten Bildgebung, CT, MRT, Sonographie und auch PET bzw. PET-CT) ist zu erwarten, dass sich die Tiefenausdehnung eines Karzinoms bald im Submillimeterbereich feststellen lassen wird.

ÜBERSICHT

Klinische Kriterien für das Vorliegen eines HNPCC
- Amsterdam-Kriterien (Vasen et al. 1999)
  - Mindestens drei Familienmitglieder mit HNPCC-assoziierten Karzinomen (Kolon, Rektum, Dünndarm, Urothel, Endometrium)
  - Mindestens zwei aufeinanderfolgende Generationen betroffen
  - Ein Familienmitglied erstgradig verwandt mit den beiden Anderen
  - Ein Erkrankter zum Zeitpunkt der Diagnose jünger als 50 Jahre
  - Ausschluss einer familiären adenomatösen Polyposis
- Bethesda-Kriterien (Rodriguez-Bigas et al. 1997)
  - Patienten mit Krebserkrankungen in Familien, die die Amsterdam-Kriterien erfüllen
  - Patienten mit zwei HNPCC-assoziierten Karzinomen einschließlich synchroner und metachroner kolorektaler Karzinome oder assoziierter extrakolischer Karzinome (Endometrium-, Ovarial-, Magen-, Dünndarm-, Gallenwegskarzinom, Karzinome im Bereich des Nierenbeckens oder Ureters)
  - Patienten mit kolorektalem Karzinom und einem erstgradigen Verwandten mit kolorektalem oder assoziierten extrakolischen Karzinom und/oder einem kolorektalen Adenom (eine der Krebserkrankungen wurde im Alter <45 Jahren diagnostiziert, das Adenom <40 Jahren)
  - Patienten mit kolorektalem Karzinom oder Endometriumkarzinom, diagnostiziert im Alter <45 Jahren
  - Patienten mit rechtsseitigem Kolonkarzinom mit einem undifferenzierten (solid/ cribiformen) ZellTyp In der Histopathologie, diagnostiziert im Alter <45 Jahren

---

Bedeutung der Probebiopsie

■ **Beim Karzinom.** Die histologische Sicherung einer Karzinomverdachtsdiagnose ist bei einer *Läsion im Rektum obligat*, selbst wenn der palpatorische und makroskopische Befund die Diagnose sicher erscheinen lässt. Klinische Fehldiagnosen sind gegenüber einem thrombosierten, exulzerierten Hämorrhoidalplexus, Perforation eines intraabdominellen oder supralevatorischen Abszesses in das Rektum, einem Ulcus simplex des Rektums oder villösen Adenomen möglich.

Auch bei *Kolontumoren* wird in der Regel eine präoperative histologische Sicherung durch Endoskopie mit PE angestrebt. Sie ist aber bei nachgewiesenem, hoch karzinomverdächtigen Befund nicht absolut zwingend. Hier ist die Operationsindikation ohnehin gegeben, die Operationstaktik wird stets einer Karzinomoperation entsprechend angelegt und ist auch bei möglicherweise benignem Befund (großer Polyp) in der geplanten Radikalität berechtigt. Letztlich bleibt wie bei jeder Biopsie nur der positive Fall beweisend.

■ **Bei Polypen.** Eine zuverlässige histologische Beurteilung kann nur durch Untersuchung des gesamten Polypen abgegeben werden. Wo immer möglich, soll also der Polyp *in toto (ganz und im Ganzen!)* entfernt und vollständig der histologischen Untersuchung zugeführt werden.

Eine *PE aus einem Polypen hat folgende Nachteile* und erfordert deshalb eine überlegte Indikationsstellung: Das Ergebnis kann nicht repräsentativ sein für den gesamten Polypen, da maligne Entartung fokal in umschriebenen Arealen zwischen normaler Schleimhaut erfolgen kann; die für die Differenzierung der Dignität wichtigen Kriterien (normales Epithel – vermehrt Zellatypien – „Carcinoma in situ"– invasives Karzinom) können bei kleiner PE selten eindeutig beurteilt werden, besonders wenn der für die Differenzierung zwischen nichtinvasivem und invasivem Karzinom entscheidende Nachweis der Beteiligung der Submukosa nicht erbracht werden kann. Letztlich ist auch die nachfolgende histologische Gesamtaufarbeitung des Polypen durch eine vorausgegangene PE mit narbigen und entzündlichen Folgen erschwert.

Eine *PE ist demnach nur indiziert* und notwendig, wenn die Polypentfernung in toto selbst einen größeren operativen Eingriff darstellt, der bei positivem Karzinomnachweis vermeidbar bzw. primär radikaler auszuführen wäre oder wenn eine sekundär notwendige radikale Operation nach Polypektomie nur unter erschwerten Bedingungen durchführbar ist. Dies gilt im Wesentlichen nur für *breitbasige villöse Adenome des Rektums,* die bei Benignität submukös exzidiert werden, bei Malignität aber durch ein radikaleres Verfahren zu behandeln sind. In jedem Fall ist das Ergebnis der PE auch hier *nur im karzinompositiven Fall beweisend* und bei negativem Befund als vorläufig zu betrachten. Auch die intraoperative Schnellschnittuntersuchung eines Polypen ist aus ähnlichen Gründen problematisch und nur bei speziellen Indikationen sinnvoll (z. B. operative Entfernung eines Kolonpolypen durch Abtragung bzw. Wandexzision als Alternative zu Segmentresektion oder Hemikolektomie).

Bedeutung von Tumormarkern und Positronenemissionstomographie

Tumormarker, besonders CEA und – mit Einschränkungen – auch CA 19-9, haben hauptsächlich für die *Verlaufskontrolle* nach Kolon-Rektum-Operationen Bedeutung; ein Fortbestehen präoperativ erhöhter Werte, ein Wiederanstieg und besonders ein kontinuierlicher Anstieg der Werte (auch innerhalb des Normbereichs!) weisen sehr auf ein Rezidiv der Erkrankung hin. Allerdings bleiben diese Werte bei etwa 20% der Patienten trotz eines Rezidivs negativ (Denstman et al. 1986). Für die präoperative Diagnostik ist zumindest CEA insofern bedeutsam, als die Höhe des präoperativen CEA-Wertes ein eigenständiger prognostischer Parameter ist (Chapman et al. 1998; Duffy 2001; Takahashi et al. 1996). Als reine Screeningmethode haben Tumormarker wegen ihrer mangelnden Spezifität keine oder nur geringe Aussagekraft (Moore et al. 1989). Andere Tumormarker (z. B. TPA, CA 12-5) haben beim kolorektalen Karzinom keine Bedeutung.

Die regelmäßige Messung von Tumormarkern in der Nachsorge darf keineswegs zu einer Vernachlässigung anderer Verlaufsuntersuchungen, insbesondere der endoskopischen Nachkontrollen, führen. Gerade Lokalrezidive führen zu einem eher späten und langsamen CEA-Anstieg und sind daher durch andere Verfahren (Endoskopie, CT) früher erkennbar.

Ein kontinuierlicher Anstieg über mehrere Kontrollen ist so gut wie ein Beweis für ein Erkrankungsrezidiv. Dies kann dem Nachweis in der konventionellen Bildgebung weit vorangehen. In diesen Fällen hat sich die Positronen-Emissionstomographie (PET) für die Lokalisationsdiagnostik als ein sehr zuverlässiges Verfahren erwiesen. Allerdings wird diese Leistung von den gesetzlichen Krankenkassen derzeit nur auf besonderen Antrag übernommen. Die entsprechenden Bewilligungen werden leider sehr restriktiv gehandhabt. Mit dieser Praxis kommt es vor, dass Patienten operiert werden (müssen), denen dies durch das PET-Ergebnis hätte erspart werden können. Im Gegensatz zur PET hat die Immunszintigraphie die in sie gesetzten Erwartungen hinsichtlich Spezifität und Sensitivität nicht erfüllen können.

17.2.1.3
Indikation

Die Operationsindikationen der gesamten neoplastischen Erkrankungsgruppe betrifft in erster Linie *Karzinombehandlung* und *Karzinomprophylaxe.* Die Operationsindikation bei eindeutig malignen Formen ist wegen des Fehlens einer alternativen Behandlungsmöglichkeit prinzipiell gegeben. Neben dem hier doch relativ häufig erreichbaren Ziel einer Heilung haben auch palliative Resektionen gerade bei Kolon- und Rektumkarzinomen große Bedeutung.

Bei (noch) nicht malignen Formen (Adenomen) erfordert sowohl ein sicherer Karzinomausschluss wie auch die sichere Verhütung einer Karzinomentstehung die Gesamtentfernung des Prozesses. Fortschritte der Endoskopie haben dazu geführt, dass viele Adenome bereits auf diesem Weg entfernt werden können. Das chirurgische Vorgehen (peranal, ggf. auch transabdominal) beschränkt sich auf die endoskopisch nicht oder nicht in toto oder nicht mit ausreichendem Sicherheitsabstand zu entfernenden Polypen.

Adenome
Adenome (Polypen) mit Symptomen haben generell ein hohes Malignitätsrisiko (d. h. zu entarten oder bereits maligne zu sein). Dieses Risiko ist u. a. abhängig von Größe, Wachstumsform (gestielt oder breitbasig) sowie vom histologischen Aufbau, bei villösen Adenomen ist es deutlich höher als bei tubulären (Tabelle 17.4).

 Aber auch asymptomatische Polypen können entartet sein, so dass von der generellen Indikation zur vollständigen Entfernung eines zufällig festgestellten Polypen kaum eine Ausnahme gemacht werden kann (Hermanek 1979).

Die Forderung, dass das Risiko der Entfernung deutlich unter dem der möglichen Entartung liegen muss, ist bei der in der Regel endoskopisch erfolgenden Abtragung wohl sicher gegeben (Frühmorgen u. Matek 1983). Hierfür kommen praktisch *alle gestielten Polypen in allen Darmabschnitten* in Betracht, wobei *stets eine Totalabtragung mit Polypenstiel* zu fordern ist. Die endoskopische Polypektomie soll nur bei sehr kleinen Befunden mit der Zange erfolgen, ansonsten als Schlingenabtragung. Ein endoskopisch nicht „ganz und im Ganzen" abzutragendes Adenom ist in der Regel eine Indikation zu einer chirurgischen Resektion. Die „stückweise" endoskopische Entfernung, auch wenn sie in euphemistischer Absicht als „piecemeal" verbrämt wird, ist normalerweise ungeeignet. Die Vollständigkeit der Polypektomie kann histologisch nicht belegt werden. Deswegen und weil die so entfernten Adenome meist recht groß sind, besteht ein hohes Rezidivrisiko. Villöse bzw. breitbasige Polypen sind daher weiterhin eine Domäne der chirurgischen Entfernung, entweder als submuköse Ausschälung oder Vollwandexzision auf peranalem Weg (bis ca. 10–12 cm Entfernung vom Anus) oder als Polypektomie bzw. Segmentresektion transabdominal, ggf. auch von einem dorsalen (Kraske-)Zugang aus.

Bei *multiplen Polypen,* in starker Ausprägung bei der nicht familiären Polypose, ergeben sich keine prinzipiell anderen Gesichtspunkte. Auch hier ist wegen des Risikos eines bereits vorliegenden oder entstehenden Karzinoms, das bei multiplem Befall noch erheblich erhöht ist, die Entfernung aller Polypen bzw. der polypentragenden Abschnitte indiziert (Löhlein et al. 1976). Bei Verdacht auf eine attenuierte FAP (Hernegger et al. 2002) kann dies auch bedeuten, dass größere Eingriffe erwogen werden müssen.

Familiäre adenomatöse Polypose (Adenomatosis coli, Polyposis coli)

Eine familiäre adenomatöse Polypose (FAP) kann, abhängig von der jeweils „familienindividuellen" Mutation, in verschiedenen Ausprägungen vorkommen (Foulkes 1995; Lynch et al. 1995; Lynch u. Smyrk 1998). Klinisch ist die Diagnose bei Vorhandensein von mehr als 100 kolorektalen Adenomen zu stellen. Bei dieser klassischen Präkanzerose mit einer weitgehend obligaten Entartung ist die *Operationsindikation absolut* gegeben. Offen ist lediglich der *Zeitpunkt der Operation:* Maligne Entartungen vor der Pubertät sind selten. Die Adenome treten meist ab dem zweiten Lebensjahrzehnt auf, mit 30 Jahren finden sich bereits bei ca. 50% der erkrankten Familienmitglieder Karzinome, mit 40 Jahren bei 85–95%. Die Operationsindikation ist somit meist zwischen dem 18. und 25. Lebensjahr gegeben, muss jedoch dann vorverlegt werden, wenn bereits früher Erkrankungssymptome auftreten oder bei einem Familienmitglied auch in asymptomatischer Phase ein massiver Polypenbefall festgestellt wird (*nota bene:* Screening der Familie bei Diagnose einer FAP).

Streng von der Adenomatosis coli zu trennen ist die *juvenile Polypose,* bei der sich die Polypen spontan zurückbilden und kein Karzinomrisiko darstellen, sowie das *Peutz-Jeghers-Syndrom* (histologisch Hamartome), das nur selten (in ca. 1–2%) zu einer maligne Entartung führt.

Kolon- und Rektumkarzinom

Neben der *generellen und obligaten Operationsindikation* bei zu erwartender kurativer Resektion ist die Operationsindikation gerade bei Kolon- und Rektumkarzinomen *auch bei fraglicher Prognose* und selbst bei sicherer Inkurabilität weit zu stellen. Eine palliative Resektion des Primärtumors ist jeder anderen Palliativmethode (z. B. Anus praeter oder Enteroanastomose) vorzuziehen. Die Beseitigung oder Verhütung von direkten Tumorsymptomen, besonders des nekrotischen Tumorzerfalls, der Fistelbildung zu anderen Organen (Einbruch in die Blase), der Blutung und der pathologischen Sekretion, gestalten selbst bei vorhandener Fernmetastasierung das restliche Leben wesentlich tolerabler, so dass hierfür ein größerer Eingriff gerechtfertigt ist. Auch kann trotz des nur palliativen Effekts bei einem größeren Teil der Patienten mit einer Lebensverlängerung infolge Fortfalls der Tumorsekundärfolgen gerechnet werden. Das Resektionsausmaß kann in der Palliativsituation ggf. etwas kleiner bemessen werden. Soweit vertretbar, wird gerade bei Palliativoperationen ein Anus praeter möglichst vermieden werden. Trotz der Betonung des Wertes der Tumorresektion werden andererseits zu große Eingriffe als Palliativmaßnahmen oder ausgedehnte Resektionen bei sehr gefährdeten Patienten nicht berechtigt sein.

Inkurabilität durch Peritonealkarzinose oder irresektable Fernmetastasen ist streng zu trennen von der *lokalen Resektabilität.* Diese ist praktisch immer gegeben. Technische Irresektabilität kommt – cum grano salis – bei primären kolorektalen Karzinomen nicht vor, die ggf. infiltrierten Nachbarorgane können in der Regel ganz oder teilweise mitreseziert werden. Hinzu kommt, dass Verbackungen mit der Nachbarschaft häufig entzündlich-reaktiver Natur sind. Hingegen gibt es selbstverständlich Patienten, die aus allgemeinen Gründen inoperabel sind, und sicher gibt es auch Fälle, in denen eine Resektion nicht sinnvoll ist, z. B. ein eher kleines, ganz distal gelegenes Rektumkarzinom, welches eine Exstirpation erfordern würde bei gleichzeitiger diffuser Fernmetastasierung. Hier würde die Exstirpation die Qualität des verbleibenden Lebens erheblich beeinträchtigen, während der Patient die lokalen Komplikationen des kleinen belassenen Tumors wahrscheinlich nicht erlebt. Das Belassen eines Tumors muss also eine absolute Ausnahme sein, die in jedem Einzelfall einer ausführlichen Begründung bedarf. Dabei ist auch die präsumptive „Nicht-R0-Resektabilität" als Erklärung kaum zu akzeptieren, denn ob ein Tumor lokal R0-resektabel ist oder nicht, ist regelhaft erst zu erkennen, wenn der Punkt, an dem man noch zurück könnte, bereits überschritten ist. Kommt man in eine Situation, die man aufgrund begrenzter eigener Erfahrung oder äußerer lokaler Gegebenheiten meint nicht bewältigen zu können, so ist es stets besser, den Eingriff als Exploration zu beenden und den Patienten später an ein entsprechendes Zentrum weiterzuverweise. Insgesamt ist eine Resektionsrate <95% heute sowohl beim Kolon- als auch beim Rektumkarzinom sicher nicht mehr vertretbar.

17.2.2
Operative Therapie allgemein

Die Hauptindikationen operativer Behandlung neoplastischer Kolon- und Rektumerkrankungen sind zusammengefasst in Tabelle 17.5.

17.2.2.1
Adenome

Ziel jeder Adenomabtragung, ob endoskopisch oder chirurgisch, muss zunächst die *totale Entfernung*, d. h. Exzision mitsamt der Basis und möglichst eines Randes normalen Epithels sein. Dies ist zur vollständigen histologischen Beurteilung wie zur Rezidivprophylaxe speziell villöser Adenome entscheidend und gleichzeitig eine ausreichende Behandlung bei allen Formen von histologisch nachgewiesener Benignität bis zur IEN (Carcinoma in situ, Adenom mit schweren Epitheldysplasien) ohne Infiltration der Muscularis mucosae. *Bei einem die Submukosa infiltrierenden Karzinom ist dagegen in der Regel eine typische radikale Karzinomoperation anzuschließen.* Ausnahmen davon können individuell bei hoher Operationsgefährdung und an der Basis sicher karzinomfreiem Polypenstiel (T1-Tumor ≤2 cm, G1–2, keine Blut- oder Lymphgefäßinvasion) gemacht werden. Wenn möglich sollte in solchen Fällen aber zumindest eine Nachresektion der Polypenbasis vorgenommen werden. Außerdem ist eine regelmäßige endoskopische Nachbeobachtung obligat.

Der größte Teil aller Dickdarm- und Rektumadenome, besonders der gestielten, wird auf *endoskopischem Weg* abgetragen. Auch bei rektoskopischer Polypektomie, zumindest bei Entfernung größerer Polypen, sollte der Patient nüchtern sein, um ggf. bei Komplikationen eine Operation anschließen zu können. Große, besonders breitbasige Adenome im Kolon, bei denen eine Abtragung auf endoskopischem Weg zu gefährlich ist, sollen bei der transabdominellen Operation normalerweise durch radikale Karzinomoperation behandelt werden, da bei einer solchen Adenomgröße in hohem Maß bereits mit einer karzinomatösen Entartung zu rechnen ist.

Tabelle 17.5. Hauptindikationen zur operativen Behandlung von neoplastischen Kolon- und Rektumerkrankungen

Art der Erkrankung	Indikation zur Operation	Wichtigste diagnostische Verfahren/Parameter	Operationsmethode der Wahl	Alternativen (bei speziellen Indikationen)
Polypen (Adenome) Solitär und multipel	Prinzipiell: vollständige Entfernung zur Diagnostik und Karzinomprophylaxe. Besondere Risikofaktoren: subjektive Symptome, Größe, Wachstum, unregelmäßige Konsistenz	Klinik, Rektoskopie, Koloskopie	Im Kolon: koloskopische Abtragung, soweit die Größe dies erlaubt, sonst Resektion Im Rektum: gestielte Formen: rektoskopische Abtragung Im Rektum: breitbasige Formen: submuköse Ausschälung, stets: totale Polypektomie: ganz und im Ganzen!	Im Kolon: radikale Resektion wie bei Karzinom oder Segmentresektion Im Rektum: Peranale Vollwandexzision oder tiefe anteriore Rektumresektion
Ausgedehnte multiple (nichtfamiliäre Polypose)	Prinzipiell: vollständige Entfernung zur Diagnostik und Karzinomprophylaxe Besondere Risikofaktoren: subjektive Symptome, Größe, Wachstum, unregelmäßige Konsistenz Karzinomrisiko bei multipler Polypbildung erheblich erhöht	Klinik (Familienanamnese), Rektoskopie, Koloskopie, Genaue Lokalisation der Hauptgebiete	Kombination von Entfernung isolierter Polypen mit Segmentresektion stark befallener Abschnitte	Subtotale Kolektomie, falls nötig sphinktererhaltende Proktokolektomie wie bei FAP
Familiäre Polypose (Adenomatosis coli)	Zur Karzinomprophylaxe prinzipiell gegeben, Zeitpunkt: je nach Ausprägung 3.–4. Dezennium, bei Symptomatik oder Karzinom bei unter 40-Jährigen in der FA bereits vorher	Familienanamnese, Rektoskopie, Koloskopie (Untersuchung aller Familienmitglieder!)	Sphinktererhaltende Proktokolektomie mit ileoanaler Pouchanlage (J-Pouch)	Kolektomie und Ileorektostomie (bei geringem Rektumbefall und spezieller Indikation); Proktokolektomie mit endständigem Ileostoma

Tabelle 17.5. Fortsetzung

Art der Erkrankung	Indikation zur Operation	Wichtigste diagnostische Verfahren/Parameter	Operationsmethode der Wahl	Alternativen (bei speziellen Indikationen)
Karzinom **Kolon**	Prinzipiell gegeben; großzügige Indikationsstellung auch in der palliativen Situation (palliative Resektionen sind gegenüber anderen palliativen Maßnahmen vorzuziehen); technische Irresektabilität kommt so gut wie nie vor	Klinik, Rektoskopie, Koloskopie	Generell entsprechende, evtl. erweiterte Hemikolektomie	Evtl. bei Inkurabilität eingeschränkte Segmentresektionen, ggf. aber auch organübergreifende Resektionen Evtl. subtotale Kolektomie
			Colon ascendens: Hemikolektomie rechts Querkolon: Querkolonresektion oder besser Hemikolektomie und Querkolonresektion Colon descendes: Hemikolektomie links	
			Sigma: je nach Sitz, Hemikolektomie links, alleinige Sigmaresektion oder Sigmaresektion in Kombination mit anteriorer Rektumresektion	Erweiterte Resektionen
Rektum	Prinzipiell gegeben; Indikationsstellung in der palliativen Situation (palliative Resektionen sind anderen palliativen Maßnahmen vorzuziehen); technische Irresektabilität kommt so gut wie nie vor	Klinik, rektale Untersuchung, Rektoskopie und PE, Koloskopie zum Ausschluss höher gelegener Prozesse, Endosonographie, wenn eingeschränkt radikales Verfahren (bei frühen Tumoren) oder neoadjuvante Therapie (bei fortgeschrittenen Tumoren) erwogen wird	Oberes Rektumdrittel: tiefe anteriore Resektion, 5 cm Sicherheitsabstand, distal davon gelegenes Mesorektum kann belassen werden Mittleres Drittel: tiefe anteriore Resektion mit totaler mesorektaler Exzision (TME) Unteres Drittel: tiefe anteriore Resektion, in manchen Fällen auch Abdominoperineale Exstirpation jeweils mit totaler mesorektaler Exzision (TME)	Peranale Vollwandexzision bei Niedrigrisiko-Tumoren, ggf. in endoskopischer Technik mit dem Operationsrektoskop (TEM)

> **CAVE**
>
> Alle abgetragenen Polypen müssen in toto geborgen und histologisch untersucht werden. Deshalb sind Fulgurisation und andere destruktive Verfahren prinzipiell ungeeignet.

Ausnahmen stellen kleinste hyperplastische Polypen dar sowie kleine Restpolypen bei familiärer Polypose, wenn das Rektum erhalten wurde (s. unten). Die Hauptschwierigkeiten einer vollständigen Entfernung ergeben sich bei *breitbasigen* und *ausgedehnten villösen Adenomen des Rektums.* Sie müssen stets chirurgisch behandelt werden. Die wichtigste Methode hierfür ist die peranale Operation als submuköse Adenomausschälung oder, bei nicht sicher ausgeschlossenem frühen Karzinom, als Vollwandexzision, wobei der Zugang mit Hilfe eines Analspreizers oder eines speziellen endoskopischen mikrochirurgischen Instrumentariums (TEM, Buess et al. 1984) erfolgt. Auf diese Weise können Adenome bis etwa zu einer Höhe von 10–12 cm (obere Begrenzung) entfernt werden. Höher gelegene Adenome sowie weitgehend zirkulär ausgebildete können durch eine tiefe anteriore Resektion behandelt werden. Auch diese wird man zur Sicherheit in ihrer Radikalität entsprechend einer Tumoroperation ausführen. Mit diesen beiden Möglichkeiten können praktisch alle villösen Rektumadenome adäquat behandelt werden. Die Notwendigkeit einer abdominoperinealen Rektumexstirpation erscheint kaum vorstellbar. Bei Planung einer Operation mit eingeschränkter Radikalität (submuköse Ausschälung, Vollwandexzision) wird man präoperativ durch mehrfache Biopsien bestmöglich ein infiltrierendes Karzinom ausschließen (s. oben), da eine Nachoperation, die freilich hierdurch nicht immer vermeidbar ist, schwieriger und hinsichtlich einer radikalen Tumorentfernung unsicherer wird. Weiter sollte man bei geplantem lokalem Vorgehen durch Vorbereitung und Information des Patienten einen Wechsel zum abdominellen Vorgehen offen halten.

17.2.2.2
Familiäre Polypose (Adenomatosis coli)

Eine Sicherheit vor späterer Entartung von Adenomen ist bei der Polyposis coli nur durch vollständige Entfernung der gesamten Dickdarm- und Rektumschleimhaut gegeben. Hierfür ist, wie bei der Colitis ulcerosa, die kontinenzerhaltende „restaurative" Proktokolektomie mit ileoanaler Pouchanlage das Verfahren der Wahl (Deutsche Krebsgesellschaft 2004):

> Patienten mit klassischer FAP sollten prophylaktisch – wann immer möglich kontinenzerhaltend – proktokolektomiert werden, wenn vertretbar erst nach Abschluss der Pubertät. Empfehlungsgrad A, Evidenzstärke 1-c, starker Konsens.

Neben dieser Standardmethode gibt es aber auch hier noch kleine Indikationsbereiche für die *totale Proktokolektomie mit endgültiger Ileostomie* und (sehr selten) die *Kolektomie mit Ileorektostomie,* also mit Erhalt des Rektums und seiner Schleimhaut. Das letztere Verfahren reduziert zwar das Karzinomrisiko wesentlich, belässt aber ein substanzielles Risiko. Deshalb ist hierzu eine spezielle und sehr strenge gut begründete Indikationsstellung notwendig. Außerdem sind lebenslang regelmäßige endoskopische Kontrollen mit Abtragung aller vorhandenen oder neu auftretenden Polypen, möglichst mit histologischer Untersuchung (nur kleine, wärzchenförmige Polypen sollen fulgurisiert werden), obligat. Ein Teil der Polypen zeigt nach Ileorektostomie Regressionserscheinungen (Feinberg et al. 1988), so dass die Restpolypektomie bzw. Fulgurisation erst etwa 2 Monate nach der Ileorektostomie angeschlossen wird. Größere Polypen müssen dagegen präoperativ zur Karzinomausschlussdiagnostik entfernt werden. Karzinome können aber möglicherweise nicht nur in den Polypen, sondern auch in endoskopisch-makroskopisch unauffälliger Schleimhaut entstehen – wenngleich wohl selten. Etwa 5–10% der Patienten entwickeln trotz genauer Kontrollen innerhalb von 15 Jahren nach Ileorektostomie ein Karzinom. Allein dadurch wird die Indikationsstellung begrenzt.

Die Operation erfolgt unter Beachtung der Radikalitätsprinzipien einer Karzinomoperation bei gleichzeitiger sorgfältiger Schonung des autonomen Nervensystems. Gleichwohl kann der Eingriff laparoskopisch assistiert ausgeführt werden. Wie bei der Colitis ulcerosa ist eine ausführliche Belehrung und präoperative Aufklärung des Patienten erforderlich, insbesondere über zu erwartende Einschränkungen der differenzierten Kontinenzleistungen. Während eine postoperative Stuhlfrequenz von 5/die von einem Colitis-ulcerosa-Patienten, der 15 Stuhlgänge pro Tag gewohnt war, als ein Segen empfunden wird, bedeutet das objektiv identische Ergebnis für einen präoperativ nicht eingeschränkten FAP-Patienten subjektiv eine erhebliche Einschränkung seiner Lebensqualität.

Bei der Erwägung alternativer Vorgehensweisen werden die folgenden Gesichtspunkte besonders zu berücksichtigen sein: Ein nur *geringer Polypenbefall des Rektums* kann im Einzelfall eine Kolektomie mit Ileorektostomie gerechtfertigt erscheinen lassen, sofern der Patient das erhöhte Karzinomrisiko und die Belastungen der regelmäßigen Kontrolle auf sich nehmen will. Eine Proktokolektomie mit endständigem Ileostoma ist bei bereits präoperativ bestehenden Kontinenzproblemen indiziert. Wenn kein Karzinom in der unmittelbaren Nähe des Sphinkters vorliegt, kann aber auch dabei sphinktererhaltend mit Blindverschluss des Anus vorgegangen werden.

17.2.2.3
Karzinom

Gerade bei dieser Karzinomart mit relativ günstigen Heilungsaussichten kommt der chirurgischen *Radikalität* große Bedeutung zu. Vor allem wird man die anatomisch gegebenen Möglichkeiten einer ausgedehnten Entfernung des Lymphabflussweges zumindest bis zu den paraaortalen Lymphbahnen nutzen (Abb. 17.1). Sowohl für Kolonkarzinome als auch für Rektumkarzinome sind die Verfahren weitgehend standardisiert.

Kolonkarzinom
Als Standardverfahren zur Behandlung der Karzinome in den einzelnen Kolonabschnitten sind zu empfehlen (Abb. 17.2):
- Karzinom im Zäkum und Colon ascendens: Hemikolektomie rechts unter Mitnahme eines mindestens 10 cm langen Stückes des terminalen Ileums sowie des entsprechenden Anteiles des großen Netzes, zentrales Absetzen der Ileocolica- und Colica-dextra-Gefäße, Lymphadenektomie entlang der Mesenterica-superior-Gefäße
- Karzinom an der rechten Kolonflexur: erweiterte Hemikolektomie rechts unter Mitnahme des Colon transversum und des gesamten großen Netzes, zentrales Absetzen der Ileocolica-, der Colica-dextra- und -media-Gefäße, Lymphadenektomie entlang der Mesenterica-superior-Gefäße, Mitnahme der Gastroepiploica-dextra-Gefäße, der infrapylorischen Lymphknoten sowie des gesamten Gewebes ventral des Pankreaskopfes
- Karzinom im Colon transversum: Querkolonresektion einschließlich beider Flexuren oder wohl besser erweiterte Hemikolektomie rechts oder links bis subtotale Kolekto-

Abb. 17.1.
Übersicht über die arterielle Versorgung und die mesenteriellen Lymphknoten des Kolons, *1* parakolisch, *2* intermediär, *3* paraaortal

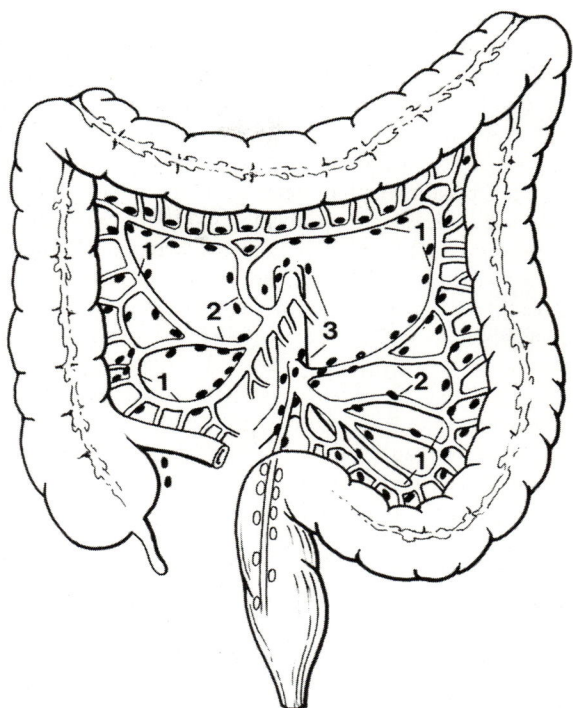

mie (Ileodeszendo- bzw. Ileosigmoideostomie), auch wegen des bei der Aszendodeszendostomie nicht ganz vermeidbaren Zugs auf die Anastomose, Mitnahme des gesamten großen Netzes, zentrales Absetzen mindestens der Colica-dextra-, -media- und -sinistra-Gefäße, Lymphadenektomie entlang der Mesenterica-superior-Gefäße, Mitnahme der Gastroepiploica-dextra- und -sinistra-Gefäße, der infrapylorischen Lymphknoten sowie des gesamten Gewebes ventral des Pankreaskopfes, AszendoDeszendostomie

● Karzinom im Bereich der linken Kolonflexur und des Colon descendens: erweiterte linksseitige Hemikolektomie mit Sigmaresektion, Mitnahme des gesamten großen Netzes, zentrales Absetzen der Colica-media-Gefäße und der Mesenterica-inferior-Gefäße

● Karzinom im Sigma: Je nach Tumorsitz Hemikolektomie links, (Colon sigmoideum und descendens), evtl. nur Sigmaresektion; bei Tumorsitz im distalen Sigmadrittel ggf. anteriore Rektumresektion in typischer Weise, jedenfalls zentrales Absetzen der Mesenterica-inferior-Gefäße.

Übergreifendes Prinzip ist stets die Monobloc-Resektion, d. h. es gibt nur ein Präparat. Fraglich infiltrierte Nachbarorgane oder Grenzschichten müssen en bloc mitreseziert werden. Das chirurgisch schlimmstmögliche Ereignis im Rahmen einer Karzinomoperation ist das Einschneiden oder Einreißen des Tumors!

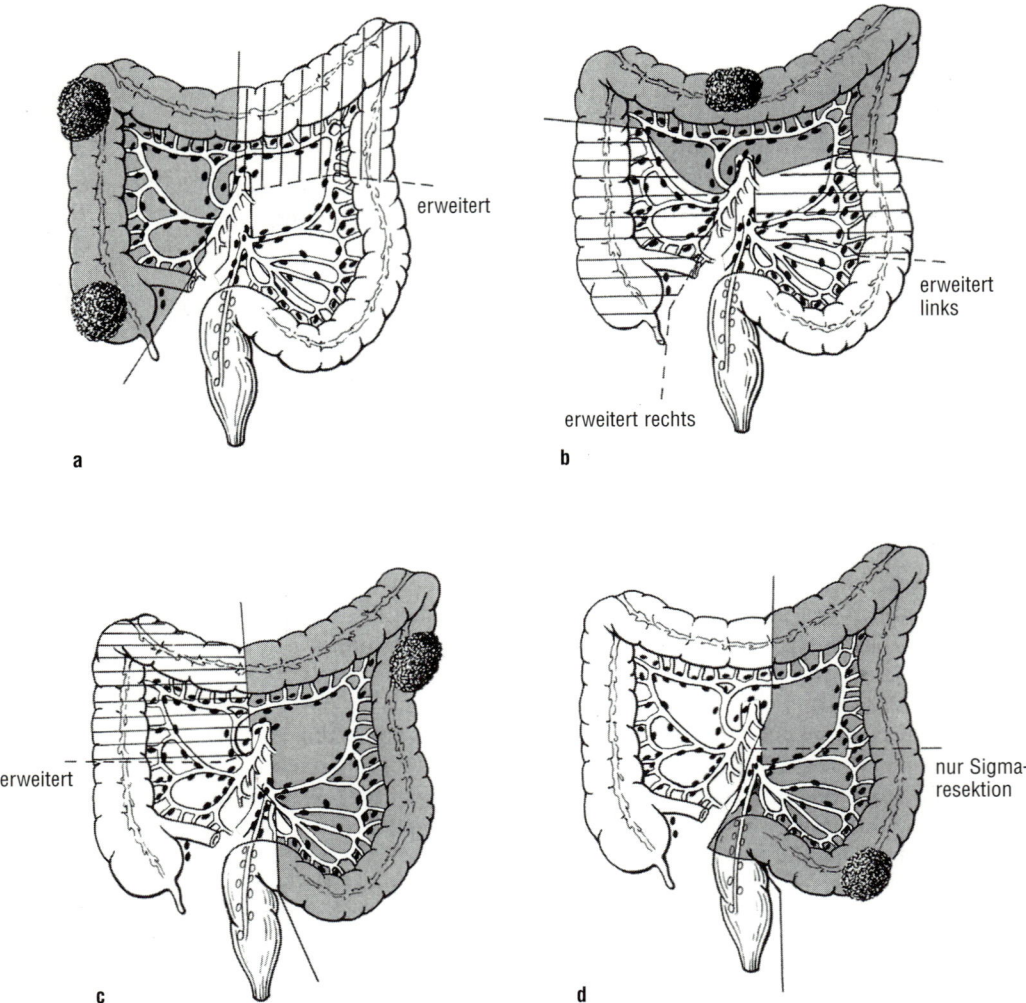

erweitert

erweitert links

erweitert rechts

a

b

erweitert

nur Sigma-resektion

c

d

Abb. 17.2. Typische Resektionsausdehnungen bei Kolonkarzinomen. **a** Hemikolektomie rechts, *erweitert:* mit Querkolon. **b** Querkolonresektion unter Mitnahme beider Flexuren; *erweitert rechts:* mit Colon ascendens und Zäkum, *erweitert links:* mit Colon descendens oder als *subtotale Kolektomie.* **c** Hemikolektomie links; *erweitert:* mit Querkolon. **d** Erweiterte Sigmaresektion; (nur Sigmaresektion)

■ **Begründung.** Der *Lymphabflussweg* des Kolon geht tangential parakolisch in beide Richtungen und zentripetal entlang der Hauptblutgefäße. Dem trägt die großzügige Darmresektion und Entfernung des dazugehörigen Mesokolons und die zentrale Durchtrennung der Gefäße Rechnung (Abb. 17.1, 17.2). Dabei werden die Aa. ileocolica, colica dextra und media jeweils an ihrem Abgang aus der A. mesenterica superior durchtrennt (entsprechend auch die Venen). Bei linksseitiger Resektion bis zum Sudeck-Punkt wird die A. mesenterica inferior dicht am Abgang aus der Aorta, die V. mesenterica inferior dicht vor der Einmündung in die V. lienalis unterbrochen. Bei Erhaltung der A. mesenterica inferior (etwa bei subtotaler Kolektomie) werden dementsprechend die A. colica sinistra und die oberen Arterienäste zum Sigma dicht am Abgang aus der A. mesenterica inferior durchtrennt. Bei einer Sigmaresektion mit bewusst eingeschränkter Radikalität kann ggf. die A. mesenterica inferior erhalten werden.

Die typischen *ausgedehnten Resektionen* sind stets bei kurativem Ziel angebracht, bei sehr alten Patienten und unter palliativem Gesichtspunkt kann ein limitiert radikales Vorgehen im Sinne einer „Segmentresektion" berechtigt sein. Allerdings wird eine Durchblutungsstörung einzelner Gefäßbezirke, besonders im Versorgungsgebiet der A. mesenterica inferior, oder eine insuffiziente Riolan-Kollateralisierung sicher viel zu häufig angenommen.

Die Frage, ob der Zugangsweg offen oder laparoskopisch assistiert gewählt wird, hat nichts mit den oben beschriebenen prinzipiellen Vorgehensweisen zu tun. Es zeichnet sich ab, dass das laparoskopische Vorgehen dem offenen äquivalent ist (Pappas u. Jacobs 2004; The Clinical Outcomes of Surgical Therapy Study Group 2004; Tinmouth et al. 2004). Es ist aber sicher nicht hinzunehmen, dass etablierte Radikalitätsprinzipien (auch wenn sie streng genommen nicht evidenzbasiert sind) allein deshalb verlassen werden, weil eine entsprechende Präparation laparoskopisch auf technische Schwierigkeiten stößt. Insgesamt sollten laparoskopisch assistierte kolorektale Karzinomoperationen weiterhin möglichst nur im Rahmen von Studien unter kontrollierten Bedingungen durchgeführt werden (Lacy et al. 2002; Marusch et al. 2001; Milsom et al. 1998; Schiedeck et al. 2000; Weeks et al. 2002). Diese Einstellung wird auch durch die aktuelle S3-Leitlinie (Deutsche Krebsgesellschaft 2004) vertreten:

> Die Ergebnisse der laparoskopischen Tumorresektion sind derzeit wegen fehlender onkologischer Langzeitergebnisse nicht abschließend zu beurteilen, so dass dieses Verfahren nur im Rahmen von qualifizierten Studien mit langfristiger Verlaufbeobachtung zur Anwendung kommen sollte. Empfehlungsgrad A, Evidenzstärke 2-a, mehrheitliche Zustimmung.
>
> Auch bezüglich der Vorteile der Lebensqualität nach laparoskopischen Resektionen sind keine überzeugenden Vorteile erkennbar.
>
> Empfehlungsgrad A, Evidenzstärke 1-b, mehrheitliche Zustimmung.

Rektumkarzinom

Das Rektum erstreckt sich definitionsgemäß (eine exakte anatomische Grenze lässt sich nicht angeben) von 0–16 cm ab Anokutanlinie, gemessen mit dem starren Rektoskop. Mit flexiblen Instrumenten werden die Entfernungen wegen der Kurvenbildung in der Regel überschätzt. Eine Einteilung des Rektums in 3 Abschnitte ist üblich (unteres Drittel bis 7,5 cm; mittleres 7,5–12 cm; oberes 12–16 cm, jeweils unter Einbeziehung eines 2–3,5 cm messenden Analkanals). Die Höhenangabe eines Rektumkarzinoms sollte durch exakte Zentimeterangabe des Abstandes Anokutanlinie bis Tumorunterrand, gemessen mit dem starren Rektoskop, erfolgen.

Anteriore Rektumresektion, tiefe anteriore Rektumresektion, abdomino-intersphinktäre Rektumresektion und abdominoperineale Rektumexstirpation sind die klassischen Radikaloperationen; hinzu kommen für bestimmte Situationen (aus palliativen Gründen oder bei sehr kleinen Tumoren) Verfahren mit eingeschränkter Radikalität.

Unter den Radikaloperationen hat sich die Tendenz sehr zur kontinenzerhaltenden, anterioren Resektion verschoben. Es ist erwiesen, dass die kontinenzerhaltende Methode bei entsprechender Technik mit gleichen Ergebnissen wie die Rektumexstirpation durchgeführt werden kann, so dass für die Differentialindikation zwischen den Verfahren nur der Sicherheitsabstand zum Sphinkterapparat relevant ist, bei sehr großen Tumoren gelegentlich auch der Abstand zum M. levator ani. Im eigenen Vorgehen liegt die Rate an Rektumexstirpationen auch bei Tumorsitz im unteren Rektumdrittel nur bei ca. 30% (Piso et al. 2004).

Für die Frage des Kontinenzerhaltes kann heute in etwa folgender Standard gelten:

Unterer Tumorrand höher als 7,5 cm	Fast immer anteriores Resektionsverfahren möglich
Unterer Tumorrand zwischen 5 und 7,5 cm	Noch häufig anteriores Resektionsverfahren möglich
Unterer Tumorrand unter 5 cm	Häufiger abdominoperineale Rektumexstirpation erforderlich, in einigen Fällen dennoch anteriore Resektion möglich

■ **Begründung.** Radikalität: Wenn eine standardisierte Radikaloperation einschließlich der totalen mesorektalen Exzision korrekt durchgeführt wird, unterscheiden sich die Operationsverfahren nur durch Entfernung oder Erhalt des eigentlichen Sphinkterapparates. Dieser ist aber – jenseits der Linea dentata – dem Ektoderm zugehörig. Ein Überschreiten der Wasserscheide Linea dentata erfolgt ausschließlich durch direkte Tumorinfiltration, nicht durch Lymphbahnen. Die *intramurale Tumorausbreitung nach distal* erfolgt zudem beim Rektumkarzinom in aller Regel höchstens 1–2 cm. Ein Sicherheitsabstand von 2,5–3 cm (am frischen Präparat, nicht gespannt gemessen) ist offensichtlich für die allermeisten Situationen ausreichend, bei niedrigem Malignitätsgrad sowie bei Durchtrennung der Rektumwand direkt an der Linea dentata kann auch ein Abstand von 1–2 cm ausreichend sein. Bei einer Durchtrennung und Anastomosierung an oder dicht oberhalb (etwa 0,5 cm) der Linea dentata ergibt sich somit rechnerisch als tiefste untere Tumorbegrenzung, bei der noch eine Resektion in Betracht kommt, eine solche von ca. 4 cm (2,5 cm Analkanal + 0,5 cm Linea-dentata-Anastomose + 1 cm Abstand Resektionslinie untere Tumorgrenze).

Die Entscheidung zu einer kontinenzerhaltenden Operation ist also allein von Tumorsitz und Tumorausdehnung und dem damit bei der Operation tatsächlich erreichbaren Sicherheitsabstand nach distal abhängig zu machen. Andere Faktoren haben für die Entscheidung wenig oder selten Bedeutung: So mag eine sehr tiefe anteriore Resektion bei erheblicher Adipositas, bei einem engen männlichen Becken oder bei einem sehr großen Tumor zwar schwieriger, bei entsprechendem Zeitaufwand und Geduld aber dennoch mit etwa gleich hohem Sicherheitsgrad wie bei leichteren Verhältnissen durchführbar sein (Nahttechniken s. Abschn. 17.4.1).

Verfahren mit eingeschränkter Radikalität können, abhängig vom Einzelfall, als Alternative zu den klassischen abdominellen Operationsmethoden bei „Niedrigrisiko-Tumoren" angewendet werden. Die Kriterien für diese Einstufung sind: Tumorgröße ≤2 cm, uT1, uN0, G1 oder 2 und keine Blut- oder Lymphgefäßinvasion. Tumoren, die alle diese Bedingungen erfüllen, haben ein Risiko von <5% für Lymphknotenmetastasen und ebenfalls <5% für Lokalrezidive nach Vollwandexzision. Damit ist, im Vergleich zu den Risiken und möglichen Folgen eines radikalen abdominellen Vorgehens, eine lokale Resektion gerechtfertigt (Heberer et al. 1987; Hermanek 1988, 1994; Matzel et al. 2003; Sengupta u. Tjandra 2001). Diese wird in der Regel als peranale Vollwandexzision mit einem allseitigen Sicherheitsabstand von mindestens 0,5 cm, wenn möglich besser 1 cm ausgeführt. Der Zugang erfolgt dabei mit Hilfe eines Analspreizers. Alternativ können diese Operationen, mit technischen Vorteilen speziell bei Tumorsitz oberhalb von 8–10 cm abanal, auch mit einem speziellen Operationsrektoskop (TEM (transanale, endoskopische Mikrochirurgie) nach Buess) *peranal* endoskopisch ausgeführt werden. Darüber hinaus kann – entsprechende Erfahrung vorausgesetzt – auch der Zugang nach Kraske einmal die geeignetste Methode sein. Weniger empfehlenswert weil erheblich komplikationsträchtiger sind *transanale* Verfahren (mit Durchtrennung des Sphinkterapparates). Voraussetzung für eingeschränkt radikale Operationen ist eine präoperative Endosonographie oder andere ausreichend zuverlässige Methode zur Beurteilung der T-Kategorie. Außerdem muss stets die postoperative Histologie des gesamten Tumors abgewartet werden, um entscheiden zu können, ob das Vorgehen radikal genug war oder doch eine radikale Nachresektion erforderlich ist. Letzteres wird in der Regel der Fall sein, wenn die oben genannten Niedrigrisiko-Kriterien wider Erwarten doch nicht erfüllt sind.

Lokale Methoden (Laser, Kryochirurgie, Elektrokoagulation) können in seltenen Einzelfällen auch einmal als palliative Maßnahme in Betracht kommen, z. B. bei allgemeiner Inoperabilität wegen Begleiterkrankungen oder erheblich reduzierten Allgemeinzustandes oder wenn wegen irresektabler Fernmetastasen eine R0-Situation nicht erreichbar ist. Dabei ist aber zweierlei zu bedenken: Erstens darf einem Patienten keinesfalls ein potentiell kuratives Vorgehen vorenthalten werden, zweitens ist auch in der inkurablen Gesamtsituation die Resektion in aller Regel die beste Palliation. Daher ist die Indikation stets sehr streng zu stellen und jeweils individuell genau zu begründen. Diese Maßnahmen sind aber im Wesentlichen auf den extraperitonealen Abschnitt des Rektums beschränkt, im intraperitonealen Abschnitt drohen größere Gefahren der Perforation. Inwieweit ein endoskopisch eingesetzter Metallstent in einer solchen Situation eine vergleichbar gute Palliation erbringt, kann mangels ausreichender Erfahrung mit dieser Methode noch nicht endgültig beurteilt werden. Derzeit ist sicher eine gewisse Zurückhaltung angezeigt bzw. den chirurgischen Verfahren der Vorzug zu geben. Auch kann die Differentialindikation zwischen einem resezierenden und einem lokal palliativen Verfahren in der Regel nur auf der Basis entsprechender chirurgischer Erfahrung erfolgen.

Anhang: Adjuvante und neoadjuvante Therapie

Sowohl für das Kolon- als auch für das Rektumkarzinom konnte in randomisierten Studien belegt werden, dass eine adjuvante bzw neoadjuvante Chemo- bzw. Radio-/Chemo-Therapie die Heilungsaussichten signifikant verbessert, und zwar in Studien absolut um ca. 15%, außerhalb von Studien aus verschiedenen Gründen in geringerem Umfang, aber immerhin noch um bis zu 10%. Daher gibt es seit 1994 in Deutschland eine Konsensusempfehlung zur adjuvanten Therapie, die im Rahmen der S3-Leitlinie aktualisiert wurde. Beim Kolonkarzinom wird im Stadium III eine adjuvante Chemotherapie, beim Rektumkarzinom in den Stadien II und III eine neoadjuvante Radio-/Chemo-Therapie, alternativ ggf. eine adjuvante Radio-/Chemo-Therapie empfohlen. Bei der neoadjuvanten Therapie stehen sich im Wesentlichen zwei grundsätzliche Positionen gegenüber: Zum einen eine Kurzzeitvorbestrahlung mit relativ hohen Einzeldosen über nur 5 Tage wenige Tage später gefolgt von der Operation und zum anderen eine „konventionelle" Bestrahlung mit starker Fraktionierung über ca. 5 Wochen in Kombination mit einer simultanen Chemotherapie (derzeit noch mit 5FU alleine oder in Kombination mit Folinsäure) in der ersten und letzten Bestrahlungswoche sowie einer zusätzlichen postoperativen adjuvanten Chemotherapie. In einer multizentrischen deutschen Studie wurde die konventionelle postoperative Radio-/Chemo-Therapie mit einer genauso fraktionierten neoadjuvanten Therapie verglichen (Madoff 2004; Sauer 2001, 2003, 2004). Die Ergebnisse zeigen eine klare Überlegenheit der präoperativen Behandlung. Im Vergleich zum adjuvanten Vorgehen war die Rate an Lokalrezidiven halbiert und sowohl die Akuttoxizität als auch die chronische Toxizität der Behandlung waren signifikant vermindert. Daneben ergaben sich Hinweise auf einen vermehrten Sphinktererhalt durch die Vorbehandlung. Die Lokalrezidivrate lag bei ca. 6%. Das bedeutet, dass wesentliche Prognoseverbesserungen auf diesem Sektor nicht mehr zu erwarten sind. Hingegen betrug die Fernmetastasierungsrate in den behandelten fortgeschrittenen Stadien immer noch ca. 34%.

Nach wie vor ungelöst bleibt die Frage, welcher Prognosegewinn durch eine adjuvante Therapie bei optimaler Chirurgie zu erwarten ist. Wie schon weiter oben ausgeführt ist der individuelle Chirurg der wichtigste beeinflussbare Prognosefaktor beim kolorektalen Karzinom. Leider findet diese Erkenntnis kaum Niederschlag in den Studien zur adjuvanten Therapie.

Notizen

17.3
Operationsvorbereitung

Entzündliche und maligne Kolon- und Rektumerkrankungen

Voruntersuchung	
Algemein	Labor: Schema II (Kap. 24)
Krankheitsbezogen	Rektoskopie, Koloskopie, PE, bei Tumoren auch CEA *Bei allen größeren Darmoperationen:* abdominelle Sonographie Ablaufurogramm nur bei V. a. Harnstauung oder Einbeziehung der Ureteren *Bei V. a. T4-Karzinom oder Lebermetastasen oder Abszess etc.:* CT *Bei Lebermetastasen:* alternativ oder zusätzlich MRT mit leberspezifischem Kontrastmittel *Bei unklarer Rezidiv- oder Metastasenlokalisation:* Positronenemissionstomographie (PET)
Speziell	*Bei Verdacht auf Einbeziehung der Blase:* urologische Untersuchung (evtl. Zystoskopie und präoperative Ureterschienung) *Cave:* kein Bariumkontrast-Röntgen bei stenosierendem Befund oder Subileus; ggf. präoperativ Übersichtsaufnahme zur Kontrolle der vollständigen Bariumbreientfernung
Vorbehandlung	Darmreinigung (s. unten), ggf. nur eingeschränkt bei Fast-track-Konzept. Perioperative Einmalgabe eines Antibiotikums Anzeichnen der Kolostomie- bzw. Ileostomiestelle nach Lokalisierung im Sitzen und Stehen

Darmvorbereitung	
Rektoskopie, kleine transanale Operationen	Einfache Entleerung des distalen Darmabschnittes: Klistier, Untersuchung/Operation bald nach Darmentleerung, alternativ: Einlauf (1–2 h vorher)
Kolon- oder Rektumoperation	*Bei fehlender Stenosierung:* Orthograde Darmspülung: Trinken von 2–3 Litern Polyaethylenglykol-Lösung, sofortige Unterbrechung bei krampfartigen Schmerzen, kardialen Beschwerden etc. Orthograde Spülung kontraindiziert bei schwerer Herzerkrankung, Überwässerung oder Gefahr eines Lungenödems *Bei mittelgradiger Stenosierung:* Versuch mit ggf. fraktionierter orthograder Darmspülung, sonst: Vorbereitung mit vollresorbierbarer Kost über mehrere Tage, wiederholte Reinigungseinläufe *Bei hochgradiger Stenosierung:* Abführen meist unwirksam. Ggf. Versuch einer parenteralen Ernährung über 1 Woche *Bei hochgradiger prästenotischer Koprostase:* intraoperative orthograd Darmspülung über Appendixstumpf oder Zäkotomie

Verschiedenes	
Blutkonserven	Blutgruppenbestimmung in der Regel ausreichend Bei blutsparender Operationstechnik sind normalerweise keine Transfusionen erforderlich. Vorsorglich können bei tiefer anteriorer Resektion, bei Rektumexstirpation oder totaler Proktokolektomie 2 Konserven gekreuzt werden, bei multiviszeralen Resektionen oder niedrigem Ausgangs-Hb-Wert oder kardialen Vorerkrankungen ggf. auch mehr
Aufklärung	Erläuterung der Ausdehnung der Operation, ggf. Hinweise auf Anus praeter bzw. Ileostomie Hinweis auf Möglichkeit von Blasenentleerungs- und Potenzstörungen nach Rektumoperation sowie fehlende Reservoirfunktion bei tiefer anteriorer Resektion. Hinweis auf das Risiko von Nervenläsionen (Peronaeus) und Verletzung von Nachbarstrukturen (Ureter)

Fast-track-Konzept

Es konnte gezeigt werden, dass sich der Gesamtverlauf (zumindest innerhalb der ersten 30 Tage nach der Operation) bei kolorektalen Eingriffen unter bestimmten Bedingungen erheblich beschleunigen lässt (Basse et al. 2004; Delaney et al. 2001; Hjort Jacobsen et al. 2004; Kehlet u. Wilmore 2002, 2005; Schwenk et al. 2004). Allerdings muss man dazu von einer ganzen Reihe tradierter Vorstellungen Abschied nehmen.

ÜBERSICHT

Hauptsäulen des Fast-track-Konzepts
- Vermeidung einer allzu intensiven präoperativen Darmreinigung, Verzicht auf die orthograde Spülung
- Enterale Kalorienzufuhr bis 2 Stunden präoperativ
- Bevorzugung querer Zugänge vor der Längslaparotomie (wenn möglich)
- Verzicht auf intraabdominelle Drainagen.
- Streng limitierte Flüssigkeitszufuhr während des Eingriffes
- Leichte Kost bereits am Abend des Operationstages
- Normale Ernährung ab dem ersten postoperativen Tag
- Analgetische Behandlung mit dem Ziel der vollständigen Schmerzfreiheit
- Zur Analgesie PDK am Operationstag bis 2. postoperativen Tag
- Intensivierte Frühmobilisation ab dem Operationstag
- Bereits ab dem 1. postoperativen Tag praktisch nur nachts im Bett
- Entlassung zwischen dem 3. und 5. postoperativen Tag

Die eigene Erfahrung zeigt, dass ein solches Konzept durchführbar ist. Jedoch erfordert es strenge Disziplin und eine enge Zusammenarbeit aller Beteiligten, insbesondere Chirurgen, Anästhesisten, Pflegepersonal und Physiotherapeuten. Dann allerdings ist das Vorgehen nicht auf bestimmte Patienten beschränkt, sondern praktisch in allen Altersstufen und auch bei eingeschränktem Allgemeinzustand möglich. Unter Fast-track-Bedingungen reduzieren sich die potentiellen Vorteile des laparoskopisch-assistierten Vorgehens weitgehend auf die rein kosmetischen Aspekte.

17.4
Spezielle operationstechnische Gesichtspunkte

17.4.1
Zugangswege, Anastomosenform und Nahttechnik

Benigne Dickdarmerkrankungen können meist sehr gut *laparoskopisch-assistiert* operiert werden. Die Trokare gruppieren sich in der Regel mehr oder weniger im Halbkreis um den Hauptoperationsbereich. Auch bei malignen kolorektalen Erkrankungen ist das laparoskopisch assistierte Vorgehen nach neueren Studien wahrscheinlich der konventionellen Operation gleichwertig. Jedoch sollten solche Eingriffe, jedenfalls in der potentiell kurativen Situation, wegen der noch immer fehlenden verlässlichen onkologischen Langzeitergebnisse nach wie vor nur im Rahmen kontrollierter Studien durchgeführt werden. Bei konventioneller Operation und insbesondere in allen unklaren Situationen wird ein *medianer Zugangsweg* mit Linksumschneidung des Nabels gewählt. Damit ist man für alle Eventualitäten am besten gerüstet. Bei Fast-track-Kolonresektionen sind quere Zugänge zu bevorzugen.

Die geeignetste *Anastomosenform* ist im Dickdarmbereich die *End-zu-End-Vereinigung,* Lumendifferenzen stellen hierbei kein wesentliches Gegenargument dar. Doch hat auch eine End-zu-Seit-Anastomose, etwa zwischen Ileum und Kolon, kaum nachteilige Folgen. End-zu-Seit-Anastomosen oder sogar eine breite und breit mit Serosaflächen gedeckte Seit-zu-Seit-Anastomose können ggf. bei sehr ungünstigen Wandverhältnissen, insbesondere bei ausgeprägter Peritonitis, angebracht sein. Bei Anastomosen mit dem Rektum gilt Ähnliches. Die normale pouch-rektale bzw. pouch-anale Anastomose ist eine Seit-zu-End-Anastomose. Ebensogut ist, speziell im oberen Rektum eine End-zu-End-Anastomose möglich. End-zu-End ist auch die Anastomose, wenn ein sog. Koloplastie-Pouch gewählt wird. Möglicherweise ist die einfache kolorektale oder koloanale Seit-zu-End-Anastomose funktionell den verschiedenen Pouchmöglichkeiten gleichwertig. Endgültige Studien zu diesem Thema stehen noch aus.

Als *Nahttechnik* wird im eigenen Vorgehen im gesamten Intestinaltrakt die *einreihige, zweischichtige (seromuskuläre) Naht* je nach Gegebenheit in Einzelknopftechnik oder monofil fortlaufend, Stoß-auf-Stoß oder leicht invertierend mit 4/0 (selten 3/0) atraumatischem, resorbierbarem Nahtmaterial gewählt. Zweireihige Nahttechniken sind wohl fast völlig verlassen oder nur noch aufgrund jeweils persönlicher Erfahrungen in Gebrauch (spezielle Anastomosentechnik bei tiefer anteriorer Rektumresektion und maschineller Naht s. unten).

Die Naht einer Anastomose geschieht gerade bei der einreihigen Technik am besten offen, d. h. an den bereits vollständig präparierten und eröffneten Darmenden. Dies ist v. a. bei schwer zugänglicher Lokalisation (z. B. bei der tiefen Rektumnaht) wichtig. Die Kontaminationsgefahr des Abdomens durch Darmeröffnung ist gering und wird in ihrer Bedeutung meist weit überschätzt. Ein Abklemmen des Darms mit weichen Darmklemmen erscheint wegen der damit verbundenen Traumatisierung (besonders bei vorgeschädigter Darmwand) und Ischämie ungünstig und ist in aller Regel vermeidbar. Am offenen Darm können die Durchblutungsverhältnisse des Resektionsrandes gut beurteilt und Blutungen aus Schleimhaut und Submukosa meist koaguliert werden, am besten mit einer feinen bipolaren Pinzette.

> **!** Stärkere arterielle Blutungen, besonders am Mesenterialansatz, sollen umstochen bzw. ligiert werden. Kompromisse bei der Blutversorgung (auch bezüglich des venösen Abflusses) sowie Spannung auf einer Anastomose sind absolut zu vermeiden (s. unten).

17.4.2
Gezielte Gefäßunterbrechung, speziell der A. und V. mesenterica inferior

Die Blutversorgung des Dickdarms durch definierte Gefäßhauptstämme lässt stets eine dem geplanten Resektionsausmaß entsprechende *isolierte und zentral gelegene Gefäßdurchtrennung* zu. Sie ist bei der Karzinomchirurgie obligat, bei Resektionen wegen entzündlicher Erkrankungen günstiger als Massenligaturen im darmnahen Mesokolon mit nachfolgenden wulstigen Geweberesten und ggf. Hämatomen im Mesokolon. Bei Hemikolektomie rechts kann die A. ileocolica mitreseziert werden, da die Durchblutung des terminalen Ileums über Arkaden gesichert ist. Bei Karzinomresektionen am linken Kolon, besonders bei solchen am Sigma und Rektum, wird zur Einhaltung der Radikalität der Lymphknotendissektion die A. mesenterica inferior isoliert aortennah und die V. mesenterica inferior weit kranial kurz vor der Einmündung in die V. lienalis am Pankreasunterrand abgesetzt. Der Wert dieser „hohen" Durchtrennung der A. mesenterica inferior beim Sigma- und Rektumkarzinom ist nicht eindeutig bewiesen (Pezim u. Nicholls 1984; Slanetz u. Grimson 1997; Sugarbaker u. Corlew 1982; Surtees et al. 1990), sie ist aber als den Radikalitätsprinzipien der Karzinomchirurgie entsprechend anzusehen und wird im eigenen Vorgehen prinzipiell – Ausnahme nachfolgend – durchgeführt. Von kaudal her ist dann ggf. das hohe Rektum und untere Sigma bis etwa 10 cm oberhalb des Peritonealumschlags (Sudeck) über die Rectalis-inferior- und -media-Gefäße aus den Iliaca-interna-Gefäßen durchblutet. Kritisch kann die Frage der ausreichenden Durchblutung des Colon descendens bei zentraler Ligatur der A. mesenterica inferior sein. Sie hängt von der Effektivität und der Unverletztheit der Riolan-Anastomose ab.

> **CAVE**
>
> **Besondere Vorsicht ist bei der Mobilisierung der linken Kolonflexur und ihrer Loslösung vom Retroperitoneum angebracht; jeder unvorsichtige Zug kann gerade bei fettreichem Mesokolon zu venösen Blutungen führen und deren Stillung leicht zur Verletzung der Riolan-Arkade.**

Bei Patienten mit insgesamt desolatem Gefäßstatus ist zu überlegen, ob bei einer Rektumoperation sicherheitshalber der Stamm der A. mesenterica inferior mit der A. colica sinistra erhalten bleiben soll. Für eine anteriore Resektion ist dann allerdings auch etwas Länge vom proximalen Sigma zu erhalten, da die Mobilisierbarkeit durch Stielung an der A. colica sinistra häufig leidet. In diesem Fall kann gelegentlich die – ansonsten obligate – Mobilisierung der linken Kolonflexur unterbleiben.

Eine Dickdarmanastomose darf nur bei einwandfreier Durchblutung sowohl des Resektionsrandes als auch des entsprechenden Kolonabschnitts (sichtbare Pulsation der wandnahen Mesokolongefäße, keine venöse Stauung) durchgeführt werden. Ggf. muss kurzstreckig (bei mangelnder Durchblutung des Resektionsbereichs) oder langstreckig (bei mangelnder Durchblutung des betreffenden Kolonabschnitts) nachreseziert werden. Bei einer anterioren Rektumresektion mit unzureichender Riolan-Arkade kann dies die weitere Mobilisierung des Querkolons und die Anastomose zwischen linker Kolonflexur und Rektum oder häufiger, wenn das Querkolon an der A. colica media nicht weit genug mobilisierbar und bei deren Durchtrennung wiederum durchblutungsgestört ist – eine Aszendorektostomie bedeuten. So unerfreulich eine solche Operationsausweitung auch ist, so ist sie doch in der entsprechenden Situation streng indiziert. Ein Kompromiss in der Durchblutung eines größeren Darmabschnitts ist meist innerhalb kurzer Zeit von einem toxisch septischen Zustand infolge Darmnekrose gefolgt und erfordert eine sofortige Reoperation mit Resektion des betroffenen Darmabschnitts sowie dabei häufig eine Anuspraeter-Anlage mit Blindverschluss des distalen Resektionsrandes. Eine Minderdurchblutung der Anastomosengegend selbst ist wohl eine der häufigsten Ursachen einer schweren Anastomoseninsuffizienz.

17.4.3
Spezielle technische Gesichtspunkte bei der tiefen anterioren Resektion

Die in der Regel präoperativ getroffene Entscheidung zur Durchführung einer anterioren Resektion muss intraoperativ nochmals überprüft werden. Für eine tiefe anteriore Resektion sind 3 Maßnahmen besonders wichtig: erstens die *vollständige Mobilisierung der linken Kolonflexur*, zweitens das vollständige *Auslösen des Rektums aus der Excavatio sacra-*

lis und drittens Mitnahme des gesamten und unverletzten Mesorektums mit seiner Faszienüberkleidung. Diese sog. „totale mesorektale Exzision" (TME) geht bereits auf Westhues und Goetze zurück (Westhues 1934). Im Gegensatz zu ähnlichen früheren Beschreibungen wird hier auf der Basis der anatomischen Erkenntnisse ein neues operatives Vorgehen mit Entfernung des gesamten Mesorektums vorgeschlagen.

Entscheidend ist nicht allein, *dass* das Mesorektum entfernt wird, sondern *wie* dies geschieht (Heald et al. 1982, 1992). Dabei muss insbesondere eine stumpfe Dissektionstechnik als obsolet bezeichnet werden: die gesamte Präparation im kleinen Becken kann scharf mit der Präparierschere (alternativ: bipolare Schere, ggf. auch z. B. Wasserstrahldissektor) erfolgen. Eine solche scharfe Präparationstechnik unter dauernder Sichtkontrolle ist zum Erreichen der bestmöglichen Radikalität einerseits und zur Schonung des autonomen Nervensystems andererseits absolut essentiell. Wenn die Präparation in den richtigen Schichten erfolgt, gibt es keinerlei Notwendigkeit für das Setzen von Klemmen, für Ligaturen oder Clips. Eine Ausräumung auch der lateralen Beckenlymphknoten an den Iliakalgefäßen, wie dies zeitweilig besonders von japanischen Autoren propagiert wurde, ist normalerweise nicht notwendig. Im eigenen Vorgehen erfolgt eine erweiterte Lymphadenektomie iliakal und im Bereich der Obturatoriuslogen nur im Rahmen multiviszeraler Resektionen bei Verdacht auf entsprechende Metastasierung, also im Wesentlichen bei vollständigen oder subtotalen Beckenexenterationen.

Bei tiefer Anastomose, besonders bei peranal genähter, sollte regelhaft ein protektives Stoma angelegt werden, als doppelläufiges Ileostoma oder – im eigenen Vorgehen nur noch sehr selten – als Anus praeter transversalis.

Die *Drainage der Sakralhöhle* – und damit der extraperitonealen Anastomose – erfolgt nach kranial zum linken Unterbauch. Hierzu verwenden wir weiche Laschendrains („Jackson-Pratt"), die keine Arrosionen der Wand hervorrufen können. Bei den ganz tiefen Anastomosen, besonders solchen mit Rektumpouch erfolgt eine zusätzliche peranale Drainage des Lumens mit einem perianal durch Naht fixierten großlumigen (24Ch) Blasenkatheter. Dieser wird für ca. 1 bis 2 Tage postoperativ belassen und dann entfernt. Jeder Patient wird außerdem mit einem suprapubischen Blasenkatheter versorgt.

17.4.4
Gesichtspunkte zur maschinellen Anastomose bei anteriorer Rektumresektion

Die Ansicht, dass erst die maschinelle Anastomosierungstechnik eine tiefe anteriore Rektumresektion ermöglicht hat, ist u. E. nicht richtig. Generell waren und sind alle Anastomosen am Kolon und Rektum, auch nach tiefer anteriorer Resektion manuell durchführbar. Die im Bereich der Linea dentata anzulegenden Anastomosen sind sogar regelhaft nur manuell peranal möglich. *Sehr wohl kann aber ein Klammernahtgerät die Anastomose erleichtern.* Darin liegt ein großer Vorteil, aber auch eine Gefahr. Keinesfalls dürfen durch diese Erleichterungen der Technik die Schritte der vollständigen und radikalitätsentsprechenden Mobilisierung und Resektion des Rektums vernachlässigt werden.

Insgesamt hat sich am Rektum in den letzten 10 bis 15 Jahren zunehmend die maschinelle Anastomose mit einem zirkulären Klammernahtgerät durchgesetzt. Häufig wird dabei die sog. Doppelklammernahttechnik („double stapling") angewandt. Hierzu wird der Rektumstumpf beim Absetzen des Präparates mit einer geraden Klammernaht verschlossen, die bei der anschließenden Anastomosierung von anal her mit dem Zentraldorn eines zirkulären Nahtgerätes durchstoßen wird. Letztendlich kreuzen sich die Klammernahtreihen, ohne dass sich dies in der Praxis aber als spürbarer Nachteil erwiesen hätte. Der klare Vorteil der Klammernähte, besonders bei tiefen Rektumanastomosen ist ein deutlicher

Zeitgewinn. Unterschiede in der Komplikationsrate, speziell hinsichtlich der Anastomoseninsuffizienzen bestehen nicht. Es muss aber darauf hingewiesen werden, dass eine Klammernaht mit der gleichen Sorgfalt auszuführen ist wie eine Handnaht. Die Hauptursachen für Insuffizienzen von maschinellen Nähten sind wohl das zu starke Approximieren von Nahtkopf und Andruckplatte, das zu starke Hineindrücken des Apparates während der Naht und das Mitfassen von Nachbarstrukturen wie z. B der Vaginalwand.

17.4.5
Kolon-Pouches

Nach den insgesamt positiven Erfahrungen mit dem Ileum-Pouch bei restaurativer Proktokolektomie hat sich auch die Bildung eines Kolon-Pouches im Rahmen der sehr tiefen anterioren Resektion zunehmend etabliert. Damit wird ein Neo-Reservoir oder doch zumindest eine Peristaltikbremse geschaffen. Gegenüber der geraden sehr tiefen kolorektalen oder koloanalen Anastomose bestehen zumindest in den ersten beiden Jahren nach der Operation funktionelle Vorteile hinsichtlich der differenzierten Kontinenzleistungen, insbesondere Vorwarnperiode und Stuhlfrequenz. Weitere Vorteile des Kolon-Pouches sind ein geringeres Insuffizienzrisiko und ein besser ausgefülltes kleines Becken. Letzteres ist besonders wichtig, wenn für eine postoperative adjuvante Therapie der Dünndarm möglichst aus dem Bestrahlungsfeld herausgehalten werden soll. Der Pouch selbst wird in derselben Weise gebildet wie ein Ileumpouch, sollte aber erheblich kürzer sein, um Evakuationsprobleme möglichst zu vermeiden. Die angemessene Länge beträgt ca. 5–6 cm. Bei engen Verhältnissen kann insbesondere eine pouch-anale Anastomose an oder dicht oberhalb der Linea dentata manchmal am besten *manuell peranal* durchführbar sein. Dabei erfolgt die Naht allschichtig unter Mitfassen eines Anteils des Internusmuskels, eine Eventration der Analwand muss strikt unterbleiben, weil dies zusätzliche Schäden für die Durchblutung und Sensibilität bedeuten könnte. Als Alternative zum Kolon-J-Pouch, für den allerdings mit Abstand die meisten Daten vorliegen, ist in jüngerer Zeit der sog. Koloplastiepouch vorgeschlagen worden, hergestellt durch eine antimesenteriale Längsinzision der Wand des ins Becken geführten Kolons mit querer Naht (Z'Graggen et al. 2001). Dabei muss die „Koloplastie" offenbar relativ nahe an der Anastomose zu liegen kommen. Erste Ergebnisse dieses Vorgehens sind vergleichbar mit dem Kolon-J-Pouch. Eine dritte, wahrscheinlich ebenfalls vom Ergebnis her vergleichbare Methode ist die reine Seit-zu-End-Anastomose von Kolon und Rektum ohne eigentliche Pouchbildung. Wesentlich für eine gute spätere Funktion ist, dass das gesamte Sigma entfernt wird und die Anastomose zwischen Colon descendens und Rektum erfolgt.

17.4.6
Ein- und mehrzeitiges Vorgehen bei Kolon- und Rektumresektionen

Für die meisten elektiven Koloneingriffe ist das *einzeitige* Vorgehen heute der allgemeine Standard. Bei Unsicherheiten oder ungünstigen Voraussetzungen jeglicher Art ist aber weiterhin ein mehrzeitiges Vorgehen voll berechtigt. Es erscheint richtig, bei Behandlungsrichtlinien innerhalb einer Klinik die *Indikation zu zweizeitigen Verfahren* eher weit zu stellen.

Bei *Kolonresektionen* und *hohen anterioren Rektumresektionen* ist fast ausnahmslos ein einzeitiges Vorgehen möglich und richtig, auch bei Dünndarmileus etwa infolge eines stenosierenden Zäkalkarzinoms. Lediglich bei schwerer Peritonitis, z. B. infolge einer Perforation, oder bei Dickdarmileus kann eine primäre Diskontinuitätsresektion oder die Anlage eines protektiven Stomas indiziert sein. Eine große Bedeutung haben *Diskontinuitätsresektionen* bei postoperativen Komplikationen, insbesondere bei Anastomoseninsuffizienz. Da in allen Situationen, in denen eine solche Diskontinuitätsresektion erfolgt, auch der Blindverschluss des distalen Darmendes insuffizienzgefährdet ist, soll dieser – wenn möglich – ebenfalls als Schleimfistel nach außen geleitet werden. Andernfalls muss der distale Schenkel intraoperativ bestmöglich abgesaugt oder freigespült werden (ggf. nach anal hin ausspülen). Ein kleiner unterster Rektumabschnitt (z. B. nach Auflösung einer Anastomose nach tiefer anteriorer Rektumresektion) kann auch ohne Nahtverschluss bleiben und peranal nach außen drainiert werden. Wie bei allen schweren Infektionen im kleinen Becken ist eine kontinuierliche Spülung dann meist vorteilhaft.

> **CAVE**
> Das Herausleiten von Darmenden kann in komplizierter Situation „kunstlos" erfolgen, auf keinen Fall aber unter Spannung.

Auch nach tiefer anteriorer Rektumresektion bei einwandfrei angelegter *extraperitonealer Anastomose* – manuell oder maschinell – und guter Darmentleerung kann einzeitig vorgegangen werden. Zu bedenken ist aber, dass eine Anastomoseninsuffizienz ohne protektives Stoma eine gefährliche Beckeninfektion bedeuten kann. Somit erscheint es unverändert berechtigt, bei *sehr tiefen Anastomosen* zweizeitig vorzugehen. Dies entspricht dem eigenen Vorgehen, wobei in der Regel ein doppelläufiges Ileostoma angelegt wird und nur noch in seltenen Ausnahmefällen ein Transversostoma. Letzteres birgt ein höheres Risiko für peristomale Hernien und einen Anus-praeter-Prolaps.

Neben der Anastomosenprotektion hat das doppelläufige Stoma bei tiefen Rektumanastomosen einen weiteren nicht zu unterschätzenden Vorteil, indem es ein Training der Kontinenzfunktion unter kontrollierten Bedingungen erlaubt. Die Patienten werden noch während des stationären Aufenthaltes angelernt, den abführenden Schenkel zu spülen. In der Folgezeit sollen sie dies, auch zur Prophylaxe einer Deviationskolitis, bis zur Rückverlegung 1- bis 3-mal pro Woche zu Hause selbst durchführen. Dabei kann dann zunehmend geübt werden, die Spülflüssigkeit zurückzuhalten. Die Kontinenz für Spülflüssigkeit ist somit ein gutes Maß, nach dem sich der Zeitpunkt der Rückverlagerung des Stomas richten kann.

Tiefe Rektumanastomosen haben eine stärkere Tendenz zur Stenosierung, wenn ein protektives Stoma angelegt wurde. Diese Stenosen, die in manchmal (keineswegs regelhaft) auf nachgewiesene oder klinisch weitgehend inapparente Insuffizienzen zurückzuführen sind, werden auch durch die Spülungen des abführenden Schenkels nicht zuverlässig vermieden. Meist handelt es sich um mehr oder weniger starke Verklebungen, die bei der rektal-digitalen Tastung mit einer gewissen dosierten vis a tergo bereits durch den untersuchenden Finger gelöst werden können. Bei stärkeren, narbig-derben Stenosen ist eine Dilatation in Narkose angezeigt. Dazu können Hegar-Stifte verwendet werden. Dilatiert wird in Millimeterschritten aufsteigend bis ca. 25 mm (24–26 mm). In der Regel ist eine einmalige Dehnung ausreichend. Soll der Patient zur Prophylaxe eines Stenoserezidivs für einige Zeit einen Dehner verwenden, so sollte eine weitgehend zylindrische Form gewählt werden (z. B. Dehner von Sagittaproct®).

> **CAVE**
> Die sonst für die eigentliche Analdehnung übliche Kegelform ist für diesen Zweck ungeeignet.

17.4.7
Kolostomie, Ileostomie, Zäkostomie

Das Standardvorgehen bei der Anlage einer Kolostomie oder Ileostomie, endständig oder doppelläufig, ist die *sofortige Darmeröffnung mit enterokutaner (besser: enterointrakutaner) Naht* und unmittelbarer Versorgung durch einen geeigneten Stomabeutel. Die früher teilweise geübte Eröffnung erst am ersten oder zweiten postoperativen Tag ist obsolet. Endständige Kolostomien liegen im Hautniveau, doppelläufige über einem Kunststoff-Reiter. Ileostomien werden (außer bei Kock-Pouch) stets mindestens 1 cm prominent evertierend angelegt, um eine einwandfreie und sichere Beutelversorgung zu ermöglichen. Bei doppelläufigen Ileostomata, die ebenfalls mit einem Reiter unterstützt werden, gilt dies nur für den zuführenden Schenkel. Hier erfolgt also eine asymmetrische Eröffnung der Vorderwand des zuführenden und ein planes Einnähen des abführenden Schenkels in die Haut.

Bei Noteingriffen, besonders bei ausgeprägter Peritonitis, Vorverlagerung insuffizienter Anastomosenschenkel und bei starkem Gewebeödem, würden diese typischen Techniken gelegentlich eine zusätzliche Schädigung der Darmwand mit Ischämie verursachen, hier kann eine einfache ("kunstlose"), mehrere Zentimeter prominente Ausleitung des entsprechenden Darmendes durch eine eher weite Bauchdeckeninzision unter Verzicht auf jede Naht an der Darmwand angebracht sein. Eine äußere Korrektur kann später nach Überstehen der kritischen Phase vorgenommen werden.

Eine einfache Zäkostomie, z. B. Zäkalröhrenfistel mit 12 mm dickem, gewinkeltem Rohr oder flexiblem Foley-Katheter, nach Katheterentfernung "selbstheilend" (Stelzner 1970), entlastet zwar eine angelegte suffiziente Kolonanastomose weitgehend, verhütet jedoch die Stuhlpassage nicht völlig und ist somit für die Behandlung einer Nahtinsuffizienz sowie zur völligen Entlastung einer extraperitonealen Rektumanastomose unzureichend. Sie kann heute nicht mehr empfohlen werden.

17.4.8
Spezielle technische Gesichtspunkte bei der abdominoperinealen Rektumexstirpation

Bei einer abdominoperineale Rektumexstirpation gelten die selben technischen Gesichtspunkte wie oben erläutert, insbesondere das scharfe Präparieren in den gefäßfreien Schichten unter Mitnahme des gesamten und unverletzten Mesorektums bei gleichzeitiger Schonung des autonomen Nervensystems. Die Präparation wird dabei unter Sicht so weit wie möglich von abdominell ausgeführt, was auch für das laparoskopisch-assistierte Vorgehen gilt.

Bei der *abdominellen Präparat*ion können erhebliche *Blutungen* aus verletzten Iliaca-interna-Venen und ihren Ästen auftreten, wenn – versehentlich oder durch die Tumorausdehnung genötigt – außerhalb der gefäßfreien bzw. gefäßarmen Schichten vorgegangen wurde. Diese Blutungen sind häufig schwer zu stillen; folgende Maßnahmen sind dabei zu beachten: Zunächst soll unter Kompression der Blutung eine Beckenhoch-Kopftief-Lage eingestellt und die V. cava inferior von jeglicher Kompression (Hakendruck etc.) befreit werden. Häufig kann dann die Blutungsstelle exakt dargestellt werden, wobei die Blutung durch Druck mit einem Präpariertupfer auf die Gefäße seitlich der Verletzungsstelle gering gehalten werden kann. Die Versorgung der Blutungsstelle ist dann meist mit einer gezielten Umstechung möglich (immer atraumatische Naht, monofiler Faden der Stärke 4/0, ausnahmsweise auch einmal 3/0). Sofern dieses nicht gelingt, stellt in Ausnahmefällen eine feste Tamponade eine Notlösung dar, die durchaus erfolgreich sein kann, und einem großen intraoperativen Blutverlust bei langwierigem Versuch der Blutstillung vorzuziehen ist. Die Abklemmung von Gefäßen, z. B. der Aorta, zur Verminderung des Blutzustromes ist dagegen wegen der starken Kollateralisierung im kleinen Becken in der Regel frustran.

Die *Präparation von perineal* her soll bei malignen Erkrankungen die Muskulatur der Levatorplatte weit seitlich durchtrennen. Der schwierigste Akt von perineal her stellt die Lösung des Rektums ventral von der Prostata bzw. Vaginalhinterfläche dar; diese Präparation geschieht am günstigsten erst dann, wenn das gesamte Rektum schon allseits abgelöst ist und nur noch an dieser Verbindung hängt.

> **Die Blutstillung an der Vaginalhinterfläche und an der Prostatakapsel ist zur Erreichung einer Primärheilung besonders sorgfältig vorzunehmen. Kleinere Blutungen können mit bipolarer Koagulation versorgt werden, monopolarer Strom ist nach Möglichkeit zu vermeiden.**

Bipolar nicht zu stillende Blutungen werden mit dünnen monofilen Nähten flach umstochen. Zur Markierung bzw. zum Schutz vor Verletzung sollte die Harnröhre beim Mann stets präoperativ durch einen Blasenkatheter geschient werden.

17.4.9
Frage des Beckenbodenverschlusses und des Wundverschlusses bei abdominoperinealer Rektumexstirpation bzw. bei Proktokolektomie

Ein peritonealer Beckenbodenverschluss sollte keinen großen Hohlraum im kleinen Becken hinterlassen. Die weitaus beste Möglichkeit der Versorgung des Beckens nach Rektumexstirpation ist die Einlage einer gestielten Omentum-majus-Plombe. Hierdurch wird der Dünndarm am zuverlässigsten aus dem kleinen Becken herausgehalten und für den Fall einer späteren Bestrahlung geschont. Das Omentum wird im eigenen Vorgehen an den linken gastroepiploischen Gefäßen gestielt (*cave* zu weites Ablösen von der großen Kurvatur), links retrokolisch ins Becken geführt und dort mit einzelnen resorbierbaren Nähten der Stärke 4/0 fixiert.

Die *Versorgung der perinealen Wunde* erfolgt durch Primärverschluss mit Drainage der sakralen Höhle über ein extraperitoneal zum linken Unterbauch geführtes Drain. Aber auch primäres Offenlassen mit Tamponade ist besonders bei unvollständiger Blutstillung oder stärkerer Kontamination gerechtfertigt, wobei die Kombination offenes Beckenbodenperitoneum mit offener Perinealwunde möglich ist. Die von perineal her eingeführte Tamponade (mehrere Rollgazen oder feuchtes Bauchtuch, am besten umgeben von einer Folie) wird am 2. bis 3. postoperativen Tag gewechselt bzw. entfernt.

Bei Rektumexstirpation wegen benigner Erkrankung erscheint es besonders vorteilhaft, die Levatorplatte zusammen mit dem äußeren Schließmuskel intakt zu belassen und das Rektum im unteren Abschnitt nach knapper Umschneidung des Anus von anal her intersphinktär auszulösen. Die Wunde heilt zumeist mit gutem kosmetischen Ergebnis, die Kontraktionsfähigkeit des äußeren Schließmuskels bleibt erhalten.

17.4.10
Störung der Potenz nach Kolon-Rektum-Operationen und mögliche Vermeidbarkeit besonders bei benignen Erkrankungen

Die nach Rektumexstirpation und nach anteriorer Rektumresektion relativ häufig beobachteten Potenzstörungen lassen sich bei radikaler Karzinomchirurgie wohl nicht vollständig vermeiden, sie sind aber ganz wesentlich abhängig von der operativen Vorgehensweise. Eine überholte Operationstechnik ohne ausreichende Übersicht mit Ligaturen oder Clips im kleinen Becken sowie (ganz besonders gefährlich) mit stumpfem manuellen Auslösen des Rektums aus der Excavatio sacralis, wie es leider auch in neueren Operationslehren immer noch als lege artis dargestellt wird, erhöht das Risiko in erheblichem Umfang.

Am häufigsten ist ein *Ejakulationsverlust* (oder das Auftreten einer retrograden Ejakulation). Für diese Funktion ist der sympathische Plexus hypogastricus verantwortlich, der aus Th_{12}-L_2 entstammt, etwa in Höhe des Abgangs der A. mesenterica inferior beidseits neben der Aorta aus der Tiefe hervortritt und nach einer Vereinigung vor der Aorta als Nervengeflecht über die Aortengabel zieht und sich vor dem Promontorium in zwei Schenkel (Plexus hypogastricus dexter et sinister) teilt, die zum Beckenboden und von dort zu den Sexualorganen ziehen. Das Auftreten des Ejakulationsverlusts kann man also durch ein bewusstes Schonen des Plexus hypogastricus einschränken, wenn dies von Seiten der Radikalität her gerechtfertigt erscheint. Zu fordern ist, dass die Nervenbahnen bei jeder radikalen Rektumresektion dargestellt werden. Der Operationsbericht sollte Informationen darüber enthalten, ob eine Schonung möglich war oder ob Teile des autonomen Nervensystems (ggf. welche) geopfert werden mussten.

Die gravierendste Störung ist ein vollständiger *Erektionsverlust*. Die für diese Funktion entscheidenden parasympathischen Nervenbahnen, die aus dem Sakralmark stammenden Nn. erigentes, verlaufen im kleinen Becken vor dem Kreuzbein und seitlich der Ampulla recti zur Prostatahinterfläche, d. h. Erektionsstörungen sind umso wahrscheinlicher, je tiefer im kleinen Becken präpariert werden muss. Bei sicher benignen Erkrankungen muss auf jeden Fall so vorgegangen werden, dass Potenzstörungen vermieden werden. Dabei kann die bestmögliche Schonung des Plexus hypogastricus bei Rektumresektion wie Rektumexstirpation wegen benigner Erkrankungen durch eine darmnahe Dissektion, also unter Erhalt des Mesorektums mit den Vasa rectalia superiora (jedenfalls im kranialen Bereich) erreicht werden. Allerdings gestaltet sich die Präparation innerhalb des Mesorektums oft schwierig, es ist sehr darauf zu achten, dass Umstechungen zur Blutstillung nicht versehentlich das präsakrale Nervengeflecht fassen. Daher erscheint es ebenso berechtigt, auch bei benignen Erkrankungen, besonders bei Rektumexstirpation etwa im Rahmen einer restaurativen Proktokolektomie bei Colitis ulcerosa, in der typischen präsakralen Schicht nach genauer Identifizierung der Nn. hypogastrici zu präparieren. Weiter soll bei benignen Erkrankungen, ggf. auch bei kleineren dorsal oder weiter kranial gelegenen Malignomen die Denonvillier-Faszie im Bereich der Prostata mit den dort in den Plexus prostaticus einstrahlenden autonomen Nerven ausgespart bleiben (Stelzner et al. 1989).

17.4.11
Spezielle Verfahren zur Herstellung oder Erhaltung der Kontinenz

Alle Versuche einer *Kontinenzherstellung bei Kolostomie oder Ileostomie* unter Verwendung von Kunststoffen müssen derzeit als nicht befriedigend angesehen werden. Die autologe Transplantation glatter Darmmuskulatur zur Erreichung eines Dauersphinktertonus um eine Kolostomie kann wohl eine Art Kontinenz bewirken (Schmidt 1985). Auch dann ist jedoch eine Entleerungshilfe nötig, so dass Vorteile gegenüber einer täglichen oder zweitägigen Darmirrigation nicht ersichtlich sind.

Eine *kontinente Ileostomie* lässt sich mit hoher Zuverlässigkeit durch die *Technik nach Kock* mit vorgeschaltetem Ileumpouch erreichen. Das technische Hauptproblem ist die Aufrechterhaltung der Invagination des Nippels, die wohl durch maschinelle Nähte sicherer geworden ist. Früher wurde die Anlage eines Kock-Pouchs gelegentlich nach totaler Proktokolektomie wegen familiärer Polypose und wegen Colitis ulcerosa durchgeführt. Heute, nachdem sich die restaurative Proktokolektomie mit ileoanalem Pouch allgemein durchgesetzt hat, gibt es dafür keine Indikation mehr.

Eine orthotope Wiederherstellung der Kontinenz nach Rektumexstirpation kann durch eine stimulierte M.-gracilis-Plastik erreicht werden. Dieses Verfahren wird jedoch nur in wenigen Zentren bei dieser Indikation durchgeführt und ist mit einer hohen Komplikationsrate belastet. Daher muss es bis auf weiteres als experimentell betrachtet werden. Eine Weiterentwicklung bis zu einer allgemeinen Anwendbarkeit ist höchst zweifelhaft. Ähnliches gilt für künstliche orthotop implantierte Sphinkterersatzmaterialien. Das grundsätzliche Problem all dieser Ansätze besteht in der Unterschätzung der Komplexität des natürlichen Kontinenzorgans bzw. dessen Reduktion auf den reinen mechanischen Abschluss.

17.4.12
Maßnahmen zur Vermeidung einer intraoperativen Tumorzellaussaat

Die „No-touch-Technik", also die Präparation und Entfernung eines unverletzten, selbst nicht freigelegten Tumors mit einem ausreichenden Saum gesunden Gewebes ist bei allen Karzinomoperationen unbedingt anzustreben, sie ist v. a. im Kolonbereich gut zu realisieren. Durch ein Einschneiden oder Aufbrechen des Tumors erhöht sich die Frequenz von Lokalrezidiven dramatisch. Ganz besondere Bedeutung hat dies in technisch schwierigeren Regionen wie im kleinen Becken. Ob es eine intraluminäre Tumorzellverschleppung während der Operation gibt, ist unbewiesen und insgesamt höchst zweifelhaft; ggf. kann ein frühes Abbinden oder Durchtrennen des Darmes im Bereich der vorgesehenen Resektionslinie erfolgen. Das Ausspülen der Wunde und der verbleibenden Darmschenkel nach der Tumorentfernung mit Aqua destillata oder zytotoxischen Substanzen erscheint sinnvoll, wenngleich ebenfalls in seiner Effektivität nicht bewiesen. Sicherlich wichtig ist das ausgiebige Spülen des Bauchraumes bzw. Beckens nach intraoperativer Verletzung des Tumors.

**17.4.13
Spezielle operationstechnische Gesichtspunkte
bei submuköser Rektumadenomausschälung**

Vor allem breitbasige Rektumadenome bis zu einem Abstand von 10–12 cm zwischen
Anus und oberer Begrenzung des Polyps eignen sich für eine peranale submuköse Ausschälung. Durch eine Unterspritzung der Schleimhaut im Bereich des Polypen (z. B.
0,5%ige Lokalanästhesielösung, ggf. auch mit Suprareninzusatz) kann die schichtgerechte
Präparation des Adenoms im Einzelfall erleichtert werden. Notwendig ist diese Maßnahme jedoch nicht. Das Adenom muss mit einem ausreichenden Abstand (normalerweise
mindestens 0,5, wenn möglich besser 1 cm) exakt in gesunder Schleimhaut umschnitten
werden. Für die Blutstillung ist auch hier – wie fast überall – die bipolare der monopola-
ren Koagulation deutlich überlegen. Wenn Zweifel über die Dignität bestehen oder
während der Präparation aufkommen, sollte von der submukösen Präparation auf eine
Vollwandexzision übergegangen werden. Auf jeden Fall muss das Adenom vollständig
entfernt (ganz und im Ganzen!), geborgen und histologisch untersucht werden. Der ent-
standene Defekt kann in der Regel durch direkte Nahtvereinigung verschlossen werden,
u. U. muss dabei eine stärkere Raffung erfolgen. Die Nähte sollten auch bei alleinig submuköser Präparation die Muscularis propria mitfassen. Postoperative Nahrungskarenz ist
nicht erforderlich.

 Bei Schwierigkeit der Wundränderadaptation oder anderen Unsicherheiten kann im Einzelfall die
Anlage eines Anus praeter angebracht sein. Deshalb sollten die Patienten präoperativ über diese
Eventualität aufgeklärt werden.

Notizen

17.5
Postoperative Behandlung

Routine-behandlung	Nach endoskopischer Polypabtragung	Keine; jedoch klinische Kontrolle bzw. Aufklärung bezüglich Nachblutungsmöglichkeit
	Nach peranaler Adenom-ausschälung	Bei unsicherer Naht und größeren Defekten Nahrungskarenz oder vollresorbierbare Kost für 1–3 Tage
	Nach allen größeren Dickdarmeingriffen	Infusionstherapie: Schema II s. Kap. 25. Von Ausnahmefällen abgesehen kann die Magensonde sofort entfernt werden
	Nach Rektumexstirpation, nach Anlage eines protektiven Stomas sowie bei allen problemlosen Anastomosen	Eine frühe enterale Belastung kann bereits ab dem 1./2. postoperativen Tag erfolgen. Die Geschwindigkeit des Kostaufbaues muss sich allerdings nach der individuellen Verträglichkeit richten

Antibiotikaprophylaxe perioperativ als Einmalgabe. Bei starker Verschmutzung, z. B bei nicht ganz frischer Perforation Antibiotikagabe über 2 bis 3 Tage

Magensonde: allenfalls kurzfristig postoperativ, jedoch auf Magenatonie achten

Zieldrain: je nach Sekretion, bei unauffälligem Verlauf im Allgemeinen früh zu entfernen

Laxanzien, nicht routinemäßig, ggf. Mikroklistier, bei Subileus evtl. Ceruletid oder Prostigmin (keine forcierten Einläufe mit größeren Volumina bei Dickdarmanastomosen)

Kontrollen	Prüfung von Darmperistaltik, Bauchdeckenspannung und auch Zungenbeschaffenheit (nota bene: das Zungenbild ist ein Spiegel des Abdomens)
Spezielle Probleme	*Nach Rektumoperationen:* suprapubische Harnableitung meist über 3–5 Tage belassen; Beginn mit Blasentraining, wenn keine anderen Probleme mehr bestehen; wenn Restharn 3-mal unter 100 ml: Entfernung

Nach Rektumexstirpation: achten auf okkulte Infektion unter primär verschlossener Perinealwunde, ggf. frühzeitige Wunderöffnung

Bei Magenatonie: Magensonde ggf. frühzeitig erneut einführen, Bilanzierung des Magensafts

Bei Ileostomie: größere Flüssigkeits- und Elektrolytverluste zusätzlich bilanzieren, Hypokaliämien und speziell auch starke Hyponatriämien unbedingt vermeiden

Bei Anus-praeter-Anlage: ausführliche Anleitung und Hinweise, ggf. auch Verweis auf ILCO-Gruppe

Bei doppelläufigem Anus-praeter: Anleitung zum Spülen des abführenden Schenkels (1- bis 3-mal wöchentlich, ca. ab dem 5. postoperativen Tag)

17.6
Spezielle postoperative Gesichtspunkte

17.6.1
Septischer postoperativer Verlauf

Gerade nach Eingriffen am Dickdarm kann eine *Peritonitis* larviert verlaufen und leicht als Restfolge intraoperativer Kontamination fehlgedeutet werden.

CAVE Besonders eine primär bestehende oder früh in den ersten beiden postoperativen Tagen eintretende Nahtinsuffizienz verläuft oft ohne akute Symptomatik.

Ungeklärte Pulsbeschleunigung, vermehrte Bauchdeckenspannung (auch ohne eigentliche Abwehrspannung), angedeutete Verwirrtheitszeichen oder auch übertriebene Euphorie sowie trockene, borkige Zunge sind wichtige Frühzeichen.

> **CAVE**
>
> **Das Fehlen einer pathologischen Sekretion aus eingelegten Drains schließt generell das Vorliegen einer Nahtinsuffizienz *nicht* aus.**

Laborwerte haben keinen beweisenden oder ausschließenden Wert. Jedoch sind ansteigende Leukozytenzahlen und speziell auch ein ansteigender CRP-Wert wichtige Warnzeichen, die auch für sich allein genommen eine weiterführende Diagnostik rechtfertigen. Ein vorsichtiger Einlauf mit wasserlöslichem Kontrastmittel ist bei Verdacht auf Insuffizienz berechtigt, wobei allerdings nur ein positiver Befund beweisend ist. Weiter kann es sich auch um intraabdominelle Abszesse ohne Insuffizienz handeln. Eine sonographische Untersuchung wie auch eine CT sind im Zweifel indiziert, wobei jede dieser Untersuchungen ggf. Abszesse nachweisen kann, nicht aber eine flächenhafte Peritonealinfektion. Bei Verdacht auf Nahtinsuffizienz oder Peritonitis anderer Ursache ist daher in aller Regel eine *frühzeitige Relaparotomie* indiziert.

Bei einer *Anastomoseninsuffizienz* ist, je nach Schwere des peritonitischen Befunds, zu entscheiden zwischen Übernähung mit vorgeschalteter Kolostomie bzw. Ileostomie und einer Trennung der Anastomose mit Ausleiten des proximalen und Ausleiten oder Blindverschluss des distalen Darmendes. Im Zweifelsfall wird man die größere Sicherheit der Diskontinuitätsoperation wählen. Bei Anschluss der Insuffizienz an eine Drainage und Vorliegen einer sicher nur regionalen Entzündung kann eine vorgeschaltete doppelläufige Kolostomie bzw. Ileostomie ausreichend sein, wobei der abgegrenzte Infektionsherd nicht eröffnet und eine Übernähung nicht versucht wird.

Ein weiterer, ebenfalls häufig spät bemerkter Infektionsherd ist die *Sakralhöhle bzw. perineale Wunde* bei primärem Wundverschluss nach Rektumexstirpation. Blutig-bräunliche, übelriechende Drainageabsonderung ist ein Hinweis darauf und erfordert breite Eröffnung der Wunde bis in die Tiefe. Mit einer Sakralhöhleninfektion verbunden ist häufig ein Subileus durch hochsteigende Peritonealbeteiligung (bei Subileus oder Ileus nach Rektumexstirpation ist weiter an die Einklemmung einer Dünndarmschlinge in einer dehiszenten Beckenbodenperitonealnaht zu denken). Schwierig ist auch, die Sakralhöhleninfektion nach anteriorer Rektumresektion zu diagnostizieren, sofern nicht eine Drainage darauf hinweist. Eine CT ist hier bei Verdacht stets indiziert. Zuweilen kann eine Klärung aber nur durch Relaparotomie herbeigeführt werden.

> **CAVE**
>
> **Bevor ein fieberhaft-septischer postoperativer Verlauf auf bronchopulmonale oder urologische Infektionen bezogen wird, sollen Peritoneal- und Sakralhöhleninfektion als Ursachen bestmöglich ausgeschlossen werden.**

Darüber hinaus ist zu bedenken, dass eine Ureterligatur oder -verletzung ebenfalls zu einem schwer differenzierbaren septischen Krankheitsbild führen kann.

17.6.2
Blasenentleerungsstörungen

Die nach Operationen am Rektum häufigen Blasenentleerungsstörungen sind ursächlich bedingt durch Zusammenwirken von Lageveränderungen, vorbestehenden latenten Blasenentleerungsstörungen (Prostatahypertrophie), entzündlichen Umgebungsreaktionen, Verletzungen, Irritationen des autonomen Nervensystems und Schmerzreaktion (Palmtag 1976). Sie sind meist in wenigen Tagen zumindest weitgehend reversibel, können jedoch, besonders bei älteren Männern auch über mehrere Wochen anhalten. Bei Operationen am Rektum ist die intraoperative Einlage eines suprapubischen Katheters zu empfehlen, da dieser ein Blasentraining erlaubt und postoperativ auch über längere Zeit beibehalten werden kann, bis sich wieder eine spontane Entleerung ohne nennenswerte Restharnmengen eingestellt hat.

17.6.3
Verbandswechsel bei primär offener Perinealwunde

Eine eingelegte Rollgaze (nicht: ungezählte Kompressen!) kann unter leichter Analgesie nach 24 bis 48 Stunden erstmals gewechselt werden. Ist das Beckenbodenperitoneum zusätzlich offen, so erscheint bei afebrilem Verlauf ein Wechsel erst am 2. oder 3. postoperativen Tag, evtl. unter leichter Kopftieflage, günstiger.

In der Folge ist ein nur lockeres Einlegen (nicht: Austamponieren) mit feuchter Rollgaze einmal täglich, bei eitriger Sekretion mehrmals täglich meist ohne Analgesierung möglich. Darüber hinaus bieten die modernen Möglichkeiten der Wundpflege für fast jeden Problemfall eine Lösung. Die Vielfalt der industriell angebotenen Verfahren und Materialien, die zudem ständig weiterentwickelt werden, macht eine vollständige Aufzählung praktisch unmöglich. Der Einsatz sollte mit Augenmaß erfolgen. Eine medizinische Notwendigkeit ist nur selten gegeben. Für den Normalfall reichen die herkömmlichen Methoden der feuchten Wundversorgung fast immer aus. Es ist höchst fraglich, ob der geringere pflegerische Aufwand für die neuen Materialien die teils sehr hohen Kosten rechtfertigt. Bei sehr tiefer und unter konventioneller Therapie nicht gut granulierender Perinealwunde kann allerdings die Einlage eines Spezialschwammes unter Vakuum (Vacuseal) die Säuberung und Heilung dramatisch beschleunigen.

17.6.4
Pflege einer Kolostomie und Ileostomie, Anus-praeter-Rückverlagerung

Die Pflege eines Enterostomas erfolgt unmittelbar postoperativ zunächst durch das Personal der Station, kann dann aber durchaus – nach Erholung und Mobilisation des Patienten – schon etwa ab der ersten postoperativen Woche vom Patienten selbst vorgenommen werden. Dies trägt wesentlich zur Selbstrehabilitation bei. Vor Entlassung ist eine ausführliche Beratung in diesen Fragen von entscheidender Bedeutung, insbesondere auch der Hinweis auf entsprechende Selbsthilfegruppen (Deutsche ILCO-Vereinigung bzw. deren Regionalgruppen). Folgende Empfehlungen können dabei hilfreich sein: Zur *Reinigung der Stomaumgebung* ist ein vorsichtiges Abwaschen mit einem angefeuchteten, handwarmen Waschlappen ausreichend. Nach Abtrocknen kann der Beutel aufgeklebt werden, ggf. ist bei empfindlicher Haut zusätzlich eine der üblichen Schutzlotionen aufzutragen. Die *Auswahl des Stomabeutels* richtet sich nach den individuellen Gegebenheiten. Allgemein werden zweiteilige Systeme (Klebeplatte mit Rastring und entsprechende getrennt auswechselbare Beutel) bevorzugt. Die Vielfalt der angebotenen Produkte gewährleistet eine adäquate Lösung für praktisch jede Problemsituation. Die Klebeplatte soll der Haut-Schleimhaut-Grenze unmittelbar anliegen, unabdingbar ist dies speziell bei Ileostomata wegen der größeren Aggressivität des Dünndarmstuhles.

Eine regelmäßige *Irrigation* unter Verwendung geeigneter Spülsets erlaubt es Patienten mit endständigem Kolostoma in aller Regel, nach der täglichen oder 2-tägigen Spülung für 24 oder auch 48 Stunden frei von Stuhl- und Windabgang zu sein. Wir empfehlen allen Patienten, auch älteren, sofern sie sich selbstständig versorgen können, die Irrigation zu erlernen bzw. zumindest zu erproben. Wenn auch der Irrigationsvorgang eine halbe bis eine Stunde, in der Regel morgens, in Anspruch nimmt, so wird dadurch doch ein nahezu völlig unabhängiges Leben möglich, Schwimmbad- und Saunabesuche eingeschlossen.

Bei einem *doppelläufigen Anus praeter oder Ileostoma* soll der abführende Schenkel 1- bis 3-mal pro Woche prograd leergespült werden. Dies gilt gleichermaßen bei geraden Anastomosen wie bei Kolon- oder Ileumpouches. Auch die Spülung können die Patienten im postoperativen Verlauf zumeist rasch selbst erlernen.

Eine definierte *Diät* für Kolostomie- oder Ileostomieträger ist nicht existent und ganz sicher nicht erforderlich; individuell werden meist rasch geeignete Ernährungsweisen gefunden.

Nach Ileostomie kommt es in den ersten Wochen gelegentlich zu größeren Flüssigkeits- und Elektrolytverlusten. Zumindest in dieser Zeit sind regelmäßige Serumelektrolytkontrollen und ggf. Elektrolytsubstitutionen (besonders K^+, manchmal aber auch NaCl) notwendig. Die Verluste sind im Laufe einiger Wochen bis Monate rückläufig, ggf kann mit Loperamid gegengesteuert werden. Bei Phasen stärkerer Flüssigkeitsverluste (Diarrhö, Fieber, Schwitzen – Reisen in heiße Länder) müssen Ileostomieträger allerdings in besonderer Weise auf einen ausgeglichenen Flüssigkeits- und Elektrolythaushalt achten. Wichtig sind eine tägliche Urinausscheidung nicht unter 1 Liter, reichliches Trinken von Mineralwasser, evtl. zusätzliche Einnahme von Kochsalzkapseln und Loperamid.

Eine Resektion des terminalen Ileums (und evtl. auch eine Pouchanlage) geht mit der Verminderung der (Rück-)Resorption von Vitamin B_{12} und Gallensalzen einher. Letzteres kann wiederum zu Störungen der Fettresorption mit nachfolgenden Durchfällen führen. Sofern bei der Operation größere Teile des terminalen Ileums entfernt wurden, ist die Substitution von Vitamin B_{12} zeitlebens (1000 μg/3 Monate i.m., bei Bedarf auch mehr) und die Gabe von Präparaten zur Bindung von Gallensäuren (z. B. Quantalan) zumindest bei Durchfallneigung angebracht.

Anus-praeter-Rückverlagerung

Die *Rückverlagerung* einer doppelläufigen protektiven Kolostomie oder Ileostomie kann bei komplikationslosem Verlauf der Erstoperation ab der dritten postoperativen Woche vorgenommen werden; aus Gründen der zusätzlichen Sicherheit und einer Erholung des Patienten nach dem Ersteingriff wird jedoch in der Regel ein Intervall von 6 bis 8 Wochen oder länger gewählt. Vor der Rückverlagerung sind zuerst eine rektoskopische und dann eine röntgenologische Kontrolle der Anastomosenweite und Anastomosensuffizienz erforderlich. Bei (noch) zu enger Anastomose im Rektumbereich kann diese vor Rückverlagerung vorsichtig bougiert werden; erhebliche Stenosen mit Verhärtung der Umgebung sprechen für eine abgelaufene Insuffizienz, die unter Anus-praeter-Schutz klinisch latent blieb. Hier muss ggf. länger bis zur Rückverlagerung gewartet werden. In Einzelfällen ist eine Nachresektion der Anastomose, weiterhin unter Anus-praeter-Schutz, angezeigt.

Operationstechnisch soll bei Kolostoma-Rückverlagerung beim Auslösen des Darms aus der Bauchdecke der Peritonealraum nach Möglichkeit nicht eröffnet werden. Eine evtl. auftretende Nahtinsuffizienz bleibt damit umschrieben und heilt meist konservativ aus.

> **CAVE**
> **Der Darm wird nicht reseziert, sondern an der Vorderwand vernäht. Dabei ist streng auf eine quere Naht zu achten, um einer Stenosierung vorzubeugen (Darm längs eröffnen, quer vernähen!).**

Wegen der stets unvermeidbaren Kontamination des subkutanen Bereichs besteht ein erhöhtes Wundinfektionsrisiko. Die primär verschlossene Wunde ist entsprechend sorgfältig täglich zu überprüfen.

17.6.5
Nachbetreuung nach Operation wegen Dickdarmerkrankung

Entzündliche Erkrankungen und Divertikulitis
■ **Divertikulitis.** Nach Resektion ist (weiterhin) schlackenreiche Kost anzuraten. Spezielle Nachkontrollen sind nicht erforderlich, der Patient soll jedoch auf die (sehr seltenen) Rezidive durch ggf. proximal verbliebene oder sich neu ausbildende Divertikel hingewiesen werden.

■ **Colitis ulcerosa.** Nach restaurativer Proktokolektomie ist eine Nachkontrolle speziell hinsichtlich einer sich entwickelnden Pouchitis angezeigt. Die Mehrzahl der Patienten erleidet im Verlauf mindestens einen Pouchitis-Schub, der in der Regel unter konservativer Behandlung folgenlos ausheilt, nur bei weniger als 5% muss der Pouch deswegen chirurgisch wieder entfernt werden. Daneben ist auf die Entwicklung von Karzinomen aus verbliebener Schleimhaut im Bereich der Linea dentata zu achten. Patienten mit Ileum-Pouch bedürfen daher der lebenslänglichen Nachsorge mit regelmäßigen Pouch-Endoskopien, zu Beginn viertel-, später halbjährlich und auf Dauer jährlich. Bei Ileo-Rektostomie mit erhaltenem Rektumstumpf sind rektoskopische Kontrollen halbjährlich (lebenslang) bezüglich Abheilung, Rezidiv oder Malignitätsentwicklung notwendig. Bei schweren und rezidivierenden Krankheitssymptomen von Seiten des Rektums ist meist sekundär die Indikation zur Rektumexstirpation gegeben. Auch dies kann jedoch meist sphinktererhaltend mit ileoanaler Pouchanlage erfolgen.

■ **M. Crohn des Dickdarms.** Endoskopische Kontrollen in etwa jährlichen Abständen sind zur frühzeitigen Erkennung und evtl. konservativen Behandlung eines Rezidivs wünschenswert, die Indikation zu einem erneuten operativen Vorgehen wird jedoch im Wesentlichen von der klinischen Situation bestimmt.

Neoplastische Erkrankungen
■ **Polypen.** Nach Adenomabtragung sind wegen der Rezidivhäufigkeit an gleicher Stelle (v. a. bei nicht vollständiger Abtragung eines villösen Adenoms) oder an anderer Stelle im Darm endoskopische Kontrollen zunächst halbjährlich später jährlich und dann auf Dauer ca. alle 2 bis 5 Jahre erforderlich. Abstufung und Untersuchungsfrequenz richtet sich ganz wesentlich nach dem Verlauf. Des Weiteren müssen die Patienten genau hinsichtlich der Rezidivgefahr und der entsprechenden Symptome aufgeklärt werden.

> **!** Auch nach Adenomabtragung im Rektum sollte das gesamte Kolon in die Nachuntersuchungen einbezogen werden. Jeder erneut gefundene Polyp ist in entsprechender Weise abzutragen und histologisch zu untersuchen.

■ **Familiäre Polypose.** Nach restaurativer Proktokolektomie ist speziell auf eine Polyp- oder Karzinomentwicklung aus verbliebener Schleimhaut im Bereich der Linea dentata zu achten. Patienten mit Ileum-Pouch sollten daher lebenslang mit regelmäßigen Pouch-Endoskopien untersucht werden werden, zu Beginn halbjährlich, auf Dauer alle 1 bis 3 Jahre. Bei Ileo-Rektostomie mit erhaltenem Rektumstumpf sind rektoskopische Kontrollen halbjährlich (lebenslang) bezüglich erneuter Polypen oder Malignitätsentwicklung notwendig. Anders als bei Patienten mit Colitis ulcerosa ist das Auftreten einer Pouchitis eine Rarität. Bei sekundär notwendiger Rektumexstirpation kann auch hier häufig noch sphinktererhaltend mit ileoanaler Pouchanlage vorgegangen werden.

■ **Karzinom.**
● Tumormarker (CEA, evtl. CA 19-9): Vierteljährlich im 1. Jahr, halbjährlich im 2 bis 5. Jahr (bei nachgewiesenem Anstieg ggf. häufiger).
  Begründung: Früherkennung von Metastasen und/oder extraluminären (lokoregionären) Rezidiven (dabei auch Anstiegsgeschwindigkeit als prognostischer Faktor).
● Sonographie: viertel- bis halbjährlich bis zum 3. Jahr, danach jährlich mindestens bis zum 5. Jahr postoperativ (bei Metastasen oder Rezidivverdacht ggf. häufiger, z. B. alle 8–12 Wochen).
● Röntgenuntersuchung des Thorax (a.p. und seitlich): halbjährlich bis zum 2. Jahr, danach jährlich mindestens bis zum 5. Jahr postoperativ.
  Begründung: Früherkennung von – ggf. resektablen – Lungenmetastasen.
● CT (Abdomen, Becken, evtl. Thorax): fakultativ bei Symptomen oder bei durch andere Untersuchungen begründetem Metastasen-/Rezidivverdacht.

Gerade nach Operation eines kolorektalen Karzinoms werden regelmäßige Nachkontrollen für bedeutsam erachtet, insbesondere in Bezug auf lokale Anastomosenrezidive und metachrone Zweitkarzinome im Kolon-Rektum-Bereich (Raab et al. 1988a). Auch sind im Rahmen der Routinenachsorge festgestellte, klinisch asymptomatische Leber- oder Lungenmetastasen mit größerer Wahrscheinlichkeit R0-resektabel als solche, die erst nach Auftreten von Symptomen diagnostiziert werden. Dagegen sind extraluminäre Rezidive nach radikaler Rektumkarzinomoperationen chirurgisch nur in wenigen Fällen und auch nur durch maximale Eingriffe wie subtotale oder totale Beckenexenteration mit oder ohne Os-sacrum-Resektion behandelbar.

Jenseits des direkten Nutzens für die Patienten ist die Nachsorge der wichtigste Pfeiler in der Qualitätssicherung der chirurgischen Onkologie. Die Feststellung, ob und ggf. wann und wo ein Rezidiv der Erkrankung auftritt, ist die definitive Erfolgskontrolle der Therapie und damit den eher indirekten Parametern wie Anzahl der Lymphknoten am Präparat, Unversehrtheit des Mesorektums etc. deutlich überlegen.

Andererseits ergeben sich dabei häufig Befunde einer Metastasierung, die nicht effektiv behandelbar ist (z. B. multiple Leber- oder Lungenmetastasen). Für diese, z. T. auch längerfristig asymptomatischen Patienten stellt das Wissen um das inkurable Tumorrezidiv eine große Belastung dar. Gerade bei älteren oder multimorbiden Patienten, denen ohnehin kaum eine Metastasenchirurgie oder eine belastende Chemotherapie zugemutet werden kann, ist es individuell sicher gerechtfertigt, die Nachsorge einzuschränken oder ganz darauf zu verzichten.

Noch nicht endgültig entschieden ist, ob bei kontinuierlich ansteigenden Tumormarkerwerten ohne Lokalisation des dringend zu vermutenden Rezidivs durch die bildgebende Diagnostik eine explorative Laparotomie therapeutisch und prognostisch bedeutsam ist. Gerade bei jüngeren Patienten kann man auch ohne sichere Datenbasis eine solche Operation empfehlen. Zuvor sollten allerdings außerhalb des Abdomens gelegene Tumormanifestationen so sicher wie möglich ausgeschlossen werden (Röntgen- und CT-Untersuchung des Thorax, Knochenszintigraphie, evtl. Positronenemissionsszintigraphie).

Anhang: Iatrogene Kolon-Rektum-Perforation, Bariumperitonitis

Im Kolon ereignet sich eine iatrogene *Perforation* besonders an der Stelle der endoskopischen Abtragung eines mehr breitbasig sitzenden Polypen entweder unmittelbar oder – selten einige Stunden oder wenige Tage später infolge Nekrose der Restwand. Im ersten Fall finden sich rasch Zeichen eines akuten Abdomens, im zweiten mehr die einer gedeckten Perforation. Weiter kommen Perforationen durch das Koloskop selbst vor, besonders bei erkannten oder nicht erkannten Schwierigkeiten, das Gerät weiterzuführen (Häufigkeit insgesamt bei ca. 0,2% der Endoskopien). Bei freier Perforation ist eine rasche Laparotomie, ggf. auch Laparoskopie, indiziert. Bei der meist vorliegenden guten Darmvorbereitung reicht in der Regel eine Übernähung, nur bei bereits ausgeprägter Peritonitis (verspätetes Eingreifen) oder Perforation eines erkrankten Darms (z. B. Colitis ulcerosa) kann zusätzlich ein protektiver Anus praeter angebracht sein. Bei einer Perforation im Bereich eines Karzinoms, gleich ob iatrogen oder spontan, muss sogleich die radikale Tumoroperation vorgenommen werden, abhängig vom Lokalbefund evtl. als Diskontinuitätsresektion. Gleichermaßen ist auch bei nicht oder nur fraglich im Gesunden abgetragenen Adenomen mit Perforation eine onkologische Resektion angezeigt.

Perforationen im Rektumbereich entstehen nur selten bei einer Rektoskopie, häufiger bei Einführen eines Darmrohrs (*cave*: starres Material!) bei Intensivpflegepatienten.

> **CAVE**
>
> Wenn Verdachtszeichen hierfür (evtl. plötzliches Nachlassen eines Widerstands beim Einführen, ungenügender Rücklauf des Irrigats oder leichter Blutabgang) nicht sofort registriert werden, kann bei den sedierten, beatmeten oder nicht bewusstseinsklaren Patienten diese Komplikation leicht unerkannt bleiben, manchmal bis zum Auftreten eines ungeklärten septischen Bildes.

Bei jedem Verdacht ist eine Röntgendarstellung mit wasserlöslichem Kontrastmittel indiziert. Eine extraperitoneal gelegene Perforation wird meist nur durch Anlage einer Deviationskolostomie, eine intraperitoneale durch Übernähung ggf. mit intraoperativer Darmspülung und zusätzlicher Deviationskolostomie versorgt. Für die Perforation im Tumorbereich gilt das gleiche wie beim Kolon, nämlich eine unmittelbare radikale Resektion.

Literatur

Lehrbücher und Übersichtsarbeiten

Gall F, Hermanek P, Tonak J (Hrsg) (1986) Chirurgische Onkologie. Springer, Berlin Heidelberg New York Tokyo

Goligher JC (1984) Surgery of the anus, rectum and colon. Balliére Tindall, London

Pichlmaier H (1976) Eingriffe am Dickdarm, Mastdarm und Anus. In: Zenker R, Berchtold R, Hamelmann H (Hrsg) Allgemeine und spezielle chirurgische Operationslehre, Bd VII/I: Die Eingriffe in der Bauchhöhle. Springer, Berlin Heidelberg New York

Zitierte Literatur

Akerkar GA, Yee J, Hung R, McQuaid K (2001) Patient experience and preferences toward colon cancer screening: a comparison of virtual colonoscopy and conventional colonoscopy. Gastrointest Endosc 54: 310–315

Alexander-Williams J, Haynes IG (1985) Conservative operations for Crohn's disease of the small bowel. World J Surg 9: 945–951

AWMF (2003) S3-Leitlinie: Diagnostik und Therapie des M. Crohn. http://www.uni-duesseldorf.de/WWW/ AWMF/ll/021-004.htm

AWMF (2004) S3-Leitlinie: Diagnostik und Therapie der Colitis ulcerosa. http://www. uni-duesseldorf.de/ WWW/AWMF/ll/021-009.htm

Barton JB, Langdale LA, Cummins JS et al. (2002) The utility of routine preoperative computed tomography scanning in the management of veterans with colon cancer. Am J Surg 183: 499–503

Basse L, Thorbol JE, Lossl K, Kehlet H (2004) Colonic surgery with accelerated rehabilitation or conventional care. Dis Colon Rectum 47: 951

Beart Jr RW (1988) Proctocolectomy and ileoanal anastomosis. World J Surg 12: 160–163

Becker V, Brunner HP (1974) Divertikulose, Divertikulitis Pathogenese und Pathologische Anatomie. In: Reifferscheid M (Hrsg) Kolondivertikulitis. Thieme, Stuttgart New York, S 24–33

Beets-Tan RG (2003) MRI in rectal cancer: the T stage and circumferential resection margin. Colorectal Dis 5: 392–395

Benn PL, Wolff BG, Ilstrup DM (1986) Level of anastomosis and recurrent colonic diverticulitis. Am J Surg 151: 269–271

Bernstein CN, Blanchard JF, Kliewer E, Wajda A (2001a) Cancer risk in patients with inflammatory bowel disease: a population-based study. Cancer 91: 854–862

Bernstein CN et al. (2001b) The prevalence of extraintestinal diseases in inflammatory bowel disease: A population-based study. Am J Gastroenterol 96: 1116–1122

Boley SJ, Brandt LJ, Frank MS (1981) Severe lower intestinal bleeding: Diagnosis and treatment. Clin Gastroenterol 10: 65–91

Bouhnik Y, Lemann M, Mary JC et al. (1996) Long-term follow-up of patients with Crohn's disease treated with azathioprine or 6-mercaptopurine. Lancet 347: 215–219

Brown G, Radcliffe AG, Newcombe RG et al. (2003) Preoperative assessment of prognostic factors in rectal cancer using high-resolution magnetic resonance imaging. Br J Surg 90: 355–364

Buchman TG, Bulkley GB (1987) Current management of patients with lower gastrointestinal bleeding. Surg Clin North Am 67: 651–664

Büchler MW, Heald RJ, Maurer CHA, Ulrich B (Hrsg) (1998) Rektumcarcinom: Das Konzept der totalen mesorektalen Excision. Karger, Basel Freiburg Paris London etc.

Buess G, Theiß R, Günther M, Hutterer F, Hepp M, Pichlmaier H (1984) Endoskopische Operationen zur Polypabtragung im Rektum. Coloproctology 6: 254–261

Chapman MA, Buckley D, Henson DB, Armitage NC (1998) Preoperative carcinoembryonic antigen is related to tumour stage and long-term survival in colorectal cancer. Br J Cancer 78: 1346–1349

Chen CD, Yen MF, Wang WM et al. (2003) A case-cohort study for the disease natural history of adenoma-carcinoma and de novo carcinoma and surveillance of colon and rectum after polypectomy: implication for efficacy of colonoscopy. Br J Cancer 88: 1866–1873

Cheung O, Regueiro MD (2003) Inflammatory bowel disease emergencies. Gastroenterol Clin North Am 32: 1269–1288

Citarda F, Tomaselli G, Capocaccia R et al. (2001) Efficacy in standard clinical practice of colonoscopic polypectomy in reducing colorectal cancer incidence. Gut 48: 812–815

Collins Jr RH, Feldman M, Fordtran JS (1987) Colon cancer, dysplasia and surveillance in patients with ulcerative colitis: a critical review. N Engl J Med 316: 1654–1658

Cuthbert AP, Fisher SA, Mirza MM, King K, Hampe J, Croucher PJ, Mascheretti S et al. (2002) The contribution of NOD2 gene mutations to the risk and site of disease in inflammatory bowel disease. Gastroenterology 122: 867–874

Debatin JF, Lauenstein TC (2003) Virtual magnetic resonance colonography. Gut 52 Suppl 4: iv17–22

Delaney CP, Fazio VW, Senagore AJ, Robinson B, Halverson AL, Remzi FH (2001) „Fast track" postoperative management protocol for patients with high co-morbidity undergoing complex abdominal and pelvic colorectal surgery. Br J Surg 88: 1533–1538

Denstman F, Rosen L, Khubchandani IT, Sheets IA, Stasic JJ, Riether RD (1986) Comparing predicitve decision rules in postoperative CEA monitoring. Cancer 58: 2089–2095

Dew MJ, Thompson J, Allan RN (1979) The spectrum of hepatic dysfunction in inflammatory bowel disease. Q J Med 48: 113–135

Dirks E, Goebell H, Eigler FW (1989) Verlauf und Prognose der Colitis ulcerosa. Med Klinik 84: 208–215

Dombrowski H, Bürkle G (1981) Röntgentechnik und Röntgenbefunde bei chronisch entzündlichen Darmerkrankungen. Internist 22: 385–400

Duffy MJ (2001) Carcinoembryonic antigen as a marker for colorectal cancer: is it clinically useful? Clin Chem 47: 624–630

Dukes CE (1932) The classification of cancer of the rectum. J Pathol 35: 323–332

Eaden JA, Abrams KR, Mayberry JF (2001) The risk of colorectal cancer in ulcerative colitis: a meta-analysis. Gut 48: 526–535

Eisen GM, Kim CY, Fleischer DE et al. (2002) High-resolution chromoendoscopy for classifying colonic polyps: a multicenter study. Gastrointest Endosc 55: 687–694

Feinberg SM, Jagelman DG, Sarre RG et al. (1988) Spontaneous resolution of rectal polyps in patients with familial polyposis following abdominal colectomy and ileorectal anastomosis. Dis Colon Rectum 31: 169–175

Foulkes WD (1995) A tale of four syndromes: familial adenomatous polyposis, Gardner syndrome, attenuated APC and Turcot syndrome. QJM 88: 853–863

Frühmorgen P, Matek W (1983) Significance of polypectomy in the large bowel-endoscopy. Endoscopy 15: 155–157

Gan SI, Beck PL (2003) A new look at toxic megacolon: an update and review of incidence, etiology, pathogenesis, and management. Am J Gastroenterol. 98: 2363–2371

Goligher JC (1984) Surgery of the anus, rectum and colon. Baillière Tindall, London

Goligher JC (1988) Surgical treatment of Crohn's disease affecting mainly or entirely the large bowel. World J Surg 12: 186–190

Greene FL (2003) TNM staging for malignancies of the digestive tract: 2003 changes and beyond. Semin Surg Oncol 21: 23–29

Hampe J, Cuthbert A, Croucher PJP, Mirza MM, Mascheretti S, Fisher S, Frenzel H et al. (2001) An insertion mutation in the NOD2 gene predisposes to Crohn's Disease in the German and British populations. Lancet 357: 1925–1928

Hardcastle JD, Chamberlain JO, Robinson MH et al. (1996) Randomised controlled trial of faecal-occult-blood screening for colorectal cancer. Lancet 348: 1472–1477

Harder F (2002) Gastroenterologische Chirurgie. In: Siewert JR, Harder F, Rothmund M (Bd-Hrsg) Praxis der Viszeralchirurgie. Springer, Heidelberg New York Barcelona Hong-Kong etc.

Harewood GC, Wiersema MJ, Nelson H et al. (2002) A prospective, blinded assessment of the impact of preoperative staging on the management of rectal cancer. Gastroenterology 123: 24–32

Heald RJ, Husband EM, Ryall RD (1982) The mesorectum in rectal cancer surgery–the clue to pelvic recurrence? Br J Surg 69: 613–616

Heald RJ, Karanjia ND (1992) Results of radical surgery for rectal cancer. World J Surg 16: 848–857

Heberer G, Denecke H, Demmel N, Wirsching R (1987) Local procedures in the management of rectal cancer. World J Surg 11 : 499–503

Herbay von A, Schmid RM, Adler G (1999) Kolorektale Karzinome beim M. Crohn. DMW 124: 940–944

Herfarth CH, Stern J (1990) Colitis ulcerosa – Adenomatosis coli; Funktionserhaltende Therapie. Springer, Berlin Heidelberg New York etc.

Hermanek P (1979) Colorektale Polypen und Polyposen: Eine grundlegende Darstellung. Proktologie 2: 8–16

Hermanek P (1988) Kurative Behandlung eines kolorektalen Karzinoms allein durch endoskopische Polypektomie? Z Gastroenterol 26: 183–187

Hermanek P (1994) Lokale Therapie des Rektumkarzinoms. Verfahren in kurativer Intention. Springer Berlin Heidelberg New York Tokyo

Hermanek P, Gall FP (1984) Präkanzerosen des Verdauungstraktes. In: Demling L (Hrsg) Klinische Gastroenterologie, Bd 2. Thieme, Stuttgart New York

Hermanek P, Mansmann U, Staimmer DS, Riedl S, Hermanek P (2000) The German experience: the surgeon as a prognostic factor in colon and rectal cancer surgery. Surg Oncol Clin N Am 9: 33–49

Hernegger GS, Moore HG, Guillem JG (2002) Attenuated familial adenomatous polyposis: an evolving and poorly understood entity. Dis Colon Rectum 45: 127–134; discussion 134–126

Hicks TC, Beck DE, Opelka FG, Timmcke AE (Eds) (1996) Complications of Colon & Rectal Surgery. Williams & Wilkins, Baltimore Philadelphia London Paris Bangkok etc.

Hjort Jacobsen D, Sonne E, Basse L, Bisgaard T, Kehlet H (2004) Convalescence after colonic resection with fast-track versus conventional care. Scand J Surg 93: 24–28

Hugot JP, Chamaillard M, Zouali H, Lesage S, Cezard JP, Belaiche J, Almer S et al. (2001) Association of NOD2 leucine-rich repeat variants with susceptibility to Crohn's disease. Nature 411: 599–603

Hünerbein M (2003) Endorectal ultrasound in rectal cancer. Colorectal Dis 5: 402–405

Imperiale TF, Wagner DR, Lin CY et al. (2000) Risk of advanced proximal neoplasms in asymptomatic adults according to the distal colorectal findings. N Engl J Med 343: 169–174

Johnson CD, Harmsen WS, Wilson LA et al. (2003) Prospective blinded evaluation of computed tomographic colonography for screen detection of colorectal polyps. Gastroenterology 125: 311–319

Johnson WR, Hughes ESR, McDermott FT, Phil EA, Katrivessis H (1986) The outcome of patients with ulcerative colitis managed by subtotal colectomy. Surg Gynecol Obstet 162: 421–425

Jorgensen OD, Kronborg O, Fenger C (2002) A randomised study of screening for colorectal cancer using faecal occult blood testing: results after 13 years and seven biennial screening rounds. Gut 50: 29–32

Junquera F, Saperas E, de Torres I, Vidal MT, Malagelada JR (1999) Increased expression of angiogenic factors in human colonic angiodysplasia. Am J Gastroenterol 94: 1070–1076

Kehlet H, Wilmore DW (2005) Fast-track surgery. Br J Surg 92: 3–4

Kehlet H, Wilmore DW (2002) Multimodal strategies to improve surgical outcome. Am J Surg 183: 630–641

Keighley MRB, Williams NS (1993) Surgery of the Anus, Rectum and Colon. Sounders, London, Philadelphia Toronto Sydney Tokio

Kiesslich R, von Bergh M, Hahn M et al. (2001) Chromoendoscopy with indigocarmine improves the detection of adenomatous and nonadenomatous lesions in the colon. Endoscopy 33: 1001–1006

Kirschner BS (1988) Inflammatory bowel disease in childhood. Pediatr Clin North Am 35: 189–208

Kronborg O, Fenger C, Olsen J et al. (1996) Randomised study of screening for colorectal cancer with faecal-occult-blood test. Lancet 348: 1467–1471

Kudo S, Rubio CA, Teixeira CR et al. (2001) Pit pattern in colorectal neoplasia: endoscopic magnifying view. Endoscopy 33: 367–373

Lacy AM, Garcia-Valdecasas JC, Delgado S et al. (2002) Laparoscopy-assisted colectomy versus open colectomy for treatment of non-metastatic colon cancer: a randomised trial. Lancet 359: 2224–2229

Liersch T, Langer C, Jakob C et al. (2003) [Preoperative diagnostic procedures in locally advanced rectal carcinoma (>or =T3 or N+). What does endoluminal ultrasound achieve at staging and restaging (after neoadjuvant radiochemotherapy) in contrast to computed tomography?]. Chirurg 74: 224–234

Löhlein D, Ziegler H, Pichlmayr R (1976) Polypose des Dickdarmes. Ein Vergleich der familiären mit der nichtfamiliären Form. Chirurg 47: 439–445

Löhlein D, Pichlmayr R (1985) Akute Magen-Darm-Blutungen. Urban & Schwarzenberg, München Wien Baltimore (Klinik der Gegenwart, Bd XII), S 621–671

Lynch HT, Smyrk T, McGinn T et al. (1995) Attenuated familial adenomatous polyposis (AFAP). A phenotypically and genotypically distinctive variant of FAP. Cancer 76: 2427–2433

Lynch HT, Smyrk TC (1998) Classification of familial adenomatous polyposis: a diagnostic nightmare. Am J Hum Genet 62: 1288–1289

Mackay SG, Pager CK, Joseph D et al. (2003) Assessment of the accuracy of transrectal ultrasonography in anorectal neoplasia. Br J Surg 90: 346–350

Madoff RD (2004) Chemoradiotherapy for Rectal Cancer – When, Why, and How? N Engl J Med 351: 1790–1792

Mandel JS, Church TR, Bond JH et al. (2000) The effect of fecal occult-blood screening on the incidence of colorectal cancer. N Engl J Med 343: 1603–1607

Martling A, Cedermark B, Johansson H, Rutqvist LE, Holm T (2002) The surgeon as a prognostic factor after the introduction of total mesorectal excision in the treatment of rectal cancer. Br J Surg 89: 1008–1013

Marusch F, Gastinger I, Schneider C et al. (2001) Importance of conversion for results obtained with laparoscopic colorectal surgery. Dis Colon Rectum 44: 207–214; discussion 214–206

Mathur P, Smith JJ, Ramsey C et al. (2003) Comparison of CT and MRI in the pre-operative staging of rectal adenocarcinoma and prediction of circumferential resection margin involvement by MRI. Colorectal Dis 5: 396–401

Matsuoka H, Nakamura A, Masaki T et al. (2003) A prospective comparison between multidetector-row computed tomography and magnetic resonance imaging in the preoperative evaluation of rectal carcinoma. Am J Surg 185: 556–559

Matzel KE, Merkel S, Hohenberger W (2003) Lokale Therapieprinzipien beim Rektumkarzinom. Chirurg 74: 897–904

McAndrew MR, Saba AK (1999) Efficacy of routine preoperative computed tomography scans in colon cancer. Am Surg 65: 205–208

Milsom JW, Böhm B (1996) Laparoscopic colorectal surgery. Springer, New York Berlin Heidelberg Barcelona etc.

Milsom JW, Bohm B, Hammerhofer KA et al. (1998) A prospective, randomized trial comparing laparoscopic versus conventional techniques in colorectal cancer surgery: a preliminary report. J Am Coll Surg 187: 46–54; discussion 54–45

Moertel CG, Bargen IA, Dockerty MB (1958) Multiple carcinomas of the large intestine. Gastroenterology 34: 85–98

Moore M, Jones DJ, Schofield PF, Harnden DG (1989) Current status of tumor markers in large bowel cancer. World J Surg 13: 52–59

Morson BC, Sobin LH (1976) Histological typing of intestinal tumors. Int Histological Classification of tumors No 15. World Health Organisation, Genf

Nicholls RJ, Galloway DJ, Mason AY, Boyle P (1985) Clinical local staging of rectal cancer. Br J Surg [Suppl] 72: 51–52

Ottenjann R, Weingart J, Kühner W, Frimberger E (1984) Kolorektale Angiodysplasien (vaskuläre Ektasien). Dtsch Med Wochenschr 109: 1549–1552

Otto HF, WankeM, ZeillhoferJ (1976) Divertikel, Divertikulose, Divertikulitis. In: Doerr W, Seifert G, Uehlinger E (Hrsg) Spezielle pathologische Anatomie, Bd 2. Springer, Heidelberg

Pappas TN, Jacobs DO (2004) Laparoscopic Resection for Colon Cancer – The End of the Beginning? N Engl J Med 350: 2091–2092

Parks TG (1975) Natural history of diverticular disease of the colon. Clin Gastroenterol 4: 53–69

Parlak E et al. (2001) Primary sclerosing cholangitis in patients with chronic inflammatory bowel disease in Turkey. J Clin Gastroenterol 33: 299–301

Pemberton JH (1988) Management of conventional ileostomies. World J Surg 12: 203–210

Pezim ME, Nicholls RJ (1984) Survival after high or low ligation of the inferior mesenteric artery during curative surgery for rectal cancer. Ann Surg 200: 729–733

Pichlmayr R, Ziegler H (1974) Blutungen aus dem Dickdarm. Langenbecks Arch Chir 337: 577–584

Pickhardt PJ, Choi JR, Hwang I et al. (2003) Computed tomographic virtual colonoscopy to screen for colorectal neoplasia in asymptomatic adults. N Engl J Med 349: 2191–2200

Piso P, Dahlke MH, Mirena P, Schmidt U, Aselmann H, Schlitt HJ, Raab R et al. (2004) Total mesorectal excision for middle and lower rectal cancer: a single institution experience with 337 consecutive patients. J Surg Oncol 86: 115–121

Raab R, Werner U, Löhlein D (1988a) Colorectale Mehrfachcarcinome: Eigenschaften und Langzeitprognose. Chirurg 59: 96–100

Rodkey GV, Welch CE (1984) Changing patterns in the surgical treatment of diverticular disease. Am Surg 200: 466–478

Rodriguez-Bigas MA, Boland CR, Hamilton SR et al. (1997) A national cancer institute workshop on hereditary nonpolyposis colorectal cancer syndrome: meeting highlights and Bethesda guidelines. J Natl Cancer Inst 89: 1758–1762

Roskell DE, Biddolph SC, Warren BF (1998) Apparent deficiency of mucosal vascular collagen type IV associated with angiodysplasia of the colon. J Clin Pathol 51: 18–20

Rubio CA, Befrits R (1997) Colorectal adenocarcinoma in Crohn's disease: a retrospective histologic study. Dis Colon Rectum 40: 1072–1078

Sauer R, Fietkau R, Wittekind C, Martus P, Rodel C, Hohenberger W, Jatzko G et al. (2001) Adjuvant versus neoadjuvant radiochemotherapy for locally advanced rectal cancer. A progress report of a phase-III randomized trial (protocol CAO/ARO/AIO-94). Strahlenther Onkol 177: 173–181

Sauer R, Fietkau R, Wittekind C, Rödel C, Martus P, Hohenberger W, Tschmelitsch J et al. (2003) Adjuvant vs. neoadjuvant radiochemotherapy for locally advanced rectal cancer: the German trial CAO/ARO/AIO-94. Colorectal Dis 5: 406–415

Sauer R, Becker H, Hohenberger W, Rödel C, Wittekind C, Fietkau R, Martus P et al. for the German Rectal Cancer Study Group (2004) Preoperative versus postoperative chemoradiotherapy for rectal cancer. N Engl J Med 351: 1731–1740

Scheidbach H, Schneider C, Rose J, Konradt J, Gross E, Bärlehner E, Pross M et al. (2004) Laparoscopic approach to treatment of sigmoid diverticulitis: changes in the spectrum of indications and results of a prospective, multicenter study on 1,545 patients. Dis Colon Rectum 47: 1883–1888

Schiedeck TH, Schwandner O, Baca I et al. (2000) Laparoscopic surgery for the cure of colorectal cancer: results of a German five-center study. Dis Colon Rectum 43: 1–8

Scholefield JH, Moss S, Sufi F et al. (2002) Effect of faecal occult blood screening on mortality from colorectal cancer: results from a randomised controlled trial. Gut 50: 840–844

Schrag D, Panageas KS, Riedel E, Hsieh L, Bach PB, Guillem JG, Begg CB (2003) Surgeon volume compared to hospital volume as a predictor of outcome following primary colon cancer resection. J Surg Oncol 83: 68–78; discussion 78–79

Schumpelick V, Kasperk R (2001) Divertikulitis – eine Standortbestimmung. Springer, Berlin Heidelberg

Schwenk W, Haase O, Raue WM, Neudecker J, Müller JM (2004) Einführung der „fast-track"Kolonchirurgie in die klinische Routine. Zentralbl Chir 129: 502–509

Sengupta S, Tjandra JJ (2001) Local excision of rectal cancer: what is the evidence? Dis Colon Rectum; 44: 1345–1361

Slanetz CA jr, Grimson R (1997) Effect of high and intermediate ligation on survival and recurrence rates following curative resection of colorectal cancer. Dis Colon Rectum 40: 1205–1218; discussion 1218–1209

Sobin LH (2003) TNM, sixth edition: new developments in general concepts and rules. Semin Surg Oncol; 21: 19–22

Soetikno RM, Lin OS, Heidenreich PA, Young HS, Blackstone MO (2002) Increased risk of colorectal neoplasia in patients with primary sclerosing cholangitis and ulcerative colitis: a meta-analysis. Gastrointest Endosc 56: 48–54

Sosna J, Morrin MM, Kruskal JB et al. (2003) CT colonography of colorectal polyps: a metaanalysis. AJR Am J Roentgenol 181: 1593–1598

Spinale RC, Meeker JF (1986) Toxic megacolon with perforation in fulminant Crohn's disease: report of a case and review of the literature. J Am Osteopath Assoc 86: 298–300

Stelzner F (1970) Die (selbstheilende) Cöcalröhrenfistel zur Sicherung von Anastomosen mit dem Colon und dem Rektum. Chirurg 41: 281–283

Stelzner F, Fritsch H, Fleischhauer K (1989) Die chirurgische Anatomie der Genitalnerven des Mannes und ihre Schonung bei der Excision des Rectums. Chirurg 60: 228–234

Sugarbaker PH, Corlew S (1982) Influence of surgical techniques on survival in patients with colorectal cancer. Dis Colon Rectum 25: 545–557

Surtees P, Ritchie JK, Phillips RK (1990) High versus low ligation of the inferior mesenteric artery in rectal cancer. Br J Surg 77: 618–621

Sutherland LR, Martin F, Bailey RJ et al. (1997) A randomized, placebo-controlled, double-blind trial of mesalamine in the maintenance of remission of Crohn's disease. Gastroenterology 112: 1069–1077

Takahashi T, Kato T, Kodaira S et al. (1996) Prognostic factors of colorectal cancer. Results of multivariate analysis of curative resection cases with or without adjuvant chemotherapy. Am J Clin Oncol 19: 408–415

The Clinical Outcomes of Surgical Therapy Study Group (2004) A comparison of laparoscopically assisted and open colectomy for colon cancer. N Engl J Med 350: 2050–2059

Tinmouth J, Tomlinson G, Dalibon N, Moutafis M, Fischler M, Nelson H, Sargent DJ (2004) Laparoscopically assisted versus open colectomy for colon cancer. N Engl J Med 351: 933–934

Trede M, Barth H, Lorenz D (1987) Technik der „kontinenten Proktokolektomie": Totale Kolektomie, Proktomukosektomie, ileoanale Anastomose mit vorgeschaltetem Ileumreservoir. Langenbecks Arch Chir 371: 161–174

Tsuda S, Veress B, Toth E, Fork FT (2002) Flat and depressed colorectal tumours in a southern Swedish population: a prospective chromoendoscopic and histopathological study. Gut 51: 550–555

Turnbull RB, Kyle K, Watson FR, Spratt J (1967) Cancer of the colon: The influence of the no touch isolation technic on survival rates. Am Surg 166: 420–425

Turnbull RB, Weakley FL, Hawk WA, Schofield P (1970) Choise of operation for the toxic megacolon phase of nonspecific ulcerative colitis. Surg Clin North Am 50/5: 1151–1169

Vasen HF, Watson P, Mecklin JP, Lynch HT (1999) New clinical criteria for hereditary nonpolyposis colorectal cancer (HNPCC, Lynch syndrome) proposed by the International Collaborative group on HNPCC. Gastroenterology 116: 1453–1456

Vogt P, Raab R, Freise J, Pichlmayr R (1990) Ausgedehnte Angiodysplasien des Colons und Rektums als Ursache rezidivierender unterer Intestinalblutungen. Chirurg 61: 545–547

von Flüe M, Harder F (1979) Rektumchirurgie – Sphinktererhalt und Rektumersatz. Springer, Berlin Heidelberg New York etc.

Weeks JC, Nelson H, Gelber S et al. (2002) Short-term quality-of-life outcomes following laparoscopic-assisted colectomy vs open colectomy for colon cancer: a randomized trial. JAMA 287: 321–328

Westhues H (1934) Die pathologisch-anatomischen Grundlagen der Chirurgie des Rektumkarzinoms. Thieme, Leipzig

Winawer SJ, Fletcher RH, Miller L et al. (1997) Colorectal cancer screening: clinical guidelines and rationale. Gastroenterology 112: 594–642

Winawer SJ, Zauber AG, Ho MN et al. (1993) Prevention of colorectal cancer by colonoscopic polypectomy. The National Polyp Study Workgroup. N Engl J Med 329: 1977–1981

Z'Graggen K, Maurer CA, Birrer S et al. (2001) A new surgical concept for rectal replacement after low anterior resection: the transverse coloplasty pouch. Ann Surg 234: 780–785; discussion 785–787

Anus 18

H. Ziegler, R. Raab

Vorbemerkungen

Für die Einschätzung des Krankheitswertes, Diagnose und Therapie anorektaler Erkrankungen ist die genaue Kenntnis der anatomischen Strukturen dieses Bereichs, ihrer Funktionen sowie der pathophysiologischen Grundlagen entscheidend. Dies ist zwar selbstverständliche Voraussetzung jeder chirurgischen Therapie, doch wird erfahrungsgemäß die Fortbildung auf dem Sektor der Anatomie und Chirurgie des Anorektalbereichs leicht vernachlässigt.

Erkrankungen der Analregion sind subjektiv sehr lästige Störungen, die in der weit überwiegenden Mehrzahl relativ einfach und mit hoher Erfolgsquote behandelbar sind. Sicherheit und Erfolgsquote nehmen jedoch rasch ab, wenn die genannten Prämissen nicht erfüllt sind.

Nicht selten kommen mehrere Analleiden kombiniert miteinander vor, was z. T. pathogenetisch bedingt ist (z. B. Hämorrhoiden – Pruritus ani, Analabszess – Analfistel), z. T. bei der Häufigkeit analer Erkrankungen ein zufälliges Zusammentreffen darstellt. Die Kombination bzw. *Fehldiagnose Hämorrhoiden – Rektumkarzinom* ist weithin und allgemein bekannt; um so mehr überrascht es, dass bei Vorliegen eines Rektumkarzinoms diese Fehldiagnose noch immer häufig, ja fast regelmäßig zumindest über einige Monate beobachtet wird. *Stets* muss bei Analerkrankungen somit eine Gesamtdiagnostik zumindest des Rektums erfolgen (s. Abschn. 18.1.3). Konservative und operative Behandlungsmethoden ergänzen sich gerade bei Analerkrankungen besonders gut. Die Indikationen zum jeweils günstigeren Verfahren sind heute relativ klar erarbeitet.

18.1
Diagnostik und Indikation

Anus und Rektum bilden als Kontinenzorgan eine funktionelle Einheit. Die wesentlichen anatomischen Strukturen, ihre topografische Beziehungen (Abb. 18.1, 18.2) und Funktion sowie die pathophysiologischen Grundlagen der wichtigsten Erkrankungen können hier nur in Stichworten aufgeführt werden; diese sollen helfen, Bekanntes zu rekapitulieren.

18.1.1
Funktionelle Anatomie des Anorektalbereichs

18.1.1.1
Muskelapparat

M. sphincter ani internus
Der M. sphincter ani internus bildet Fortsetzung und Abschluss der Ringmuskulatur (Muscularis propria) des Rektums, er ist als innere Schicht in den Trichter der willkürlichen Beckenbodenmuskulatur eingelassen und erstreckt sich etwa von der Linea mucocutanea bis zur Linea anocutanea.

Er besteht aus glatter Muskulatur, ist autonom innerviert und besitzt unwillkürliche Aktivität. Da er aganglionär ist, befindet er sich in ermüdungsfreiem Dauertonus, er hält mit 85% die Hauptlast der Kontinenzfunktion. Reflektorische Erschlaffung bei Distension der Rektumwand (Füllung).

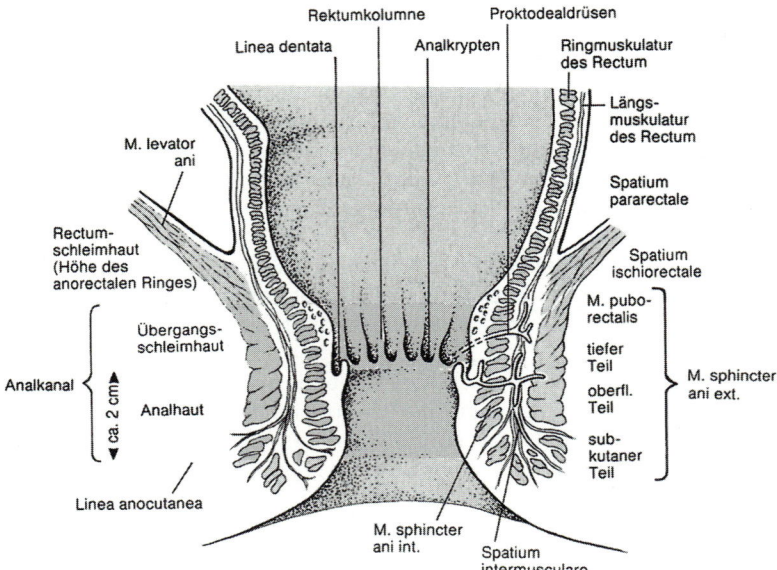

Abb. 18.1. Halbschematische Darstellung des Analkanals

Der Fortfall der Internusfunktion führt zur Inkontinenz. Es besteht ein Wirkungsmaximum zwischen Linea dentata und Linea mucocutanea. Eine Durchtrennung der unteren Hälfte bzw. des unteren Teils bis zu zwei Dritteln ist daher ohne stärkere Beeinträchtigung der Kontinenz möglich (Beispiel: innere Sphinkterotomie, inter- und transsphinktäre Fisteln).

M. sphincter ani externus

Dieser Muskel bildet die konzentrische Fortsetzung der Levatormukulatur und umhüllt den inneren Muskel in drei Etagen:

- pars profunda mit Puborektalisschlinge,
- pars superficialis und
- pars subcutanea

Er besteht aus quergestreifter Muskulatur, ist somatisch innerviert, besitzt also willkürliche Aktivität und ist ermüdbar. In Ruhe resultieren 15% der Kontinenzleistung aus dem Eigentonus dieser Muskulatur. Reflektorische Abdichtung des Analkanals bei der Probedefäkation (Diskriminierung). Eine willkürliche Anspannung unterdrückt das Stuhldranggefühl (Hemmung der Dehnungsrezeptoren).

Die *Puborektalisschlinge* ist palpatorisch als der am höchsten gelegene Willkürmuskel zu identifizieren. Sie bewirkt durch Zug nach ventral den anorektalen Winkel und ist eine wichtige Orientierungsstruktur für Diagnostik und Therapieplanung (in Narkose u. U. schlecht abgrenzbar).

Eine partielle oder totale Durchtrennung der unterhalb der tastbaren Puborektalisschlinge gelegenen Sphinkteranteile, wie sie für die überwiegende Mehrzahl der Fistel-

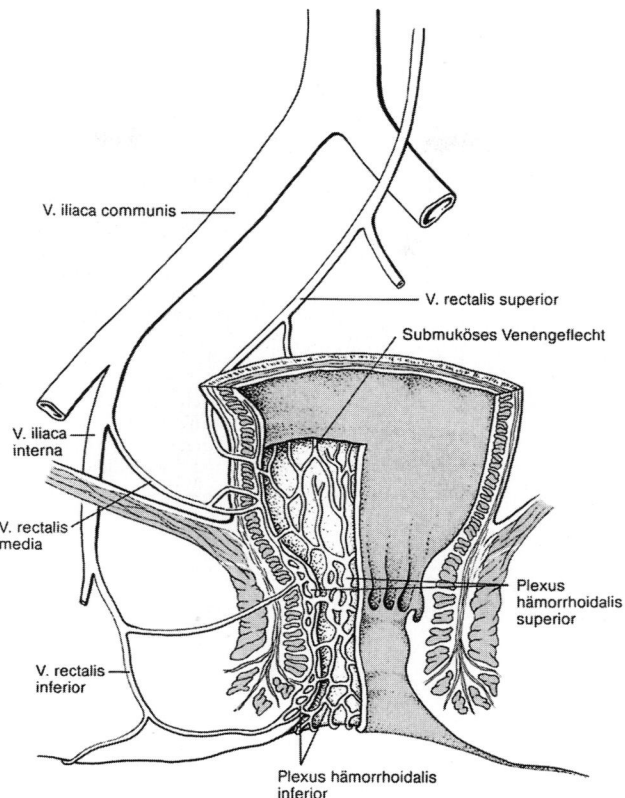

Abb. 18.2. Venöser Abfluss des unteren Rektums mit Plexus haemorrhoidalis superior und inferior

bildungen infrage kommt, ist im Allgemeinen ohne relevante Beeinträchtigung der Kontinenz möglich, Einschränkungen müssen aber bei älteren Patienten, Zustand nach Voroperationen, bei M Crohn, aber auch bei Durchtrennungen im Bereich der vorderen Zirkumferenz (besonders bei Frauen) berücksichtigt werden.

Longitudinaler intersphinktärer Muskel
Er ist Ausläufer der äußeren Längsmuskulatur des Rektums und der Levatorplatte („conjoined longitudinal muscle"), er besteht hauptsächlich aus fibrösen Zügen, die den subkutanen Anteil des M. sphincter ani externus durchbrechen und in der Perianalhaut verankert sind (Fältelung, M. corrugator ani). Er hat überwiegend Haltefunktion und bildet das sog. Spatium intermusculare (-intersphinctericum). Hier liegen die etwa 4 bis 10 Proktodealdrüsen, die den Internusmuskel durchziehen und vorwiegend in die dorsalseitig gelegenen Analkrypten einmünden; sie schaffen also eine Verbindung zwischen Analkanal und Spatium intermusculare. Das Gangsystem ist der Hauptausgangspunkt von Abszessen und Fisteln.

18.1.1.2
Markante Grenzlinien

Charakteristische Begrenzungen sind im Folgenden zusammengefasst.

Anokutanlinie	Analrand	Übergang der normalen, behaarten Haut mit Anhangsgebilden (Perianalhaut) in die unbehaarte, dünne Anal(kanal)haut (Anoderm, nichtverhorntes Plattenepithel ohne Hautanhangsgebilde)
Linea dentata	Linea pectinea, Linea sinuosa	Linie der Krypten und Papillen, Beginn einer schmalen Zone aus mehrschichtig kubischem Übergangsepithel mit Analkolumnen (Morgagni). Vorwiegend die dorsal gelegenen Krypten sind Ausgangsort der Proktodealdrüsen
Linea anorectalis	Linea mucocutanea	Übergang des Mehrschichtenepithels (dunkelrot) in typische Rektumschleimhaut (einschichtiges Zylinderepithel, hellrot), entspricht der Höhe der Puborektalisschlinge; gilt als obere Begrenzung des Analkanals

Der chirurgische Analkanal gliedert sich demnach in einen unteren und oberen Teil (Grenze Linea dentata) mit unterschiedlichen Arten des Epithelbesatzes.

Die Länge des Analkanals ist individuell unterschiedlich, sie liegt zwischen 3 und 6 cm.

18.1.1.3
Gefäßversorgung

Es besteht eine reichliche arterielle Versorgung aus Endästen der Aa. rectalis mediales und der Aa. pundendalis internae und deren Kollateralen. Der venöse Abstrom erfolgt in axialer Richtung über submuköse und intersphinktäre Venolen, Analrandvenen.

Das Corpus cavernosum recti (Stelzner 1962), der Plexus hämorrhoidalis, liegt zwischen Linea dentata und Linea anorectalis, besteht aus arteriell gespeisten kavernösen Räume mit schwellkörperartigen Polstern, ist von Ausläufern der Rektummuskulatur (Muscularis mucosae, M. canalis ani) auf der Unterlage fixiert und dient der Feinabdichtung des Analkanals. Der Zustrom erfolgt über drei regelmäßig bei 3, 7 und 11 Uhr in Steinschnittlage (SSL) angelegte Arterien aus der A. rectalis superior (hier Primärlokalisation der Hämorrhoiden). Der venöse Abstrom erfolgt über transsphinktäre Gefäße (Entleerung bei erschlafftem Sphinkter, Stuhlpassage, Okklusion bei ungenügender Erschlaffung bzw. erhöhtem Sphinktertonus).

18.1.1.4
Sensibilität

Die Sensibilität der einzelnen Areale ist im Folgenden zusammengefasst.

Äußere Analhaut und Anoderm bis zur Linea dentata	Höchste Sensibilität (vgl. starke Schmerzen bei akuter Fissur bzw. Perianalthrombose, Bedeutung für die Feinkontinenz; Totalentfernung würde zu sensorischem Kontinenzverlust und Narbenstrikturen führen (Negativbeispiel: Whitehead-Schaden). Eingriffe oder Probeexzision (PE) nur in vollständiger Betäubung möglich

Übergangsepithel unmittelbar über der Linea dentata	Reduziert sensibel, schmerzarme Sklerosierungsbehandlung von Hämorrhoiden möglich
Rektumschleimhaut	Nicht sensibel, PE ohne Anästhesie möglich (Cave: Distensionsschmerz bei Wandüberdehnung z. B. starre Rektoskopie)

18.1.2
Zur Definition einzelner Krankheitsbilder

18.1.2.1
Analfissur

Eine Analfissur ist ein bis auf die Internusmuskulatur reichender Längsriss der Analkanalhaut (Anlass: mechanische Alteration z. B. durch harten Stuhl, plötzliche Überdehnung). Entzündung und schmerzbedingter Sphinkterspasmus behindern die Abheilung; es entsteht ein Ulcus mit entzündlich-ödematösem Randsaum (typisch: hypertropher Analpolyp proximal, Vorpostenfalte distal, außen). Abzugrenzen sind oberflächliche Rhagaden ohne Krankheitswert. Unterschieden wird zwischen primären und sekundären Fissuren:

- primäre Fissur: ohne Vor- oder Begleiterkrankung, Lokalisation zu über 90% bei 6 Uhr SSL (Buchmann 1988),
  - akut: plötzlicher Beginn mit heftigen, brennenden Schmerzen, gefolgt von anhaltend schmerzhaftem Sphinkterkrampf, Wiederholung bei allen nachfolgenden Defäkationen,
  - chronisch: graduell geringere Beschwerden durch einsetzende Narbenbildung, Stuhlschmieren, Analranddermatitis,
- sekundäre Fissur: z. B. bei M. Crohn (fissurartige Ulzeration), keine bevorzugte Lokalisation, schwache Umgebungsreaktion. Anoderm blass, ödematös.

18.1.2.2
Hämorrhoiden

Zu Hämorrhoiden kommt es durch Vergrößerung bzw. Ausdehnung des kavernösen Hämorrhoidalplexus nach distal. Entsprechend dem arteriellem Zustrom befinden sich drei Hauptkolumnen bei 3, 7 und 11 Uhr SSL; die Entwicklung von benachbarten Satellitenknoten aus diesen Hauptkolumnen ist möglich (Stadieneinteilung s. Tabelle 18.1).

Zu einer Hämorrhoidalthrombose kommt es durch Thrombose in einer oder mehreren Kolumnen, besonders bei prolabierten Hämorrhoiden (Grad III und IV) bzw. bei Blutung in den Hämorrhoidalbereich (Extravasat).

Der früher geläufige Begriff „äußere Hämorrhoiden" wird immer seltener verwendet und z. T. völlig abgelehnt. Bei Verwendung der Bezeichnung muss genau definiert werden, welche der folgenden Veränderungen gemeint ist:

- Perianalthrombose (s. Abschn. 8.1.2.3),
- regelrechte Hämorrhoidenbildung im Bereich des Analrandes (Ausweitung der natürlichen Gefäßpolster des Analkanals, „intermediäre" Hämorrhoiden) oder
- außen sichtbare, aus dem Analkanal kommende Hämorrhoiden (Grad II–IV)

Tabelle 18.1. Stadien und Hauptsymptome bei Hämorrhoiden

Stadium	Befund	Symptome
I	Knoten sind oberhalb der Linea dentata fixiert, wölben sich vor das Lumen des Proktoskops. Äußerlich nicht sichtbar.	Jucken, Brennen, unbestimmtes Druckgefühl, gehäuft Blutung (wenig, hellrot, auf dem Stuhl bzw. Papier)
II	Knoten treten beim Pressen tiefer (z. B. in das Lumen des Proktoskops), spontane Reposition, beginnende Ausbreitung unter das Anoderm und Fibrosierung. Tastbar und äußerlich beim Pressen evtl. erkennbar.	Wie oben, zunehmend Schmerzen, Nässen
III	Gehäuft Prolaps, auch ohne Defäkation. Keine spontane Reposition, nur manuell möglich. Partielle Eversion und Verdickung bzw. Oedem der Analhaut. Äußerlich sichtbar.	Seltener Blutung, häufig Schmerzen, Schleimnässen, Pruritus
IV	Permanenter Prolaps, nicht reponibel, Tiefertreten der Linea dentata. Übergang zum zirkulären Analprolaps. Oft herabgesetzter Sphinktertonus.	Wie oben, Stuhlschmieren

Marisken sind unterschiedlich große Hautläppchen am äußeren Analrand. Sie entstehen wohl auf dem Boden einer Überdehnung nach Thrombosen oder bei chronischer Fissur (dann als Vorpostenfalte bezeichnet). Sie füllen sich beim Pressen nicht auf, sie behindern Analhygiene, sonst haben sie keinen Krankheitswert (DD: Karzinom des Analrandes).

18.1.2.3
Perianalthrombose

Sie entsteht durch eine Thrombose bzw. Einblutung im Bereich der Venen des Analrandes und ist gekennzeichnet durch plötzliches Auftreten und einen hoch schmerzhaften, fühlbaren, bläulich-lividen Knoten, der aufbrechen und bluten kann (Cave: Abgrenzung Analkarzinom, Melanom).

18.1.2.4
Abszesse im Analbereich

Abszesse und Fisteln sind als akute und chronische Manifestation desselben Grundleidens anzusehen (Parks 1976). Ursachen sind überwiegend Infektionen von Proktodealdrüsen (kryptoglandulärer Infekt, Ausgang bevorzugt an der dorsalen Zirkumferenz), aber auch Epithelläsionen (Nahrungsreste, Sklerotherapie, M. Crohn, z. B. vordere Zirkumferenz).

Abzugrenzen von Abszessen und in der Regel auch eindeutig zuzuordnen sind Infektionen der Perianalregion anderer Ursache, die teilweise ebenfalls zu späterer Fistelbildung führen können, z. B. Pilonidalsinus (Kap. 5), Bartholini-Abszess, infiziertes Atherom, Furunkel und Pyodermia fistulans sinifica, eine Form der Akne conglobata.

Über die Proktodealdrüsen gelangt der Infekt in den intersphinktären Raum, von dort besteht die Möglichkeit der Ausbreitung in kranialer und kaudaler Richtung und – durch unterschiedliche Etagen der Externusmuskulatur – in die Fettgewebsräume des Perineums, bevorzugt die Fossa ischiorectalis *(ischiorektaler Abszess),* selten auch in den supralevatorischen Raum *(pelvirektaler Abszess).* Ein regelmäßig vorhandenes Fenster im sagittalen Lig. anococcygeum ermöglicht den Übertritt auf die Gegenseite (Hufeisen-abszess bzw. -fistel).

Der Ausbreitungsweg eines Abszesses bestimmt den späteren Verlauf der Analfistel. Lokalisation und topografische Beziehung zu den Strukturen des Analkanals sind für die Therapieplanung entscheidend.

Häufige Ausbreitungswege von Abszessen im Analbereich sind im Folgenden zusammengestellt: jeweils in kranialer und kaudaler Richtung mit Kombinations- bzw. Mischformen je nach spontanem Durchbruch des Abszesses oder iatrogener Eröffnung.

Ausbreitungsweg	Bezeichnung (Stelzner 1981) und Häufigkeit (nach Literaturangaben)
Submukös: (selten, da Keimzelle des Abszesses, die Proktodealdrüsen, fast stets im Bereich des Spatium intersphinctericum und nur ausnahmsweise submukös liegt)	Submuköser bzw. subkutaner Abszess: 6%
Intersphinktär oder intermuskulär: (zwischen M. sphincter ani internus und externus) =	Intermuskulärer Abszess, häufigste Ursache eines sog. perianalen Abszesses: 18–75%
Intrasphinktär oder intramuskulär (innerhalb, d. h. lumenwärts des M. sphincter ani externus) Transsphinktär: (durch den M. sphincter ani externus hindurch, in die Fossa ischiorectalis)	Ischiorektaler Abszess: 5–65%
Suprasphinktär (über den obersten Teil des M. sphincter ani externus, d. h. über die Puborektalisschlinge in die Fossa pelviorectalis – sehr selten; Ursache und Entwicklung auch von retroperitoneal deszendierend möglich)	Pelvirektaler Abszess, supralevatorischer Abszess: 0–10%

18.1.2.5
Analfisteln

Ausgangspunkt für Analfisteln bilden in bis zu 98% Infektionen von Proktodealdrüsen. Neben *primären Analfisteln* (ohne Vorhandensein einer Grunderkrankung) sind auch *sekundäre Analfisteln* (M. Crohn, Trauma, abszedierte Baucherkrankung) möglich.

Eine Analfistel kann das chronische Stadium eines Abszesses darstellen (Parks et al. 1976), die Entstehung einer Fistel ist aber auch ohne klinisch relevante Abszessbildung möglich.

Zur Einteilung der Analfisteln ist heute allgemein die von Parks angegebene Klassifikation üblich (s. unten); sie orientiert sich an den Etagen des M. sphincter externus.

Speziell intermuskuläre Fisteln können blind enden, sind also *inkomplett*. Auch eine transsphinktäre Fistel wird meist erst durch die chirurgische Intervention (Abszessinzision) *komplett*. Die Begriffe beziehen sich auf das Vorliegen einer Fistelmündung. Die Fistelquelle dagegen, die Kryptenöffnung, ist nahezu immer vorhanden, auch wenn ihre Identifizierung Schwierigkeiten bereiten kann. Daher sollten Fisteln in einem solchen Fall auch nicht ohne weiteres als „inkomplett" bezeichnet werden.

Die gelegentlich verwendete Bezeichnung *innere* bzw. *äußere Fistel* kennzeichnet die Lokalisation der Fistelmündung, nämlich ob diese im Analkanal bzw. Rektum (innen) oder im Bereich der äußeren Haut bzw. dem sichtbaren Anoderm gelegen ist.

Die große Variationsbreite der Fistelausbreitung lässt sich nach Parks et al. (1976) auf folgende vier Haupttypen zurückführen (s. auch Abb. 18.3).

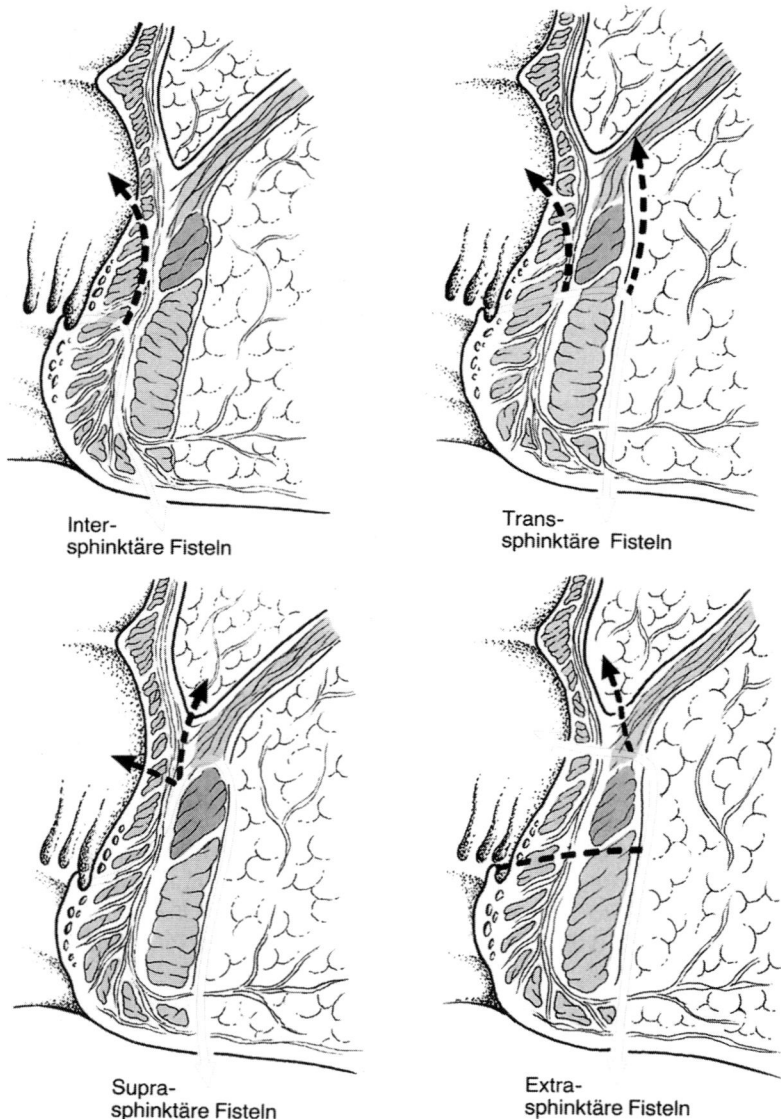

Inter-
sphinktäre Fisteln

Trans-
sphinktäre Fisteln

Supra-
sphinktäre Fisteln

Extra-
sphinktäre Fisteln

Abb. 18.3. Halbschematische Darstellung der wichtigsten Analfistelformen. (Nach Parks et al. 1976)

Typ I, intersphinktäre Fistel	Der einfache, tiefe (distale) Gang gilt als häufigster Fisteltyp (A). Selten bzw. eher die Ausnahme sind dagegen: hoher Blindgang (B), hoher Gang mit rektaler Öffnung (C), rektale Öffnung ohne perineale Öffnung (D), Fisteln mit pelvirektaler Ausbreitung (E) und sekundäre Fisteln bei Erkrankungen der Beckenorgane (F)
Typ II, transsphinktäre Fistel	Zweithäufigster Fisteltyp, durchdringt den M. sphincter ani externus unterhalb der Puborektalisschlinge und verläuft entweder gradlinig nach außen (A) oder bildet einen hohen Blindsack in der Fossa ischiorectalis (B), der selten supralevatoriell Anschluss in das Rektum findet (C)
Typ III, suprasphinktäre Fistel	Relativ selten, verläuft intersphinktär nach oben, umgreift die Puborektalisschlinge und zieht durch die Fossa ischiorectalis zur äußeren Haut (A). Sehr selten: supralevatorieller Blindsack ohne (B) oder mit Verbindung zum Rektum (C)
Typ IV, extrasphinktäre Fistel	Sehr selten, hohe Rektumfistel, durchbricht den Levator und verläuft außerhalb des Sphinkters zur äußeren Haut. Sekundäre Fisteln nach inkomplett sanierter Analfistel (A; z. B. Typ IIc oder IIIc), nach Trauma (B), nach anorektaler Erkrankung (C) oder nach entzündlichem Prozess im Becken (D)

Durch operative „Entdachung" mit Teildurchtrennung des Sphinkterorgans können demnach prinzipiell Fisteln des Typs I und II, nicht aber des Typs III und IV behandelt werden.

18.1.2.6
Prolapsformen

Analprolaps

Es besteht ein enger Zusammenhang mit Hämorrhoidalleiden, beim Analprolaps kommt es zu einer Ausstülpung der Analhaut und des hyperplastischen Plexus hämorrhoidalis superior (Corpus cavernosum recti) vor den After (Mukosaprolaps, partiell oder zirkulär). Es zeigt sich ein radiäres Faltenbild. Ein Analprolaps bleibt relativ lange reponibel, charakteristisch ist ein allmählicher Übergang in die fixierte Form mit Schwund des prolabierten Anoderms. Im Allgemeinen ist der Sphinktertonus herabgesetzt, dennoch kann es zu schmerzhaften Einklemmungen mit Thrombose kommen.

Rektumprolaps

Beim Rektumprolaps kommt es zu einer Ausstülpung der Rektumwand durch den nicht prolabierten Anus (zirkuläre Schleimhautfalten sichtbar). Ursächlich ist entweder eine „Gleithernie" bei Beckenbodeninsuffizienz und tiefem Douglas (Rektumvorderwand tritt meist zuerst aus und wäre dann Bruchsack) oder eine zunehmende Invagination des Rektums. Der Sphinkterapparat ist häufig primär und/oder sekundär geschädigt, somit besteht in der Regel eine Inkontinenz unterschiedlichen Grades.

18.1.2.7
Analkarzinom

Das Analkarzinom ist ein relativ seltener Tumor, die Diagnosestellung erfolgt meist erst in fortgeschrittenem Stadium. Es handelt sich überwiegend um Plattenepithelkarzinome des Analrandes (spinozelluläres Karzinom, mit Verhornung) oder des Analkanals (ohne

Horneinschlüsse, Epidermoidzellkarzinom). Seltener ist das von der epithelialen Transitorialzone ausgehende basaloide Karzinom (kloakogenes Karzinom). Adenokarzinome können in Fistelgängen (M. Crohn!) und Proktodealdrüsen entstehen (sehr selten), aber auch von der Schleimhaut der Kryptenlinie ausgehen bzw. einem tiefsitzenden Rektumkarzinom entsprechen. Sehr selten kann auch ein Basaliom (mit sehr guter) oder ein Melanom (mit extrem schlechter Prognose) vorliegen.

Hautveränderungen im Rahmen eines M. Bowen und des M. Paget gelten als Präkanzerosen und erfordern eine genaue Abklärung.

Eine obligate Präkanzerose ist auch das besonders auffällige Riesenkondylom (Buschke-Löwenstein-Tumor), dagegen ist diese Sequenz für Condylomata accuminata nicht gesichert.

18.1.2.8
Verletzungen

Verletzungen des Anorektums können infolge diagnostischer und therapeutischer Maßnahmen (Polypabtragung, Endoskopie, Darmrohr, Eingriffe an Nachbarorganen etc.), unter der Geburt (Dammriss III und IV) sowie durch äußere Gewalteinwirkung entstehen.

18.1.3
Diagnostik

Die Diagnose von Analerkrankungen ist im Allgemeinen unproblematisch und erfordert keine aufwendigen Untersuchungsverfahren. Wegen eines möglichen Zusammenhanges und wegen unabhängiger Begleiterkrankungen muss jedoch *immer* eine *Untersuchung des gesamten Rektums* durchgeführt werden. Hierzu gehören *stets und in dieser Reihenfolge:*

1 Inspektion der Analregion
   – in Ruhe
   – beim Pressen
2 Palpation der Analgegend
3 Digitale Untersuchung des Analkanals und des unteren Rektum
4 Prokto-/Rektoskopie

In der Regel ist der Analkanal beim Zurückspiegeln anläßlich der Rektoskopie ausreichend zu beurteilen; bei Unsicherheiten ist zusätzlich eine Proktoskopie angezeigt.

Bei Erkrankungen mit Blutabgang muss zusätzlich zum Ausschluss eines höher gelegenen Tumors eine Koloskopie, bei atypischen Fisteln oder anderen Verdachtsmomenten auf einen M. Crohn eine Diagnostik des gesamten Magen-Darm-Trakts durchgeführt werden.

Eine anal-rektale Untersuchung soll nie stärkere Schmerzen verursachen. Die Schmerzhaftigkeit analer Erkrankungen kann durch grobe Untersuchungstechnik in extremer Weise verstärkt werden. Der Patient muss die Sicherheit erhalten, dass seine Angaben berücksichtigt werden, die Untersuchung notfalls abgebrochen und in Analgosedierung bzw. in Narkose wiederholt wird. Das entspricht einer allgemeinen ärztlichen Grundforderung; darüber hinaus ist ein ungestörter Untersuchungsgang entscheidend für die richtige Diagnosestellung und damit für die weiteren Behandlungsmaßnahmen.

Zur vorsichtigen und schmerzarmen Untersuchungstechnik gehören u.a. der Hinweis auf den Untersuchungsbeginn, bedächtiges Vorgehen, genügend Gleitmittel auf Handschuh und Instrumenten, geringe Luftinsufflation bei der Rektoskopie, außerdem dürfen Geräte nur unter Sicht und nicht gegen Widerstand vorgeschoben werden. Die Verwendung eines Lokalanästhetikums (z. B. Lidocain Gel) kann für manche Maßnahmen hilfreich sein, ersetzt aber keinesfalls ein schonendes Vorgehen.

Apparative Untersuchungsmethoden wie Sphinktermanometrie, röntgenologische Defäkografie, Compliance- und elektrophysiologische Messungen sind im Normalfall nicht erforderlich. Sie dienen der Beurteilung anorektaler Funktionen bei der Behandlung von Kontinenzstörungen, können aber angebracht sein, wenn eine solche bereits vorliegt und ein Eingriff geplant wird, der zu einer Verschlimmerung führen kann. Ihre Anwendung erfordert spezielle Erfahrung.

Hilfreich sind aber bildgebende Verfahren wie Endosonografie, Computertomographie oder Magnetresonanztomographie zur Darstellung komplexer Fistelverläufe oder der Tiefenausdehnung eines Analkarzinoms. In Abgrenzung zur herkömmlichen Fistulografie lässt sich (mit Luft oder Kontrastmittel) die Lagebeziehung einer Fistel zu den einzelnen Etagen des Sphinkterorgans darstellen.

Die geforderte diagnostische Abklärung des Rektums bzw. Kolons kann in akuten Krankheitsstadien oft nicht vorgenommen werden; sie darf dann keinesfalls vergessen werden, sondern muss zum nächstmöglichen Zeitpunkt nachgeholt werden.

18.1.3.1
Fissur

Bei einer akuten Fissur kann die Untersuchung wegen übergroßer Schmerzen unmöglich sein (hohe Sensibilität des Anoderms und reflektorisch einsetzender Spasmus des Internusmuskels). Die Diagnose lässt sich nach der Symptomatik aber bereits vermuten: sofort einsetzende heftige, stechende Schmerzen bei jeder Defäkation, gefolgt von einem anhaltend schmerzhaften Sphinkterkrampf. Anfänglich hellrotes Blut auf dem Stuhl und am Papier. Die Inspektion bei vorsichtig aufgespreiztem Analring lässt dann meist bei 6 Uhr SSL das untere Ende der Fissur bzw. eine typische „Vorpostenfalte" erkennen.

Einige Minuten nach der Defäkation einsetzende sog. Intervallschmerzen sprechen für das zusätzliche Vorliegen einer inkompletten Fistel auf dem Boden einer chronischen Analfissur.

18.1.3.2
Hämorrhoiden

Hämorrhoiden können nur durch Inspektion (direkt oder über Endoskop), aber niemals alleine durch die digitale rektale Untersuchung diagnostiziert werden! In entspannter SSL sind Hämorrhoiden ersten und zweiten Grades äußerlich nicht, bzw. nicht regelmäßig sichtbar, sie müssen proktoskopisch erkannt werden: (Hämorrhoiden ersten Grades ragen vor, solche zweiten Grades prolabieren in das Lumen des Gerätes).

Bei Hämorrhoiden Grad III oder IV – besonders in Kombination mit frischer Thrombosierung – ist eine Untersuchung oft schmerzhaft, sie darf nicht erzwungen werden. Die Rektoskopie kann anläßlich der für die notwendige chirurgische Therapie erforderlichen Narkose durchgeführt werden.

Marisken lassen sich in Abgrenzung zu Hämorrhoiden durch Pressen nicht auffüllen. Immer muss die Möglichkeit eines Analrandkarzinoms differential-diagnostisch ausgeschlossen werden.

18.1.3.3
Perianalthrombose

Die Diagnose ist bei äußerer Untersuchung leicht zu stellen: es zeigt sich ein erbs- bis kirschgroßer subanodermaler Knoten, bläulich durchschimmernd oder schwärzlich, hoch schmerzhaft, deshalb erfolgt zunächst keine weitere Untersuchung.

18.1.3.4
Abszesse im Analbereich

Die für einen Abszess typische Einschmelzung und Fluktuation ist bei Abszessen im Analbereich ein ausgesprochenes Spätsymptom, das für die operative Therapie *keinesfalls* abgewartet werden darf (s. Abschn. 18.1.4.4).

> **!** Jede schmerzhafte Schwellung im Analkanal oder perianal ist verdächtig und muss umgehend abgeklärt, ggf. eröffnet werden, schon um einer atypischen Abszessausbreitung bzw. Fistelbildung vorzubeugen. Dies gilt auch für Abszessbildungen anderer Ursache, sofern ihre Abgrenzung Schwierigkeiten bereiten sollte (z. B. Bartholini-Abszess, Furunkel, Pilonidalsinus).

Hoch gelegene, besonders pelvirektale Abszesse machen sich weniger durch lokale Anzeichen bemerkbar als vielmehr durch ein unbestimmtes „grippeähnliches" Krankheitsgefühl, Fieber und uncharakteristische Schmerzen im kleinen Becken, u. U. auch durch eine Harnsperre. Bei der digitalen Untersuchung ist dann häufig eine schmerzhafte Vorwölbung zu tasten.

Im Hinblick auf die dann anstehende Therapie sollten erforderliche Untersuchungen in Analgesie (Narkose bzw. Regionalanästhesie) erfolgen (bessere palpatorische Abgrenzbarkeit nach Ausschaltung der Muskelabwehr, evtl. Endosonografie zur genaueren Lokalisation; alternativ Probepunktion mit feiner Nadel, fragwürdig aber bei entzündlichem Frühinfiltrat ohne Einschmelzung).

18.1.3.5
Analfisteln

Die Diagnose ergibt sich aus dem Vorliegen einer permanenten Fistelöffnung mit eitriger Sekretion nach abgelaufener bzw. intermittierender Abszessbildung. Die *äußere Fistelöffnung* kann sich vorübergehend schließen, lässt sich aber meist durch leichten Druck mit einer Knopfsonde wieder finden und eröffnen.

Beim Tasten von rektal her kann häufig auf der dorsalen Zirkumferenz die *indurierte Kryptengegend* gefühlt werden, von der die Infektion ihren Ursprung genommen hat und in deren Bereich die innere Fistelöffnung zu finden ist. Die vollständige Sondierung der Fistel im Wachzustand ist aber unangenehm bzw. schmerzhaft und für die Indikationsstellung von geringem Wert: Zwar kann ein stabiler, gradliniger Gang leicht durchgehend nachgewiesen werden; bei den viel häufigeren bogenförmigen Fistelverläufen ist dies aber mit der gebotenen Vorsicht von vornherein nicht möglich, hier muss die endgültige Identifizierung in Narkose, d. h. im Rahmen der definitiven Therapie erfolgen.

Insbesondere bei Fisteln mit Blindsackbildung (Typ IIB und IIIB) besteht die Gefahr, dass durch forcierte Sondierung ein supralevatorischer Rektumanschluss erzeugt wird.

 Bereits gegen den geringsten Widerstand darf keinesfalls sondiert werden!

Auch mit der *röntgenologischen Darstellung* gelingt es im Allgemeinen nicht, die innere Fistelöffnung nachzuweisen, wohl aber komplexe Fistelsysteme, Blindsackbildungen oder suprasphinktäre Verbindungen zum Rektum, sofern sie vorhanden sind. Bei entsprechenden Verdachtsmomenten (M. Crohn, posttraumatische Fisteln, lange Anamnese mit mehrfachen Rezidiven, Hufeisenfistel) sollte trotz begrenzter Aussagekraft eine *Fistulografie* durchgefürt werden. Die fehlende topografische Beziehung zum Sphinktersystem kann dann mit einer ergänzenden CT (besser MRT) hergestellt werden.

Mit der analen Endosonografie eröffnet sich zweifellos eine aussichtsreiche Möglichkeit zur In-situ-Darstellung der Fistel, über die aber noch keine breitere Erfahrung vorliegt. Für die überwiegende Mehrzahl der Fistelbildungen kann auf die bildgebende Darstellung aber verzichtet werden.

18.1.3.6
Prolaps

Ein Anal- bzw. Mukosaprolaps ist der Hämorrhoidenbildung Grad III–IV ähnlich, damit entspricht er dieser häufig hinsichtlich Pathogenese und Therapie. Ein Rektumprolaps ist anhand seines Erscheinungsbildes klar zu erkennen und vom Mukosaprolaps abzugrenzen, charakteristische Kennzeichen sind im Folgenden zusammengestellt.

Rektumprolaps	Analprolaps
Zirkuläres Faltenbild	Radiäres Faltenbild
Normale Position des Anus	Anus evertiert
Meist schlaffer Sphinkter	Oft erhöhter Sphinktertonus
Sulcus am Analrand	Kein Sulcus am Analrand
Volle Wanddicke	Nur Mukosa
Höheres Alter	Jüngeres Alter

Bei evtl. vorliegenden Druckulzerationen muss ein Malignom ausgeschlossen werden. Mit Ausnahme von Palliativsituationen ist eine Kontrastdarstellung des Defäkationsaktes (Defäkografie) zur Diagnostik einer „Outlet"-Symptomatik (Enterozele, Sigma elongatum) erforderlich.

18.1.3.7
Analkarzinom

Bei jeder Ulzeration oder polypoiden Läsion und bei allen nicht eindeutigen Befunden muss durch Probeexzision (PE) ein Analkarzinom ausgeschlossen werde. Bei einer PE im Bereich von äußerer Haut und Anoderm ist eine sichere Analgesie erforderlich. Nekrotische, daher nicht schmerzhafte Areale sind für die histologische Untersuchung häufig unergiebig. Die histologische Differenzierung ist aber für die Auswahl des Therapieverfahrens u. U. von Bedeutung (z. B. Adeno-/Plattenepithelkarzinom, Basaliom)

Wird ein Karzinom nachgewiesen, sollte der Grad der Tiefeninvasion mittels Endosonografie objektiviert werden.

> **!**   Nochmals: Ein Rektum- oder Analkarzinom muss stets auch bei noch so klarer „anderer" Diagnose ausgeschlossen werden.

18.1.4
Indikationen

Bei Analfissuren, Hämorrhoiden und bei einem Analprolaps muss die Operation gegenüber konservativen Behandlungsmöglichkeiten abgewogen werden; bei Abszess, Fistel und Rektumprolaps kommt nur die operative Therapie in Frage (evtl. Ausnahmen s. einzelne Abschnitte).

Essentielle Bestandteile jeder *konservativen Therapie* (wie auch der Nachbehandlung nach Operationen) sind peinliche Hygiene der Analregion und Stuhlregulierung durch Anpassung der Ernährung (Quell-, *keine* Abführmittel) als Langzeitmaßnahmen, zur Akutbehandlung Sitzbäder (Zusätze z. B. Kamille nicht obligat), sowie Applikation von Salben und/oder Suppositorien.

> **CAVE**   Insbesondere steroidhaltige Präparate dürfen nur vorübergehend verordnet werden, auf Dauer können Hautschäden und Mykosen entstehen.

Wichtige Hilfsmittel sind Analdehner, speziell bei Fissuren und Erkrankungen des hämorrhoidalen Formenkreises. Ihre Anwendung reduziert den überschüssigen Sphinktertonus, verbessert die Durchblutung (venöser Abstrom) und führt zu raschem Nachlassen der Beschwerden.

18.1.4.1
Fissur

Der Circulus vitiosus Schmerz – Sphinkterkrampf – gestörte Heilung muss durchbrochen werden: Bei akuten Fissuren sollte vorsichtiges Unterspritzen mit einem Lokalanästhetikum erfolgen (z. B. Lidocain 1%, feine Nadel, vollständige Untersuchung wird jetzt erst möglich), danach eine vorsichtige Sphinkterdehnung sowie eine Nachbehandlung mit Analdehner und z. B. lidocainhaltiger Salbe; bereits damit bestehen gute Aussicht auf Spontanheilung.

Eine Operationsindikation besteht bei anhaltender Ersterkrankung, Rezidiven bzw. Chronizität (derbe Fissurränder, Vorpostenfalte, hypertrophe Analpapille, inkomplette submuköse Fistel?). Die innere Sphinkterotomie ist bei übermäßigem Muskeltonus bzw. -krampf u. U. frühzeitig indiziert, alternativ die manuelle Dehnung.

18.1.4.2
Hämorrhoiden

Alle operativen und ablativen Maßnahmen bedeuten eine Reduktion wichtiger Funktionselemente der Kontinenzleistung. Daraus ergibt sich allgemein eine strenge Indikationsstellung für eine operative Therapie, erst sollten die konservativen Therapiemöglichkeiten, die im Folgenden zusammengestellt sind, ausgeschöpft sein.

Stadium I–II	Konservative Therapie, in erster Linie Stuhlregulierung, adäquate Ernährung und Lebensweise, Analdehner, steroidfreie Salben bzw. Zäpfchentampons. Ggf. Sklerosierungsverfahren (Blond 1936), zur Injektionslösung unterschiedliche Empfehlungen, gleichmäßig gute bis sehr gute Resultate. Bei Blutungen Infrarotkoagulation
Stadium III	Konservative Empfehlungen wie oben beschrieben, zur Abtragung wird heute die Gummibandligatur (Barron 1963) favorisiert. Nekrotisierende Ulzera bzw. Fistelbildung sind seltene Komplikationen der Sklerotherapie; relativ häufig dagegen dysurische Beschwerden bzw. Prostatitis bei Injektionen in der ventralen Zirkumferenz
Stadium III–IV	Fließender Übergang zum Analprolaps, mukosabedeckte Knoten können mit Sklerotherapie oder Barron-Ligatur behandelt werden. Operative Therapie bei Ausweitung auf die Analrandgefäße (sensibles Anoderm), frischer Thrombose und Inkarzeration eines Knotens. Trotz Wundschmerz deutliche Reduktion der Beschwerden und Verkürzung der Behandlungsdauer; der spontane Rückgang z. B. einer Thrombose zur Minimierung des Operationtraumas sollte daher nicht abgewartet werden (s. aber Analprolaps)

> **!** **Hämorrhoiden bei M. Crohn (selten) sollten nach Möglichkeit ausschließlich konservativ behandelt werden; operative oder ablative Maßnahmen sind hier besonders komplikationsträchtig (Herfarth et al. 1986; Cohen et al. 1987; vgl. Abschn. 18.2.5).**

Marisken (Differentialdiagnose Hämorrhoiden, s. Abschn. 18.1.2.2) können problemlos in Lokalanästhesie abgetragen werden, wenn sie die Hygiene behindern. Bei mehreren Marisken Einzelabtragung mit Zeitintervallen (oft erhebliches reaktives Ödem).

> **CAVE** *Cave:* Alkoholische Desinfektionslösungen bei Anwendung der Hochfrequenzchirurgie!

18.1.4.3
Perianalthrombose

Da sie hoch schmerzhaft ist, sollte eine unmittelbare Entlastung durch Stichinzision erfolgen.

18.1.4.4
Abszesse im Analbereich

Es besteht eine prinzipielle und zeitlich dringliche Indikation zur breiten Eröffnung mit äußerer Drainage. Keinesfalls darf das Stadium der Fluktuation oder gar Perforation abgewartet werden, „Zugsalben" oder Wärmeapplikation sind obsolet. Keine Antibiotika ohne adäquate Inzision! Je länger der Abszess besteht, desto weiter und ungünstiger kann er sich in die Umgebung ausbreiten.

18.1.4.5
Analfisteln

Mit der Spontanheilung einer Analfistel ist nicht zu rechnen, deshalb besteht immer eine Indikation zur operativen Behandlung. Die klassische „Lay-open-Technik" ist im Allgemeinen nur bei intermuskulären und transsphinktären Fisteln (Typ I und II) problemlos möglich (Ausnahme M. Crohn, s. unten). Bei allen supra- und extrasphinktären Fisteln (Typ III und IV) erfolgt eine äußere Fistelexzision mit (plastischem) Verschluss der inneren Öffnung, ggf. eine Langzeit-Fadendrainage. Bei kurzem Abstand zur vorausgehenden Abszesseröffnung sollte zum Abklingen der akuten Entzündungserscheinungen und Stabilisierung der Fistelumgebung ein Zeitintervall von 4 bis 6 Wochen eingehalten werden (zweizeitiges Vorgehen).

Fisteln im Rahmen eines *M. Crohn* (häufig auch ohne primären Dickdarmbefall) sind meist durch eine oder mehrere der folgenden Besonderheiten gekennzeichnet: atypische Ausbreitung, subkutan unterminierende Gänge in der Perianal- und Dammregion mit multiplen äußeren Öffnungen und/oder ein durch vorausgehende Infekte bzw. Inzisionen vorgeschädigter Sphinkter. Der Tatsache einer generell schlechteren Wundheilung nach operativen Eingriffen steht die Erfahrung gegenüber, dass ein Teil dieser Fisteln bei Remission der Grundkrankheit spontan abheilen kann.

Die Indikation sollte sich also zunächst auf eine genaue Fistelexploration in Narkose, die Einlage einer Fadendrainage und die Exzision der subkutanen Gänge beschränken (Exzisionsdrainage).

18.1.4.6
Prolaps

Beim *reponiblem Analprolaps* erfolgt eine Sklerosierungsbehandlung (z. B. nach Blanchard bis zu 10 ml einer 5%igen Phenol-Mandelöl-Suspension), mit der eine narbige Refixierung der prolabierten Schleimhaut erreicht werden kann. Dies ist insbesondere beim frischen (partiellen) Mukosaprolaps die Methode der Wahl. Persistierende Knoten werden mit einer Barron-Ligatur oder operativ abgetragen.

Beim *fixierten Prolaps* ist eine Hämorrhoidektomie meist unumgänglich. Bei zirkulärem Prolaps mit Inkarzeration sollte ein Repositionsversuch ggf. mit sofortiger Sklerosierung unternommen werden (redressierender Verband mit Salbentampon und straffer äußerer Bandage für möglichst für 24 Stunden); wenn erforderlich, wird die operative Behandlung nach Abklingen des Begleitödems durchgeführt.

Die Behandlung des *Rektumprolapses* erfolgt ausschließlich auf operativem Wege; die Indikation ist bei entsprechender belästigender Symptomatik (Notwendigkeit der manuellen Reposition, Inkontinenz) auch meist gegeben. Therapie der Wahl sind abdominelle Fixationsverfahren, die ggf. durch eine Beckenbodenplastik („banding" der Levatoren, technisch sehr anspruchsvoll, Effekt?) und/oder eine Sigmaresektion (elongiertes Sigma) ergänzt werden können. Nachdem diese Therapieoptionen überwiegend auch auf laparo-skopischem Wege zu erreichen sind, sollte diese Möglichkeit immer abgewogen werden.

Bei hoher Operationsgefährdung kommen perineale Verfahren als risikoarme Alternative in Betracht: bei kleinerem Prolaps (bis ca. 5 cm) die Rektumplikatur nach Rehn-Delorme, bei größerem Prolaps die perineale Rektosigmoidektomie (nach Altemeier u. Dunphy).

> **CAVE**
>
> Anale Cerclagen (Thiersch-Ring) sollten wegen ihrer Komplikationen selbst unter palliativen Aspekten keine Anwendung mehr finden.

18.1.4.7
Analkarzinom

In der Therapie der Analkarzinome hat sich der im vergangenen Jahrzehnt initiierte Wandel durchgesetzt (Schlag 1986; Adam u. Efron 1987; Cummings 1987). Mit dem von Nigro (1987) angegebenen multimodalen Vorgehen (kombinierte Behandlung mit Bestrahlung, Chemotherapie und oft nur limitierte Chirurgie) kann in einem wesentlich höheren Prozentsatz als früher die Rektumexstirpation vermieden und damit die Kontinenz erhalten werden – bei zumindest gleicher, wahrscheinlich sogar besserer Langzeitprognose als mit alleiniger radikaler Operation.

Tumore des Analrandes und kleine Plattenepithelkarzinome (<2 cm; T1) des distalen Analkanals können in der Regel ohne Beeinträchtigung der Kontinenz durch lokale Exzision (Sicherheitsabstand 2–3 cm) und Nachbestrahlung ausreichend therapiert werden.

Basaliome (unterscheide basaloides Karzinom!) können mit alleiniger Strahlentherapie geheilt werden.

Größere und höher sitzende Karzinome des Analkanals sollten primär mit Radiochemotherapie behandelt werden. Das am häufigsten verwendete Schema (Nigro 1987) umfasst eine externe Bestrahlung des Primärtumors sowie der Becken- und Leistenlymphknoten und eine kombinierte Chemotherapie mit 5-Fluorouracil und Mitomycin C. Selbst bei völliger Abheilung sollten Kontroll-PEs durchgeführt werden (nicht früher als 12 Wochen nach Abschluss der Bestrahlung – Wirkungsoptimum). Bei positivem Befund ist eine bestmögliche Nachexzision oder eine abdominoperineale Exstirpation indiziert.

18.2
Operative Therapie allgemein

Die wichtigsten Indikationen für eine operative Behandlung von Analerkrankungen sind zusammengefasst in Tabelle 18.2.

Hinsichtlich der Entscheidung für eine ambulante oder eine stationäre Behandlung müssen verschiedene Gesichtspunkte berücksichtigt werden (s. Tabelle 18.3)

18.2.1
Fissur

Die Fissurektomie in Kombination mit einer offenen hinteren Sphinkterotomie ist wegen der damit häufig entstehenden Kontinenzprobleme (Stuhlschmieren durch Ausbildung einer dorsalen Narbenrinne, Schlüssellochdeformität) nicht zu empfehlen. Bei Vorliegen

Tabelle 18.2. Hauptindikationen operativer Behandlung von Analerkrankungen

Art der Erkrankung	Indikation zur Operation	Wichtigste diagnostische Parameter	Operations-methode der Wahl	Alternativen
Analfissur	Relativ (Chronizität, Rezidivbildung, Induration)	Beschwerdegrad, Inspektion	Digitale anale Dilatation oder laterale submuköse Sphincterotomia interna	(Konservativ)
Hämorrhoiden	Relativ, Grad (II), III, IV	Beschwerdegrad, Inspektion *Nota bene*: Ausschluss eines Rektumkarzinoms	Hämorrhoidektomie nach Parks, Stapler-Hämorrhoidektomie	Gummibandligatur, Sklerosierung, Infrarotkoagulation (besonders bei Blutung), Ligatur der Hämorrhoidal-Arterie, Sphinkterdehnung (nur bei primär erhöhtem Tonus)
Perianalthrombose	Relativ Bei starker Schmerzhaftigkeit	Beschwerdegrad	Inizision und Entleerung des Hämatoms	(Konservativ)
Abszess im Analbereich	Absolut und dringend	Inspektion Beschwerdegrad (*nicht* Fluktuation abwarten)	Inzision	
Analfistel	Stets gegeben bei primären Fisteln, individuell bei sekundären Fisteln	Anamnese Inspektion	Fistelentdachung, Fistulektomie (bei hoch transsphinktärer Fistel)	Spezielle Operationstechniken bei supra- und extrasphinktären Fisteln
Prolaps – der Schleimhaut	Relativ, je nach Beschwerdegrad	Inspektion	Entsprechend Hämorrhoidektomie nach Milligan-Morgan oder Parks, Stapler-Hämorrhoidektomie	Sklerosierungstherapie
– des Rektums	Meistens gegeben, je nach Beschwerdegrad und Allgemeinzustand	Inspektion	Abdominelle Rektumfixation	Diverse Operationsverfahren, bei schlechtem Allgemeinzustand Delorme-Verfahren
Analkarzinom	Bei Resttumor nach vorheriger Radio- und Chemotherapie	Probeexzision, evtl. Sonographie, CT	Radio- und Chemotherapie, ggf. mit Nachexzision oder nachfolgender abdominoperinealer Exstirpation (multimodales Vorgehen)	Tumore am Analrand und kleine Plattenepithelkarzinome des distalen Analkanals (T1): großzügige lokale Exzision, ggf. Nachbestrahlung

Tabelle 18.3. Zur Entscheidung stationäre vs. ambulante Behandlung bei proktologischen Operationen

Erkrankung bzw. Art der Behandlung	Vorbereitung	Art der Anästhesie	Nachbehandlung
Fissur	Ambulant	Lokal (akut), sonst Allgemeinnarkose (Allgemein-/Regional-)	Ambulant, evtl. stationär
Hämorrhoiden – Operativ	Wahlweise	Allgemeinnarkose (Allgemein-/Regional-)	Stationär
– Gummibandligatur	Ambulant	Ohne Narkose	Ambulant
– Hämorrhoidal-venenthrombose	Notfallmäßig	Lokal	Ambulant
Perianalthrombose	Notfallmäßig	Lokal	Wahlweise, meist ambulant
Abszess	Notfallmäßig	Allgemeinnarkose (Allgemein-/Regional-)	Stationär, wahlweise auch ambulant
Fistel	Stationär, wahlweise ambulant	Allgemeinnarkose (Allgemein-/Regional-)	Stationär, wahlweise auch ambulant
Prolaps – der Schleimhaut	Stationär	Allgemeinnarkose (Allgemein-/Regional-)	Stationär
– des Rektums	Stationär	Allgemeinnarkose (Allgemein-/Regional-)	Stationär

einer inkompletten Fistel, die von der zugehörigen Krypte ausgeht, ist dies aber unvermeidbar.

Allgemein sollte eine sparsame Exzision der sklerosierten Ränder und des Fissurgrundes, Abtragen von Analpapille und Vorpostenfalte erfolgen, ergänzend eine laterale offene oder geschlossene (Erfahrung!) Sphinkterotomie. Alternativ kann eine digitale Aufdehnung des Sphinkters über mehrere Minuten (Weaver et al. 1987; Buchmann 1988) durchgeführt werden, sie bewirkt eine für Tage anhaltende (und bemerkbare!) Sphinkterschwäche. Die Dehnung muss in tiefer Narkose und darf nur mit allmählich zunehmender Steigerung erfolgen.

Auf das Vorgehen bei der akuten Fissur und die grundsätzliche Notwendigkeit der Stuhlregulierung wurde bereits in Abschn. 18.1.4 hingewiesen.

18.2.2
Hämorrhoiden

Die am besten geeignete Form der operativen Behandlung ist u. E. die von Parks (1956) angegebene Modifikation der *submukösen Hämorrhoidektomie.* In Abgrenzung zum klassischen Verfahren nach Milligan-Morgan wird auf Haut- und Schleimhautexzisionen verzichtet (im Analkanal lediglich Längsspaltung); damit wird sensibles Anoderm erhalten und die Gefahr einer späteren Narbenstriktur, u. U. mit Tiefertreten der Mukosagrenze besser vermieden.

Hauptprinzip ist wie bei jedem Verfahren die Unterbindung der zuführenden Gefäße in den Standardpositionen bei 3, 7, und 11 Uhr SSL. Durch *submuköse* Präparation (Spaltung oder Unterminierung) oberhalb der Kryptenlinie wird das Gefäßkonvolut am *höchsten* Punkt umstochen (geringere Rezidivgefahr) und exstirpiert. Die Mukosa wird in der Kryptenlinie fixiert; die Wundränder werden bis auf kleine äußere Drainageöffnungen fortlaufend vernäht. Überschüssiges bzw. evertiertes Anoderm vom Analrand kann ggf. für den Aufbau eines verkürzten Analkanals zur plastischen Deckung herangezogen werden (anodermale Plastik).

Bei Ausbildung von Satellitenknoten soll zunächst das Resultat der Primäroperation abgewartet werden, persistierende Knoten werden nachträglich exzidiert. Schmale u. U. nekrosegefärdete Schleimhautbrücken müssen in jedem Fall vermieden werden (vgl. Whitehead-Schaden).

Als Alternative zur submukösen Hämorrhoidektomie kann heute die sog. Stapler-Hämorrhoidektomie in Frage kommen. Durch Anlage einer maschinellen Klammernahtreihe bei gleichzeitiger Raffung der Schleimhaut über der Kryptenlinie – streng außerhalb des Analkanals – und unter Mitfassen der submukösen arteriellen Gefäßversorgung gelingt es, ein Auspressen (Veröden?) der Hämorrhoidalkolumnen zu erreichen (Longo 1998).

Ein wesentlicher Vorteil dieses Verfahrens ist die geringe Schmerzhaftigkeit, sowie die Möglichkeit der ambulanten Durchführung (Kohlstadt et al. 1999). Allerdings müssen entsprechende Langzeitergebnisse abgewartet werden, zumal inzwischen auch schwerwiegende Komplikationen wie massive Blutungen, Fistelbildungen (insbesondere zur Vagina) sowie auch Beckengangrän beschrieben worden sind (Ripetti et al. 2002).

Bei der Gummibandligatur nach Barron ist auf einwandfreien Sitz der Ligatur oberhalb der Kryptenlinie zu achten (Blockierung des arteriellen Einstroms und Fixierung der Schleimhaut auf der Unterlage). Andernfalls kann das Verfahren sehr schmerzhaft sein.

Ein weiteres Verfahren zur Behandlung symptomatischer Hämorrhoiden, welches zunehmende Anwendung erfährt, ist die dopplersonographisch unterstützte Ligatur der Hämorrhoidalarterie (Morinaga et al.1995; Arnold et al. 2002).

Durch sonographisch gesteuertes Aufsuchen der einzelnen versorgenden Arterien und deren kontrollierte Umstechung oberhalb des Analkanal mittels eines speziellen Proktoskops kann eine sehr effiziente Veröung der Hämorrhoidalkonvolute erreicht werden bei nur geringer Schmerz- und Komplikationsrate. Dieses Verfahren eignet sich gerade auch bei der Hämorrhoidalblutung (s. unten) und als Initialtherapie bei einem ausgeprägten Analprolaps.

Bei einer akuten Blutung aus Hämorrhoiden, die relativ selten in chirurgische Behandlung kommt, da sie spontan sistiert, ist unter geeigneten Bedingungen die typische Hämorrhoidektomie im Bereich der blutenden Kolumne zu empfehlen, besonders bei rezidivierender Blutung. Auch eine Sklerosierung oder eine gezielte Koagulation mit Infrarotlicht kommt in Betracht. Bei Versagen oder fehlender Möglichkeit hierzu ist eine lokale Tamponade geeignet; diese muss oberhalb der Blutungsquelle beginnen, um ein unbemerktes, möglicherweise bedrohliches Weiterbluten ins Rektum zu verhindern. Lokale Umstechungen sind oft dann nicht erfolgreich, wenn der arterielle Zustrom nicht erreicht wird. Das kann heute jedoch durch die ultraschallgesteuerte Ligatur (s. oben) weitgehend vermieden werden.

Marisken sollen nach Möglichkeit – entgegen ihrer Ausrichtung – durch radiäre Schnitte entfernt werden, um zirkuläre Narben zu vermeiden (ggf. mehrzeitige Abtragung).

18.2.3
Perianalthrombose

Zur Behandlung einer Perianalthrombose bzw. eines perianalen Hämatoms ist die Entleerung über eine radiäre (Stich-)Inzision das Vorgehen der Wahl. Je kürzer der Abstand zum
Auftreten der Thrombose, desto effektiver ist die Schmerzentlastung. Auf eine Lokalanästhesie kann bei hoher Schmerzhaftigkeit und oberflächlicher Lage oft verzichtet werden, ist zur vollständigen Entleerung des Hämatoms aber sinnvoll (evtl. vorsichtige Mobilisation mit kleinem scharfem Löffel).

18.2.4
Abszess

Wenngleich man im Anal-/Perianalbereich geneigt ist, große und tiefe Inzisionen zu vermeiden, muss doch gesichert sein, dass ein Abszess rasch und vollständig entleert bzw. das
Abfließen der Sekretion auf Dauer ermöglicht wird. Der Schnitt muss die Haut breit eröffnen (am besten ovaläre Exzision) und ggf. die Fascia transversalis, die den kaudalen Abschluss der Fossa ischiorectalis bildet, miterfassen. Eine bakteriologische Diagnostik ist
obligat (Differentialdiagnose Abszess anderer Ursache), außerdem großzügig Entlas-
tungsschnitte mit temporärer, subkutaner Drainage bei erkennbarer Unterminierung der
Umgebung (Differentialdiagnose Pyodermia significans) bzw. Senkungsabszess. Das Débridement der Abszesshöhle sollte vorsichtig mit dem scharfen Löffel erfolgen, eine ok-
kludierende Tamponade sollte nicht eingelegt werden.
   Die generelle Regel, einen Abszess über dem Punctum maximum zu inzidieren, gilt
letztlich auch hier, doch muss auf möglicherweise verdrängte Sphinkterpartien Rücksicht
genommen werden. Weiter soll die Lokalisation der später aus der Inzisionsstelle resultierenden Fistelöffnung möglichst günstig platziert werden.
   Eine Fistelbildung lässt sich nur dann vermeiden, wenn die Therapie im sehr frühen
Stadium mit der Spaltung eines Kryptenabszesses erfolgen kann. Bei perianaler Manifestation hat sich der Abszess nach unten, meist zwischen beide Sphinkteren (intersphinktä-
rer Abszess) oder durch den Externusmuskel fortentwickelt (transsphinktärer, ischiorektaler Abszess) und ist von außen her zu inzidieren. Eine zusätzliche Inzision ist dabei selten bzw. nur dann erforderlich, wenn auch hier eine starke Schwellung vorliegt, die sich
nach äußerer Inzision nicht entleert.
   Im ungünstigsten Fall liegt – evtl. zusätzlich – eine supralevatorische (pelvirektale) Infektion vor, die von rektal zu tasten ist, meist aber nach außen zu drainieren ist (Ausnahme: rein suprasphinktäre, supralevatorische Entwicklung – Entlastung in das Rektum).
   Die einzeitige Fistelsanierung im Stadium der Abszessbildung ist grundsätzlich möglich und wird von erfahrenen Operateuren auch bevorzugt, ist aber nicht obligat. So ist es
z. B. naheliegend, einen intersphinktären Abszess mit erkennbarer Kryptenöffnung mittels einer inneren Sphinkterotomie definitiv zu sanieren. Bestehen aber Orientierungs-
schwierigkeiten oder Bedenken, z. B. unübersichtliche Wundtaschen zu erzeugen, muss
die Fisteloperation zweizeitig, nach Abklingen der akuten Erscheinungen (nach etwa 4 bis
6 Wochen), erfolgen.
   Die Frage. ob dieser Zeitraum mit einem (locker geknüpften!) Drainagefaden überbrückt werden soll, wird kontrovers diskutiert. Generell ist die Fadendrainage ein wichtiges Hilfsmittel, um ohne die Gefahr eines Abszessrezidivs eine Elektivsituation herbeizu-

führen. Die innere Fistelöffnung muss aber ebenfalls zweifelsfrei identifiziert werden (ggf. Farbstoffinstillation ca. 8 bis 10 Tage nach Abszesseröffnung, sonst Verzicht und Abwarten des weiteren Verlaufs).

Nur in Ausnahmefällen (z. B. supralevatorische Fistel bei M. Crohn) darf die Fadendrainage eine definitive Sanierung ersetzen: mit der Langzeitdrainage ist u. U. ein Auswandern des Fadens nach distal und damit eine operative Zugänglichkeit zu erwarten.

18.2.5
Analfistel

Hauptziel der Fisteloperation muss die Sanierung des Ausgangsortes, also der verantwortlichen Proktodealdrüse bzw. Analkrypte sein. Am sichersten gelingt dies durch eine Entdachung, d. h. durch Spaltung der gesamten Fistel von der äußeren bis zur inneren Öffnung mit Kürettage des Fistelgrundes. Hautexzisionen sollen so angelegt werden, dass ein vorzeitiger äußerer Wundverschluss vermieden wird. Operationen, die den pathogenetischen Mechanismus der Fistelentstehung, d. h. die innere Fistelöffnung außer Acht lassen, sind nahezu sicher von einem Rezidiv gefolgt.

Die komplette Fistelspaltung („lay open") ist in der weit überwiegenden Mehrzahl der Fälle ohne Kontinenzeinbuße möglich. Dies trifft für alle intersphinktären (Typ I) und die meisten transsphinktären Fisteln (Typ II) zu. Einschränkungen müssen aber bei hochgelegenen Verlaufsformen und bei primär herabgesetztem Sphinktertonus (z. B. bei älteren Menschen) gemacht werden. Weiter muss bei transsphinktären Fisteln im *Bereich der vorderen Zirkumferenz,* insbesondere bei Frauen eine anlagebedingte und/oder erworbene (z. B. durch Geburten) Externusschwäche berücksichtigt werden. Hier sind Exzision und Nahtverschluss der muskulären Fistelöffnung (Fistulektomie) in Verbindung mit einer plastischen Deckung (Fistuloplastik, anodermaler Schwenklappen oder Mukosaverschiebelappen) angezeigt.

Suprasphinktäre (Typ III) und extrasphinktäre (Typ IV) Fisteln dürfen dagegen keinesfalls auf herkömmliche Weise durchtrennt werden. Hier kommt nur eine Kombination aus Teilexzision und plastischen Maßnahmen in Betracht, die nur von besonders Erfahrenen auszuführen sind, auf diese wird an dieser Stelle nicht eingegangen (Athanasiadis et al. 1991).

 Entscheidend sind somit das intraoperative Auffinden der inneren Fistelöffnung und das sichere Erkennen des vorliegenden Fisteltyps, vor allem die Lagebeziehung der Fistel zur Puborektalisschlinge.

Sonden sind dabei mit äußerster Vorsicht zu handhaben, nicht immer ist die innere Öffnung geradlinig sondierbar. Der Austritt einer Farbstofflösung sollte zunächst nicht durch das Einsetzen des Analsperrers behindert werden (besser: Einstellen und Identifizieren der Krypte nach Farbstoffaustritt über ein dünnes Einmal-Darmrohr). Keinesfalls darf ein nach kranial gerichteter Blindsack (z. B. transsphinktäre, ischiorektale Fistel) ins Rektum vorgestoßen werden.

Vom Hauptgang abzweigende, insbesondere die nach kranial gerichteten Fistelgänge müssen nicht zwingend exzidiert werden; sie enden meist blind oder sind nach Inzision sekundär offen (*Ausnahme:* M. Crohn) und heilen nach Sanierung der Fistelquelle unter adäquater Nachbehandlung ab. Bei zirkulärem Verlauf (z. B. Hufeisenfistel) kann es günstiger sein, das periphere Gangsystem bestmöglich freizulegen und bei liegendem Drainagefaden zur Abheilung zu bringen. Die resultierende gradlinige Fistel kann dann sekundär gespalten werden.

Fisteln bei M. Crohn sollten ähnlich wie Hämorrhoiden und Fissuren bei diesem Krankheitsbild nur sehr zurückhaltend chirurgisch behandelt werden (Cohen u. McLeod 1987); sie können bei Therapie der Grunderkrankung spontan abheilen (selten) bzw. unter besseren Voraussetzungen operiert werden. In den meisten Fällen sollte es aber gelingen, verbreitete und stark belästigende subkutane Fistelsysteme ggf. durch wiederholte In-/Exzisionen bis auf den mit einem Drainagefaden versehenen Hauptgang zu reduzieren.

Unkomplizierte Fisteln des Typs I bzw. distale des Typs II können je nach Ausgangssituation bedingt gespalten werden. Immer handelt es sich um individuelle Entscheidungen, die besonders bei höhergradigen oder komplizierten Fisteln, nur von sehr erfahrenen Operateuren getroffen werden sollten. Eine Fadendrainage ist im Zweifelsfall immer die bessere Alternative, von der im Langzeitverlauf u. U. ein Auswandern nach distal zu erwarten ist. Bei langjährig bestehenden Fistelsystemen ist immer auch an die Möglichkeit einer Karzinomentstehung zu denken (besonders wenn es bereits zu Inkontinenz und/oder Analstenose gekommen ist).

18.2.6
Prolaps

Ziel der Behandlung des Analprolapses ist es, die prolabierten Hämorrhoiden zu resezieren und mit der hierdurch initiierten Vernarbung eine optimale Refixation des evertierten Analkanals zu erreichen. Die Höhe der zentralen Umstechung deutlich oberhalb der Linea dentata ist hier also besonders wichtig.

Bei *nicht fixiertem Prolaps* (entsprechend Hämorrhoiden Grad III) erfolgt eine Barron-Ligatur ggf. eine spätere operative Entfernung von Residualknoten. Vom theoretischen Ansatz und nach ersten Erfahrungen bietet die Stapler-Resektion nach Longo eine gute Alternative.

Bei *nicht fixiertem Prolaps* erfolgt eine submuköse Hämorrhoidektomie nach Parks, u. U. mit Anodermplastik zum Wiederaufbau des prolabierten Analkanals. Möglicherweise bewirken die bei einer Operation nach Milligan-Morgan entstehenden Narbenfelder eine bessere Fixation des Analkanals. Hier müssen aber unbedingt ausreichend breite Anodermstreifen zwischen den Exzisionen erhalten bleiben (konservative Therapiemöglichkeiten s. Abschn. 18.1.4.2).

Zur Behandlung eines *Rektumprolapses* gibt es zahlreiche Operationsverfahren, sie streben unterschiedliche Ziele an, wie Raffung des Beckenbodens, Fixation oder Resektion des prolabierenden Darmabschnitts, Herstellung des physiologischen Anorektalwinkels, perianale Prolapsresektion etc. Abdominelle Operationsverfahren haben dabei mehr Erfolgsaussichten als anale bzw. perineale, die also eher unter palliativen Aspekten bzw. beim kleinen Prolaps Anwendung finden können.

Bei den vielfältigen ätiologischen Gesichtspunkten, die bei der Entstehung des Rektumprolapses eine Rolle spielen, mag der Hinweis simplifizierend wirken, dass sich im eigenen Vorgehen die einfache präsakrale Suspensionsfixation nach Thompson (Modifikation des Verfahrens von Pemberton-Stalker; Pichlmaier 1975) besonders beim langen Prolaps anhaltend bewährt hat. Sie umfasst eine vollständige Auslösung des Rektums aus dem kleinen Becken, seine Streckung und die dauerhafte Fixation der durchtrennten Paraproktien an der präsakralen Faszie (nichtresorbierbares Nahtmaterial). Levatornähte sind nicht erforderlich, das überschüssige Douglas-Peritoneum wird gerafft.

Zur gleichzeitigen Verhinderung einer postoperativen Obstipationsproblematik (s. unten) wird zunehmend die sog. Resektions-Rektopexie, also die Kombination einer Sigmaresektion mit der Rektopexie favorisiert (Herold u. Bruck 1995). Sie kann sowohl konventionell als auch laparoskopisch durchgeführt werden, wobei sich die endoskopisch durchgeführte Methode in spezialisierten Zentren durchsetzt. Ein weiterer Grund für die Favorisierung laparoskopischer Eingriffe ergibt sich durch das meist hohe Lebensalter dieser Patienten. Hier wird es sinnvoll sein, sich auf Verfahren festzulegen, die sich über beide Zugangswege mit gleicher Sicherheit durchführen lassen und damit einen einheitlichen Therapiestandard herzustellen (z. B. dorsale Rektopexie unter Verwendung eines Kunststoffnetzes nach Wells). Verbleibende Kontinenzstörungen können in zweiter Sitzung u. U. durch eine perineale Raffung der Puborektalisschlinge gebessert werden („post-anal repair" nach Parks).

18.2.7
Analkarzinom

Methoden zur Behandlung des Analkarzinoms sind Bestrahlung, zeitgleich Beginn der Chemotherapie. Eine lokale Probeexzision nach Abschluss der Behandlung sollte frühestens 12 Wochen nach Bestrahlungsende erfolgen (s. Abschn. 18.1.4.7), ggf. Nachexzision bzw. Rektumexstirpation. (Spezielle operationstechnische Gesichtspunkte bei abdominoperinealer Rektumexstirpation wegen Analkarzinom s. Abschn. 18.4.5.)

Notizen

18.3
Operationsvorbereitung

Voruntersuchungen	Allgemein	Bei Fissuren, Hämorrhoiden, Perianalthrombose, Abszess und Schleimhautprolaps: Schema I, s. Kap. 24
		Bei Fisteln und Rektumprolaps: Schema II, s. Kap. 24
		Bei gefährdeten Patienten: Schema IV, s. Kap. 24
	Krankheitsbezogen	Rektale Untersuchung, Rektoskopie, ggf. Koloskopie (oder KE), ggf. Endosonographie, MRT soweit präoperativ möglich, sonst postoperativ nach Abheilung (s. Abschn. 18.1.3.5)
	Speziell	Bei rezidivierenden Fisteln: MDP (M. Crohn?), Endosonographie, MRT
Vorbehandlung	Darmvorbereitung	Bei Fissur: Laxanzien
		Bei Perianalthrombose und Abszess: nicht möglich
		Bei Hämorrhoiden, Fisteln und Prolaps: Laxanzien und Einlauf: 2 Tage präoperativ ballastarme Kost und täglich Abführmittel, abends präoperativ hoher Reinigungseinlauf (s. Kap. 24), morgens vor Operation Klysma (s. Kap. 24)
Aufklärung		Besprechung des Prinzips der geplanten Methode, Hinweis auf Rezidivgefahr und ggf. auf eine zweite notwendige Operation (z. B. Abszess/Fistel), Gefahr der Sphinkterverletzung, Hinweis auf (vorübergehende) Kontinenzstörungen

18.4
Spezielle operationstechnische Gesichtspunkte

18.4.1
Allgemeines zu proktologischen Operationen

18.4.1.1
Anästhesie

Die Analregion, speziell die Analhaut und der untere Analkanal sind hochgradig sensibel. Der M. sphincter ani internus hält einen hohen Ruhetonus. Bei nur oberflächlicher Allgemeinanästhesie kann es bei Operationsbeginn leicht zu heftigen Abwehrreaktionen und zu gefährlichen reflektorischen Erscheinungen, wie Laryngospasmus oder Asystolie kommen, vor allem dann, wenn bei ambulanten Patienten eine entsprechende Prämedikation unterlassen wurde.

 Stets ist also eine tiefe, gerade zum Operationsbeginn schon voll wirksame Anästhesie abzuwarten, *bevor* mit Manipulationen am Anus begonnen wird. Gute Entspannung erleichtert wesentlich die Übersicht gerade bei transanalen Operationen und trägt so zur Sicherheit bei.

Nüchternheit soll und kann vor allen analen Operationen abgewartet werden, nur bei Abszessbildungen und bei starker Blutung kann im Einzelfall eine dringende Operationsindikation vorliegen. Mit Ausnahme einer Perianalthrombose werden in der Regel alle anderen Operationen in Allgemein- oder Regionalanästhesie vorgenommen, schon um eine entsprechende Muskelentspannung zu erreichen. Letztere vermittelt in Form der Spinalanästhesie eine komplette sensomotorische Blockade und hat u.a. den Vorteil der protrahierten Wirkung.

> **CAVE**
> Wegen der häufig erwünschten Kopftieflagerung dürfen aber nur isobare Lokalanästhetika zur Anwendung kommen.

Nach einer meist kurzen, aber tiefen Narkose sind ausreichender Wachzustand und promptes Reflexverhalten besonders genau zu kontrollieren, bevor der Patient vom Anästhesisten abgegeben wird.

18.4.1.2
Desinfektion

Eine anderen Operationsgebieten entsprechende Keimarmut ist nicht zu erreichen. Die Desinfektion auch des Analkanals und ggf. der Vagina muss mit einer nicht stark reizenden Desinfektionslösung (z. B. Octenidin) vorgenommen werden.

> **CAVE**
> Vorsicht bei Anwendung alkoholischer Desinfektionslösungen auf Haut und Unterlagen bei Einsatz der Hochfrequenzchirurgie!

Wegen der unvermeidlichen Kontamination wird die Wunde am Operationsende stets gründlich mit physiologischer NaCl-Lösung gespült.

18.4.1.3
Übersicht bei transanalen Eingriffen

Diese entscheidende Voraussetzung für eine sichere und korrekte Durchführung der Operation muss stets durch ausreichende Narkosetiefe, geeignetes Instrumentarium, Beleuchtung und Mithilfe wenigstens eines Assistenten erreicht werden. Bewährt hat sich der Einsatz des Analspreizers nach Parks, alternativ auch von mittelgroßen Zenkerhaken, die ggf. an Haltearme (Fa. Martin, Tuttlingen) montiert werden können. Das ist zwar aufwendig, gewährleistet aber eine stabile Einstellung des Operationsfeldes auch bei fehlender Assistenz. Gelegentlich ist die Verwendung einer Stirnlampe hilfreich.

18.4.1.4
Submuköses Unterspritzen

Bei Erkrankungen des hämorrhoidalen Formenkreises kann nach primärer Inspektion und Palpation eine submuköse Infiltration mit suprareninhaltiger Lösung zum Abheben der Schichten und Verminderung der Blutung günstig sein. Wegen des gleichzeitig anästhesierenden Effekts und einer garantiert konstanten Suprareninkonzentration sind u. E. handelsübliche Lokalanästhetika besser geeignet (0,5- bis 1%ig mit Suprareninzusatz) als physiologische NaCl-Lösung mit zugegebenem Suprarenin.

18.4.1.5
Drainage bei analen Eingriffen

Jede Operationswunde muss in diesem Bereich von kranial nach kaudal heilen; ein vorzeitiger Wundverschluss im Haut- oder anokutanen Übergangsbereich bei noch bestehendem Defekt im Analkanal führt zu hartnäckiger Wundtaschenbildung. Eine anhaltende „Drainage" nach außen muss durch adäquate Hautexzision beispielsweise einer äußeren Fistelöffnung hergestellt werden. Bei der Hämorrhoidektomie nach Parks dürfen die äußeren Schenkel des Y-Schnittes zum Austritt von Wundsekret nicht verschlossen werden.

18.4.1.6
Verband

Jeder Verbandwechsel verursacht anfänglich Schmerzen, ein Verkleben mit der frischen Wunde muss verhindert werden. Am besten geeignet ist das Einbringen von etwas Vaseline oder von 2%igem Lidocain-Gel in den Analkanal bzw. in die Wunde und das einfache Auflegen einer Salbenkompresse. Die Verbandeinlage in den Analkanal ist u. E. unnötig. Evtl. kann ein dünne Fettgaze eingebracht werden, um eine unbemerkte Nachblutung anzuzeigen; doch ist der Vorteil dieser Maßnahme nicht bewiesen. Hochreichende Wundkanäle sollen zur besseren Drainage und zum Offenhalten locker mit Fettgaze (Docht) ausgelegt werden, kein straffes Austamponieren von Abszesshöhlen!

18.4.1.7
Anmerkung zur Sphinkterdehnung

Die therapeutische Sphinkterdehnung z. B. zur Behandlung von Analfissuren wird in ihrem Effekt der Sphinkterotomie gleichgesetzt. Sie erfolgt am einfachsten digital und muss mit entsprechendem Feingefühl gegen den nachlassenden Widerstand 4 bis 5 Minuten gehalten werden (zwei, maximal drei Finger je Hand). Sie kommt als Routinemaßnahme nicht in Betracht, insbesondere wenn sie mehr oder weniger gewaltsam erfolgt. Eine gewisse Sphinkterdehnung bewirken ohnehin die verwendeten Analspreizer, wobei es – gute Entspannung vorausgesetzt – nicht zu stärkeren traumatischen Veränderungen kommt.

18.4.2
Auffinden eines Fistelkanals bzw. Fistelsystems

Eine Fisteloperation wird wesentlich erleichtert, wenn es gelingt, primär die innere Fistelöffnung zu finden und die Fistel in toto zu sondieren. Dazu erscheinen folgende Maßnahmen in dieser Reihenfolge geeignet:
1 digitale Untersuchung des Analkanals,
2 Injektion von Farbstofflösung,
3 Identifizierung der Austrittsstelle und Sondierung.

Durch die *digitaleUntersuchung des Analkanals* lässt sich die indurierte Kryptengegend meist lokalisieren. Nach der Goodsall-Regel haben im Allgemeinen Fisteln mit äußerer Öffnung dorsal der in Steinschnittlage durch den Anus gelegten Horizontallinie einen bogenförmigen Verlauf und münden im Analkanal gegen 6 Uhr, solche mit äußerer Öffnung ventral davon, einen geraden Verlauf.

Mit der Injektion von Farbstofflösung (z. B. Methylenblau) in die äußere Fistelöffnung soll sowohl das u. U. verzweigte Fistelsystem angefärbt als auch geprüft werden, ob bei entspanntem Sphinkter ein Flüssigkeitsaustritt im Analkanal erfolgt, d. h. ob die Fistel z.Z. offen ist. Die Injektion darf keinesfalls unter starkem Druck erfolgen, da sonst eine Anfärbung des umgebenden Gewebes erfolgt, was die spätere Übersicht stört oder u. U. zu Fehlentschlüssen führt. Ein Gemisch von Farbstofflösung mit (Kondens-)Milch kann dies aber verhindern.

Nach *Austritt von Blaulösung im Analkanal* wird bei dieser eingestellt und die Austrittsstelle identifiziert (häufig lässt sich der Test zur Durchgängigkeit nur bei lockerem, nicht aber in einem durch Analspreizer gespannten Analkanal reproduzieren). Im Allgemeinen ist dann eine *Sondierung* von außen oder innen – wegen Perforationsgefahr mit nicht zu dünnen Sonden – möglich. Konnte ein Austritt von Blaulösung in den Analkanal nicht erreicht werden, so wird ein Sondierungsversuch sowohl von außen als auch von innen im Bereich der anfangs lokalisierten Verhärtung unternommen (*Cave*: Via falsa). Auch hierbei muss der Analkanal intermittierend entspannt werden. Gelingt auch so eine Sondierung nicht, muss die Operation durch Umschneidung der äußeren Fistelöffnung und entsprechende Präparation am Fistelkanal entlang begonnen werden. Meist lässt sich nach einigen Zentimetern eine Knickbildung bzw. eine Aufzweigung zum Analkanal hin finden.

> Eine Fisteloperation, die ohne Auffinden und Sanierung der inneren – evtl. vorübergehend obliterierten – Fistelöffnung endet, ist fast regelmäßig von einem Rezidiv gefolgt.

Die Eröffnung des Analkanals an einer mit der inneren Fistelöffnung nicht identischen Stelle (im übertriebenen Bestreben, die Fistelöffnung zu sondieren) ist außerordentlich gefährlich und kann suprasphinktär weitgehend irreparable Folgen haben. Besonders hoch reichende, translevatorische, jedoch dort blind endende Fistelverzweigungen verleiten leicht zu einer solchen intraoperativen „Komplettierung".

In Narkose, bei Vernarbung und insbesondere nach Voroperationen können sehr wohl Zweifel am räumlichen Verhältnis eines Fistelkanals auftreten. Stets ist dann die Operation durch ausgiebige Drainage und Einlegen eines Fadens in den belassenen Fistelkanal zu beenden und die Lage der Fistel zur Puborektalisschlinge im Wachzustand zu prüfen. Nur selten kann diese Entscheidung anhand einer reflektorischen Sphinkterkontraktion bei kurzzeitiger Narkoseabflachung sicher genug getroffen werden. Sofern sich der Fistelverlauf als sicher unterhalb der Puborektalisschlinge gelegen erweist, kann die Fistel in einer Sitzung entdacht werden. Andernfalls war die durchgeführte Operation die richtige Maßnahme zur Erzielung einer Spontanheilung nach starker Granulationsbildung oder als Vorbereitung zu einer zweiten Operation durch einen hierin besonders erfahrenen Chirurgen.

Die Puborektalisschlinge bzw. die oberste Partie des M. sphincter ani externus ist ventral (zwischen10 und 2 Uhr SSL) schwach ausgeprägt; hier kann es leicht einer Fehlbeurteilung kommen.

18.4.3
Darstellung des M. sphincter ani internus

Sie ist bei lateraler Sphinkterotomie (bei Analfissur) wichtig; der Zwischenraum zwischen der unteren Begrenzung des inneren und des äußeren Schließmuskels (der innere Schließmuskel endet weiter kranial) ist als flach imprimierbarer Ring (intersphinktäre Impression) zu identifizieren. Hier erfolgt bei 2 Uhr SSL eine kleine zirkulär verlaufende Inzision und die anschließende Dissektion des intersphinktären Raumes. Von dort aus wird der Muskel mit einem schmalen Skalpell gegen den palpierenden Finger bis zur Linea dentata durchtrennt. Eine Verletzung des Analkanals ist insbesondere in der Kryptenlinie unbedingt zu vermeiden und ggf. mit einer Naht zu versorgen (Gefahr der Abszess-/Fistelentstehung).

Sowohl bei der submukösen als auch bei der offenen Darstellung des M. sphincter ani internus ist sehr auf eine mögliche Verwechslung mit dem M. sphincter ani externus zu achten. Die Farbdifferenz zwischen dem etwas helleren internen und dem dunkleren externen Muskel ist kein ausreichendes Kriterium. Entscheidend ist die Darstellung des Spatium intersphinctericum bevor die Schicht, die als M. sphincter ani internus angesehen wird, durchtrennt wird.

Bei einer Hämorrhoidenoperation ist darauf zu achten, dass bei der kranialen Gefäßligatur der interne Sphinktermuskel nicht mit vorgezogen und mitgefasst wird (Parks 1976).

18.4.4
Spezielle Gesichtspunkte bei der abdominellen Rektumfixation

Wesentlicher Bestandteil der abdominellen Fixationsverfahren ist die Auslösung des Rektums von der Waldeyer-Faszie weit nach distal bis zur Levatorplatte. Man folgt der gleichen Schicht wie zur Rektumresektion bzw. -exstirpation. Gerade beim laparoskopischen Vorgehen kann dies mit hoher Sicherheit gewährleistet werden. Erfahrungen mit dem Verfahren nach Thompson zeigen, dass im Bedarfsfalle die Paraproktien lateral schadlos durchtrennt werden können. Die Versorgung über die A. rectalis superior muss aber sicher gewährleistet sein. Präsakrale Nerven müssen geschont, beide Ureteren identifiziert und durch wiederholte Sichtkontrolle gesichert werden.

18.4.5
Spezielle Gesichtspunkte bei operativer Behandlung eines Analkarzinoms

Bei *abdominoperinealer Rektumexstirpation* ist der abdominelle Akt identisch mit dem bei Operation eines Rektumkarzinoms. Perianal erfolgt jedoch die Umschneidung des Anus in größerem Abstand und bei der Exzision von Fettgewebe und Levatormuskeln ist größtmögliche Radikalität anzustreben. Die Umlagerung in Bauchlage (Heidelberger Bauchlage mit angewinkelten Hüftgelenken und abduzierten Beinen) und ein Entlastungsschnitt nach Mason verschaffen optimale Übersicht. Bei ventraler Lokalisation des Tumors sollte bei der Frau der entsprechende Teil der Vaginalhinterwand mitreseziert werden.

Vergrößert tastbare inguinale Lymphknoten sollen beidseits von einem isolierten Schnitt aus exzidiert werden, eine prophylaktische Dissektion der Leistenlymphknoten erscheint jedoch nicht angezeigt (Schlag 1986).

Die *lokale Exzision* eines Analkarzinoms erfolgt mit einem etwa 2 bis 3 cm großen perifokalen Haut- bzw. Schleimhautareal unter exakter Entfernung des subkutanen bzw. submukösen Gewebes, zumindest bis einschließlich der Internus-Muskulatur. Evtl. wird auch die subkutane und die superfizielle Partie des M. sphincter ani externus mitreseziert (*Cave*: Durchtrennung der Puborektalisschlinge).

Notizen

18.5
Postoperative Behandlung

Routinebehandlung	Im Allgemeinen keine Infusionsbehandlung, evtl. Schema I, s. Kap. 25 (jedoch Kreislaufkontrolle)
	Antibiotika: evtl. bei ausgedehntem Abszess mit Fieber. Meist keine Nahrungskarenz, Beginn mit Trinken am Abend des Operationstages, evtl. 2–3 Tage flüssige Kost
	Ausreichend Analgetika, besonders vor dem ersten Stuhlgang
	Verbandwechsel ab Tag 1, 2-mal täglich oder öfter, je nach Sekretion. Bei infizierten Wunden anfangs Verbände mit desinfizierenden Lösungen
	Sitzbad (mit Kamillezusatz) ab Tag 2, zweimal täglich und nach jedem Stuhlgang
	Stuhlgang: nicht „stopfen", sondern ab Tag 1 leichte Abführmittel oral mit Quellfunktion, evtl. vorsichtiges Einführen eines Glyzerinklysmas
Kontrollen	Kontrolle des Kreislaufs am Operationstag; ggf. Hämoglobin und Hämatokrit; nach Abszessspaltung: Leukozyten
Spezielle Probleme	Achten auf *Nachblutung* nach außen oder in das Rektum (speziell nach Hämorrhoidenoperation); dringender Hinweis hierauf auch bei Entlassung (s. Abschn. 18.6.1)
	Nach Fisteloperation: längeres Offenhalten der Wundtaschen (s. Abschn. 18.6.2)
	Bei Ausbleiben der Entfieberung nach Abszessspaltung: Verdacht auf unzureichende Inzision, ggf. Revision (s. Abschn. 18.6.4)

18.6
Spezielle postoperative Probleme

18.6.1
Hauptgefahr: Nachblutung

Sie tritt nach analen Operationen zwar nicht häufig auf, kann jedoch lange unbemerkt bleiben, wenn die Blutung nicht nach außen, sondern *nach innen* in das Rektum erfolgt; dies droht vor allem, wenn schmerzbedingt ein reflektorisch erhöhter Sphinktertonus vorliegt. Eine stationäre Überwachung mit Beachtung der Kreislaufparameter ist demnach obligat; eine beobachtete Nachblutung muss umgehend in Narkose revidiert werden, ggf. mit Einlage einer Tamponade.

Nachblutungen nach Hämorrhoidenoperationen können selten auftreten, sie treten eher schon auf im Anschluss an Sklerosierungsbehandlungen noch nach 8 bis 10 Tagen als Folge einer Ablösung von Nahtmaterial oder Nekrosen. Auf diese Gefahr ist der Patient vor Entlassung speziell hinzuweisen. Meist handelt es sich um Sickerblutungen, die spontan zum Stillstand kommen. Versagen lokal konservative Maßnahmen (z. B. Betupfen mit Albothyl oder POR 8-Verdünnung), muss umstochen werden.

18.6.2
Postoperative Wundbehandlung

Wie die präoperative Untersuchung soll auch die postoperative Wundbehandlung nicht übermäßig schmerzhaft sein. Sorge für einen weichen Stuhl, evtl. Analgetika, Einmalklysmen vor der ersten Entleerung und reichlich Sitzbäder sowie Verzicht auf tamponierende und intraanale Verbandstechniken sind hierbei am wichtigsten. Die Rücksicht auf die Schmerzhaftigkeit darf jedoch nicht das Offenhalten der Wunddrainagen gefährden.

 Das regelmäßige Öffnen verklebter Wundränder innerhalb und außerhalb des Analkanals ist sowohl zur Vermeidung von Stenosen bzw. Strikturbildung wie auch zur vollständigen Heilung der Wunde aus der Tiefe heraus erforderlich, besonders nach Abzessspaltung und nach Exzision tiefer Fistelgänge.

Die Heilung per granulationem nimmt hierbei häufig mehrere Wochen in Anspruch, so lange muss eine regelmäßige Kontrolle mit Eröffnung nicht verheilter, häufig aber verklebter Wundtaschen und Wundkanäle erfolgen. Eine solche Wundrevision muss, um schmerzarm und effektiv gestaltet zu werden – in der frühen postoperativen Phase regelmäßig, später je nach Bedarf – nur nach Analgetikagabe, ggf. auch in Anästhesie durchgeführt werden.

Im Einzelnen erscheinen hierfür die im Folgenden angegebenen Zeiträume und Vorgehensweisen richtig.

- Nach Hämorrhoidektomie und Fisteloperation mit einfacher Entdachung:
  digitale Wundrevision am zweiten und vierten postoperativen Tag mit Analgetika, dann alle 2 bis 3 Tage ohne Analgetika bis zu Abheilung.
- Nach Fisteloperation mit größeren Wundtaschen, hohem Fistelgang etc.:
  Wundrevision am zweiten (und evtl. vierten) postoperativen Tag, meist in kurzer Allgemeinnarkose, dann für weitere 8 Tage jeden zweiten Tag unter Analgetikagabe, dann zweimal wöchentlich ohne Analgetika bis zur Heilung.
- Nach Abszessen im Analbereich:
  Wundinspektion, Verbandswechsel und Ziehen einer Gummilasche bei ausreichender Entlastung meist ohne Analgetika bzw. ohne Anästhesie möglich; bei ungenügender Rückbildung Wundspreizen in Allgemeinnarkose, evtl. erneute Revision (s. unten). Digitale Wundrevision und digitale rektale Untersuchung am zweiten postoperativen Tag zur Kontrolle der Entzündungsrückbildung.

Die Zeiträume für die Wundrevision eignen sich für die Routinebehandlung. Bei gestörter Wundheilung muss ggf. auch zu einem späteren Zeitpunkt eine Inspektion und Revision in Narkose erfolgen, um rechtzeitig ein Fistelrezidiv, eine Eiterung o.ä. zu erkennen.

18.6.3
Langfristige Nachbehandlung bzw. Beratung des Patienten

Für den Langzeiterfolg praktisch aller Operationen im Analbereich ist die Verhaltensweise des Patienten mit entscheidend: Achten auf Hygiene und Sorge für regelmäßigen, eher weichen Stuhl sind Hauptforderungen. Daraus ergibt sich meist die Verordnung der regelmäßigen Einnahme von Ballaststoffen und Laktulose o.ä., Abführmittel sollten jedoch möglichst vermieden werden).

18.6.4
Mangelhafte Entfieberung nach Abzessinzision

Nach ausreichender Abzessspaltung treten Entfieberung und Abklingen der Beschwerden absolut prompt innerhalb von etwa 12 bis 24 Stunden ein. Bei Abweichungen hiervon liegt der Verdacht nahe, dass die Abzessinzision aus Gründen des „schonenden" Vorgehens nicht ausreichend war oder dass sich eine nicht erkannte Infektionsausbreitung (etwa supralevatorisch) eingestellt hat. Bei mangelhafter Entfieberung ist eine erneute Untersuchung, ggf. eine Revision in Narkose, indiziert.

18.6.5
Vorgehen bei irrtümlicher Durchtrennung des gesamten Sphinkterapparats

Zeigt sich unmittelbar postoperativ eine komplette Inkontinenz – was die inadäquate Durchführung der Operation beweist –, muss baldmöglichst eine doppelläufige Ableitungskolostomie angelegt und besonders sorgfältig auf saubere Wundtoilette und Wundbehandlung geachtet werden. Es ist wichtig, dass die Wundheilung ohne starke Entzündungsreaktionen und damit unter geringstmöglicher Narbenbildung erfolgt. Nach vollständiger Wundheilung, etwa 3 bis 6 Monate nach dem Eingriff, kann eine Rekonstruktion des Sphinkters mit häufig günstigem Resultat durchgeführt werden (Durchführung dieser Operation nur durch einen hierin speziell erfahrenen Chirurgen).

18.6.6
Gestörte Darmentleerung nach abdomineller Rektumfixation

Offensichtlich besteht nach abdominell durchgeführten Operationen wegen Rektumprolaps, besonders bei Rektumfixation mit Levatornaht, zunächst eine verlängerte Phase einer gestörten Darmentleerung, z. T. mit Darmatonie, und in der Folgezeit eine erhöhte Obstipationsneigung. Diese Erfahrungen sprechen dafür, heute eher eine Resektions-Rektopexie durchzuführen, also das elongierte Sigma und Colon descendens Segment zusätzlich zur Rektopexie mit zu entfernen. Wenngleich auch diese mechanische Verkürzung des Darmes sicher nur ein Teilfaktor bei der Obstipationsneigung dieser Patienten darstellt, kann doch in vielen Fällen häufig eine deutliche Besserung erzielt werden.

Insgesamt sollte man in jedem Fall großzügig mit der Verabreichung von Laxanzien (insbesondere Quellmitteln und Milchzuckerderivaten) sein, um ein übermäßiges Pressen zur Stuhlentleerung zu vermeiden. Die langfristige Stuhlregulierung durch ballaststoffreiche Kost und natürliche „Laxanzien" ist essentieller Bestandteil der Behandlung.

Literatur

Lehrbücher und Übersichtsarbeiten

Buchmann P (1994) Lehrbuch der Prokotologie, 3. Aufl. Huber, Bern
Corman ML (1984) Colon and rectal surgery. Lippincott, Philadelphia Toronto
Fazio VW (ed) (1987) Anorectal disorders. Gastroenterol Clin North Am 16/1: 1–195
Goldberg SM, Gordon PH, Nivatvongs S (1980) Essentials of anorectal surgery. Lippincott, Philadelphia Toronto
Gemsenjäger E (1990) Funktionelle Anatomie und (Patho-)Physiologie des Analkanals. In: Siewert JR et al. (Hrsg) Chirurgische Gastrenterologie, Bd. 2. Springer, Berlin Heidelberg NY
Goligher JC (1984) Surgery of the anus, rectum and colon, 5th edn. Balliere & Tindall, London
Hager T, Hermanek P (1986) Maligne Tumoren der Analregion. In: Gall FP, Hermanek P, Tonak J (Hrsg) Die Praxis der Chirurgie, Chirurgische Onkologie. Springer, Berlin Heidelberg New York Tokyo
Huber FT, Rüedi Th, Allgöwer M (1992) Anal- und Rectumprolaps. In: Siewert JR et al. (Hrsg) Chirurgische Gastrenterologie, Bd 2. Springer, Berlin Heidelberg New York Tokyo
Köckerling F, Gastinger I (1995) Rektopexie. In: Kremer K et al. (Hrsg) Chirurgische Operationslehre Bd. 7/2 Minimal-invasive Chirurgie. Thieme, Stuttgart New York
Marti MC, Givel JC (Hrsg) (1992) Chirurgie anorektaler Krankheiten. Springer, Berlin, Heidelberg New York Tokyo
Nicholls JR, Glass RE (1988) Koloproktologie. Springer, Berlin Heidelberg New York Tokyo
Parks AG (1976) Anorectale Chirurgie. In: Zenker R, Deucher F, Schin W (Hrsg) Chirurgie der Gegenwart, Bd II. Urban & Schwarzenberg, München Berlin
Pichlmaier H (1975) Eingriffe am Dickdarm, Mastdarm und Anus. In: Zenker R, Berchthold R, Hamelmann H (Hrsg) Allgemeine und spezielle chirurgische Operationslehre, Bd VII/I: Die Eingriffe in der Bauchhöhle. Springer, Berlin Heidelberg New York
Rothenbühler JM, Harder F (1992) Diagnose und Behandlung des Hämorrhoidalleidens. In: Siewert JR et al. (Hrsg) Chirurgische Gastrenterologie, Bd 2. Springer, Berlin Heidelberg New York Tokyo
Rüedi T, Allgöwer M (1992) Analfisteln und Abscesse. In: Siewert JR et al. (Hrsg) Chirurgische Gastrenterologie, Bd. 2. Springer, Berlin Heidelberg New York
Stein E (1986) Proktologie. Springer, Berlin Heidelberg New York Tokyo
Stelzner F (1981) Die anorectalen Fisteln. Springer, Berlin Heidelberg New York
Winkler R (1992) Anus. In: Kremer K, Lierse W, Platzer W, Schreiber HW, Weller S (Hrsg) Chirurgische Operationslehre, Bd. 6: Darm. Thieme, Stuttgart New York
Winkler R, Otto P (1997) Proktologie. Thieme, Stuttgart New York

Zitierte Literatur

Adam YG, Efron G (1987) Current concepts and controversies concerning the etiology, pathogenesis, diagnosis and treatment of malignant tumors of the anus. Surgery 101: 253
Arnold S, Antonietti E, Rollinger G, Scheyer M (2002) Dopplersonographisch unterstützte Hämorrhoidenarterienligatur – eine neue Therapie bei symptomatischen Hämorrhoiden. Chirurg 73: 269–273
Athanasiadis S, Fischbach N, Heumüller L, Marla B (1990) Abszessexzision und primäre Fistulektomie als Initialtherapie des periproktitischen Abszesses. Chirurg 61: 53
Athanasiadis S, Lux N, Fischbach N, Meyer B (1991) Die einzeitige Operation hoher trans- und suprasphincterer Analfisteln mittels primärer Fistulektomie und Verschluss des inneren Fistelostiums. Chirurg 62: 608
Athanasiadis S, Nafe M, Köhler A (1995) Transanaler rektaler Verschiebelappen (rectal advancement flap) versus Mukosaflap mit Internusnaht im Management komplizierter Fisteln des Anorektums. Langenbecks Arch Chir 380: 31
Barron J (1963) Office ligation of internal hemorrhoids. Am J Surg 105: 563
Cohen Z, McLeod RS (1987) Perinanal Crohn's disease. Gastroenterol Clin North Am 16: 175
Crapp AR, Alexander-Williams J (1975) Fissure-in-ano and anal stenosis, part I: conservative managment. Clin Gastroenterol 4: 619
Cummings BJ (1987) Current management of epidermoid carcinoma of the anal canal. Gastroenterol Clin North Am 16: 125
Dalley II AF (1987) The riddle of the sphincters. The morphophysiology of the anorectal mechanism reviewed. Am Surg 53: 298
Dörner A, Winkler R, Seifart K (1991) Die Rehn-Delorme'sche Muskularisraffung, eine Alternative zur abdominellen Rektumprolapsoperationon. Colo-Proctol 13: 226
Fazio VW (1987) Complex anal fistulae. Gastroenterol Clin North Am 16: 93

Herfarth Ch, Bindewald H (1986) Perinale Erkrankungen beim Morbus Crohn. Chirurg 57: 304

Herold A, Bruck HP (1995) Laparoskopische Rektopexie. Zentralbl Chir 122: 578–585

Kiene S (1989) Operationsmethoden bei Anal- und Rektumprolaps. Langenbecks Arch Chir Suppl. II, Kongressbericht: 757

Kohlstadt CM, Weber J, Prohm P (1999) Die Stapler-Hämorrhoidektomie – eine neue Alternative zu den konventionellen Methoden. Zentralbl Chir 124: 238–243

Kohlstadt CM, Weber J, Prohm P (1999) Kommentar zur Arbeit. Die Stapler-Hämorrhoidektomie – eine neue Alternative zu den konventionellen Methoden. Zentralbl Chir 124: 676

Longo A (1998) Treatment of hemorrhoids disease by reduction of mucosa and hemorrhoidal prolapse with a circular suturing device: a new procedure. 6th World Congress of Endoscopic Surgery. Rome June 3 – 6, p 777

Milligan ETC, Morgan CN, Jones LE, Officer R (1937) Surgical anatomy of the anal canal and the operative treatment of haemorrhoids. Lancet II: 1119

Morinaga K, Hasuda K, Ikeda T (1995) A novel therapy fortlaufender internal hemorrhoids: ligation of the hemorrhoidal artery with a newly devised instrument (Moricorn) in conjunction with a Doppler flowmeter. Am J Gastroenterol 90: 610

Neiger A (1982) Hämorrhoiden-Verödungsbehandlung durch Infrarotkoagulation. Schweiz Rundsch Med Prax 71: 171

Nigro ND (1987) Multidisciplinary management of cancer of the anus. World J Surg 11: 446

Parks AG (1956) Surgical treatment of haemorrhoids. Br J Surg 43: 337

Parks AG, Gordon PH, Hardcastle JD (1976) A classification of fistula in ano. Br J Surg 63: 1

Ripetti V, Caricato M, Arullani A (2002) Rectal perforation retropneumoperitoneum, and pneumomediastinum after stapling procedure prolapsed hemorrhoids. Dis Colon Rectum 45 (2): 268–270

Schlag P (1986) Aspekte operativer und multimodaler Therapie beim Analkarzinom. Chirurg 57: 488

Stelzner F (1986) Komplizere Anorectalabszesse und Fisteln. Chirurg 57: 297

Weaver RM, Ambrose NS, Alexander-Williams J, Keighley MRB (1987) Manual dilatation of the anus vs. lateral subcutaneous sphincterotomy in the treatment of chronic fissure-in-ano. Dis Colon Rectum 30: 420

Wells CA (1962) Polyvinyl alcohol sponge prosthesis for rectal prolapse. Proc Roy Soc Med 55: 1083

Bauchtrauma

19

E. NAGEL, H. MAYER

Vorbemerkungen

Für den Erfolg der chirurgischen Behandlung eines Bauchtraumas sind neben der Art und dem Ausmaß (ein Organ, Polytrauma etc.) bei schweren Verletzungen das Intervall zwischen Unfall und Laparotomie und bei leichteren die Erkennung der Bauchverletzung mit entscheidend. In beiden Bereichen ermöglichen technische Fortschritte Verbesserungen der chirurgischen Versorgung. Das umfassende, flächendeckende Rettungssystem mit Einsatz von Notarztwagen und Hubschraubern ermöglicht in aller Regel rasch kompetente Notmaßnahmen und schnellen Transport in ein für die Behandlung geeignetes Krankenhaus. Hierbei sollte heute nicht dem nächstgelegenen, sondern dem für die Versorgung insbesondere des polytraumatisierten Patienten geeigneten Zentrum auch primär der Vorzug gegeben werden.

Die Diagnostik gerade leichter Verletzungen wurde vor 30 Jahren zunächst durch die routinemäßige Einführung der Peritoneallavage (Kern u. Klaue 1975), heute hingegen besonders durch die rasch und wiederholt durchführbare Ultraschalluntersuchung wie auch die flächendeckende Installation der mehrzeiligen Computertomographie wesentlich bereichert. Bezüglich eines Polytraumas gilt entsprechendes etwa für die Ganzkörper-Computertomographie oder eine Angiographie. So bedeutsam diese diagnostischen Möglichkeiten gerade zur Erkennung oder zum Ausschluss von Blutungen sind, so muss besonders darauf geachtet werden, dass gerade bei schweren Verletzungen die Zeit, die im Rettungswesen gewonnen wird, nicht durch im Einzelfall nicht entscheidende diagnostische Maßnahmen oder durch eine aktuell übertriebene Diagnostik wieder verloren geht. Ein Patient im schweren Blutungsschock mit klar erkennbarer abdomineller (Haupt)Verletzung gehört ohne jegliche Verzögerung nach minimaler orientierender klinischer Untersuchung und Gerätediagnostik unmittelbar in den Operationssaal zur sofortigen Laparotomie.

Nach wie vor stellt das Übersehen einer leichteren Bauchverletzung bei Kombinationstraumen, gerade solchen mit zerebraler Beteiligung, eine große Gefahr dar. Dabei ist zu bedenken, dass etwa die Ultraschalluntersuchung des Abdomens eine Darmperforation mit nur geringem Flüssigkeitsaustritt kaum erkennen lässt und im weiteren Verlauf etwa unter Beatmungsbedingungen Subileus-/Ileuszustände klinisch wie auch unter Zuhilfenahme bildgebender Verfahren schwer zu bewerten sind. Entscheidend ist somit oft die exakte klinische Erstuntersuchung unter Berücksichtigung des Unfallhergangs, von Schürfungen oder Prellmarken etc. und deren genaue Dokumentation gerade vor einer zur Versorgung anderer Verletzungen notwendigen Narkose. Sollte auch die erweiterte Bildgebung keine Klärung erbringen, so ist im Zweifelsfall generell eine Laparotomie gerechtfertigt.

Gesamtprognose und Folgezustände von Bauchtraumen hängen weiter sehr von der Art der Versorgungsoperation ab. Während die meisten intraabdominellen Verletzungen im Rahmen eines stumpfen Bauchtraumas chirurgisch-technisch behandelbar sind, können sich bei tiefer Leberverletzung große Schwierigkeiten ergeben; ein sehr gezieltes Vorgehen lässt manche besonders kritische Situation überwinden. Allerdings haben gelegentlich Leberparenchymzerstörungen ein irreparables Ausmaß, oder der Blutverlust ist bei den häufig vorliegenden Kombinationsverletzungen zu hoch. Entscheidend kann die Art des chirurgischen Vorgehens etwa auch bei Mesenterialverletzungen bezüglich des Ausmaßes der Darmresektion sein.

In aller Regel erfordert ein stumpfes Bauchtrauma mit nachgewiesener oder vermuteter intraabdomineller Blutung eine Laparotomie; eine Ausnahme kann eine leichte Milzverletzung, vielleicht auch eine oberflächliche Leberkapselverletzung darstellen, wenn bei kreislaufstabilem Patienten andere Verletzungen ausgeschlossen werden können und eine äußerst sorgfältige, ununterbrochene klinische und wiederholte sonographische Kontrolle keine Zunahme, sondern eine kontinuierliche Abnahme des Befundes ergibt. Ähnliches gilt für eine intraparenchymatöse Leberblutung.

Für das Schicksal eines Mehrfachverletzten sind letztlich im besonderen Maße organisatorische Abläufe, darunter v. a. das Zusammenwirken meist mehrerer chirurgischer Disziplinen und das Erkennen und zügige Verfolgen der jeweils vordringlichsten Maßnahme bestimmend.

Im Folgenden werden aus dem großen Gebiet der Traumatologie wichtige Gesichtspunkte für die häufigsten Bauchverletzungen besprochen.

19.1
Diagnostik und Indikation

19.1.1
Zur Definition

Die Symptomatologie des stumpfen Bauchtraumas reicht vom akut lebensbedrohlichen Zustand (massive intraabdominelle Blutung) bis zu einem sich larviert über Wochen hinziehenden, schwer diagnostizierbaren Verlauf (z. B. gedeckte Pankreasverletzung). Entsprechend unterschiedlich sind Vorbereitung, Diagnostik und Dringlichkeit der Indikation.

Nach der Symptomatik können drei Gruppen aufgestellt werden.

19.1.1.1
Gruppe 1. Der eindeutige, akut lebensbedrohliche Befund

Er ist bei Aufnahme bzw. während Schockbehandlung klar erkennbar, lässt auch bei Kombinationsverletzungen den Bauchbefund als gravierend erkennen.

- **Ursachen**
  - Schwere intraabdominelle Blutungen (besonders bei Leberruptur, Milzruptur, Mesenterialgefäßabriss).

19.1.1.2
Gruppe 2. Der sicher pathologische oder stark verdächtige Befund
ohne akut lebensbedrohliche Symptomatik

Die Symptome führen beim wachen, bewusstseinsklaren Patienten ohne sonstige gravierende Verletzungen durch die führende klinische Symptomatik meist rasch zur Diagnose „Abdominalverletzung", werden aber bei Kombinationsverletzungen häufig von anderen Verletzungsfolgen überdeckt und damit verkannt.

- **Ursachen**
  - Leichtere oder protrahierte intraabdominelle oder retroperitoneale Blutung (Leber- oder Milzruptur, Mesenterialgefäßeinriss, Nierenruptur),
  - freie Perforation von Darm, Pankreasverletzungen mit freiem Sekretaustritt (Symptome hierbei oft denen der Gruppe 3 ähnlich),
  - Zwerchfellruptur (Symptome hierbei oft denen der Gruppe 3 ähnlich).

19.1.1.3
Gruppe 3. Der diskrete Befund

Die Symptome lassen auch beim bewusstseinsklaren, wachen Patienten nicht sofort oder nicht eindeutig eine Bauchverletzung erkennen, deuten eher auf Prellungen oder subkapsuläre Blutungen hin und werden bei Mehrfachverletzungen klinisch nicht manifest.

■ **Ursachen**
- Geringe abdominelle Blutung (Leberkapseleinriss, erste Phase einer zweizeitigen Leber- oder Milzruptur,
- geringe retroperitoneale Blutung),
- gedeckte Darmperforation (retroperitoneale Duodenalruptur, Pankreasquetschung).

19.1.2
Diagnostik

19.1.2.1
Allgemeines

Nach wie vor ist das wichtigste Diagnostikum der klinische und allgemeine Befund im zeitlichen Verlauf, unabdingbar in Zusammenschau mit anamnestischen Daten über den Unfallmechanismus, insbesondere hinsichtlich möglicher einwirkender Kraftvektoren (z. B. Sturz aus großer Höhe, tödliche Verletzungen eines Beifahrers, massive Fahrzeugdeformation etc.).

Hierbei kann der Befund so eindeutig sein, dass für die Indikationsstellung zur notfallmäßigen Laparotomie nur eine rasch durchzuführende, standardisierte Basisdiagnostik benötigt wird. Andernfalls muss dieser wiederholt kontrolliert und durch zusätzliche diagnostische Verfahren, wie Computertomographie, ggf. Angiographie oder weitere fachspezifische Diagnostik (s. unten), ergänzt werden. Von wesentlicher Bedeutung ist hierbei das gesamte Verletzungsmuster beim polytraumatisierten Patienten, welches eine differenzierte Diagnostik- und Versorgungspriorität bedingt.

Die oben genannten drei Symptomgruppen unterscheiden sich hinsichtlich des diagnostischen Vorgehens wesentlich.

Gruppe I
Befindet sich ein Patient im protrahierten, schweren Schockzustand, welcher sich auch durch entsprechende präklinische Volumentherapie (z. B. „small volume resuscitation") nicht beeinflussen lässt, so ist primär immer von einer starken Blutung in die großen Körperhöhlen bzw. aus stammnahen Skelettstrukturen auszugehen.

> **CAVE**
> Ein Durchbrechen dieser lebensbedrohlichen Symptomatik ist einzig und allein durch die kausale Therapie der operativen Blutstillung zu erlangen. Eine Ausweitung der diagnostischen Basismaßnahmen im Schockraum (Sonographie von Abdomen/Thorax, Röntgenaufnahmen von Becken, Thorax und Halswirbelsäule) sind für die Operationsindikation unnötig und wegen des damit verbundenen Zeitaufwands meist kontraindiziert.

Eine Organdiagnose der Verletzung ist sonographisch zwar möglich, ist jedoch für die Operationsindikation und das operative Vorgehen ohne Bedeutung; stets ist ohnehin eine Revision des gesamten Abdomens erforderlich.

Gruppe 2

Hauptproblem ist hier der Nachweis oder der sichere Ausschluss einer Bauchverletzung, besonders dann, wenn Kombinationsverletzungen mit Bewusstseinsstörungen vorliegen oder eine Operation mit relativer Dringlichkeit geplant ist (z. B. Osteosynthese). Regelhaft sind hier in Ergänzung zur klinischen Untersuchung und zum diagnostischen Basisprogramm weitere diagnostische Verfahren angebracht, insbesondere die Computertomographie (CT) mit Kontrastmittel (KM) und – befundabhängig – weitere bildgebende Verfahren wie die retrograde Darstellung der ableitenden Harnwege oder auch die Angiographie ggf. im Verbund mit einer entsprechenden Intervention.

Die früher routinemäßig durchgeführte diagnostische Peritoneallavage steht heute absolut im Hintergrund und wird nur noch in wenigen Ausnahmefällen indiziert sein. Bedeutsam sind hingegen kurzfristige Wiederholungen der klinischen und sonographischen Untersuchungen zur Verlaufskontrolle.

Häufig wird das Krankheitsbild nach Abklingen unmittelbarer, gerade auch der psychologischen Begleitumstände des Unfalls klinisch besser beurteilbar. Eine definitive Klärung des Befundes muss zumindest innerhalb weniger Stunden und unbedingt vor einer nicht unmittelbar lebenswichtigen extraabdominellen Operation angestrebt werden.

Gruppe 3

Die spezifische Problematik dieser Gruppe liegt darin begründet, dass die Verletzung wegen des geringen Symptomengrades zunächst nicht erkennbar ist oder nicht erkannt wurde. Zugrunde liegende Verletzungen, wie Pankreasquetschung u. a., lassen sich bei geringerem Ausmaß bzw. in frühen Stadien auch mit der Sonographie nicht darstellen. Es kommt dann darauf an, die Verletzung möglichst frühzeitig im weiteren Verlauf durch den großzügigen Einsatz weiterführender bildgebender Diagnostik zu erkennen. Eine rein klinische Beurteilung gestaltet sich besonders schwierig im postoperativen Verlauf einer unterdessen vorgenommenen extraperitonealen Operation sowie unter Sedativa und Analgetika.

 Für die Erkennung der Bauchverletzung, gerade auch bei gestörtem postoperativen Verlauf etwa einer Osteosyntheseoperation, ist zunächst das „Daran Denken" das wichtigste.

Im Zweifelsfall sind alle weiterführenden diagnostischen Verfahren indiziert, speziell wieder die Sonographie (ggf. auch wiederholt) und die CT sowie engmaschige Kontrollen der Laborbefunde.

CAVE In dieser Gruppe kommen gehäuft retroperitoneale Verletzungen vor, sodass insbesondere bei den primären Untersuchungsverfahren mit z. T. falsch-negativen Ergebnissen zu rechnen ist.

Zu bedenken ist stets, dass manche Verletzungen anfänglich so geringfügige Symptome verursachen, dass nicht einmal eine stationäre Aufnahme für erforderlich gehalten wird. Ein typisches Beispiel hierfür ist eine retroperitoneale Pankreasverletzung oder Duodenalruptur beim Kind als Lenkstangentrauma, daher erscheinen folgende Richtlinien angebracht.

Bei ambulanter Behandlung bzw. Untersuchung einer „harmlosen" stumpfen Einwirkung auf den Bauch ist genaue Aufklärung (ggf. der Angehörigen) sowie eine zweite Untersuchung innerhalb der nächsten 24 Stunden durchzuführen.
Bei jedem Polytraumatisierten ist routinemäßig in den ersten Tagen nach Trauma/Operation einmal täglich speziell der Bauchbefund zu erheben.

19.1.2.2
Wertigkeit einiger diagnostischer Verfahren

Abdominelle Sonographie
Sie gilt seit 20 Jahren als die wichtigste, die klinische Untersuchung ergänzende diagnostische Möglichkeit (Maurer et al. 1986). Für ihre Aussagefähigkeit spielt bekanntlich das spezifische Können des Untersuchers eine große Rolle. Doch kommt es bei den zur Beurteilung eines Bauchtraumas wichtigen Fragestellungen nicht auf schwierige Detailbefundungen, etwa der Struktur der Leber, von Lymphknotenvergrößerungen etc. an. In der notfallmäßigen Basissonographie sind durch eine standardisierte, rasche Untersuchung (sog. FAST-Sonographie, „focused assessment with sonography for trauma", Scalea et al. 1999) Aussagen gefordert zum Vorliegen eines Perikardergusses und freier intraabdominaler Flüssigkeit um Leber (Morrison-Pouch) und Milz (Milzloge) sowie im Douglas-Raum. Diese Kenntnisse gehören zum erforderlichen Können jedes Chirurgen und sollten zumindest in jeder chirurgischen Abteilung verfügbar sein, ebenso wie die hierzu erforderliche apparative Ausstattung. Vorteilhaft ist neben der bettseitigen, wenig zeitaufwändigen Durchführbarkeit v. a. die jederzeit mögliche Wiederholbarkeit und damit häufig eine Objektivierbarkeit des klinischen Befundes, etwa beim Verfolgen eines konservativ behandelbaren intrahepatischen Hämatoms. Die Beurteilung kann jedoch schwierig oder unzuverlässig sein bei erheblicher Adipositas, stark lufthaltigem Darm und eben bei Verletzungen mit wenig Struktur- oder Umgebungsveränderungen.

Computertomographie
Die Durchführung einer KM-unterstützten CT von Thorax und Abdomen gilt heute beim kreislaufstabilen Patienten als Standarduntersuchung in der zweiten Diagnostikphase. Zwingend ist sie zusammen mit der kraniellen CT beim bewusstseinsgestörten Patienten bzw. beim hämodynamisch stabilen Polytrauma durchzuführen. Dies wird begründet im hohen Risiko von falsch-negativen klinischen und konventionell-radiologischen Befunden. Zusätzlich erlaubt die CT eine valide Aussage zur Frage der Organläsion und deren Schweregrad und zum Vorliegen einer aktiven Blutung (Fegerle 1998). Zu einem sehr frühen Zeitpunkt können auch die durch die anderen Verfahren nur erschwert oder nicht zu beurteilenden retroperitonealen Strukturen wie z. B. das Pankreas untersucht und beurteilt werden (Leidner u. Beckman 2001).

Differenzierte Strategien sind zu beschreiben für die verletzungsorientierte Verarbeitung der großen Datenmenge, welche insbesondere durch die heute etablierten mehrzeiligen Computertomographen innerhalb kürzester Zeit akquiriert werden kann. Hilfreich sind an dieser Stelle sicher multifunktionale Klinikinformationssysteme, welche sowohl in internen als auch in externen Netzwerken kurzfristig Daten im Operationssaal wie auch zur telemedizinischen Konsultation zur Verfügung stellen. Durch Etablierung dieses Verfahrens kann unter Berücksichtigung entsprechender Indikationsstandards beim hämodynamisch stabilen Patienten eine explorative Laparotomie vermieden bzw. die Operationsindikation bei klinisch unklarem Befund frühzeitig gestellt werden (Delgado Millàn 2001).

Peritoneallavage

Ihre zentrale Bedeutung in der Diagnostik des Abdominaltraumas hat die Peritoneallavage durch die rasante Entwicklung der oben genannten Verfahren verloren. In Ergänzung zur Ultraschalluntersuchung erscheint sie im Ausnahmefall wertvoll bei unsicherem Bauchbefund und bevorstehenden länger dauernden Operationen mit dann eingeschränktem Zugang zum Patienten für die Sonographie. Hierbei ist der gelegte Lavagekatheter sinnvoll, weil auch unter sterilen Operationsbedingungen jederzeit die Lavage wiederholt werden kann. In ihrer sog. offenen Form (Minilaparotomie) ist die Gefährdung durch diese Untersuchung minimal.

> **CAVE**
>
> An die Möglichkeit falsch-negativer Befundung muss gedacht werden, besonders bei retroperitonealer Verletzung und bei voroperiertem Abdomen mit Verwachsungen, welche eine relative Kontraindikation für die Anwendung des Verfahrens darstellen können.

Andere technische Untersuchungsverfahren

Eine Angiographie abdomineller Gefäßbereiche ist zur Abklärung eines Bauchtraumas selten erforderlich und verbietet sich bei schwerer Blutungssituation. Im postoperativen Verlauf nach Leberverletzung kann sie zur Abklärung einer Hämobilie erforderlich sein. Auch bei Verdacht auf Nierenruptur im Rahmen eines Bauchtraumas (Klinik, retroperitoneales Hämatom im Ultraschall, evtl. blutiger Urin) wird sie heute primär selten Anwendung finden, da im Rahmen einer KM-unterstützten CT auch diese Blutungsquelle suffizient detektiert werden kann (s. oben). Einen anderen Stellenwert findet die Angiographie im Zusammenhang mit einer entsprechenden radiologischen Intervention.

Eine notfallmäßige Magnetresonanztomographie (MRT) bietet für die Akutbehandlung eines Bauchtraumas kaum Vorteile gegenüber einer Ultraschalluntersuchung/CT, scheidet aus äußeren Gründen häufig aus, ist zeit- und kostenaufwändig und somit in der Regel nicht indiziert.

Eine Kontrastdarstellung des Magen-Darm-Trakts mit wasserlöslichem KM kommt ggf. in Frage für spezifische Fragestellungen, wie Verdacht auf Ösophagusruptur, an die im Zusammenhang mit einer Gewalteinwirkung auf den Bauchbereich immer zu denken ist, oder Verdacht auf eine retroperitoneale Duodenalruptur oder zum Ausschluss einer Rektum-Sigma-Perforation bei schwerem Bauchtrauma. Alternativ kann eine vorsichtige endoskopische Untersuchung erfolgen.

Bei CT-morphologisch und klinisch unklaren Verhältnissen und dem Verdacht auf eine Pankreasverletzung kann im längerfristigen Verlauf – wohl nicht unmittelbar nach dem Trauma – eine ERCP zur Feststellung der Gangverhältnisse angebracht sein.

Die Messung des Bauchumfangs zur Frage einer fortgesetzten intraabdominellen Blutung erscheint wegen hoher Fehlerquote und Unsicherheit wertlos.

> **!**
>
> Eine genaue urologische Diagnostik ist stets angezeigt bei Hämaturie/Blutung aus der Harnröhre, ausgedehnten perinealen/skrotalen Hämatomen, sog. „luxierter" Prostata sowie bei nachgewiesener knöcherner Beckenverletzung und bei retroperitonealem Hämatom.

Sie umfasst vor Einlage eines Harnblasenkatheters bei gegebenem Verdacht die retrograde Ureterographie.

Laboruntersuchungen

Veränderungen der Hämoglobinkonzentration und des Hämatokrit stellen sich je nach Ausmaß der Blutung und der autoregulativen und infusionsbedingten Dilution erst verzögert ein. Frühzeitiger ist bei intraperitonealer Blutung meist eine ausgeprägte Leukozytose nachweisbar, deren diagnostischer Wert jedoch nicht überschätzt werden darf (Klaue u. Nordanlykke 1974). Eine wesentliche Bedeutung bei Oberbauchverletzungen hat die Bestimmung von Amylase im Serum und Urin. Eine starke Erhöhung auch in Kontrolluntersuchungen ist für eine Pankreasverletzung beweisend, Werte im Referenzbereich schließen allerdings eine Pankreasverletzung nicht aus, denn etwa ein Drittel dieser Organverletzungen gehen ohne Amylaseerhöhung einher; leichte Amylaseerhöhungen können auch ohne Verletzung des Pankreasorgans beobachtet werden (Donovan et al. 1972).

Laborparameter haben also hauptsächlich Bedeutung für die (kurzfristige) Verlaufsbeobachtung und weniger für eine Akutentscheidung bald nach dem Trauma.

19.1.3
Indikation

19.1.3.1
Gruppe 1

Nach Erstbeurteilung und Sicherung der Vitalfunktionen im Schockraum nach dem ATLS-Protokoll sind Indikation und Dringlichkeit der lebensrettenden Sofortoperation hier klar gegeben. Die diagnostischen Maßnahmen beschränken sich auf das bereits genannte Basisprogramm. Durch intensive Schockbehandlung wird während der erforderlichen Vorbereitungszeit und des Transports des Patienten in den Operationssaal versucht, eine Kreislaufstabilisierung auf kontrolliert niedrigem Niveau zu erreichen bzw. eine weitere Verschlechterung zu verhüten.

> **CAVE**
>
> Der Versuch der Kreislaufstabilisierung darf nicht zur Verzögerung des Operationsbeginns führen und Kreislaufstabilität darf hierfür nicht als Voraussetzung gefordert werden. Der klinische Verdacht auf eine massive intraabdominelle Blutung verlangt eine sofortige Operation, auch im Schockzustand – selbstverständlich unter gleichzeitiger differenzierter Volumenzufuhr (Kreimeier 2003).

19.1.3.2
Gruppe 2 und Gruppe 3

Nach klinischem Schweregrad erfolgt die operative Versorgung dieser Verletzungen nach entsprechend durchgeführter erweiterter Diagnostik und intensivmedizinischer Therapie im Rahmen des sog. „Damage-control-Konzepts". Dabei handelt es sich um zwar möglichst frühzeitig durchzuführende Eingriffe, die aber als rein schadensbegrenzende Maßnahmen anzusehen sind, möglicherweise keine definitive Versorgung des Patienten darstellen und somit weitere Interventionen nach sich ziehen. Technische Fortschritte insbesondere der CT mit intravenöser KM-Applikation erlauben hierzu valide Aussagen zur pathologischen Anatomie insbesondere der parenchymatösen Organe wie Leber, Milz und Pankreas. Von Bedeutung ist dabei die Frage nach einer aktiven Blutung (KM-Pooling), aber auch bei stabilem Patienten die Ausdehnung der Verletzung (z. B. Hilusbeteiligung der Milz, Pankreasruptur etc.), welche eine operative Intervention erforderlich machen.

Die Indikation zur rein explorativen Laparotomie ist bei entsprechender klinischer Erfahrung und beurteilbarer Diagnostik heute nur noch in wenigen Fällen gegeben. Sie reduziert sich auf die Ausbildung eines sog. akuten Abdomens, welches sich häufig auf dem Boden einer Hohlorganperforation ohne entsprechendes Korrelat in der ersten Bildgebung entwickelt. Genaueste klinische Kontrolle und kontinuierliche Überwachung der Kreislaufparameter, häufige Bestimmung der Laborparameter und wiederholte sonographische Untersuchungen erlauben bei gutem klinischen Bauchbefund ein weiteres konservatives Vorgehen.

Vor einer notwendigen Operation ist eine adäquate Vorbereitung mit Volumenzufuhr etc. bei der Symptomengruppe 2 stets möglich und erforderlich; häufig werden durch die Beseitigung der unmittelbaren Verletzungsreaktionen (der psychischen Stresssituation etc.) die abdominellen Symptome klarer.

Speziell bei verzögerter Diagnose- und Indikationsstellung der Gruppe 3 ist zu berücksichtigen, dass es seit dem Unfall aufgrund einer Peritonitis, eines kontinuierlichen Blutverlustes oder einer zwischenzeitlichen Operation zu stärkeren Veränderungen des Wasser- und Elektrolythaushalts gekommen sein kann. Zeitbedarf für eine ausreichende Vorbereitung einerseits und baldiger Operationstermin andererseits sind dabei individuell gegeneinander abzuwägen. Im Allgemeinen ist in dieser Situation eine etwa 12-stündige intensive Vorbereitungszeit auf den Eingriff zu vertreten.

19.2
Operative Therapie allgemein

19.2.1
Gruppe 1

Entscheidend ist hier, rasch die Übersicht über alle Organgebiete des Bauchraums zu bekommen, um massive Blutungen sogleich zumindest provisorisch begrenzen zu können. Als Zugangsweg ist hierfür der große vom Xiphoid bis zur Symphyse reichende mediane Längsschnitt zu wählen; er verursacht wenig zusätzliche Blutungen – die zunächst nicht gestillt zu werden brauchen – und erlaubt auch die definitive Versorgung der meisten Verletzungen. Lediglich für große rechtsseitige, besonders kraniale Leberverletzungen ist eine Erweiterung durch einen Oberbauchquerschnitt zumindest nach rechts günstig; ein abdominothorakaler Zugang, etwa durch einen schrägen abdominothorakalen Schnitt durch den Rippenbogen in den 6. oder 7. ICR hinein, erscheint sehr selten erforderlich. Solche Schnitterweiterungen, die mit stärkeren Blutungen und einem gewissen Zeitaufwand verbunden sind, sollten erst nach dem Versuch einer provisorischen Minderung der Blutungsstärke, etwa durch Kompression, vorgenommen werden.

Nach einer ersten Groborientierung wird versucht, die Hauptblutungsursache, eben meist durch Kompression, zu begrenzen, dabei ist sehr darauf zu achten, den Schaden nicht zu vergrößern (etwa bei Leberparenchymverletzungen).

 Vor Beginn der definitiven Versorgung sollte das Abdomen nach zusätzlichen, evtl. ebenfalls gravierenden Blutungsursachen (z. B. kombinierte Leber-Milz-Ruptur) revidiert werden, um diese ggf. vor der längere Zeit in Anspruch nehmenden Versorgung der Hauptverletzung provisorisch oder auch schon endgültig zur Vermeidung weiterer Blutverluste zu behandeln.

Bei Eröffnung des Abdomens kann es durch aktuelle Druckentlastung und nachfolgend Verstärkung der Blutung zur plötzlichen Verschlechterung der Hämodynamik kommen. In dieser Situation kann ein manuelles Komprimieren der Aorta (bzw. der Aortengegend im Zwerchfell-Kardia-Bereich) die Situation verbessern. Unter Aufrechterhaltung dieser Kompression kann dann die provisorische Maßnahme zur Blutungsbegrenzung (z. B. Tamponade, Okklusion des Leberhilus o. ä.) vorgenommen und erst nach einer gewissen Stabilisierung des Kreislaufs in der oberen Körperhälfte die Aortenkompression definitiv oder intermittierend aufgehoben werden. Lassen sich auch durch Aortenkompression die Kreislaufverhältnisse nicht stabilisieren, so ist an eine zusätzliche massive thorakale Blutung zu denken und ggf. gleichzeitig eine Thorakotomie vorzunehmen (im Allgemeinen besteht dann jedoch eine extrem ungünstige Situation). In der Regel gelingt jedoch nach provisorischen Maßnahmen durch eine massive Volumenzufuhr eine Kreislaufstabilisierung. Erst dann wird mit der definitiven Versorgung, die etwa gerade bei einer schweren Leberverletzung erneut mit stärkerem Blutverlust einhergehen kann, begonnen.

Nach Versorgung der Organverletzung(en) ist eine nochmalige genaue Revision des gesamten Abdomens erforderlich. Diese beinhaltet v. a. beide Zwerchfellschenkel in gesamter Ausdehnung (eine Zwerchfellruptur wird häufig auch bei der Laparotomie übersehen), den gesamten Darm, v. a. den Dünndarm, zumindest die Betastung des Retroperitonealraums (Hämatome, z. B. bei Nierenruptur), die Betastung der Harnblase und – in unklaren Situationen – die oberflächliche Revision des Pankreas nach Eröffnung der Bursa omentalis sowie die Revision des retroperitonealen Duodenalabschnitts. Im postoperativen, ggf. schwierigen Verlauf ist die Sicherheit entscheidend, bei der – ersten – Laparotomie nichts übersehen zu haben.

Gelingt eine Blutungsstillung nicht vollständig, so ist meist eine Tamponade mit gezählten Rollen oder Bauchtüchern angebracht (vornehmlich bei Leberruptur sowie retroperitonealen, besonders pelvinen Verletzungen, s. unten). Die dafür erforderliche Revisionsoperation stellt in der Regel keine wesentliche Belastung dar, eine fortgesetzte Blutung dagegen ist stets ungünstig. Sofern infolge der Tamponade oder einer stärkeren Ödembildung, etwa des gesamten Darms bei längerer Leber-Hilus-Okklusion o. ä., der Bauchdeckenverschluss nur unter Spannung möglich wäre, empfiehlt es sich, das Abdomen offen zu lassen (ggf. mit einem in Faszie/Peritoneum eingenähten Vicrylnetz abzudecken). Damit wird eine druckbedingte Kompromittierung der intraabdominellen Organe und der Bauchdecke vermieden. Meist ist die Schwellung bei der Revisionsoperation nach 24 Stunden oder nach einer weiteren so zurückgegangen, dass dann ein spannungsfreier Verschluss möglich ist. Anderenfalls kann auch die sekundäre Heilung über dem Vicrylnetz erfolgen.

Das konträre Vorgehen, ein chirurgisch nicht zu stillendes Weiterbluten durch Druckerhöhung im Abdomen (durch Bauchdeckenverschluss unter Spannung, Abklemmung der reichlich fördernden Drains) und auf das Abdomen (durch komprimierende zirkuläre Bandagen) zu behandeln, wird man nur im absoluten Ausnahmefall versuchen, besonders wenn eine starke Unterkühlung und ein Zusammenbruch der Gerinnungsfunktion vorliegt. Auch im günstigen Fall, d. h. etwa bei Verbesserung der Gerinnungssituation nach Aufwärmen, Substitution etc., ist eine frühestmögliche Revision zur weiteren Blutstillung und auch zur Druckentlastung angezeigt.

19.2.2
Gruppe 2 und Gruppe 3

Auch hierbei soll eine Revision des gesamten Abdomens durchgeführt werden, um ggf. Zweitverletzungen zu erkennen. Am günstigsten ist somit auch hier eine ausgedehnte mediane Laparotomie, je nach vermuteter Organverletzung betont im Ober- oder Unterbauch. Die Operation selbst verläuft im Allgemeinen weniger dramatisch als bei der Gruppe 1, und es ist möglich, sich von Anfang an der Behandlung des verletzten Organs zuwenden.

Notizen

19.3
Operationsvorbereitung

Voruntersuchungen	Übersichtscheck und Sicherung der Vitalfunktionen nach dem ATLS-Protokol	A Atemwegssicherung unter Protektion der Halswirbelsäule
		B B Atmung/Beatmung („breathing and ventilation")
		C C Kreislauf- und Blutungskontrolle („circulation with hemorrhage control")
		D Bewusstseinszustand, neurologischer Status („disability")
		E Vollständige Entkleidung/Hypothermieprophylaxe („exposure/environmental control")
	Laborwerte	Bei dringenden Noteingriffen: Blutgruppe, Bereitstellung von Blutkonserven
		Abnahme von Blut für Blutbild, Elektrolyte, Nieren-/Leberfunktion, Herzenzyme, Cholestaseparameter, Blutgase, Gerinnung
		Ggf. spezielle Laborbefunde individuell, toxikologisches Basisscreening
	Basisdiagnostik	Sonographie Abdomen/Thorax Röntgen HWS, Thorax, Beckenübersicht (bei Mehrfachverletzung und Bewusstseinsstörung)
	Nota bene	Weiterführende diagnostische Maßnahmen dürfen lebensrettende Operationen auf keinen Fall verzögern
	Verletzungsbezogen	CT Abdomen/Thorax mit KM (*Cave* Hyperthyreose, ggf. Hyperthyreoseprophylaxe)
		Ggf. Gastrografinschluck
		Ggf. Angiographie mit Intervention (z. B. Embolisation)
		Bei Hämaturie/Beckenringfraktur: urologische Diagnostik (Harnblasenkatheter, retrogrades Zystogramm)
Vorbehandlung	Ausreichende Schmerztherapie nach exakter klinischer Untersuchung (Befunddokumentation!) bzw. bereits getroffener Therapieentscheidung	
	Im Ausnahmefall Transfusion von ungekreuztem Blut der Gruppe 0	
	Legen einer Magensonde	
	Legen eines Blasenkatheters (*Cave*: Urethraverletzung, s. oben)	
Aufklärung	Bei Notfalleingriff nicht zwingend, beim ansprechbaren Patienten evtl. Erläuterung der Notwendigkeit/Dringlichkeit des Eingriffs mit entsprechender Dokumentation	
	Bei Kindern muss eine Einwilligung der Eltern, welche zur Verzögerung von lebensrettenden Eingriffen führen würde nicht zwingend abgewartet werden.	

19.4
Spezielle operationstechnische Gesichtspunkte

19.4.1
Leberruptur

Während oberflächliche Einrisse meist leicht durch Naht zu versorgen sind, stellt die schwere, tiefgreifende bzw. zentrale Ruptur der Leber, häufig im rechten Lappen lokalisiert, ein erhebliches therapeutisches Problem dar. Bei massiver Blutung und sofort erkennbarer schwerer Leberverletzung erscheint das konsequente Befolgen des im Folgenden dargestellten Vorgehens angebracht.

■ **1. Schritt.** Es wird sogleich manuell der Leberhilus abgedrückt. Meist kann dann sehr rasch durch Inzision des kleinen Netzes der Hilus umfahren und mit einem Tourniquet abgeklemmt werden. Gelingt dies etwa aufgrund von Verwachsungen infolge Voroperation nicht leicht, so wird die manuelle Kompression aufrechterhalten, bis Zeit für eine Präparation gegeben ist.

■ **2. Schritt.** Unter Hilusabklemmung wird der Rippenbogen stark hochgehoben, die noch vorliegende Blutung aus dem Parenchym kurz beurteilt (bei tiefer Ruptur besteht wegen Beteiligung des venösen Systems meist noch eine erhebliche Blutung) und von außen eine Kompression auf die Leber – nicht in die Rupturstelle hinein – mit Bauchtüchern durchgeführt. In der Regel gelingt es mit diesen beiden Maßnahmen, eine gewisse Beruhigung der Blutungsstärke zu erreichen und damit Kreislaufstabilisierung herbeizuführen.

Das weitere Vorgehen gestaltet sich unterschiedlich, je nach Schwere der Verletzung und beabsichtigten Maßnahmen, wobei drei grundsätzliche Situationen und Vorgehensweisen zu unterscheiden sind.

■ **3. Schritt. a)** Die Blutungsstärke hat bereits durch Hilusokklusion deutlich nachgelassen, es liegen somit wohl keine schweren venösen Gefäßverletzungen vor, und die provisorische Tamponade ist effektiv. In dieser Situation kann möglicherweise eine geeignete Tamponade alleine ausreichend und das schonendste Verfahren sein. Dazu muss jedoch die provisorische Tamponade verbessert werden: Wohl stets ist hierzu die Mobilisierung der rechten Leber von der lateralen/dorsalen Bauchwand durch Inzision der Peritonealumschlagfalte und weiteres Abschieben der Leber bis nahe zur V. cava erforderlich. Dies kann unter Beibehaltung der Hilusokklusion und der Kompression der Leber mit Hilfe der vorher über die Verletzung gelegten Tamponade erfolgen. Dieses Freipräparieren der Leber ist auch wichtig für die unter b) beschriebenen Möglichkeiten, sollte also immer durchgeführt werden. Damit wird das „Bett" für eine stets hinter der Leber als Widerlager anzulegende Tamponade bereitet. Die rechte Leberseite kann so über ihre gesamte Konvexität tamponiert werden. Um den venösen Abfluss zu gewährleisten, werden die kranialen Bereiche nach Möglichkeit weniger stark komprimiert. Nach guter Platzierung dieser Tamponade (meist 3 bis 5 Bauchtücher, ggf. mehr, breitflächig ausgelegt) wird unter zunächst noch zusätzlicher manueller Kompression die Hilusokklusion probeweise geöffnet. Bleibt hierbei eine Blutung auch bei Zurückgehen und Beendigung der manuellen Kompression und bei guten Blutdruckverhältnissen aus, ist also die Tamponade effektiv, so erscheint es am günstigsten, keine weitere Maßnahme vorzunehmen und die definitive

Blutstillung alleine durch Tamponade zu versuchen. Das Abdomen kann verschlossen oder offen gelassen werden (s. oben). In dieser Situation ist ggf. auch eine Verlegung des Patienten möglich.

■ **3. Schritt. b)** Tritt nach zunächst gleicher Situation und gleichem Vorgehen wie unter a) bei Eröffnung des Hilus erneut eine Blutung, damit vermutlich eine arteriell bedingte, auf, so wird nach nochmaliger Hilusokklusion und Entfernung der ventral gelegenen Tamponade die Rupturstelle vorsichtig dargestellt und gespreizt, unter intermittierender Hiluseröffnung/-abklemmung wird die Hauptblutungsstelle identifiziert und direkt durch Naht (4/0 oder 5/0 monofiler Faden) versorgt. Hierbei muss keine völlige Bluttrockenheit gerade bezüglich portaler oder venöser Blutungen erreicht werden, da dies durch die folgende Tamponade gelingt.

Als Alternative kommt in dieser Situation auch eine Entfernung weitgehend zerstörter Leberareale oder ggf. eine atypische oder auch eine anatomische Leberresektion in Betracht. Letztere ist in gegebener Situation jedoch häufig mit erneutem starken Blutverlust verbunden, da die Traumatisierung ggf. tiefer als die Resektionsfläche reicht und eine Kompression während der Resektion (unter Hilusokklusion durchzuführen) nicht möglich ist. Es wird somit empfohlen, nach Möglichkeit ein Vorgehen entsprechend a) oder b) zu wählen und auf eine primäre Resektion, Débridement etc. zu verzichten.

■ **3. Schritt. c)** Sofern trotz der primären Notmaßnahmen a) und b) die Blutung massiv bestehen bleibt, offensichtlich eine zentrale Leberruptur mit Beteiligung großer Venen (evtl. deren Einmündungsstelle in die V. cava) vorliegt oder wenn nach Maßnahmen entsprechend a) und b) Blutstillung nicht erreichbar ist, erscheint eine totale vaskuläre Isolierung der Leber (Priesching 1986) angezeigt. Hierzu wird sofort nach den Schritten 1 und 2 bzw. den Maßnahmen a) und b) unter erneuter Hilusokklusion zunächst die V. cava inferior dicht unterhalb der Leber dargestellt, umschlungen und mit Tourniquet abgeklemmt. Hierbei ist trotz der gebotenen Eile sehr auf die Vermeidung von Verletzungen der Nierenvenen (besonders der linken) oder tief einmündender Lebervenen zu achten. Anschließend wird unter starkem Hochziehen des Xiphoidbereichs und nach Inzision des Lig. teres sowie unter Herunterdrücken der Leber die V. cava inferior oberhalb der Leber orientierend dargestellt; dies gelingt von rechts her nach der ggf. vorher schon erfolgten Mobilisierung der Leber relativ leicht und klar, erfordert links eine Inzision im Bereich der Zwerchfelldurchtrittsstelle und anschließend ein sehr vorsichtiges, sondierendes Umfahren mit stumpfer Klemme (z. B. Nierenstiel-, große Overholt-Klemme o. ä.). Bei geringerer Erfahrung in der Leberchirurgie oder/und bei massiver Blutung kann ggf. statt der etwas Zeit beanspruchenden Umschlingung der suprahepatischen V. cava auch – zumindest vorläufig – eine Abklemmung dieses Gebiets mit einer weichen Darmklemme (von ventral her) erfolgen. Bei Schwierigkeiten oder gar einer Verletzung während der Darstellung der suprahepatischen V. cava kann das Gefäß auch durch Zwerchfell-Perikard-Inzision intraperikardial dargestellt und abgeklemmt werden.

Ist somit die vaskuläre Isolation der Leber (mit Ausnahme der Nebennierenvene rechts) gelungen, kann je nach Situation eine Leberresektion, Übernähung größerer verletzter Lebervenen o. ä. durchgeführt werden. Kurzzeitiges Eröffnen entsprechender Abklemmungen kann die jeweils noch bestehende Hauptblutungsstelle zeigen. Auch nach einem solchen Vorgehen wird man Restblutungen durch Kompression behandeln.

Das Vorgehen nach c) ermöglicht gelegentlich, schwerste Leberzerreißungen zu behandeln, da die sonst profuse Blutung deutlich begrenzt wird. Sie könnte auch in Einzelfällen die Möglichkeit einer Hepatektomie und nachfolgender Lebertransplantation eröffnen (eigene Beobachtung). Zweifellos ist jedenfalls die massive Blutung bei schwerer Leber-verletzung – vor und auch während der Versorgung – das Hauptproblem, weshalb sehr gezielt und konsequent eine Kompression bzw. Abklemmung der Gefäßgebiete in der oben beschriebenen Art vorgenommen werden soll. Dabei kann offensichtlich eine Hilusab-klemmung mindestens 45 bis 60 Minuten toleriert werden, bei der meist intermittieren-den Anwendung wohl länger, die Abklemmung der V. cava inferior kann durch stetige und massive Volumentherapie meist gut kompensiert werden. Die Abklemmung der V. cava in-ferior infra- und suprahepatisch erscheint geeigneter als der Versuch, einen intrakavalen, blockierenden Shunt einzulegen, da selten entsprechende Erfahrung vorliegt und Ausrü-stung vorhanden ist.

Andere Maßnahmen zur Versorgung schwerer Leberverletzungen erscheinen wesent-lich weniger geeignet und u. E. sogar sehr ungünstig.

> **CAVE**
> Insbesondere tiefe Parenchymdurchstechungsnähte sind mit erheblichen Risiken für zusätzliche Gefäßverletzungen (besonders der Venen) und – in der Folgezeit – Nekrosefisteln, Hämobilie, Bil-hämie etc. belastet.

Eine gelegentlich empfohlene Ligatur der Leberarterie (meist nicht differenziert bezüglich A. hepatica propria oder A. hepatica dextra/sinistra) erscheint unnötig, da entsprechende Verletzungen meist nach dem unter b) beschriebenen Vorgehen versorgt werden können, außerdem kann eine Arterienligatur stets von einer Lebernekrose gefolgt sein. Geeignet können aber Methoden zur Stillung kleinerer Blutungen, wie Infrarotlichtkoagulation, Überziehen der Leberfläche (der Resektions- bzw. der Traumafläche) mit Vicrylnetz, Auf-sprühen von Fibrinkleber u. a. sein, doch sind solche Blutungen beim Lebertrauma nicht das Hauptproblem, sie können jeweils auch durch Tamponade behandelt werden. Diese Methoden sind auch für die Behandlung von Blutungen aus der dekapsulierten Leber-oberfläche geeignet.

19.4.2
Milzruptur

Eine zentrale Milzzerreißung mit Hilusbeteiligung (Grad IV/V nach Moore 1995) beim Erwachsenen wird man am besten durch Splenektomie behandeln. Versuche, organ- bzw. teilorganerhaltend vorzugehen, sind besonders bei Kindern zur Vermeidung eines OPSI-Syndroms angezeigt. Am geeignetsten hierfür ist wohl die Umhüllung der Milz mit Vicryl-netz. Dies setzt jedoch die Freimobilisation der Milz voraus. Bei der im Kindesalter feste-ren Milzkapsel kommt auch eine Kapselnaht in Betracht. Oberflächliche Blutungen kön-nen meist gut mit Infrarotlichtkoagulation gestillt werden.

> **CAVE**
> Bei Splenektomie ist v. a. auf die Schonung des Pankreasschwanzes und auf eine sichere, die Ma-genwand nicht verletzende Ligatur der Vasa brevia zu achten.

Die immunologische Bedeutung einer Milzautoreplantation ist als nachrangig zu bewer-ten (Tang 2003). Bei der begründeten Tendenz zu organerhaltenden Eingriffen muss je-doch im Einzelfall (gerade bei Kombinationsverletzungen mit starken Blutverlusten u. a.) zur Vermeidung weiterer Blutungen und Komplikationen ggf. der rascheren Splenektomie der Vorzug gegeben werden.

19.4.3
Pankreasverletzungen

Eine schwere stumpfe Pankreasverletzung (meist durch Quetschung des Pankreaskörpers vor der Wirbelsäule) führt nicht nur zum Sekretaustritt, sondern auch zur Blutung; sie ist meist an erheblichen klinischen Symptomen zusammen mit einem pathologischen Ultraschallbefund zu erkennen bzw. zu vermuten. Hier muss meist eine Resektion des gequetschten Bereichs mit Anastomosierung zumindest des schwanzwärts gelegenen Abschnitts mit einer Roux Y-Schlinge und einem Nahtverschluss der Resektionsebene des kopfwärts verbleibenden Gewebes erfolgen. Da es sich im Allgemeinen um nicht entzündlich verändertes, zartes Pankreasgewebe handelt, muss eine Anastomose mit großer Vorsicht angelegt werden. Alternativ kommt die Entfernung des Pankreasschwanzbereichs in Betracht. Die Gefahr eines Diabetes mellitus ist wohl erst bei erheblichem Resektionsausmaß (80% nach Jones 1978; Cogbill et al. 1982) zu befürchten, doch wird man sich nur bei weit schwanzwärts gelegenen Verletzungen zu einer Resektion entschließen, grundsätzlich sollte sie wegen des Verlustes an Inselzellen die Ausnahme sein. Auch ist bei Kindern bei Notwendigkeit einer Pankreasteilentfernung die Milz nach Möglichkeit zu erhalten (s. Kap. 13).

Bei leichteren Verletzungsgraden kann ein Sekretaustritt über oberflächliche Parenchymverletzungen oder auch Verletzung des Hauptgangs erfolgen. Abgesehen von diagnostischen Schwierigkeiten (s. oben) ist hier die Wahl des operativen Vorgehens nicht eindeutig: Die Beurteilung des Verletzungsausmaßes kann auch intraoperativ unsicher sein. Am meisten kommt hier eine Drainage, wenn gut abgrenzbar eine Spüldrainage in Betracht. Parenchymnähte haben – mit Ausnahme feiner Nähte zur Blutstillung – wohl wenig Bedeutung. Eine Gangübernähung ist ebenfalls kaum erfolgreich, sofern diese Verletzung überhaupt darstellbar ist.

> **!** Bei der Revision des übrigen Abdomens ist besonders auf die Kombination einer Pankreasverletzung mit einer retroperitonealen Duodenalruptur zu achten. Vielfach wird eine Revisionsoperation nach 24 bis 48 Stunden angebracht sein.

Häufig wird eine Operation bei Pankreasverletzung wegen zunächst unklaren und geringeren Beschwerden nicht unmittelbar posttraumatisch, sondern später erfolgen, wenn rezidivierende Amylaseerhöhungen (besonders nach Beginn der Nahrungsaufnahme) und ein zunehmender Oberbauchtumor Hinweise auf eine stattgehabte Pankreasverletzung geben. Hat sich zu diesem Zeitpunkt bereits eine gut abgegrenzte Pankreaspseudozyste mit fester Membran ergeben, wird diese wohl mit einer Roux Y-Schlinge anastomosiert; handelt es sich mehr um einen noch frisch entzündlichen Konglomerattumor, um stärkere Fettgewebsnekrosen oder um Infektionsherde, so erscheint die Ausräumung der Nekrosen und die Anlage einer Spüldrainage am geeignetsten.

19.4.4
Verletzungen von Dünn- und Dickdarm sowie von Mesenterium

Eine frische Dünndarmruptur kann durch Übernähung und Randexzision oder evtl. Segmentresektion versorgt werden. Dies gilt auch für eine frische intra- oder – meist – retroperitoneale Duodenalruptur, nach Mobilisation der Flexura duodenojejunalis ist meist eine spannungsfreie Naht möglich. Sofern bereits ein älterer Befund mit Infektionsfolgen vorliegt, kann im Dünndarmbereich eine Diskontinuitätsresektion zumindest bis zum Überstehen der frischen peritonitischen Veränderungen angezeigt sein. Im Bereich des Duodenums muss dagegen versucht werden, den Defekt zu decken und damit die Infektionsquelle zu sanieren; eine Drainage reicht dafür wohl nicht aus. Am günstigsten ist in der Regel die Anastomosierung des Defekts mit einer Roux-Y-Schlinge.

Bei der Kombination einer Pankreasgangverletzung im Kopfbereich mit einer Duodenalruptur kann eine Whipple-Operation erforderlich werden.

Eine Dickdarmverletzung (ausgenommen Rektum, s. unten) ist bei stumpfem Bauchtrauma selten. Bei fehlender Peritonitis kann eine einfache Naht ausreichend sein, in anderen Fällen kommt eine Naht mit Entlastungskolostomie oder eine Diskontinuitätsoperation (nach Hartmann oder doppelt ausgeleitet) in Betracht.

Eine Verletzung des Rektums ereignet sich außer bei Pfählungsverletzungen auch im Rahmen eines stumpfen Bauchtraumas relativ häufig bei schweren Beckenringbrüchen. Da die Rektumverletzung hierbei gelegentlich schwer erkennbar ist, wird die Anlage eines doppelläufigen entlastenden Anus praeter gerade auch bei schweren Beckenringbrüchen empfohlen (Stankovic et al. 1977). Bei Verletzungen des M. sphincter ani externus kann in günstigen Situationen unter Anus-praeter-Schutz eine primäre Naht durchgeführt werden (Scholz u. Petrisch 1975).

Verletzungen der Mesenterialgefäße (meist Mesenterialvenen, evtl. Einriss oder Abriss der V. mesenterica superior oder eines größeren Astes) verursachen je nach Ausmaß Symptome der Gruppe 1 oder 2.

 Bei massiver Blutung kommt es darauf an, diese so bald wie möglich zu stillen, dabei aber den Schaden nicht durch Umstechungen, Fassen von Gefäßen mit Instrumenten etc. zu vergrößern.

Man wird versuchen, zunächst durch manuelles Abklemmen, ggf. an mehreren Stellen, langsam die Verletzungsstelle(n) darzustellen und sehr gezielt mit Gefäßklemmen zu fassen. Je nach Situation kann eine direkte Naht, eine Naht mit Venenpatch oder ein Saphenainterponat erforderlich sein. Bei mehr peripher gelegenen Verletzungen kann eine begrenzte Darmresektion erforderlich und akzeptabel sein, bei zentralen, die den Verlust großer Dünndarmabschnitte bedeuten würden, soll stets eine Gefäßrekonstruktion – evtl. auch über eine sofortige Verlegung des Patienten versucht werden.

> **CAVE** Bei Zweifeln an einer ausreichenden Darmdurchblutung nach einer Mesenterialgefäßverletzung bzw. -versorgung ist eine Revision bereits nach 5 bis 6 Stunden, wohl spätestens nach 8 bis 12 Stunden angezeigt.

19.4.5
Verletzungen des Retroperitonealraums, der Nieren und der Harnwege

Retroperitoneale Hämatome müssen, soweit nach einem Trauma diagnostiziert (besonders durch Ultraschall), nicht unbedingt operiert oder bei intraoperativer Feststellung eröffnet werden, wenn sie nicht zu stark ausgeprägt sind, ursächlich geklärt erscheinen (z. B. Beckenringbruch) und eine schwere Nierenverletzung ausgeschlossen ist. Eine dabei gelegentlich festzustellende Einblutung des Mesokolons oder Mesosteniums erfordert für sich ebenfalls keine Intervention. Erhebliche und zunehmende retroperitoneale Hämatome können differentialdiagnostisch und therapeutisch problematisch sein: Sofern eine Beckenfraktur fehlt, ist der Verdacht auf eine Nierenverletzung bzw. Nierengefäßverletzung naheliegend (retroperitoneales Hämatom v. a. kranial ausgeprägt); liegt eine Beckenfraktur vor, kann trotzdem ggf. eine Nierenverletzung nicht ausreichend ausgeschlossen werden. Ergibt eine daraufhin vorgenommene Operation mit Revision des Retroperitoneums keine Nierenverletzung, wird versucht werden, durch möglichst gezielte Tamponade im Beckenbereich die Blutung zu begrenzen. Ggf. gelingt es, die Hauptblutungsursache im Bereich einer Beckenfraktur auch direkt durch Naht zu versorgen. Eine Ligatur der A. iliaca interna ein- oder beidseitig hat offensichtlich selten einen ausreichenden Effekt und ist nicht zu empfehlen.

Eine Harnblasenruptur kann im Rahmen eines stumpfen Bauchtraumas durch Stoß auf die stark gefüllte Blase sowie als Folge einer direkten Verletzung durch Fragmente einer Beckenfraktur auftreten; in letzterem Fall kann auch die Harnröhre betroffen sein. Vor allem bei „Anurie" unter Kreislaufverhältnissen, die weder den Zustand „Niere im Schock" noch den der „Schockniere" erklären, ist hieran zu denken. Die Diagnose kann leicht durch Zystographie oder Zystoskopie gesichert werden.

Die Naht einer Blasenverletzung bei Ruptur oder Anspießen ist unproblematisch. Eine Verletzung am Trigonum, im ungünstigsten Falle ein Abriss der Blase am Trigonum, kann durch Zug an einem transurethral in die abgerissene Blase eingeführten, aufgeblasenen Katheter in Kombination mit suprapubischer Blasenfistel behandelt werden. Ähnlich wird auch eine Urethradurchtrennung primär durch Katheterisierung geschient; ggf. muss eine endgültige Behandlung im Sinne einer sekundären Frühoperation nach ca. drei Wochen angeschlossen werden (Truss 1976; Stankovic et al. 1977). Blutiger Urin, evtl. kombiniert mit Flankenschmerz, erfordert nach entsprechendem Unfallhergang die Abklärung einer Nierenverletzung zumindest durch Sonographie, meist zusätzlich durch CT und ggf. durch Angiographie oder retrograde Auffüllung.

> **CAVE**
> Eine Nierenruptur ruft im Allgemeinen zunächst keine massive Abdominalsymptomatik hervor, da die Blutungsquelle retroperitoneal liegt. Der kontinuierliche, nicht manifest werdende Blutverlust wird leicht unterschätzt.

Die Diagnostik muss entsprechend zügig vorgenommen werden, ggf. ist auf eine Angiographie oder auf jede Röntgenuntersuchung zu verzichten. Generell ist ein transabdomineller Zugang zur Revision beider Nieren und des Bauchraums zu bevorzugen. Je nach Verletzungsgrad kommen Parenchymnaht, Polresektion, Nephrektomie oder Gefäßnaht in Betracht. So sehr auch die Erhaltung des Organs wünschenswert ist, kann gelegentlich die einseitige Nephrektomie (bei sicher vorhandener kontralateraler Niere) günstiger sein als eine Rekonstruktion mit evtl. kompliziertem postoperativen Verlauf. Gerade bei polytraumatisierten und gefährdeten Patienten ist der Vorteil eines kurzen Eingriffs ohne postoperative Gefahrenmomente hoch zu bewerten. In den seltenen Fällen einer schweren Verletzung einer solitären Niere kommen evtl. die Entnahme und Perfusion der verletzten Niere mit kalter Perfusionslösung (z. B. mit kardioplegischer Lösung – HTK-Lösung – nach Bretschneider), die Korrekturoperation außerhalb des Körpers und die nachfolgende Reimplantation in die Fossa iliaca in Betracht.

In allen Fällen einer Retroperitonealverletzung erfolgt soweit eröffnet die Drainage mit möglichst extraperitonealer, weit dorsal geführter Ausleitung.

19.5
Postoperative Behandlung

Zumindest nach schweren Verletzungen folgt die postoperative Behandlung den Maßnahmen und Regeln der Intensivtherapie. Diese wird hier nicht ausgeführt (s. einige Gesichtspunkte in Kap. 27, im Übrigen entsprechende Übersichtswerke). Je nach Verletzung sind die jeweiligen Organfunktionen speziell zu berücksichtigen. Antibiotika werden in der Regel wegen der Gefahr der Nekrosebildung (z. B. in der Leber) aufgrund von Hämatomen, fehlender Darmvorbereitung und ggf. auch wegen notfallmäßigen Vorgehens mit Vernachlässigung einer strengen Asepsis indiziert sein.

Es erscheint generell richtig, die Indikation zu einer Relaparotomie großzügig zu stellen, besonders aus folgenden drei Gründen:

- Der traumatische Gewebeschaden kann schwerer sein als bei der Erstoperation beurteilt (z. B Dünndarmquetschung mit nachfolgender Nekrose, Mesenterialdurchblutungsstörung).
- Häufig kommt es noch zu einer geringen bis mäßiggradigen Nachblutung (z. B. nach Leberruptur, evtl. auch mit galliger Sekretion). Die Beseitigung dieser Koagel und ein nochmaliges Ausspülen des Bauchraums dürfte den weiteren Verlauf deutlich günstiger gestalten.
- Die postoperative Beurteilung des Bauchbefundes ist unter Intensivmaßnahmen, besonders unter kontrollierter Beatmung und Relaxation bzw. Sedierung sehr unsicher; diagnostische Verzögerungen sind jedoch meist sehr problematisch. Auch nach Ausschöpfen der bildgebenden Diagnoseverfahren wird gelegentlich durch eine großzügige Indikationsstellung zur Relaparotomie eine Revisionsoperation unnötig erfolgen. Eine solche wird jedoch den weiteren Verlauf kaum je negativ beeinflussen.

Entsprechendes gilt auch für die Situation des unklaren Bauchbefundes bei an anderen Organsystemen traumatisierten Patienten. Stets müssen die Möglichkeiten des primären Übersehens einer Abdominalverletzung unter gravierenden Symptomen anderer Verletzungen und die Schwierigkeiten der Erkennung eines pathologischen Bauchbefundes in der Folgezeit unter Intensivtherapie bedacht werden.

Wegen der somit stets individuellen Situation wird ein Behandlungsschema nicht angegeben.

19.6
Spezielle postoperative Probleme

Besondere Gefahren nach Traumen mit Schockzustand sind v. a. Schocklunge (ARDS), Gerinnungsstörungen und Nierenversagen. Wichtigste Maßnahme zu deren Verhütung ist generell eine optimale Volumensubstitution baldmöglichst nach dem Unfallereignis, um die Schockphase so kurz und mild wie möglich zu halten. Dieses gilt besonders auch für die Vorbereitungszeit vor einer Laparotomie beim Bauchtrauma.

Postoperative Probleme der jeweiligen Organverletzung und der Laparotomie betreffen im Wesentlichen die typischen Komplikationen Nachblutung, Infektion und Ileus. Nur bezüglich einer Leber- und Pankreasverletzung werden hier spezielle Gesichtspunkte besprochen.

Nach Splenektomie ist im Intervall von ca. vier Wochen postoperativ eine Immunisierung zur Infektionsprophylaxe indiziert (Funk 1997).

19.6.1
Störungen des Heilverlaufs nach Lebertrauma

Fieber oder septische Erscheinungen nach einem Lebertrauma können v. a. durch nekrotisches Lebergewebe, infizierte Koagel oder gallige Sekretion in das freie Abdomen oder in einen abgegrenzten Bereich bedingt sein. Sonographisch können Koagel oder ein isolierter Galleverhalt meist gut erkannt werden, kaum jedoch eine diffuse Ausbreitung von Galle (kein Erscheinen von Galle in einem Drain ist, wie stets, kein sicheres Ausschlusszeichen). Am günstigsten wird man solchen septischen Komplikationen durch frühzeitige geplante Revisionsoperationen zuvorkommen. Diese sind nach schweren Lebertraumen meist indiziert. Erfolgte die erste Versorgung der Leberruptur im Wesentlichen durch Naht, können minderdurchblutete Areale ggf. bei einer Revisionsoperation nach etwa 24 Stunden erkannt und lokal reseziert werden, Restkoagel können beseitigt werden. Wurde die Blutstillung bei der Erstoperation durch Tamponade vorgenommen und ist diese suffizient, wird bis zur Revision im Allgemeinen wohl 48 Stunden gewartet, nach denen oft schon eine für die Bluttrockenheit ausreichende Wundverklebung vorliegt. Musste jedoch eine besonders starke Kompression, gerade auch in kranialen Leberbereichen vorgenommen werden, sollte bereits nach 12 bis 24 Stunden versucht werden, diese zumindest zu mildern. Meist sind in der Folgezeit noch weitere Revisionsoperationen mit jeweils milderer Tamponade erforderlich.

Im weiteren Verlauf – trotz oder ohne Revisionsoperationen – auftretende lokale Blut-, Serom- oder Galleansammlungen können meist unter sonographischer Kontrolle punktiert und ggf. drainiert werden.

Eine Hämobilie kann oft noch lange Zeit nach einem operativ versorgten, selten nach einem spontan geheilten Lebertrauma (ggf. auch nach Leberpunktion, PTC etc.) auftreten. Tiefe Parenchymnähte bei Lebertraumen werden hierfür besonders verantwortlich gemacht. Die Diagnose ist bei der klassischen Kombination von Kolik, Meläna und Ikterus leicht und kann ggf. endoskopisch (Blutung aus der Papille) gesichert werden. Eine Operation im Blutungszustand ist wohl selten erforderlich, eine Behandlungsindikation jedoch meist wegen Rezidiven gegeben (allerdings scheint auch eine Spontanheilung möglich). Sofern nicht durch Trauma und Versorgung zumindest die Seitenlokalisation sicher ist, soll durch Angiographie (am besten während einer Blutungsphase, dabei meist Darstellung der Fistel, sonst möglicherweise Auffinden einer Unregelmäßigkeit an einer Stammarterie o. ä.) die Blutungsstelle identifiziert werden. Eine Behandlung kann besonders bei kleinerer Fistel über eine supraselektive arterielle Embolisierung, bei größeren wohl günstiger chirurgisch (Embolisierung könnte evtl. zur Verlegung des D. choledochus führen) durch Resektion, Arterienligatur der entsprechenden Leberseite oder – bei sehr zentralem Sitz – ggf. durch Direktnaht erfolgen. Eine Hämobilie bei PTC(D), bei der wohl stets das portale und venöse System, nicht aber das arterielle betroffen sind, sistiert in der Regel spontan.

19.6.2
Störungen des Heilverlaufs nach Pankreasverletzungen

Nach Pankreasverletzungen, die konservativ oder durch externe Drainagen behandelt wurden, treten gelegentlich zu Beginn der oralen Ernährung Amylaseerhöhungen in Serum und Urin auf, die alleine bei Fehlen klinischer Symptome keine Indikation zur Laparotomie bzw. Relaparotomie darstellen. Eine orale Ernährung ist meist trotzdem richtig und gegenüber einer längerfristigen, ausschließlich parenteralen Substitution zu bevorzugen. Rezidivieren die Amylaseerhöhungen über mehrere Wochen oder treten klinische Symptome hinzu, so erscheint eine retrograde Pankreasgangdarstellung zur Abklärung des Befundes und ggf. eine Operation einige Wochen nach dem Trauma angebracht.

Anhang A
Bauchverletzungen durch Punktion, Stich oder Schuss

Punktionsverletzungen

Die häufigste „scharfe" Bauchverletzung ist die iatrogene Punktion des Bauchraums, besonders die der Leber. Mit der zunehmenden Anwendung einer Feinnadelbiopsie statt einer Zylinderpunktion sind Blutungskomplikationen seltener geworden.

Leber

Heftige, meist heftigste Schmerzen mit sofortiger Abwehrspannung sind weitgehend beweisend für Austritt von Galle in die freie Bauchhöhle und lassen eine klare Indikation zur sofortigen Operation stellen. Meist ist die Gallenblase von der Leberkonvexität her doppelt durchstochen. Als Versorgung reicht die Naht (z. B. Tabaksbeutelnaht) der freien Perforationsstelle mit resorbierbarem Material aus. Bei Gallenblasenerkrankung kann jedoch in diesem frühen Stadium der chemisch-irritativ, nicht bakteriell bedingten Peritonitis eine typische Cholezystektomie, ggf. auch eine Sanierung der Gallenwege durchgeführt werden. Auf die mögliche Kombination mit Blutung aus der Leberpunktionsstelle ist zu achten.

Eine mildere, meist im Laufe der ersten Stunden nach Punktion ansteigende, dann wieder abfallende Schmerzsymptomatik ist charakteristisch für eine Blutung aus der Punktionsstelle. Neben dem klinischen und sonographischen Bauchbefund entscheiden hier die Kriterien der Blutungsstärke (Blutbild etc.) über die Operationsindikation. In der Mehrzahl der Fälle ist konservatives Vorgehen möglich. In seltenen Situationen, etwa bei der Punktion eines gefäßreichen Tumors mit einer größeren Nadel, kann es zu erheblichen Blutungskomplikationen kommen, z. T. auch im Sinne einer zweizeitigen Leberruptur sowie zum massiven, fortschreitenden subkapsulären Hämatom. Bei der dann erforderlichen Operation kann es sich um eine Übernähung (ggf. Ein- und Ausstich), Ablösung der abgehobenen Leberkapsel und schrittweise Blutstillung der Leberoberfläche durch Infrarotlichtkoagulation, Überziehen mit Vicrylnetz, Tamponadebehandlung oder auch um eine Leberresektion – bei vorliegendem Tumor – handeln. Nach einer PTC oder nach Einlage eines Drains kann es bei gestautem Gallenwegssystem leicht zum Austritt von Galle aus der Einstichstelle kommen. Hier muss ggf. eine Laparotomie mit Übernähung der Punktionsstelle und – soweit möglich – eine gleichzeitige Entlastungsoperation für das Gallenwegssystem erfolgen.

Milz

Punktionen der Milz zur zytologischen oder histologischen Untersuchung oder zur Sple-noportographie sind heute selten und kaum von Blutungskomplikationen gefolgt. Allen-falls kann wohl konservativ oder operativ milzerhaltend vorgegangen werden.

Niere

Die Indikation zur Nierenbiopsie ist von nephrologischer Seite deutlich zurückgegangen; entsprechend selten sind auch deren Komplikationen. Auch lassen sich durch die übliche sonographische Führung der Punktion Verletzungen hilusnaher Gefäße meist vermeiden. Ggf. kommen schwächere Blutungen, die nicht unmittelbar zu einer klaren Operationsin-dikation Anlass geben, vor. Solche können erst nach mehreren Stunden klinisch manifest werden (Schmerz, ggf. lokale Schwellung, Hämoglobin-Abfall, sonographischer Befund). Bei kontinuierlicher Zunahme der Befunde wird eine Operationsindikation gegeben sein.

Zu berücksichtigen ist, dass bei einer Nierenpunktion rechts, besonders bei schlanken Patienten, auch die Gallenblase getroffen werden kann.

Stichverletzungen

Bei Stichverletzungen im Bereich der Bauchdecke ist generell mit der vollständigen Pene-tration der Bauchdecke und damit auch mit intraperitonealen Verletzungen, meist vom Dünndarm, zu rechnen. Der Versuch, den Stichkanal in Lokalanästhesie zu verfolgen und dabei eine Peritonealöffnung auszuschließen, ist irreführend, da hierbei die Verschiebung der Bauchdeckenschicht nicht berücksichtigt wird. Nur eine diagnostische Laparoskopie beim kreislaufstabilen Patienten kann derzeit zuverlässig die Frage nach einer Penetrati-on der Bauchdecken beantworten mit der Folge der Laparotomie bei positivem Befund bzw. der Senkung der Quote negativer Laparotomien. Somit ist auch weiterhin bei einem erheblichen Prozentsatz der Bauchstichverletzung die Laparotomie indiziert, u. a. muss der gesamte Dünn- und Dickdarm revidiert werden, wobei auf die Möglichkeit von Mehr-fachperforationen, auch am Mesoansatz, zu achten ist.

Schussverletzungen

Die Indikation zur Laparotomie (ggf. Laparotomie und Thorakotomie) ist selbstverständ-lich und stets absolut dringend. Häufig handelt es sich um Verletzungen mit unmittelbar lebensbedrohlicher Blutung. Auch hier ist eine große mediane Baucheröffnung ange-bracht. Nach der vordringlichen Versorgung von Blutungsquellen müssen v. a. Mehrfach-verletzungen ausgeschlossen werden.

Eine typische, chirurgisch häufig nicht vollständig behandelte Schussverletzung auf suizidaler Basis hat den folgenden Verlauf. Beim (zu tiefen) Zielen auf das Herz kann das Geschoss folgende Organe durchschlagen: vordere Thoraxwand, Herzspitze tangential, Zwerchfell, Magen und/oder linke Kolonflexur ein und aus, Pankreas und/oder Milz, ggf. Zwerchfell und Thoraxwandausschuss (Nolte u. Borst 1970). Übersehen werden dabei leicht die Verletzungen der linken Kolonflexur und des Magens. Nachblutungen sind u. a. bei nicht ausreichend versorgter Zwerchfellverletzung möglich.

Stets sind bei Schussverletzungen die verletzten Gewebe weit im Gesunden auszuschneiden. Gabe von Antibiotika und ggf. Durchführung einer Tetanusprophylaxe sind obligat.

Anhang B
Thoraxtrauma – dringliche Maßnahmen

Schwere Verletzungen intrathorakaler Organe, besonders ein Bronchusabriss, Verletzungen des Herzens oder herznaher Gefäße werden vorzugsweise in Abteilungen für Herz-Thorax-Chirurgie behandelt. Doch müssen solche Verletzungen auch an anderen Stellen erkannt und ggf. notfallmäßig behandelt werden; daher werden einige Prinzipien hier aufgeführt.

Während die akute Lebensbedrohung beim Bauchtrauma durch die Massivität des Blutverlustes bedingt ist, liegt die unmittelbare Hauptgefahr beim Thoraxtrauma in schweren Veränderungen der Hämodynamik (etwa durch Herzbeuteltamponade) und der Respiration (z. B. durch Rippenserienfrakturen, Pneumo-/Spannungspneumothorax, Hämatothorax, endobronchiale Blutung, Bronchusabriss). Hinzu kommt als eminente Gefahr für eine Verblutung nach kurzem Intervall die gedeckte (dissezierende) Aortenruptur, eine komplette Aortenruptur oder ein Abriss von Gefäßen des Aortenbogens (meist kein Überleben bis zur Krankenhauseinlieferung).

Rippenserienfraktur – Pneumothorax – Spannungspneumothorax

Eine Rippenserienfraktur bewirkt häufig Thoraxwandinstabilität und kann besonders bei beidseitigem Vorkommen zu akuter respiratorischer Insuffizienz führen. Frühzeitige Intubationsbeatmung (heute häufig am Unfallort) ist erforderlich. Meist ist eine Langzeitbeatmung (zwei bis drei Wochen) bis zur Stabilisierung notwendig.

Ein Pneumothorax oder Spannungspneumothorax kann besonders bei einer Rippenserienfraktur, aber auch ohne eine solche durch Lungen-, ggf. Bronchusverletzungen auftreten. An die Möglichkeit nicht nur eines bereits vorhandenen, sondern auch eines sich im Laufe der Rettungsmaßnahmen (besonders der Intubation) und während anderer Maßnahmen (z. B. Operation wegen abdomineller Verletzungen) entwickelnden Spannungspneumothorax sollte stets gerade bei Verschlechterung von Atmung oder Kreislauffunktion gedacht werden. Zumindest klinisch ist mehrfach daraufhin zu untersuchen, röntgenologisch, soweit die Situation es erlaubt.

Die Indikation zur Entlastung gerade eines Spannungspneumothorax ist stets dringend und muss ggf. unter Notfallbedingungen und noch vor anderen diagnostischen Maßnahmen, z. B. auch vor Durchführung einer Röntgenthoraxaufnahme, durchgeführt werden. Ebenso muss ein offener Pneumothorax wegen der durch das Mediastinalflattern bedingten schweren Hypoxie sofort versorgt werden (sterile Abdeckung und untere Drainage).

CAVE Ein Pneumothorax oder Spannungspneumothorax kann gerade bei älteren Menschen spontan, d. h. ohne Unfallereignis (z. B. beim Schwimmen oder bei anderer körperlicher Anstrengung) auftreten; er wird dann leicht als Herzinsuffizienz fehlgedeutet.

Das typische Vorgehen ist die Einlage einer Drainage: Eingehen jeweils am Oberrand der Rippe. Eine Rippenfraktur kann selbst oder über eine Lungenverletzung weiter zum Hämatothorax führen (s. unten).

Lungenverletzung – Hämatothorax

Bei stumpfem Thoraxtrauma liegt häufig eine Lungenkontusion vor. Sie stellt hauptsächlich eine Gefahr im Langzeitverlauf dar (Pneumonie, ARDS). Akut kann diese, häufiger jedoch eine direkte Verletzung der Lunge bei einer Rippen(serien)fraktur zur Blutung in die Pleurahöhle (meist kombinierter Hämato-/Pneumothorax) oder selten in das Bronchialsystem führen. Im Vergleich etwa zu einer Leberverletzung ist die Blutungsstärke meist nicht so dramatisch.

Über das weitere konservative oder operative Vorgehen entscheidet besonders die Stärke des Blutverlustes über eine nach Diagnose oder Verdachtsdiagnose eingelegte Drainage: operativ bei unmittelbarem (mehr als 1500 ml nach Legen der Drainage) oder kontinuierlich starkem Blutverlust (200 bis 300 ml/h über 3 Stunden). Ähnliches gilt beim Hämatothorax, der offensichtlich durch eine Blutung aus einem bei einer Rippenserienfraktur verletzten Interkostalgefäß hervorgeht, sie sistiert meist spontan (im Gegensatz zu einer bei Legen einer Thoraxdrainage gesetzten Blutung, die häufig eine Thorakotomie erforderlich macht).

Beim Hämatothorax und traumatischem Pneumothorax sollte eine untere Drainage im 4. bis 5. (6.) ICR in der mittleren bis hinteren Axillarlinie, nach Möglichkeit unter Fingerführung, eingelegt werden. Das Lumen des Drains sollte ausreichend groß sein (mindestens 28 Charr). Bei der Notwendigkeit einer Thorakotomie wird meist in Höhe des 5. bis 6. ICR entweder dorsolateral (besonders gute Übersicht thorakal) oder anterolateral (geringere Übersicht im Thorax, aber Möglichkeit zur gleichzeitigen Laparotomie gegeben) eingegangen. Die Lungenverletzung wird meist durch Übernähung, bei schweren Verletzungen ggf. durch Lobektomie behandelt.

Bronchusabriss – intra(endo)bronchiale Blutung

An einen (sehr seltenen) Bronchialein- bzw. -abriss ist zu denken bei akuter Atemnot, die häufig mit starkem Husten und Blutauswurf kombiniert ist, und bei der eine Intubationsbeatmung keine Verbesserung erbringt oder gar zur Verschlechterung ggf. mit einem Spannungspneumothorax führt. Eine sofort eingelegte Bülau-Drainage kann die Situation kurzfristig akzeptabel gestalten, bis ggf. bronchoskopisch eine seitengetrennte, d. h. einseitige Intubation und Beatmung gelingt. Eine sofort oder evtl. nach Akutverlegung des Patienten vorgenommene Operation kann eine Naht bzw. Reanastomosierung der Verletzungsstelle erlauben, ggf. muss eine Pneumonektomie durchgeführt werden.

Eine endobronchiale Blutung kann auch durch eine schwere Lungenquetschung oder direkte Verletzung bedingt sein, auch dann ist eine seitengetrennte Intubation anzustreben.

Perikardtamponade

Eine Perikardtamponade durch Hämoperikard ereignet sich bei stumpfem Thoraxtrauma selten; besonders bei Stich- oder Schussverletzungen im Thoraxbereich ist daran zu denken. Bei einer Kreislaufdepression ist durch klinische, möglichst gezielt standardmäßige Ultraschalluntersuchung danach zu fahnden. In akuter Situation kann am leichtesten über eine mediane Laparotomie und Zwerchfell-Perikard-Eröffnung Entlastung geschaffen und ggf. nach rasch durchgeführter zusätzlicher Sternotomie eine Herzverletzung versorgt werden.

Literatur

Lehrbücher und Übersichtsarbeiten

American College of Surgeons Committee on Trauma (2002) Advanced trauma life support for doctors (ATLS). Student course manual, 7th edn.
Glinz W (1979) Thoraxverletzungen. 2. Aufl, Springer, Berlin Heidelberg New York
Priesching A (1986) Leberresektionen: chirurgische Anatomie – Indikationen, Technik. Urban & Schwarzenberg, München Wien Baltimore
Siewert JR, Pichlmayr R (1986) Das traumatisierte Abdomen. Springer, Berlin Heidelberg New York Tokyo
Siewert JR, Schattenmann G (1986) Thoraxverletzungen. In: Lange M, Hipp E (Hrsg) Lehrbuch der Orthopädie und Traumatologie, Bd 111. Enke, Stuttgart, S 145–151
Trentz O, Platz A (2004) Abdomen. In: Rüter A, Trentz O, Wagner M (Hrsg) Unfallchirurgie. Urban & Fischer, München Jena, S 623–661
Wanner GA, Trentz O (2004) Klinische Akutversorgung des Polytraumatisierten. In: Rüter A, Trentz O, Wagner M (Hrsg) Unfallchirurgie. Urban & Fischer, München Jena, S 71–87

Zitierte Literatur

Chelly MR, Major K, Spivak J, Hui T, Hiatt JR, Margulies DR (2003) The value of laparoscopy in management of abdominal trauma. Am Surg 69: 957–960
Cogbill T, Moore EE, Kashuk JL (1982) Changing trends in the management of pancreatic trauma. Arch Surg 117: 722–728
Delgado Millàn MA, Deballon PO (2001) Computed tomography, angiography, and endoscopic retrograde cholangiopancreatography In: The nonoperative management of hepatic and splenic trauma. World J Surg 25: 1397–1402
Ditmars ML, Bongard F (1996) Laparoscopy for triage of penetrating trauma: the decision to explore. J Laparoendosc Surg 6: 285–291
Donovan AJ, Turill F, Bene CJ (1972) Injuries of the pancreas from blunt trauma. Surg Clin North Am 52: 649–665
Fegerle MP, Courcoulas AP, Powell M, Ferris JV, Peitzman AB (1998) Blunt splenic injury in adults: clinical and CT criteria for management, with emphasis on active extravasation. Radiology 206: 137–142
Funk EM, Schlimok G, Ehret W, Witte J (1997) Standortbestimmung der Impf- und Antibiotikaprophylaxe bei Splenektomie. Chirurg 68: 586–590
Jenes RC (1978) Management of pancreatic trauma. Arm Surg 187: 555–564
Kern E, Klaue P (1975) Diagnose und Operationsindikation beim stumpfen Bauchtrauma. Dtsch Med Wochenschr 100: 660–665
Klaue P, Nordanlykke C (1974) Zur verzögerten Indikationsstellung beim stumpfen Bauchtrauma. Langenbecks Arch Chir 337: 822
Kreimeier U, Lackner ChrK, Prückner S, Ruppert M, Peter K (2003) Neue Strategien der Volumenersatztherapie beim Polytrauma. Notfall Rettungsmedizin 6: 77–88
Leidner B, Beckman MO (2001) Standardized whole-body computed tomography as a screening tool in blunt multitrauma patients. Emergency Radiology 8: 20–28
Maurer JW, Hölscher AH, Tiling TH (1986) Ultraschalldiagnostik. In: Siewert JR, Pichlmayr R (Hrsg) Das traumatisierte Abdomen. Springer, Berlin Heidelberg New York Tokyo, S 27–40
Moore EE, Cogbill TT, Jurkovich GJ, Shackford SR, Malangoni MA, Champion HR (1995) Organ injury scaling: spleen and liver (1994 revision). J Trauma 38: 323–324
Nolte WJ, Borst HG (1970) Suicidale Zweihöhlenverletzungen. Chirurg 41: 521–522
Scalea TM, Rodriguez A, Chiu WC, Brenneman FD, Fallon WF Jr, Kato K et al. (1999) Focus assessment with sonography for trauma (FAST) results from an international consensus conference. J Trauma 46: 466–472

Schild H (1988) Embolisation der Leber. In: Günther RW, Thelen M (Hrsg) Interventionelle Radiologie. Thieme, Stuttgart New York, S 185–193

Scholz R, Petrisch P (1975) Pfählungsverletzungen im Bereich des Beckens. Therapie und Ergebnisse. Unfallheilkunde 124: 328–330

Stankovic P, Zimmermann A, Kaiser RR (1977) Über die Pfählungsverletzung. Unfallheilkunde 80: 129–133

Swoboda L, Leschber G, Dohrmann, Friedel G, Schirren J (2000) Leitlinie Pneumothorax, AWMF Leitlinienregister Nr 010/007

Tang WH, Wu FL, Huang MK, Friess H (2003) Splenic tissue autotransplantation in rabbits: no restoration of host defense. Langenbecks Arch Surg 387: 379–385

Truss F (1976) Traumafolgen am unteren Urogenitalsystem. Chirurg 47: 513–520

Kapitel 20

Der Organspender

G. Gubernatis

Vorbemerkungen

Die Durchführung der Transplantation abdomineller und thorakaler Organe, also speziell Nieren-, Leber-, Pankreas-, Herz-, (Herz-)Lungen-Transplantationen, wird stets Aufgabe darauf ausgerichteter Zentren sein. Deren Möglichkeiten hierzu hängen jedoch entscheidend von der umfassenden Kooperation auf dem Gebiet der Organspende bzw. der Organgewinnung, besonders mit allen chirurgischen und neurochirurgischen Institutionen und deren anästhesiologischen und intensivmedizinischen Abteilungen ab, in denen potentielle Organspender behandelt werden. Für das dort tätige Krankenpflege- und ärztliche Personal ist dies eine Aufgabe der indirekten Krankenversorgung: Die durch eine Organtransplantation zu behandelnden Patienten stehen nicht in ihrer eigenen Betreuung, können jedoch die oft lebensrettende Behandlung nur durch ihre Mitarbeit erhalten. Die Kooperation bei der Organspende ist für selbst nicht an der Transplantation beteiligte Personen gleichermaßen von Idealismus wie von Verpflichtung gekennzeichnet.

Diese Mitarbeit erfordert Einsatz auf mehreren Gebieten: Erwerb grundsätzlichen Wissens über die Möglichkeiten der Organtransplantation und die medizinischen Eignungskriterien sowie Voraussetzungen eines potentiellen Organspenders, Einfühlungsvermögen in die Situation seiner Angehörigen, Bereitschaft, sich sehr persönlich und eingehend mit diesen über eine Organentnahme zu besprechen, sowie die Abwicklung notwendiger organisatorischer Maßnahmen und ggf. die Organentnahme selbst bzw. die Beteiligung daran. Dabei können besonders die letztgenannten Aufgaben größerenteils von der bundesweiten Koordinierungsstelle für die Organspende umfassend unterstützt und teilweise auch völlig abgenommen werden; die entscheidende Grundvoraussetzung, eben die bewusste und engagierte Bereitschaft zur Gewinnung von Spenderorganen, kann jedoch nur vom betreffenden Krankenhaus, seiner Leitung und den im Einzelfall Verantwortlichen ermöglicht werden.

Mit der Verbesserung der Ergebnisse der Organtransplantation ist auch die Indikation hierzu wesentlich breiter geworden. Die medizinischen Möglichkeiten übersteigen – eben wegen des Mangels an Spenderorganen – meist deutlich die Realisierungschance. Dies ist eine in der übrigen Medizin, speziell auch in der Chirurgie, ungewöhnliche Situation. Es ist somit eine große gemeinsame ärztliche Aufgabe, dieses Behandlungsdefizit bestmöglich zu beseitigen. Sicherlich hat hier auch die Gesellschaft Aufgaben, die noch unzureichend erfüllt sind. Andererseits ist mit dem seit 01.12.1997 geltenden Transplantationsgesetz eine solide rechtliche Grundlage sowohl für das ärztliche Handeln im Einzelfall als auch für organisatorische Weiterentwicklungen im gesamten Bereich der Transplantationsmedizin geschaffen. Es sollte als eine der vordringlichen Aufgaben der Ärzteschaft angesehen werden, das Transplantationsgesetz als Signal und Auftrag an die Medizin aufzufassen und die normativen Vorgaben durch den Gesetzgeber auch tatsächlich in der Praxis umzusetzen. Das Gesetz hat jedenfalls in weiten Bereichen die bisherige Praxis der Transplantationsmedizin bestätigt und die Transplantation möglichst aller bedürftigen Patienten zur Versorgungsaufgabe gemacht. Darüber hinaus ist in der Regel von einer breiten Zustimmung zum Gebiet der Organtransplantation und Organspende auszugehen. Dies erleichtert das Gespräch mit den Angehörigen potentieller Organspender und unterstreicht auch die Verpflichtung, diese Frage zu erörtern.

Die weitere Zustimmung zum Gebiet der Organspende und Organgewinnung hängt dabei entscheidend von der argumentativen und faktischen ärztlichen Tätigkeit auf diesem Gebiet ab. So wird zukünftig das Vertrauen der Bevölkerung in die Medizin und das Ansehen der in diesem Bereich tätigen Mediziner entscheidend davon abhängen, inwieweit sich die Mediziner selbst an die normativen Vorgaben des Gesetzes halten werden, z. B. durch bekundetes und faktisches Einhalten der Subsidiarität der Lebendspende gegenüber der Transplantation mit Organen von Verstorbenen, inwieweit Gerechtigkeit bei der Verteilung der knappen Spenderorgane erreicht wird und inwieweit man bereit sein wird, Transparenz und Qualitätssicherung zu fördern. Weiterhin sind die strikte Ablehnung jeglicher Kommerzialisierung der Organtransplantation, der die Gefühle der Angehörigen respektierende Umgang mit dem Verstorbenen, die richtige Wortwahl bei persönlichen Gesprächen und in öffentlichen Diskussionen und die Vermittlung des Bewusstseins, juristisch und ärztlich, d. h. auch ethisch-moralisch einwandfrei zu verfahren, unverzichtbare Bestandteile der Transplantationstätigkeit.

Die im Prinzip zu vermeidende Lebendspende ist an spezielle Zentren gebunden und nicht nur durch medizinische, sondern auch organisatorische und rechtliche Besonderheiten gekennzeichnet. Zum Beispiel ist jede Lebendspende von einer nach Landesrecht eingesetzten Gutachterkommission, die mit einem von der Transplantation unabhängigen Arzt, einem Psychologen und einem Juristen besetzt ist, hinsichtlich Ausschluss des Organhandels und Überprüfung der Freiwilligkeit zu begutachten. Aus all diesen Gründen soll die Lebendspende in diesem Kapitel nicht weiter besprochen werden.

Nicht nur spezielle chirurgische Operationsverfahren, sondern einige praktisch wichtig erscheinende Gesichtspunkte und Maßnahmen bei einer Organentnahme von einem Verstorbenen werden im folgenden Kapitel dargestellt. Die Einteilung dieses Kapitals weicht naturgemäß von den übrigen Kapiteln ab.

20.1
Transplantationsgesetz

Das Transplantationsgesetz (TPG) – seit dem 01.12.1997 in Kraft – hat die Transplantationsmedizin als bundesweite Versorgungsaufgabe bestätigt und gesetzlich etabliert. Es hat die bisherige Praxis in entscheidenden Bereichen, z. B. Definition, Diagnostik und Bewertung des Hirntodes oder Einwilligung in die Organentnahme bestätigt. Darüber hinaus hat das Gesetz normativ die Versorgung *aller* Patienten unter besonderer Berücksichtigung von Chancengleichheit und Transparenz zur höchsten Priorität erhoben. Damit ist das Transplantationsgesetz nicht nur eine solide rechtliche Basis für die Praxis der Transplantationsmedizin und ihre weitere Entwicklung, sondern sollte gleichzeitig als Signal und Auftrag der Gesellschaft an die Medizin verstanden werden, den gesetzlichen Auftrag einschließlich aller seiner normativen Vorgaben umzusetzen. Diese Vorgaben führen zu einer gravierenden Veränderung der Transplantationsmedizin sowohl hinsichtlich ihrer Struktur als auch der funktionellen Abläufe: Die Bereiche Organspende, Vermittlung und Transplantation sind auf bundesweiter Ebene voneinander getrennt worden, und die Organe werden in Zukunft nicht primär Transplantationszentren, sondern direkt individuellen Patienten zugeteilt, unabhängig davon, an welchem Transplantationszentrum der betreffende Patient zur Transplantation angemeldet ist. Aber nicht nur die Transplantationsmedizin selbst ist von den gesetzlichen Regelungen betroffen; das Gesetz hat auch erhebliche Auswirkungen auf die übrigen Bereiche des Gesundheitswesens, insbesondere auf die Versorgungskrankenhäuser, die von der Transplantationsmedizin vorher nicht direkt berührt waren.

Die Aufgaben der Versorgungskrankenhäuser beziehen sich sowohl auf potentielle Organempfänger als auch auf potentielle Spender. Um wirklich allen bedürftigen Patienten eine reale Chance auf den Erhalt eines Organs zu geben, sind alle Ärzte verpflichtet, jeden

Patienten, der hierzu eingewilligt hat, unverzüglich einem Transplantationszentrum vorzustellen, das wiederum unverzüglich über die Aufnahme auf die Warteliste zu entscheiden hat. Der Begriff „unverzüglich" ist dabei als klarer Rechtsbegriff anzusehen und bedeutet „ohne schuldhaftes Verzögern". Diese gesetzliche Vorgabe trifft natürlich für alle Organe und auch für jedes Krankenhaus zu. Dass sich hieraus entsprechende haftungsrechtliche Konsequenzen ergeben können, liegt auf der Hand. Im Gesetz ist der Bundesärztekammer die Aufgabe übertragen, zur medizinischen Eignung potentieller Organempfänger entsprechende Richtlinien zu erarbeiten (§ 16 TPG). Damit die Option des Organerhalts für die vielen wartenden Patienten auch bestmöglich realisiert werden kann, bedarf es der Meldung aller potentiellen Spender. Aus diesem Grunde ist im Transplantationsgesetz eine entsprechende Meldepflicht aller an primärer oder sekundärer Hirnschädigung auf Intensivstation verstorbenen Patienten vorgesehen (§ 11 TPG). Es ist sicherlich eine große ärztliche und nicht nur eine juristische Aufgabe, diese Meldepflicht zu realisieren und hierdurch zu einer deutlichen Zunahme der Spenderorgane beizutragen. Einige Bundesländer haben hierzu Landesausführungsgesetze erlassen bzw. angekündigt.

Die Gründe für diese stringenten gesellschaftlichen Vorgaben durch den Gesetzgeber werden deutlich und erklärbar bei Betrachtung der Hintergründe und der grundlegenden Philosophie, die zur Etablierung der Transplantation als bundesweite Versorgungsaufgabe geführt haben.

20.1.1
Bundesweite Versorgungsaufgabe

20.1.1.1
Dreiteilung der Transplantationsmedizin

Die Trennung der Bereiche Organspende, Vermittlung und Transplantation hinsichtlich Organisation und Verantwortlichkeit entspricht einer völlig neuen Sichtweise: die Transplantation ist eine bundesweite gemeinschaftliche Versorgungsaufgabe. Die Organe von spendebereiten Bürgern werden quasi in einen bundesweiten „Pool" gesammelt und danach mittels objektiver, transparenter und für die gesamte Bundesrepublik gleichermaßen gültiger Regeln direkt und primär individuellen Patienten zugeteilt. Dies schafft m. E. Transparenz und konsekutiv Vertrauen, denn alle Patienten haben dieselben Chancen, unabhängig davon, an welchem Ort sie zur Transplantation angemeldet wurden und welchen Versichertenstatus sie haben. Den Transplantationszentren bzw. den Transplantationsmedizinern kommt damit keinerlei Vermittlungsentscheidung mehr zu, sie entscheiden lediglich über die medizinische Bedürftigkeit eines Patienten und damit über die Aufnahme auf die bundesweite Warteliste, nicht jedoch über den Transplantationszeitpunkt.

Meines Erachtens stellt diese Regelung eine der größten Errungenschaften des Transplantationsgesetzes dar, indem es die *ärztliche* Aufgabe einer Entscheidung über die individuelle medizinische Bedürftigkeit klar abgrenzt von der *gesellschaftlichen* Aufgabe der Rationierung im Sinne der Zuteilung knapper Güter, in diesem Fall Spenderorgane. Dies führt zu einer Entlastung der Ärzteschaft und zu einem besonderen Schutz des individuellen Arzt-Patient-Verhältnisses. Wenn auch kurzfristig mit dieser Regelung den Ärzten Einfluss entzogen wird, so ist dies langfristig im Rahmen anstehender Rationierung eine gute Regelung für die zukünftige Rolle der Ärzte im Gesundheitswesen.

20.1.1.2
Rechtsanspruch auf Chancengleichheit

Die Ziele Gerechtigkeit, Chancengleichheit und Transparenz kann nur dann für alle bedürftigen Patienten wirksam werden, wenn auch tatsächlich *alle potentiellen Empfänger* von den behandelnden Ärzten einem Transplantationszentrum vorgestellt werden. Diese Verpflichtung gilt für jeden Arzt und ist damit auch eine Aufgabe, die in Krankenhäusern zu regeln ist.

Um möglichst vielen Empfängern tatsächlich Organe zuteilen zu können, müssen dementsprechend auch *alle potentiellen Organspender* durch die Krankenhäuser gemeldet werden. Deshalb gibt es eine gesetzliche Meldepflicht für beide Bereiche.

20.1.1.3
Organisation der Organspende

„Die Entnahme von vermittlungspflichtigen Organen einschließlich der Vorbereitung von Entnahme, Vermittlung und Übertragung ist gemeinschaftliche Aufgabe der Transplantationszentren und der anderen Krankenhäuser in regionaler Zusammenarbeit" (§ 11 Abs. 1). Mit der „Organisation dieser Aufgabe" (§ 11 Abs. 1) wird eine bundesweite Koordinierungsstelle beauftragt. Dies bedeutet, dass sich sowohl die Transplantationszentren als auch die sog. anderen Krankenhäusern, d. h. also *alle Versorgungskrankenhäuser*, an der *Gemeinschaftsaufgabe Organspende* beteiligen müssen. Der Umfang dieser Beteiligung wird sowohl durch das Gesetz selbst (z. B. die Meldepflicht nach § 11 Abs. 4, s. unten) als auch durch weiterführende Verträge (z. B. der Generalvertrag zur Beauftragung der Koordinierungsstelle, s. unten) festgelegt.

Diese Regelung bedeutet weiterhin, dass die *Organisation dieser Gemeinschaftsaufgabe Organspende* bundesweit von den Transplantationszentren getrennt wird und von der sog. Koordinierungsstelle erfüllt wird. Mit der Wahrnehmung dieser Aufgabe wurde im Juli 2000 die Deutsche Stiftung Organtransplantation (DSO) von der Bundesärztekammer, der Deutschen Krankenhausgesellschaft und den Spitzenverbänden der Krankenkassen gemeinsam beauftragt.

20.1.1.4
Vermittlung der Organe

Die Vermittlung der Organe wurde Eurotransplant (ET) übertragen. ET nimmt seit über 30 Jahren die Organverteilung innerhalb des sog. ET-Verbundes vor, zu diesem gehören Deutschland, Österreich, Belgien, Luxemburg und die Niederlande, seit dem 01.01.2000 auch Slowenien.

Das Transplantationsgesetz sieht ausdrücklich die Möglichkeit vor, diese Aufgabe einer außerhalb des Wirkungsbereiches des Gesetzes liegenden Organisation zu übertragen. Eurotransplant muss – zumindest für den Bereich der Bundesrepublik – die normativen Vorgaben des Transplantationsgesetzes für die Organverteilung einhalten und hierüber Transparenz schaffen bzw. an der Qualitätssicherung teilnehmen. Die wichtigste normative Vorgabe für die Organverteilung ist die Beschränkung auf medizinische Kriterien; sie ist in § 12 Abs. 3 festgelegt: „Die vermittlungspflichtigen Organe sind von der Vermittlungsstelle nach Regeln, die dem Stand der Erkenntnisse der medizinischen Wissenschaft entsprechen, insbesondere nach Erfolgsaussicht und Dringlichkeit für geeignete Patienten zu vermitteln."

20.1.2
Medizinische Kriterien für Empfänger und Spender

Die medizinischen Kriterien, wer potentieller Organempfänger bzw. -spender ist, d. h. auf wen die Meldepflicht im konkreten Einzelfall zutrifft, sind nach § 16 TPG von der Bundesärztekammer festzulegen. Die Bundesärztekammer hat hierzu eine „Ständige Kommission Organtransplantation" eingesetzt, die interdisziplinär zusammengesetzt ist und unter Leitung eines Juristen diese Kriterien erarbeitet. Die Bundesärztekammer hat hierzu Richtlinien erlassen und im Februar 2000 bekannt gemacht. Danach ist bei der „Entscheidung über die Aufnahme in die Warteliste für eine Organtransplantation ... abzuwägen, ob die individuelle medizinische Gesamtsituation des Patienten einen längerfristigen Transplantationserfolg erwarten lässt." Die Richtlinien führen nicht nur mögliche Indikationen, sondern auch Kontraindikationen im Detail auf.

Die Kriterien für potentielle Organspender sind bisher weder hinsichtlich der Eignung, d. h. wer überhaupt in Frage kommt, noch hinsichtlich der Kontraindikationen, d. h. welche Organe zum Schutz der Empfänger nicht in Frage kommen, eindeutig und umfassend offiziell festgelegt. Praxisrelevante Entscheidungsprinzipien medizinischer Art werden in Abschnitt 20.2.3 dargestellt.

20.1.3
Meldepflicht und Arzt-Patient-Verhältnis

Die Meldepflicht empfinden manche Kollegen/Kolleginnen als eine Regelung zugunsten Dritter, im Sinne eines Utilitarismus zugunsten wartender Patienten und damit als eine Bedrohung und staatlichen Eingriff in das Arzt-Patient-Verhältnis. Man habe zwar Verständnis für die medizinische Bedürftigkeit wartender Patienten, wird argumentiert, Priorität müsse aber zweifellos der „eigene" Patient haben. So richtig diese Betrachtungsweise zunächst erscheint, so unzulässig ist m. E. die Schlussfolgerung, dass sich hieraus eine Meldepflicht verbieten würde. Vielmehr handelt es sich bei dieser eher paternalistisch anmutenden Einstellung um ein gravierendes Missverständnis, denn Voraussetzung für diese Argumentation ist die stillschweigende Annahme, jeder Patient mit infauster Prognose bzw. Hirntod lehne die Organspende grundsätzlich ab. Dies ist aber bei weitem nicht der Fall: Etwa zwei Drittel Bürger stehen der eigenen Organspende positiv gegenüber, wenngleich auch nur sehr wenige dies schriftlich dokumentiert haben und dieses schriftliche Einverständnis z. B. in Form eines Spenderausweises bei sich tragen.

Die Vermutung des behandelnden Arztes, es sei im Sinne eines Patienten mit infauster Prognose, die Behandlung zu reduzieren bzw. es gar nicht erst zur Hirntoddiagnostik und damit zur Entscheidung für oder gegen eine Organspende kommen zu lassen, ist daher mit größerer Wahrscheinlichkeit falsch als richtig. Das ärztliche Dilemma ergibt sich mehr aus dem Umstand, dass der Arzt vor Abschluss der Hirntoddiagnostik diese Frage bei dem jeweiligen Patienten nicht klären kann und es auch nicht zumutbar ist, mit den Angehörigen vor Abschluss der Hirntoddiagnostik hierüber zu sprechen. In einer solchen Situation die Intensivmaßnahmen einfach einzustellen, ist aber weder juristisch noch ethisch eine angemessene Lösung dieses Dilemmas: Ein solches Vorgehen entzieht dem Patienten schlichtweg sein Persönlichkeitsrecht, das die zu Lebzeiten höchst persönliche Entscheidung für oder gegen eine Organspende über den Tod hinaus schützt. Dieses Persönlichkeitsrecht hat aber schon immer bestanden, genau genommen hätte es also gar keiner gesonderten Meldepflicht im Transplantationsgesetz bedurft. Dass sie dennoch in das Gesetz mit rein appellativem Charakter ohne unmittelbare Pönalisierung aufgenommen wurde, soll m. E. zwei Gesichtspunkte besonders herausheben:

- den hohen gesellschaftlichen Stellenwert, welcher der Organspende und der Wahrung des Persönlichkeitsrechts zukommt und
- den besonderen Schwerpunkt, der im Rahmen der Qualitätssicherung zukünftig hier gesetzt werden soll und muss.

Entscheidend dafür, ob Krankenhäuser bzw. einzelne Ärzte dieser Meldepflicht in Zukunft vermehrt nachkommen werden, wird m. E. die Information, Motivation und umfassende Unterstützung durch die Koordinierungsstelle sein. Insofern sollte die in § 136 SGB V vorgeschriebene Etablierung eines Qualitätsmanagements nicht nur für alle Krankenhäuser hinsichtlich der Erkennung und Realisierung potentieller Organspenden gelten, sondern auch für die Koordinierungsstelle (und natürlich auch für die Vermittlungsstelle sowie für alle Transplantationszentren).

20.2
Voraussetzungen für eine Organentnahme

Absolute Grundvoraussetzung für eine Organentnahme ist der mit Sicherheit nachgewiesene eingetretene Tod des potentiellen Spenders. Hinzu kommt als weitere juristische Voraussetzung die Berechtigung hierzu durch eine Einverständniserklärung des Verstorbenen oder seiner Angehörigen. Bei entsprechender medizinischer Eignung kann dann in jedem Krankenhaus eine Organentnahme realisiert werden.

20.2.1
Feststellung des Todes

Durch das Transplantationsgesetz sind die Empfehlungen der Bundesärztekammer zu gesetzlich verbindlichen Richtlinien geworden. Für die Todesfeststellung im Zusammenhang mit einer Organentnahme ist es deshalb nicht ausreichend, den Hirntod nach medizinisch allgemein gültigen Kriterien und Verfahren, quasi nach bestem Wissen und Gewissen festzustellen, es müssen auch die von der Bundesärztekammer vorgeschriebenen Formalien hinsichtlich des Personenkreises, der Art und Weise der Durchführung sowie insbesondere auch der Dokumentation strikt eingehalten werden.

Um die Frage der Feststellung des Todes und insbesondere die der Bewertung des Hirntodes wurde im Rahmen der Gesetzgebung lange gerungen. So steht letztendlich nirgendwo explizit im Gesetz, dass der Hirntod der Tod sei, wenngleich dies so interpretiert werden darf bzw. muss. Das Gesetz beschäftigt sich in zwei verschiedenen Abschnitten mit der Todesfeststellung. In § 3 Abs. 1 wird festgelegt, dass

- der Spender tot sein muss und
- der Tod des Organspenders nach Regeln, die dem Stand der Erkenntnisse der medizinischen Wissenschaft entsprechen, festgestellt werden muss.

In § 16 des 5. Abschnittes des Gesetzes wird die Bundesärztekammer beauftragt, in Richtlinien Regeln zur Feststellung des Todes sowie Verfahrensregeln zur Feststellung des Hirntodes aufzustellen. Dabei wird im Gesetz die „Feststellung des endgültigen, nicht behebbaren Ausfalles der Gesamtfunktion des Großhirns, des Kleinhirns und des Hirnstammes" als Minimalforderung festgeschrieben. Mit dieser Aufteilung auf zwei Paragraphen in zwei verschiedenen Abschnitten vermeidet das Gesetz eine unmittelbare normative Bewertung des Todes. Mit der expressis verbis aufgelisteten „Gesamthirntod-Definition" wird zugleich ausländischen Tendenzen zur möglichen Einführung einer „Teilhirntod-Definition" gesetzgeberisch entgegengewirkt. Somit werden gewisse rechtliche Rahmenbedingungen im Gesetz für die Weiterentwicklung der Medizin geschaffen und gleichzeitig festgestellt, dass die Regelungen zur Einwilligungsmöglichkeit in eine Organentnahme und der hierfür notwendigen Voraussetzungen einer eindeutigen Feststellung des Todes mit dem übrigen Rechtsverständnis ärztlichen Handelns in Einklang stehen müssen! (Keine Möglichkeit zur persönlichen Einwilligung in eine Organentnahme ohne vorhergehende Todesfeststellung!)

Der Hirntod ist der komplette und irreversible Funktionsverlust des gesamten Gehirns unter noch aufrechterhaltener Herz-Kreislauf-Funktion durch künstliche Beatmung und ggf. Kreislaufunterstützung. Bekanntlich ist der Hirntod als Tod des Menschen eine Folge intensivmedizinischer Behandlung, besonders der künstlichen Beatmung, und zunächst unabhängig von Belangen der Transplantationsmedizin definiert worden. Im Zusammenhang mit der Transplantationsmedizin kommt gerade der Sicherheit seiner Feststellung höchste Bedeutung zu. Die Richtlinien der Bundesärztekammer verlangen den Ausschluss von Situationen, die Symptome des Hirntodes vortäuschen können (wie Schock, Unterkühlung, Vergiftung, metabolische Störungen, Muskelrelaxation) sowie – unter Kenntnis der Diagnose – stets den klinisch neurologischen Nachweis des Ausfalls der Hirnreflexe und der Atmung. Die Irreversibilität dieses Funktionsverlustes ist entweder festzustellen durch zusätzliche technische Verfahren (ein über 30 Minuten abgeleitetes EEG mit Nulllinienbefund, eine Hirnszintigraphie, eine Doppler-Ultraschalluntersuchung der Hirngefäße, das schrittweise Erlöschen akustisch evozierter Potentiale) oder durch eine Beobachtungszeit mit Wiederholung der neurologischen Untersuchung. Diese Beobachtungszeit beträgt bei Erwachsenen mit primären Hirnschäden 12 Stunden, bei Erwachsenen mit sekundären Hirnschäden und bei Kindern 3 Tage. Bei Säuglingen und Kleinkindern bis zum 2. Lebensjahr ist auch bei Nulllinien-EEG über 24 Stunden zu beobachten. Letztlich kann die Irreversibilität des Funktionsverlusts auch durch den Befund einer fehlenden Gehirndurchblutung anlässlich einer diagnostischen Angiographie bewiesen werden. Die Untersuchungen sind von jeweils zwei Ärzten, die über mehrjährige Erfahrungen in der Intensivbehandlung von Patienten mit schweren Hirnschäden verfügen müssen und die weder an der Entnahme noch an der Übertragung der (individuellen) Organe beteiligt sind, unabhängig voneinander durchzuführen.

> **CAVE**
> Dies bedeutet für die Praxis, dass z. B. derjenige Anästhesist, der die Hirntodfeststellung durchführt, bei demselben Spender nicht die Beatmung während der Explantation durchführen darf. Die Entnahme und Übertragung von Organen ist hier rechtlich gesehen nicht als chirurgische Einzelleistung, sondern als ein komplexes interdisziplinäres Therapiekonzept zu verstehen!

Für die Ärzte, die auf Intensivstationen transplantierte Patienten betreuen, bedeutet dies, dass sie bei der Beteiligung an einer Hirntoddiagnostik eines Spenders, dessen Organe später auf einen Patienten übertragen werden, der auf ihrer Intensivstation liegt, für diesen Patienten nicht mehr zur Verfügung stehen können. Unter Umständen ist unter solcher Prämisse zu erwägen, ob Ärzte, die an der Behandlung transplantierter Patienten beteiligt sind, aus organisatorischen Gründen prophylaktisch von jeder Form der Hirntoddiagnostik ausgeschlossen werden sollten. Hinsichtlich der Details juristischer Implikationen sei auf die jüngste Literatur verwiesen.

> **CAVE** In jedem Falle ist eine präzise Dokumentation der Feststellung des Hirntodes auf dem von der Bundesärztekammer vorgeschriebenen Formblatt durchzuführen.

Die in einem solchen Vorgehen liegende Sicherheit der Feststellung des eingetretenen Hirntodes muss den Angehörigen dargelegt und auch in der Öffentlichkeit stets betont werden, um diesbezügliche unterschwellig vorhandene Ängste abzubauen. Es darf nicht zur Verunsicherung führen, wenn die Feststellungskriterien des Hirntodes in einzelnen Ländern unterschiedlich sind; z. B. verzichtet man in England meist auf ein EEG, führt dabei aber stets Kontrolluntersuchungen nach gewisser Zeit durch. Im Grunde wird die Feststellung des Hirntodes von neurologischer Seite stets als unproblematisch bezeichnet, die eingeführten Regeln dienen aber eben der Sicherheit und auch der Akzeptanz in der Öffentlichkeit. Als Todeszeitpunkt wird die Uhrzeit des Endes der zur Todesfeststellung führenden Untersuchung definiert. Der wirkliche Todeseintritt liegt stets vor diesem Zeitpunkt, ist aber nicht genau festzulegen, keinesfalls ist als Todeszeitpunkt ein Ereignis nach diesem so definierten Todeszeitpunkt, etwa der Moment des Einstellens der künstlichen Beatmung oder des Herzstillstands zu deklarieren.

Zerebrale Defektzustände mit – möglicherweise – vorliegender oder noch erhaltener zerebraler Restfunktion (gleichgültig, ob in kortikalen oder subkortikalen Bereichen), wie Anenzephalie, apallisches Syndrom u. a., sind nicht mit dem Hirntod gleichzusetzen. Bei manchen schwersten Schädel-Hirn-Verletzungen kann aufgrund der neurologischen Untersuchung zwar mit dem Vorliegen des Hirntodes gerechnet werden, die zu seiner unzweifelhaften Feststellung im Rahmen der Organentnahme notwendigen Untersuchungen könne jedoch nicht vorgenommen werden (weder EEG, wegen Schädelzertrümmerung, noch Einhaltung einer Beobachtungszeit, wegen massiver Blutung o.Ä.); auch hier entfällt die Möglichkeit der Organentnahme im Zustand des Hirntodes.

Die Organentnahme bei Patienten mit plötzlichem und therapeutisch nicht behebbarem Herzstillstand, bei den sog. „non heart-beating donors" (NHBD), wurde wegen diagnostischer Unsicherheiten des Herztodes von der Bundesärztekammer untersagt! Somit steht dieser Bereich von Organspendern, der in den Nachbarländern, insbesondere in den Niederlanden, zunehmende Bedeutung erlangt, in der Bundesrepublik nicht zur Verfügung. Eine Ausnahme stellt lediglich die Situation dar, wenn der Hirntod nach den Richtlinien der Bundesärztekammer endgültig festgestellt ist und es danach zu einem plötzlichen Herzstillstand kommt. Nur in diesen Fällen darf eine sofortige Organentnahme organisiert und durchgeführt werden.

20.2.2
Juristische Zulässigkeit

Die Frage der grundsätzlichen juristischen Zulässigkeit einer Organentnahme war nie in Frage gestellt. Dies galt und gilt auch für die Frage der Einwilligung, die grundsätzlich durch das Persönlichkeitsrecht geregelt und geschützt ist. Dieses allgemeine Recht hat allerdings durch das Transplantationsgesetz eine Präzisierung und rechtliche Abgrenzung erfahren. Der Gesetzgeber hat sich dabei für die erweiterte Zustimmungslösung entschieden. Dies bedeutet, dass Zustimmung in jedem Fall erforderlich ist! Entscheidend ist dabei der Wille des Verstorbenen (§ 3 Abs. 1 und 2).

20.2.2.1
Einwilligung durch den Verstorbenen bzw. durch Angehörige

Liegt zum Willen des Verstorbenen keine schriftliche Erklärung vor, z. B. in Form eines Spenderausweises, so wird der Kreis der Zustimmungsberechtigten auf die Angehörigen erweitert (§ 4 Abs. 1). Sie sollen dabei im Sinne des Verstorbenen entscheiden (§ 4 Abs. 1). Nächste Angehörige sind in der Rangfolge die Ehegattin/der Ehegatte, volljährige Kinder, Eltern, volljährige Geschwister, Großeltern. Voraussetzung ist in jedem Fall, dass in den letzten zwei Jahren persönlicher Kontakt bestanden hat. Den nächsten Angehörigen ist dabei eine Person gleichgestellt, die dem möglichen Organspender in besonderer persönlicher Verbundenheit offenkundig nahegestanden hat (§ 4 Abs. 2). Es genügt dabei, einen der Angehörigen (in der entsprechenden Reihenfolge der Rangebenen) zu erreichen. Andererseits ist der Widerspruch eines jeden Angehörigen der jeweiligen Rangebene erheblich.

Der Wille des Verstorbenen hat somit oberste Priorität und ist durch das postmortale Persönlichkeitsrecht über den Tod hinaus geschützt. An dem klar geäußerten Willen des Verstorbenen kann niemand etwas ändern, auch die Angehörigen nicht! Da eine eindeutige Willensäußerung notwendig ist, muss bei alleinstehenden Personen ohne ausdrückliche schriftliche Erklärung, bei denen keine Angehörige gefunden werden, die Organentnahme unterbleiben.

In der Praxis ist davon auszugehen, dass nur in sehr wenigen Situationen (ca. 5%) ein schriftlicher Spenderausweis vorliegt. Das somit notwendige Gespräch mit den Angehörigen stellt sicherlich die größte psychologische Hürde für den fragenden Arzt dar. Darüber hinaus hat er rechtliche Vorschriften zu beachten, die ihm andererseits aber die Gesprächsführung auch erleichtern können: So ist der Arzt verpflichtet, die Angehörigen darauf hinzuweisen, dass sie nicht selbst entscheiden sollen, da ihnen kein eigenes Recht an den Organen der/des Verstorbenen zukommt, sondern dass sie gemeinsam mit dem Arzt versuchen sollen herauszufinden, was denn wohl der Verstorbene hierzu gedacht hat bzw. wie er jetzt entscheiden würde, wenn er es noch entscheiden könnte. Der Arzt sollte außerdem darauf hinweisen, dass die Angehörigen auch Bedenkzeit haben. Besonders heikel ist sicherlich die Klärung, ob es eine dem Ehepartner gleichgestellte Person gibt, die der/dem Verstorbenen in besonderer persönlicher Verbundenheit nahegestanden hat. Die Angehörigen müssen nicht schriftlich zustimmen, aber das Gespräch muss vom Arzt dokumentiert werden.

20.2.2.2
Einwilligung durch Staatsanwaltschaft

Bei der Frage der juristischen Zulässigkeit ist bei jeder unnatürlichen Todesursache zusätzlich zur Einwilligung durch den Verstorbenen bzw. den Angehörigen die Zustimmung der Staatsanwaltschaft einzuholen. Diese Zustimmung bezieht sich allerdings *nur auf die Klärung möglicher Strafverfolgungsinteressen* des Staates. Es ist nicht die Aufgabe der Staatsanwaltschaft und kann deshalb auch nicht die Frage an diese Institution sein, bei Unsicherheiten hinsichtlich der persönlichen Einwilligung Klärung oder Rechtsbeistand zu gewähren. Es ist jeweils die für den Ort des Todes verursachenden Ereignisses zuständige Staatsanwaltschaft zu befragen, in der Praxis kann dies u. U. stellvertretend in Abstimmung mit den Rechtsmedizinern geschehen. Häufig wird die Klärung der staatsanwaltschaftlichen Zustimmung von der Koordinierungsstelle übernommen. Bei Zweifeln hinsichtlich des organisatorischen Vorgehens sollte jedenfalls die Beratung der Koordinierungsstelle in Anspruch genommen werden.

20.2.3
Medizinische Eignung

■ **Paradigmenwechsel.** Das Leitmotiv einer Versorgung möglichst *aller* wartenden Patienten mit einem therapeutischen Routineverfahren, das durch die Knappheit von Spenderorganen limitiert ist, führt konsekutiv zu einer grundsätzlich anderen Bewertung von medizinischen Kriterien zur Spendereignung, zu einem Paradigmenwechsel. Das im Vordergrund stehende Problem ist nicht die rein medizinische Beurteilung einer möglichst optimalen Eignung eines Organs, sondern vielmehr umgekehrt die Frage, warum ein gegebenes Organ nicht – u. U. für spezielle Empfänger – geeignet sein könnte. Der Paradigmenwechsel besteht somit im Wandel von der rein medizinischen Entscheidung zur Entscheidung unter Knappheitsrestriktionen, d. h. es geht nicht darum, einen individuellen Patienten mit einem optimalen Spenderorgan zu behandeln (und dafür eine unbekannte Zahl von anderen Empfängern unbehandelt zu lassen), sondern darum, möglichst viele Patienten mit vertretbarem Risiko zu therapieren. Auf der Basis dieses Paradigmenwechsels sind alle Bemühungen um die sog. Erweiterung des Spenderpools und die Akzeptanz von Organen auch kritischer Qualität zu betrachten.

Die Prüfung der medizinischen Eignung eines potentiellen Organspenders bzw. der möglicherweise für eine Organtransplantation in Betracht kommenden Organe ist zweistufig und umfasst die folgenden zwei konsekutiven Fragestellungen:

● Ausschluss von übertragbaren Erkrankungen und
● Beurteilung der aktuellen und zu erwartenden Funktionsfähigkeit der entsprechenden Organe.

20.2.3.1
Ausschluss von übertragbaren Erkrankungen

Obligat ist der Ausschluss einer HIV-Infektion. Bei Personen mit bekannten HIV-Infektionsrisiken (i.v.-Drogenabhängigkeit) sollte auch bei negativem HIV-Befund die Möglichkeit zur Organspende kritisch hinterfragt werden und ggf. unterbleiben. Weiter durchgeführt werden sollten eine Hepatitisserologie und – zumindest für bestimmte Situationen – eine CMV-Testung. Ein Organ eines HBs- oder HBe-positiven Spenders wird i. Allg. nicht transplantiert werden; ggf. kann die Niere eines solchen Spenders auf einen infolge Erkrankung oder Impfung Anti-HBs-positiven Empfänger erwogen werden. Für einen CMV-negativen Empfänger, besonders ein Kind, wird einem CMV-negativen Spenderorgan (speziell Leber) der Vorzug gegeben, ein Organ eines CMV-positiven Spenders wird aber meist nicht abgelehnt. Ähnlich wird ggf. die Möglichkeit einer anderen Virusinfektion (z.B. Masern bei kindlichen Organspendern) mehr in Bezug auf die Auswahl des Empfängers als auf die prinzipielle Eignung des Spenders zu werten sein.

Eine klinisch manifeste bakterielle Allgemeininfektion schließt eine Organspende generell aus, der Befund oder die Wahrscheinlichkeit einer Organkontamination meist zumindest die Transplantation des betreffenden Organs. Dagegen wird etwa ein positiver Trachealabstrich, eine begrenzte Pneumonie oder ein positiver Katheterurinbefund bei fehlenden septischen Erscheinungen, ggf. bei negativer Blutkultur, nicht generell als Kontraindikation gegen die Organentnahme, speziell der Niere, der Leber und des Herzens gewertet. In diese Entscheidung wird auch die Dringlichkeit der Transplantation bei den möglichen Organempfängern einbezogen.

> **!** Eine maligne Grund- oder Begleiterkrankung (auch eine offensichtlich ausgeheilte) schließt eine Organspende aus, mit Ausnahme der nichtmetastasierenden Malignome des Zentralnervensystems und bestimmter kurativ behandelter und danach kontinuierlich kontrollierter Carcinomata in situ.

In Zweifelsfällen sollte zur raschen Abklärung der jeweiligen Situation immer die Koordinierungsstelle kontaktiert werden.

20.2.3.2
Beurteilung der Funktionsfähigkeit der Organe

Bei der Bewertung der funktionellen Eignung der Organe als Transplantate sind stets Allgemeinfaktoren und zusätzlich für jedes Organ unterschiedliche Parameter zu berücksichtigen. Dies gilt auch für das Alter! Es ist eine Entscheidung, die stets in enger Abstimmung mit der Koordinierungsstelle bzw. der betreffenden Transplantationsklinik zu treffen ist und nicht generell festgelegt werden kann. Aktuelle Laborparameter haben dabei gegenüber der gesamten klinischen Wertung des Krankheitsverlaufs untergeordnete Bedeutung. Es gibt keine absolute Altersgrenze für eine Organspende. Der derzeitige obere Altersbereich für eine Niere- oder Leberspende ist prinzipiell nicht limitiert – auch über 70-Jährige kommen als Spender in Frage, für eine Herzspende liegt der Bereich bei etwa 60 bis 65 Jahren. Freilich ist mit zunehmendem Alter auch mit höherer Erkrankungshäufigkeit der betreffenden Organe zu rechnen, sodass die Organe jüngerer Menschen bevorzugt, solche älterer jedoch keinesfalls prinzipiell ausgeschlossen werden. Nieren von über 65-jährigen Spendern werden nach einer eigens hierfür eingeführten Sonderallokationsregelung (sog. ESP-Programm, s. Literatur) über 65-jährigen Empfängern transplantiert, was indirekt die Eignung alter Organe beweist. Organe von Kindern werden v. a. für die Transplantation kindlicher Empfänger verwendet.

Zu beurteilen sind v. a. zwei Bereiche: Vorliegen und Ausmaß einer Organerkrankung vor dem zum Tode führenden Ereignis, Schädigung durch dieses Ereignis und dessen Folgen bis zum Stadium des Hirntodes bzw. bis zur endgültigen Organentnahme. Diese Faktoren können sich naturgemäß kombinieren oder steigern.

Nach Organerkrankungen ist besonders anamnestisch (Angaben Angehöriger) zu fahnden. Laborparameter können hier besonders bei der Niere (ggf. erhöhte Kreatininwerte schon bei Aufnahme), weniger bei der Leber Hinweise geben. Für die Beurteilung aller Organe, besonders die des Herzens, wird der Grad erkennbarer oder durch Anamnese zu erfahrender arteriosklerotischer Vorschäden mit entscheidend sein.

Unter den Folgen des zum Tode führenden Ereignisses sind v. a. ein hämodynamischer Schock und die Hypoxie (besonders deren Dauer!) relevant, bei längerem Verlauf auch Infektionen und mögliche Organschädigungen durch die Intensivtherapie bedeutsam. Schwere Hypotoniephasen über mehrere Stunden sind stets kritisch zu bewerten. Bei der Beurteilung einer durch Schock oder Hypoxie verursachten Organschädigung kommt es häufig auf das Zeitintervall zwischen Behebung dieses Zustands und dem Hirntod an. Ein Schockereignis etwa zwei bis drei Tage vor dem Hirntod mit ggf. kurzer Erhöhung von

Transaminasen und folgender Normalisierung ist wohl weniger folgenschwer – und eben besser beurteilbar – als ein solches kurz vor der Hirntodfeststellung oder zwischen dieser und der Organentnahme.

Organbezogen kann man hinsichtlich eines hypoxischen Schadens naturgemäß bei der Niere am großzügigsten sein. Beim Herzen spricht eine etwa normale Pumpleistung für eine suffiziente Funktion, die Beurteilung des Zustands der Leber – und wohl ähnlich die des Pankreas – anhand biochemischer Parameter und Anamnese ist am unsichersten. Häufig entscheidet hier – wie letztlich bei allen Organen – der makroskopische Befund während der Spenderoperation in Zusammenschau aller Parameter über die Verwendbarkeit eines Organs als Transplantat; ggf. wird bei Niere und Leber ein histologischer Befund mit in die Beurteilung einbezogen. Doch kann auch hierbei die Frage der Reversibilität, z. B. einer Leberverfettung, offen bleiben. Insgesamt kann also die Überlegung, ob ein Organ eines potentiellen Organspenders als Transplantat in Betracht kommt, nur zu einer vorläufigen Beurteilung führen, die evtl. bei der Spenderoperation noch in beide Richtungen zu ändern ist. In jedem Fall sollte aber in aller Regel die Eignung mehrerer Organe angenommen und so das Gespräch mit den Angehörigen geführt werden.

Auch bei bestmöglicher Behandlung ist erfahrungsgemäß eine längere Intensivtherapie ein zusätzlicher Risikofaktor gerade für die Qualität der Leber und der Lungen als Transplantate. Ursächlich kommen wohl besonders Belastungen durch Infusionstherapie und Medikamente, ggf. auch durch die Beatmung in Betracht. Eine längere Beatmungsdauer schließt jedoch eine Organspende niemals a priori aus!

Selbstverständlich und absolut obligat wird die Intensivtherapie bei einem Patienten optimal auf dessen Behandlung und Bedürfnisse ausgerichtet, also auch bei einem potentiellen Organspender bis zur Feststellung des Hirntodes. Dabei entsprechen die Therapiemaßnahmen zum Rettungsversuch im Wesentlichen denen, die das Ziel der Erhaltung von Struktur und Funktion der peripheren Organe zur evtl. Verwendung als Transplantate haben. Besonders aktive Schocktherapie, optimale Oxygenierung, Elektrolytbalance und Vermeidung von Infektionen stehen im Vordergrund. Diese Ausrichtung und optimale Durchführung der Behandlung auf den Patienten hin – und nicht primär auf die potentielle Spendersituation – ist ggf. auch den Angehörigen gegenüber darzustellen.

Eine Beeinflussung der Therapie im Hinblick auf eine mögliche Spendesituation kann sich höchstens im Finalstadium bei klinisch erkannter infauster Situation, jedoch noch nicht eingetretenem oder festgestelltem Hirntod ergeben: Dann muss im Hinblick auf eine Organspende die Therapie optimal weitergeführt werden, während sonst ggf. auch eine Theapiereduktion vertretbar sein könnte. Diese Fortsetzung der vollen Therapiemaßnahmen könnte somit eine gewisse – sicherlich sehr kurzfristige – Lebensverlängerung bewirken. Dies erscheint wiederum ethisch unbedenklich, da bei der stets vorliegenden Komasituation keine Leidensempfindung vorliegt und somit keine Leidensverlängerung verursacht wird.

20.2.3.3
Praktische Konsequenzen

Nahezu jeder hirntote Patient ist ein potentieller Organspender. Die einzigen grundsätzlichen Ausschlusskriterien sind HIV-Infektion und Malignität (im Sinne eines potentiell metastasierenden Tumors). Da die meisten realisierten Organspender (ca. 60–70%) keine traumatische Todesursache haben und es keine obere Altersgrenze mehr gibt, kommen Organspender auf jeder Intensivstation in jedem Krankenhaus unabhängig von der Krankenhausgröße vor.

Bei der Beurteilung der Eignung möglicher Organspender handelt es sich medizinisch-organisatorisch um ein zweistufiges Vorgehen:

- Klärung von Ausschlusskriterien selbständig durch Mitarbeiter des Krankenhauses, in dem der potentielle Spender behandelt wird,
- Klärung der organspezifischen Eignungskriterien in gemeinsamer Abstimmung zwischen den Mitarbeitern des Krankenhauses des Organspenders, der Koordinierungsstelle und den Transplantationszentren.

Entscheidend ist das „Daran-Denken": Es ist notwendig (zumindest solange es keine konkreten Richtlinien durch die Bundesärztekammer gibt), möglichst einfache klare und langfristig gültige Kriterien zu finden. In der Praxis sollte deshalb davon ausgegangen werden, dass es sich bei Vorliegen der Trias Koma, Beatmung, infauste Prognose um einen potentiellen Organspender handelt. Diese Trias beinhaltet sowohl rein medizinische Kriterien als auch eine gewisse ethische Bewertung (durch die Aufnahme des Kriteriums Beatmung). Darüber hinaus sollte bei jeder Reduzierung einer Intensivtherapie die Möglichkeit potentieller Organspende aus medizinischer Sicht geklärt sein.

20.3
Vorbereitung der Organentnahme

Der Ablauf einer Organentnahme ist im Prinzip immer gleich und läuft standardisiert ab:

1. Erkennung der Situation einer potentiellen Organspende, d.h. Klärung des wahrscheinlichen Hirntodes sowie der medizinischen Ausschlusskriterien
2. Diagnostik des Hirntodes gemäß den Richtlinien der Bundesärztekammer
3. Klärung des Einverständnisses zur Organentnahme entweder durch Vorliegen eines Spenderausweises oder durch Angehörigengespräch
   Liegt eine schriftliche Erklärung z.B. in Form eines Spenderausweises vor, so dient das Gespräch mit den Angehörigen der Mitteilung dieser Entscheidung. In diesem Falle kommt den Angehörigen keinerlei Recht zur Änderung des vorliegenden Willens zu. Diese Situation stellt keine Ermessensentscheidung dar, weder für den Arzt noch für die Angehörigen, der Wille des Verstorbenen ist rechtlich verbindlich.
   Die viel diskutierte, in praxi aber höchst selten vorkommende Situation, dass die Angehörigen sich gegen den schriftlich dokumentierten Willen des Verstorbenen stellen, ist wohl eher als ein Ausdruck einer akuten psychischen Überforderung zu verstehen. Hier ist das einfühlsame und psychologisch angemessen geführte Gespräch durch den Arzt und ggf. auch durch weitere Personen, wie z.B. den Klinikseelsorger in besonderer Weise gefordert. Eine solche Situation kann aber m.E. nicht dadurch „einfach" gelöst werden, dass den Angehörigen rasch nachgegeben wird. Dies stellt nicht nur eine Missachtung des individuellen Willens der/des Verstorbenen dar, sondern in der in diesem Zusammenhang oft diskutierten Öffentlichkeitswirkung würde dies bedeuten, dass es keinerlei Grund mehr gäbe, sich überhaupt zu entscheiden und einen Spenderausweis auszufüllen.
4. Bei unnatürlicher Todesursache Einwilligung durch die Staatsanwaltschaft/Rechtsmedizin
5. Aufrechterhaltung der Intensivmaßnahmen
   Entscheidend für den Erfolg einer Organentnahme bzw. insbesondere der Transplantation möglichst vieler Organe ist die Aufrechterhaltung maximaler intensivmedizini-

scher Maßnahmen. Bis zum nachgewiesenen Hirntod sind diese Maßnahmen maximal und auf die Belange des Organspender ausgerichtet, nach endgültig festgestelltem Hirntod müssen zusätzlich auch Überlegungen zur bestmöglichen Protektion der zu entnehmenden Organe Priorität haben. Dies gilt insbesondere für den Volumen- und Elektrolytersatz. Kreislaufprobleme sind meistens auf die flüssigkeitsrestriktive Therapie im Finalstadium zurückzuführen.

Aus diesem Grunde sollte zunächst das in der Regel ausgeprägte Flüssigkeitsdefizit der Organspender ausgeglichen werden, bevor mit Katecholaminen der Kreislauf weiter unterstützt wird. Bei der Applikation von Katecholaminen ist Dopamin bis zu mittleren Dosen als physiologisch anzusehen, darüber hinaus sollte bedacht werden, dass bei der Applikation von Suprarenin zumeist mit einer Reduktion der Mikrozirkulation zu rechnen ist. Insbesondere einer sich entwickelnden Hypernatriämie aufgrund eines Diabetes insipidus, die zum Ausschluss der Organeignung insbesondere bei der Leber führt, ist energisch entgegenzuwirken. Gegebenenfalls kann bei der weiteren intensivmedizinischen Führung des Spenders die Beratung durch die Koordinierungsstelle in Anspruch genommen werden (s. unten).

> **CAVE** Transplantationsrelevante Untersuchungen wie z. B. die aus peripherem Blut vorgenommene Testung der HLA-Kompatibilität dürfen erst nach endgültiger Bestimmung des Hirntodes und Vorliegen der Einwilligung vorgenommen werden.

6. Organentnahme

Sie erfolgt in der Regel in dem Krankenhaus, in dem auch der Tod des Spenders festgestellt wurde, eine Verlegung scheidet in der Regel aus. Dies ist noch nicht überall das übliche Verfahren, sollte aber m. E. die absolute Regel sein. Viele Gründe sprechen dafür, den Spender nicht zu verlegen: ethisch-moralische, juristische, organisatorische und nicht zuletzt auch Gründe, die in einer möglichen negativen Öffentlichkeitswirkung liegen. Ebenso entscheidend ist aber der Umstand, dass eine Verlegung überhaupt nicht notwendig ist, wenn die Organisation durch die Koordinierungsstelle entsprechend effektiv und schnell ist. In jedem Falle haben die Angehörigen die Gelegenheit, vom Verstorbenen nach der Organentnahme Abschied zu nehmen. Diese Möglichkeit als Teil einer insgesamt würdevollen Behandlung des Organspenders ist ein essenzieller Bestandteil des gesamten Vorgangs der Realisierung von Organspenden und führt in der Regel zu einem positiven Image des Krankenhauses in der lokalen Bevölkerung.

Die sogenannte Sterbekultur in Krankenhäusern wird durch die Organspende nicht zerstört, sondern eher gefördert, im Übrigen sind für die Art und Weise des Umgangs mit Sterbenden bzw. Verstorbenen immer die einzelnen Personen verantwortlich und nicht die grundsätzliche Entscheidung, ob Organentnahmen in einem Krankenhaus durchgeführt werden oder nicht (eine Entscheidung, die durch die gesetzliche Regelung ohnehin zumindest juristisch gegenstandslos geworden ist).

Die Abwicklung der gesamten organisatorischen Maßnahmen erfordert stets eine gewisse Zeit; in aller Regel sollte dies jedoch deutlich unter 12 Stunden liegen, um die psychische Belastung der Angehörigen und die zusätzliche Arbeit im betreffenden Krankenhaus so gering wie möglich zu halten.

Die Durchführung von Organentnahmen stellt immer eine zusätzliche Belastung dar, sowohl organisatorisch als auch physisch und psychisch. Aus diesem Grunde ist entscheidend wichtig, dass die Krankenhäuser durch die Koordinierungsstelle umfassend unterstützt werden, damit sie überhaupt in die Lage versetzt werden, ihren gesetzlichen Verpflichtungen nachzukommen. Umfassende Unterstützung bedeutet, dass nicht nur der eigentliche Vorgang der Organentnahme in allen Phase durch ein spezifisches Dienstleistungsangebot unterstützt wird, sondern dass auch die Mitarbeiter des Krankenhauses durch Schulung z. B. in der Gesprächsführung in die Lage versetzt werden, die von ihnen verlangten Aufgaben sachgerecht effektiv und auch effizient, dass heißt mit minimalem Mittel- und Zeiteinsatz zu erfüllen. Zu den direkten Unterstützungsmaßnahmen gehört z. B. eine Rund-um-die-Uhr-Bereitschaft von kompetenten Ansprechpartnern, die unmittelbar für Beratungen zur Verfügung stehen, ein mobiles Team von Neurologen und Neurochirurgen, die jederzeit im Krankenhaus die Hirntoddiagnostik ergänzen oder auch vollständig übernehmen können, sowie Chirurgenteams, die regional bekannt sind und schnell, kompetent (und auch freundlich!) die Organentnahme gemeinsam mit dem Team des jeweiligen Krankenhauses durchführen können. Angehörigenbetreuung und Öffentlichkeitsarbeit sind weitere notwendige Maßnahmen. All dies sind Aufgaben der Koordinierungsstelle, welche diese Aufgaben kontinuierlich anbieten muss, ihre Dienstleistung aber nur dann zur Verfügung stellen kann, wenn überhaupt der erste Schritt durch die Mitarbeiter des jeweiligen Krankenhauses erfolgt: Erkennung einer potentiellen Organspendesituation und Kontaktaufnahme mit der Koordinierungsstelle.

20.4
Durchführung der Organentnahme

Sie ist chirurgisch-technisch eine anspruchs- und verantwortungsvolle Operation, von deren Güte das Schicksal der Organempfänger wesentlich abhängt, und bei der gleichzeitig psychologisch auf die besondere Situation einer Operation an einem Verstorbenen, der Entnahme meist mehrerer Organe, der Beendigung der Herzaktivität und auf die damit verbundene Belastung aller Beteiligten Rücksicht zu nehmen ist. Dabei können die Umstände, z. B. Operieren in einem auswärtigen Krankenhaus unter ungewohnten Bedingungen sowie das notwendige Zusammenspiel mehrerer Teams die Erfüllung dieser Forderungen erschweren. Um so mehr ist auf Ton und Wortwahl bei der Operation zu achten. Besondere Aufmerksamkeit ist nach Beendigung der Organentnahme der Versorgung des Leichnams mit Wiederherstellung seines Äußeren in einer auch für Angehörige akzeptablen Form zu schenken, gerade auch nach einer Knochen- oder Gelenkentnahme. Dies muss auch bei drängendem Zeitplan durch einen Verantwortlichen des Entnahmeteams gesichert sein. Wie jeder Umgang mit einem Leichnam, so sollen alle Maßnahmen am Körper des verstorbenen Organspenders mit Ernst und in Würdigung des Verstorbenen erfolgen.

Das prinzipielle Vorgehen bei jeder Mehrorganentnahme ist hoch standardisiert, unabhängig davon, welche Variante einer Mehrorganentnahme jeweils durchgeführt werden soll. Diese Standardisierung ist insbesondere dann hilfreich, wenn mehrere Teams zusammen an einem Organspender operieren und sich diese Teams u. U. auch nicht kennen. Der Ablauf der Mehrorganentnahme ist im Folgenden dargestellt (Gubernatis u. Pichlmayr 1996).

Phase I: vorbereitende Präparation

Ziele 1. Beurteilung der Eignung als Transplantat
       2. Darstellung wichtiger anatomischer Strukturen
Reihenfolge: Niere, Leber/Pankreas, Herz/Lunge
Kein Zeitdruck

Phase II: Präparation unmittelbar vor Perfusionsbeginn (Präperfusionsphase)

Ziele 1. Einbringen der Perfusionskanülen, Gabe von Heparin
       2. venöse Entlastung
Rasches wechselseitiges abdominothorakales Vorgehen
Zeitdruck

Phase III: Perfusion

Simultan für alle Organe

Phase IV: Entnahme der Organe

Reihenfolge: Herz/Lungen, Leber, Pankreas, Nieren

Phase V: Zusätzliche Entnahmen (Schlussphase)

Milz, Lymphknoten, Gefäße, Gewebe (z. B. Knorpel, Cornea, Gehörknöchelchen)
Ästhetisch akzeptable Versorgung des Leichnams

Phase VI: Feinpräparation der Organe ex situ (Ex-situ-Phase)

Am Spenderort: Revision der Anatomie, Prüfung auf Anomalien. Leber: Cholezystektomie und Spülung der Gallenwege
Am Empfängerort: Feinpräparation vor Implantation

Die Eröffnung erfolgt ausschließlich durch mediane Laparotomie mit Sternotomie. Die Kreislaufverhältnisse sollen unter anästhesiologischer Führung bis unmittelbar vor Perfusionsbeginn bestmöglich stabil gehalten werden. Durch rechtzeitiges Bereitstellen von zwei Saugern kann das Operationsfeld während der Perfusion auch größerer Mengen Konservierungslösung flüssigkeitsarm und insbesondere der Operationssaal trocken gehalten werden, was für die allgemeine Akzeptanz nicht zu unterschätzen ist. Die vorherige Besprechung des Operationsablaufs mit der instrumentierenden Schwester sowie die Beschränkung auf das im jeweiligen Krankenhaus für abdominelle Operationen übliche Instrumentarium fördert ebenfalls die langfristige Akzeptanz und Bereitschaft zur Mitarbeit bei diesen Operationen. Dasselbe gilt für das anschließende Gespräch mit Schwestern und Ärzten sowohl im Operationssaal als auch auf der Intensivstation, auf der der Spender behandelt wurde. Aufgrund der Verwendung von neuen, längere Konservierungszeiten zulassenden Perfusionslösungen sind derartige motivierende Maßnahmen, die nur wenige Minuten in Anspruch nehmen, zumindest für das abdominelle Team durchaus möglich.

Das Vorgehen ist durch die oben aufgeführten Phasen typischerweise charakterisiert und in jeder dieser Phasen durch klare operative Etappenziele charakterisiert. Wie diese operationstechnischen Ziele im Einzelnen erreicht werden, kann dabei von Chirurg zu Chirurg und von Team zu Team variieren. Nicht variieren kann jedoch der Charakter dieser Operation, der gekennzeichnet ist durch gewebeschonendes und blutarmes Operieren und damit durch technische Charakteristika, die auch für jede andere Operation zutreffen. Ein solches Vorgehen dient nicht nur dem bestmöglichen Erhalt der Organe in anatomischer wie funktioneller Hinsicht, sondern auch dem angemessenen und würdevollen Umgang mit dem Organspender.

20.5
Ausblick

Die Transplantationsmedizin hat durch ihre interdisziplinär erreichten wissenschaftlichen und klinischen Errungenschaften die Pionierphase längst verlassen und ist zu einer Versorgungsaufgabe geworden. Hohe Erfolgsraten aufgrund standardisierten Vorgehens kennzeichnen diese Medizin, die vielerorts zur Routine geworden ist. Dies hat unter Knappheitsrestriktionen nicht nur zu einem entsprechenden Paradigmenwechsel in der medizinischen Bewertung geführt, sondern teilweise auch zu einem Wechsel in Sichtweise und praktischem Verhalten mancher der beteiligten Personen. Es steht zu erwarten, dass weiterhin auf dem medizinischen Sektor große Entwicklungen im Bereich der Transplantation stattfinden können. Ob diese Entwicklungen dann aber auch tatsächlich klinisch umgesetzt werden dürfen, hängt nicht zuletzt von ihrer gesellschaftlichen Akzeptanz ab. Rahmenbedingungen werden aber nicht einseitig durch die Gesellschaft festgesetzt, sie entwickeln sich im gegenseitigen interaktiven Wechselspiel von Transplantationsmedizin und Gesellschaft. Insofern ist es für die Weiterentwicklung der Transplantationsmedizin nicht unerheblich, wie weit sich die Transplantationsmediziner selbst durch Argumente und Handeln in die derzeit bestehenden gesellschaftlichen und damit gesetzlichen Rahmenvorgaben integrieren wollen und gesetzliche Bestimmungen beachten, umsetzen und fördern. Das Transplantationsgesetz im täglichen Handeln zu achten und seinen Geist wie seine Paragraphen umzusetzen, ist wesentliche Voraussetzung für die Schaffung eines vertrauensvollen Klimas in der Gesellschaft, das selbst wiederum Voraussetzung für die Akzeptanz weiterer Entwicklungen auf dem Gebiet der Transplantationsmedizin ist und sein wird.

Der Gefahr der Kommerzialisierung von außen (Organhandel) und von innen (Transplantationsroutine zum reinen Gelderwerb) ist insofern entgegenzuwirken als der Bereich der Transplantationsmedizin – wie in der Einleitung dargelegt – immer auch von Idealismus wesentlich geprägt sein muss, nicht zuletzt auch deshalb, weil zwar der organisatorische Vorgang der Organentnahme routiniert ablaufen sollte, die Organspende als solche aber niemals Routine sein kann bzw. werden darf.

Literatur

Bundesärztekammer (2000) Bekanntmachung „Richtlinien zur Organtransplantation gemäß § 16 Transplantationsgesetz". Dtsch Ärztebl 97/7 vom 18.02.

Bundesärztekammer (1998) Bekanntmachung „Richtlinien zur Feststellung des Hirntodes". Dtsch Ärztebl 95/30 vom 24.07.: B-1509–B-1516

Gubernatis G (1994) Spenderorgankriterien und Konservierung – die Qualität der Spenderleber. In: Chirurgische Gastroenterologie Bd 10, Karger, Basel, S 417–421

Gubernatis G, Pichlmayr R (1996) Transplantation – eine Standortbestimmung. Allgemeine Aspekte der Organspende. Chirurg 67: 300–309

Gubernatis G, Schott W, Pichlmayr R et al. (1997) Umfassendes Dienstleistungsangebot für Versorgungskrankenhäuser im Bereich Organspende verdoppelt nahezu die Spenderzahlen in zwei Jahren bei gleichzeitig ökonomischer Vorgehensweise. Langenbecks Arch Chir Suppl II (Kongressbericht): 1029–1031

Gubernatis G, Pichlmayr R (1998) Eine sichere und rasche Technik der Spendernephrektomie. Chirurg 59: 491

Gubernatis G, Abendroth D, Haverich A et al. (1988) Technik der Mehrorganentnahme. Chirurg 59: 461–468

Gubernatis G (1998) Transplantationsgesetz – Signal und Versorgungsauftrag der Gesellschaft an die Medizin. DMW 123: A11–A12/A13–A14

Gubernatis G (1998) Intensivierung der Organspende durch Regionalisierung. Langenbecks Arch Chir Suppl II (Kongressbericht): 191–196

Gubernatis G (1998) Transplantationsgesetz und Organisation der Organspende. Ein Pilotprojekt in Niedersachsen/Ostwestfalen. innovartis 4/98: 3–7

Gubernatis G (1999) Organization of organ donation – concepts and experiences in Niedersachsen/Ostwestfalen. Nephrol Dial Transplant 14: 2309–2314

Gubernatis G (1999) Transplantationsgesetz – Praktische Umsetzung und Aufgaben in den Versorgungskrankenhäusern. Chirurg 38/10: 271–277

Gubernatis G (2000) Transplantationsgesetz – Praktische Umsetzung und Aufgaben in den Versorgungskrankenhäusern. Arzt Krankenhaus 3032/00: 1–11

Heyde R (2000) „Pionierphase überwunden – Transplantationsmedizin verfeinert ihre Versorgungsstrukturen. Niedersächs Ärztebl 1: 25–28

Rampfl-Platte E (1999) Das Transplantationsgesetz. Neue ärztliche Aufgaben mit Haftungsrisiko? Chirurg 38/10: 278–288

Rampfl-Platte E (2000) Das Transplantationsgesetz. Neue ärztliche Aufgaben mit Haftungsrisiko? Arzt im Krankenhaus 4: 127–141

KAPITEL 21

Nierentransplantation

21

F. BRAUN, B. RINGE

Vorbemerkungen

Ullmann führte 1902 die erste technisch erfolgreiche experimentelle Nierentransplantation durch, der 1936 die erste Nierentransplantation beim Menschen durch Vorony folgte. Die erste erfolgreiche Nierentransplantation gelang Murray 1954 in Boston zwischen eineiigen Zwillingen. Im Gegensatz zur syngenen Transplantationssituation stand bei der allogenen Nierentransplantation das Problem der Transplantatabstoßung im Vordergrund. Das erste immunsuppressive Regime bestand aus Azathioprin und Kortikosteroiden. Die Einführung polyklonaler Antikörper (ATG) und insbesondere die des Cyclosporin A vor 20 Jahren führte zu einer effektiven Prophylaxe und Therapie von Transplantatabstoßungen, wodurch die Ergebnisse nach Nierentransplantation deutlich verbessert werden konnten. Das Spektrum der verfügbaren Immunsuppressiva hat sich in den letzten 15 Jahren deutlich erweitert und eine Vielzahl selektiver und hoch potenter Immunsuppressiva wurden in der klinischen Organtransplantation etabliert (Braun 1998, Hong 1998, Ringe 2001). Darüber hinaus hat die Standardisierung der Transplantationstechnik dazu geführt, dass die Nierentransplantation heutzutage die Therapie der Wahl bei der terminalen Niereninsuffizienz darstellt. Die Nierentransplantation ist klinisch effektiv, ökonomisch und führt zur Verbesserung der Lebensqualität des nierenkranken Patienten. Bis 1998 wurden weltweit 447.182 Nierentransplantationen in 578 Zentren durchgeführt, das bislang längste beobachte Patientenüberleben beträgt 36 Jahre (Cecka 1998). Der seit Jahren bestehende Mangel an Spenderorganen führt zu einem stetigen Anwachsen der Diskrepanz zwischen der Zahl der Patienten auf der Warteliste zur Nierentransplantation und den verfügbaren Spenderorganen. Die Knappheit der Spenderorgane bedingt derzeit eine Selektion der Empfänger und führt zu langen Wartezeiten auf ein Spenderorgan. Eine Vermehrung der Organressourcen wird durch sachliche Aufklärung über die Organspende versucht. Eine Alternative zur postmortalen Nierentransplantation stellt die Lebendspende-Nierentransplantation dar, welche zunehmende Akzeptanz erfährt (Kirste 1999).

Organisationsstrukturen und Transplantationsgesetz in Deutschland

Die Einführung des Transplantationsgesetzes erfolgte 1997. Das Transplantationsgesetz bildet die juristische Basis für die Transplantationsmedizin und regelt die Organspende, die Organallokation und die Organtransplantation. Mit der Organspende wurde auf nationaler Ebene die Deutsche Stiftung Organtransplantation (DSO) beauftragt. Die Organe der hirntoten Spender werden einem nationalen „Pool" zugeführt, um anschließend patientenspezifisch vermittelt zu werden. Die Organallokation wird von der Eurotransplant International Foundation (ET) gemeinsam für die Länder Belgien, Niederlande, Luxemburg, Deutschland, Österreich und Slowenien organisiert. Den Transplantationszentren obliegt die Vorbereitung, Durchführung und Nachsorge der Organtransplantation. Wesentlicher Bestandteil des Transplantationsgesetzes ist die Anerkennung des Hirntods als Kriterium für den Tod eines Menschen. Die emotionalen Diskussionen um die Akzeptanz des Hirntodes, die von spektakulären publizistischen Reportagen begleitet waren, führten zu einer erheblichen Verunsicherung der Gesellschaft. Durch das Transplantationsgesetz wurde zwar rechtliche Klarheit geschaffen, es bedarf jedoch weiterer Aufklärungsarbeit, um letzte angstbesetzte Fragen zu klären und Zweifel auszuräumen und so die Spendebereitschaft in der Bevölkerung zu erhöhen.

Organisatorischer Ablauf der Nierentransplantation

Bei Diagnosestellung einer präterminalen oder terminalen Niereninsuffizienz sollte die Evaluation zur Nierentransplantation durch den Nephrologen oder das kontaktierte Transplantationszentrum erfolgen. Das Ziel der Evaluation ist die Eignung, Risiken und Dringlichkeit zur Nierentransplantation festzustellen. Auch die Möglichkeit der Lebend-spende-Nierentransplantation sollte diskutiert werden. Nach Abschluss der Evaluation folgt die Indikationsstellung zur Nierentransplantation, sofern keine Kontraindikationen vorliegen. Der Patient wird der DSO gemeldet, welche die Patientendaten zur Aufnahme auf die Warteliste an Eurotransplant weiterleitet. Der Meldung bei Eurotransplant folgt die Wartezeit auf ein geeignetes Spenderorgan, die in der Regel durch Dialyse überbrückt wird. Im Jahre 1999 standen in Deutschland 9.513 Patienten auf der Warteliste zur Nierentransplantation, transplantiert wurden 1905 Nieren Verstorbener (Eurotransplant 2001). Die durchschnittliche Wartezeit auf die Spenderniere eines Verstorbenen beträgt im Bereich von Eurotransplant derzeit 3 bis 5 Jahre und kann durch die Möglichkeit der Lebendspende deutlich verkürzt werden. Bei der postmortalen Nierenspende erfolgt die Auswahl des Empfängers („Allokation") durch Eurotransplant anhand eines Punktesystems, welches die medizinische Dringlichkeit, die Blutgruppenkompatibilität, die Wartezeit seit Dialysebeginn, die Übereinstimmung der humanen Leukozytenantigene (HLA) und den Immunisierungsstatus des Patienten berücksichtigt. Eurotransplant teilt dem Transplantationszentrum mit, welchem Empfänger das Transplantat zugeteilt wurde. Anschließend erfolgt die Nierentransplantation im Empfängerkrankenhaus. Nach der stationären Entlassung wird der Patient in Kooperation zwischen dem behandelnden Nephrologen und dem Transplantationszentrum ambulant betreut (Abb. 21.1).

21.1
Diagnostik und Indikation

Ein Nierenversagen kann akut oder chronisch verlaufen und im irreversiblen Verlust der Nierenfunktion enden. Die (prä-)terminale Niereninsuffizienz stellt die Indikation zur Nierentransplantation dar. Die Entwicklung der chronischen Niereninsuffizienz kann in vier Stadien unterteilt werden (Philipp 1997):

Stadium I   Die Niereninsuffizienz ist vollständig kompensiert. Das Serumkreatinin liegt im Normbereich, die glomeruläre Filtrationsrate ist aber bereits eingeschränkt. Der Patient weist keine klinischen Zeichen auf, ein Hypertonus kann jedoch bereits auf die Nierenerkrankung hinweisen.

Stadium II   Die kompensierte Retention zeichnet sich durch ein erhöhtes Serumkreatinin (<5 mg/dl) und eine eingeschränkte glomeruläre Filtrationsrate ($10–40$ ml/min) aus. Die Nierenfunktionsstörung ist in diesem Stadium häufig noch asymptomatisch, die Patienten können einen Hypertonus, eine renale Anämie, eine renale metabolische Azidose und/oder eine renale Osteopathie aufweisen. Medikamente, die renal eliminiert werden, weisen eine veränderte Pharmakokinetik auf.

Abb. 21.1. Individueller Verlauf der Nierenerkrankung vor und nach Nierentransplantation (NTx)

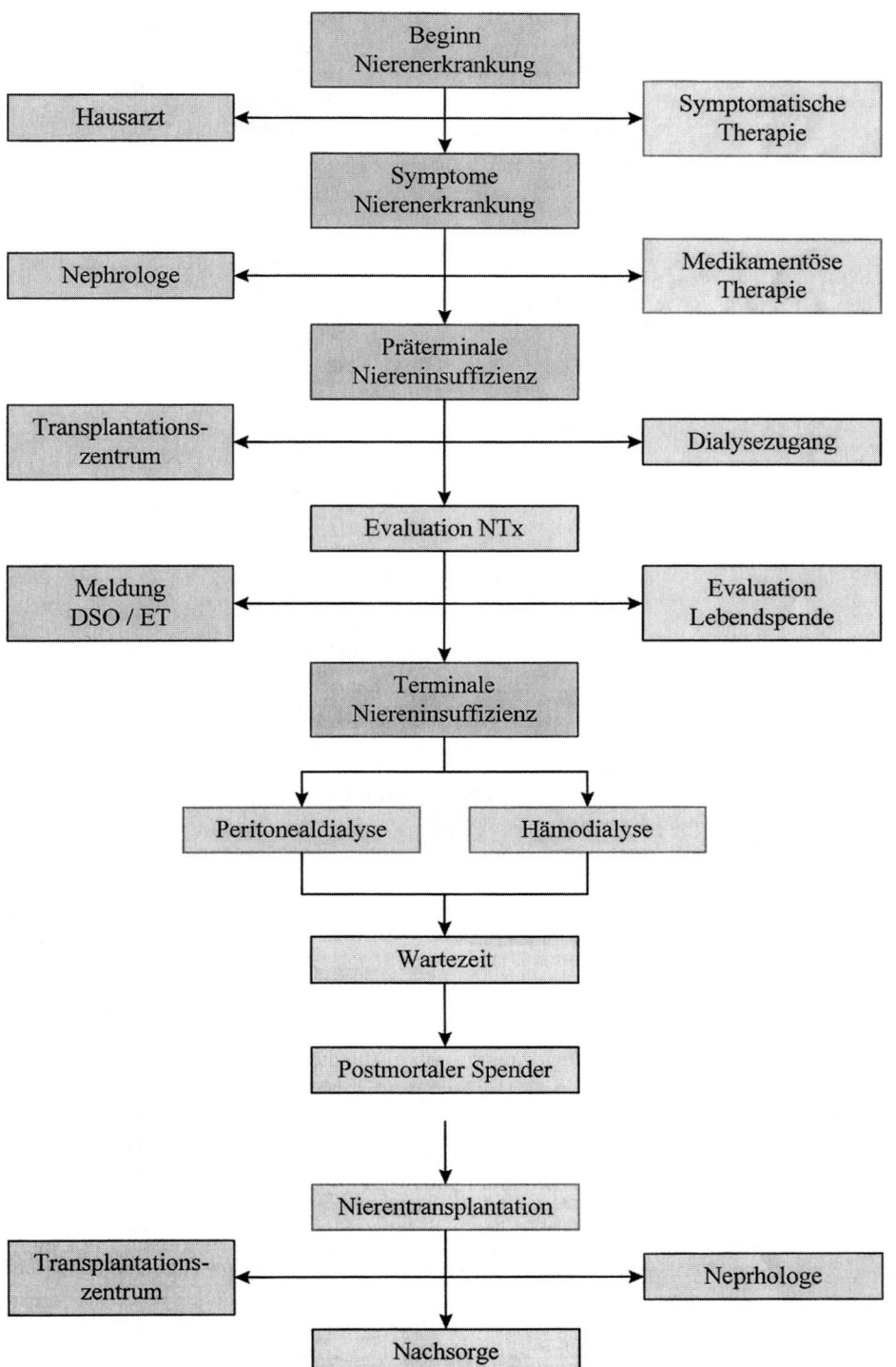

Stadium III   Im Stadium der dekompensierten Retention, der präterminalen Niereninsuffizienz, übersteigt das Kreatinin 5 mg/dl, die glomeruläre Filtrationsrate sinkt auf 3 bis 12 ml/min. Die Patienten können eine deutliche Leistungsminderung, Juckreiz und morgendliche Übelkeit aufweisen. Es besteht eine zunehmende Gefährdung durch Überwässerung, Hyperkaliämie, metabolische Azidose und urämische Symptome.

Stadium IV   Die Urämie, das Stadium der terminalen Niereninsuffizienz, stellt eine vitale Bedrohung für den Patienten dar. Neben den unter Stadium III genannten Symptomen können eine lebensbedrohliche Überwässerung, Serositiden und eine Pericarditis uraemica auftreten. Die terminale Niereninsuffizienz ist nicht reversibel und erfordert umgehend die lebensnotwendige Einleitung von Dialyseverfahren.

21.1.1
Diagnostik (Transplantatempfänger)

21.1.1.1
Allgemeines

Die Evaluation zur Nierentransplantation beinhaltet eine umfangreiche Diagnostik und sollte angestrebt werden, sobald das chronische Nierenversagen in ein terminales Nierenversagen übergeht. Die Evaluation beinhaltet eine ausführliche Anamnese, körperliche Untersuchung, Laboruntersuchungen, apparative und konsiliarische Untersuchungen.

21.1.1.2
Anamnese und körperliche Untersuchung

Die Anamnese erfasst den klinischen Verlauf und die Ätiologie der Nierenerkrankung sowie den Dialysemodus. Die Erfassung von Begleiterkrankungen, Voroperationen und Vortransplantationen dient der Kalkulation des individuellen Risikos nach Nierentransplantation, wobei Arztbriefe und Operationsberichte eingeholt werden sollten. Die soziale Anamnese sollte das familiäre Umfeld des Patienten, die berufliche Reintegration und einen eventuellen Kinderwunsch erfassen. Der Anamnese folgt eine eingehende körperliche Untersuchung.

21.1.1.3
Laborchemische, immunologische und serologische Untersuchungen

Die laborchemischen, immunologischen und serologischen Parameter sind detailliert in unten stehender Übersicht aufgeführt. Die Bestimmung weiterer Parameter richtet sich nach der individuellen Anamnese. Bei einer geplanten Lebendspende-Nierentransplantation sollte prospektiv eine Kreuzprobe (sogenanntes Crossmatch) durchgeführt werden.

21.1.1.4
Apparative Diagnostik

Obligate apparative Untersuchungen sind die Elektrokardiographie (EKG), ein Herzecho, die Röntgenuntersuchung des Thorax in zwei Ebenen, die sonographische Untersuchung des Abdomens und die Duplexsonographie der Beckengefäße. Weitere, fakultative Untersuchungen richten sich individuell nach der Anamnese.

21.1.1.5
Konsiliarische Untersuchungen

Die konsiliarischen Untersuchungen dienen der Fokussuche und der Sanierung von Infektionen. Das psychosomatische Konsil erfasst die soziale und psychische Situation des Patienten und bereitet auf die Transplantation vor.

21.1.1.6
Aufklärungsgespräch und Einwilligung zur Nierentransplantation

Bei der Nierentransplantation bestehen allgemeine operative und besondere transplantationsspezifische Risiken, die im Aufklärungsgespräch detailliert zu besprechen und vom aufklärenden Arzt zu dokumentieren sind.

Zu den allgemeinen operativen Risiken zählen Infektionen, Sepsis, Wundheilungsstörungen, Narbenbruch, Gefäß- und Nervenverletzungen, Durchblutungsstörungen der unteren Extremität, Verletzungen innerer Organe, Blutung, Übertragung von Blutprodukten und damit Infektionen (HIV, HBV, HCV, CMV), Thrombose, Embolie und die potentiellen Nebenwirkungen der Thromboseprophylaxe (Heparin-induzierte Thrombozytopenie).

Spezielle transplantationsspezifische Risiken sind Verletzungen des Peritoneums, Verletzungen des Samenstrangs (Impotenz, Infertilität), eine Urinleckage, eine Ureterstenose, Stenose oder Thrombose der Nierenarterie bzw. -vene, Lymphozelen, ein Shuntverschluss, die primäre bzw. chronische Dysfunktion des Transplantats, eine Transplantatabstoßung, unerwünschte Nebenwirkungen der immunsuppressiven Medikation (medikamentenspezifische Nebenwirkungen, Infektionen, Malignome) und ein Rezidiv der Grundkrankheit.

Die Erlaubnis zur Weiterleitung patientenbezogener Daten sollte durch eine gesonderte Einwilligung eingeholt werden. Die patientenbezogenen Daten werden zur internen Qualitätskontrolle benötigt und für die Datenbanken der Deutschen Stiftung Organtransplantation (DSO), der Eurotransplant International Foundation (ET), der Collaborative Transplant Study (CTS) und der European Renal Association/European Dialysis and Transplantation Association (ERA/EDTA).

ÜBERSICHT

Obligate und fakultative Untersuchungen des potentiellen Empfängers bei der Evaluation zur Nierentransplantation
- Anamnese
  - Ätiologie der Nierenerkrankung (Biopsie), Zeitpunkt Erstdialyse, Dialyseart und -rhythmus, Restausscheidung, Größe, (Trocken-)Gewicht, Ödeme
  - Art und Dauer der Begleiterkrankungen, Voroperationen
  - Vortransplantationen (Art, Funktionsdauer, Abstoßung, Immunsuppression, Komplikationen, Ursache des Transplantatverlusts), Blutübertragungen, Schwangerschaften
  - Arztbriefe und Operationsberichte einholen

- – Aktuelle Medikation, Allergien, Tabletten-, Nikotin-, Alkohol-, Drogenabusus
- – Soziales Umfeld (Familie, Beruf, Gewohnheiten, Kinderwunsch)
- Körperliche Untersuchung
  - – Allgemein- und Ernährungszustand, Infektionen (lokal, systemisch), Gefäßstatus
- Laboruntersuchungen
  - – Hämoglobin, Hämatokrit, Leukozyten, Thrombozyten, Differentialblutbild, Quick, Thrombinzeit, Fibrinogen, Natrium, Kalium, Kalzium, Phosphat, Kreatinin, Harnstoff, Harnsäure, Gesamt-Bilirubin, GOT, GPT, γ-GT, AP, CHE, GLDH, CK, Glukose, Cholesterin, Triglyzeride, Protein, Albumin, Amylase, Lipase, Kreatininclearance, Lipidelektrophorese
  - – Urinstatus und -sediment, Mittelstrahlurin (Hygiene)
  - – Blutgruppe, HLA-Typ, präformierte Antikörper (PRA), prospektive Kreuzprobe (Lebendspende)
  - – Hygiene: HIV-I und II (ELISA), HBV (anti-HBs, HBsAg, HBeAg), HCV (anti-HCV, HCV-RNA), CMV (IgM-/IgG-ELISA), EBV (IFT), HSV, Candida-, Lues- und Toxoplasmose-Serologie, ggf. Tine-Test
- Obligate apparative Untersuchungen
  - – EKG, Herzecho, Röntgen-Thorax (2 Ebenen), Ultraschall des Abdomens, farbkodierte Duplexsonographie (FKDS)
- Fakultative apparative Untersuchungen
  - – Angio-MRT, Angiographie der Aorta, Aa. iliacae et femorales, Gastroskopie, Zystographie, Pyelographie, Röntgen-Beckenübersicht
- Konsiliarische Untersuchungen
  - – Gynäkologie, Zahnmedizin, Psychosomatik

21.1.2
Indikation

21.1.2.1
Indikationen und Kontraindikationen

Die Indikation zur Nierentransplantation sollte bei jedem dialysebedürftigen terminalen Nierenversagen geprüft werden. In aller Regel wird der Beginn der Dialysebehandlung abgewartet, bevor die Indikation zur Nierentransplantation diskutiert oder gestellt wird. In besonderen Situationen kann eine Transplantation auch vor der absoluten Dialysenotwendigkeit bereits im Stadium der präterminalen Niereninsuffizienz angebracht sein. Die präemptive Nierentransplantation, also die Transplantation vor Eintreten des terminalen Nierenversagens, ist insbesondere bei Kindern und Patienten mit Diabetes mellitus Typ I zu erwägen. Die präemptive Nierentransplantation vermeidet bei Kindern Wachstums- und Entwicklungsschäden. Bei älteren Patienten (>65 Jahre) mit terminaler Niereninsuffizienz besteht die Möglichkeit, die Niere eines älteren Spenders zu transplantieren („Old-for-old-Programm"). Das akute Nierenversagen und das hepatorenale Syndrom sind keine Indikationen zur Nierentransplantation.

Die medizinische Eignung des potentiellen Nierenempfängers ergibt sich nach Ausschluss einer schweren kardiopulmonalen Erkrankung, einer Sepsis und eines extrarenalen Karzinoms, welche eine absolute Kontraindikation zur Nierentransplantation darstellen. Relative Kontraindikationen sind ein extrem reduzierter Allgemeinzustand, eine virale Infektion (HIV, HBV, HCV), ein Karzinom der ableitenden Harnwege oder fehlende Compliance des Patienten (siehe unten).

ÜBERSICHT

Nierentransplantation: Indikationen und Kontraindikationen
- Indikationen
  - Terminale Niereninsuffizienz
  - Präterminale Niereninsuffizienz (präemptiv)
- Absolute Kontraindikationen
  - Schwere kardiopulmonale Erkrankung
  - Sepsis
  - Extrarenales Malignom
- Relative Kontraindikationen
  - Extrem reduzierter Allgemeinzustand
  - Virale Infektion (HIV, HBV, HCV)
  - Karzinome der ableitenden Harnwege
  - Fehlende Compliance

Ursachen der terminalen Niereninsuffizienz

Das terminale Nierenversagen kann verschiedene Ursachen haben (siehe unten). Die häufigste Ätiologie der terminalen Niereninsuffizienz ist hierbei die diabetische Nephropathie, gefolgt von Glomerulonephritiden und interstitiellen Nephritiden.

Die Grunderkrankung kann das Ergebnis der Transplantation beeinflussen. Ein Rezidiv der Grundkrankheit im Transplantat, aber auch unerkannte Schäden des Transplantats infolge infektiöser, funktioneller oder morphologisch-urologischer Störungen können zu einem frühzeitigen Transplantatverlust führen. Von der Grunderkrankung hängt auch das Ausmaß der allgemeinen Komplikationen ab (z. B. kardiovaskuläre Komplikationen bei Nephrosklerose). Das Fortschreiten der Grunderkrankung kann unter Dialyse und nach Transplantation unterschiedlich verlaufen. Aufgrund zunehmender Erfahrung können die Einflüsse für die einzelnen Erkrankungen abgeschätzt und somit in die Indikationsstellung mit einbezogen werden, wobei sich bezüglich der häufigsten Grunderkrankungen die Ergebnisse der Transplantatfunktion nicht wesentlich unterscheiden.

Mögliche Ursachen der terminalen Niereninsuffizienz

Gruppe	Beispiele
Glomerulonephritiden (GN)	Fokal segmental sklerosierende GN
Interstitielle Nephritis	Chronische Pyelonephritis
Metabolisch	Diabetes mellitus, Zystinurie
Toxisch	Analgetikanephropathie
Vaskulär	Nephrosklerose
Hereditär	Zystennieren, Alport-Syndrom
Kongenital	Nierenhypoplasie
Mechanisch	Refluxnephropathien, obstruktive Uropathien
Iatrogen	Bilaterale Nephrektomie (Nierenzellkarzinom, Trauma)
Systemische Erkrankungen	Systemischer Lupus erythematodes
Hämolytisch urämisches Syndrom	
Irreversibles akutes Nierenversagen	Akute Tubulusnekrose

Individuelles Risikoprofil

Neben der Grunderkrankung ist der klinische Status des Patienten entscheidend für die Abschätzung des individuellen Risikoprofils, das sich aus medizinischen, operativen und immunologischen Faktoren zusammensetzt. Ein erhöhtes Risiko liegt vor bei vorbestehenden kardiovaskulären Erkrankungen, Infektionen, Tumoren, der Notwendigkeit eines erweiterten operativen Eingriffs und bei immunisierten Patienten (Gallon 2002).

■ **Kardiovaskuläre Erkrankungen.** Das Ausmaß kardiovaskulärer Erkrankungen (z. B. KHK, AVK), die häufig bei Patienten mit terminaler Niereninsuffizienz vorhanden sind, sollte während der Evaluation abgeklärt werden. Eine operative Behandlung (z. B. ACVB, aortofemoraler Bypass) dieser Erkrankungen sollte vor der Nierentransplantation durchgeführt werden (Logar 2003). Patienten, die keinen vaskulären Dialysezugang aufweisen und nicht der Peritonealdialyse zugeführt werden können, sollten mit einer hohen Dringlichkeit der Nierentransplantation zugeführt werden.

■ **Infektionen.** Die Fokussuche während der Evaluation dient der Identifizierung potentieller Infektionsherde, die unter Immunsuppression exazerbieren können. CMV-, EBV-, HBV-, HCV- und HIV-Infektionen bedürfen einer gesonderten Betrachtung.

Ein CMV-negativer Empfänger ist ein Hochrisikopatient für eine CMV-Infektion, sobald dieser ein CMV-positives Organ oder CMV-positive Blutprodukte übertragen bekommt (Rubin 2000). Bei der Transplantation eines CMV-positiven Spenderorgans auf einen CMV-positiven Empfänger besteht ein erhöhtes Risiko für die Reaktivierung einer CMV-Infektion.

EBV-positive Nierenempfänger, die mit Antikörperpräparaten (z. B. OKT3) behandelt werden oder eine sehr hohe Nettoimmunsuppression erhalten, haben ein erhöhtes Risiko für die Entwicklung eines Lymphoms („post-transplant lymphoproliferative disease", PTLD) (Boubenider 1997, Franco 2002).

Eine chronisch aktive Hepatitis B-Virus (HBV)-Infektion findet sich aufgrund der weit verbreiteten aktiven Immunisierung selten vor Nierentransplantation. Der Verlauf nach Nierentransplantation ist ungünstig und kann zur Entwicklung einer Leberzirrhose und eines hepatozellulären Karzinoms führen (Lee 2001). Deshalb wird eine chronisch aktive HBV-Infektion kontrovers diskutiert und gilt in einigen Zentren als Kontraindikation zur Nierentransplantation. Ein Therapieversuch sollte vor Transplantation (z. B. Interferon) erfolgen. Nach Nierentransplantation ist eine Langzeitprophylaxe mit Lamivudine in nierenfunktionsadaptierter Dosis empfohlen (Gane 2002, Fabrizi 2002). Zur Vermeidung einer Hepatitis-B Virus (HBV)-Infektion sollten alle potentiellen Empfänger aktiv gegen HBV geimpft werden soweit sie keinen ausreichenden anti-HBs Titer haben.

> **CAVE** Es ist zu beachten, dass die Ansprechraten auf aktive Immunisierungen bei Dialysepatienten niedriger sind.

Die chronisch aktive Hepatitis C-Virus (HCV)-Infektion findet sich bei ca. 5 bis 15% der Dialysepatienten in Deutschland. Eine Therapie (z. B. Interferon) sollte vor Nierentransplantation erfolgen (Casanovas-Taltavull 2001, Russo 2003). Bei HCV positiven Dialysepatienten sollte bei der Evaluation zur Nierentransplantation eine Leberbiopsie erfolgen, um das Ausmaß der Leberparenchymschädigung zu ermitteln (Mathurin 1999). Eine Leberzirrhose bei aktiver HCV-Infektion stellt eine relative Kontraindikation zur isolierten Nierentransplantation dar (Gane 2002). In diesem Falle sollte die Indikation zur kombinierten Leber- und Nierentransplantation geprüft werden (Kamar 2003).

Die HIV-Infektion galt bislang als absolute Kontraindikation, jedoch werden HIV-infizierte Patienten beispielsweise in den USA nicht generell als Empfänger ausgeschlossen, da mittlerweile eine potente antivirale Kombinationstherapie zur Behandlung der HIV-Infektion verfügbar ist, die eine deutliche Lebensverlängerung erzielt (Kuo 2001). In Deutschland gibt es bislang keine großen Erfahrungen mit der Nierentransplantation bei HIV-infizierten Patienten.

■ **Tumoren.** Patienten mit malignen Tumoren haben ein erhöhtes Risiko, da die Lebenserwartung in Abhängigkeit von der Tumorätiologie begrenzt und die Tumorbiologie durch die Immunsuppression ungünstig beeinflusst werden kann. Das Malignom muss daher vor Transplantation kuriert sein. Im Anschluss muss eine entsprechende Wartezeit von 3 bis 5 Jahren überbrückt werden, sodass ein Rezidiv des Malignoms unwahrscheinlich ist.

■ **Immunisierung.** Die Kompatibilität der Blutgruppen, der Grad der HLA-Klasse I- und -II-Übereinstimmung, der Grad der Immunisierung und Minor-HLA-Antigene beeinflussen das Ergebnis nach Nierentransplantation. Eine Sensibilisierung des Empfängers kann durch Vortransplantation, Übertragung von Blutprodukten oder Schwangerschaften hervorgerufen werden. Der Test auf „panel reactive antibodies" (PRA) gibt den Grad der Immunisierung des Empfängers an: nichtimmunisiert (PRA <5%), immunisiert (PRA 5–85%) und hoch immunisiert (PRA >85%). Ein erhöhtes immunologisches Risiko besteht bei Blutgruppeninkompatibilität, hohem HLA-Mismatch, immunisierten Patienten und positivem Crossmatch.

Kombinierte Nierentransplantation

Bei Erkrankungen mehrerer Organe, Erkrankung eines Organsystems mit Folgeschäden oder bei metabolischen Erkrankungen mit sekundärer Organmanifestation beseitigt die alleinige Nierentransplantation nicht die Erkrankung, sodass als kurativer Ansatz eine kombinierte Organtransplantation in Betracht gezogen werden sollte (Kliem 1995). Insbesondere sollten jüngere Typ I-Diabetiker für eine simultane oder sequentielle kombinierte Nieren- und Pankreastransplantation evaluiert werden.

ÜBERSICHT

Indikationen zur kombinierten Nierentransplantation

Erkrankung mehrerer Organsysteme

● *Eine Grundkrankheit:*

Diabetes mellitus	Niere und Pankreas
Polyzystische Nieren- und Lebererkrankung	Niere und Leber
Primäre Hyperoxalurie Typ I	Niere und Leber

● *Verschiedene Erkrankungen:*

Chronische Glomerulonephritis und Leberzirrhose	Niere und Leber

Erkrankung eines Organsystems mit Folgeschäden

Leberzirrhose und hepatorenales Syndrom	Leber und Niere
Calcineurininhibitor-induzierte Nephrotoxizität	Herz und Niere

21.1.2.2
Dialyseverfahren zur Überbrückung der Wartezeit

Die temporären Dialysezugänge sind die Therapie der Wahl beim akuten Nierenversagen, während beim chronischen Nierenversagen permanente Dialysezugänge und die Nierentransplantation indiziert sind. Als temporärer Dialysezugang wird in der Regel ein Shaldon-Katheter in die V. jugularis interna dextra oder sinistra eingebracht, der bei Wiedereintreten der Nierenfunktion entfernt wird. Bei der chronischen Niereninsuffizienz sollte primär die Nierentransplantation angestrebt werden. Patienten, die auf eine Spenderniere warten oder aus medizinischen Gründen nicht transplantiert werden können, werden mit Hämo- oder Peritonealdialyse behandelt.

Die Hämodialyse wird üblicherweise über eine am Unterarm gefäßchirurgisch angelegte arteriovenöse Fistel (Cimino-Brescia-Shunt) durchgeführt (Scheideler 1998). Nach multiplen Shuntanlagen bieten die Goretex-Loop-Interponation in der Ellenbeuge und die Implantation von Dauerverweilkathetern (z. B. Hickman-Katheter) in die V. jugularis oder V. subclavia weitere Möglichkeiten zur Durchführung der Hämodialyse. Der Scribner-Shunt und die Vorverlagerung der A. femoralis nach Brittinger sind weitestgehend verlassene Optionen, die nur noch in Ausnahmesituationen angewendet werden.

Die Peritonealdialyse ist der Dialyse prinzipiell gleichwertig und besonders für Patienten mit hoher Compliance bei noch vorhandener Restdiurese geeignet. Neben dem klassischen 4 Beutelwechsel pro Tag gibt es auch Cyclerverfahren, die über Nacht laufen können. Die Entgiftung erfolgt dabei über einen Katheter (z. B. Tenkhoff-Katheter), der im Douglas-Raum platziert wird. Über den Katheter kann eine Spülflüssigkeit intraperitoneal appliziert werden, die nach einer Verweildauer von mehreren Stunden wieder abgelassen wird. Das Peritoneum fungiert für die Elimination harnpflichtiger Substanzen als semipermeable Membran. Die Peritonealdialyse setzt ein aseptisches Arbeiten zur Vermeidung einer Peritonitis voraus. Im Gegensatz zur Hämodialyse bietet die Peritonealdialyse

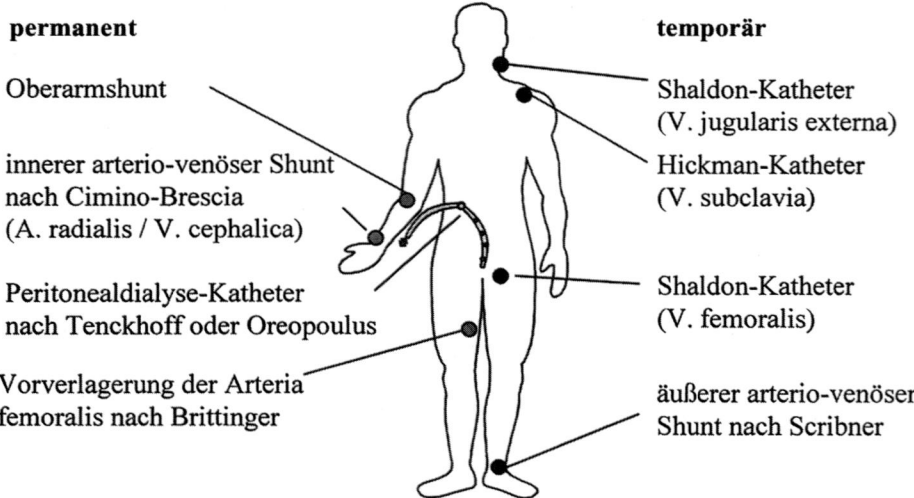

permanent

Oberarmshunt

innerer arterio-venöser Shunt
nach Cimino-Brescia
(A. radialis / V. cephalica)

Peritonealdialyse-Katheter
nach Tenckhoff oder Oreopoulus

Vorverlagerung der Arteria
femoralis nach Brittinger

temporär

Shaldon-Katheter
(V. jugularis externa)

Hickman-Katheter
(V. subclavia)

Shaldon-Katheter
(V. femoralis)

äußerer arterio-venöser
Shunt nach Scribner

Abb. 21.2. Schematische Darstellung der möglichen temporären und permanenten Dialysezugänge

den Vorteil, dass der Patient das Verfahren selbst nachts durchführen kann, also nicht die u. U. tägliche Einschränkung der Hämodialyse trägt (Abb. 21.2).

21.1.2.3
Postmortale Nierenspende

Das Transplantationsgesetz schreibt grundsätzlich die Meldung jedes potentiellen Organspenders durch die behandelnden Ärzte vor. Die gesetzliche Grundlage für die postmortale Organentnahme sind die Kenntnis der Todesursache, die abgeschlossene Hirntoddiagnostik nach dem Protokoll der Bundesärztekammer und die vorliegende Einwilligung des Verstorbenen oder der Angehörigen zur Entnahme von Organen zum Zwecke der Transplantation. Die Organentnahme ist bei fehlender Einwilligung zur Organentnahme, Vorliegen einer systemischen, nicht beherrschbaren Infektion oder Kenntnis eines Malignoms kontraindiziert.

Homöostase, Kreislauf und Atmung des Hirntoten müssen bis zur Entnahme der Organe künstlich aufrechterhalten werden. Nach Feststellung des Hirntodes und Vorlage der Einwilligung zur Organspende werden spenderbezogene Daten an die DSO und an ET gemeldet. Diese Daten umfassen Spenderzentrum, Alter des Spenders, Geschlecht, Todesdatum und -zeitpunkt, Todesursache, Liegedauer auf der Intensivstation, Beginn der mechanischen Beatmung, Reanimationspflichtigkeit, Blutdruck, zentralen Venendruck, Temperatur, Diurese, Bedarf an Transfusionen, Vasopressoren und anderen Medikamenten, Blutgruppe, HLA-Typisierung, Kreatinin, Harnstoff, Urinstatus/-sediment, HBsAg, anti-HCV, CMV-IgG/-IgM, HIV- und Lues-Serologie.

Die Entnahmetechnik der postmortalen Nierenspende wird in Kapite 20 ausführlich besprochen. Die Spenderniere muss transportgerecht verpackt und konserviert werden, da die Transplantation häufig in einem anderen Krankenhaus als dem Spenderkrankenhaus stattfindet. Zur Organkonservierung wird gekühlte (4°C) Histidin-Tryptophan-Ketoglutarat(HTK)-Lösung oder die University of Wisconsin(UW)-Lösung eingesetzt, die Substanzen zur Minimierung des Ischämie-Reperfusionsschadens beinhalten (Groenewoud 1994, de Boer 1999).

Die Spenderniere wird steril in einen mit Konservierungslösung gefüllten Beutel verpackt, der von zwei weiteren mit Eis und Kochsalz gefüllten Beuteln ummantelt wird. Die verpackte Spenderniere wird in einem Transportbehälter gekühlt zum Transplantationsort versandt. Zusätzlich werden Spenderlymphknoten und/oder ein Milzstück zur Durchführung der Kreuzprobe mitgegeben. Auf eine permanente Kühlung der Spenderniere bis zur Reperfusion sollte geachtet werden.

21.1.2.4
Lebendnierenspende

Als weitere Möglichkeit neben der postmortalen Nierenspende-Nierentransplantation werden vermehrt Lebendspende-Nierentransplantationen durchgeführt. In Deutschland ist die Lebendspende begrenzt auf Verwandte ersten und zweiten Grades, Ehepartner, Verlobte und Personen mit besonderer Beziehung zum potentiellen Empfänger. Die Dialyseärzte und Transplantationszentren sollten Patienten, die sich zur Evaluation zur Nierentransplantation erstmalig vorstellen, auf die Möglichkeit der Lebendspende hinweisen, da die Wartezeit auf eine Spenderniere gegenwärtig 3 bis 5 Jahre beträgt und die Möglichkeit der Lebendspende unzureichend bekannt ist, jedoch bei deren Kenntnis eine große Spendebereitschaft besteht.

Gegenüber der Verstorbenen-Nierentransplantation bietet die Lebendspende-Nierentransplantation den Vorteil, dass der Eingriff elektiv erfolgt und das Spenderorgan nur einer kurzen kalten Ischämiezeit ausgesetzt wird. Der kurzen kalten Ischämiezeit steht bei der Lebendspende-Nierentransplantation meist eine geringere HLA-Übereinstimmung gegenüber. Primär sollten der potentielle Nierenspender und Empfänger ein ausführliches Gespräch mit einem Arzt des Transplantationszentrums führen, in dem die notwendigen Abläufe und die potentiellen Risiken sowohl der Spenderoperation als auch der Empfängeroperation besprochen werden. Die Evaluation des Lebendspenders wird eingeleitet, wenn überzeugend der freiwillige Wunsch auf eine Lebendspende im Einvernehmen zwischen Spender und Empfänger getroffen wurde. Die immunologische Voraussetzung zur Lebendspende ist die Blutgruppenkompatibilität zwischen Spender und Empfänger. Seit dem 1. Dezember 1999 ist die Zustimmung einer vom Transplantationszentrum unabhängigen Kommission zur Lebendspende (z. B. Landesärztekammer), welche die Freiwilligkeit zur Lebendspende prüft, durch das Transplantationsgesetz vorgeschrieben.

Die Evaluation des Lebendspenders beinhaltet die ausführliche Anamnese, die körperliche Untersuchung, Routinelabor-Bestimmung, Kreatininclearance, Blutgruppenbestimmung, HLA-Typisierung, prospektive Kreuzprobe, Ultraschall des Abdomens, Röntgenbild des Thorax, EKG und Angiographie bzw. Angio-MRT der Nierengefäße. Zur Vermeidung unnötiger Untersuchungen beim potentiellen Spender wird dabei die Bestimmung der Blutgruppenkompatibilität zu Beginn der Evaluation durchgeführt. Bei Vorliegen kompatibler Blutgruppen wird der potentielle Spender einem erfahrenen Psychologen oder Psychosomatiker vorgestellt, um die Freiwilligkeit der Nierenspende zu prüfen. Im Aufklärungsgespräch des Transplantationschirurgen mit dem potentiellen Spender werden die operativen Risiken der Nephrektomie besprochen, wobei auch die Möglichkeit des Transplantatverlustes beim Empfänger erwähnt werden sollte.

Prinzipiell kann die Nierenentnahme offen chirurgisch oder laparoskopisch durchgeführt werden. Mit der laparoskopischen Entnahmetechnik gibt es bislang noch wenig Erfahrung, sodass die Technik nicht in jedem Zentrum routinemäßig angeboten wird. Die laparoskopische Technik der Nierenentnahme wird außerdem derzeit kontrovers diskutiert, da die Bergung der Niere eines ca. 5 bis 8 cm großen Hautschnittes bedarf und eine Blutung oder schwierige Bergung nach Absetzen der Nierengefäße zu einer Verlängerung der warmen Ischämiezeit führen kann. Gegenwärtig favorisieren wir als Standard die offene chirurgische Technik mit extraperitonealem Zugang. Die Nephrektomie erfolgt in Intubationsnarkose in Seitenlage bei 30° Deflektion auf Höhe des Rippenbogens. Der Zugang erfolgt über einen Rippenbogenrandschnitt. Nach Durchtrennung der lateralen Bauchmuskulatur wird die Niere im Retroperitoneum dargestellt. Nierenarterien und -venen werden dargestellt und angeschlungen. Der Ureter wird distal ligiert und abgesetzt. Die Niere wird retroperitoneal ausgelöst. Die Nierenarterie wird am Abgang der Aorta und die Nierenvene am Abgang der V. cava inferior abgesetzt. Unmittelbar nach Entnahme der Niere wird ein Perfusionskatheter in die Nierenarterie eingebracht und die Niere unter manueller Fixierung des Katheters in der Arterie mit kalter Konservierungslösung (z. B. 2 Liter HTK-Lösung) perfundiert, bis die Konservierungslösung klar aus den Nierenvenen ausströmt. Die Abgänge der Nierenarterie an der Aorta und der Nierenvene an der V. cava inferior werden in fortlaufender Technik (Prolene 5×0) übernäht. Nach Prüfen auf Bluttrockenheit kann eine Drainage in das Nierenlager eingelegt und die Bauchdecke schichtweise verschlossen werden. Die Feinpräparation der entnommene Niere erfolgt ex situ in kalter HTK-Lösung.

21.2
Operative Therapie allgemein

Die Nierentransplantation erfolgt in der Regel heterotop in die kontralaterale Fossa iliaca. Die kontralaterale Position der Transplantatniere ermöglicht eine optimale Nutzung der Transplantatgefäßlänge aufgrund der sich kreuzenden Gefäßanatomie von Aorta abdominalis, V. cava inferior und Iliakalgefäßen. Die Fossa iliaca bietet ausreichend Platz für das Transplantat. Der Transplantatureter kann mit erhaltener distaler Durchblutung in die Harnblase anastomosiert werden. Das Transplantat kann in der Fossa iliaca von außen palpiert werden und die extraperitoneale Lage erlaubt einen risikoarmen Zugang zur Transplantatbiopsie.

Der Eingriff der Nierentransplantation erfolgt unter Intubationsnarkose in Rückenlage mit ausgelagerten Armen, wobei die Lagerung des Shuntarms besonderer Sorgfalt bedarf, um einen iatrogener Shuntverschluss zu vermeiden. Eine weitgehende Schonung des Shunts kann durch Wicklung des Unterarms mit Watte und eine kompressionsfreie Lagerung gewährleistet werden. Während und nach der Transplantation wird ein großlumiger zentraler Venenkatheter zur Volumensubstitution benötigt, der in die V. jugularis oder die V. subclavia eingelegt wird. Vor dem Eingriff wird ein Spülblasenkatheter (14–18 Char) aseptisch gelegt, sodass die Harnblase vor Anlage der Ureterozystoneostomie aufgefüllt werden kann. Der Blasenspülkatheter wird nach Einbringen in die Harnblase durch Ein- und Ablauf von 500 ml NaCl-Lösung auf Funktionstüchtigkeit getestet.

Einige Zentren bevorzugen eine intraoperative Biopsie ("Nullbiopsie") der Transplantatniere nach Reperfusion, diese erlaubt eine histologische Beurteilung, welche für die Differentialdiagnose einer primären Nichtfunktion des Transplantats hilfreich sein kann.

Notizen

21.3
Operationsvorbereitung

Der Patient wird nach Zuteilung eines Organangebots umgehend in das Transplantations-zentrum gebracht. Der behandelnde Dialysearzt sollte über die bevorstehende Transplantation informiert werden, dabei sollte auch nach aktuellen Problemen gefragt werden. Bei der Aufnahme im Transplantationszentrum wird der Patient von einem Transplantations-chirurgen, einem Nephrologen und einem Anästhesisten untersucht, wobei insbesondere auf potentielle Infektionsherde, die eine Kontraindikation für die Transplantation darstellen könnten, und auf die Funktionsfähigkeit des Dialysezugangs zu achten ist. Die präoperativen Maßnahmen zur Operationsvorbereitung sind unten zusammengestellt.

Bei einem Serum-Kaliumwert >5,5 mmol/l sollte präoperativ eine Dialyse erfolgen, wobei dem Patienten nicht zu viel Flüssigkeit entzogen werden sollte. Die Verträglichkeits-sprüfung des Spenderorgans mit dem Empfänger erfolgt durch die Kreuzprobe, in der die Reaktion zwischen Empfängerserum und Spenderlymphozyten untersucht wird, bei Ausbleiben einer Lyse ist sie negativ. Die Nierentransplantation sollte ausschließlich bei negativer Kreuzprobe durchgeführt werden, da bei einer positiven Kreuzprobe das Transplantat mit hoher Wahrscheinlichkeit durch Abstoßung verloren geht.

Die pflegerische Vorbereitung des Patienten umfasst die Rasur von Abdomen und Schambereich, das Anziehen von Antithrombosestrümpfen, abführende Maßnahmen (Klysma) und die Polsterung des Shuntarms mit Watte.

ÜBERSICHT

Checkliste präoperativer Maßnahmen
- Dialysearzt informieren (aktuelle Probleme, letzte Dialyse)
- Patienten einbestellen, Transport organisieren
- Aufnahmeuntersuchung (Transplantabilität, aktuelle Kontraindikationen)
- Dialysezugang (funktionsfähig), Dienst habenden Nephrologen verständigen
- Einwilligung zur Nierentransplantation und Übermittlung patientenbezogener Daten
- Laborwerte (präoperative Dialysenotwendigkeit)
- EKG (<14 Tage), Röntgenuntersuchung des Thorax in zwei Ebenen (<14 Tage)
- Kreuzprobe (negativ), Blutgruppen (kompatibel), HLA-Übereinstimmung, Immunisierung (PRA), CMV (Status Empfänger und Spender)
- Anästhesie- und chirurgisches Personal informieren
- Spenderdaten und Anatomie der Spenderniere (Eurotransplant Kidney Report)
- Vorbereitung des Patienten: Rasur des Operationsgebietes (Abdomen und Schambereich), Antithrombosestrümpfe, Klysma, Shuntarm mit Watte polstern und mit „Shuntarm" beschriften
- Patientenunterlagen, Röntgenbilder, Medikamente und Katheter mitgeben in den Operationssaal

21.4
Spezielle operationstechnische Gesichtspunkte

Im folgenden Abschnitt wird die in unserem Zentrum bevorzugte operative Technik der Nierentransplantation geschildert.

21.4.1
Back-table-Präparation

Die Spenderniere wird steril ausgepackt und in eine Nierenschale mit 4°C kalter Konservierungslösung gegeben. Die Anatomie der Spenderniere wird mit dem Eurotransplant Kidney-Report verglichen. Anschließend wird die Niere scharf aus der umgebenden Fettkapsel präpariert, sodass lediglich im Bereich des Nierenhilus, Nierenbeckens und des Harnleiters etwas Fettgewebe verbleibt. Der Nierenhilus sollte nicht präpariert werden, da hierbei Gefäßaufzweigungen, Nierenbecken und Ureter verletzt werden können. Am Abgang der A. renalis aus der Aorta wird ein Patch (ca. 2–3 mm Randsaum) geschnitten, um bessere Bedingungen für die Anastomosennaht zu erhalten. A. und V. renalis werden hiluswärts präpariert. Gefäßabgänge, die nicht zur Niere führen werden durch eine Naht oder Ligatur versorgt. Eine schonende Präparation ist zur Vermeidung von Intimaläsionen notwendig. Bei einer arteriellen Mehrfachversorgung der Niere kann eine Gefäßrekonstruktion erforderlich sein. Bei der Überprüfung der Dichtigkeit der Gefäße wird die Perfusionslösung verwendet, die für die kalte Konservierung der Niere eingesetzt wurde. Der Harnleiter wird sparsam präpariert, um dessen Durchblutung zu erhalten. Die präparierte Niere verbleibt bis zur Implantation in 4°C kalter Konservierungslösung.

> **CAVE** Der Nierenhilus sollte nicht präpariert werden, um kleine Gefäßaufzweigungen, das Nierenbecken und den Ureter zu schonen.

21.4.2
Operativer Zugang

Das Abdomen wird mit Desinfektionslösung von den Leisten bis zum Rippenbogenrand abgewaschen. Anschließend wird das Abdomen von der Symphyse bis zum Bauchnabel sowie lateral der Spinae iliacae mit Tüchern steril abgedeckt. Die Haut wird über einen bogenförmigen Schnitt im rechten bzw. linken Unterbauch, welcher ca. 5 cm oberhalb der Symphyse bis oberhalb der Spina iliaca anterior superior verläuft, inzidiert. Das subkutane Fettgewebe, die Faszie und der M. obliquus externus werden durchtrennt. Bei der Präparation sind der N. ilioinguinalis und der N. iliohypogastricus zu schonen. Das Peritoneum wird nach medial geschoben, die Iliakalgefäße werden dargestellt. Eine Peritonalverletzung ist zu vermeiden, damit die Möglichkeit der Peritonealdialyse erhalten bleibt. Die begleitenden Lymphbahnen der Iliakalgefäße werden ligiert (Vicryl 4×0), um dem Auftreten von Lymphozelen vorzubeugen. Die externen Iliakalgefäße werden mobilisiert und angeschlungen. Bei der Mobilisation der Iliakalgefäße sind der dorsal liegende N. femoralis und der N. genitofemoralis zu schonen. Die Mobilisation der externen Iliakalgefäße ermöglicht eine spannungsfreie Anastomose mit den Spendernierengefäßen.

21.4.3
Rekonstruktion der Gefäße

Die Spenderniere wird aus der kalten Konservierungslösung genommen und probehalber positioniert, sodass die Vene auf ihre optimale Länge zurückgekürzt werden kann. Die Spenderniere wird in einer in NaCl-Lösung getränkten Kompresse gelagert, in welche ein kleines Loch zur Ausleitung der Spendernierengefäße geschnitten wird. Die Fixierung der Spenderniere in der Kompresse gewährleistet einen übersichtlichen Situs und eine spannungsfreie Positionierung der Gefäße für die Anastomosennaht.

Die arterielle Rekonstruktion kann bei Vorliegen eines Patches als End-zu-Seit mit der A. iliaca communis oder externa erfolgen. Falls kein Patch zur Verfügung steht, bietet sich die End-zu-End-Anastomose zur A. iliaca interna an. Wir bevorzugen jedoch die End-zu-Seit-Anastomose zur A. iliaca communis, da diese Technik eine optimale Streckung der A. renalis und einen günstigen Winkel für die Anastomose darstellt. Außerdem wird die A. iliaca interna geschont, die damit für eine arterielle Rekonstruktion (z. B. bei Infekt im Anastomosenbereich) zur Verfügung steht. Die Anastomose zur A. iliaca communis ist gegenüber der A. iliaca externa auch günstiger für die Durchblutung der ipsilateralen unteren Extremität. Für die Anastomose wird die A. iliaca communis ausgeklemmt, inzidiert und mit heparinisierter NaCl-Lösung klargespült. Die Gefäßecken der A. renalis und des Aortenpatches werden mit Prolene (6×0, C1, doppelt armiert) fixiert. Die arterielle Anastomose erfolgt End-zu-Seit in fortlaufender Nahttechnik.

Die V. renalis sollte möglichst kurz gehalten werden, um ein Abknicken derselben zu verhindern. Die V. iliaca externa wird ausgeklemmt, inzidiert, und mit heparinisierter NaCl-Lösung klargespült. Die V. renalis und die V. iliaca externa werden mit Prolene (6×0, C1) fixiert. Die venöse Anastomose wird End-zu-Seit fortlaufend genäht (Abb. 21.3).

Durch das Entfernen der Gefäßklemmen nach Vollendung der Anastomosen erfolgt die Reperfusion des Transplantats, durch die es zu einer rosigen Anfärbung der Transplantatniere mit einem Parenchympuls kommen sollte. Bei einer initialen Transplantatfunktion kann nach Reperfusion bereits eine Urinproduktion eintreten.

Zur Optimierung der Durchblutung des Transplantats wird vor der Reperfusion ausreichend Volumen substituiert (ZVD 8–10 mmHg) und bei Bedarf Mannitol (500–1000 ml i.v.) und Furosemid (125 mg i.v.) gegeben. Zur Prophylaxe eines Ödems im Transplantat wird 30 Minuten vor Reperfusion ein Steroidbolus (Methylprednisolon 500 mg i.v.) gegeben.

21.4.4
Rekonstruktion der ableitenden Harnwege

Nach erfolgter Reperfusion werden die ableitenden Harnwege rekonstruiert. Die Harnblase wird mit NaCl-Lösung über einen Spül-Urinkatheter aufgefüllt, sodass die Harnblase prall gefüllt und gut zu palpieren ist. Der Transplantatureter wird auf eine ausreichende spannungsfreie Länge zurückgekürzt.

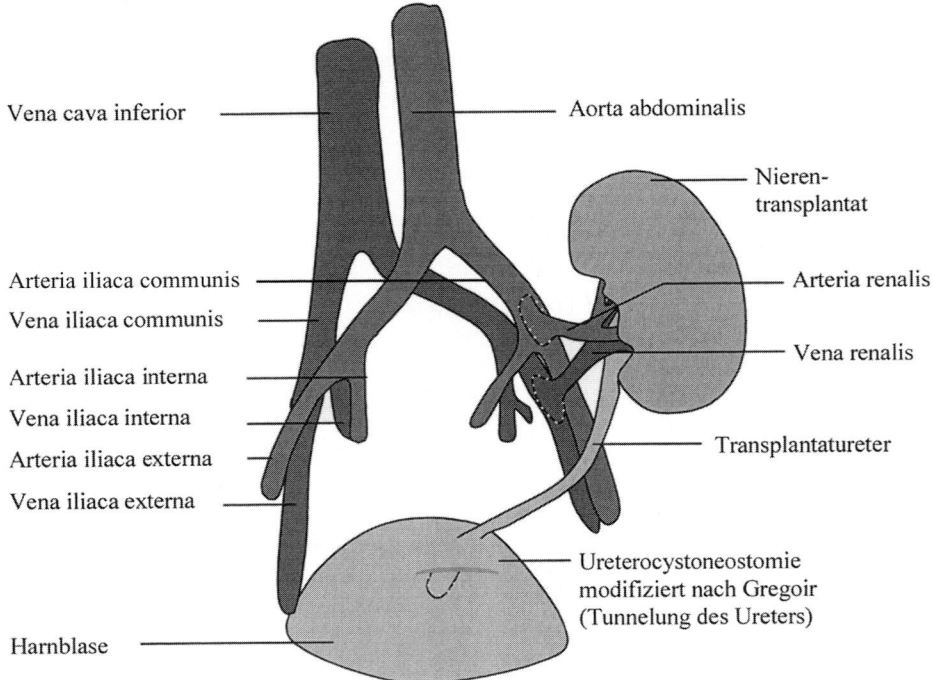

Vena cava inferior

Aorta abdominalis

Nieren-
transplantat

Arteria iliaca communis

Arteria renalis

Vena iliaca communis

Vena renalis

Arteria iliaca interna

Vena iliaca interna

Arteria iliaca externa

Transplantatureter

Vena iliaca externa

Ureterocystoneostomie
modifiziert nach Gregoir
(Tunnelung des Ureters)

Harnblase

Abb. 21.3. Schematische Darstellung der heterotopen Nierentransplantation

Die Verfahren nach Gregoir und nach Politano-Leadbetter sind die am häufigsten verwendeten Techniken für die Ureterozystoneostomie. Die von Gregoir beschriebene, einfachere Technik zeichnet sich durch einen extravesikalen Zugang aus, die Technik nach Politano-Leadbetter durch einen intravesikalen Zugang. Gegenwärtig verwenden die meisten Zentren die Technik nach Gregoir, die von Politano-Leadbetter beschriebene Technik wurde weitestgehend verlassen. Wir führen die Ureterozystoneostomie in einer nach Gregoir modifizierten Technik durch. Die Modifikation beruht auf einer Tunnelierung des Transplantatureters durch die Harnblasenmuskulatur, die als Antirefluxplastik dient. Die ursprüngliche Antirefluxplastik nach Gregoir erfolgt durch Übernähung der Harnblasenmuskulatur ventral der Ureterozystoneostomie.

Zur Durchführung der modifizierten Technik nach Gregoir wird die Harnblasenwand ventral durch zwei Vicrylfäden fixiert und die Harnblasenmuskulatur bis auf den letzten Strang über eine Länge von 1–2 cm inzidiert. Der Transplantatureter wird an seinem distalen Ende geschlitzt, durch die Harnblasenmuskulatur getunnelt und spannungsfrei an die Harnblaseninzision geführt. Zur inneren Schienung der Anastomose kann ein Doppel-J-Katheter in die Harnblase und das Transplantatnierenbecken eingelegt werden, welcher nach 2 bis 3 Wochen via Zystoskopie entfernt wird. Die Harnblasenmukosa wird mit dem Transplantatureter in fortlaufender Nahttechnik anastomosiert (PDS, 6×0, C1; Abb. 21.4).

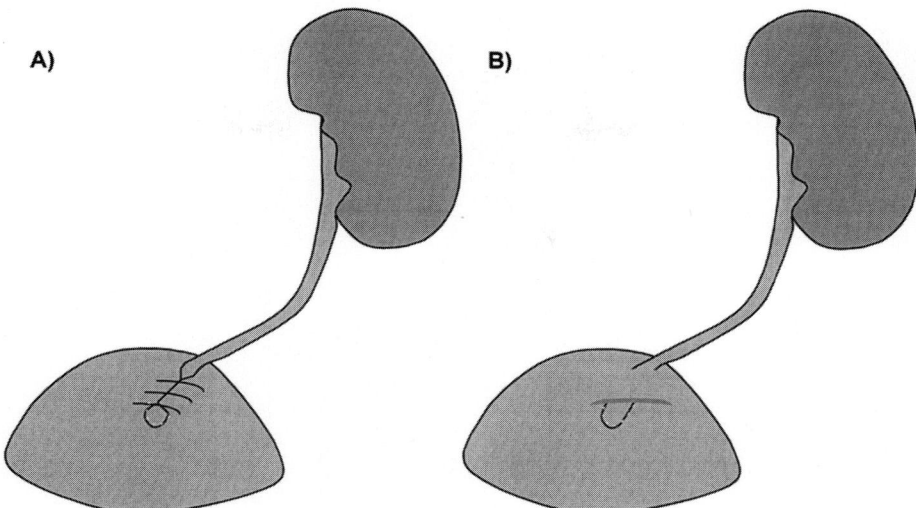

Abb. 21.4. Darstellung der Antirefluxplastik bei der Ureterozystoneostomie nach Gregoir (**A**) durch Übernähung der Harnblasenmuskulatur ventral des Transplantatureters und modifiziert nach Gregoir (**B**) mit transmuskulärer Tunnelung des Transplantatureters

21.4.5
Drainagen und Wundverschluss

Eine Wunddrainage sollte für den Abfluss von Wundsekret dorsolateral in die Transplantatloge eingelegt werden. Das Einlegen einer Drainage ist jedoch bei trockenen Wundverhältnissen nicht zwingend erforderlich. Der Wundverschluss erfolgt schichtweise mit Naht der Muskelfaszien (PDS 2×0) und Hautnaht (Prolene 3×0). Bei adipösen Patienten kann eine subkutane Redon-Drainage zur Vermeidung eines Seroms oder Hämatoms eingelegt werden.

21.5
Besondere Techniken der Nierentransplantation

21.5.1
Nierentransplantation im Kindesalter

Kinder sind als Spender selten. Daher ist es meist schwierig, ein immunologisch und größenkompatibles Spenderorgan für Kinder mit terminaler Niereninsuffizienz zu erhalten.

Die Lebendspende eines Elternteils hat bei der Nierentransplantation von Kindern zunehmend an Bedeutung gewonnen und erlaubt eine präemptive Transplantation, sodass Wachstums- und Entwicklungsstörungen des Kindes vermieden werden können (Offner 1999). Die Größendifferenz zwischen der Niere eines Erwachsenen und des kindlichen Situs kann jedoch insbesondere bei Kleinkindern dazu führen, dass der kindliche Situs für das Transplantat zu klein ist. Eine Lebendspende bei Kleinkindern sollte deshalb in einem Alter (ca. >4 Jahre) erfolgen, in dem ein Verschluss des Abdomens bei der Transplantation möglich ist.

Bei entsprechender Größendiskrepanz zwischen Transplantat und Situs kann auf eine paratope retrozäkale Positionierung des Transplantats ausgewichen werden, die bei Kindern unter 4 Jahren bzw. einem Körpergewicht von weniger als 12 kg zu bevorzugen ist. Im kindlichen Empfängersitus kann durch Präparation und Medialverlagerung des Zäkums ein geeignetes Transplantatbett geschaffen werden. Besteht dennoch eine zu große Diskrepanz, kann das Transplantat in der freien Peritonealhöhle positioniert werden. Bei größeren Kindern kann die Spenderniere über einen bogenförmigen Zugang im Unterbauch extraperitoneal heterotop positioniert werden. Die Transplantatgefäße werden mit der A. bzw. V. iliaca communis oder direkt mit der Aorta bzw. V. cava inferior anastomosiert. Im Gegensatz zur retrozäkalen bzw. intraperitonealen Lage der Spenderniere verhindert eine extraperitoneale Positionierung ein Wandern der Niere im Abdomen sowie postoperative intraabdominelle Adhäsionen. Eine zusätzliche Stabilisierung eines retrozäkal oder intraperitoneal positionierten Transplantats kann durch Fixierung der Nierenkapsel an die seitliche bzw. hintere Bauchwand erreicht werden.

Falls ein Verschluss des Abdomens aufgrund der Transplantatgröße primär nicht erreicht werden kann, bietet die Sandwichtechnik eine Überbrückungsmöglichkeit zum temporären Bauchdeckenverschluss, dabei wird das Abdomen temporär durch ein Vicrylnetz verschlossen.

21.5.2
Nierentransplantation in die ipsilaterale Fossa iliaca

Bei wiederholten Nierentransplantationen oder aufgrund anderer Voroperationen kann eine Anastomosierung mit den ipsilateralen Iliakalgefäßen notwendig sein (rechte Transplantatniere rechte Fossa iliaca bzw. umgekehrt). Die arterielle Anastomose kann sowohl in End-zu-Seit-Technik zwischen A. renalis und A. iliaca externa (communis) als auch in End-zu-End-Technik zwischen A. renalis und A. iliaca interna erfolgen. Die Nierenvene wird zurückgekürzt und in End-zu-Seit-Technik mit der V. iliaca externa anastomosiert.

21.5.3
Gefäßrekonstruktionen

Anzahl und Verlauf der Transplantatgefäße erfordern individuell angepasste Anastomo-sierungstechniken. Insbesondere vor der Durchführung einer Lebendspende-Nieren-transplantation ist die exakte Anatomie der Nierengefäße angiographisch zu klären. Ge-fäßvariationen der Nierenarterie treten im Gegensatz zu denen der Nierenvene häufig auf. Bei der Entnahmeoperation ist immer auf eine Schonung aller Nierengefäße zu achten. Insbesondere ist eine untere Polarterie zu erhalten, da diese den proximalen Ureter ver-sorgt. Die Nierenarterie wird bei der postmortalen Standard-Entnahmetechnik mit einem ovalen Aortenpatch entnommen, sodass eine großlumige Anastomose bei der Transplan-tation durchgeführt werden kann. Bei einer arteriellen Mehrfachversorgung der Spender-niere ist in Abhängigkeit von der Anzahl und der Distanz zwischen den Nierenarterien ei-ne Rekonstruktion erforderlich, die eine Anastomosierung mit der A. iliaca des Empfän-gers erlaubt. Die Gefäßrekonstruktion wird in der Regel nach Entnahme der Niere „ex situ" auf einem Beistelltisch in einer mit kalter Konservierungslösung gefüllten Nieren-schale durchgeführt. Die Entscheidung über das geeignete Rekonstruktionsverfahren sollte individuell in Abhängigkeit von den anatomischen Verhältnissen getroffen werden. Das Unterbinden einer akzessorischen Nierenarterie sollte unterbleiben, um eine partiel-le Ischämie des Transplantats zu vermeiden. Jede Form der Gefäßrekonstruktion sollte durch eine Operationsskizze festgehalten werden, um bei späterer Intervention oder Komplikationen den Operationssitus gegenwärtig zu haben.

Bei Vorliegen mehrerer Nierenarterien mit gemeinsamen Aortenpatch ist meist eine Anastomosierung mit der A. iliaca externa (communis) durchführbar. Ein Aortenpatch, der aufgrund der Distanz zwischen den Nierenarterien zu lang ist, kann durch Ausschnei-den des mittleren Patchabschnitts und anschließende Naht auf eine geeignete Größe reduziert werden. Mehrere Nierenarterien mit jeweils eigenen kleinen Aortenpatches können zu einem gemeinsamen großen Patch vernäht werden. Idealerweise sollte der zu anastomosierende Aortenpatch einen 2 bis 3 mm breiten Saum um die Nierenarterie auf-weisen.

Bei Nierenarterien ohne Aortenpatch liegt häufig auch eine Kaliberdifferenz der Arte-rien vor. Die arterielle Anastomose zweier Nierenarterien ohne Patch kann durch V-för-mige Rekonstruktion, End-zu-Seit-Anastomose zwischen kleinerer und größerer Arterie oder zwei separate Anastomosen erfolgen. Bei der V-förmige Rekonstruktion werden die beiden Nierenarterien über 0,5 bis 1 cm inzidiert und eine U-Naht (Faden: monofil, dop-pelt armiert, 6×0) an den proximalen Inzisionsenden angelegt und geknotet. Die distalen Inzisionsenden werden durch Haltefäden fixiert und die Vorder- und Hinterwand fortlau-fend überwendlich genäht und jeweils mit den Eckhaltefäden verknotet. Die End-zu-Seit-Anastomose zwischen einer kleineren und größeren Nierenarterie kommt wegen der potentiellen Gefahr einer Stenosierung oder eines Abknickens nur in Betracht, wenn eine V-förmige Rekonstruktion oder eine separate Anastomosierung nicht durchgeführt wer-den können. Insbesondere sollte berücksichtigt werden, dass ein Verschluss der Haupt-arterie die gesamte Nierendurchblutung betrifft, wohingegen die kleinere Nierenarterie meist nur die Durchblutung eines Nierenareals beeinträchtigt. Die End-zu-Seit-Anasto-mose erfolgt in Standardtechnik (Faden: monofil, 7×0). Bei der getrennten Anastomosie-rung zweier Arterien kann die größere Arterie in End-zu-End-Technik an die A. iliaca in-terna anastomosiert werden. Die kleinere Arterie kann direkt oder nach Annähen eines Patchs (z. B. V. saphena-magna-Patch) an die A. iliaca externa (communis) anastomosiert werden. Die Anastomose einer kleineren Arterie sollte zur besseren Einsicht der Anastomosenverhältnisse durch Einzelknopfnähte erfolgen.

Bei Vorliegen einer venösen Mehrfachversorgung ist es häufig ausreichend, die zwei größten Nierenvenen zu anastomosieren. Die Rekonstruktion der Nierenvenen ist manchmal schwierig, da Überlängen der Venen deren Abknicken begünstigen. Die venöse Rekonstruktion sollte zudem berücksichtigen, dass vor der Anastomosierung mit der V. iliaca externa die V. renalis möglichst weit zurückgekürzt wird.

21.5.4
Doppel-Nierentransplantation

Durch die Doppel-Nierentransplantation kann eine unzureichende Nephronmasse der einzelnen Spendernieren kompensiert werden. Eine unzureichende Nephronmasse liegt bei der Transplantation von kindlichen Spendernieren (Spender <5 Jahre) auf einen Er­wachsenen vor sowie bei der Nierentransplantation von älteren Spendern (>70 Jahre) auf einen Erwachsenen.

Die operative Technik umfasst die unilaterale En-bloc-Transplantation kindlicher Spendernieren (Ruff 2002), die iliakal oder an Aorta und V. cava paratop platziert werden können. Bei der En-bloc-Technik werden beide Nieren mit einem erhaltenen Aorten- und V. cava-Konduit anastomosiert, dies ermöglicht eine Überbrückung der Gefäßkaliberdifferenz. Die Anastomosierung der beiden Ureteren mit der Harnblase sollte getrennt erfolgen. Die Technik der Wahl bei älteren Spendernieren ist die getrennte bilaterale Nierentransplantation in Standardtechnik.

21.5.5
Spezielle Formen der Rekonstruktion der ableitenden Harnwege

Prinzipiell kann die Rekonstruktion der ableitenden Harnwege als Ureterozystoneostomie, Ureteroureterostomie, Pyeloureterostomie oder interne (z. B. Ileumconduit) bzw. externe (Pyelostomie) Urinableitung erfolgen.

21.5.5.1
Ureterozystoneostomie

Die Ureterozystoneostomie mit refluxverhütender Technik nach Gregoir ist ein Standardverfahren bei der Nierentransplantation (Abschn. 21.4.4). Bei unzureichender Länge, Verletzungen oder Durchblutungsstörungen des Transplantatureters ist eine Rekonstruktion der ableitenden Harnwege notwendig. Bei einer unzureichenden Länge des gut durchbluteten Transplantatureters kann die Mobilisation der Harnblase eine Ureterozystoneostomie nach Gregoir ermöglichen, jedoch darf der Transplantatureter hierbei nicht unter Zug geraten.

21.5.5.2
Ureteroureterostomie und Pyeloureterostomie

Der Transplantatureter kann bei Vorhandensein eines geeigneten Eigenureters mit diesem als Ureteroureterostomie anastomosiert werden. Die Indikation zur Verwendung des

Eigenureters besteht, wenn der Transplantatureter auch nach Mobilisation der Harnblase für eine Ureterozystoneostomie zu kurz ist. Die Anastomose des Eigenureters mit dem Transplantatureter (Ureteroureterostomie) sollte möglichst weit proximal im Übergangsbereich des Pyelon zum Ureter des Transplantats erfolgen. Üblicherweise wird der ipsilaterale Eigenureter zur Rekonstruktion verwendet, jedoch kann in speziellen Fällen der kontralaterale Eigenureter mobilisiert werden und zur Ureteroureterostomie verwendet werden. Die Alternative zur Ureteroureterostomie ist die Anastomose des Eigenureters mit dem Transplantatnierenbecken (Pyeloureterostomie), welche gegenüber der Ureteroureterostomie eine geringere Stenosierungrate aufweist. Die Anastomose des Eigenureters mit dem Ureter oder Nierenbecken des Transplantats erfolgt durch allschichtige Einzelknopf- oder fortlaufende Nahttechnik (Faden: resorbierbar, 4×0 oder 5×0). Ein Doppel-J-Katheter kann zur inneren Schienung der Anastomose eingelegt werden.

21.5.5.3
Interne Urinableitung

Bei Missbildungen oder irreversiblen funktionellen Störungen der ableitenden Harnwege beim Empfänger kann die Implantation des Ureters in ein vor der Transplantation angelegtes Ileum- oder Kolonkonduit erforderlich sein.

21.5.5.4
Externe Urinableitung

Bei bekanntem vesikoureteralem Reflux oder Megaureter sollte der Eigenureter nicht zur Rekonstruktion eingesetzt werden. Die Nierenfistelung (Pyelonephrostomie) bietet eine zusätzliche Möglichkeit zur temporären Urinableitung. Die Pyelonephrostomie kann eingesetzt werden, wenn eine primäre Rekonstruktion der ableitenden Harnwege bei der Transplantation nicht möglich ist. Die Pyelonephrostomie kann zur zusätzlichen Entlastung bei Anlage einer Ureteroureterostomie oder Pyeloureterostomie eingesetzt werden, insbesondere wenn diese wegen Komplikationen in entzündeter oder infizierter Umgebung angelegt wurden.

21.5.6
Autotransplantation

Die Möglichkeit einer autologen Nierentransplantation besteht beispielsweise bei Patienten mit einer Einzelniere mit Nierenzellkarzinom, welches in situ irresektabel ist. Die erkrankte Niere wird entfernt, und der Tumor ex situ reseziert. Die Replantation der Restniere erfolgt wie bei der allogenen Nierentransplantation in die Fossa iliaca. Der Vorteil der Autotransplantation ist die Vermeidung der Dialyse, wobei hierbei jedoch das Risiko eines Tumorrezidivs besteht. Die Entscheidung zur Autotransplantation ist daher individuell – insbesondere unter dem Gesichtspunkt Lebensqualität gegenüber Überlebenszeit – abzuwägen.

21.5.7
Retransplantation und Transplantat-Nephrektomie

Eine chronische Transplantatdysfunktion kann zur erneuten Dialysepflichtigkeit führen. Es ist nicht ungewöhnlich, dass ein Patient mit terminaler Niereninsuffizienz während seines Lebens zwei oder drei Nierentransplantate erhält. Anders als ein Patient nach Leber- und Herztransplantation kann ein niereninsuffizienter Patient jederzeit der Dialyse als Überbrückungsverfahren bis zur erneuten Transplantation zugeführt werden.

Bei der erneuten Nierentransplantation ist zu klären, ob eine Entfernung des vorherigen Transplantats ein- oder zweizeitig notwendig ist. Ein funktionsloses Nierentransplantat wird in der Regel atrophisch, jedoch können rekurrierende Infekte, andere medizinische (z. B. Hypertonus) oder operationstechnische Aspekte (z. B. Platzmangel) eine Entfernung des Transplantats erfordern. Die Indikation zur Transplantat-Nephrektomie ist gegeben, wenn der Empfänger symptomatisch ist.

Die Zweittransplantation erfolgt üblicherweise in der beschriebenen Standardtechnik in die kontralaterale Fossa iliaca. Bei vorheriger Entfernung des Ersttransplantats kann auch die ipsilaterale Fossa iliaca als Transplantatlager verwendet werden. Die Retransplantation ist technisch meist schwieriger.

21.6
Postoperative Überwachung und Behandlung

21.6.1
Frühe postoperative Phase

21.6.1.1
Monitoring

In der frühpostoperativen Phase erfolgt ein intensivmedizinisches Monitoring der Vitalparameter und der Transplantatfunktion auf einer Überwachungsstation (z. B. „intermediate care"). Blutdruck, Herzfrequenz, Körpertemperatur, Flüssigkeitszufuhr und Diuresemenge werden stündlich gemessen. Das Monitoring von Körpergewicht, Blutbild, Gerinnung, Elektrolyten und Retentionsparametern erfolgt täglich. Der zentrale Venendruck (ZVD) wird bis zur Entfernung des zentraler Venenkatheters täglich bestimmt. Zusätzlich sollte der Shunt täglich auf seine Funktion hin getestet werden.

Auf der Normalstation werden Blutdruck, Herzfrequenz, Körpertemperatur, Flüssigkeitszufuhr und Diuresemenge 1- bis 6-stündlich erfasst. Blutbild, Gerinnung, Elektrolyte und Retentionsparameter werden während der ersten Woche täglich und während des restlichen stationären Aufenthaltes 2- bis 3-mal pro Woche kontrolliert.

Die Blutspiegelkonzentrationen der Immunsuppressiva werden 2- bis 3-mal pro Woche kontrolliert. Die Bestimmung des Urinstatus und Sediment erfolgt einmal pro Woche. Abstriche von allen Kathetern und Drainagen werden einmal pro Woche zur mikrobiologischen Untersuchung geschickt. Die farbkodierte Duplexsonographie (FKDS) des Transplantats mit Bestimmung des Resistive Index (RI) sollte in Abhängigkeit von der Transplantatfunktion möglichst sofort postoperativ als Perfusionskontrolle und bei noch nicht vorhandener Funktionsaufnahme in der ersten Woche täglich, danach alle 2 Tage erfolgen. Die weitere Diagnostik richtet sich nach dem klinischen Verlauf, der insbesondere durch die initiale Transplantatfunktion beeinflusst wird.

21.6.1.2
Initiale Transplantatfunktion

Initialfunktion

Eine initiale Transplantatfunktion ist durch eine frühpostoperative Urinausscheidung und einen raschen Abfall der Retentionsparameter innerhalb der ersten 3 Tage nach Transplantation gekennzeichnet. Eine postoperative Nierenersatztherapie ist dann nicht mehr notwendig. Eine Initialfunktion sollte bei 90% der Lebendspende-Nierentransplantationen und >50% der Leichen-Nierentransplantationen erwartet werden. Die Diuresemenge kann mehrere Liter betragen und bedarf einer entsprechenden Flüssigkeitssubstitution. Diese richtet sich nach Diuresemenge, ZVD (5–10 mmHg) und Körpergewicht. Bei initialer Transplantatfunktion darf der Patient frei trinken. Bei einer polyurischen Transplantatniere kann die intravenöse Substitution mehrerer Liter Flüssigkeit notwendig sein.

Initiale Nichtfunktion

Die initiale Nichtfunktion des Transplantats ist meist durch Anurie oder Oligourie, fehlende Entgiftungsfunktion (kein Kreatininabfall im Serum) und der Notwendigkeit der Dialyse innerhalb einer Woche nach Nierentransplantation definiert und tritt bei 20 bis 50% der Patienten nach Verstorbenen-Nierentransplantation auf. Das histologische Korrelat der initialen Nichtfunktion ist die akute Tubulusnekrose, die vor allem durch den Ischämie-Reperfusionsschaden bedingt wird und sich meist innerhalb der ersten Tage oder Wochen nach Transplantation spontan zurückbildet. Die Therapie besteht in der temporären Fortsetzung der Dialyse bis zum Eintreten der Transplantatfunktion. Peri- und frühpostoperative Thrombosen der Shuntvene sollten deshalb notfallmäßig revidiert werden, um einen Dialysezugang zu gewährleisten. Die Flüssigkeitszufuhr ist bei ausgeglichener Bilanz restriktiv. Bei der täglichen Diuresemenge muss eine Restdiurese der Eigenniere mit berechnet werden. Die Durchblutung der Niere wird mit der FKDS kontrolliert. Eine Nierenbiopsie sollte innerhalb von 7 bis 10 Tagen nach Tansplantation durchgeführt werden, da die Biopsie das einzige diagnostische Verfahren zur Detektion einer Abstoßung bei initialer Nichtfunktion darstellt (Tabelle 21.1).

Tabelle 21.1. Initiale Funktion (IF) und initiale Nichtfunktion (INF) des Nierentransplantates

Transplantat	Initiale Funktion (IF)	Initiale Nichtfunktion (INF)
Inzidenz	Ca. >50% bei postmortaler NTx, >90% Lebendspende-NTx	Ca. 10–50% bei postmortaler NTx, bei Lebendspende selten
Definition	Spontane Diurese, rascher Kreatininabfall, keine Dialyse (1 Woche)	Meist Oligoanurie, kein Kreatininabfall, Dialyse notwendig ≤1 Woche
Diagnostik	Labor (Kreatinin, Harnstoff)	Labor (Kreatinin, Harnstoff), Sonographie, FKDS (Perfusion), Biopsie nach 1–2 Wochen (DD: ATN vs. Abstoßung)
Therapie	Frei trinken, ggf. intravenöse Volumensubstitution (ZVD 5–10 mmHg), Bilanz: ±0 bis +500 ml/d, Immunsuppression	Restriktiv, intravenöse Volumensubstitution, Bilanz: ±0 ml/d, Immunsuppression (CsA-Dosis um 50% reduzieren)
Prognose	Normale Transplantatfunktion	Spontane Erholung möglich (meist <4 Wochen nach NTx), Dialyse, Transplantat-Nephrektomie wegen INF selten notwendig

21.6.1.3
Katheter und Drainagen

Ein großlumiger zentraler Venenkatheter sollte in den ersten postoperativen Tagen zur ausreichenden Volumensubstitution verbleiben. Die Magensonde kann nach Maßgabe der Magensekretion und Darmfunktion in der Regel frühpostoperativ entfernt werden. Die Wunddrainage sollte bei seröser Sekretion spätestens 3 Tage nach Transplantation entfernt werden bzw. sobald die tägliche Sekretion der Drainage <100 ml beträgt. Der Blasenkatheter sollte für mindestens 2 Tage verbleiben und bei unblutiger Urinproduktion spätestens nach 4 Tagen entfernt werden. Bei blutig tingierter Urinsekretion ist das regelmäßige Anspülen des Blasenkatheters erforderlich, da Koagel das Lumen verlegen können. Bei blutiger Urinsekretion ist eine kontinuierliche Blasenspülung mit NaCl-Lösung empfohlen. Grundsätzlich sollten alle Katheter so kurz wie möglich verbleiben, da diese als Fremdkörper wirken und Infektionen begünstigen. Nach Entfernen eines Katheters oder einer Drainage wird die Katheterspitze zur mikrobiologischen Untersuchung eingeschickt.

21.6.1.4
Medikation

Zur Prophylaxe einer Transplantatabstoßung erhalten die Patienten eine immunsuppressive Medikation, die bis zum Verlust der Transplantatfunktion (z. B. chronische Dysfunktion) beibehalten wird. Die immunsuppressive Prophylaxe und Therapie wird detailliert in Abschnitt 21.6.4 besprochen.

Die Empfänger erhalten während der stationären Phase eine Thromboseprophylaxe mit Heparin und eine Ulcusprophylaxe mit H2-Rezeptorantagonisten oder Protonenpumpeninhibitoren. Die intravenöse oder subkutane Gabe von Heparin ist der von subkutan applizierten niedermolekularen Heparinen vorzuziehen, da bei einer Blutungskomplikation Heparin besser zu antagonisieren ist. Die Durchblutung der Transplantatniere kann durch Dopamin unterstützt werden, wobei der Effekt wissenschaftlich nicht nachgewiesen ist.

Perioperativ erfolgt bei allen Patienten eine Infektionsprophylaxe mit intravenösen Antibiotika (z. B. Cephalosporine der dritten Generation). Eine Prophylaxe gegen CMV sollte bei folgender serologischer Konstellation erfolgen: Empfänger CMV-positiv und Spender CMV-positiv oder Empfänger CMV- negativ und Spender CMV-positiv. Bei CMV-negativen Empfängern ist auf eine CMV-freie Übertragung von Blut und Blutbestandteilen zu achten, da diese eine CMV-Infektion aktivieren können. Als CMV-Prophylaxe erhalten die Patienten eine Medikation mit Aciclovir über 6 Wochen.

21.6.2
Späte postoperative Phase

In der spätpostoperativen Phase erfolgt die Nachbetreuung des Patienten ambulant durch einen Nephrologen und das Transplantationszentrum. Die Intervalle zwischen den Vorstellungen des Patienten können mit zunehmender Zeit nach Transplantation länger werden (Tabelle 21.2). Bei Komplikationen sind häufigere Nachsorgeuntersuchungen zu terminieren.

Tabelle 21.2. Zeitplan der ambulanten Wiedervorstellung nach Nierentransplantation

Zeit nach Transplantation	Nephrologe/Hausarzt	Transplantationszentrum
<1 Monat	1- bis 3-mal pro Woche	1-mal pro Woche
1–6 Monate	1- bis 2-mal pro Woche	1-mal pro Monat
6–12 Monate	2- bis 4-mal pro Monat	Alle 2–3 Monate
>12 Monate	1- bis 2-mal pro Monat	Alle 3–6 Monate

Im Vordergrund der ambulanten Nachbetreuung steht die Früherkennung von Transplantatfunktionsstörungen, deren Ursachen und deren Therapie. Ein weiteres Ziel der ambulanten Nachbetreuung ist die Feineinstellung der immunsuppressiven Therapie. Eine zu hoch eingestellte Immunsuppression erhöht das Risiko für Infektionen und für unerwünschte Nebenwirkungen der Immunsuppressiva, eine zu niedrig eingestellte Immunsuppression birgt ein erhöhtes Abstoßungsrisiko. Nach der Induktionsphase können Anzahl und Dosis der immunsuppressiv wirksamen Medikamente reduziert werden. Die Feindosierung der Immunsuppressiva erfolgt durch Bestimmung der Wirkstoffspiegel im Blut. In der Regel werden die Wirkstoffspiegel 12 Stunden nach Einnahme des Immunsuppressivums, aber vor erneuter Einnahme des Medikamentes als Talblutspiegel gemessen (Oellerich 1998). Die Zielbereiche der Talblutspiegel während der Erhaltungsimmunsuppression werden im Abschnitt Immunsuppression angegeben.

21.6.3
Diagnostik

21.6.3.1
Klinische Diagnostik

Flüssigkeitsbilanz, Körpergewicht und Ödeme sind klinische Parameter zur Beurteilung der Transplantatfunktion. Die tägliche Flüssigkeitsbilanz sollte zwischen 2 bis 3 Litern Trinkmenge (Einfuhr) und Diurese (Ausfuhr) liegen. Hinweisend auf eine Transplantatfunktionsstörung ist eine rückläufige Diurese bei Zunahme des Körpergewichts und Ödemen. Eine plötzliche starke Abnahme der Diurese ist hinweisend auf eine vaskuläre, urologische oder immunologische Komplikation. Zur klinischen Untersuchung gehören die Blutdruckmessung, die Palpation der Lymphknoten, Suche nach suspekten Naevi und Infektionsquellen.

21.6.3.2
Laborchemische Untersuchungen

Die laborchemischen Untersuchungen in der ambulanten Nachbetreuung umfassen: Blutbild, Elektrolyte, Retentionsparameter, Leberwerte, Glukose, Protein, Cholesterin, Triglyzeride, Urinstatus und -sediment und die Blutspiegelkontrolle der Immunsuppressiva. Serologische CMV-Kontrollen sollten halbjährlich durchgeführt werden. Die Bestimmung weiterer Parameter richtet sich nach der klinischen Notwendigkeit.

Die Retentionsparameter Kreatinin und Harnstoff dienen als einfache Tests zur Beurteilung der Transplantatfunktion. Bei einem raschen Kreatininanstieg ist die stationäre

Aufnahme des Patienten indiziert. Differentialdiagnostisch ist primär eine akute Transplantatabstoßung auszuschließen. Ein schleichender Kreatininanstieg und eine Proteinurie können Hinweise auf eine chronische Dysfunktion oder chronische Abstoßung sein. Die Transplantatbiospie ist der Goldstandard in der Diagnostik einer akuten oder chronischen Abstoßung. Eine Vielzahl diagnostischer Parameter (z. B. α-GST, β_2-Mikroglobulin, Neopterin, Procalcitonin) wurde zur Differenzierung zwischen Transplantatabstoßung und anderen Ursachen eines Kreatininanstiegs erprobt (Polak 1999, Backman 1986, Grebe 2002, Eberhard 1998), jedoch ohne die Transplantatbiopsie ersetzen zu können.

21.6.3.3
Apparative Diagnostik

Sonographie und farbkodierte Duplexsonographie
Die farbkodierte Duplexsonographie (FKDS) des Transplantats gibt Aufschluss über Morphologie und Durchblutung des Transplantats. Zur Befundung gehören die Bestimmung der Nierengröße, die Beurteilung der Homogenität der Nierendurchblutung, die Durchgängigkeit der Nierenarterie(n)- und -vene(n) im Hilus, die Bestimmung des Resistive Index (RI) und/oder Pulsatilitäts Index (PI), die Beurteilung des Nierenbeckenkelchsystems und des Ureters, die Lage von Drainagen (Wunddrainage, Doppel-J-Katheter), das Vorliegen von Flüssigkeitsverhalten (freie Flüssigkeit, Serom, Hämatom) in der Transplantatloge und die Beurteilung der Harnblasenfüllung. Der RI-Wert (Referenzbereich 0,5–0,7) wird als Quotient des systolischen und diastolischen Blutflusses in einer A. arcuata des Transplantats gemessen. Der RI-Wert bzw. PI-Wert spiegelt den Gefäßwiderstand im Transplantat wider und ist meist nur im Verlauf aussagekräftig. Ein im Verlauf steigender RI-Wert kann auf eine Abstoßungsreaktion hinweisen. Ein RI-Wert >1,0 liegt bei einer schwerwiegenden Durchblutungsstörung des Transplantats vor (z. B. Nierenvenenthrombose). Im Verlauf niedrige RI-Werte (<0,45) oder Flussbeschleunigungen (>150 cm/sek) können ein Hinweis für eine Nierenarterienstenose darstellen.

Nierenfunktions- und Perfusionsszintigraphie
Die Nierenfunktions- und Perfusionsszintigraphie (NFPS) gibt Aufschluss über die Qualität der Nierendurchblutung und Urinleckagen. Die NFPS kann zur Differentialdiagnostik der primären Transplantat-Nichtfunktion, Urinleckage und Transplantatabstoßung eingesetzt werden.

Angiographie und Angio-Magnetresonanztomographie
Die Angio-Magnetresonanztomographie (Angio-MRT) und die digitale Subtraktionsangiographie (DSA) können zur Diagnostik von Durchblutungsproblemen nach Nierentransplantation eingesetzt werden. Bei der Angio-MRT wird das Kontrastmittel über eine Armvene injiziert und die Durchblutungsverhältnisse in einem ausgewählten Areal durch das MRT dargestellt. Der Zugang zur Angiographie erfolgt im allgemeinen in Seldinger-Technik über die rechte oder linke A. femoralis. Das Kontrastmittel wird über den Angiographiekatheter appliziert, sodass die Durchblutungsverhältnisse selektiv dargestellt werden können. Die diagnostische Sequenz sollte primär die FKDS, sekundär die Angio-MRT und tertiär die DSA beinhalten, die derzeit noch den Goldstandard darstellt.

21.6.3.4
Transplantatbiopsie

Die Biopsie ist der Goldstandard in der Diagnostik der Transplantatabstoßung. Die Biopsie erfolgt stationär nach sterilem Abwaschen und Abdecken unter Lokalanästhesie. Bevorzugt soll der obere Nierenpol in kraniolateraler Richtung unter Ultraschallkontrolle biopsiert werden, um eine Verletzung der unteren Polgefäße, die den Ureter versorgen, und des Nierenhilus zu vermeiden. Zur Durchführung der Nierenbiopsie wird die Haut mit einem Lokalanästhetikum infiltriert und anschließend mit einem Stichskalpell inzidiert. Unter sonographischer Kontrolle wird die Biopsienadel (z. B. 16 G) bis an den oberen Nierenpol geführt und ein Biopsiezylinder von 1,0 bis 1,5 cm Länge und 0,8 bis 1,0 mm Durchmesser aus der Transplantatniere gestanzt. Die Biopsie wird in Formalinlösung (4%) fixiert. Ein Sandsack wird zur Vermeidung eines Bauchdeckenhämatoms auf die Einstichstelle gelegt. Vier Stunden nach der Biopsie erfolgt eine sonographische Kontrolle der Transplantatloge auf freie Flüssigkeit und eine Kontrolle de Hämoglobinwertes, so lange muss der Patient nüchtern bleiben und Bettruhe halten.

21.6.4
Immunsuppression

21.6.4.1
Prophylaxe der Transplantatabstoßung

Akute Abstoßungen treten vorwiegend in der frühpostoperativen Phase auf, demzufolge ist die immunsuppressive Medikation während dieser Phase relativ höher (Induktions-Immunsuppression) als im Langzeitverlauf (Erhaltungs-Immunsuppression).

In der Induktionsphase wird meist eine Dual- oder Triple-Immunsuppression verabreicht, bei erhöhtem immunologischen Risiko (niedrige HLA-Übereinstimmung, immunisierter Empfänger oder Retransplantation) wird die Immunsuppression um weitere Präparate ergänzt. Insgesamt basiert die Induktions- und Erhaltungs-Immunsuppression auf einem Basis-Immunsuppressivum, welches mit anderen Immunsuppressiva kombiniert wird. Die am häufigsten eingesetzten Basis-Immunsuppressiva (Gruppe I) sind derzeit die Calcineurininhibitoren Cyclosporin A und Tacrolimus. Als Kombinationspräparate können Azathioprin oder Mycophenolatmofetil (Gruppe II), Rapamycin oder SDZ-RAD (Gruppe III), ATG, OKT3, Daclizumab oder Basiliximab (Gruppe IV) und Prednisolon (Gruppe V) gegeben werden. Während der Erhaltungsphase werden Anzahl und Einzeldosierungen der immunsuppressiven Medikamente nach Möglichkeit reduziert (Abb. 21.5).

 Die Kombination von Immunsuppressiva sollte synergistische oder additive Effekte nutzen, sodass über eine Einsparung der Einzeldosierung Nebenwirkungen reduziert werden können. Insbesondere sollten Immunsuppressiva kombiniert werden, die sich in ihrem Nebenwirkungsspektrum unterscheiden und ihren Wirkungsmechanismus in unterschiedlichen Phasen des Zellzyklus entfalten.

Die Verwendung von Antikörperpräparaten führt zu einer sehr potenten Induktion mit niedrigen Abstoßungsraten, dies muss jedoch gegen das Risiko von Infektionen und De-

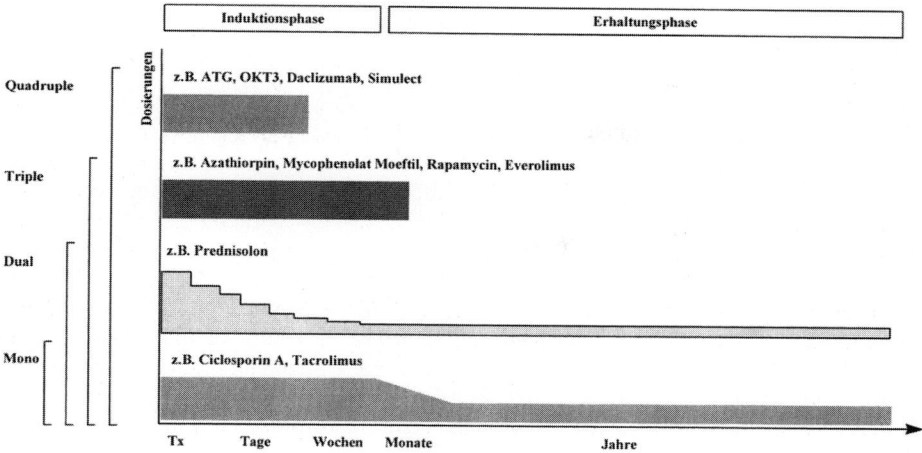

Abb. 21.5. Schema der immunsuppressiven Prophylaxe und Kombinationsmöglichkeiten

novo-Tumoren abgewogen werden. Der Einsatz von Prednisolon in der Erhaltungsphase wird wegen der zahlreichen Nebenwirkungen zunehmend kontrovers diskutiert. Insbesondere wird das Risiko für kardiovaskuläre Erkrankungen durch die kumulative Steroiddosis erhöht (Lemieux 2002, Hricik 1998). Bei Cyclosporin A oder Tacrolimus assoziierter Nephrotoxizität empfiehlt sich eine Dosisreduktion oder die Umstellung der Basis-Immunsuppression auf eine nicht nephrotoxisch wirkende Substanz (z. B. MMF, Rapamycin) (Pescovitz 2001, Olyaei 2001). Die Nephrotoxizität von Cyclosporin A und Tacrolimus kann durch andere nephrotoxische Substanzen (z. B. Amphotericin B) verstärkt werden. Die Cyclosporin A-Dosis wird bei initialer Nichtfunktion in einigen Zentren auf die Hälfte reduziert (Hanack 1998). Bei Unverträglichkeit, ausgeprägter Gingivahyperplasie oder Hirsutismus unter Cyclosporin A sollte die Umstellung auf Tacrolimus oder MMF erfolgen. Für Patienten, die unter Tacrolimus einen latenten Diabetes mellitus entwickeln oder anamnestisch eine Prädisposition für Diabetes mellitus aufweisen, kann Cyclosporin A als Basisimmunsuppression bevorzugt werden (Abouljoud 2002). Eine Reduktion oder ein Absetzen von MMF kann bei schweren gastrointestinalen Symptomen (z. B. Diarrhöe) oder Leukopenie erforderlich sein. Zur Vermeidung von gastrointestinalen Symptomen sollten Tacrolimus und MMF nach unserer Erfahrung getrennt mit einem zweistündigen Intervall verabreicht werden.

Cyclosporin A und Tacrolimus sind Medikamente, die ein enges therapeutisches Fenster und eine inter- und intraindividuell variable Bioverfügbarkeit aufweisen. Die Einstellung der Dosierung von Cyclosporin A und Tacrolimus erfolgt adaptiert an die Messung von Talblutspiegeln im Blut (Armstrong 2001). Dosierungen, Monitoring und potentielle Nebenwirkungen der Immunsuppressiva sind in Tabelle 21.3 dargestellt.

Die Protokolle der Immunsuppression variieren zwischen den einzelnen Transplantationszentren, unser Protokoll ist in folgender Übersicht aufgeführt.

Protokoll 1 (Standard)	Cyclosporin A
	Initiale Dosis 2×5 mg/kg/d p.o. (IF) oder 2×2,5 mg/kg/d p.o. (INF), Talblutspiegel (EMIT) 150–250 (100–150) µg/l <3 (>3) Monate
Prednisolon	Initiale Dosis 1 mg/kg/d p.o., Reduktion der Dosis um 5 mg jeden 2. Tag, ab 20 mg jeden 4. Tag um 2,5 mg bis zum Erreichen der Erhaltungsdosis von 7,5 mg/d
Protokoll 2 (immunologisches Risiko)	
Tacrolimus	Initiale Dosis 2×0,075 mg/kg/d p.o. (IF und INF), Talblutspiegel (MEIA II) 10–15 (5–10) µg/l <3 (>3) Monate
Mycophenolatmofetil	Initiale Dosis 2×10–20 mg/kg/d p.o.
Prednisolon	s. Protokoll 1

21.6.4.2
Therapie der Transplantatabstoßung

Die medikamentöse Therapie stellt die Behandlung einer Transplantatabstoßung dar. Mittel der Wahl in der Therapie von Abstoßungsreaktionen ist in unserem Zentrum Methylprednisolon (250–500 mg iv über 3 bis 5 Tage). Zusätzlich sollten die Dosierungen der Basisimmunsuppressiva Cyclosporin und Tacrolimus an den oberen Bereich des angestrebten therapeutischen Bereichs angepasst werden. In Abhängigkeit von der Basisimmunsuppression kann unter Cyclosporin A die frühzeitige Umstellung auf Tacrolimus zur Therapie einer akuten Abstoßung durchgeführt werden. Die zusätzliche Gabe von Mycophenolatmofetil kann zur Prophylaxe einer wiederholten Transplantatabstoßung individuell indiziert sein. Bei einer steroidresistenten akuten Transplantatabstoßung ist die Umstellung von Cyclosporin auf Tacrolimus oder die Gabe von ATG oder OKT3 indiziert. Bei älteren Patienten und Patienten mit kardialer Begleiterkrankung sollte vorzugsweise ATG appliziert werden. Bei Applikation von ATG oder OKT3 sollte ein Nukleosidanalogon (Ganciclovir) in an die Nierenfunktion adaptierter Dosis zur CMV-Prophylaxe für 6 Wochen gegeben werden. Vor einer erneuten Exposition mit ATG oder OKT3 sollte der Patient auf das Vorliegen von Antikörpern untersucht werden, da es sonst bei erneuter Gabe zu einer anaphylaktoiden Reaktion kommen kann.

21.7
Spezielle postoperative Probleme

Transplantatfunktionsstörungen können transplantatspezifische und nichttransplantatspezifische Ursachen haben. Führende klinische Zeichen einer Transplantatfunktionsstörung sind rückläufige Diurese und steigende Retentionsparameter, Diurese und Retentionsparameter sollten also zunächst überprüft werden. Die diagnostische Sequenz zur Abklärung einer Transplantatfunktionsstörung umfasst die Sonographie (FKDS), die Nieren-Funktions-Perfusionsszintigraphie, die Transplantatbiopsie, das therapeutische Drug Monitoring (TDM) und die mikrobiologische Diagnostik (Abb. 21.6).

Die Komplikationen weisen häufig ein typisches zeitliches Auftreten auf. Komplikationen der Frühphase sind die initiale Nichtfunktion, Blutung, arterielle oder venöse Thrombose, Leckage oder Nekrose der ableitenden Harnwege, akute Abstoßung, bakterielle oder mykotische Infektionen und Nebenwirkungen der Immunsuppressiva. In der Spätphase

Tabelle 21.3. Überblick über die klinisch relevanten Immunsuppressiva

	Medikamente	Dosierung und Monitoring	Nebenwirkungen
I	Cyclosporin A (CsA)	Initiale orale Dosis: 2×5 mg/kg/d (IF), 2×2,5 mg/kg/d (INF); Talblutspiegel: 150–250 µg/l (<3 Mo.), 100–150 µg/l (>3 Mo.); Monitoring: EMIT (Routine), LC-MS/MS (Metabolite)	Nephro-, Hepato- und Neurotoxizität, Tremor, Hypertonie, Hirsutismus, Hyperlipidämie, Gingivahyperplasie, HUS-like-Syndrom
I	Tacrolimus (FK506)	Initiale orale Dosis: 2×0,075 mg/kg/d (IF, INF); Talblutspiegel: 10–15 µg/l (<3 Mo.), 5–10 µg/l (>3 Mo.); Monitoring: MEIA II (Routine), LC-MS/MS (Metabolite)	Nephro- und Neurotoxizität, Tremor, Hyperglykämie, HUS-like-Syndrom
III	Sirolimus (Rapamycin)	Initiale orale Dosis: 5 mg/d, danach 2 mg/d; Talblutspiegel: 5–15 µg/l; Monitoring: LC-MS/MS (Routine, Metabolite)	Hyperlipidämie, Myelodepression
II	Mycophenolatmofetil (MMF)	Initiale orale Dosis: 2×10–20 mg/kg/d; Talblutspiegel: vermutlich 1–3 mg/l; Monitoring: RP-HPLC (Routine, Metabolite)	Myelodepression, gastrointestinale Beschwerden (Diarrhöe)
II	Azathioprin	Initiale orale Dosis: 1–2,5 mg/kg/d; Monitoring: HPLC (TPMT-Metabolismus)	Myelo- und Hepatotoxizität
IV	Basiliximab (CHI621)	Dosis: 20 mg i.v. am Tag der NTx und 4 Tage nach NTx	Bislang keine schwerwiegenden Nebenwirkungen bekannt, selten allergische Reaktion
IV	Daclizumab	Dosis: 1 mg/kg i.v. vor NTx und 4 weitere Gaben 14-tägig	Bislang keine schwerwiegenden Nebenwirkungen bekannt, selten allergische Reaktion
IV	Antithymozytenglobulin (ATG)	Dosis: 1–5 mg/kg/d i.v. 5–10 Tage; Monitoring: Lymphozytenzahl	Anaphylaktische Reaktion, Grippesymptome bei erster Gabe, Fieber, Schwindel, potentiell erhöhtes Risiko für PTLD
IV	Muromonab-CD3 (OKT3)	Dosis: 5 mg/d iv 5–10 Tage	Anaphylaktische Reaktion, grippeähnliche Symptome bei erster Gabe, potentiell erhöhtes Risiko für PTLD
V	Prednisolon	Initiale orale Dosis: 1 mg/kg/d, anschließend Dosisreduktion bis Erhaltungsdosis 7,5 mg/d	Infektion, Gewichtszunahme, cushingoider Habitus, Katarakt, Myopathien, Osteopenie, aseptische Knochennekrosen, Wachstumsstörungen bei Kindern, erhöhtes Risiko für kardiovaskuläre Erkrankungen, Hyperlipidämie, Glukoseintoleranz
V	Methylprednisolon (MP)	Intravenöse Dosis: 250–500 mg MP über 3–5 Tage	Siehe Prednisolon

PTLD: Posttransplantations lymphoproliferative Erkrankung, *EMIT:* „enzyme multiplied immunoassay", *LC-MS/MS:* kombinierte Flüssigkeitschromatographie-Tandem-Massenspektrometrie, *RP-HPLC:* reverse Phase-Hochleistungs-Flüssigkeitschromatographie.

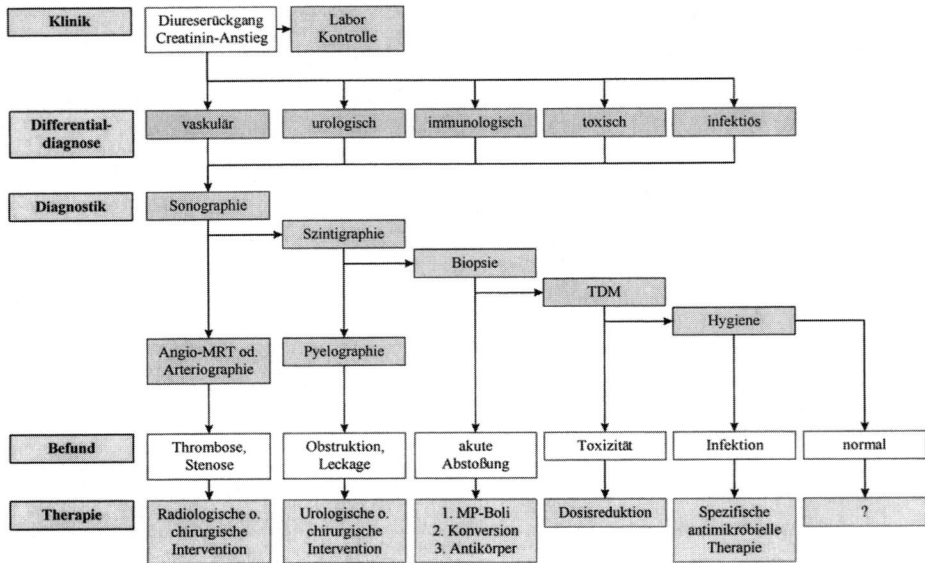

Abb. 21.6. Schematische Darstellung unseres diagnostischen Vorgehens bei einer Transplantatdysfunktion. *TDM* therapeutisches Drug Monitoring; *MP* Methylprednisolon

können eine Stenosierung der Transplantatgefäße oder ableitenden Harnwege, virale oder parasitäre Infektionen, Nebenwirkungen der Immunsuppressiva, chronische Abstoßung, Rezidiv der Grundkrankheit und De-novo-Tumoren auftreten (Rao 1998) (Abb. 21.7).

Im Folgenden werden die transplantatspezifischen und nichttransplantatspezifischen Ursachen dargestellt, die eine Transplantatfunktionsstörung verursachen können.

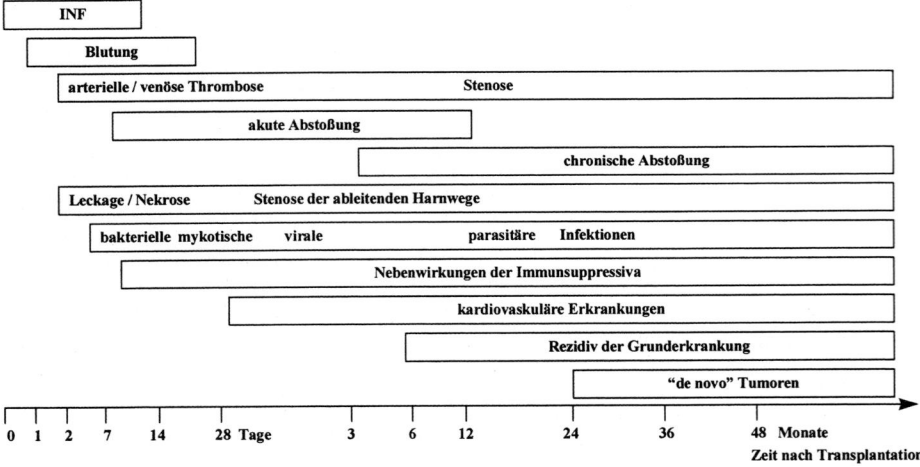

Abb. 21.7. Zeitliches Fenster von Komplikation nach Nierentransplantation

21.7.1
Transplantatspezifisch

21.7.1.1
Transplantatdysfunktion

Initiale Nichtfunktion
Zur Ätiologie, Klinik und Therapie der initialen Nichtfunktion s. Abschn. 21.6.1.2.

Chronische Dysfunktion
Die chronische Dysfunktion (CDF) ist die funktionelle Konsequenz der chronischen Nephropathie. Die chronische Transplatatnephropathie wird durch Alloantigen-abhängige Prozesse (z. B. chronische Abstoßung), Alloantigen-unabhängige Prozesse (z. B. Hirntod, Ischämie-Reperfusionsschaden, CMV-Infektion) und nichtimmunologische Prozesse (z. B. Calcineurininhibitor-vermittelte Nephrotoxizität, akute Tubulusnekrose) verursacht. Protokollbiopsien können frühzeitig auf eine chronische Nephropathie hinweisen, jedoch sind die histologischen Veränderungen häufig unspezifisch: herdförmige interstitielle Fibrose, Entzündung, tubuläre Atrophie, Glomerulosklerose und vaskuläre Endarteriitis. Die Entwicklung einer chronischen Dysfunktion führt zur schleichend verlaufenden progredienten Niereninsuffizienz, die die häufigste Ursache spät auftretender Funktionsverluste von Nierentransplantaten darstellt (Kreis 2001).

21.7.1.2
Transplantatruptur, Dekapsulierung

Als Ätiologie einer Transplantatruptur kommen differentialdiagnostisch eine schwere Abstoßungsreaktion und venöse Abflussprobleme in Betracht. Dekapsulierungen können bei unvorsichtiger Präparation des Transplantats oder bei Biopsieentnahme auftreten.

Die Transplantatruptur ist heutzutage eine Rarität und stellt eine seltene schwere Komplikation dar, die operativ versorgt werden muss. Unter manueller Kompression des arteriellen Zuflusses erfolgt die Blutstillung und Naht des Nierengewebes. Alternativ kann eine Transplantatruptur durch ein Vicrylnetz-Packing versorgt werden.

21.7.1.3
Vaskuläre Komplikationen

Die Nierenarterienthrombose ist ein schwerwiegendes Ereignis, welches meist zum Transplantatverlust führt und gehäuft in den ersten Tagen nach Transplantation auftritt. Hinweisend auf eine Nierenarterienthrombose ist ein plötzlicher Diureseeinbruch. Die FDKS ist ein einfaches Verfahren, um den arteriellen Fluss in der Nierenarterie und im Nierenparenchym nachzuweisen. Bei nicht nachweisbarem arteriellen Fluss im Transplantat sollte umgehend eine operative Exploration der Transplantatgefäße erfolgen. Das Verfahren der Wahl bei einer Nierenarterienthrombose ist die operative Thrombektomie. Die Angio-MRT oder Angiographie sind diagnostische Alternativen, wenn keine FKDS verfügbar ist.

21.7.1.4
Urologische Komplikationen (Ureterstenose, Ureternekrose, Urinleckage)

Urologische Komplikationen können als Urinleckage, Ureternekrose und Ureterstenose auftreten. Urinleckagen treten häufig in der Frühphase nach Transplantation auf. Die Ausbildung einer Urinphlegmone ist eine gefürchtete Komplikation der Urinleckage. Hinweisend auf eine Urinleckage sind abdominelle Schmerzen, Rückgang der Diurese, Nachweis freier Flüssigkeit im Ultraschall, pararenale Aktivitätsanreicherungen in der NFPS. Als Therapie der Wahl bei Urinleckage kommen die externe Entlastung der ableitenden Harnwege durch Pyelostomie und Doppel-J-Katheter-Einlage in Betracht. Lässt sich die Urinleckage nicht durch eine minimal-invasive Intervention beherrschen, ist die operative Revision mit evtl. Neuanlage der Ureterozystoneostomie indiziert. Der Patient sollte bei Vorliegen einer Urinleckage zusätzlich antibiotisch abgeschirmt werden.

Die Ureternekrose ist meistens durch eine arterielle Durchblutungsstörung des Ureters bedingt. Bei der Entnahme und der Transplantation ist besonders auf das Vorliegen einer unteren Polarterie zu achten, da diese den Ureter arteriell versorgt und deren Verlust zur Ureternekrose führt. Auch eine skelettierende Präparation des Ureters bei der Transplantation kann zur Ureternekrose führen. Als Verfahren der Wahl bei einer Ureternekrose kommt die Pyeloureteroneostomie mit dem Eigenureter des Empfängers in Betracht. Hierbei sollte auf eine weit offene Anastomose (ca. 2 cm) zwischen dem Transplantatnierenbecken und dem Eigenureter des Empfängers geachtet werden. Alternativ hierzu kann bei einer distalen Ureternekrose eine Boariplastik durchgeführt werden (Thomalla 1985).

Die Ureterstenose ist am häufigsten im Bereich der Ureterozystostomie lokalisiert und kann durch eine zu eng genähte Anastomose, zu straffe Antirefluxplastik oder durch narbige Stenosierung der Anastomose bedingt sein. Als temporäre Entlastung kommt die Einlage eines Doppel-J-Katheters oder die Pyelostomie in Betracht. Als Therapie stehen die interventionelle Dilatation der Stenose, die interventionelle Stenteinlage und die Re-Ureterozystostomie zur Verfügung.

21.7.1.5
Immunologische Komplikationen (Transplantatabstoßung)

Bei der allogenen Nierentransplantation manifestiert sich die immunologische Auseinandersetzung zwischen dem Immunsystem des Empfängers und dem Spenderorgan klinisch als Abstoßungsreaktion im Sinne einer Host-versus-Graft-Reaktion. Ätiologisch können die hyperakute, die akzelerierte, die akute und die chronische Abstoßungsreaktion voneinander unterschieden werden.

Die hyperakute Transplantatabstoßung ist heutzutage sehr selten geworden, humoral (präformierte zytotoxische Anti-HLA-Antikörper) vermittelt und tritt innerhalb von Minuten bis Stunden nach Reperfusion des Transplantats auf. Die hyperakute Abstoßung ist wegen des Vorliegens natürlicher speziesspezifischer Antikörper charakteristisch für die xenogene Transplantationssituation. Bei der allogenen Transplantation muss ätiologisch an eine Sensibilisierung des Empfängers durch Bluttransfusion, Schwangerschaft oder Vortransplantation als auch an eine Blutgruppeninkompatibilität gedacht werden. Die Klinik ist durch eine primäre Nichtfunktion geprägt. Makroskopisch imponiert bereits intraoperativ eine Schwellung des zyanotisch verfärbten Transplantats. Mikroskopisch findet sich eine Verlegung der Endstrombahn. Eine hyperakute Transplantatabstoßung ist meist therapierefraktär. Die hyperakute Abstoßung ist bei Beachtung der Blutgruppenkompatibilität und negativer Kreuzprobe vor Transplantation extrem selten.

Die ebenfalls seltene akzelerierte Transplantatabstoßung kann humoral oder zellulär vermittelt sein und manifestiert sich innerhalb der ersten Tage nach Transplantation. Die Klinik ist durch ein schweres Krankheitsgefühl und das Bild einer primären Nichtfunktion gekennzeichnet. Histologisch zeigen sich entzündlich veränderte Endothelien. Eine akzelerierte Abstoßung ist meist therapierefraktär und kann zum frühzeitigen Transplantatverlust führen.

Die akute Transplantatabstoßung ist die häufigste Form der Abstoßung nach allogener Nierentransplantation. Die Ätiologie ist eine zellulär vermittelte immunologische Reaktion (Typ IV). Sie manifestiert sich meist zwischen dem 5. und 14. Tag nach Transplantation, kann jedoch bei Unterimmunsuppression auch noch Monate oder Jahre nach Transplantation auftreten. Die Klinik ist durch Druckschmerz oder Spannungsgefühl im Transplantatlager, Rückgang der Diurese und Kreatininanstieg charakterisiert, kann aber auch symptomlos sein. Die Diagnose einer akuten Abstoßungsreaktion sollte bioptisch gesichert werden. Histologisch findet sich ein interstitielles, vaskuläres oder gemischt interstitiell-vaskuläres Infiltrat sowie eine Tubulitis. Die akute Abstoßung wird nach der Banff-Klassifikation graduiert (Solez 1993). Die vaskuläre Infiltration ist prognostisch ungünstiger als die interstitielle Infiltration. Die frühzeitige Diagnose und Therapie der akuten Abstoßung entscheidet über die Prognose. Prinzipiell ist eine akute Abstoßung in der Frühphase ihres Auftretens medikamentös gut beherrschbar und meist komplett reversibel. Eine unbehandelte akute Abstoßung potenziert das Risiko für die Entwicklung einer chronischen Abstoßung und kann zum Transplantatverlust führen.

Die chronische Abstoßung ist multifaktoriell bedingt. Ihre Ätiologie ist bislang nicht vollständig geklärt, jedoch werden die primäre Transplantat-Nichtfunktion, akute Abstoßung(en) und CMV-Infektion als potentielle Faktoren diskutiert. Die chronische Abstoßung tritt meist Monate oder Jahre nach der Transplantation auf und ist durch einen stetigen Anstieg der Retentionsparameter und schleichenden Funktionsverlust des Transplantats gekennzeichnet. Histologisch ist das Vorliegen einer Vaskulopathie und Fibrosierung des Transplantats hinweisend. Die Therapie der chronischen Abstoßung besteht derzeit in einem Hinauszögern des schleichenden Funktionsverlustes meist durch Umstellen der immunsuppressiven Therapie. Im Einzelfall kann hierbei sowohl die Umstellung von einem Calcineurininhibitor auf Mycophenolatmofetil als auch die von Cyclosporin auf Tacrolimus erfolgreich sein. Jedoch sind die Erfolge der medikamentösen Therapie oft zeitlich limitiert. Die differentialdiagnostische Abgrenzung zwischen chronischer Dysfunktion und chronischer Abstoßung ist häufig schwierig, beide Ätiologien sind prognostisch ungünstig und führen meist zum dauerhaften Funktionsverlust des Transplantats.

21.7.1.6
Rezidiv der Grundkrankheit

Eine Vielzahl der Grunderkrankungen, die zur terminalen Niereninsuffizienz geführt haben, können im Transplantat wieder auftreten. Rekurrierende Grunderkrankungen, die einen Transplantatverlust zur Folge haben können, sind: primäre Hyperoxalurie Typ I, fokal segmental sklerosierende Glomerulonephritis, hämolytisch-urämisches Syndrom, Purpura Schoenlein-Henoch, mesangiokapilläre Glomerulonephritis Typ I und II und IgA-Nephropathie. Grunderkrankungen, die histologisch wieder auftreten können, jedoch selten zum Transplantatverlust führen sind: diabetische Nephropathie, membranöse Nephropathie, Anti-GBM-Nephritis, systemische Vaskulitiden und Morbus Fabry. Eine histologische Rekurrenz der Grunderkrankung kann bei systemischem Lupus erythematodes, idiopathischer rapid progressiver Glomerulonephritis und membranöser Glomerulonephritis auftreten.

Die Differentialdiagnose des Rezidivs der Grunderkrankung umfasst die De-novo-Glomerulonephritis des Transplantats, die mit dem Transplantat übertragene Glomerulonephritis, die akute oder chronische Abstoßungsreaktion, die akute oder chronische Glomerulopathie des Transplantats, die Calcineurininhibitor-induzierte Nephrotoxizität, die Durchblutungsstörung des Transplantats und die CMV-Infektion.

Die diagnostische Abklärung umfasst die Transplantatbiopsie (Immunfluoreszenz, Elektronenmikroskopie), die Bestimmung der Blutspiegel der Immunsuppressiva, den Urinstatus, das Urinsediment, die quantitative Bestimmung des Proteins im Urin über 24 Stunden, die sonographische Untersuchung (FKDS) des Transplantats sowie die CMV-Diagnostik (pp65, PCR).

> **!** Die potentielle Gefahr, das Transplantat durch ein Rezidiv der Grundkrankheit zu verlieren, sollte bei der Lebendspende berücksichtigt werden. Bei Patienten mit terminaler Niereninsuffizienz, die durch eine fokal sklerosierende Glomerulonephritis, Purpura Schoenlein-Henoch oder mesangiokapilläre Glomerulonephritis Typ I bedingt ist, sollte die Transplantation nach postmortaler Organspende bevorzugt werden.

21.7.2
Nichttransplantatspezifisch

21.7.2.1
Neurologische Komplikationen

Neurologische Komplikationen nach Nierentransplantation sind meist infektiöser oder medikamentös-toxischer Genese. Infektiöse Komplikationen können sich insbesondere unter intensivierter immunsuppressiver Therapie systemisch manifestieren und zu einer Infektion des zentralen Nervensystems führen. Bei mykotischen und viralen Infektionen kann die systemische Exazerbation durch effektive Prophylaxe und Therapie meist vermieden werden. Insbesondere können Candida, Aspergillus, Toxoplasmen, Herpes-Viren und das Zytomegalie-Virus zu einer Enzephalitis führen. Die frühzeitige Diagnose ist entscheidend für den Therapieerfolg bei systemischer Infektion.

Ein feinschlägiger Tremor ist eine häufige Nebenwirkung unter der Therapie mit Cyclosporin und Tacrolimus, die sich unter Dosisreduktion in der Regel folgenlos zurückbildet.

21.7.2.2
Kardiovaskuläre Komplikationen

Die meisten Todesfälle bei funktionierendem Transplantat werden durch kardiovaskuläre Erkrankungen verursacht. Diabetes mellitus, Hypertonus und Atherosklerose können kardiovaskuläre Erkrankungen bereits vor Ausbildung eines terminalen Nierenversagens begünstigen (Wheeler 2000, Fellström 2001). Deshalb sollten bereits bei der Evaluation zur Transplantation das Vorhandensein und der Schweregrad kardiovaskulärer Erkrankungen abgeklärt werden. Die hohe Inzidenz von Hypertonus und Hyperlipidämie nach Transplantation kann zusätzlich durch den Einsatz von Kortikosteroiden und Calcineurininhibitoren erhöht werden (MacDonald 2000). Nach Nierentransplantation benötigen ca. 70% der Patienten eine antihypertensive Therapie und 30% eine medikamentöse Behandlung der Hyperlipidämie. Individuelle Umstellungen der Erhaltungs-Immunsuppression, beispielsweise das Ausschleichen der Kortikosteroide im ersten halben Jahr nach Transplantation, das Umsetzen von Cyclosporin auf Tacrolimus und/oder MMF sind Ansätze, die zur Besserung der Hypertonie und Hyperlipidämie führen können. Bei persistierendem Hypertonus kommen differentialdiagnostisch eine chronische Abstoßung, eine Nierenarterienstenose der erkrankten Eigennieren und die immunsuppressive Medikation als Ursache in Betracht. Zur diagnostischen Abklärung sind die Nierenbiopsie zum Ausschluss einer chronischen Abstoßung und die FKDS (ggf. Angio-MRT oder DSA) zum Ausschluss einer Nierenarterienstenose indiziert. Die therapeutischen Möglichkeiten bei der chronischen Abstoßung beschränken sich derzeit auf die Modifikation der immunsuppressiven Therapie. Bei Vorliegen einer Nierenarterienstenose ist die interventionelle oder chirurgische Beseitigung der Stenose indiziert. Bei persistierendem medikamentös nicht therapierbaren Hypertonus, der durch die Eigennieren verursacht wird, kann die bilaterale Eigennierennephrektomie indiziert sein.

Therapie der Hyperlipidämie nach Nierentransplantation

Die Therapie der Hyperlipidämie beim Transplantatempfänger umfasst diätetische Maßnahmen, den Einsatz von Lipidsenkern und die Modifikationen der Immunsuppression. Primär sollte eine cholesterinarme Ernährung versucht werden. Bei Versagen diätetischer Maßnahmen ist der Einsatz von Lipidsenkern gegen eine Modifikation der Immunsuppression abzuwägen. Hydroxymethyl-Glutaryl-Coenzym A (HMG-CoA)-Reduktaseinhibitoren (z. B. Pravastatin) führen zu einer effektiven Reduktion der Cholesterin- und Triglyzeridkonzentrationen (Wanner 2000). Der frühzeitige Einsatz von Pravastatin nach Herztransplantation resultierte zudem in einem höheren Überlebensrate und einer geringeren Inzidenz akuter Transplantatabstoßungen (Kobashigawa 1995). Aufgrund der pharmakokinetischen Besonderheiten mancher CSE-Hemmer (Atorvastatin, Lovastatin, Simvastatin), die über das Cytochrom P450 3A4 metabolisiert werden, sind Fluvastatin und Pravastatin als CSE-Hemmer nach Nierentransplantation zu bevorzugen (Jardine 1999, Williams 2002, Asberg 2003). Die Alternative, über Cyp3A4 metabolierte CSE-Hemmer nur in niedriger Dosierung einzusetzen, kann aufgrund des erheblichen Interaktionspotentials aus unserer Sicht nicht befürwortet werden. Zudem wurden fatale Rhabdomyolysen beschrieben (Maxa 2002). Bei einer Modifikation der Immunsuppression ist zu beachten, dass die Nebenwirkungsspektren der Immunsuppressiva erhebliche Unterschiede aufweisen; die Modifikation sollte nicht in einem Austausch von Nebenwirkungen resultieren. Rapamycin, Kortikosteroide und Cyclosporin A sind mit Hyperlipidämien nach Transplantation assoziiert. Eine Reduktion der Rapamycin-, Kortikosteroid- oder Cyclosporin A-Dosis oder die Umstellung auf Tacrolimus oder Mycophenolatmofetil kann zur individuellen Therapie der Hyperlipidämie indiziert sein.

Therapie des Hypertonus nach Nierentransplantation

Zur medikamentösen Therapie des Hypertonus stehen ß-Blocker, Kalziumantagonisten, ACE-Hemmer und Diuretika zur Verfügung. Patienten mit koronarer Herzkrankheit sollten mit ß-Blockern behandelt werden, da sie Morbidität und Mortalität nach einem Myokardinfarkt günstig beeinflussen. Der Einsatz von ACE-Hemmern nach Nierentransplantation wird kontrovers diskutiert, da ACE-Hemmer bei niedrigem intrarenalem Druck zum akuten Nierenversagen führen und die Calcineurininhibitor-vermittelte Reduktion der glomerulären Filtrationsrate potenzieren können (Fellström 2001). Viele Zentren setzen ACE-Hemmer deswegen in den ersten Wochen nach Nierentransplantation nicht ein. Im Verlauf könnten aber die zusätzlichen nephroprotektiven Effekte von ACE-Hemmern von Bedeutung sein. Andere seltene Ursachen eines Hypertonus nach Transplantation bedürfen einer kausalen Therapie. Die bilaterale Nephrektomie der Eigennieren ist bei einem persistierenden medikamentös nicht beherrschbaren Hypertonus oder bei jungen Patienten mit einer (Eigennieren bedingten) Angiotensin-vermittelten Hypertonie indiziert. Die Nierenarterienstenose als seltene Ursache eines Hypertonus kann interventionell oder chirurgisch beseitigt werden. Die individuelle Optimierung der immunsuppressiven Medikation kann ebenfalls zu einer Senkung des Blutdrucks führen. Cyclosporin A, Tacrolimus und Kortikosteroide sind mit Hypertonus nach Transplantation assoziiert. Eine Reduktion der Cyclosporin A-, Tacrolimus- oder Kortikosteroid-Dosis kann zu einer Senkung des Blutdrucks führen. Falls eine Dosisreduktion nicht ausreicht, ist eine Umstellung der Immunsuppression auf Mycophenolatmofetil oder Rapamycin zu erwägen.

21.7.2.3
Gastrointestinale Komplikationen

Patienten mit bekannter Ulcusanamnese sollten in der Frühphase nach Transplantation und während der Behandlung von Abstoßungreaktionen eine effektive Ulcusprophylaxe erhalten, da Kortikosteroide die Entstehung von Ulzera begünstigen können. Bei epigastrischen Beschwerden sollte zur Abklärung einer Gastritis bzw. eines Ulcusleiden eine Duodenogastroskopie durchgeführt werden. Als medikamentöse Behandlung wird die Therapie mit Protonenpumpeninhibitoren empfohlen (de Francisco 2002). Bei Helicobacter-pylori-positivem Befund muss zusätzlich eine Eradikationstherapie durchgeführt werden.

Gastrointestinale Beschwerden können infektiöser oder medikamentös-toxischer Ätiologie sein. Serologische Bluttests und Stuhlkulturen sollten auf opportunistische Erreger getestet werden, ggf. ist eine spezifische antimikrobielle Therapie erforderlich. Mycophenolatmofetil (MMF) und Tacrolimus können zu Diarrhöen führen, MMF kann zu krampfartigen Beschwerden führen. Die gastrointestinalen Symptome bessern sich meist nach Aussetzen von MMF oder Dosisreduktion von Tacrolimus.

> **CAVE** Unter immunsuppressiver Therapie kann die Symptomatik einer akuten Cholezystitis, akuten Appendizitis oder akuten Sigmadivertikulitis verschleiert sein. Zur Diagnosesicherung kann die laparoskopische Exploration notwendig sein.

21.7.2.4
Urogenitale Komplikationen

Rekurrierende fieberhafte Infekte können bei Refluxnephropathie der Eigennieren oder auch bei Reflux durch die Transplantatureteranastomose auftreten. Die Eigennieren-Nephrektomie ist indiziert, wenn die Infekte antibiotisch nicht behandelbar sind. Bei Zystennieren können abdominelle Schmerzen durch eine Einblutung in eine Nierenzyste auftreten.

21.7.2.5
Metabolische Komplikationen

In der Frühphase nach Transplantation ist bei Primärfunktion des Transplantats auf eine ausreichende Substitution der Elektrolyte zu achten. Bei primärer Transplantat-Nicht-funktion ist bis zum Eintreten der Nierenfunktion eine kaliumrestriktive Therapie erforderlich. Hyperglykämien und De-novo-Diabetes sind unter Therapie mit Tacrolimus und seltener bei Cyclosporin beschrieben (Pirsch 1997, Vanrenterghem 1999, Djamali 2003). Bei Patienten mit latenter Hyperglykämie sollte zur Vermeidung eines De-novo-Diabetes statt Tacrolimus Cyclosporin A als Basisimmunsuppressivum vorzugsweise eingesetzt werden (Abouljoud 2002). Hyperglykämien unter Tacrolimus bilden sich meist nach Dosisreduktion zurück. Bei persistierender Hyperglykämie unter Tacrolimus sollte die Therapie auf Cyclosporin A umgestellt werden.

Eine postoperative Hyperurikämie sollte mit Allopurinol behandelt werden. Unter der Therapie mit Allopurinol ist die gleichzeitige Gabe von Azathioprin kontraindiziert.

Bei Patienten, die einen ausgeprägten persistierenden Hyperparathyreoidismus entwickeln, kann die Parathyreoidektomie mit autologer Retransplantation eines Nebenschilddrüsenkörperchens erforderlich sein.

Die Osteopenie kann zu Beschwerden des Bewegungsapparates führen und ist eine bekannte Komplikation in der Langzeitbehandlung mit Kortikosteroiden. Der Knochenmasseverlust ist dabei im ersten halben Jahr nach Transplantation am größten (Mikuls 2003). Die Osteopenie begünstigt das Auftreten von Frakturen (Patel 2001). Deshalb sollte bei osteopenischen Patienten eine rasche Reduktion oder ein Absetzen der Kortikosteroiddosis im ersten halben Jahr nach Transplantation angestrebt werden. Zusätzlich wird eine frühzeitige Osteoporoseprophylaxe mit Vitamin D (-Derivaten), Kalzium und ggf. zusätzlich von Biphosphonaten empfohlen (Cruz 2002). Bei Beschwerden am Bewegungsapparat sollte differentialdiagnostisch an Arthralgien gedacht werden, die durch eine Infektion, eine rheumatische Begleiterkrankung, eine Hyperurikämie oder durch Immunsuppressiva verursacht werden können.

21.7.2.6
Infektionen

Infektionen gehören zu den häufigsten Komplikationen nach Nierentransplantation. Unter der immunsuppressiven Therapie besteht für die transplantierten Patienten ein erhöhtes Risiko für opportunistische Infektionen bakterieller, viraler, mykotischer oder parasitärer Genese. In der Frühphase nach Transplantation sind bakterielle und mykotische Infektionen häufiger, in der Spätphase virale Infektionen. Das erhöhte Infektionsrisiko der immunkompromittierten Empfänger erfordert ein engmaschiges Screening nach Infektionen. Die Therapie richtet sich nach dem Erreger. Bei unklaren Infektzeichen sollte eine stationäre Aufnahme des Patienten zur Abklärung des Infektionsherdes erfolgen.

> **!** Eine unspezifische antibiotische Therapie sollte nur in Ausnahmesituationen eingesetzt werden, da hierunter die Identifizierung des Infektionsherdes erschwert wird. Eine präemptive Therapie ist dagegen bei Verdacht auf das Vorliegen einer Aspergillusinfektion indiziert, da die systemische Aspergillose meist foudroyant verläuft und eine hohe Letalität aufweist.

Bei einer CMV-Infektion sollte eine Therapie mit Ganciclovir (ggf. in Kombination mit Immunglobulinen) stationär eingeleitet werden (Fishman 2000), die dann nach negativem CMV-Nachweis ambulant als Monotherapie mit Ganciclovir für weitere 6 Wochen fortgesetzt wird.

Impfungen

Die Aktivimpfung mit Lebendimpfstoffen (z. B. BCG, Gelbfieber, Mumps, Typhus, Pocken, Masern) ist beim nierentransplantierten Patienten kontraindiziert. Totimpfstoffe (z. B. Tetanus, Diphterie) können dagegen verabreicht werden. Es ist jedoch zu beachten, dass der Impferfolg bei Aktivimpfung unter Immunsuppression fraglich ist, deshalb sollte der Impferfolg durch eine Antikörperkontrolle überprüft werden. Bei Auslandsreisen sollten die entsprechenden Fachinformationen bzw. die aktualisierten Informationen der STIKO oder der World Health Organization (WHO) erfragt werden (Davis 2000, Baden 2001).

21.7.2.7
Andere Komplikationen

Eine Lymphozele kann durch Unterbrechung der Lymphabstrombahn bei der Präparation der Iliakalgefäße entstehen und ist meist asymptomatisch. Sonographisch lässt sich eine echoarme Raumforderung ventral der Iliakalgefäße nachweisen. Eine Lymphozele sollte therapiert werden, wenn sie zur Obstruktion des Harnleiters führt. Die sonographisch kontrollierte Punktion ist Methode der Wahl zur vorübergehenden Entlastung des Urinstaus. Bei Persistenz der Lymphozele nach zweimaliger Punktion ist die peritoneale Fensterung der Lymphozele via Laparotomie indiziert.

21.7.2.8
De-novo-Tumoren

Transplantierte Patienten haben ein grundsätzlich erhöhtes Risiko für die Entstehung von Malignomen. Das Risiko steigt mit der verabreichten Netto-Immunsuppression über die Zeit. Die häufigsten Tumore, die nach Organtransplantation auftreten, sind dabei Malignome der Haut und Lippen sowie lymphoproliferative Erkrankungen (Penn 1998, Lutz 2003). Die lymphoproliferative Erkrankung nach Transplantation (PTLD) manifestiert sich häufig als fatales B-Zell-Lymphom in der Frühphase nach Transplantation. Die Therapie besteht in einer Minimierung der immunsuppressiven Therapie und Einleitung einer spezifischen Behandlung des Tumors nach den aktuellen onkologischen Richtlinien. Neuere Ansätze erproben den Einsatz von monoklonalen Anti-CD20-Antikörpern.

21.8
Prognose und Ergebnisse der Nierentransplantation

21.8.1
Patientenüberleben und Transplantatfunktionsraten

Das 10-Jahre-Patientenüberleben liegt nach Lebendspende-Nierentransplantation bei 78–89% und nach Verstorbenen-Nierentransplantation bei 65,8–69,9%. Die 10-Jahres-Transplantatfunktionsraten liegen nach Lebendspende-Nierentransplantation bei 52,5–77,5% und nach Verstorbenen -Nierentransplantation bei 41,2–44,5% (Tabelle 21.4). Die von der

Tabelle 21.4. Übersicht über die von ET im Zeitraum von 1980–2000, von UNOS im Zeitraum von 1987 bis 2000 und von CTS im Zeitraum von 1985 bis 2000 beschriebenen aktuarischen (Kaplan-Meier-Analyse) Patienten- und Transplantatüberlebensraten nach Nierentransplantation. (Mod. nach Davison 2003)

	Quelle	Anzahl [n]	Patientenüberleben [%]			Transplantatüberleben [%]		
			1 Jahr	5 Jahre	10 Jahre	1 Jahr	5 Jahre	10 Jahre
Lebendspende (0 Mismatch)	ET	497	99,0	96,0	89,0	96,2	87,1	77,5
	UNOS	5077	98,4	94,8	84,7	95,9	86,7	69,0
	CTS	6698	97,4	92,1	83,5	94,0	83,5	67,7
Lebendspende (1–2 Mismatch)	ET	3107	97,4	92,5	85,2	89,7	73,5	56,0
	UNOS	24177	97,4	90,6	81,0	92,4	75,8	54,9
	CTS	37208	95,5	87,4	78,0	89,6	71,8	52,5
Postmortale Spende	ET	47015	94,1	84,1	69,9	80,9	62,4	42,0
	UNOS	87535	94,1	82,3	65,8	85,1	63,8	41,2
	CTS	157328	93,4	83,2	69,0	81,8	63,9	44,5

Collaborative Transplant Study (CTS) geschätzte 10-Jahres-Halbwertszeit nach Nierentransplantation steigerte sich von 30% in den Jahren 1982 bis 1984 auf 63% in den Jahren 1997 bis 1998 (CTS 2000).

Faktoren, die sich günstig auf die Transplantatfunktionsrate auswirken, sind die Lebendspende-Nierentransplantation, eine kurze kalte Ischämiezeit, eine hohe HLA-Übereinstimmung zwischen Spender und Empfänger und das Ausbleiben einer frühen akuten Abstoßung. Eine lange kalte Ischämiezeit, eine fehlende HLA-Übereinstimmung zwischen Spender und Empfänger, die initiale Nichtfunktion des Transplantats, frühe akute Abstoßungen und die CMV-Infektion sind prognostisch ungünstige Faktoren.

21.8.2
Lebensqualität und Rehabilitation

Die Nierentransplantation ist eine alternative Therapie zu den verschiedenen Dialyseverfahren und unterscheidet sich in dieser Hinsicht von der Herz- und Lebertransplantation, welche lebensrettende Therapieformen darstellen. Die erfolgreiche Nierentransplantation ermöglicht jedoch gegenüber den Dialyseverfahren eine Lebensverlängerung, die mit einer Verbesserung der Lebensqualität einhergeht und die soziale sowie berufliche Rehabilitation beinhaltet. Die Verbesserung der Lebensqualität eines niereninsuffizienten Patienten stellt somit einen wichtigen Faktor für die Entscheidung zur Nierentransplantation dar.

Die terminale Niereninsuffizienz ist oftmals mit der Berentung des erkrankten Patienten verbunden. Die Hämodialyse beeinträchtigt in besonderer Weise den Alltag des Erkrankten und bindet ihn jede Woche mehrere Tage an seinen Dialyseplatz. Die Abnahme der Leistungsfähigkeit durch die terminale Niereninsuffizienz mit allen assoziierten Folgekrankheiten schränkt den Alltag des Patienten nicht nur im Berufsleben, sondern auch in seinem sozialen Umfeld erheblich ein. Die Selbsthilfeorganisationen der Dialysepatienten bieten Unterstützung in dieser schwierigen Umbruchphase und sollten dem Patienten zugänglich gemacht werden. Eine Wiederherstellung des beruflichen und sozialen Umfelds des Patienten sollte als ein primäres Ziel der Nierentransplantation angesehen werden. Eine Wiedereingliederung in das Berufsleben nach Transplantation kann stufenweise erfolgen und somit dem Patienten den Wiedereinstieg erleichtern. Die Einnahme der Immunsuppressiva bedingt ein erhöhtes Risiko für das Auftreten opportunistischer Infektionen, dies sollte bei Wiedereintreten in das Berufsleben berücksichtigt werden, sodass eine geeignete Prävention für den Berufsalltag gewährleistet ist.

Nota bene: Ein primäres Ziel der Nierentransplantation ist die berufliche und soziale Rehabilitation des niereninsuffizienten Patienten.

21.8.3
Kosten

Die Kosten der unterschiedlichen Therapieverfahren der terminalen Niereninsuffizienz gewinnen unter wirtschaftlichen Gesichtspunkten in der Gesundheitspolitik zunehmend an Bedeutung. Im Jahr der Transplantation sind die Kosten der Nierentransplantation durch den stationären Aufenthalt, eine Vielzahl an notwendigen Medikamenten (z. B. Immunsuppressiva) und eine engmaschige ambulante Nachsorge relativ hoch, aber dennoch vergleichbar mit den Kosten, die mit einer Hämodialyse verbunden sind (ca. 40.000 € pro Jahr). Bereits im dritten Jahr nach Transplantation ist die Nierentransplantation wirtschaftlich günstiger als die Hämodialyse, deren jährliche Kosten gleichbleibend sind.

Die Lebendspende-Nierentransplantation ist finanziell die effizienteste Therapie der terminalen Niereninsuffizienz. Durch die Lebendspende entfällt zum einen die Wartezeit auf ein postmortales Spenderorgan, zum anderen sind die Transplantatfunktionsraten besser als nach der Verstorbenen-Nierentransplantation.

21.8.4
Sexualfunktion und Schwangerschaft

Die chronische Niereninsuffizienz ist mit einer multifaktoriell bedingten Gonadenfunktionsstörung assoziiert. Wesentliche Faktoren sind die Mangelernährung, die Hyperprolaktinämie und die unmittelbare Beeinträchtigung der Hypothalamus-Hypophysen-Gonaden-Achse. Zu Beginn der terminalen Niereninsuffizienz tritt bei Frauen eine Oligo- oder Amenorrhöe ein. Unter regelmäßiger Hämodialyse kommt es meist wieder zu unregelmäßigen Regelblutungen bei persistierender Hyperprolaktinämie, die mit einer Galaktorrhöe assoziiert sein kann. Die Gonadenfunktionsstörung kann sich nach erfolgreicher Nierentransplantation zurückbilden und zum Wiederauftreten regelmäßiger Zyklen führen (Leidenberger 1997). Von zahlreichen Schwangerschaften wurden nach erfolgreicher Nierentransplantation berichtet, die eindrucksvoll den Stellenwert der wieder gewonnenen Lebensqualität dokumentieren (Kainz 2000). Bei Eintreten einer Schwangerschaft sollte die Immunsuppression auf den unteren therapeutischen Bereich eingestellt werden. Die Talblutspiegel der Immunsuppressiva Cyclosporin A und Tacrolimus sollten engmaschig kontrolliert werden. Hierbei ist das Risiko einer Abstoßung, deren Behandlung und ggf. Dialysenotwendigkeit zu berücksichtigen. Die meisten Erfahrungen liegen derzeit für Cyclosporin A, Azathioprin und Tacrolimus vor. MMF ist kontraindiziert. Ebenso sollte auf die Komedikation geachtet werden. ACE-Hemmer müssen vor einer Schwangerschaft abgesetzt werden. Des weiteren sollte auf eine optimale Einstellung des Blutdruckes geachtet werden. Die Entbindung sollte primär als Spontangeburt angestrebt werden.

21.8.5
Lebensgewohnheiten

Nach erfolgreicher Nierentransplantation sollte sich der Patient in seiner Lebensführung nicht von einem nicht transplantierten Menschen unterscheiden. Auf Nikotin und Alkohol sollte verzichtet werden. Bezüglich der Ernährung gelten die üblichen Verhaltensmaßnahmen, zu denen beispielhaft das Abwaschen von Obst und Gemüse vor dem Verzehr und der Verzicht auf das Trinken von Leitungswasser zählen. Insbesondere bei Auslandsaufenthalten, die nach einer Nierentransplantation möglich sind, sollte auf eine hygienisch unbedenkliche Ernährung geachtet werden. Salate, Meeresfrüchte und Mayonnaise können zu gastrointestinalen Infektionen führen.

Die körperliche Kondition nach der Transplantation kann durch sportliche Aktivitäten gesteigert werden. Die Olympiade der Organtransplantierten spiegelt die Leistungsfähigkeit transplantierter Patienten wider. Von Extremsportarten (z. B. Kontaktkampfsportarten) ist jedoch wegen des Verletzungsrisikos abzuraten.

Bei der Tierhaltung ist auf eine entsprechende Hygiene zu achten, dies betrifft besonders die Entsorgung der Exkremente der Tiere, sie sollte nicht durch den immunsupprimierten Patienten erfolgen. Insbesondere sei auf das Infektionsrisiko einer Toxoplasmose durch Katzen und Psittakose durch Vögel hingewiesen.

Literatur

Buchbeiträge

Brent L (1997) A history of transplantation immunology. Academic Press. San Diego London Boston New York Sydney Tokyo Toronto
Davidson IJA (1998) Handbook of kidney and pancreas transplantation. Landes Bioscience. Austin
Forsythe JLR (1997) Transplantation Surgery. A companion to specialist surgical practice. WB Saunders Company Ltd, London Philadelphia Toronto Sydney Tokyo
Ginns LC, Cosimi AB, Morris PJ (1999) Transplantation. Blackwell Science Inc, Abingdon Berlin Carlton Edinburgh London Malden Oxford Tokyo Winnipeg
Kirste G (2000) Nieren-Lebendspende. Pabst Science Puiblishers, Lengerich Berlin Riga Rom Wien Zagreb
Kohlhaw K, Hauss J (1998) Nierentransplantation. In: Lippert H, Praxis der Chirurgie. Allgemein- und Visceralchirurgie. Georg Thieme Verlag, Stuttgart New York
Kremer B, Henne-Bruns D, Broelsch CE (1994) Atlas of liver, pancreas and kidney transplantation. Georg Thieme Verlag, Stuttgart New York
Land W (1996) Transplantationschirurgie; Breitner Chirurgische Operationslehre XII, 2. Auflage. Urban & Schwarzenberg
Largiadèr F (1999) Checkliste Organtransplantation, 2. Auflage. Georg Thieme Verlag, Stuttgart New York
Leidenberger FA (1997) Klinische Endokrinologie für Frauenärzte, 2. Auflage. Springer, Berlin Heidelberg New York Barcelona Budapest Hong Kong London Mailand Paris Santa Clara Singapur Tokio,
Pfitzmann R, Neuhaus P, Hetzer R (2001) Organtransplantation. Walter de Gruyter, Berlin New York
Pichlmayr R (1981) Allgmeine und spezielle Operationslehre, Transplantationschirurgie, Band 3. Springer, Berlin
Schmidt U, Albert FW (1997) Praxis der Nierentransplantation. Pabst Science Publishers, Lengerich Berlin Riga Rom Wien Zagreb
Schrier RW, Bennett WM (2000) Atlas of transplantation as treatment of end-stage renal disease. Current Medicine, Philadelphia
Tilney NL, Strom TB, Paul LC (1996) Transplantation biology. Cellular and molecular aspects. Lippincott-Raven Publishers, Philadelphia New York
Wüthrich RP (1995) Nierentransplantation, 2. Auflage. Springer Berlin Heidelberg

Übersichtsarbeiten

Davison AM, Berthoux F (2000) European best practice guidelines for renal transplantation (part 1). Nephrol Dial Transplant 15 (Suppl. 7): 1–85

Davison AM, Rowinski W, Berthoux F (2003) European best practice guidelines for renal transplantation (part 2). Nephrol Dial Transplant 17 (Suppl 4): 1–67

Fishman JA, Rubin RH (1998) Infection in organ-transplant recipients. N Engl J Med 338(24): 1741–1751

Humar A, Leone JP, Matas AJ (1997) Kidney transplantation: a brief review. Frontiers in Bioscience 2: e41–47

Rao VK (1998) Renal Transplantation. Surg Clin North Am 78(1): 1–178

Ringe B, Braun F, Christians U (2001) Immunosuppressive drugs. In: Encyclopedia of Life Sciences. www.els.net, Nature Publishing Group, London, Vol 10: 115–130

Publikationen

Abouljoud MS, Kumar MS, Brayman KL, Emre S, Bynon JS, OLN-452 Study Broup (2002) Neoral rescue therapy in transplant patients with intolerance to tacrolimus. Clin Transplant 16 (3): 168–172

Armstrong VW, Oellerich M (2001) New developments in the immunosuppressive drug monitoring of cyclosporine, tacrolimus, and azathioprine. Clin Biochem 34 (1): 9–16

Asberg A (2003) Interactions between cyclosporin and lipid-lowering drugs: implications for organ transplant recipients Drugs 63 (4): 367–378

Backmann L, Ringden O, Bjorkhem 1, Lindback B (1986) Increased serum beta 2 microglobulin during rejection, cyclosporine induced nephrotoxicity, and cytomegalovirus infection in renal transplant recipients. Transplantation 42 (4): 368–371

Baden L, Katz J (2001) Infectious disease issues in the well transplant patient. Graft 4 (4): 276–289

Boubenider S, Hiesse C, Goupy C, Kriaa F, Marchand S, Charpentier B (1997) Incidence and consequences of post-transplantation lymphoproliferative disorders.J Nephrol 10 (3): 136–145

Braun F, Lorf T, Ringe B (1998) Update of current immunosuppressive drugs used in clinical organ transplantation. Transplant Int 11 (2): 77–81

Casanovas-Taltavull T, Baliellas C, Benasco C, et al. (2001) Efficacy of interferon for chronic hepatitis C virus-related heaptitis in kidney transplant candidates on hemodialysis: results after transplantation. Am J Gastroenterol 96: 1170–1177

Cecka JM, Terasaki Pl (1998) Clinical Transplants 1997. Los Angeles: The Regents of the University of California

Cruz DN, Brickel HM, Wysolmerski JJ, et al. (2002) Treatment of osteoporosis and osteopenia in long-term renal transplant patients with alendronate. Am J Transplant 2 (1): 62–67

CTS Collaborative Transplant Study (2000) Newsletter 2

Davis CL (2000) Post-transplant infections. Chapter 3. In: Schrier RW, Bennett WM (eds) Atlas of transplantation as treatment of end-stage renal disease. Current Medicine. Philadelphia, 3.1–3.40

De Boer J, De Meester J, Smits JM, et al. (1999) Eurotransplant randomized multicenter kidney graft preservation study comparing HTK with UW and Euro-Collins. Transplant Int 12 (6): 447–453

De Francisco AL (2002) Gastrointestinal disease and the kidney. Eur J Gastroenterol Hepatol 14 (Suppl l): S11–5

Djamali A, Premasathian N, Pirsch JD (2003) Outcomes in kidney transplantation. Semin Nephrol. May 23(3): 306–316

Eberhard OK, Langefeld 1, Kuse ER, et al. (1998) Procalcitonin in the early phase after renal transplantation – will it add to diagnostic accuracy? Clin Transplant 12 (3): 206–211

Fabrizi F, Lunghi G, Poordad FF, Martin P (2002) Management of hepatitis B after renal transplantation: an update. J Nephrol 15 (2): 113–122

Fellström B (2001) Risk factors for and management of post-transplantation cardiovascular disease. Bio Drugs 15 (4): 261–278

Fishman JA, Doran MT, Volpicelli SA, Cosimi AB, Flood JG, Rubin RH (2000) Dosing of intravenous ganciclovir for the prophylaxis and treatment of cytomegalovirus infection in solid organ transplant recipients. Transplantation 69 (3): 389–394

Franco A, Jimenez L, Aranda L, Gonzalez M, Rocomora N, Olivares J (2002) Diffuse lymphoproliferative disease after renal transplantation and its relation with Epstein-Barr virus. Experience at one center. Nefrologia 22 (5): 463–469

Gallon LG, Leventhal JR, Kaufman DB (2002) Pretransplant evaluation of renal transplant candidates. Semin Nephrol 22 (6): 515–525

Gane E, Pilmore H (2002) Management of chronic viral hepatitis before and after renal transplantation. Transplantation 74 (4): 427–437

Grebe SO, Mueller TF (2002) Immune monitoring in organ transplantation using neopterin. Curr Drug Metab 3 (2): 189–2002

Groenewoud AF, de Boer J (1994) A report of the eurotransplant randomized multicenter study comparing kidney graft preservation with HTK, UW and EC solutions. HTK study group. Transplant Int 7 (Suppl 1): S479–480

Hanack U, Lorf T, Braun F, et al. (1998) Is there a different unpact of cyclosporine versus tacrolimus on delayed graft function after kidney transplantation. Transplant Proc 30 (5): 2293

Hong JC, Kahan BD (1998) Two paradigms for new immunosuppression strategies in organ transplantation. Curr Opin Organ Transplant 3: 175–182

Jardine A, Holdaas H (1999) Fluvastatin in combination with cyclosporine in renal transplant recipients: a review of clinical and safety experience. J Clin Pharm Ther 24 (6): 397–408

Kainz A, Harabacz 1, Cowlrick IS, Gadgil S, Hagiwara D (2000) Analysis of 100 pregnancy outcomes in women treated systemically with tacrolimus. Transpl Int 13 (Suppl 1): S299–S300

Kamar N, Izopet J, Rostaing L (2003) Hepatitis C infection among patients receiving hemodialysis. Nephrologie 24 (3): 133–141

Kirste G (1999) Living-donor kidney transplantation. Langenbecks Arch Surg 384 (6): 523–527

Kliem V, Ringe B, Frei U, Pichlmayr R (1995) Single-center experience of combined liver and kidney transplantation. Clin Transplant 9: 39–44

Kobashigawa JA, Katmelson S, Laks H, et al. (1995) Effect of pravastatin on outcomes after cardiac transplantation. N Engl J Med 333: 621–627

Kreis HA, Ponticelli C (2001) Causes of late renal allograft loss: chronic allograft dysfunction, death, and other factors. Transplantation 71 (11; Suppl): SS5–SS9

Kuo PC, Stock PG (2001) Transplantation in the HIV+ patient. Am J Transplant 1 (1): 13–17

Lee WC, Shu KH, Cheng CH, Wu MJ, Chen CH, Lian JC (2001) Long-term impact of hepatitis B, C virus infection on renal transplantation. Am J Nephrol 21: 300–306

Lemieux I, Houde I, Pascot A, et al. (2002) Effects of prednisone withdrawal on the new metabolic triad in cyclosporine-treated kidney transplant patients. Kidney Int 62 (5): 1839–1847

Logar CM, Herzog CA, Beddhu S (2003) Diagnosis and therapy of coronary artery disease in renal failure, end-stage renal disease, and renal transplant populations. Am I Med Sci 325 (4): 214–227

Lutz J, Heemann U (2003) Tumours after kidney transplantation. Curr Opin Urol 13 (2): 105–109

MacDonald AS (2000) Impact of immunosuppressive therapy on hypertension. Transplantation 70 (11): SS70–76

Mathurin P, Mouquet C, Poynard T, et al. (1999) Impact of hepatitis B and C virus on kidney transplantation outcome. Hepatology 29: 257–263

Mikuls TR, Julian BA, Bartolucci A, Saag KG (2003) Bone mineral density changes within six months of renal transplantation. Transplantation 75 (1): 49–54

Oellerich M, Armstrong VW, Schütz E, Shaw L (1998) Therapeutic Monitoring of Cyclosporine and Tacrolimus. Clin Biochem 31: 309–316

Offner G, Latta K, Hoyer PF, Baum HJ, Ehrich JH, Pichlmayr R, Brodehl J (1999) Kidney transplanted children come of age. Kidney Int 55 (4): 1509–1517

Olyaei AJ, de Mattos AM, Bennett WM (2001) Nephrotoxicity of immunosuppressive drugs: new insight and preventive strategies. Curr Opin Crit Care 7 (6): 384–389

Patel S, Kwan JT, McCloskey E, et al. (2001) Prevalence amd causes of low bone density and fractures in kidney transplant patients. J Bone Miner Res 16 (10): 1863–1870

Penn I (1998) De novo cancers in organ allograft recipients. Curr Opin Organ Transplant 3: 188–196

Philipp Th, Eigler FW (1997) Chirurgie bei niereninsuffizienten Patienten unter Notfall- und Elektivbedingungen. Chirurg 68: 770–774

Pirsch JD, Miller J, Deierhoi MH, Vincenti F, Filo RS (1997) A comparison of tacrolimus (FK506) and cyclosporine for immunosuppression after cadaveric renal transplantation. FK506 Kidney Transplant Study Group. Transplantation. 63 (7): 977–983

Polak WP, Kosieradzki M, Kwiatkowski A, et al. (1999) Activity of glutathione S-transferases in the urine of kidney transplant recipients during the first week after transplantation. Ann Transplant 4 (1): 42–45

Prescovitz MD, Govani M (2001) Sirolimus and mycophenolate mofetil for calcineurin-free immunosuppression in renal transplant recipients. Am J Kidney Dis 38 (Suppl 2): S16–21

Rao VK (1998) Posttransplant medical complications. Surg Clin North Am 78 (1): 113–132

Rubin RH, Kemmerly SA, Conti D, et al. (2000) Prevention of primary cytomegalovirus disease in organ transplant recipients with oral ganciclovir or oral acyclovir prophylaxis. Transpl Infect Dis 2 (3): 112–117

Ruff T, Reddy KS, Johnston TD, et al. (2002) Transplantation of pediatric en bloc cadaver kidneys into adult recipients: a single center expenence. Am Surg 68 (10): 857–859

Russo MW, Goldsweig CD, Jacobsen IM, Brown RS Jr (2003) Interferon monotherapy for dialysis patients with chronic hepatitis C: an analysis of the literature on efficacy and safety. Am J Gastroenterol 98 (7): 1610–1615

Scheideler K (1998) Dialysis shunt surgery. Chirurg 69 (8): 893–902

Solez K, Axelsen RA, Benediktsson H, et al. (1993) International standardization of criteria for the histological diagnosis of renal allograft rejection: the Banff working classification of kidney transplant pathology. Kidney Int 44: 411–422

Thomalla JV, Lingeman JE, Leapman SB, Filo RS (1985) The manifestation and management of late urological complications in renal transplant recipients: use of the urological aramentarium. J Urol 134 (5): 944–948

Vanrenterghem YF (1999) Which calcineurin inhibitor is preferred in renal transplantation: tacrolimus or cyclosporine? Curr Opin Nephrol Hypertens 8 (6): 669–674

Wanner C, Quaschning T, Weingartner K (2000) Impact of dyslipidaemia in renal transplant recipients. Curr Opm Urol 10 (2): 77–80

Williams D, Feely J (2002) Pharmacokinetic-pharmacodynamic drug interactions with HMG-CoA reductase inhibitors. Clin Pharmacokinet 41 (5): 343–370

Wheeler DC, Steiger J (2000) Evolution and etiology of cardiovascular diseases in rensl transplant recipients. Transplantation 70 (11): SS4 1–45

Internetadressen

Deutsche Stiftung Organtransplantation (http://www.dso.de)
Deutsche Transplantationsgesellschaft (http://www d-t-g.org)
European Renal Association – European Dialysis and Transplantation Association (http://www.unipr.it/eraedta/informat.htm)
European Society of Organ Transplantation (http://www.esot.de)
Eurotransplant International Foundation (http://www.eurotransplant.org)
QuaSi-Niere (http://www.quasi-niere.de)
United network organ sharing (http://www.unos.org)

KAPITEL 22

Lebertransplantation

22

H. LANG, C. E. BROELSCH

Anmerkungen

Die orthotope Lebertransplantation hat sich in den letzten zwei Jahrzehnten zu einem akzeptierten klinischen Behandlungsverfahren für Patienten mit chronischen Lebererkrankungen im Endstadium entwickelt. Darüber hinaus stellt die Lebertransplantation derzeit auch die beste Therapie des akuten Leberversagens und – in ausgewählten Fällen – auch des hepatozellulären Karzinoms auf dem Boden einer Leberzirrhose dar. Da trotz intensiver Forschung und ersten klinischen Anwendungen ein technischer Ersatz der Leberfunktion durch Bio-Reaktoren derzeit nicht in Aussicht steht, wird die Transplantation auch auf absehbare Zeit das Standardverfahren für die meisten Patienten mit terminaler Lebererkrankung bleiben.

Eine Alternative zur totalen Hepatektomie und orthotopen Lebertransplantation ist die auxiliäre Lebertransplantation. Ihre Anwendung bleibt jedoch bei akutem Leberversagen wenigen ausgewählten Fällen vorbehalten, in denen die Transplantatfunktion lediglich bis zur Restitutio der patienteneigenen Leber erforderlich ist. Eine auxiliäre Lebertransplantation ist auch bei genetisch bedingten Stoffwechseldefekten denkbar, wenn durch das Transplantat nicht die komplette Leberfunktion, sondern nur ein isolierter Stoffwechsel- oder Enzymdefekt substituiert werden muss.

Die Erfolge auf dem Gebiet der Lebertransplantation wurden durch vielfältige technische Innovationen und einen enormen Wissenszuwachs aller an der experimentellen und klinischen Transplantationsmedizin beteiligten Disziplinen ermöglicht. Neben einer weitgehend standardisierten Operationstechnik trugen Fortschritte der intra- und perioperativen anästhesiologischen und intensivmedizinischen Betreuung der Patienten, neue Möglichkeiten der Organkonservierung sowie in ganz besonderem Maße Verbesserungen auf dem Gebiet der Immunsuppression zur Weiterentwicklung der Lebertransplantation bei. Alle diese Fortschritte finden ihren Niederschlag vor allem in verbesserten kurz- und mittelfristigen Resultaten nach Transplantation. Mit zunehmender Erfahrung treten jedoch klinisch nun die Faktoren in den Vordergrund, die über die Langzeitprognose nach Lebertransplantation entscheiden: die chronische Organabstoßung und vor allem das Rezidiv der Grundkrankheit. Eine Aufgabe der Zukunft wird es sein, geeignete Strategien insbesondere zur Prophylaxe und Therapie von Rezidiven der Grunderkrankung zu entwickeln, um die Notwendigkeit von Retransplantationen zu verringern.

Mit wachsendem Erfolg und immer weiter gefasster Indikationsstellung wird zunehmend die Organverfügbarkeit zum limitierenden Faktor für die Lebertransplantation. Um der Organknappheit zu begegnen, sind eine Ausweitung des Spenderpools und die optimierte Verwendung der vorhandenen Spenderorgane unumgänglich. Hier setzen innovative chirurgische Therapiekonzepte wie die Split-Leber-Transplantation, die Leberlebendspende und – wenngleich quantitativ nahezu bedeutungslos – auch die sequenzielle Lebertransplantation an. Die Organknappheit gebietet es zudem, die verfügbaren Organe vornehmlich den Empfängern zukommen zu lassen, bei denen unter Berücksichtigung des Gesamtzustandes und der Grunderkrankung ein langfristiges Überleben bei guter Lebensqualität zu erwarten ist (Deutsches Transplantationsgesetz 1999).

22.1
Diagnostik und Indikation

22.1.1
Zur Definition und Häufigkeit

22.1.1.1
Chronische Lebererkrankungen

Leberzirrhosen auf dem Boden viraler Hepatitiden zählen zu den häufigsten Indikationen für eine Lebertransplantation. Quantitativ im Vordergrund stehen Hepatitis-B- (ggf. auch in Kombination mit Hepatitis D) und Hepatitis-C-Infektionen. Weltweit gibt es mehr als 300 Mio. chronischer HBsAg-Träger und über 100 Mio. chronischer HCV-Träger. In Europa wird zum jetzigen Zeitpunkt eine Durchseuchung der Bevölkerung von etwa 2% für Südeuropa und ca. 0,5% für Nordeuropa vermutet. Auf Deutschland umgerechnet bedeutet dies etwa 400.000 chronische HCV-Träger. Gegenwärtig rechnet man, dass etwa 20 bis 30% aller chronisch mit dem Hepatitis-C-Virus infizierten Patienten langfristig eine Lebertransplantation benötigen, sodass etwa 100.000 Patienten in einem Zeitraum von 30 Jahren bzw. ca. 3000 Patienten pro Jahr einer Lebertransplantation zugeführt werden müssten.

Autoimmunhepatitis

Die Autoimmunhepatitis ist eine Erkrankung unklarer Genese, wobei ein Toleranzverlust gegen eigenes Lebergewebe als pathogenetisches Prinzip vermutet wird. Charakteristischerweise finden sich bei diesem Krankheitsbild Autoantikörper, die bei negativer Virusserologie die Diagnose einer Autoimmunhepatitis stellen lassen. Klinisch werden derzeit anhand des Antikörpermusters drei verschiedene Autoimmunhepatitiden unterschieden. Am häufigsten liegt die Autoimmunhepatitis Typ 1 (etwa 70%) vor, bei der antinukleäre Antikörper (ANA) und Antikörper gegen glatte Muskelzellen („smooth muscle antigen", SMA) auftreten. Die Autoimmunhepatitis Typ 2 zeichnet sich durch LKM („liver-kidney-microsomal")-Antikörper aus, die Typ 3 durch Antikörper gegen lösliche Leberantigene (Anti-SLA) bzw. Leber-Pankreas-Antigene (Anti-LP).

Primär biliäre Zirrhose

Die primär biliäre Zirrhose (PBC), auch bezeichnet als nichteitrig destruierende Cholangitis, ist eine cholestatische Autoimmunerkrankung der Leber. Die wichtigsten klinischen Symptome der PBC sind Pruritus, Müdigkeit und Ikterus. Laborchemisch finden sich neben erhöhten Cholestaseparametern typischerweise eine Vermehrung der Immunglobuline der M-Fraktion und antimitochondriale Antikörper (AMA). Histologisch werden vier Stadien unterschieden:

- Stadium 1 periportale Entzündung mit Gallengangsdestruktion,
- Stadium 2 periportale Entzündung mit Gallengangsdestruktion und -proliferationen,
- Stadium 3 Gallengangsrarefizierung, Bindegewebsvermehrung und Übergreifen der Entzündung auf die Leberläppchen,
- Stadium 4 Rarefizierung oder vollständiges Fehlen der Gallengänge, Leberzirrhose.

Primär sklerosierende Cholangitis

Die primär sklerosierende Cholangitis (PSC) ist eine chronische cholestatische Lebererkrankung unklarer Genese, bei der es zu einer Entzündung, Fibrosierung und schließlich Destruktion der intra- und/oder auch der extrahepatischen Gallenwege kommt. Charakteristisch ist ein segmentaler Befall der Gallenwege mit abwechselnd stenosierten und dilatierten Abschnitten. Das Endstadium der Krankheit ist eine biliäre Zirrhose. Die PSC befällt bevorzugt Männer und ist in bis zu 50% mit einer chronisch entzündlichen Darmerkrankung (CED) assoziiert. Ebenfalls bei mehr als der Hälfte der Patienten mit PSC können perinukleäre antineutrophile zytoplasmatische Antikörper (pANCA) nachgewiesen werden. Die Entwicklung eines cholangiozellulären Karzinoms auf dem Boden einer PSC ist in etwa 10 bis 20% der Fälle zu erwarten. Histologisch werden vier Stadien unterschieden:

- Stadium 1 auf das Portalfeld beschränkte entzündliche Veränderungen,
- Stadium 2 Übergriff der entzündlichen Veränderungen auf das Periportalfeld mit Mottenfraßnekrosen, Rarefizierung der Gallengänge und Periportalfibrose,
- Stadium 3 Entwicklung von portoportalen Bindegewebssepten und Brückennekrosen,
- Stadium 4 biliäre Zirrhose.

Budd-Chiari-Syndrom

Das Budd-Chiari-Syndrom (BCS) ist charakterisiert durch eine venöse Leberausflussbehinderung aufgrund eines Verschlusses der großen Lebervenen und/oder der retrohepatischen V. cava. Ätiologisch kommen häufig myeloproliferative Erkrankungen oder Gerinnungsstörungen wie Protein-C- und Protein-S-Mangel, Antithrombin-III-Mangel oder Resistenz gegen aktiviertes Protein C (APC-Resistenz) in Betracht. In vielen Fällen bleibt die Ursache des BCS unklar. Charakteristisch für das Budd-Chiari-Syndrom ist die Trias von Hepatomegalie, Aszites und Oberbauchschmerzen. Das Budd-Chiari-Syndrom kann sowohl einen rasch progredienten als auch einen langsamen, chronischen Verlauf nehmen. Die akute, gelegentlich sogar bis hin zum fulminanten Leberversagen führende Verlaufsform weist histologisch überwiegend das Bild einer massiven Stauungsleber mit akuten Zelluntergängen auf. Die häufigere chronische Form des BCS zeigt histologisch meistens einen Übergang in eine Leberfibrose oder Stauungszirrhose.

Polyzystische Lebererkrankungen

Die polyzystische Leberdegeneration ist eine autosomal-dominant vererbte Erkrankung, die häufig mit einer polyzystischen Nierenerkrankung einhergeht. Wesentlich seltener finden sich auch Zysten in Pankreas, Milz, Lunge oder Ovarien. Da Komplikationen der Zystennieren typischerweise mehrere Jahre bis sogar Jahrzehnte vor der Manifestation schwerer hepatischer Probleme auftreten, wird der Krankheitsverlauf bei Patienten mit Erkrankung beider Organsysteme in aller Regel durch die renale Insuffizienz bestimmt. Erst durch die zunehmenden Erfolge der Dialysebehandlung und der Nierentransplantation werden nun im Langzeitverlauf (meist 5. oder 6. Lebensdekade) vermehrt auch die Komplikationen der polyzystischen Lebererkrankung beobachtet (z. B. Einschränkung der Lebensqualität, Verschlechterung des Ernährungszustandes und der Leberfunktion).

Caroli-Syndrom

Das Caroli-Syndrom ist eine autosomal-rezessiv vererbte Missbildung der Gallenwege. Es finden sich intrahepatische zystische Gallengangserweiterungen, wobei entweder die gesamte Leber (diffuser Typ) oder auch nur ein Lappen (lokalisierter Typ) befallen sein kann. Typische Merkmale des Caroli-Syndroms sind Ikterus, Oberbauchschmerzen und rezidivierende Cholangitiden mit oftmals intrahepatischer Cholelithiasis. Ein Übergang in eine sekundär biliäre Zirrhose ist möglich. Weiterhin wird ein erhöhtes Risiko für die Entwicklung eines Gallengangskarzinoms diskutiert.

22.1.1.2
Metabolische Lebererkrankungen

M. Wilson

Der M. Wilson ist eine autosomal-rezessiv vererbte Störung des Kupferstoffwechsels mit abnormer Kupferspeicherung in der Leber, dem ZNS und anderen Organsystemen. Dem M. Wilson liegt eine Ausscheidungsstörung des Kupfers aus den Leberzellen zugrunde, sodass es zu einer Anhäufung von Kupfer in den Hepatozyten kommt. Klinisch finden sich meistens Zeichen einer chronischen Hepatopathie mit Übergang in eine Leberzirrhose, in seltenen Fällen kann sich der M. Wilson auch mit einem fulminanten Leberversagen manifestieren.

Hämochromatose

Die hereditäre Hämochromatose ist eine genetische Erkrankung mit autosomal-rezessiver Vererbung. Der Gendefekt im Eisenstoffwechsel bewirkt eine Störung der Regulation der intestinalen Eisenresorption. Zusätzlich sind Eisentransport und -freisetzung beschleunigt. Dies führt zu einer exzessiv erhöhten Eisenablagerung vor allem in der Leber. Über eine gesteigerte Fibrogenese kommt es zur Leberzirrhose mit hohem Risiko für die Entstehung eines hepatozellulären Karzinoms. Ein bronzefarbenes Hautkolorit und eine Hepatopathie sind charakteristisch für die Hämochromatose. Neben der Leber können auch Pankreas, Herz und/oder endokrine Organe durch die Eisenspeicherung betroffen sein.

Crigler-Najjar-Syndrom

Das Crigler-Najjar-Syndrom (CNS) ist eine autosomal-rezesssiv vererbte Bilirubin-Konjugationsstörung. Beim CNS Typ 1 fehlt das Enzym Bilirubin-UDP-Glucuronyltransferase, das für die Konjugation von Bilirubin erforderlich ist, vollständig. Das CNS Typ 2 geht lediglich mit einer verminderten Serumaktivität dieses Enzyms einher. Beim Typ 1 kommt es bereits intrauterin zu einer Akkumulation des unkonjugierten Bilirubins, postpartal wird es durch Passage der Blut-Hirn-Schranke in den Basalganglien und Hirnstammkernen abgelagert (Kernikterus). Klinisch stehen zunächst Muskelhypotonie und Apathie im Vordergrund, im weiteren Verlauf kommt es zu Krampfanfällen und geistiger Behinderung. Unbehandelt beträgt die Lebenserwartung der Kinder knapp zwei Jahre.

α_1-Antitrypsin-Mangel

Der α_1-Antitrypsin-Mangel ist die häufigste genetische Lebererkrankung (autosomal-kodominanter Erbgang) bei Kindern mit einer Inzidenz von etwa 1:2000, wobei allerdings nur etwa 10 bis 15% der Kinder eine Lebererkrankung erleiden. Klinisch relevant sind neben hepatischen bzw. hepatisch bedingten Störungen (Leberfunktionsstörungen, Hepatosplenomegalie, Leberzirrhose und Blutungen aus Ösophagusvarizen) insbesondere pulmonale Komplikationen mit Zerstörung der Lungenazini und Entwicklung eines Lungenemphysems.

Familiäre Hypercholesterinämie

Die familiäre Hypercholesterinämie wird autosomal-dominant vererbt. Bei heterozygoten Merkmalsträgern kommt es zu einer Erhöhung des Plasmacholesterins auf etwa das 2- bis 3fache, bei homozygoten Merkmalsträgern auf etwa das 8fache. Die homozygote Variante geht mit einer wesentlich schlechteren Prognose als die heterozygote Verlaufsform einher, bei der es erst in der 3. oder 4. Lebensdekade zum Auftreten klinischer Symptome kommt. Klinisch führend ist dabei die Arteriosklerose mit einem deutlich erhöhten Herzinfarktrisiko.

Primäre Hyperoxalurie

Die primäre Hyperoxalurie ist eine autosomal-rezessiv vererbte Erkrankung, bei der es durch einen Enzymdefekt in der Leber zu einer Überproduktion von Oxalat kommt. Dies führt zur Nephro- und Urolithiasis mit konsekutiver Niereninsuffizienz. Sekundär treten als Folge der systemischen Oxalose Einlagerungen von Oxalat in Knochen, Gefäßen und im Herzmuskel auf.

Hämophilie A

Die Hämophilie A basiert auf einem X-chromosomal rezessiv vererbten Stoffwechseldefekt, bei dem der Gerinnungsfaktor VIII vermindert synthetisiert wird. Hierdurch kommt es zu einer gestörten Aktivierung von Faktor X und der weiteren Gerinnungskaskade mit den für die Erkrankung typischen schweren Einblutungen in Gelenken und Muskeln. Der Faktor-VIII-Mangel selbst führt nicht zu Leberzellschädigungen, allerdings werden etwa 10% der an Hämophilie erkrankten Patienten durch die therapeutische Gabe von Erythrozyten- oder Faktor-VIII-Konzentraten mit dem Hepatitis-B- oder -C-Virus infiziert.

Glykogenspeicherkrankheiten (Typ Pompe I oder IV)

Den beiden wichtigsten Glykogenspeicherkrankheiten (Typ I und Typ IV) liegen autosomal-rezessiv bzw. X-chromosomal rezessive Erbgänge zugrunde. Bei der Typ-I-Glykogenose kommt es durch die Glykogenspeicherung zur Hepatomegalie und zu schweren Hypoglykämien, Hyperlipidämien und Laktazidosen. Im Langzeitverlauf können multiple Leberzelladenome und auch hepatozelluläre Karzinome auftreten. Die Glykogenose Typ IV führt bereits nach wenigen Jahren zum zirrhotischen Umbau der Leber.

Tyrosinämie

Bei der autosomal-rezessiv vererbten Tyrosinämie kommt es durch eine Abbaustörung von Tyrosin zu einer Akkumulation von Tyrosinmetaboliten in der Leber. Sowohl die akute als auch die chronische Verlaufsform zeichnen sich durch eine Hepatomegalie mit Aszites und durch eine Einschränkung der Leberfunktion aus. Der weitere Verlauf ist gekennzeichnet durch eine knotige Regeneration der Leber mit erhöhtem Risiko für die Entwicklung eines hepatozelluläres Karzinoms.

Familiäre amyloidotische Polyneuropathie

S. Abschn. 22.9, „Sequenzielle orthotope Lebertransplantation, Dominotransplantation".

M. Gaucher

Der M. Gaucher, eine autosomal-rezessiv vererbte Lipidspeicherkrankheit, führt zu einer vermehrten Speicherung von Glukozerebrosiden in der Leber. Als Folge hiervon kommt es zur Hepatomegalie mit Aszites und Ikterus sowie im Langzeitverlauf zur Ausbildung einer Leberzirrhose.

Niemann-Pick-Erkrankung

Die Niemann-Pick-Erkrankung ist eine autosomal-rezessiv vererbte Lipidspeicherkrankheit, die zu einer vermehrten Speicherung von Sphingomyelinen in der Leber führt. Typische Merkmale der Niemann-Pick-Erkrankung sind Hepatomegalie, Ikterus und Muskelschwund.

Erythropoetische Protoporphyrie

Bei der erythropoetischen Protoporphyrie liegt eine gestörte Porphyrinsynthese im blutbildenden System vor. Klinisch kann es bei der Porphyrie zu neurologischen und psychiatrischen Veränderungen kommen. Die vermehrte Einlagerung von Protoporphyrin in die Leber kann langfristig zu einer Leberzirrhose führen.

22.1.1.3
Akutes Leberversagen

Das akute Leberversagen bezeichnet den Ausfall der Leberfunktion bei Patienten ohne vorbestehende chronische Lebererkrankung. Klinische Parameter des akuten Leberversagens sind die Gerinnungsstörung und der Ikterus sowie die hepatische Enzephalopathie bis hin zum Koma. Anhand des zeitlichen Ablaufes kann das akute Leberversagen in verschiedene Untergruppen unterteilt werden. Definitionsgemäß tritt beim fulminanten Leberversagen die Enzephalopathie innerhalb von sieben Tagen nach Ausfall der Leberfunktion auf. Beim akuten Leberversagen beträgt diese Zeitspanne zwischen 8 und 28 Tagen, beim subakuten oder protrahierten Leberversagen mehr als 4 Wochen.

Mögliche Ursachen für ein akutes Leberversagen sind im Folgenden zusammengestellt, die häufigste Genese in Deutschland sind virale Hepatitiden (insbesondere Hepatitis B) und Medikamentenintoxikationen (vor allem Paracetamol). Seltene Ursachen sind Knollenblätterpilzvergiftungen und akute Verläufe des M. Wilson und des Budd-Chiari-Syndroms. In vielen Fällen bleibt die Ätiologie des Leberversagens unklar.

Virale Erkrankungen	Hepatitis A, Hepatitis B (mit/ohne Superinfektion mit Hepatitis D), Hepatitis C (extrem selten), Hepatitis E, andere virale Hepatitiden (Herpes-simplex-, Zytomegalie-, Epstein-Barr-, Varizella-Zoster-, Parainfluenza-Viren)
Toxizität/Idiosynkrasie	Paracetamol, halogenierte Kohlenwasserstoffe, Halothan, Isofluran, Enfluran, INH, Rifampicin, nichtsteroidale Antirheumatika, Gold, Sulfonamide, Tetrazykline, Ketokonazol, MAO-Hemmer, trizyklische Antidepressiva, Allopurinol, Valproinsäure, Phenytoin, Disulfiram, Methyldopa, Amiodaron, Propylthiouracil, Kumarinderivate
Sonstige Ursachen	Knollenblätterpilz (α-Amanitin), akute Schwangerschaftsfettleber, Reye-Syndrom, M. Wilson, Budd-Chiari-Syndrom, Hyperthermie, Hitzschlag

22.1.2
Diagnostik

22.1.2.1
Allgemeines

Die Evaluation eines Patienten zur Lebertransplantation erfordert eine Vielzahl an diagnostischen Maßnahmen. Vorrangig vor allen labortechnischen und bildgebenden Verfahren sind eine sorgfältige Erhebung der Anamnese und die klinische Untersuchung (körperlicher Allgemeinzustand) des Patienten, da hierdurch bereits wesentliche Erkenntnisse im Hinblick auf den Erfolg der geplanten Transplantation gewonnen werden können. Die Anzahl der absoluten Kontraindikationen für eine Lebertransplantation ist im Laufe der Zeit zunehmend kleiner geworden. So existieren heutzutage keine fixen Altersbegrenzungen mehr. Auch Patienten über 60 oder 65 Jahre können bei entsprechend gutem körperlichen Allgemeinzustand mit nahezu gleichem Erfolg wie jüngere Patienten einer Lebertransplantation zugeführt werden. Als absolute Kontraindikationen werden gegenwärtig schwere kardiopulmonale Begleiterkrankungen, die manifeste Aids-Erkrankung, das Vorliegen einer floriden Sepsis, ein metastasiertes Grundleiden (Ausnahme: neuroendokrine Lebermetastasen) oder ein extrahepatischer Zweittumor angesehen. Neben den absoluten Kontraindikationen gibt es auch eine Vielzahl relativer Kontraindikationen: diese umfassen alle Diagnosen, die den Erfolg einer Transplantation möglicherweise, aber nicht zwangsläufig in Frage stellen. Hierunter fallen insbesondere Folgezustände der chronischen Lebererkrankung wie schwerste Muskeldystrophie und Osteoporose, ausgeprägte intrapulmonale Shunts oder eine bis ins Mesenterialstromgebiet reichende Pfortaderthrombose. Ein chronisches Nierenversagen und ein hohes Lebensalter sind ebenfalls als relative Kontraindikationen anzusehen.

Von ganz entscheidender Bedeutung für den Erfolg einer Transplantation ist die Patientenkooperation. Die gewissenhafte Einnahme der immunsuppressiven Medikamente sowie die Bereitschaft des Patienten zu regelmäßigen klinischen Nachuntersuchungen sind unverzichtbare Voraussetzungen für eine langfristige Transplantatfunktion. Erscheint eine ausreichende „Compliance" nicht gewährleistet, muss von einer Transplantation Abstand genommen werden.

ÜBERSICHT

Kontraindikationen für eine Lebertransplantation
- Absolute Kontraindikationen
  - Schwere kardiopulmonale Begleiterkrankung
  - Aids
  - Floride Sepsis
  - Maligne Zweiterkrankung oder Metastasen bei primärem Lebertumor
  - Aktiver Alkohol- oder Drogenkonsum
  - Mangelnde Patientencompliance
- Relative Kontraindikationen
  - Ausgeprägte Muskeldystrophie (stark reduzierter Allgemeinzustand)
  - Intrapulmonale Shunts
  - Pfortaderthrombose
  - Chronisches Nierenversagen
  - Instabiles soziales Umfeld

22.1.2.2
Spezielle Diagnostik

Die Diagnostik vor einer Lebertransplantation muss umfangreiche Informationen über die technische Operabilität, über eventuelle mit der Anästhesie verbundene Risiken sowie über den zu erwartenden postoperativen Verlauf einschließlich der Langzeitprognose beinhalten. Neben einer generellen internistischen/hepatologischen Untersuchung erwachsen entsprechend der Grunderkrankung des Patienten ganz spezielle Fragestellungen an die präoperative Diagnostik. Aus chirurgischer Sicht müssen operationstechnische Risikokonstellationen wie schwerwiegende Voroperationen oder das Vorliegen einer Thrombose in der Pfortader erfasst werden. Letztere Informationen sind in der Regel bereits mittels farbkodierter Duplexsonographie zu erhalten. Im Einzelfall können jedoch zusätzliche radiologische Verfahren zur Beurteilung des Mesenterialstromgebietes erforderlich und sinnvoll sein. Entsprechendes betrifft auch die Darstellung der V. cava. Eine komplette Verlegung/Thrombosierung der V. cava kann den technischen Anschluss der Transplantatleber extrem erschweren oder gar unmöglich machen. In diesen Fällen muss durch eine geeignete präoperative Diagnostik die technische Operabilität soweit wie möglich geklärt werden. Nur so können ggf. notwendige weitergehende intraoperative Maßnahmen wie etwa der Anschluss der V. cava an den rechten Vorhof oder eine Thrombektomie der V. cava und des rechten Vorhofs unter Verwendung einer Herz-Lungen-Maschine entsprechend vorbereitet werden.

22.1.2.3
Immunologische Untersuchungen

Der Einfluss von HLA-Kompatibilität und präformierten lymphozytotoxischen Antikörpern auf das Ergebnis der Lebertransplantation ist nicht eindeutig geklärt. Ein positives Crossmatch stellt keine Kontraindikation für eine Transplantation dar. Auch im Falle einer kombinierten Leber- und Nierentransplantation ist es ausreichend, blutgruppenkompatibel zu transplantieren. Das Ergebnis der Crossmatch-Untersuchung muss in diesen Fällen nicht abgewartet werden.

Eine wesentlich wichtigere Rolle als der HLA-Typisierung und der Austestung präformierter lymphozytotoxischer Antikörper kommt der Bestimmung der Erythrozytenantigene (ABO-Antigene) bei der Verteilung der Transplantatlebern zu. Zwar ist der Einfluss einer ABO-Inkompatibilität bei der Lebertransplantation viel geringer als beispielsweise bei der Nierentransplantation, aber das Risiko einer Graft-versus-Host-Reaktion ist im Vergleich zur blutgruppenkompatiblen Transplantation doch gesteigert. Zudem werden nach ABO-inkompatiblen Lebertransplantationen vermehrt chronische Gallenwegsveränderungen verzeichnet. Im Rahmen von Notfallsituationen ist es aber möglich und auch vertretbar, blutgruppeninkompatible Organe zu transplantieren. Die Langzeitergebnisse sind hierbei allerdings insbesondere aufgrund von chronischen Abstoßungen schlechter als bei blutgruppenkompatiblen Transplantationen.

Vor der Transplantation durchzuführende Untersuchungen sind im Folgenden noch einmal zusammengefasst.

ÜBERSICHT

Obligate und fakultative Untersuchungen vor der Lebertransplantation

- Anamnese
  - Ätiologie der Lebererkrankung und der Begleiterkrankungen (Infektionskrankheiten)
  - Voroperationen (Transplantationen, Oberbauchoperationen, portokavale Shunts etc.)
  - Aktuelle Medikation, Allergien, Nikotin- und Alkoholabusus
  - Impfungen, Immunität
  - Soziales Umfeld (Familie, Beruf, Gewohnheiten)
- Laboruntersuchungen
  - Blutgruppe, HLA-Typisierung, präformierte lymphozytotoxische Antikörper, Elektrolyte, Kreatinin(-Clearance), Gerinnung, Differentialblutbild, C-reaktives Protein, Leberwerte (AST, ALT, GLDH, Bilirubin, γ-GT, AP, CHE), Elektrophorese, Albumin, Harnstoff, Cholesterin, Blutzucker, fT3, fT4, TSH basal
  - Virologie (Hepatitis A, B, C, D, CMV, EBV, HSV, VZV, HIV)
  - Bei Hepatitis: quantitative Bestimmung von HBV, HCV und HDV
  - Candida-Serologie
  - Immunologie (ANA, AMA, p-ANCA, Anti-SLA, Anti-SMA, Anti-LKM)
  - Urinstatus, -sediment
  - Tumormarker (CEA, AFP, CA 19-9, CA 12-5, CA 15-3)
  - Tuberkulin-Test, Lues-Serologie
- Obligate apparative Untersuchungen
  - Röntgenuntersuchung des Thorax
  - Computertomographie des Abdomens
  - EKG, Echokardiographie
  - Sonographische und farbdopplersonographische Untersuchung des Abdomens
  - Lungenfunktion
  - Ösophagogastroduodenoskopie
- Fakultative apparative Untersuchungen
  - Magnetresonanztomographie des Abdomens (MR-Angiographie, MR-Cholangiographie)
  - Mammographie (Frauen >40 Jahre)
  - Angiographie, Splenoportographie
  - Bei Tumoren: Computertomographie des Thorax und des Schädels, Knochenszintigraphie
- Konsiliarische Untersuchungen
  - Kardiologie, Neurologie, Kieferchirurgie, Zahnmedizin, Hals-Nasen-Ohren-Heilkunde, Gynäkologie/Urologie, Psychosomatik

22.1.3
Indikationen

22.1.3.1
Allgemeines

Patienten mit einer chronischen Lebererkrankung sollten spätestens dann für eine Transplantation evaluiert werden, wenn bei fehlenden therapeutischen Alternativen das Stadium der Dekompensation erreicht ist und die Lebenserwartung des Patienten weniger als zwei Jahre beträgt. Neben der Leberfunktion sind der Allgemeinzustand und die Lebensqualität des Patienten für die Indikation zur Transplantation von entscheidender Bedeutung. Basis für die klinische Einschätzung eines Patienten mit Leberzirrhose ist die Klassifikation nach Child-Pugh (s. unten). Die Evaluation eines Patienten zur Transplantation sollte spätestens bei Erreichen des Stadiums Child B vorgenommen werden, bei Patienten mit einer Child-C-Zirrhose ist (bei Ausschluss möglicher Kontraindikationen) nahezu immer die Indikation zur Transplantation gegeben. Neben der Einschränkung der Leberleistung und der Lebensqualität muss sich die Indikation zur Lebertransplantation grundsätzlich aber auch am klinischen Verlauf und an der Dynamik des Krankheitsprozesses orientieren.

Child-Turcotte-Klassifikation (Pugh-Modifikation)			
Punkte	1	2	3
Albumin [g/dl]	>3,5	3–3,5	<3
Bilirubin [mg/dl]	<2	2–3	>3
Aszites	Kein	Kontrollierbar	Therapierefraktär
Enzephalopathie	Keine	Geringe	Schwere
Quick-Wert [%]	>70	40–70	<40
Pugh-Score: A (5–6), B (7–9), C (>9)			

Die Notwendigkeit einer Lebertransplantation ist aber auch immer dann zu überprüfen, wenn bei noch guter Leberfunktion prognostisch relevante Komplikationen der Leberzirrhose auftreten. Hierzu zählen eine plötzlich stark vermehrte Aszitesbildung, ein deutlicher Anstieg des Serumbilirubins, ausgedehnter Muskelschwund und Kachexie, Auftreten einer spontanen bakteriellen Peritonitis, aber auch neurologische Komplikationen, fortschreitende Enzephalopathie und rezidivierende gastrointestinale Blutungen. In diesen Fällen muss von einer sich rasch verschlechternden Prognose ausgegangen und die Indikation zur Transplantation als besonders dringlich eingestuft werden.

ÜBERSICHT

Indikation zur Lebertransplantation
- Chronische Lebererkrankungen
  - Posthepatitische Zirrhosen (Hepatitis B, C, D)
  - Leberzirrhose auf dem Boden einer Autoimmunhepatitis
  - Äthyltoxische Leberzirrhose
  - Kryptogene Leberzirrhose
  - Biliäre Zirrhosen (primär biliäre Zirrhose, primär sklerosierende Cholangitis)
  - Budd-Chiari-Syndrom

- Polyzystische Lebererkrankungen
- Caroli-Syndrom
- Sonstige biliäre Zirrhosen (sekundär biliäre Zirrhose, biliäre Atresie, Alagille-Syndrom)
● Metabolische Lebererkrankungen
- α_1-Antitrypsin-Mangel
- M. Wilson
- Galaktosämie
- Primäre Hyperoxalurie
- Primäre Hypercholesterinämie
- Hämophilie A
- Glykogenspeicherkrankheiten (Typ Pompe I oder IV)
- Tyrosinämie
- Hämochromatose
- M. Gaucher
- Erythropoetische Protoporphyrie
- Niemann-Pick-Erkrankung
- Familiäre amyloidotische Polyneuropathie (FAP)
- Crigler-Najjar-Syndrom
- M. Byler
- Harnstoffzyklus-Defekt
● Akutes Leberversagen
- Fulminante Hepatitis (HAV, HBV, sehr selten HCV, δ-Hepatitis)
- Medikamentös-toxisch: Halothan, Paracetamol, Marcumar
- Metabolisch: M. Wilson
- Sonstige: Knollenblätterpilze
● Lebertumore
- Hepatozelluläres Karzinom
- Seltene primäre Lebertumore
- Hepatoblastom
- Gutartige Lebertumore
- Neuroendokrine Lebermetastasen
● Seltene Indikationen
- Lebertrauma
- Echinococcus alveolaris

22.1.3.2
Chronische Lebererkrankungen

Hepatitis B, C und D

Für die Indikation zur Lebertransplantation bei Leberzirrhose auf dem Boden einer Hepatitis B- oder -C-Infektion gelten die oben genannten Kriterien. Ein hepatozelluläres Karzinom sollte ausgeschlossen sein oder es muss ein exaktes Tumorstaging vorliegen (s. Abschn. 22.1.3.5). Aufgrund der hohen Rezidivraten und der zum Teil sehr schlechten Prognose bei Hepatitis B-Reinfektionen des Transplantats sollten HBV-DNA-positive Patienten möglichst nur dann transplantiert werden, wenn sie in ein Studienprotokoll zur Prophylaxe der Hepatitis B-Reinfektion eingeschlossen sind. Demgegenüber können Patienten, die HBsAg-positiv, jedoch HBV-DNA-negativ sind, bei entsprechender Rezidivprophylaxe mit gutem Erfolg transplantiert werden. Dies gilt analog bei einer HDV-Ko-infektion.

Primär biliäre Zirrhose und sklerosierende Cholangitis

Bei der primär biliären Zirrhose kommt den Cholestaseparametern hinsichtlich der Indikationsstellung zur Lebertransplantation eine wesentlich wichtigere Rolle zu als der – bei diesen Patienten oftmals noch guten – Leberfunktion. Daneben sind der körperliche Allgemeinzustand und insbesondere Anzeichen für einen Muskelschwund wichtige Indikatoren für die Dringlichkeit einer Transplantation. Bei der PBC wird ein Bilirubinwert >5 mg% oder höchstens >7mg% als Indikation zur Transplantation angesehen, da bei Erreichen dieses Schwellenwertes ohne Transplantation oftmals eine Lebenserwartung von weniger als 12 Monaten besteht.

Bei der primär sklerosierenden Cholangitis muss neben der Beurteilung der Leberfunktion und des klinischen Verlaufs (Ikterus, rezidivierende Cholangitiden) zusätzlich eine sorgfältige Diagnostik im Hinblick auf eine chronisch entzündliche Darmerkrankung (CED) vorgenommen werden. Zwar kann nach einer Lebertransplantation durch die dann notwendige immunsuppressive Therapie auch eine Besserung der entzündlichen Aktivität der CED eintreten, in der Regel sollte jedoch eine operative Sanierung der entzündlichen Foci bereits vor einer geplanten Lebertransplantation erfolgen. Ein kolorektales Karzinom muss ausgeschlossen werden. Der Nachweis eines cholangiozellulären Karzinoms in PSC gilt als Kontraindikation, da aufgrund der häufigen und meistens sehr frühzeitigen Tumorrezidive die Prognose als äußerst schlecht einzustufen ist.

Sowohl für die PBC als auch die PSC existieren entsprechende Prognosescores, anhand derer eine Risikoabschätzung für den einzelnen Patienten vorgenommen werden kann. Da den Scores sehr komplexe mathematische Formeln zugrunde liegen, werden sie in der Praxis aber kaum angewendet.

Äthyltoxische Leberzirrhose

Wie bei allen chronischen Lebererkrankungen mit Leberzirrhose wird die Notwendigkeit einer Lebertransplantation anhand des klinischen Allgemeinbildes und der Leberfunktionsparameter (Child-Klassifikation) ermittelt. Wegen der Organknappheit wurde die Indikation zur Transplantation bei äthyltoxischer Leberzirrhose lange Zeit eher zurückhaltend gestellt. Mit zunehmender Erfahrung konnte jedoch gezeigt werden, dass bei Ausschluss sonstiger durch den Alkohol hervorgerufener Gesundheitsschäden (insbesondere Fehlen einer Kardiomyopathie) die Ergebnisse bei Lebertransplantation wegen äthyltoxischer Zirrhose den Resultaten bei anderen Indikationen zumindest ebenbürtig sind, sodass die äthyltoxische Zirrhose mittlerweile als eine gute und gesicherte Indikation anzusehen ist. Es ist selbstverständlich, dass vor der Lebertransplantation das Rückfallrisiko abgewogen und so weit wie möglich ausgeschlossen werden muss. Dabei erscheint eine glaubwürdig angegebene Alkoholkarenz von zumindest sechs Monaten unbedingt erforderlich. Darüber hinaus muss eine eingehende Überprüfung des sozialen Umfeldes des Transplantationskandidaten sowie eine genaue psychologische Abklärung und ggf. auch eine weitergehende Betreuung erfolgen.

Polyzystische Lebererkrankung

Die Indikation zur Lebertransplantation bei einer Zystenleber ist in erster Linie bei erheblicher Einschränkung der Lebensqualität durch die meist monströs vergrößerte Leber gegeben. Hierunter fallen Völle- und Druckgefühl, Dyspnoe, Übelkeit und Erbrechen sowie Gewichtsverlust bis hin zu Muskeldystrophie und Mangelernährung. Bei Vorliegen dieser Symptome ist eine baldige Transplantation anzustreben, da die perioperative Morbidität aufgrund des reduzierten Allgemeinzustandes erheblich zunimmt. Das Operationsrisiko ist besonders hoch, wenn aufgrund von Voroperationen (z. B. operative Zystendekompression oder Leberteilresektion) intraabdominelle Verwachsungen vorliegen. Bei Dialysepatienten ist in der Regel eine kombinierte Leber-Nieren-Transplantation notwendig.

Budd-Chiari-Syndrom
Die Therapie des Budd-Chiari-Syndroms richtet sich nach dem klinischen Erscheinungsbild und dem Ausmaß der histologischen Leberveränderungen. Bei Patienten mit ausgeprägter portaler Hypertension, aber noch guter Leberfunktion ist die venöse Dekompression als Therapie der Wahl (TIPSS, portokavaler Shunt, mesokavaler Shunt) anzusehen. Histologisch liegt in diesem Krankheitsstadium meistens eine Stauungsleber vor. Bei deutlicher Einschränkung der Leberfunktion (chronisches BCS mit Fibrose oder Zirrhose) ist eine Shuntoperation wegen der Gefahr des postoperativen Leberversagens nicht mehr indiziert, als therapeutische Option bleibt in diesen Fällen nur die Lebertransplantation.

Caroli-Syndrom
Bei unilobärem Leberbefall besteht beim Caroli-Syndrom die Therapie der Wahl in der Leberresektion. Eine Lebertransplantation ist lediglich indiziert bei bilateralen, nichtresektablen Gallengangszysten mit rezidivierenden Cholangitiden und ggf. sogar Übertritt in eine sekundär biliäre Zirrhose.

22.1.3.3
Metabolische Lebererkrankungen

M. Wilson
Im Endstadium mit Ausbildung einer Leberzirrhose ist ebenso wie beim akuten M. Wilson mit fulminantem Leberversagen die Indikation zur Lebertransplantation gegeben. Zur Abschätzung des Transplantationszeitpunktes ist ein am King's College entwickelter Prognose-Score hilfreich, in den der Bilirubinwert, die GOT und die Prothrombinzeit eingehen.

Hämochromatose
Bei der Hämochromatose kann im Endstadium der Erkrankung mit Ausbildung einer Leberzirrhose die Indikation zur Lebertransplantation gegeben sein, wenngleich hierdurch eine Heilung der Grundkrankheit nicht möglich ist. Ein hepatozelluläres Karzinom sollte ausgeschlossen sein bzw. sich noch in einem frühen Stadium befinden. Insgesamt ist die Indikation zur Lebertransplantation aufgrund der hohen Komorbidität sehr zurückhaltend zu stellen.

Crigler-Najjar-Syndrom
Entscheidend für die Prognose und den Progress beim Crigler-Najjar-Syndrom ist die Aktivität der Bilirubin-UDP-Glucuronyltransferase. Da die Leber beim Crigler-Najjar-Syndrom nicht krankhaft verändert ist, also nicht entfernt werden muss, und zudem für eine ausreichende Konjugation des Bilirubins auch ein Leberteiltransplantat ausreichend

ist, eignet sich zur Behandlung des Crigler-Najjar-Syndroms eine auxiliäre Transplantation. Die Transplantation muss möglichst frühzeitig und vor Auftreten irreversibler neurologischer Schäden erfolgen.

α_1-Antitrypsin-Mangel

Bei Anzeichen für eine Leberzirrhose und vor Auftreten irreversibler Lungenschäden sollte die Indikation zur Lebertransplantation gestellt werden. Im fortgeschrittenen Krankheitsstadium ist eine kombinierte Leber-Lungen-Transplantation in Erwägung zu ziehen.

Familiäre Hypercholesterinämie

Der dem gestörten Abbau des Cholesterins zugrunde liegende Defekt des LDL-Rezeptors wird durch eine Lebertransplantation nahezu komplett beseitigt. Eine frühzeitige Indikationsstellung zur Lebertransplantation ist wichtig, da der Verlauf der Erkrankung und die Prognose durch die koronare Herzkrankheit bestimmt werden. Ggf. ist eine Lebertransplantation nur in Kombination mit einer Herztransplantation sinnvoll.

Primäre Hyperoxalurie

Die kombinierte Leber-Nieren-Transplantation stellt z. Z. die beste Therapieform der Oxalose dar, wobei nach bisherigen Erkenntnissen eine frühzeitige Transplantation bei noch kompensierter Niereninsuffizienz anzustreben ist. Denkbar wäre auch eine alleinige Lebertransplantation, bevor es zu einer Schädigung der Nieren gekommen ist. Dies ist allerdings aus verschiedenen Gründen nur sehr schwer umzusetzen, zumal bei vielen Patienten die Erkrankung erst über die dann meistens aber schon irreversible Nierenschädigung diagnostiziert wird. Zudem ist der Progress der Nierenschädigung zeitlich auch nicht abzusehen, sodass eine alleinige Lebertransplantation in gewisser Weise einer prophylaktischen Therapie entspräche. Durch die Lebertransplantation würden die meist jungen Patienten in diesen Fällen nicht nur den Risiken des operativen Eingriffs, sondern insbesondere auch den Risiken der immunsuppressiven Therapie für einen nicht vorhersehbaren Zeitraum ausgesetzt.

Hämophilie A

Zur Behandlung der Hämophilie A eignet sich – ebenso wie zu der des Crigler-Najjar-Syndroms – eine auxiliäre Lebertransplantation. Allerdings besteht mit der Substitution von Faktor VIII eine effektive symptomatische Therapie der Hämophilie, sodass eine Lebertransplantation meistens erst dann in Betracht gezogen wird, wenn es aufgrund der häufig begleitend vorliegenden Virushepatitiden zu einer Leberzirrhose gekommen ist.

Protein C- und -S-Mangel, Antithrombin III-Mangel

S. Abschn. „Budd-Chiari-Syndrom".

Glykogenspeicherkrankheiten (Typ Pompe I oder IV)

Sowohl bei der Typ-I- als auch bei der Typ-IV-Glykogenspeicherkrankheit ist bei Auftreten einer Leberzirrhose oder bei massiver Hepatomegalie mit portaler Hypertension und Sekundärfolgen die Indikation zur Lebertransplantation zu prüfen. Eine Indikation zur Lebertransplantation kann zudem bei der Typ-I-Glykogenose auch dann gegeben sein, wenn multiple Leberzelladenome (ggf. aber auch hepatozelluläre Karzinome) vorgefunden werden. In diesen Fällen werden durch die Lebertransplantation nicht nur die Leberzelladenome entfernt, sondern gleichzeitig der zur malignen Transformation prädisponierende Stoffwechseldefekt beseitigt.

Tyrosinämie

Im Stadium der Leberzirrhose ist die Indikation zur Lebertransplantation gegeben. Aufgrund des hohen Risikos für ein hepatozelluläres Karzinom muss eine sorgfältige Diagnostik erfolgen.

Familiäre amyloidotische Polyneuropathie (FAP)

S. Abschn. 22.9, „Sequenzielle Lebertransplantation".

M. Gaucher, Niemann-Pick-Krankheit und erythropoetische Protoporphyrie

Im Stadium der fortgeschrittenen Leberzirrhose ist bei diesen Krankheitsbildern eine Lebertransplantation in Erwägung zu ziehen, auch wenn durch die Transplantation eine Heilung des metabolischen Defekts in keinem Fall zu erreichen ist. Aus diesem Grunde ist die Indikation zur Lebertransplantation auch sehr zurückhaltend zu stellen, zumal es durch die Einlagerung von Sphingomyelinen, Glukozerebrosiden und Protoporphyrinen auch in der transplantierten Leber zu Schädigungen kommt.

22.1.3.4
Akutes Leberversagen

Die Indikationsstellung zur Lebertransplantation beim akuten Leberversagen muss unter Berücksichtigung der Ätiologie des Leberausfalls erfolgen.

> **!** Grundsätzlich sollte jede Chance zur Erholung der Leberfunktion ohne Lebertransplantation genutzt werden, da es nach einem akuten Leberversagen häufig zur Restitutio ad integrum kommt und dann die Notwendigkeit einer lebenslangen Immunsuppression vermieden werden kann. Andererseits muss bei sich verschlechternder Prognose die Transplantation rasch erfolgen, sodass Patienten mit akutem Leberversagen frühzeitig in ein Transplantationszentrum verlegt werden sollten.

Die Prognose des akuten Leberversagens ist eng verknüpft mit der Ausprägung des Hirnödems und dem Grad der Enzephalopathie: daher kommt dem Monitoring des Hirndruckes eine besondere Bedeutung zu. Darüber hinaus hat der Allgemeinzustand des Patienten ganz erheblichen Einfluss auf den Erfolg einer Lebertransplantation. Besonders ungünstig sind neben einer Enzephalopathie Grad IV vor allem Blutungen und ein schwerer Ikterus. Die hohe Letalität nach Transplantation ist nicht zuletzt auch Folge des hohen Risikos für septische Komplikationen. Insofern kommt auch der Dauer des Intensivaufenthaltes und der Beatmungszeit sowie dem Ausmaß der Beteiligung anderer Organsysteme (z. B. bei Nierenversagen, Kreislaufinstabilität, ARDS) ebenfalls entscheidende prognostische Bedeutung zu.

Die Notwendigkeit einer Lebertransplantation kann mit Hilfe von Prognose-Scores näher abgeschätzt werden. Der wichtigste und in der klinischen Praxis am häufigsten verwendete Prognose-Score sind die sog. „King's College Kriterien" (s. unten). Diese beinhalten Indizes für eine Lebertransplantation, wobei zwischen akutem Leberversagen aufgrund einer Paracetamolvergiftung und aufgrund anderer Ursachen unterschieden wird. Die „King's College Kriterien" besagen, dass Patienten mit akutem Leberversagen mit an Si-

cherheit grenzender Wahrscheinlichkeit eine Transplantation benötigen, wenn folgende Befundkonstellationen vorliegen:
- bei Leberversagen aufgrund einer Paracetamolintoxikation:
  - ph <7,3 *oder*
  - PTT >100 s und Kreatinin >3,4 mg/dl und Enzephalopathie III° oder IV,
- bei Leberversagen anderer Ursachen:
  - PTT >100 s (bzw. Quick <7% oder INR>6,7) *oder*
  - mindestens drei der folgenden Kriterien: Alter <10 oder >40 Jahre, ungünstige Ätiologie des Leberversagens (kryptogene Hepatitis, Halothan-Hepatitis, Medikamentenintoxikation), Ikterus >7 Tage vor Beginn der Enzephalopathie, PTT >50 s, Bilirubin >17,5 mg/dl.

Weitere Kriterien für die Notwendigkeit einer Transplantation bei fulminantem Leberversagen viraler Genese sind die sog. „Clichy-Kriterien" (s. unten). Diese orientieren sich am Alter des Patienten, an der Konzentration des Gerinnungsfaktors V und an der Ausprägung der Enzephalopathie:
- Enzephalopathie Grad III oder IV,
- bei Patienten >30 Jahre: Faktor V <20%,
- bei Patienten <30 Jahre: Faktor V <30%.

Bei allen Patienten mit einem transplantationswürdigen, jedoch potentiell reversiblem akuten Leberversagen sollte die Möglichkeit für eine auxiliäre Transplantation überprüft werden, um den Patienten die lebenslange immunsuppressive Therapie zu ersparen. Günstige Indikationen für eine auxiliäre Transplantation stellen die fulminante Hepatitis A, die Paracetamolintoxikation sowie die Schwangerschaftsfettleber dar. Eine auxiliäre Lebertransplantation kann weiterhin bei fulminanter Hepatitis B (auch bei HDV-Koinfektion) und bei halothaninduziertem akutem Leberversagen diskutiert werden. Entscheidend für die Möglichkeit einer auxiliären Transplantation bei den oben genannten Ursachen eines akuten Leberversagens ist das Ausmaß der Leberzellnekrose und damit die potentielle Regenerationsfähigkeit der Leber. In Zweifelsfällen ist aus vitalen Gründen der totalen Hepatektomie und der Transplantation einer kompletten Leber der Vorzug vor einer auxiliären Transplantation zu geben.

22.1.3.5
Lebertumore

Die Indikation zur Lebertransplantation bei Malignomen setzt ein sehr sorgfältiges Staging voraus, welches aufgrund der teilweise sehr langen Wartezeit auf ein geeignetes Spenderorgan in definierten zeitlichen Abständen wiederholt werden sollte. Da der Einfluss der Immunsuppression auf das Tumorwachstum nach wie vor nicht abschließend geklärt ist (beim hepatozellulären Karzinom scheint das Tumorwachstum beschleunigt zu sein), wird der Nachweis extrahepatischer Tumormanifestationen als Kontraindikation zur Lebertransplantation angesehen.

Hepatozelluläres Karzinom
Gegenwärtig wird als gesicherte Indikation für eine Lebertransplantation lediglich das kleine hepatozelluläre Karzinom (HCC) in Zirrhose angesehen (Milano-Kriterien: Ein Tumor <5 cm oder maximal 3 Tumore, alle jeweils <3 cm). Bei größeren solitären Tumoren

oder in höheren Tumorstadien erscheint aufgrund der dann deutlich ungünstigeren Prognose eine Transplantation nicht mehr indiziert, allerdings liegen zum UICC-Stadium III und IVA (5. Auflage) in der Literatur keine übereinstimmenden Daten vor. Generell gilt, dass tumorpositive Lymphknoten und/oder die Gefäßinfiltration die Prognose nach Lebertransplantation erheblich verschlechtern. Unklar ist zum gegenwärtigen Zeitpunkt, ob die Prognose nach Lebertransplantation wegen eines fibrolamellären Karzinoms im Vergleich zum hepatozellulären Karzinom besser ist. Für das hepatozelluläre Karzinom in nichtzirrhotischer Leber stellt die Leberresektion die Therapie der Wahl dar, eine Lebertransplantation ist hier nur in seltenen Fällen indiziert (beispielsweise ein auf die Leber lokalisiertes, irresektables Rezidiv nach Leberresektion).

Cholangiozelluläres Karzinom
Aufgrund der bisher in der Literatur vorliegenden Daten mit sehr hohen Rezidivraten bei insgesamt schlechter Prognose ist eine Lebertransplantation beim cholangiozellulären Karzinom (CCC) nicht gerechtfertigt. Selbst durch eine Ausdehnung der Radikalität im Sinne einer multiviszeralen Oberbauchexenteration erscheint eine Verbesserung der Überlebensraten beim CCC nicht erreichbar zu sein.

Extrahepatisches Gallengangskarzinom
Die Resektion des Gallengangs (Hepatikusgabelresektion) – in der Regel kombiniert mit einer Leberteilresektion – stellt die Therapie der Wahl für das proximale extrahepatische Gallengangskarzinom (Klatskin-Tumor) dar. Die Ergebnisse der Lebertransplantation für diese Tumorentität liegen deutlich unter den Resultaten der Leberresektion, sodass eine Transplantation nur in Ausnahmefällen in Betracht gezogen werden sollte.

Epitheloides Hämangioendotheliom
Von den insgesamt sehr seltenen mesenchymalen Lebertumoren liegen lediglich für das epitheloide Hämangioendotheliom Daten vor, die eine Lebertransplantation bei Vorliegen eines nichtresektablen, jedoch auf die Leber beschränkten Befundes gerechtfertigt erscheinen lassen.

Hepatoblastom
Primär irresektable Hepatoblastome oder auf die Leber beschränkte, operativ nicht entfernbare Tumorrezidive können eine Indikation zur Lebertransplantation darstellen. Aufgrund der sehr guten Ergebnisse der systemischen Chemotherapie bei Hepatoblastomen sollte eine Lebertransplantation unbedingt in ein multimodales Therapiekonzept eingebunden werden.

Lebermetastasen
Metastasierte Tumorleiden sind generell als Kontraindikation für eine Lebertransplantation anzusehen. Bei irresektablen neuroendokrinen Lebermetastasen kann jedoch eine Lebertransplantation in Erwägung gezogen werden, wenn der Patient unter einer ausgeprägten, durch den Tumor hervorgerufenen und anderweitig therapierefraktären hormonellen Symptomatik leidet. Zuvor sollten aber sämtliche therapeutische Optionen einschließlich Chemoembolisation und palliativer Leberresektion zur Reduktion der Tumormasse ausgeschöpft worden sein.

Benigne Lebertumore

Eine Lebertransplantation wegen benigner hepatischer Raumforderungen bleibt Ausnahmesituationen, wie etwa der diffusen tumorartigen Durchsetzung der Leber bei Angiomatose oder Hämangiomatose, vorbehalten. In sehr seltenen Fällen kann auch bei irresektablen, symptomatischen benignen Lebertumoren, bei Komplikationen (z. B. Leberruptur bei Adenomen) oder beim Kasabach-Merritt-Syndrom (Thrombozytopenie durch Thrombozytensequestration und Thrombosierung in Hämangiomen mit konsekutiver Ruptur) eine Indikation zur Transplantation gegeben sein. Weitere Ausnahmen sind Stoffwechselerkrankungen der Leber (wie z. B. Glykogenose Typ I), die zur Ausbildung multipler Adenome führen können. In diesen Fällen wird durch die Hepatektomie und die Transplantation der Stoffwechseldefekt und zugleich das Malignomrisiko (Transformation von Adenomen in ein HCC) beseitigt.

22.1.3.6
Sonstige Indikationen

Lebertrauma

In Ausnahmefällen kann bei schwerem (insbesondere isoliertem) Lebertrauma mit unstillbarer Blutungssituation oder schwerster Leberhilusverletzung die Indikation zur Transplantation gegeben sein. Grundsätzlich sollten vor der Entscheidung zur Lebertransplantation alle Möglichkeiten der Blutstillung und der vaskulären/biliären Rekonstruktion ausgeschöpft sein. Erst bei nicht erfolgreicher Blutstillung darf zur Blutungskontrolle die totale Hepatektomie mit Anlage einer portokavalen Anastomose vorgenommen werden. Eine erfolgreiche Lebertransplantation ist bei anhepatischem Zustand und unter maximaler intensivmedizinischer Betreuung innerhalb von etwa 24 bis 48 Stunden möglich.

Im Gegensatz zur Akutsituation ist beim subakuten Leberversagen mit Ausbildung von Lebernekrosen innerhalb weniger Tage bis Wochen nach Lebertrauma keine Indikation zur Lebertransplantation gegeben. In diesen Fällen ist die Prognose meistens durch ein sich gleichzeitig entwickelndes Multiorganversagen determiniert.

Echinococcus alveolaris

Die Indikation zur Lebertransplantation ist beim Befall der Leber mit Echinococcus multilocularis sehr zurückhaltend zu stellen. Aufgrund der guten medikamentösen Behandlungsmöglichkeiten, insbesondere auch bei nur palliativ reseziertem Leberbefall, und der relativ großen Rezidivgefahr unter Immunsuppression ist eine Indikation heutzutage allerhöchstens bei symptomatischen Patienten in Erwägung zu ziehen, bei denen durch die totale Hepatektomie auch eine vollständige Entfernung aller parasitärer Läsionen erreicht wird.

22.1.3.7
Kombinierte Leber- und Nierentransplantation

Bei der Indikation zur kombinierten Leber- und Nierentransplantation muss zwischen chronischer und akuter Niereninsuffizienz unterschieden werden. Das akute Nierenversagen oder die Niereninsuffizienz im Rahmen eines hepatorenalen Syndroms bei Leberversagen ist nach einer erfolgreichen Lebertransplantation bzw. nach Restitutio der Leberfunktion potentiell reversibel, bedarf also keiner Nierentransplantation. Demgegenüber stellt beim chronischen Nierenversagen die Transplantation die Therapie der Wahl dar. Typische Krankheitsbilder, bei denen eine Indikation zur kombinierten Leber- und Nierentransplantation gegeben sein kann, sind die polyzystische Leber- und Nierenerkrankung sowie die Oxalose. Nicht selten findet sich bei Patienten mit dialysepflichtiger Niereninsuffizienz auch eine virale Hepatitis und eine Leberzirrhose. Bei terminaler Insuffizienz beider Organe stellt auch hier die kombinierte Leber- und Nierentransplantation die Therapie der Wahl dar, wobei aufgrund der Größe des zu erwartenden Eingriffs und der häufig vorliegenden multiplen Begleiterkrankungen ein möglichst früher Transplantationszeitpunkt gewählt werden sollte. Im Gegensatz zur alleinigen Nierentransplantation ist eine kombinierte Leber- Nierentransplantation auch bei HLA-Inkompatibilität und positivem Crossmatch möglich. Allerdings sollte die Transplantation von Leber und Niere blutgruppenkompatibel erfolgen.

22.2
Operative Therapie allgemein

22.2.1
Allgemeines

Trotz mancher Neuerungen auf dem Gebiet der Lebertransplantation stellt die orthotope Transplantation einer kompletten Spenderleber nach wie vor die Standardtherapie des chronischen und auch des akuten Leberversagens dar. Hierfür ist grundsätzlich die Entfernung der gesamten patienteneigenen Leber erforderlich. Die Hepatektomie kann mit oder ohne Erhalt der retrohepatischen V. cava erfolgen. Beide Verfahren besitzen spezifische Vor- und Nachteile. In der Regel ist demjenigen Verfahren der Vorzug zu geben, mit dem die jeweils meiste Erfahrung vorliegt. Eine Hepatektomie unter Erhalt der retrohepatischen V. cava ist allerdings immer dann notwendig, wenn das zu transplantierende Organ nicht über eine geeignete V. cava verfügt. Dies ist in aller Regel nur bei Teillebertransplantaten (Split-Leber-Transplantation oder Living-related-Transplantation) der Fall, da hierbei die retrohepatische V. cava nur einer Leberhälfte zugeteilt werden kann bzw. die Spenderoperation schon ohne Resektion der V. cava erfolgen muss. Bei der Hepatektomie unter Erhalt der retrohepatischen V. cava – die nachfolgende Transplantation wird dann in der sog. „Piggy-back-Technik" vorgenommen – wird auf eine Auslösung der V. cava aus dem Retroperitoneum verzichtet und statt dessen die Leber von der V. cava abpräpariert. Dieser Operationsschritt, der eine subtile Blutstillung und die Versorgung sämtlicher nach dorsal in die V. cava einmündender Lebervenen mittels Durchstechungligaturen erfordert, ist zeitlich aufwändiger als die Hepatektomie in der Standardtechnik. Zudem kann es bei sehr schlechter Gerinnungssituation und ausgeprägter Leberzirrhose zu vermehrten Blutungen aus der Leber führen. Die Gefahr von Blutungen aus retroperitonealen Kollateralen ist bei diesem Vorgehen allerdings deutlich reduziert. Der Vorteil des Cavaerhaltes liegt in einer verbesserten hämodynamischen Situation des Patienten, da der venöse Rückstrom aus den unteren Extremitäten und aus den Nierenvenen kontinuierlich gewährleistet ist. Zur weiteren hämodynamischen Stabilisierung kann zudem die Anlage eines temporären portokavalen Shunts durch End-zu-Seit-Anastomose zwischen V. portae und V. cava sinnvoll sein.

Bei Lebertransplantationen wegen eines Malignoms sollte im Rahmen der Hepatektomie grundsätzlich eine Lymphadenektomie im Leberhilus und entlang der A. hepatica communis bis zum Truncus coeliacus durchgeführt werden. In seltenen Fällen können aus Radikalitätsgründen auch ausgedehnte Operationserweiterungen erforderlich sein (z. B. Hepatektomie kombiniert mit einer Whipple-Operation bei fortgeschrittenem Klatskin-Tumor, simultane Resektion eines intraabdominellen Primärtumors bei Lebertransplantationen wegen neuroendokriner Metastasen).

22.2.2
Notfallhepatektomie

Eine Notfallhepatektomie (z. B. wegen Kreislaufinstabilität bei akutem Leberversagen oder initialer Nichtfunktion) muss immer mit Erhalt bzw. mit Rekonstruktion der retrohepatischen V. cava erfolgen, da die Anlage eines End-zu-Seit portakavalen Shunts (interner Shunt) obligat ist. In extremen Ausnahmefällen (z. B. fulminantes Leberversagen bei BCS mit Cavathrombose) muss die retrohepatische V. cava mitentfernt und dann für die notwendige Anlage des portokavalen Shunts ein Gefäßinterponat verwendet werden.

22.2.3
Kombinierte Leber- und Nierentransplantation

Bei der kombinierten Leber- und Nierentransplantation wird immer zuerst die Transplantation der Leber vorgenommen und nach Verschluss des Abdomens über einen zweiten (inguinalen) Zugang die Niere in die rechte oder linke Fossa iliaca transplantiert. Bei Platzmangel (z. B. Transplantation bei polyzystischer Leber- und Nierenerkrankung) kann eine simultane einseitige Nephrektomie erforderlich werden. Aufgrund der langen Operationsdauer und der großen retroperitonealen Wundfläche sowie der notwendigen Immunsuppression treten nach diesen Eingriffen gehäuft infektiöse Komplikationen auf. Ein zweizeitiges Vorgehen mit primärer Nephrektomie vor geplanter Leber-Nieren-Transplantation ist wegen des hohen Operationsrisikos nicht generell zu empfehlen und nur im Einzelfall sinnvoll.

22.3
Operationsvorbereitung

Bei der Operationsvorbereitung muss zwischen der elektiven Lebertransplantation und der Notfalloperation (z. B. Lebertransplantation beim akuten Leberversagen oder bei initialer Nichtfunktion) unterschieden werden. Die präoperative Vorbereitung für eine elektive Transplantation dient dem Ausschluss bzw. dem Erkennen akut aufgetretener Kontraindikationen. Die Vorbereitung muss mögliche Infektionen (insbesondere pulmonale Infekte oder spontane bakterielle Peritonitiden) oder nach Möglichkeit auch eine neu aufgetretene Pfortaderthrombose erfassen. Neben anamnestischen Angaben und der klinischen Untersuchung sind bildgebende Verfahren (Röntgenuntersuchung des Thorax; ggf. Sonographie des Abdomen) und Laboruntersuchungen (Blutbild, C-reaktives Protein, ggf. Procalcitonin) unverzichtbar. Bei Patienten mit einer viralen Hepatitis ist auf die aktuelle Virusserologie zu achten. Die Vorbereitung eines Patienten, der in einer Notfallsituation einer Lebertransplantation zugeführt wird, erfolgt nach den Richtlinien der Behandlung des akuten Leberversagens. Je nach Schweregrad der Leberinsuffizienz kann die intensivmedizinische Vorbereitung spezielle therapeutische Gesichtspunkte des Leberversagens erfordern. Neben Maßnahmen zur Sicherung vitaler Funktionen (Beatmung, Blutdruckstabilisierung, Hämofiltration oder Dialyse, Korrektur des Wasser- und Elektrolythaushaltes) kommt dem Monitoring und der Behandlung des Hirndruckes besondere Bedeutung zu. Bei unklarer neurologischer Situation sollte eine CT des Schädels kurz vor der Transplantation erfolgen. Die Korrektur schwerer Gerinnungsstörungen mittels gezielter Substitution ist unerlässlich. Aufgetretene gastrointestinale Blutungen sollten nach Möglichkeit endoskopisch behandelt werden, nur in Ausnahmefällen wird beim akuten Leberversagen eine Ballontamponade beispielsweise mittels Sengstaken-Blakemore-Sonde zur Anwendung kommen.

> **CAVE**
>
> Da Patienten mit akutem Leberversagen besonders infektionsgefährdet sind, muss der Infektionsprophylaxe und der Behandlung bereits eingetretener Infektionen größte Bedeutung beigemessen werden.

22.4
Spezielle operationstechnische Gesichtspunkte

22.4.1
„Back-table-Präparation"/Gefäßrekonstruktionen

Während der Präparation sollte das Transplantat grundsätzlich von Konservierungslösung umspült und auf Eis gelagert sein, wobei jedoch direkter Kontakt des Lebergewebes mit Eis zu vermeiden ist. Zum Anspülen der Lebergefäße und des Gallenganges sollte ebenfalls Konservierungslösung verwendet werden, welche nicht durch Fettpartikel verunreinigt sein darf. Bei der Präparation der retrohepatischen/intrahepatischen V. cava ist die Untersuchung auf mögliche Gefäßdefekte (Einmündung der Nebennieren- und der Zwerchfellvenen) besonders wichtig, da Blutungen in diesem Bereich später unter Umständen schwierig zu beheben sind. Der Leberhilus sollte nur so weit freipräpariert werden, wie es bei der Implantation für die Anastomosierung unbedingt erforderlich ist. Die V. portae wird in aller Regel bis über die Bifurkation hinaus präpariert. Das Sondieren der Leberarterie muss wegen der Gefahr von Intimadissektionen äußerst schonend erfolgen. Da die Leberarterie meistens auf Höhe des Abganges der A. gastroduodenalis anastomosiert wird, ist eine Präparation bis an die Aufteilung in den rechten und linken Hauptast ausreichend. Auch eine zusätzliche linke Leberarterie aus der A. gastrica sinistra sollte keinesfalls über ihre gesamte Länge komplett vom umgebenden Bindegewebe befreit werden. Da von dieser Arterie sehr viele kleinere Arterien abgehen, ist eine sorgfältige Dichtigkeitskontrolle wichtig. Der Ductus choledochus sollte nur im distalen Abschnitt vom umgebenden Bindegewebe befreit werden, um eine Denudierung zu vermeiden. Wichtig ist jedoch, dass der Gallengang gut ausgespült wird. Die Entfernung der Gallenblase ist obligat. Evtl. erforderliche Gefäßrekonstruktionen sollten am Back-table vorgenommen werden, um später bei der Transplantation die warme Ischämiezeit so kurz wie möglich zu halten. Gefäßrekonstruktionen betreffen in erster Linie die Leberarterie, lediglich bei Teillebertransplantaten können auch Rekonstruktionen an Pfortader oder Lebervenen/ V. cava notwendig sein. Diese umfassen dann meistens die Versorgung von Gefäßwanddefekten, welche im Rahmen des Lebersplittings manchmal unvermeidbar sind (z. B. Versorgung der Exzisionsstelle einer Lebervene aus der V. cava; Übernähung der Pfortaderbifurkation etc.). Als Material für eine arterielle Interposition finden entweder allogene (Iliakalgefäße des Spenders) oder autologe Gefäße (z. B. V. saphena des Empfängers) Verwendung. Für den seltenen Fall, dass die V. portae verlängert werden muss (z. B. bei Anschluss an die V. mesenterica superior), bietet sich am ehesten ein Vena-Iliaca-Interponat an.

22.4.2
Hepatektomie (Standardtechnik)

In aller Regel ist zur Lebertransplantation ein Subkostalschnitt beidseits (insbesondere weit nach rechts lateral) mit Verlängerung median zum Xiphoid (Mercedes-Inzision) ausreichend. Eine Erweiterung des kranialen Zugangs durch Thoraxeröffnung am rechten Rippenbogen oder Sternotomie ist nur in extrem seltenen Ausnahmefällen (z. B. evtl. bei Cavathrombose mit der Notwendigkeit einer intraatrialen Anastomose) erforderlich. Die operativen Schritte der Hepatektomie werden im Uhrzeigersinn vorgenommen, beginnend mit der Durchtrennung des Lig. falciforme, triangulare sinistrum und Lig. hepatogastricum. Anschließend erfolgt die Hilusdissektion, wobei die A. hepatica und der Ductus choledochus weit im Leberhilus abgesetzt werden, um eine ausreichende Länge dieser Strukturen für die spätere Anastomosierung zu erhalten. Dabei ist auf eine sorgfältige Schonung der Durchblutung des empfängerseitigen Ductus choledochus zu achten. In besonderen Fällen, wie beispielsweise bei der primär sklerosierenden Cholangitis, muss der Ductus choledochus bis zum Pankreasoberrand freigelegt und dort abgesetzt werden. Der Wiederanschluss des Gallengangs macht dann eine biliodigestive Anastomose notwendig. Eine präexistente Jejunumschlinge zum Gallengang sollte sorgfältig abpräpariert und geschont werden. In den meisten Fällen kann sie für eine erneut anzulegende biliodigestive Anastomose wieder verwendet werden. Die Leberarterie wird üblicherweise über den Abgang der A. gastroduodenalis hinaus präpariert. Die A. gastroduodenalis darf dabei keinesfalls abgesetzt werden, da meistens in diesem Bereich später die Anastomose angelegt wird. Bei der Präparation der V. portae werden die V. coronaria ventriculi und ggf. auch die V. gastrica dextra ligiert (oder besser durchstochen). Falls weder ein portokavaler Shunt angelegt noch ein femoro-porto-axillärer Bypass verwendet wird, erfolgt die Pfortaderdurchtrennung erst unmittelbar vor der Hepatektomie, um durch eine kurze Klemmphase die Stauung im Mesenterialstromgebiet und im Darm möglichst gering zu halten. Bei Transplantation wegen eines Tumorleidens oder bei möglicher Entartungstendenz (z. B. PSC) muss zudem eine systematische Lymphadektomie im Leberhilus bis zum Truncus coeliacus vorgenommen werden. Nach Abschluss der Hilusdissektion wird das Peritoneum nach dorsal eröffnet und die V. cava infrahepatisch angeschlungen. Dabei ist auf einmündende Lumbalvenen zu achten. Die V. cava wird nach kaudal bis knapp oberhalb der Nierenvenen freigelegt. Bei der weiteren Präparation im Retroperitoneum muss auf der rechten Seite die einmündende Nebennierenvene sorgfältig unterbunden werden. Es ist empfehlenswert, vor der Präparation der retrohepatischen V. cava nach kranial zunächst den rechten Leberlappen komplett zu mobilisieren, um eventuelle Blutungen aus dem retrohepatischen (oder dem ggf. auch intrahepatisch verlaufenden) Cavasegment sicher versorgen zu können. In seltenen Situationen, wie etwa bei extrem großer Leber (z. B. Zystenleber) oder schwerer portaler Hypertension mit ausgeprägter Kollateralisierung, kann es vorteilhaft sein, zunächst den Leberhilus komplett zu dissezieren, dabei auch die Pfortader abzusetzen und einen Bypass anzulegen und erst anschließend die Leber aus dem Retroperitoneum zu lösen. Der letzte Schritt zur Vervollständigung der Hepatektomie beinhaltet die Freilegung der suprahepatischen V. cava. Einmündende Zwerchfellvenen sind am besten mit Durchstechungsligaturen zu versorgen. Es ist essentiell, eine ausreichend lange Strecke der suprahepatischen V. cava zu erhalten und die V. cava möglichst weit kranial zu klemmen. Die Durchtrennung der Hohlvene erfolgt am besten im Bereich der Leberveneneinmündung. Nach der Hepatektomie, aber noch vor Implantation des Transplantats, ist eine sehr sorgfältige Blutstillung im Retroperitoneum vorzunehmen, da dieser Bereich später nach Reperfusion sehr viel schwerer komplett einsehbar ist. Spontane portosystemische/portokavale Shunts sollten nach Möglichkeit während der Hepatektomie verschlossen werden, sofern dies problemlos möglich ist.

22.4.3
Hepatektomie mit Erhalt der retrohepatischen V. cava

Bei dieser Operationstechnik wird die retrohepatische V. cava sukzessive von kaudal nach kranial von der Leber abpräpariert, wobei die nach dorsal von der Leber in die V. cava einmündende Lebervenen sorgfältig durchstochen werden sollten. Falls die Exposition der retrohepatischen V. cava aufgrund z. B. extremer Lebergröße Schwierigkeiten bereitet, ist es empfehlenswert, zunächst den Leberhilus komplett abzusetzen und einen portokavalen Shunt (End-zu-Seit) anzulegen. Hiernach ist die Leber mobiler und kann besser seitlich rotiert werden, was den Zugang zur retrohepatischen V. cava deutlich erleichtert (Abb. 22.1).

Abb. 22.1.
Situs nach Hepatektomie unter
Erhalt der V. cava mit Anlage
eines temporären end-zu-seit
portokavalen Shunts. Die drei
Lebervenen sind mit einem
kurzen Cuff abgesetzt

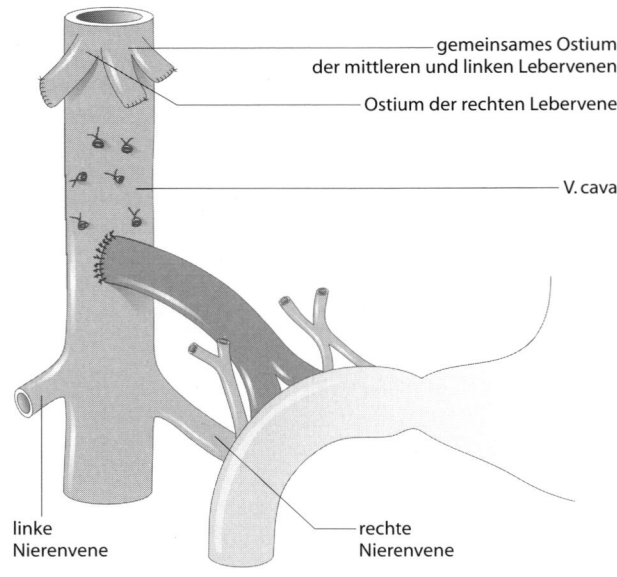

gemeinsames Ostium
der mittleren und linken Lebervenen

Ostium der rechten Lebervene

V. cava

linke
Nierenvene

rechte
Nierenvene

22.4.4
Hepatektomie bei vorbestehendem portokavalem Shunt

Ein einliegender TIPSS stellt keinerlei operationstechnische Probleme dar. Vielmehr sind die Operationsbedingungen bei liegendem TIPSS aufgrund der Druckentlastung im Mesenterialstromgebiet günstig, was insbesondere in einer deutlich niedrigeren Blutungsneigung zum Ausdruck kommt. Das operative Vorgehen bei präexistentem, chirurgisch angelegtem portosystemischen Shunt hängt von der Art des Shunts und der Größe des Shuntvolumens bzw. des noch vorhandenen Pfortaderflusses ab. Während operativ angelegte portokavale Shunts selbstverständlich immer aufgelöst werden müssen, kann ein distaler splenorenaler Shunt bei kleinem Shuntvolumen in den meisten Fällen belassen werden. Shunts sollten aber immer dann beseitigt oder zumindest verkleinert werden, wenn der portal-venöse Fluss der Transplantatleber beeinträchtigt ist. Dies geschieht entweder auf chirurgischem Wege bei der Transplantation selbst oder, wenn sich erst im postoperativen Verlauf nach Transplantation eine portal-venöse Minderperfusion der Leber zeigt, auch durch eine radiologische Intervention.

Bei einem gut funktionierendem portokavalem Shunt kann es nach Auflösen des Shunts zu einer erheblichen Stauung im Mesenterialstromgebiet kommen. Es ist daher empfehlenswert, einen präexistenten portokavalen Shunt im Rahmen einer Transplantation erst relativ spät aufzulösen (ggf. sogar erst nach Naht der oberen Cavaanastomose) oder – bei frühzeitiger Auflösung – möglichst einen porto-femoro-axillären Bypass zu verwenden.

22.4.5
Venovenöser Bypass

Auch bei der Standardhepatektomie (mit Resektion der V. cava) ist die Notwendigkeit für einen porto-femoro-axillären Bypass zur hämodynamischen Stabilisierung während der anhepatischen Phase nicht grundsätzlich gegeben. Vielfach ist es bereits ausreichend, durch Volumen- und Katecholamingabe den verminderten venösen Rückstrom während des Crossclampings von V. cava und Pfortader zu kompensieren. Für Patienten, bei denen größere Volumenschwankungen vermieden werden sollten (z. B. Patienten mit Hirndrucksymptomatik bei akutem Leberversagen) erscheint jedoch nach wie vor die Anlage eines venovenösen Bypass angebracht. Auch bei einer sehr schwierigen Hepatektomie mit großer Blutungsneigung und ausgeprägter portaler Hypertension ist eine frühzeitige Shuntanlage zur Dekompression des Mesenterialstromgebietes sinnvoll. Der venovenöse Bypass trägt nicht nur zur hämodynamischen Stabilisierung bei, sondern senkt auch den Druck in der infrahepatischen V. cava während der anhepatischen Phase ganz erheblich, wodurch eine venöse Stauung in den Nierenvenen vermieden wird. Dies wirkt sich günstig auf die Nierenfunktionn aus.

22.4.6
Implantation

22.4.6.1
Standardtechnik

Die Anastomosen werden typischerweise in folgender Reihenfolge angelegt,
1 suprahepatische V. cava,
2 infrahepatische V. cava,
3 Pfortader,
4 A. hepatica und
5 Gallengang,

Abweichungen sind jedoch möglich (Abb. 22.2).
   Die erste Anastomose betrifft immer die suprahepatische V. cava. An letzter Stelle steht der Wiederanschluss des Gallenganges. Die Reihenfolge der anderen Anastomosen richtet sich dann nach der Lokalisation der Anastomosen, nach der vorliegenden Leberanatomie sowie nach dem Zeitpunkt der Reperfusion (zunächst nur portal-venöse Reperfusion oder simultane arterielle und portal-venöse Perfusion). Meist wird als nächstes die infrahepatische Cavaanastomose angelegt. Im Falle einer simultanen arteriellen und portal-venösen Reperfusion (optimale Situation) kann danach je nach Lagebeziehung zwischen A. hepatica und Pfortader sowohl mit der arteriellen als auch mit der portalen Anastomose begonnen werden. Wird eine aortale Anastomose benötigt, so ist es zweckmäßig, diese nach der oberen Cavaanastomose und noch vor Anfertigen der infrahepatischen V. cava Anastomose anzulegen, da in diesem Fall eine optimale Exposition der Aorta zu erzielen ist.
   Die beiden kavalen Anastomosen werden jeweils als End-zu-End-Anastomosen angelegt, wobei für die suprahepatische V. cava Anastomose bevorzugt Prolene der Stärke 3/0 und für die infrahepatische Anastomose Prolene der Stärke 4/0, häufiger noch 5/0 ver-

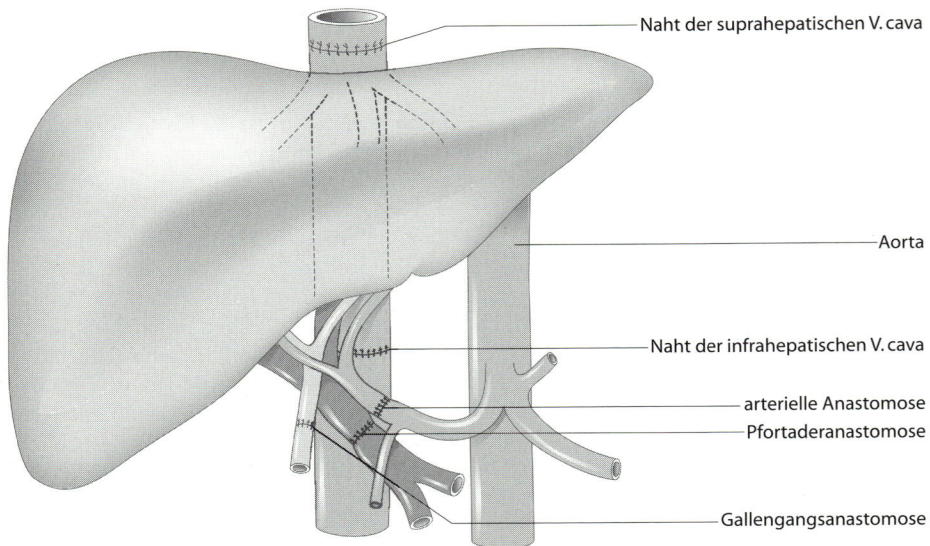

Abb. 22.2. Lebertransplantation in der Standardtechnik. Die V. cava ist supra- und infrahepatisch jeweils end-zu-end anastomosiert

wendet werden. Die Naht der Hinterwand der suprahepatischen V. cava-Anastomose muss sehr sorgfältig angelegt werden, da spätere Korrekturen schwierig und oftmals nur unter Kompression und Traumatisierung der Leber möglich sind. Idealerweise werden sowohl die spender- als auch die empfängerseitige V. cava doppelt gestochen (innen – außen, außen – innen), um eine Eversion der Gefäßenden und Festigkeit der Anastomose zu erreichen. Die Vorderwand der unteren V. cava-Anastomose wird üblicherweise mit einem Katheter oder dünnen Schlauch vorübergehend offengehalten, um nach der Reperfusion über diese Öffnung flushen zu können. Die Vorderwand wird erst nach Freigabe dieser Anastomose geknotet.

Bei der Naht der Pfortaderanastomose ist unbedingt auf eine exakte Kongruenz der Gefäßrichtungen und eine einwandfreie Lage der Anastomose zu achten. Infolge der leberfernen Präparation beim Spender und der hilusnahen Dissektion beim Empfänger sind die beiden Vv. portae in aller Regel viel zu lang und müssen entsprechend nachgekürzt werden.

> **CAVE** Sowohl eine Überlänge der Pfortader als auch eine Torquierung durch unbemerkte Rotation der Gefäßenden können zu Gefäßstenosierung mit Flussminderung bis hin zu Thrombose und portaler Hypertension führen.

Die Pfortaderanastomose wird üblicherweise mit einem Prolenefaden der Stärke 6/0 fortlaufend angelegt. Bei der Naht ist auf eine enge Stichführung und eine exakte Ausspannung der Gefäßbreite zu achten. Um Einengungen der Anastomose vorzubeugen, wird zudem die Vorderwand erst nach Öffnen der auf dem empfängerseitigen Pfortaderschenkel sitzenden Klemme geknotet. Bei vorbestehender Pfortaderthrombose ist meistens eine Thrombektomie (ggf. Benutzung eines Dissektors) erfolgreich. Wenn dies nicht möglich ist, muss eine Gefäßinterposition (am besten langstreckiges Gefäßinterponat vom Spender) mit Anschluss an weiter distale mesenteriale Gefäße versucht werden. Eine Arterialisation der Pfortader halten wir wegen der daraus resultierenden unphysiologisch hohen Drucke im Pfortadersystem für wenig geeignet. Da jedoch keinesfalls auf eine portalvenöse Durchblutung der Leber verzichtet werden kann, muss auch eine Arterialisation in Betracht gezogen werden, wenn operationstechnisch ein Anschluss der Pfortader an das Mesenterialstromgebiet unmöglich ist. Bei schlechter Pfortaderdurchblutung trotz guter Anastomosierungsverhältnisse ist auch an ein Stealphänomen durch präexistente portosystemische Shunts zu denken. Soweit möglich sollten diese Shunts im Rahmen der Transplantation verschlossen werden, um die portal-venöse Perfusion zu verbessern (Dissektionsverfahren).

Die Positionierung der arteriellen Anastomose richtet sich sowohl nach den anatomischen Gegebenheiten der Spenderleber als auch nach evtl. vorhandenen pathologischen Veränderungen (wie etwa Abgangsstenose des Truncus coeliacus) auf der Empfängerseite. Bei normaler Anatomie der Spenderleber und unauffälligen empfängerseitigen Gefäßen wird im eigenen Vorgehen die Aufteilungsstelle der A. hepatica communis/A. gastroduodenalis bevorzugt für die Anastomose gewählt. Üblicherweise werden sowohl die empfänger- als auch die spenderseitige Aufteilungsstelle seitlich aufgeschnitten und die beiden Gefäße mittels „Branch-patch-Technik" anastomosiert. Die Stärke des Nahtmaterials richtet sich dabei nach der Größe der Leberarterien, in der Regel werden Prolenefäden 6/0 oder 7/0 verwendet. Die Anastomose kann zirkulär fortlaufend genäht werden. Bei sehr kleinen Gefäßen kann es jedoch günstig sein, zumindest die Vorderwand mit Einzelknopfnähten anzulegen. Bei einer akzessorischen linken Leberarterie aus der A. gastrica sinistra muss spenderseitig in der Regel der Truncus coeliacus oder sogar ein Aortenpatch für die Anastomose verwendet werden. Um eine Überlänge mit Abknicken der Leberarterien zu vermeiden, ist es meistens notwendig, die Anastomose entsprechend weit proximal, also ebenfalls auf den Truncus coeliacus oder die Aorta zu lokalisieren. Bei einer zusätzlichen rechten A. hepatica aus der A. mesenterica superior bieten sich mehrere Möglichkeiten an: Liegt auch beim Empfänger eine rechte A. hepatica aus der A. mesenterica superior vor, so können beide Gefäße End-zu-End anastomosiert werden. Die A. hepatica communis/propria kann dann in typischer Weise anastomosiert werden. Alternativ kann eine akzessorische rechte Leberarterie auch gesondert auf die A. hepatica propria (in der Regel End-zu-End) anastomosiert und die A. hepatica communis des Spenders dann etwas weiter proximal, z. B. auf den Truncus coeliacus gesetzt werden. Eine weitere Möglichkeit eröffnet sich, indem man bereits während der Back-table-Präparation der Spenderleber die akzessorische rechte Leberarterie End-zu-End auf die A. gastroduodenalis näht. Bei der Implantation ist dann lediglich eine Anastomose anzufertigen.

Besteht trotz einwandfreier arterieller Anastomosen und guten hämodynamischen Verhältnisssen ein schlechter arterieller Fluss, so kann versucht werden, durch Verschluss der A. lienalis eine Verbesserung der Leberdurchblutung zu erreichen. Bei portaler Hypertension sind keine negativen Auswirkungen auf die Milzdurchblutung zu erwarten.

Die intraoperative Farbdopplersonographie und die direkte Flussmessung im Leberhilus mittels elektromagnetischer Sonden sind sehr hilfreich bei der Beurteilung der Transplantatdurchblutung. Hierdurch können Beeinträchtigungen der arteriellen oder portalvenösen Durchblutung unmittelbar erkannt und eventuell notwendige Korrekturen an den Anstomosen ohne jede Zeitverzögerung vorgenommen werden.

Die Rekonstruktion der Gallenwege erfolgt in aller Regel als direkte Naht zwischen beiden Gallengängen, wobei eine End-zu-End-Anastomose nur dann angelegt werden sollte, wenn beide Gallengangsstümpfe ein mindestens normal weites Lumen besitzen und einwandfrei durchblutet sind. Anderenfalls ist der Seit-zu-Seit-Anastomose der Vorzug zu geben. Die Naht kann dabei als Allschichtnaht fortlaufend (PDS 6/0) erfolgen, bei sehr kleinen Lumina können auch Einzelknopfnähte sinnvoll sein.

Erfolgt die Anastomose mittels biliodigestiver Anastomose, so ist auf sehr exakte Nähte (Mitfassen auch der Mukosa der Jejunumschlinge) zu achten. Die nach Y-Roux ausgeschaltete Jejunumschlinge ist dabei retrokolisch und weit rechts lateral im Bereich der rechten Kolonflexur hochzuführen, um einen bogenförmigen und stets knickfreien suprakolischen Verlauf zu ermöglichen. Da nach unserer Erfahrung das Risiko für Komplikationen (Insuffizienz, Nachblutung) an der Fußpunktanastomose bei immunsupprimierten Patienten erhöht ist, wird im eigenen Vorgehen diese Anastomose nicht fortlaufend mit einem monofilen Faden, sondern mit Vicryl-Fäden 4/0 in Einzelknopftechnik angelegt, da hierbei eine bessere Durchblutung der zu anastomosierenden Darmabschnitte gegeben ist.

Die Frage, in welcher Reihenfolge die Leberarterie und Pfortader zur Reperfusion freigegeben werden sollen, ist noch nicht abschließend geklärt. Eine simultane Freigabe des arteriellen und portal-venösen Blutstroms scheint mit einem geringeren Reperfusionsschaden einherzugehen. Andererseits ist insbesondere bei Verzicht auf einen portofemoro-axillären Bypass eine nur kurze Klemmzeit der Pfortader anzustreben, weshalb im eigenen Vorgehen bevorzugt eine sequenzielle Reperfusion (Naht der arteriellen Anastomose nach Freigabe der Pfortaderdurchblutung) bevorzugt wird. Ob durch Flushen der Leber mit Humanalbuminlösung oder sonstigen antioxidativen Substanzen eine bessere Protektion des Reperfusionsschadens als durch Ausspülen der Leber mit portal-venösem Blut erreicht werden kann, ist unklar. In jedem Fall ist es aber empfehlenswert, die ersten 300 bis 500 ml Blut nach Reperfusion über die V. cava inferior zu verwerfen (bzw. dem Cell-Saver zuzuführen), um die systemischen kardiozirkulatorischen Auswirkungen der Reperfusion zu reduzieren. Ebenso ist es ratsam, zunächst die infrahepatische Cavaanastomose freizugeben und erst danach den Blutfluss nach kranial zu öffnen, um auch damit einen nur langsamen Abstrom des kaliumreichen Reperfusionsblutes ins Herz zu bewirken.

Wird die Transplantation in Standardtechnik und ohne veno-venösen Bypass vorgenommen, so kann es vorteilhaft sein, die Vena Cava bereits nach Fertigstellen der oberen und unteren Vena Cava Anastomose und noch vor der Anastomosierung von Pfortader und Leberarterie freizugeben (sog. cavale Reperfusion). Hierdurch wird die Klemmzeit für die untere Hohlvene erheblich verkürzt, was sich positiv auf die Hämodynamik und die Nierenperfusion auswirkt. Ob sich die cavale Reperfusion, bei der die Leber zunächst nur retrograd mit sauerstoffarmem Blut versorgt wird, nachteilig auf den zu erwartenden Reperfusionsschaden auswirkt, ist bislang nicht abschließend geklärt.

Sollte es nach Reperfusion zu Kammerflimmern oder zu einem Herzstillstand kommen (durch Einschwemmen von kaliumreicher Konservierungslösung bzw. Reperfusionsblut), so ist meistens eine erfolgreiche Reanimation durch Eröffnen des Zwerchfells und offene Herzmassage möglich.

Nach Reperfusion ist die Entnahme einer intraoperativen Biopsie („Nullbiopsie"), die im Hinblick auf die Differentialdiagnose einer initialen Nicht- oder Dysfunktion bei schwerem Reperfusionsschaden hilfreich sein kann, sinnvoll.

Eine ausreichende Drainage des Bauchraumes (mindestens zwei Drainagen rechts subphrenisch und am Leberhilus) für den Abfluss von Wundsekret ist selbstverständlich.

Der Verschluss der Bauchdecke muss unter allen Umständen spannungsfrei vorgenommen werden, um eine Beeinträchtigung der Leberdurchblutung durch Kompression zu vermeiden.

22.4.6.2
Piggy-back-Technik

Die Implantation einer Leber in der Piggy-back-Technik unterscheidet sich von der Standardtechnik nur durch die Naht der kavalen Anastomose. Da die Hepatektomie unter Erhalt der V. cava erfolgt, ist für die Implantation nur eine kavale Anastomose erforderlich. Diese erfolgt üblicherweise als End/Seit-zu-Seit-Anastomose zwischen der nach kaudal längs erweiterten V. cava des Spenders und dem ebenfalls nach kaudal erweiterten Ostium der mittleren und linken (und ggf. auch rechten) Lebervene. Der infrahepatische Anteil der spenderseitigen V. cava wird bei dieser Implantationstechnik blind verschlossen (Abb. 22.3 bis 22.6).

Abb. 22.3.
Vorbereitung für eine V.-cava-Anastomose in Piggy-back-Technik. Die Ostien der linken und mittleren Lebervene werden vereinigt und die Öffnung dann schlitzförmig nach kaudal verlängert

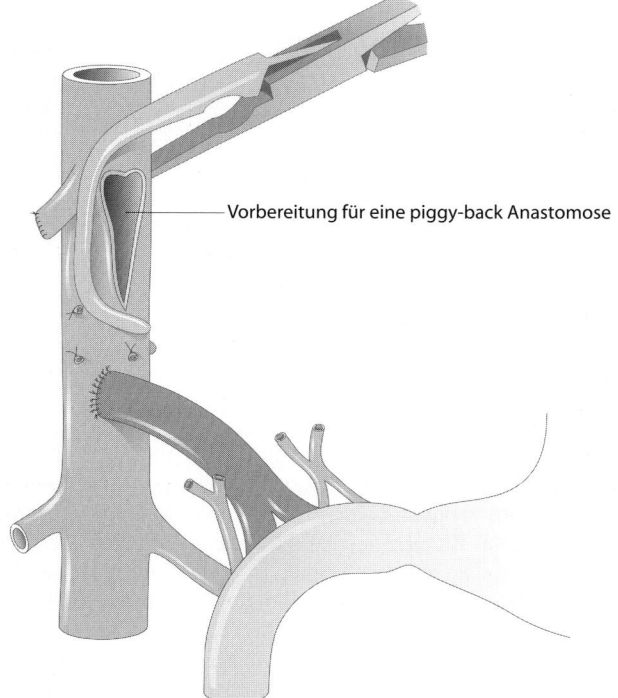

Vorbereitung für eine piggy-back Anastomose

Abb. 22.4.
Seitenansicht einer V.-cava-
Anastomose in Piggy-back-
Technik. Die V. cava ist mit einer Satinsky-Klemme tangential ausgeklemmt. Die Anastomose ist seit(Empfänger)-zu-
end/seit(Spender) angelegt

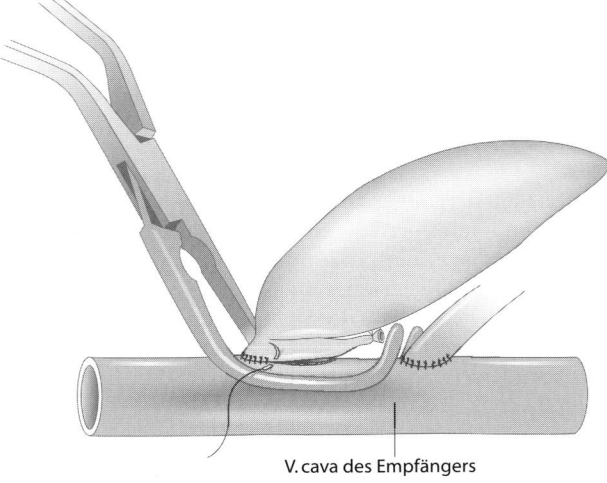

V. cava des Empfängers

Abb. 22.5.
Lebertransplantation in Piggy-
back-Technik (Aufsicht). Die
spenderseitige infrahepatische
V. cava ist blind verschlossen

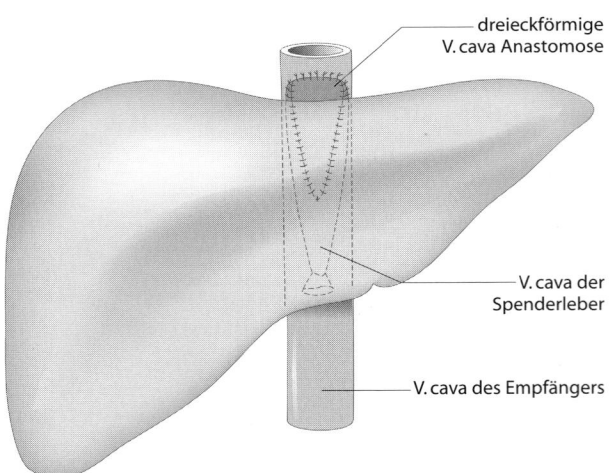

dreieckförmige
V. cava Anastomose

V. cava der
Spenderleber

V. cava des Empfängers

22.4.7
Einlage einer T-Drainage

Auf die Einlage einer T-Drainage kann bei gut durchbluteten Gallengängen und sicherer
Anastomose verzichtet werden. In Zweifelsfällen, insbesondere bei möglicher Abflussbehinderung im Bereich der Papilla Vateri sollte eine T-Drainage zur Entlastung der Anastomose eingelegt werden. Ebenso ist eine T-Drainage bei allen Split-Leber-Transplantaten
und größenreduzierten Transplantaten wegen der nicht unerheblichen Gefahr für Gallelecks auf der Schnittfläche unbedingt empfehlenswert. Die T-Drainagen sind immer so zu
platzieren, dass die Stichinzision im empfängereigenen Gallengang erfolgt (Vermeidung
von zusätzlichen Durchblutungsproblemen am Spendergallengang) und dass ein Schenkel der Drainage unbedingt nach leberwärts die Anastomose überbrückt.

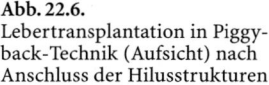

Abb. 22.6.
Lebertransplantation in Piggy-
back-Technik (Aufsicht) nach
Anschluss der Hilusstrukturen

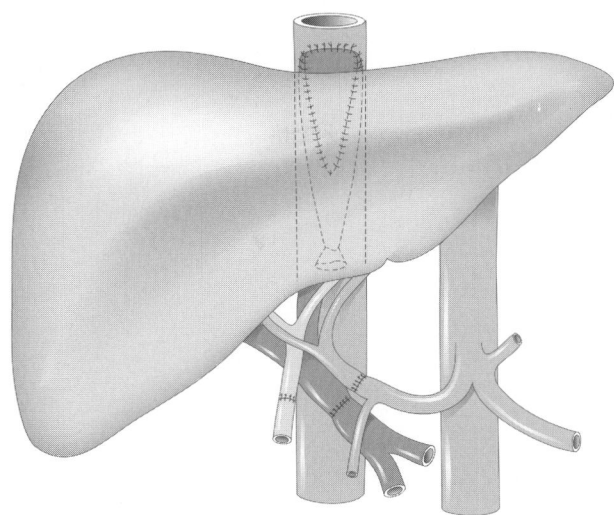

22.4.8
Endoluminäre Schienung der Gallenwege

Bei sehr schwierigen Gallengangsanastomosen (z. B. biliodigestive Anastomose mit mehreren kleinen Gallenwegen zweiter oder dritter Ordnung) wird im eigenen Vorgehen ggf.
eine endoluminäre Schienung für etwa drei Wochen vorgenommen. So kann einer Verlegung der Anastomosen durch Schwellung der Schleimhautränder vorgebeugt werden.
Auch können kleine Insuffizienzen über den liegenden Drainagen ausheilen. Einen Schutz
vor Schrumpfung der Anastomosen wird man dagegen auch durch längerfristige Schienung kaum erreichen.

Die Schienungsdrains werden als „verlorene Drainagen" (keine transhepatische Ausleitung der Drainagen) aus der für die biliodigestiven Anastomose verwendeten Jejunumschlinge ausgeleitet.

22.4.9
Intraoperative Blutungsprobleme

Aufgrund der portalen Hypertension mit Splenomegalie und konsekutiver Thrombozytopenie sowie der bei Patienten mit Leberzirrhose meistens deutlich eingeschränkten Gerinnungsfunktion kann es intraoperativ insbesondere im Rahmen der Hepatektomie zu
erheblichen Blutungskomplikationen kommen. Neben einer sorgfältigen Blutstillung kann
auch die frühzeitige Anlage eines porto-femoro-axillären Bypasses zur Druckentlastung
im Mesenterialstromgebiet wesentlich zur Reduzierung der Blutungsproblematik beitragen.
Nach Reperfusion kommt es bei sehr guten Spenderorganen mit sofortiger Funktionsaufnahme vielfach zu einer raschen Verbesserung der Blutgerinnung und zum Sistieren
diffuser Blutungen. Besonders bei schlechten oder marginalen Spenderorganen tritt allerdings nicht selten nach Reperfusion eine Hyperfibrinolyse auf, die zu einer erheblichen Blutungsneigung führen kann. Die Gabe des Proteaseninhibitors Aprotinin (100.000 IE/h),
am besten unterstützt durch eine Analyse der Hyperfibrinolyse mittels Thrombelastogramm, kann zu einer deutlichen Verbesserung der Gerinnungssituation führen.

22.5
Postoperative Behandlung

22.5.1
Intensivtherapie

Kardiozirkulatorisches und pulmonales Monitoring

In der frühpostoperativen Phase ist ein intensivmedizinisches Monitoring mit engmaschigen Kontrollen der Vitalparameter notwendig. Eine Nachbeatmung ist nicht zwingend erforderlich, jedoch fast ausnahmslos die Regel. Elektiv transplantierte Patienten mit gutem Allgemeinzustand können oftmals innerhalb von sechs Stunden nach der Transplantation extubiert werden. Der PEEP sollte initial nicht höher als 6 bis 8 mbar sein, um einen guten venösen Abfluss aus dem Transplantat zu gewährleisten. Dies trifft insbesondere für Leberteiltransplantate mit oftmals nur einer Lebervene zu.

Gabe vasoaktiver Substanzen

Nach Transplantation kritischer Organe mit initial schlechter Funktion ist die Gabe von Prostaglandinen (z. B. Flolan 4–5 ng/kg/min) zur Verbesserung der Leberdurchblutung empfehlenswert. Dabei sind eventuelle Nebenwirkungen der Prostaglandinderivate zu beachten (Hypotension, Thrombozytenaggregationshemmung; *Cave* Thrombozyten <30.000/µl).

Volumentherapie/Elektrolythaushalt

Die Volumentherapie wird anhand des zentral-venösen Drucks (ZVD), besser jedoch anhand des über einen Pulmonalis-Katheter gemessenen pulmonal-arteriellen Druckes (PAP) und Venenverschlussdruckes (Wedge-Druck, PCWP) gesteuert. Als Volumenersatz werden Kristalloide (laktatfrei) und Kolloide verwendet (z. B. Hydroxyäthylstärke; *Cave* Thrombozytopenie <50.000/µl).

Besondere Aufmerksamkeit sollte der Korrektur von Hyponatriämien gelten: Wegen der Gefahr einer pontinen oder extrapontinen Myelinolyse dürfen Hyponatriämien nur sehr langsam ausgeglichen werden (s. Abschn. 22.6.10). Ausgeprägte Hyponatriämien <120 mmol/l sollten über einen Zeitraum von zwei bis drei Tagen kompensiert werden.

Gerinnungssubstitution

Die Substitution von Gerinnungsfaktoren setzt eine vorherige genaue Bestimmung der Gerinnungssituation voraus. Verlässlichster Wert ist die Konzentration des Gerinnungsfaktors V. Wenn keine Blutungsneigung vorliegt, ist selbst bei Faktor-V-Werten von nur 25% eine Substitution von Gerinnungsfaktoren (Gabe von Fresh Frozen Plasma) nicht indiziert.

Durch eine zu großzügige Substitution der Gerinnungsfaktoren wird eine Beurteilung der Eigensynthese der transplantierten Leber erschwert bzw. unmöglich gemacht.

Antithrombin III sollte engmaschig kontrolliert und bei Werten <60–70% substituiert werden. Dies trifft insbesondere für Patienten mit einem erhöhten Thromboserisiko (z. B. bei Budd-Chiari-Syndrom) zu. Die Substitution von Thrombozyten ist ohne Anzeichen einer Blutung erst bei Werten unter 20.000/µl angezeigt, während bei Blutungssituationen bereits bei Werten unter 50.000/µl großzügig die Gabe von Thrombozytenkonzentraten erwogen werden sollte.

Ernährungstherapie

Der Energiebedarf nach Lebertransplantation liegt während der ersten ein bis zwei postoperativen Wochen bei etwa 30 bis 35 kcal/kg KG/Tag. Die Zufuhr an Nichteiweißenergie sollte etwa das 1,3fache des Grundumsatzes, das Verhältnis von Glukose zu Fett etwa 60:40 bzw. 50:50 betragen. Im Rahmen des Postaggressionsstoffwechsels kann frühpostoperativ eine Störung des Glukosestoffwechsels mit Insulinresistenz vorliegen. Dann sollte die Glukosezufuhr reduziert werden, da eine Steigerung der Insulingaben zu keiner Verbesserung des Glukosestoffwechsels führt. Wegen der geringeren Beeinflussung des RES nach Lebertransplantation scheinen Emulsionen aus MCT/LCT-Fetten gegenüber reinen LCT-Emulsionen vorteilhaft zu sein. Für den Eiweißstoffwechsel ist die Gabe von Standard-Aminosäurenlösungen ausreichend, die zusätzliche Anreicherung mit verzweigtkettigen Aminosäuren scheint nicht erforderlich. Frühpostoperativ besteht nahezu immer eine negative Stickstoffbilanz. Dennoch sollte die Eiweißzufuhr nicht über 1,0 bis 1,5 g Eiweiß/kgKG/Tag betragen, da sonst eine Steigerung des Proteinumsatzes mit Erhöhung der Harnstoffproduktion auftreten kann. Grundsätzlich ist der enteralen Ernährung der Vorzug vor der parenteralen Ernährung zu geben. Sie sollte so früh wie möglich nach der Transplantation beginnen. Hierzu ist es günstig, bereits intraoperativ eine nasogastrale Ernährungssonde oder eine Feinnadelkatheterjejunostomie zu legen.

Stressulcusprophylaxe

Eine Ulcusprophylaxe ist nach Lebertransplantation immer erforderlich. In der Regel ist die Gabe eines H2-Rezeptorantagonisten oder Sucralfat ausreichend. Alternativ kann auch ein Protonenpumpeninhibitor zum Einsatz kommen.

Postoperative Laborkontrollen

In den ersten postoperativen Stunden sollten die Laborwerte engmaschig kontrolliert werden, so z. B. alle acht Stunden Leberwerte, Gerinnungskontrollen, Elektrolyte etc. Die Kontrolle des Hämoglobinwertes sollte engmaschiger und in Abhängigkeit des klinischen Verlaufes erfolgen.

Wundabstriche, Mikrobiologische Untersuchungen

Routinemäßig werden zweimal pro Woche Wundabstriche vorgenommen, ebenso bakteriologische Untersuchungen des Trachealsekrets und des Urins. Weiterhin ist die Bestimmung des Candida-Titers (Ag/Ak) und virologischer Marker (VZV, CMV, EBV, HSV) sinnvoll. Bei klinischem Verdacht sind weitere Bestimmungen selbstverständlich.

Antibiotikatherapie und selektive Darmdekontamination

In der Regel ist eine perioperative Antibiotikatherapie von 24 Stunden ausreichend, in Ausnahmefällen (z. B. bei Zustand nach spontaner bakterieller Peritonitis oder Zustand nach Cholangitis bei primär sklerosierender Cholangitis) kann eine längerfristige Gabe sinnvoll sein. Die selektive Darmdekontamination (Colistinsulfat 100 mg; Gentamycin 80 mg, Amphothericin B 6,6 g sowie nichtgallegängiges Antibiotikum) gehört zum Standard und sollte für 2 bis 3 Wochen postoperativ durchgeführt werden.

Prophylaxe gegen Candidainfektionen des Oropharyngealbereiches

Zur Prophylaxe oropharyngealer Candidainfektionen sollte die orale Applikation von Amphomoronal ab dem ersten postoperativen Tag 4-mal täglich für 4 bis 6 Wochen durchgeführt werden.

Prophylaxe gegen Virusinfektionen
Eine generelle Prophylaxe gegen virale Infekte ist nicht möglich und nicht sinnvoll. Lediglich gegen Zytomegalie-Viren sollte bei der Risikokonstellation IgG-CMV-positiver Spender und IgG-CMV-negativer Empfänger eine Prophylaxe mit Ganciclovir vorgenommen werden.

22.5.2
Immunsuppression

Bei der Gabe der immunsuppressiven Therapie nach Organtransplantation ist zu unterscheiden zwischen der kontinuierlich erforderlichen Basistherapie und der zur Behandlung manifester akuter Abstoßungen notwendigen hochdosierten Stoßtherapie. Die Basistherapie wiederum setzt sich zusammen aus der unmittelbar nach oder während oder ggf. auch schon vor der Transplantation eingeleiteten Induktionstherapie und der auch langfristig erforderlichen Erhaltungstherapie. Letztere kann aufgrund einer im Langzeitverlauf nach Organtransplantation meist nachlassenden Intensität der Abstoßungsprozesse oftmals deutlich reduziert werden. Die immunsuppressiven Behandlungsmöglichkeiten haben sich in den letzten Jahren stetig weiterentwickelt. Dieser dynamische Prozess beruht zum einen auf der Entwicklung und klinischen Einführung neuer immunsuppressiv wirkender Substanzen, zum anderen auf einem effektiveren Einsatz der bereits bewährten Wirkstoffe. Hierbei kommt der gezielten Therapiesteuerung mittels Blutspiegelmessung und der Anwendung der Substanzen in Kombinationstherapien eine besondere Bedeutung zu. Da durch die immunsuppressive Therapie der Abstoßungsprozess zwar in aller Regel wirkungsvoll unterdrückt, aber nicht langfristig ausgeschaltet werden kann, muss nach heutigem Kenntnisstand die Immunsuppression während der gesamten Überlebenszeit eines Transplantats aufrechterhalten werden. Inwieweit durch Toleranzentwicklung der Abstoßungsprozess soweit zu unterdrücken ist, dass im Langzeitverlauf die immunsuppressive Therapie vollständig abgesetzt werden kann, ist zum jetzigen Zeitpunkt noch nicht absehbar.

22.5.2.1
Basisimmunsuppression

Inhibitoren der Zytokinsynthese
Die beiden in der Transplantationsmedizin wichtigsten Immunsuppressiva, Cyclosporin A und Tacrolimus, besitzen einen nahezu identischen Wirkungsmechanismus. Beide hemmen die Interleukin-2-Synthese, wobei durch Beeinflussung des Calcineurin-Calmodulin-Komplexes in die Transkriptionskontrolle des Interleukin-2-Gens und einiger weiterer Zytokine eingegriffen wird. Sowohl Cyclosporin als auch Tacrolimus führen zu keiner Beeinträchtigung der unspezifischen Infektabwehr wie beispielsweise der Phagozytenfunktion. Die immunsuppressive Wirkung von Tacrolimus ist im Vergleich zu Cyclosporin A erheblich stärker bei allerdings nicht wesentlich größerer therapeutischer Breite. Die Rate an akuten Abstoßungen ist unter einer Basisimmunsuppression mit Tacrolimus deutlich niedriger, das Transplantatüberleben jedoch nahezu gleich.

Antimetabolite

Über viele Jahre hinweg war das 6-Mercaptopurinderivat Azathioprin Hauptbestandteil immunsuppressiver Therapieprotokolle. Als antiproliferativ wirkende Substanz besitzt Azathioprin eine Reihe von Nebenwirkungen (Myelotoxizität mit Leukopenie, Störung der Phagozytenfunktion), die zu schweren Störungen der unspezifischen Abwehr führen können. In den letzten Jahren ist daher Azathioprin mehr und mehr durch Mycophenolatmofetil verdrängt worden. Dieses besitzt im Gegensatz zu Azathioprin eine bessere Selektivität für T- und B-Lymphozyten (durch selektive Hemmung der Inosin-Monophosphat-Dehydrogenase) und damit eine deutlich geringere Knochenmarkstoxizität.

Kortikosteroide

Kortikosteroide sind seit langem Bestandteil der meisten immunsuppressiven Protokolle. Ihr antiinflammotorischer Effekt beruht auf der Hemmung der Phospholipase A. Darüber hinaus hemmen Kortikosteroide in immunkompetenten Zellen die Bildung von Interleukin-1, Interleukin-2, Interleukin-6 und einigen anderen Zytokinen sowie von Antikörpern und Entzündungsmediatoren. Da zudem die Expression von Adhäsionsmolekülen in dendritischen Zellen und Makrophagen beeinträchtigt wird, beeinflussen Kortikosteroide auch die Interaktion zwischen T-Zellen und antigenpräsentierenden Zellen.

Antilymphozytäre Antikörper

Durch Antikörper gegen lymphozytenspezifische Antigene kann kurzfristig eine sehr starke Immunsuppression erreicht werden. Die Wirkung sog. antilymphozytärer Immunglobuline (ALG) beeinträchtigt alle Lymphozytenpopulationen. Eine ausgeprägte Lymphozytopenie mit Einschränkung der unspezifischen Abwehrmechanismen kann hieraus resultieren. Da zudem viele Patienten relativ rasch Antikörper gegen die artfremden polyklonalen Immunglobuline bilden, ist die immunsuppressive Wirkung von ALG meistens nur über einen kurzen Zeitraum ausgeprägt. Eine wesentliche Verbesserung der immunsuppressiven Therapie mit antilymphozytären Antikörpern wird durch monoklonale Antikörper erreicht. Das dabei erdenkliche Spektrum der Verwendungsmöglichkeiten reicht von der selektiven Hemmung von T-Zell-Subpopulationen über die Blockierung einzelner Rezeptoren bis hin zur kompletten Blockade aller T-Zellen.

Klinisch findet bisher der monoklonale Antikörper OKT3 Anwendung, der gegen einen Bestandteil des Antigenrezeptor-Komplexes auf T-Zellen gerichtet ist. Hauptindikationsgebiet für die Gabe von OKT3 ist die Therapie steroidresistenter akuter Abstoßungen.

Inhibitoren der Zytokinwirkungen

Sirolimus (Rapamycin) ist ebenso wie Tacrolimus ein Makrolid, das intrazellulär mit dem gleichen Bindungsprotein wie Tacrolimus assoziiert ist. Die dabei auftretende Wirkung unterscheidet sich jedoch deutlich von der des Tacrolimus. Rapamycin hemmt die intrazelluläre Transduktion des Proliferationssignals, das durch die Bindung von Interleukin an seinen Rezeptor ausgelöst wird. Vorteilhaft ist, dass zwischen Sirolimus einerseits und Cyclosporin bzw. auch Tacrolimus andererseits ein ausgeprägter Synergismus besteht, der eine Reduzierung der Cyclosporin- und auch der Tacrolimus-Dosis ermöglichen kann.

Interleukin-2-Rezeptor-Antikörper

Im Rahmen der Immunantwort wird der Interleukin-2-Rezeptor insbesondere von Lymphozyten vermehrt ausgebildet. Antikörper gegen dieses Epitop setzen die Fähigkeit der

Lymphozyten, eine Abstoßungsreaktion auszulösen, herab. Dabei treten nach Gabe eines polyklonalen spezifischen Antikörpers gegen den Interleukin-2-Rezeptor weniger Nebenwirkungen auf als nach Gabe eines den Abstoßungsprozess weniger unterdrückenden unspezifischen Antikörpers (z. B. Antithymozyten-Globulin). Gegenwärtig wird in multizentrischen Studien die Wirksamkeit monoklonaler Antikörper in der Induktionstherapie nach Lebertransplantation untersucht. Erste Ergebnisse lassen eine niedrigere Rate an akuten Abstoßungen erwarten.

22.5.2.2
Grundlagen der Kombinationstherapie

Für die immunsuppressive Therapie nach Lebertransplantation gibt es keine festen Regeln. Allerdings werden heutzutage ausnahmslos Kombinationsprotokolle zur Basisimmunsuppression verwendet. Hierbei werden in aller Regel Substanzen mit unterschiedlichem Wirkungsmechanismus und verschiedenem Nebenwirkungsprofil eingesetzt. Ziel der Kombinationstherapie ist es, durch einen additiven oder synergistischen Effekt der Medikamente eine gesteigerte Immunsuppression bei gleichzeitig reduzierten Nebenwirkungen zu erzielen. Eine im klinischen Alltag häufig gebrauchte Therapie ist die Gabe eines Inhibitors der Zytokinsynthese (Cyclosporin A oder Tacrolimus) kombiniert mit der eines Antimetaboliten (Azathioprin oder – bevorzugt – Mycophenolatmofetil) und einem Kortikosteroid. Diese Kombination kann darüber hinaus noch mit einem Interleukin-2-Rezeptor-Antagonisten oder (eher selten) mit Antilymphozyten-Globulinen ergänzt werden.

Grundlage auch der Kombinationstherapie ist die Therapiesteuerung anhand der Blutspiegel von Cyclosporin A und Tacrolimus. Gegenwärtig werden hierzu meistens noch die Talspiegel bestimmt, es scheint jedoch sicher, dass die Spiegelbestimmung zu einem anderen Zeitpunkt (z. B. zwei Stunden nach Medikamenteneinnahme) eine bessere Korrelation mit der AUC („area under the curve") besitzt und dann auch eine bessere Therapiesteuerung ermöglicht.

Langfristig ist immer eine Reduktion der immunsuppressiven Therapie anzustreben, um die Nebenwirkungen soweit wie möglich zu vermindern. Bei Tumorerkrankungen wird zudem eine durch die Immunsuppression bedingte Beschleunigung des Tumorwachstums und der Rezidivhäufigkeit diskutiert. Gleiches gilt für die seltenen Fälle der Lebertransplantation wegen Echinococcus multilocularis.

Stets muss die immunsuppressive Therapie an den klinischen Verlauf und die individuelle Situation angepasst werden. So erscheint es beispielsweise vorteilhaft, bei Patienten mit Hepatitis B oder C die Steroidmedikation möglichst niedrig zu halten oder frühzeitig ganz auszusetzen, da damit eine geringere Virusreplikation zu erwarten ist.

Bei manifesten Infektionen sind die immunsuppressiven Medikamente zu reduzieren, um die für den Patienten im Vergleich zur Abstoßung bedrohlichere Infektion vorrangig behandeln zu können. Bei schwersten Infektionen oder septischen Verläufen muss die immunsuppressive Therapie vollständig ausgesetzt werden. Im Falle der irreversiblen Organabstoßung bleibt dann nach erfolgreicher Behandlung der Infektion immer noch die Retransplantation als Therapieoption.

22.5.3
Apparatives Monitoring

Neben dem erweiterten kardiopulmonalen Monitoring ist insbesondere in der Frühphase nach Lebertransplantation eine unverzügliche und unter Umständen auch invasive Diagnostik bei unklaren abdominellen und thorakalen Veränderungen unverzichtbar. Der großzügige Einsatz der oberen und auch unteren Intestinoskopie zur Abklärung und Therapie von Blutverlusten ist dabei ebenso selbstverständlich wie die Möglichkeit der Bronchoskopie und bronchoalveolären Lavage bei Verdacht auf Atelektasen oder infektiöse Verlegung der Bronchien. Eine routinemäßige Bronchoskopie sollte unseres Erachtens wegen der häufig sehr vulnerablen Tracheal- und Bronchusschleimhaut und der oft reduzierten Gerinnungsfunktionen allerdings nicht erfolgen. Dagegen ist die regelmäßige farbdopplersonographische Untersuchung des Abdomens unerlässlich zur Erkennung von Hämatomen, Abszessen und Nekrosearealen in der Leber sowie vor allem zur Diagnose von vaskulären Komplikationen.

Insbesondere in der Frühphase nach Lebertransplantation sollte mindestens zweimal täglich eine Kontrolle der Leberdurchblutung erfolgen und besonders die arterielle Perfusion überprüft werden. Nur so können arterielle Thrombosen bereits vor dem Auftreten biochemischer Veränderungen erkannt und dann auch rechtzeitig operativ behandelt werden. Wünschenswert ist eine erste farbdopplersonographische Untersuchung noch im Operationssaal, um durch den Verschluss des Abdomens hervorgerufene vaskuläre Probleme sofort zu erkennen. Eine weitere Kontrolle der Leberperfusion sollte unmittelbar nach Eintreffen des Patienten auf der Intensivtherapiestation erfolgen, um direkt postoperativ einen Ausgangsbefund über die Durchblutung der Leber zu erhalten. Die Sonographie ist zweifelsfrei untersucherabhängig, sie gibt aber eindeutige Angaben über vorhandene Flüsse, veränderte Flussverhältnisse und über Gefäßthrombosen. Bei eindeutiger Befundänderung innerhalb der ersten postoperativen Woche sollte eine sofortige Laparotomie den Befund klären. Eine Angiographie ist nur noch selten nötig.

22.6
Spezielle postoperative Gesichtspunkte

22.6.1
Nachblutung

Trotz verbesserter operativer Techniken und einer immer weiter verfeinerten Gerinnungsdiagnostik stellt die Nachblutung eine der häufigsten frühpostoperativen Komplikationen nach Lebertransplantation dar. Grundsätzlich gilt, dass bei immunsupprimierten Patienten die Indikation zur Relaparotomie frühzeitig und sehr weit gestellt werden sollte, um spätere Komplikationen durch infizierte Koagel oder Hämatome zu vermeiden.

Lediglich in der frühpostoperativen Phase bei noch nicht optimierter Gerinnungssituation und evtl. noch vorhandener Hypothermie kann – sofern hämodynamisch stabile Kreislaufverhältnisse vorliegen – bei ausreichender Drainage des Bauchraumes zunächst eine Stabilisierung der Gerinnungsparameter und Normalisierung der Körpertemperatur abgewartet werden, da hierunter ggf. diffuse Blutungen spontan sistieren. Keinesfalls sollten jedoch nachgewiesene größere Hämatome in situ belassen werden.

22.6.2
Initiale Nichtfunktion

Klinisch stellt sich die initiale Nichtfunktion wie ein akutes Leberversagen (hepatorenales Syndrom, Gerinnungsstörungen, Kreislaufinstabilität) dar. Laborchemisch sind eine fehlende Synthese von Gerinnungsfaktoren und eine fehlende Galleproduktion (keine oder helle Galle in der T-Drainage) wertvolle Indikatoren. Durch engmaschige Laborkontrollen kann die initiale Nichtfunktion von einer primär schlechten, jedoch potentiell sich erholenden Leberfunktion (Dysfunktion bzw. „poor function") abgegrenzt werden. Bei gegebener Kreislaufstabilität und fehlenden Hirndruckzeichen kann bei der „poor function" zunächst unter optimaler intensivmedizinischer Therapie („best supportive care") von einer Retransplantation abgesehen und der Spontanverlauf abgewartet werden, während bei initialer Nichtfunktion unbedingt eine frühzeitige Retransplantation erfolgen muss. Differentialdiagnostisch muss bei Verdacht auf eine initiale Nichtfunktion/Dysfunktion eine Leberarterienthrombose ausgeschlossen werden, da in diesen Fällen innerhalb einiger Stunden eine operative Revaskularisation erfolgreich sein kann (s. Abschn. 22.6.3). Bei einer toxischen Reaktion mit Kreislaufinstabilität und pulmonaler Funktionsverschlechterung kann in günstigen Fällen durch eine Notfallhepatektomie (Entfernung der nekrotischen Leber) eine Stabilisierung der kardiopulmonalen Parameter erreicht werden. Eine erfolgreiche Retransplantation ist dann noch innerhalb eines Zeitraumes von etwa 48 Stunden möglich, wenngleich es nach anhepatischen Phasen über 24 Stunden gehäuft zu septischen Komplikationen kommt.

22.6.3
Vaskuläre Komplikationen

Die schwerwiegendste vaskuläre Komplikation nach Lebertransplantation ist die arterielle Thrombose. Dieser liegen meist operativ-technische Fehler (Überlänge der Arterie, Verletzung der Intima, primär stenotische Anastomose) zugrunde, seltener können aber auch Gerinnungsstörungen zu einer Thrombosierung führen.

Klinisch imponiert die arterielle Thrombose in der Frühphase nach Lebertransplantation wie eine initiale Nichtfunktion der Transplantatleber. Da eine Thrombektomie und Neuanlage der Anastomose nur innerhalb weniger Stunden nach Arterienverschluss erfolgversprechend ist, müssen regelmäßig in den ersten Tagen nach Transplantation sowie bei jedem begründeten Verdacht auf eine Durchblutungsstörung dopplersonographische Kontrollen vorgenommen werden. Bei zu spät erkannter arterieller Thrombose bleibt in der Frühphase nach Transplantation nur die unverzügliche Retransplantation. Im Langzeitverlauf nach Lebertransplantation kann ein Arterienverschluss auch mit einer weniger ausgeprägten klinischen Symptomatik einhergehen und sich lediglich in erhöhten Cholestaseparametern als Ausdruck der Gallengangsischämie äußern. Rezidivierende Cholangitiden und intrahepatische Abszedierungen sind dann typisch für die arterielle Durchblutungsstörung. Therapeutisch sind Interventionen an den Gallenwegen (Dilatation, Stenteinlage, Abszessdrainage) und nicht selten auch eine elektive Retransplantation erforderlich.

Besteht trotz einwandfreier Anastomosenverhältnisse eine arterielle Minderperfusion der Transplantatleber, so muss auch an die Möglichkeit eines Stealphänomens über die A. lienalis gedacht werden. Bei angiographischem Verdacht kann eine Embolisation der Milzarterie hilfreich sein, eine erneute Operation sollte nach Möglichkeit vermieden werden.

Das klinische Erscheinungsbild einer arteriellen Stenose kann sehr variabel sein. Vielfach finden sich lediglich erhöhte Cholestaseparameter aufgrund der arteriellen Minderdurchblutung der Gallenwege. Unter günstigen Voraussetzungen kann die Diagnose einer arteriellen Stenose dopplersonographisch gestellt werden, in der Regel ist jedoch eine radiologische Darstellung zur genauen Beurteilung der Stenose und zur Therapieplanung notwendig. Bei guter Zugänglichkeit der Stenose sollte zunächst eine Dilatation angestrebt werden. Ist diese nicht erfolgreich, bleiben operative Maßnahmen wie Neuanlage der Anastomose oder Anlage eines arteriellen Bypasses zur Überbrückung der Stenose. Hierfür wird im eigenen Vorgehen bevorzugt die V. saphena als autologes Interponat verwendet.

Durchblutungsstörungen der Pfortader und der V. cava sind im Vergleich zu arteriellen Komplikationen ungleich seltener. In der Frühphase nach Transplantation liegen diesen vaskulären Problemen in aller Regel operativ-technische Fehler zugrunde. Im Langzeitverlauf nach Transplantation sind sie oftmals mit einem Rezidiv der Grunderkrankung assoziiert und müssen Anlass zu weitergehender Diagnostik geben.

Eine frühpostoperativ aufgetretene Pfortaderthrombose geht meistens mit einer deutlichen Verschlechterung der Transplantatfunktion einher. Weiterhin kann es zu hämodynamischer Instabilität, massiver Aszitesbildung und gastrointestinalen Blutungen kommen. Die Diagnose einer Pfortaderthrombose wird mittels Farbdopplersonographie gestellt, ggf. können ein Angio-CT oder Angio-MRT zusätzliche Informationen über das Ausmaß der Thrombosierung liefern. Bei guter Transplantatfunktion kann eine operative Revision erfolgversprechend sein. Liegt eine schlechte Transplantatfunktion oder bereits ein beginnendes Leberversagen vor, bleibt nur die unverzügliche Retransplantation.

Im Langzeitverlauf sind Thrombosen der Pfortader weniger symptomatisch und haben meistens kaum Auswirkung auf die Transplantatfunktion. Gelegentlich findet sich eine ausgeprägte Aszitesbildung. Eine operative Therapie ist meistens wenig sinnvoll. Bei Beteiligung des Mesenterialstromgebietes ist auch eine Retransplantation nicht mehr möglich. Die therapeutischen Ziele richten sich dann auf die symptomatische Behandlung der portalen Hypertension.

Häufiger als im arteriellen System ist ein Stealphänomen im Pfortaderstromgebiet über präexistente portokavale/portosystemische Shunts zu finden (z. B. spontane splenorenale Shunts). Je nach Ausprägung können diese Shunts nahezu das gesamte Blut aus dem Mesenterialstromgebiet an der Leber vorbeiführen und ursächlich für eine schlechte Leberfunktion sein. Sofern ein Shuntverschluss notwendig ist, sollte dies interventionell erfolgen. In seltenen Ausnahmefällen bleibt nur der operative Verschluss.

Eine ausgeprägte Stenose oder ein kompletter Verschluss der suprahepatischen V. cava ist eine seltene, aber schwerwiegende Komplikation. Bei Verlegung des Lebervenenausflusses kann sie zum Transplantatversagen führen, in weniger ausgeprägten Fällen zu einer Verschlechterung der Nierenfunktion, zu Aszitesbildung und zu einer Einflussstauung der unteren Extremitäten. Begünstigt wird diese Komplikation durch eine zu lange suprahepatische V. cava oder eine primär stenotische V. cava-Anastomose. Selten kann auch ein Rezidiv eines Budd-Chiari-Syndroms für die Verlegung der V. cava verantwortlich sein. Die Dringlichkeit der Therapie richtet sich nach der klinischen Symptomatik. Eine operative Korrektur der Anastomosenstenose ist technisch schwierig und riskant, mehr Erfolg versprechend ist die interventionelle Einlage eines Stents in die V. cava. Beim Transplantatversagen bleibt die Retransplantation die einzige Option.

Stenosen oder ein kompletter Verschluss der infrahepatischen/retrohepatischen V. cava sind weniger gefährlich, da sie die Transplantatfunktion nicht oder nur wenig beeinträchtigen. Die Verlegung dieses Cavaabschnittes führt in erster Linie zu einer Verschlechterung der Nierenfunktion und zu einer unteren Einflussstauung. Die Therapie besteht in der Ballondilatation, Stentimplantation oder auch der Resektion und End-zu-End-Rekonstruktion.

In Tabelle 22.1 sind vaskuläre Komplikationen nach Lebertransplantation zusammengefasst.

Tabelle 22.1. Gefäßkomplikationen nach Lebertransplantation

	Symptome	Therapie
Thrombose der A. hepatica (frühpostoperativ)	Fulminante Verschlechterung der Leberfunktion, akutes Leberversagen, hämodynamische Instabilität	Sofortige Thrombektomie, ggf. Retransplantation
Thrombose der A. hepatica (spätpostoperativ)	Gallengangskomplikationen, Ikterus, Cholangitis, intrahepatische Abszesse, Sepsis	Therapie der Gallengangskomplikationen, PTCD, Ballondilatation, elektive Retransplantation
Stenose der A. hepatica	Gallenwegskomplikationen, leichter Anstieg der Transaminasen, ggf. leichte Verschlechterung der Leberfunktion	Dilatation der Stenose, operative Revision der Stenose (Resektion, Gefäßinterposition), Therapie der Gallengangskomplikationen
Pfortaderthrombose (frühpostoperativ)	Fulminante Verschlechterung der Leberfunktion, akutes Leberversagen, hämodynamische Instabilität, portale Hypertension, Aszites, Ösophagusvarizenblutung	Sofortige Thrombektomie, ggf. Retransplantation
Pfortaderthrombose (spätpostoperativ)	Leichte Verschlechterung der Leberfunktion, leichter Anstieg der Transaminasen, portale Hypertension, Splenomegalie, Aszites, Ösophagusvarizenblutung	Ggf. endoskopische und/oder operative Therapie der portalen Hypertension, ggf. TIPSS-Einlage, selten Retransplantation
Pfortaderstenose	Leichte Verschlechterung der Leberfunktion, leichter Anstieg der Transaminasen, Aszites, portale Hypertension, Splenomegalie	Ggf. operative Revision der Stenose, ggf. Ballondilatation
Stenose/Thrombose der V. cava (suprahepatisch)	Verschlechterung der Leberfunktion, Leberversagen, Aszites, Nierenversagen, hämodynamische Instabilität, Einflussstauung der unteren Extremitäten	Ballondilatation, Stentimplantation, ggf. Resektion und End-zu-End-Anastomose, ggf. Retransplantation
Stenose/Thrombose der V. cava (infrahepatisch)	Ggf. Nierenversagen, Einflussstauung der unteren Extremitäten	Ballondilatation, Stentimplantation, ggf. Resektion und End-zu-End-Anastomose

22.6.4
Biliäre Komplikationen

Galleleckagen sind typische Komplikationen in der frühpostoperativen Phase. Neben operationstechnischen Fehlern sind Galleleckagen auch häufig in arteriellen Perfusionsstörungen begründet. Kleine Galleleckagen können spontan sistieren. Ansonsten ist eine frühzeitige operative Revision zur Neuanlage der Gallengangsanastomose erforderlich (ggf. Nachresektion des minderperfundierten oder sogar nekrotischen Gallengangs, ggf. Anlage einer biliodigestiven Anastomose). Selten reicht die Minderperfusion bzw. die Nekrose des Gallenganges bis weit nach intrahepatisch, sodass eine Wiederherstellung der Gallengangsanastomose nicht möglich ist und die einzige Therapie in der Retransplantation besteht.

Stenosen im Bereich der Gallengangsanastomose sind eher den Spätkomplikationen nach Lebertransplantation zuzurechnen, wenngleich auch ihnen häufig eine arterielle Perfusionsstörung (z. B. Stenose der arteriellen Anastomose) zugrunde liegt. Die Therapie der Gallenwegsstenose besteht in erster Linie in der endoskopischen Dilatation, operative Revisionen sind nur selten erforderlich. Bei nachgewiesener arterieller Durchblutungsstörung sollte diese möglichst (Dilatation oder operative Korrektur) ebenfalls behoben werden.

Rezidivierende Cholangitiden nach Lebertransplantation haben ihre Ursache ebenfalls häufig in einer Stenose der Gallengangsanastomose oder in einer Obstruktion der intrahepatischen Gallenwege durch Sludge oder Gallengangscast. Pathogenetisch sind meistens Durchblutungsstörungen („ischemic-type biliary lesion", ITBL) oder immunologi-

Tabelle 22.2. Gallengangskomplikationen nach Lebertransplantation

	Lokalisation	Symptome	Therapie
Galleleckage (frühpostoperativ)	Anastomose	Cholestase, Fieber, gallige Peritonitis	Abhängig vom Schweregrad
			Perkutane Drainage, ERC mit Stenteinlage
		Fieber, gallige Peritonitis, Abszedierung	Operative Revision mit Neuanlage der Gallengangsanastomose (einschließlich Einlage einer T-Drainage) oder meistens Anlage einer Hepatikojejunostomie
Gallengangstenose (spätpostoperativ)	Anastomose	Cholestase, Fieber, rezidivierende Cholangitis, Sepsis	ERC mit Stenteinlage, operative Revision mit Anlage einer Hepatikojejunostomie
			Bei vaskulärer Ursache: interventionelle oder operative Revision der Leberarterie
Ischemic type biliary lesions	Extrahepatisch	Cholestase, Fieber, rezidivierende Cholangitis, Sepsis, Verschlechterung der Leberfunktion	Nur extrahepatisch: ERC mit Stenteinlage, nasobiläre Sonde mit Gallengangslavage; perkutane Abszessentlastung.
			Ggf. operative Revision mit Hepatikusgabelresektion und Anlage einer "hohen" Hepatikojejunostomie
			Oftmals elektive Retransplantation
	Extra- und intrahepatisch	Intrahepatische Abszedierung, sekundäres Organversagen (Leber, Niere etc.)	Extra- und intrahepatisch: Ballondilatation, Stentimplantation, perkutane Abszessentlastung
			Meistens elektive Retransplantation

sche Faktoren (chronische Abstoßung, AB0-Inkompatibilität) ursächlich. Weiterhin können eine lange Ischämiezeit, CMV-Infektionen oder Rezidive der Grundkrankheit (z. B. bei sklerosierender Cholangitis) für Gallengangsstrikturen verantwortlich sein. Ihre Inzidenz wird insgesamt mit bis zu 20% angegeben. Die Therapie der Wahl besteht auch hier in endoskopischen Maßnahmen einschließlich ggf. wiederholter Gallengangsspülungen (über eine nasobiliäre Sonde). Bei Erfolglosigkeit bleibt die operative Neuanlage der Gallengangsanastomose als Hepatiko- oder sogar Hepatojejunostomie und, sofern bereits ein Übergang in eine sekundär biliäre Zirrhose eingetreten ist, lediglich die Retransplantation (Tabelle 22.2).

22.6.5
Obere gastrointestinale Blutung

Häufigste Lokalisation der oberen gastrointestinalen Blutung nach Lebertransplantation sind Ösophagus-/Fundusvarizen bei schlechter Leberfunktion bzw. noch nicht normalisierter Gerinnungssituation sowie Blutungen aus Ulzera oder bei hämorrhagischer Gastritis. Sehr selten sind Blutungen aus dem Gallenwegssystem (Hämobilie). Diagnostisch und therapeutisch kommt der Endoskopie Priorität zu, nur in den wenigsten Fällen ist ein offen chirurgisches Vorgehen notwendig. Stets muss eine Pfortaderthrombose als Ursache der Blutung ausgeschlossen werden. Nicht selten finden sich auch Blutungen aus einer Fußpunktanastomose.

22.6.6
Leberfunktionsstörungen

Pathologischen Leberwerten in der Früh- oder auch Spätphase nach Lebertransplantation können eine Vielzahl an vaskulären oder immunologischen Ursachen zugrunde liegen. Stets muss an eine Verschlechterung der Leberdurchblutung gedacht werden. Ein entsprechendes diagnostisches Procedere (Dopplersonographie, Angiographie oder Magnetresonanz-Angiographie) gibt dabei nicht nur Aufschluss über pathologische Veränderungen, sondern lässt vielfach auch bereits Rückschlüsse zu auf die Möglichkeiten der Korrektur (operative Rekonstruktion, Dilatation etc.). Neben einem kompletten Verschluss von Arterie oder Pfortader sind nicht selten lediglich periphere Gefäßäste betroffen, was sich in segmentalen oder fokalen Durchblutungsstörungen äußert. Vielfach lässt sich mittels Angio-CT der Perfusionsausfall bzw. die segmentale Lebernekrose nachweisen. Eine Therapie ist bei fokalen Durchblutungsstörungen nicht notwendig und auch nicht möglich, es sei denn, infizierte nekrotische Areale bedürften einer Drainage. Pathologische Laborwerte können auch durch Stenosen oder Sludge in den Gallenwegen hervorgerufen werden, aber auch bei unauffälligen Gallenwegen sind nicht selten bakterielle Cholangitiden (insbesondere bei einer biliodigestiven Anastomose) für erhöhte Cholestaseparameter oder Transaminasen verantwortlich. Therapeutisch muss bei allen mechanischen Obstruktionen eine Revision der Gallenwege (operativ oder endoskopisch interventionell) erwogen werden. Bei der bakteriellen Gallengangsentzündung ohne mechanische Ursache ist vielfach die Gabe eines Antibiotikums sowie Ursodesoxycholsäure ausreichend. Eine lokale oder systemische Infektion kann ebenfalls Ursache für pathologische Leberwerte sein. Insbesondere nach Lebertransplantation wegen einer posthepatitischen Leberzirrhose ist immer auch an ein Rezidiv der Hepatitis (insbesondere bei Hepatitis C) im Transplantat zu denken. Klinisch und auch histologisch ist die Hepatitis-C-Reinfektion allerdings nur schwer von einer akuten Abstoßung zu unterscheiden. Eine Differenzierung kann unter Umständen mittels Transplantataspirationszytologie gelingen.

Bei erhöhten Leberwerten sollte stets eine Kontrolle der Blutspiegel der Immunsuppressiva erfolgen und ggf. die Dosierung vermindert oder erhöht werden. Eine der häufigsten Ursachen pathologischer Leberwerte nach Transplantation ist die akute Abstoßung.

22.6.7
Abstoßungsreaktion

Akute Abstoßung

Akute Abstoßungsreaktionen treten auch trotz stetiger Verbesserungen der immunsuppressiven Therapie häufig nach Lebertransplantation auf (Inzidenz etwa 10 bis 30%). Hyperakute Abstoßungen sind dagegen außerordentlich selten. Das klinische Erscheinungsbild einer akuten Abstoßung kann sehr variabel sein: Gelegentlich finden sich lediglich ein Temperaturanstieg oder eine Schwellung der Leber als unspezifische Hinweise. Je nach Schweregrad der Abstoßung kann die Leberfunktion unterschiedlich stark beeinträchtigt sein. Nur selten führt eine schwere akute Abstoßungsreaktion zum Transplantatverlust mit allen klinischen Anzeichen eines akuten Leberversagens. Meistens sind die Abstoßungsreaktionen, insbesondere bei früher Diagnose und Therapie, mit nur geringen Leberfunktionseinschränkungen verbunden und nahezu komplett reversibel. Klinisch ist der Rückgang der Galleproduktion oder der Wechsel der Gallenfarbe (helle, entfärbte Galle) höchst verdächtig für eine Abstoßung, laborchemisch lassen sich oft ein Anstieg der Serum-Transaminasen und des Bilirubins sowie ein Rückgang der Lebersyntheseparameter (Faktor II und V, AT III) nachweisen.

Der Goldstandard für den Nachweis einer akuten Abstoßungsreaktion bleibt die Leberbiopsie mit histologischer Diagnosesicherung. Bei erheblicher Blutungsneigung ist ein Verzicht auf eine Leberbiopsie ratsam bzw. ist die Durchführung sogar kontraindiziert. In diesen Fällen kann eine Feinnadelaspirationszytologie (transkutane Aspirationszytologie, TAC) von Vorteil sein, da sie auch bei sehr schlechter Gerinnungssituation nahezu gefahrlos vorgenommen werden kann.

Die bisherigen Erfahrungen mit der farbkodierten Duplexsonographie lassen keine Zusammenhänge zwischen einer Abstoßungsreaktion und Veränderungen der Leberdurchblutung erkennen. Insbesondere besteht kein direkter Zusammenhang zwischen dem arteriellen Durchblutungsmuster (gemessen anhand des Resistive-Index) und akuten Abstoßungsreaktionen, wie dies – wenn auch nur mit Einschränkungen – für die Nierentransplantation der Fall ist. Auch das Flussmuster in den Lebervenen mit Dämpfung des typischen triphasischen Flusses bis hin zum monophasischen Fluss als Zeichen einer generellen Organschwellung lässt keine Rückschlüsse auf eine Rejektion zu.

Nach histologischer Sicherung einer akuten Abstoßung sollte möglichst rasch therapiert werden. In aller Regel ist eine Steroidtherapie mit 3 bis 5 Gaben von 500 mg Methylprednisolon ausreichend. In besonders schweren Fällen kann nach erneuter bioptischer Diagnosesicherung eine Umstellung der Basisimmunsuppression von Cyclosporin A auf Tacrolimus erfolgreich sein oder, wenn auch sehr selten, eine Therapie mit monoklonalen Antikörpern notwendig werden.

Chronische Abstoßung

Die chronische Abstoßung zeichnet sich durch einen zunehmenden Gallengangsverlust („vanishing bile duct syndrome") sowie eine obliterative Arteriopathie aus. Die Arteriopathie ist charakterisiert durch eine Schaumzelltransformation der Intima und Media, weiterhin können eine perizentrale Leberzellschwellung, eine Venulosklerose und sinusoidale Schaumzellansammlung nachweisbar sein. In der Spätphase finden sich auch Leberzellnekrosen.

Die Diagnose der chronischen duktopenischen Abstoßung wird in der Regel histologisch durch Nachweis der Gallengangsrarefizierung, ggf. mit Cholestase und Leberzellnekrosen gestellt. Klinisch ist die chronische Abstoßung durch eine Verschlechterung der Leberfunktion mit Anstieg der Cholestaseparameter gekennzeichnet. Differentialdiagnostisch müssen neben einer HCV-Reinfektion vor allem chronische Perfusionsstörungen der Leber abgegrenzt werden. Die Therapie der Wahl besteht in der elektiven Retransplantation.

22.6.8
Toxizität durch Immunsuppression

Nebenwirkungen der immunsuppressiven Medikamente zählen zu den häufigsten Komplikationen nach Lebertransplantation. Grundsätzlich sollte die immunsuppressive Therapie so niedrig wie möglich dosiert und engmaschige Kontrollen der Blutspiegel vorgenommen werden. Die häufigsten Nebenwirkungen sind Nephrotoxizität (Verschlechterung der glomerulären Filtrationsrate) und Neurotoxizität (Parästhesien, Kopfschmerzen, Tremor), arterielle Hypertonie sowie metabolische Störungen (Diabetes mellitus, Hyperlipidämie). Bei Gabe von Azathioprin muss stets auch an dessen Knochenmarkstoxizität gedacht werden. Im Langzeitverlauf ist auch auf Nebenwirkungen der Steroidmedikation mit Ausbildung eines Cushing-Syndroms zu achten. Differentialdiagnostische Schwierigkeiten können durch die potentielle Hepatotoxizität der Immunsuppressiva (insbesondere bei Cyclosporin, Tacrolimus und Azathioprin) erwachsen.

Beim Auftreten von Nebenwirkungen der Immunsuppressiva müssen stets auch mögliche Interaktionen dieser Substanzen mit anderen Medikamenten bedacht werden.

Die wichtigsten Nebenwirkungen der gebräuchlichsten Immunsuppressiva sind in Tabelle 22.3 zusammengefasst (s. auch Kap. 21, Nierentransplantation).

22.6.9
Nierenfunktionsstörungen

Nierenfunktionstörungen finden sich sehr oft nach Lebertransplantation. Bei Leberzirrhotikern mit langem Krankheitsverlauf sowie bei Patienten mit akutem Leberversagen sind Nierenfunktionsstörungen im Sinne eines hepatorenalen Syndroms besonders oft anzutreffen. Häufigste Ursachen für ein Nierenversagen oder eine Nierenfunktionsstörung nach Lebertransplantation sind hypotensive Phasen mit sekundären Tubulusschäden, der Einsatz nephrotoxischer Substanzen (Cyclosporin A, Tacrolimus, Amphotericin B, Aminoglykoside etc.) und Vasopressoren sowie eine schlechte Transplantatfunktion mit konsekutivem hepatorenalem Syndrom. Eine starke Erhöhung des venösen Druckes in der infrahepatischen V. cava während der anhepatischen Phase (z. B. bei Cross-

Tabelle 22.3. Nebenwirkungen der gebräuchlichsten Immunsuppressiva. (Nach Pfitzmann u. Hummel 2001)

Nebenwirkungen	CyA	FK	Aza	Cort	Myc	ALG/ATG	OKT3
Nephrotoxizität	+	+	–	–	–	–	–
Neurotoxizität	+	++	–	–	–	–	–
Diabetes	+	++	–	++	–	–	–
Gastrointestinale NW	–	++	++	++	++	–	–
Arterielle Hypertonie	+++	++	–	++	–	–	–
Hyperlipidämie	++	–	–	+	–	–	–
Hirsutismus	+	–	–	–	–	–	–
Gingivahyperplasie	+	–	–	–	–	–	–
Alopezie	–	+	–	–	–	–	–
Leukopenie	–	+	++	–	+	+++	+++
Anämie	–	+	+	–	–	–	–
Osteoporose	+	–	–	+++	–	–	–
Adipositas	–	–	–	++	–	–	–

clamping der IVC ohne venovenösen Bypass oder durch subtotales/totales Abklemmen der V. cava bei Implantation in der Piggy-back-Technik) kann aufgrund der Stase in den Nierenvenen ebenfalls zu Nierenfunktionsstörungen führen. Die Therapie des akuten Nierenversagens nach Lebertransplantation entspricht der üblichen Nierenersatztherapie, wobei aus hämodynamischen Gründen der kontinuierlichen venovenösen Hämofiltration der Vorzug gegeben werden sollte. Bei guter Transplantatfunktion bzw. nach Ausschalten der Ursache des Nierenversagens (z. B. Reduktion der immunsuppressiven Medikamente, Absetzen toxischer Substanzen, kardiozirkulatorische Stabilisierung) ist das Nierenversagen nahezu immer reversibel.

22.6.10
Neurologische Komplikationen

Neurologische Probleme treten sehr häufig nach Lebertransplantation auf und reichen von passageren Auffälligkeiten bis hin zur pontinen Myelinolyse und schwersten intrazerebralen Blutungen. Grundsätzlich muss bei der Beurteilung neurologischer Störungen der präoperative neurologische Status des Patienten mit berücksichtigt werden.

Bei unklaren neurologischen Befunden ist immer auch an eine Nebenwirkung von Cyclosporin A und Tacrolimus zu denken, weshalb eine Kontrolle der Blutspiegel vorgenommen werden sollte. Weiterhin muss jeder unklare Bewusstseinszustand auch den Verdacht auf eine zentrale Infektion (z. B. Kryptokokkenmeningitis) lenken und eine sofortige weitergehende Diagnostik und ggf. Therapie nach sich ziehen.

Von den zeitlich begrenzten neurologischen Störungen ist das Durchgangssyndrom mit Abstand am häufigsten. Es ist unabhängig von der Transplantatfunktion und kann gut mit Clonidin oder Haloperidol behandelt werden. Ebenfalls recht häufig findet sich in der Frühphase nach Lebertransplantation ein zentral-anticholinerges Syndrom. Intrazerebrale Blutungen beruhen fast immer auf einer schlechten Gerinnungssituation und sind somit eng mit der Transplantatfunktion verbunden. Die pontine Myelinolyse tritt nahezu ausnahmslos innerhalb der ersten postoperativen Woche nach Lebertransplantation auf.

Ein Zusammenhang mit der Funktion des Transplantats scheint nicht gegeben, bisher wird lediglich eine Assoziation mit einer vorbestehenden Hyponatriämie vermutet. Der Verlauf der pontinen Myelinolyse kann sehr variabel sein, allerdings kommt es nur selten zur kompletten Rückbildung der neurologischen Symptomatik. Die meisten Patienten weisen schwere permanente neurologische Defizite auf und bleiben pflegebedürftig.

22.6.11
Infektionen

Trotz ständiger Verbesserungen der immunsuppressiven Therapie hin zur selektiven Unterdrückung des Abstoßungsprozesses mit einer immer geringer werdenden Beeinträchtigung der Abwehrfunktion des Immunsystems tritt bei mehr als der Hälfte der Patienten nach Lebertransplantation mindestens eine schwerwiegende Infektion auf. Infektionen sind die häufigste Ursache der postoperativen Letalität nach Lebertransplantation. Determinanten für das Auftreten infektiöser Komplikationen sind der Ernährungszustand und der körperliche Allgemeinzustand des Patienten, der virale und bakterielle Status sowohl des Empfängers als auch des Spenders sowie der intraoperative Verlauf und die Transplantatfunktion. Weitere Risikofaktoren sind ein hoher intraoperativer Blutverlust und eine lange Ischämiezeit.

22.6.11.1
Bakterielle Infektionen

Bakterielle Infektionen treten bevorzugt in den ersten Wochen nach Transplantation auf in Form von Kathetersepsis, Wundinfekten, Pneumonie und Abszessen. Häufigste gramnegative Erreger sind E. coli, Enterobacter- und Pseudomonas-Spezies, während als grampositive Bakterien zumeist Staphylococcus aureus, Koagulase-negative Staphylokokken oder Gruppe-D-Streptokokken gefunden werden. Seltene, aber wichtige pathogene Keime sind Listerien, Nokardien und Legionellen.

Die Behandlung bakterieller Infekte umfasst neben einer gezielten Antibiotikatherapie eine konsequente Sanierung von Infektionsherden (radiologisch interventionell oder offen chirurgisch). In den ersten postoperativen Monaten werden bakterielle Pneumonien meistens durch gramnegative Stäbchen hervorgerufen. Neben physikalischen Maßnahmen und der Reduktion der immunsuppressiven Medikamente muss unbedingt eine schnellstmögliche Bestimmung der Erreger (Diagnostik aus Sputum, Bronchialsekret oder bronchioalveolärer Lavage) und eine resistenzgerechte antibiotische Therapie erfolgen. Bei Pneumonien im späteren Verlauf nach Transplantation ändert sich das Keimspektrum, es treten zunehmend auch Klebsiella pneumonia, Haemophilus influenza, Nokardien, Legionellen sowie andere opportunistische Erreger bzw. virale Pneumonien auf.

22.6.11.2
Virale Infektionen

Die Inzidenz viraler Infektionen liegt nach Lebertransplantation bei etwa 25% bis 35% mit einem Häufigkeitsgipfel im zweiten und dritten Monat. In weit mehr als der Hälfte der Fälle liegt eine Zytomegalie-Virus-Infektion zugrunde, wobei es sich um eine Reaktivierung oder eine Neuinfektion handeln kann. Besonders gefährdet sind Patienten mit hochdosierter Immunsuppression (z. B. Abstoßungsbehandlung). Das klinische Bild der CMV-Infektion ist sehr variabel und reicht von grippeähnlichen Symptomen mit Fieber und Krankheitsgefühl bis hin zur CMV-Pneumonie, -Enzephalitis oder -Hepatitis. Bei Verdacht auf eine CMV-Infektion muss die Diagnose möglichst rasch durch Nachweis des Virus (pp65, CMV-immediate-early-antigen, CMV-PCR) gesichert und unverzüglich mit der Therapie begonnen werden. Die Therapie der CMV-Infektion besteht in der Gabe von Ganciclovir, wobei die Dosierung an die Nierenfunktion adaptiert werden muss. Bei Therapieversagen kann eine Umstellung auf Foscarnet-Natrium erforderlich sein. Neben den potentiell akut lebensbedrohlichen Auswirkungen scheinen CMV-Infektionen ganz generell auch mit einer erhöhten Rate an Transplantatabstoßungen einherzugehen.

Bei Infektionen mit Herpes-simplex-Viren handelt es sich meistens um Reaktivierungen bei seropositiven Empfängern. Das klinische Erscheinungsbild besteht in kleinen mukokutanen oralen oder genitalen Bläschen und Ulzera, die gut auf Aciclovir ansprechen. Aus einer zu späten Behandlung können schwerste Verläufe mit fulminanter Hepatitis und Gerinnungsstörungen, Pneumonie oder Enzephalitis resultieren.

Infektionen mit Herpes zoster treten bevorzugt im ersten halben Jahr nach Transplantation auf. Bei Primärinfektionen finden sich klinisch häufig Pneumonien, gastrointestinale Ulzerationen und Enzephalitiden bis hin zu fulminanten Verläufen mit disseminierter intravasaler Gerinnung. Die Sekundärinfektion tritt typischerweise als Gürtelrose in Erscheinung. Die Therapie besteht bei der systemischen Infektion in der intravenösen Gabe von Aciclovir, bei Gürtelrose ist häufig eine lokale Applikation ausreichend.

Infektionen mit dem Ebstein-Barr-Virus (EBV) führen zu mononukleoseähnlichen Krankheitsbildern. Klinische Relevanz erlangt die EBV-Infektion durch ihre Assoziation mit dem Auftreten lymphoproliferativer Erkrankungen nach Organtransplantation.

■ **De-novo-Infektion (Hepatitis B und C).** Insgesamt ist die Inzidenz von De-novo-Infektionen, d. h. Hepatitis-B- oder -C-Infektion nach Lebertransplantation bei Patienten, die vor der Transplantation keine virale Hepatitis hatten, mit etwa 1 bis 2% als gering anzusehen. Ursächlich für eine De-novo-Infektion kommen Spenderorgane von anti-HBc-positiven oder anti-HCV-positiven Spendern (bei falscher viraler Diagnostik vor der Explantation), die Übertragung von Blutprodukten im Rahmen der Transplantation sowie alle sonstigen bekannten Infektionswege in Betracht. Der Verlauf einer De-novo-Infektion mit Hepatitis B ist meist sehr mild. Therapeutisch wird für die De-novo-Hepatitis-B Lamivudine empfohlen, für die De-novo-Hepatitis-C existieren bislang keine Behandlungsrichtlinien.

22.6.11.3
Pilzinfektionen

Die mit Abstand häufigsten Pilzinfektionen werden durch Candidaspezies hervorgerufen, der Anteil der durch Aspergillen verursachten Infektionen liegt deutlich unter 10%. Da eine manifeste Aspergillose mit einer extrem hohen Letalität verbunden ist, muss bei Verdacht unverzüglich mit einer Therapie begonnen werden. Mittel der Wahl ist Amphotericin B (ggf. liposomales Amphotericin B).

■ **Pneumocystis carinii.** Infektionen mit Pneumocystis carinii treten in der Regel nur bei schwerster Beeinträchtigung des Immunsystems auf (z. B. nach Abstoßungstherapie mit OKT3). Bei einer entsprechenden Risikokonstellation sollte eine Prophylaxe mit Pentamidine-Inhalation oder Gabe von Trimethoprim-Sulfamethoxazol erfolgen. Hierunter kann das Auftreten einer Pneumocystis-carinii-Infektion, die bevorzugt als Pneumonie in Erscheinung tritt, nahezu immer vermieden werden. Bei manifestem Infekt ist eine Therapie mit Trimethoprim-Sulfamethoxazol erforderlich.

■ **Cryptococcus neoformans.** Infektionen mit Kryptokokken sind selten und treten meist Monate oder Jahre nach der Transplantation auf. Klinisch bedeutsam ist der Befall des ZNS mit Ausbildung einer Kryptokokkenmeningitis. Die Therapie der Wahl besteht in der Gabe von Amphothericin B.

22.6.12
Prophylaxe und Therapie bei Rezidiv der Grunderkrankung

■ **Budd-Chiari-Syndrom.** Da es nach Lebertransplantation wegen eines Budd-Chiari-Syndroms gehäuft zu thromboembolischen Komplikationen und auch erneuten Lebervenenverschlüssen kommen kann, ist eine Rezidivprophylaxe zu empfehlen. Insbesondere sollte sie immer dann vorgenommen werden, wenn die Ätiologie des Budd-Chiari-Syndroms unklar ist oder eine extrahepatische Ursache, wie beispielsweise eine myeloproliferative Erkrankung, vorliegt. Die Rezidivprophylaxe beginnt innerhalb des ersten postoperativen Tages (Heparinisierung mit PTT ~60–70 s) und sollte nach zwei bis drei Wochen auf Cumarinderivate umgestellt werden. Bei myeloproliferativen Prozessen kann zudem eine myelosuppressive Therapie angezeigt sein. Im Falle einer primären Thrombozythämie ist die Gabe von Acetylsalicylsäure zu erwägen. Auf eine Rezidivprophylaxe kann nur dann verzichtet werden, wenn das Budd-Chiari-Syndrom durch einen hepatischen Gendefekt (z. B. Antithrombin-III-Mangel, Protein-C-Mangel) hervorgerufen worden war und dieser Mangelzustand durch die Lebertransplantation behoben wurde.

■ **Hepatitis B.** Durch die Gabe von polyklonalen humanen anti-HBs-Antikörpern (HBIg) kann die Reinfektionsrate bei Patienten, die zum Zeitpunkt der Transplantation HBV-DNA negativ sind, von etwa 80% auf ca. 30% gesenkt werden. Nach Transplantation sowohl HBsAg als auch Anti-HDV positiver Patienten kann durch die Immunprophylaxe die Hepatitis-B-Rekurrenz im Transplantat sogar auf unter 20% verringert werden. Die Prophylaxe beginnt intraoperativ mit der ersten Gabe der Immunglobuline (in der Regel 10.000 Einheiten i.v.) während der anhepatischen Phase und sollte an den ersten drei postoperativen Tagen wiederholt werden. Danach empfiehlt sich bei weiterhin HBs-AG-positiven Empfängern eine Prophylaxe über mindestens 6 Monate mit einem anti-HBs-Titer >100 IU im Serum. Bei Patienten, die zum Zeitpunkt der Transplantation entweder HBV-DNA-positiv oder HbeAg-positiv sind, erscheint eine dauerhafte Immunprophylaxe mit einem anti-HBs-Titer >500 IU im Serum empfehlenswert (hohe Kosten!). Bei der Behandlung eines Hepatitis B-Reinfektes kann durch die Gabe von Nukleosidanaloga die Replikation des Hepatitis B-Virus in einem hohen Prozentsatz gesenkt werden. Eine besonders schwere Form der HBV-Reinfektion mit sehr schlechter Prognose stellt die fibrosierende cholestatische Hepatitis (FCH) dar. Als Ursache für diese Verlaufsform wurde eine Precore-Mutante nachgewiesen, die zusätzlich zur Reinfektion disponiert.

■ **Hepatitis C.** Eine HCV-Reinfektion tritt nahezu immer nach Lebertransplantation auf. Im Gegensatz zur HBV-Reinfektion verläuft die HCV-Reinfektion meistens mild und führt vermutlich zu keiner oder nur einer geringen Beeinträchtigung des Fünfjahreüberlebens. In Einzelfällen können jedoch bei HCV-Reinfektion auch rasch progrediente Verläufe beobachtet werden, der Übergang in eine Leberzirrhose innerhalb der ersten fünf Jahre nach Transplantation wird in der Literatur bisher in etwa 10 bis 20% der Fälle beschrieben. Für den Langzeitverlauf ist daher zu erwarten, dass mit zunehmender Zeitspanne nach Lebertransplantation die Folgen der Rezidiventwicklung in der Leber einen Einfluss auf die Prognose haben und die Überlebensraten nach Lebertransplantation wegen Hepatitis-C-Zirrhose hinter denen anderer benigner Grunderkrankungen zurückbleiben werden. Klinisch und auch histologisch ist die Hepatitis-C-Reinfektion meistens schwer von einer akuten Abstoßung zu unterscheiden. Zum gegenwärtigen Zeitpunkt liegen keine gesicherten Erkenntnisse für eine effektive Rezidivprophylaxe vor. Da die Reinfektion bereits kurze Zeit nach Transplantation erfolgt, ist die Einleitung einer prophylaktischen Therapie schon vor der Transplantation denkbar. Dieser Ansatz wird jedoch nicht empfohlen, weil durch Interferon die Dekompensation einer Leberzirrhose begünstigt und somit die Ausgangssituation für eine spätere Transplantation verschlechtert wird. Auch für die Gabe von Interferon (ggf. in Kombination mit Ribavirin) direkt im Anschluss an die Lebertransplantation fehlen trotz erster vielversprechender Ergebnisse bisher noch prospektive Studien, die den Wert dieser Prophylaxe belegen. Bei der Behandlung eines Hepatitis-C-Rezidivs sprechen erste Daten für eine Therapie mit Interferon-α und Ribavirin. Im Gegensatz zur alleinigen Interferon-Therapie scheint die kombinierte Gabe von Interferon-α und Ribavirin nicht mit einer vermehrten Rate an akuten Abstoßungen assoziiert zu sein.

Die Indikation zur Retransplantation wird bei HCV-Infektion im Allgemeinen sehr zurückhaltend gestellt, da erfahrungsgemäß aufgrund des oftmals reduzierten Allgemeinzustandes der Patienten eine erhöhte perioperative Morbidität und Mortalität besteht. Da bei einer erneut aufgetretenen Zirrhose jedoch lediglich eine Retransplantation eine geeignete Therapie darstellt, sollte diese Option nicht a priori abgelehnt werden. Vielmehr sollte eine Retransplantation schon frühzeitig und bei noch günstigen Operationsbedingungen in Erwägung gezogen werden.

■ **Hepatozelluläres Karzinom.** Auch bei sehr sorgfältiger Indikationsstellung stellt das Tumorrezidiv eines der Hauptprobleme nach Lebertransplantation wegen eines HCC dar. Ursächlich hierfür ist unter anderem, dass die prognostisch bedeutsame mikrovaskuläre Gefäßinfiltration nicht präoperativ, sondern erst am Hepatektomiepräparat erkannt werden kann. Dies erklärt, dass viele Patienten in einem höheren Tumorstadium als nach präoperativer Diagnostik vermutet einer Lebertransplantation zugeführt werden. Bei der Beurteilung der Ergebnisse nach Lebertransplantation wegen HCC muss weiterhin berücksichtigt werden, dass zwischen Abschluss des Tumor-Staging und der Transplantation eine längere Zeit liegen kann, während der sowohl intra- als auch extrahepatische Mikro- und Makrometastasen auftreten können. Unklar ist letztlich auch, inwieweit durch die chirurgische Manipulation während der Hepatektomie eine Tumorzellausschwemmung hervorgerufen und damit eine Metastasierung begünstigt wird. Aus all diesen Gründen erscheint es daher sinnvoll, potentielle Transplantationskandidaten in multimodale Therapiekonzepte zur Vermeidung von Tumorrezidiven einzubinden. Die bisherigen Ergebnisse adjuvanter Therapien nach Lebertransplantation sind jedoch enttäuschend. Die meisten z. Z. verfolgten Strategien beruhen daher auf einer neoadjuvanten Therapie zur lokalen Tumorkontrolle während der Wartezeit auf die Transplantation. Die Mehrzahl der bisher vorliegenden Untersuchungen betreffen die präoperative transarterielle Chemoembolisation (TACE). Erste Erfahrungen lassen ein verlängertes rezidivfreies Überleben vermuten, jedoch sind größere, prospektive Studien zur Bestätigung dieser Ergebnisse notwendig.

Nicht vollständig geklärt ist, in welchem zeitlichen Abstand zur letzten Chemoembolisation die Lebertransplantation vorgenommen werden soll. Obwohl bisher nicht eindeutig belegt, so deuten doch einige Beobachtungen darauf hin, dass bei sehr kurzem Zeitintervall zwischen letzter Chemoembolisation und Lebertransplantation ein erhöhtes Risiko für septische Komplikationen nach Lebertransplantation bestehen könnte. Umgekehrt könnte bei einem sehr langem Intervall der erhoffte Effekt der lokalen Tumorkontrolle verloren gehen. Eine auch nur annäherungsweise verbindliche Zeitplanung zwischen letzter neoadjuvanter Therapie und Lebertransplantation ist zudem aufgrund der Unwägbarkeiten der Organallokation praktisch nicht realisierbar. Lediglich im Rahmen einer Lebendspende kann ein exaktes zeitliches Vorgehen eingehalten werden, sodass insbesondere diese Patienten von den Vorteilen einer neoadjuvanten Therapie profitieren könnten.

Die Therapie der Tumorrezidive nach Lebertransplantation wegen eines HCC richtet sich nach der Lokalisation und dem Verteilungsmuster des Rezidivs. Bei resektablen intra- oder auch extrahepatischen Tumoren ist eine erneute chirurgische Therapie indiziert. Bei isolierten intrahepatischen Rezidivtumoren kann in Einzelfällen sogar eine Retransplantation in Erwägung gezogen werden.

■ **Primär biliäre Zirrhose und primär sklerosierende Cholangitis.** Sowohl für die primär biliäre Zirrhose als auch die primär sklerosierende Cholangitis sind Rezidive in der Transplantatleber beschrieben, was insgesamt aber zu keiner oder einer nur geringen Verschlechterung der Prognose nach Lebertransplantation führt. In Einzelfällen kann eine Retransplantation zur Therapie einer rezidivierenden PSC erforderlich sein.

■ **Echinococcus alveolaris.** Vor geplanter Lebertransplantation sollte eine antiparasitäre Behandlung mit Mebendazol mindestens für etwa 4 bis 6 Wochen erfolgen, um eine intraoperative Aussaat der Parasiten zu vermeiden. Nach der Lebertransplantation wird eine lebenslange Therapie mit Mebendazol empfohlen. Zudem ist eine möglichst rasche Reduktion der immunsuppressiven Medikamente (insbesondere von Azathioprin) sinnvoll. Engmaschige Kontrollen (etwa alle 6 Monate) erlauben bei frühzeitigem Nachweis isolierter Rezidive ggf. sogar eine erneute chirurgische Resektion.

22.6.13
Spätkomplikationen durch die immunsuppressive Therapie

Durch die lebenslang notwendige immunsuppressive Therapie kann es zu einer Vielzahl an Nebenwirkungen kommen. Neben arterieller Hypertonie und Nephrotoxizität sind vor allem Stoffwechselstörungen (Diabetes mellitus, Hyperlipidämie) zu beobachten. Charakteristische und die Lebensqualität einschränkende Nebenwirkungen sind Osteoporose, Hypertrichose und Gingivahyperplasie. Eine besonders zu beachtende Nebenwirkung der immunsuppressiven Therapie ist das vermehrte Auftreten von Malignomen. Allerdings wird keine generelle Häufung von Karzinomen beobachtet, sondern lediglich ein Anstieg der Inzidenz der Hauttumore, Kaposi-Sarkome und der Lymphome. Bei Letzteren handelt es sich nahezu ausnahmslos um Non-Hodgkin-Lymphome, für die eine Assoziation mit der Gabe von Anti-Thymozyten-Globulinen und des monoklonalen Antikörpers OKT3 diskutiert wird. Weiterhin ist die Inzidenz der lymphoproliferativen Erkrankungen bei EBV-positiven Patienten erhöht.

22.6.14
Ambulante Nachkontrollen und Langzeitverlauf

Nach Beendigung der stationären Behandlung sollte unbedingt eine Anschlussheilbehandlung (AHB) erfolgen. Hierfür existieren hepatologisch ausgewiesene Kliniken, die auf die Nachbetreuung lebertransplantierter Patienten spezialisiert sind. Der Beginn der AHB ist erst bei Erreichen einer stabilen Transplantatfunktion sinnvoll. Während der Anschlussheilbetreuung wird die medikamentöse Behandlung unter alltäglichen Bedingungen eingestellt. Nach Abschluss der in der Regel vier- bis sechswöchigen AHB erfolgt die weitere Betreuung des Patienten durch den Hausarzt bzw. niedergelassenen Arzt. Eine enge Kooperation mit dem Transplantationszentrum ist dabei unerlässlich. Laborkontrollen und körperliche Untersuchungen sollten in der Anfangsphase relativ engmaschig vorgenommen werden, im Langzeitverlauf können sie in zeitlich größeren Abständen erfolgen (s. unten). Selbstverständlich richten sich Art und Umfang der Kontrolluntersuchungen nach der Indikation zur Lebertransplantation (z. B. Bestimmung der Tumormarker und großzügiger Einsatz bildgebender Verfahren bei Tumorpatienten) und nach der Funktion des Transplantats.

Zeiträume	Hausarzt	Transplantationszentrum
Bis zum 6. Monat	1- bis 2-mal wöchentlich	1- bis 2-mal monatlich
Bis zum 12. Monat	1-mal wöchentlich	Alle 2 Monate
Bis zum 18. Monat	Alle 2 Monate	Alle 3 Monate
Nach dem 18. Monat	Alle 3–4 Monate	Alle 3–6 Monate

22.7
Teillebertransplantation (Lebersegmenttransplantation)

22.7.1
Allgemeines

Der Mangel an Spenderorganen für kleine Empfänger (insbesondere für Kinder) und die Möglichkeit, die Leber entlang ihrer anatomischen Grenzlinien in funktionelle Untereinheiten zu teilen, hat zur Entwicklung der segmentalen Lebertransplantation geführt. Zunächst wurde hierzu der linkslaterale oder linke Leberlappen (Segmente II und III bzw. II, III und IV), später zunehmend auch der chirurgische rechte Leberlappen verwendet. Voraussetzung für die erfolgreiche Transplantation von Lebersegmenten sind ein unabhängiger Blutzu- (arteriell und portal-venös) und -abfluss (über die Lebervenen) sowie eine ausreichende biliäre Drainage des jeweiligen Teillebertransplantats.

Leberteiltransplantate können durch Größenreduktion einer Leber („reduzed-size graft"), durch Teilung einer Leber (Split-Leber) und durch Leberlebendspende gewonnen werden. Typischerweise erfolgt die Teilung/Größenreduktion der Leber entlang des Lig. falciforme oder in der Cantlie-Line (Cava-Gallenblasen-Linie), sodass folgende Teillebertransplantate Verwendung finden:

Teillebertransplantat	Segmente					
Kompletter rechter Leberlappen	V	VI	VII	VIII		
Erweiterter rechter Leberlappen	IV	V	VI	VII	VIII	±I
Kompletter linker Leberlappen	II	III	IV	±I		
Linkslateraler Leberlappen	II	III				

Eine zentrale Frage bei der Verwendung von segmentalen Lebertransplantaten betrifft die Mindestgröße des Transplantats, die zur Übernahme einer ausreichenden Leberfunktion notwendig ist. Einen Richtwert bietet hierbei das Verhältnis von Transplantatgewicht zu Empfängergewicht („graft-to-recipient weight ratio", GRWR). Ein Verhältnis von 0,8/100 bzw. 0,8% ist bei sehr guter Qualität des Transplantats und kurzer Ischämiezeit in aller Regel für eine adäquate postoperative Leberfunktion ausreichend, mehr Sicherheit bietet jedoch eine GRWR von mindestens 1%. Diese Werte sind lediglich als Richtwerte zu verstehen, neben denen selbstverständlich auch andere Faktoren wie z. B. Verfettungsgrad der Spenderleber, Alter des Spenders, kalte Ischämiezeit sowie ganz entscheidend auch Empfängerkriterien (Allgemeinzustand des Empfängers, Dringlichkeit der Transplantation etc.) berücksichtigt werden müssen. Da die Transplantation einer größenreduzierten Leber oder einer Split-Leber mit einer erhöhten Komplikationsrate verbunden ist, sollten Risikopatienten (Retransplantation, Child C-Zirrhose, akutes Leberversagen) nach Möglichkeit hiervon ausgenommen werden.

22.7.2
Größenreduziertes Transplantat (Reduced-size-Graft)

Bei Transplantation einer größenreduzierten Leber wird lediglich ein Leberteil verwendet, während die abgetrennten Segmente nicht genutzt, sondern verworfen werden. Der Verlust dieses funktionell meistens hervorragenden Leberanteils (in der Regel kommen nur sehr gute Spenderorgane für eine Segmenttransplantation bzw. Größenreduktion in Frage) ist jedoch im Hinblick auf den Mangel an Spenderorganen einerseits und die guten Ergebnisse mit der Split-Leber-Transplantation andererseits nur ausnahmsweise vertretbar. Dies kann bei sehr dringlichen Transplantationen oder wenn Zweifel an der Qualität des verbleibenden Leberteils bestehen (z. B. bei traumatisierter Leber) der Fall sein. Da die Transplantation einer größenreduzierten Leber lediglich zu einer Verschiebung des Organmangels führt und nicht zu dessen Lösung beiträgt, sollte immer die Möglichkeit der Split-Leber-Transplantation geprüft werden, um eine bestmögliche Nutzung der Organe zu erreichen.

22.7.3
Split-Leber-Transplantation

Die Split-Leber-Transplantation wurde ganz wesentlich durch die Erfahrungen und Fortschritte auf dem Gebiet der Leberresektionsverfahren und der Reduced-size-Lebertransplantation vorangetrieben bzw. sogar erst ermöglicht. Der entscheidende Schritt hin zur Split-Leber-Transplantation war die Entwicklung einer Operationstechnik, die die Implantation von Lebersegmenten ohne Verwendung der spenderseitigen V. cava erlaubt.

Dies ist die Voraussetzung für die Rekonstruktion des lebervenösen Abflusses beider Teile der Spenderleber. Ein weiterer operationstechnischer Unterschied zur Reduced-size-Lebertransplantation ist der Verzicht auf die spenderseitigen Haupthilusstrukturen für eine Leberhälfte. Im Falle der arteriellen oder portal-venösen Anschlüsse ist daher ggf. die Verlängerung dieser Gefäße mit einem autologen oder allogenen Gefäßinterponat erforderlich. Für die biliäre Rekonstruktion ist die Länge der extrahepatischen Gallenwege von untergeordneter Bedeutung. Operationstechnische Schwierigkeiten können hier vielmehr durch eine sehr frühe extrahepatische Aufteilung der Gallenwege auftreten, die die Versorgung mehrerer Lumina mittels biliodigestiver Anastomose notwendig macht.

Bei der Teilung einer Leber können grundsätzlich zwei verschiedene Verfahren zur Anwendung kommen, die In-situ- und die Ex-situ-Technik. Neben operationstechnischen Unterschieden sind an diese beiden Verfahren auch unterschiedliche logistische Anforderungen gekoppelt. Ganz generell ist die In-situ-Technik zu bevorzugen, da hierbei die kalte Ischämiezeit deutlich kürzer ist. Weitere Vorteile des In-situ-Splitting sind die bessere Hämostase an der Resektionsfläche und die intraoperative Beurteilbarkeit der Durchblutung beider Teillebertransplantate (insbesondere von Segment IV). Nachteilig ist in erster Linie die deutliche Verlängerung der Spenderoperation, wodurch die zeitliche Koordination insbesondere bei gleichzeitiger Entnahme thorakaler Organe erheblich erschwert wird.

22.7.3.1
Allgemeines zur Teilung der Leber

Beim Splitten der Leber ist allergrößte Sorgfalt darauf zu verwenden, dass die zuführenden arteriellen und portal-venösen Strukturen und der venöse Abstrom sowie die biliäre Drainage für beide Leberanteile intakt bleiben. Die Teilung der Leber erfolgt üblicherweise entweder entlang des Lig. falciforme oder in der Cantlie-Line. Beim Teilen der Leber entlang des Lig. falciforme ist zu berücksichtigen, dass der Erhalt des Segmentes IV am rechten Leberteil wegen der von links kommenden Gefäßversorgung problematisch sein kann. Bei zweifelhafter Durchblutung müssen das Segment IV oder Anteile davon ggf. reseziert werden. Die V. cava verbleibt bei dieser Form der Teilung immer am rechten Leberlappen. Für den linkslateralen Leberanteil ist die Drainage über die linke Lebervene ausreichend. Diese ist direkt an ihrem Ostium (ggf. mit Patch) aus der V. cava zu exzidieren. Beim Splitten entlang der Cantlie-Line wird die Leber in der anatomischen Grenze zwischen rechtem (Segmente V bis VIII) und linkem Lappen (Segmente II bis IV, ggf. auch I bis IV) getrennt. Hierbei kann die V. cava sowohl am rechten als auch am linken Anteil belassen werden. Allerdings erscheint es sinnvoll, die V. cava am linken Leberlappen zu erhalten. Wie die Erfahrungen mit der Leberlebendspende bei Erwachsenen, wo ausschließlich die rechte Lebervene oder ggf. zusätzlich auch eine inferiore rechte Lebervene bzw. kräftige Zuflüsse zur mittleren Lebervene anastomosiert werden, zeigen, ist der lebervenöse Anschluss des rechten Leberlappens ohne V. cava technisch meistens problemlos möglich. Bei Belassen des Lobus caudatus am Transplantat ist aufgrund des direkten venösen Abflusses dieses Segmentes die Zuteilung der V. cava zu dieser Seite ratsam (Abb. 22.7, 22.8).

Eine weitere Teilungsmöglichkeit der V. cava besteht im sog. V. cava-Splitting. Hierbei wird die V. cava über ihre gesamte intra-/retrohepatische Länge etwa in der Mitte zwischen Einmündung der rechten und der linken/mittleren Lebervene geteilt. Beiden Leberhälften wird damit ein großer Cavapatch zugeordnet. Bei diesem Verfahren bleiben die

Abb. 22.7.
Lebersplitting in einen erweiterten Split (Segmente IV, V–VIII±I) und in einen linkslateralen Split (Segmente II und III). Die V. cava verbleibt an der rechten Leberseite, der linkslaterale Leberlappen wird über die linke Lebervene drainiert. Die Hilusgefäße können wahlweise sowohl an der rechten als auch an der linken Leberseite lang belassen werden

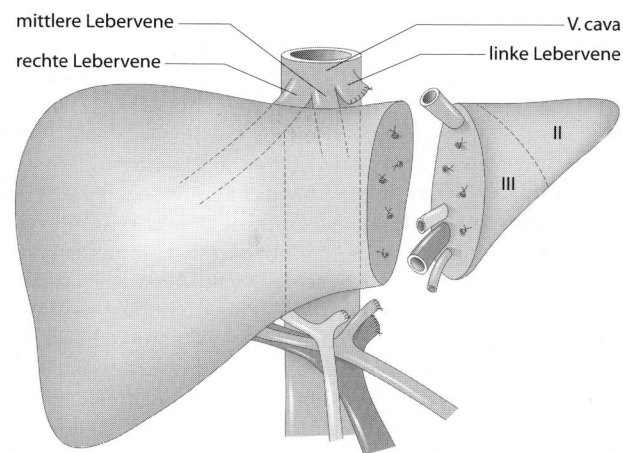

Abb. 22.8.
Rechts-links-Split (Aufteilung der Leber in die Segmente V bis VIII und II bis IV). Die V. cava kann wahlweise an der rechten oder an der linken Leberseite verbleiben. Beim Cavasplitting wird die V. cava in der Mitte getrennt und verbleibt partiell an beiden Leberseiten. Die Hilusgefäße können ebenfalls wahlweise sowohl an der rechten als auch an der linken Leberseite lang belassen werden

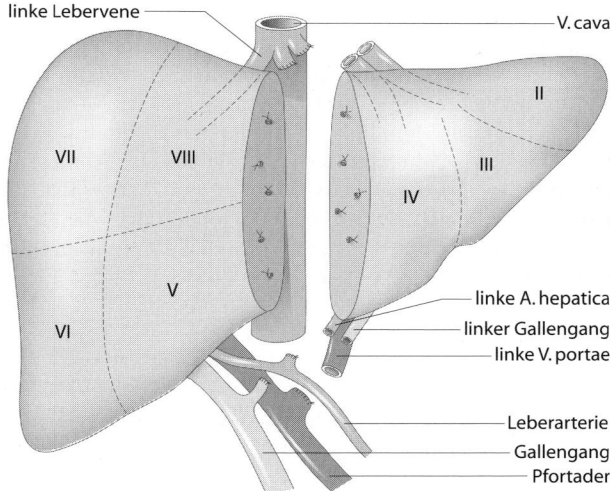

kleinen, nach dorsal in die V. cava einmündenden Lebervenen für beide Leberteile erhalten. Die Implantation erfolgt dann für beide Leberteile in der Piggy-back-Technik.

Für die Aufteilung der hilären Strukturen gibt es keine generellen Richtlinien. Der Truncus coeliacus bzw. der Pfortaderhauptstamm oder der Ductus choledochus können sowohl der rechten als auch der linken Hälfte zugeteilt werden. Es ist natürlich günstig, den Gallengang und die Leberarterie so zu trennen, dass möglichst jeweils nur ein Lumen zu anastomosieren ist. Auch hier gilt, dass mit zunehmender Erfahrung auf dem Gebiet der Leberlebendspende der Anschluss des rechten Leberlappens auch bei sehr kurzen rechtsseitigen hilären Strukturen technisch sicher möglich ist.

22.7.3.2
Teilung bei anatomischen Variationen

Anatomische Variationen, die bei der Teilung einer Leber besondere Beachtung finden sollten, betreffen in erster Linie die Leberarterie. Das Fehlen einer typischen Pfortader-bifurkation kann durch entsprechende Rekonstruktionsverfahren behoben werden und stellt keine Kontraindikation für das Splitten einer Leber dar. Die Teilung des Gallengan-ges sollte nach Möglichkeit so erfolgen, dass jeweils nur ein Lumen zu anastomosieren ist. Dies kann insbesondere dann schwierig sein, wenn der Hauptgallengang am linken Leber-anteil belassen wird, da der rechte Ductus hepaticus oftmals sehr kurz ist und sich unmit-telbar hinter der Hepatikusgabel erneut teilt. Die häufigsten arteriellen Variationen be-treffen das Vorliegen einer linken oder akzessorischen linken Leberarterie aus der A. gas-trica sinistra sowie einer rechten oder akzessorischen rechten Leberarterie aus der A. me-senterica superior. Im Falle einer linken Leberarterie aus der A. gastrica sinistra ist es aus operationstechnischen Gründen sinnvoll, die A. hepatica communis bis hin zum Truncus coeliacus auch dem linken Leberlappen zuzuteilen, um die arterielle Rekonstruktion zu erleichtern. Die im Vergleich zur linken Leberarterie häufig großkalibrigere rechte Leber-arterie lässt sich in aller Regel auch bei sehr geringer Gefäßlänge gut anastomosieren. Be-sitzt allerdings der rechte Leberlappen ebenfalls mehrere aus der A. hepatica propria oder sogar aus der A. hepatica sinistra entspringende Arterien, so sollte ggf. auf ein Splitting verzichtet werden, da der arterielle Anschluss dann für eine Seite problematisch sein könnte. Im Falle einer rechten Leberarterie aus der A. mesenterica superior kann die A. he-patica communis dem linken Leberlappen zugeteilt werden. Handelt es sich lediglich um eine akzessorische rechte Leberarterie aus der A. mesenterica superior und erhält der rechte Leberlappen die arterielle Versorgung hauptsächlich aus der A. hepatica propria, so kann der arterielle Hauptstamm in Abhängigkeit der Gefäßversorgung des linken Leber-lappens (eine Leberarterie oder zusätzliche Arterie aus der A. gastrica sinistra) am rech-ten oder linken Leberlappen belassen werden.

22.7.3.3
Spezielle operationstechnische Gesichtspunkte

Ex-situ-Split und Größenreduktion einer Leber
Vor Größenreduktion oder Ex-situ-Teilung einer Leber werden zunächst sowohl der Le-berhilus als auch die V. cava in typischer Weise präpariert. Das Ausschneiden der Leber-vene für die Leberhälfte, die ohne V. cava-Segment transplantiert wird, kann mit oder oh-ne Cava-Patch erfolgen. Der Defekt in der V. cava wird entweder direkt vernäht oder auch mit einem ebenfalls vom Spender entnommenen Gefäßabschnitt gedeckt. Die Dissektion des Leberparenchyms erfolgt vorzugsweise stumpf mit den Branchen der Schere oder scharf mit dem Skalpell. Größere Gefäße oder Gallenwege werden dabei sofort ligiert oder durchstochen bzw. mit Gefäßclips versorgt. Nach Beendigung der Parenchymdurchtren-nung sollte eine Dichtigkeitsprüfung der Lebergefäße und Gallenwege durch ante- bzw. retrogrades Auffüllen der Hilusstrukturen und Lebervenen mit Perfusionslösung erfol-gen. Zur weiteren Abdichtung der Resektionsflächen kann Fibrinkleber oder ein Kol-lagenvlies aufgebracht werden. Bei der Größenreduktion einer Leber verbleiben die Hi-lusstrukturen immer in ihrer ganzen Länge am Transplantat.

In-situ-Split

Die Teilung der Leber beim In-situ-Split ist identisch mit der Entnahme eines Leberlappens für eine Leberlebendspende. Grundsätzlich müssen vor der Parenchymdurchtrennung sowohl die hilären Strukturen als auch die entsprechende(n) Lebervene(n) sicher identifiziert und freigelegt werden. Um eine zusätzliche ischämische Schädigung zu vermeiden, muss die Parenchymdurchtrennung ohne Okklusion des Leberhilus erfolgen. Dies setzt eine schonende Präparation (am besten mittels Ultraschall- oder Wasserstrahldissektor) und eine sehr sorgfältige Blutstillung auf beiden Resektionsflächen voraus. Nach der Durchtrennung des Parenchyms ist die Leber entlang der vorgesehenen Linie zweigeteilt. Beide Anteile sind jedoch noch arteriell und portal-venös durchblutet und besitzen einen intakten lebervenösen Abstrom. Erst danach erfolgt die Perfusion der Leber mit Konservierungslösung. Im Anschluss hieran werden die hilären und venösen Strukturen auf einer Seite abgesetzt und die beiden Leberanteile entnommen.

Der In-situ-Split ist zwar sehr zeitaufwändig, bietet jedoch den Vorteil, dass bei kompletter Bluttrockenheit am Ende des Splittens auch später bei der Transplantation nach der Reperfusion keine Blutungskomplikationen aus den Resektionsflächen zu erwarten sind.

Implantation eines größenreduzierten Transplantats

Da bei Verwendung eines größenreduzierten Grafts die hilären Strukturen immer in ganzer Länge am Transplantat verbleiben, unterscheidet sich die Implantation eines größenreduzierten Teillebertransplantats nicht von der Transplantation einer kompletten Leber, sofern die V. cava ebenfalls am Transplantat verblieben ist. Wird die Transplantation ohne V. cava vorgenommen, so muss bei der Empfängerhepatektomie die V. cava erhalten werden. Dies ist regelhaft bei der Implantation der linkslateralen Segmente (II und III) der Fall, bei der die linke Vene typischerweise in eine dreieckförmige Venotomie in der V. cava anastomosiert wird.

Implantation von Split-Leber-Transplantaten

In aller Regel wird das Teillebertransplantat, dem die spenderseitige V. cava zugeschlagen wurde, in der Standardtechnik transplantiert. Für die Implantation des „cavalosen" Anteils ist die Piggy-back-Technik obligat. Zudem muss bei der Implantation von Split-Leber-Transplantaten auf einer Seite auf die Haupthilusstrukturen verzichtet werden, sodass hier kürzere Gefäßstümpfe für die Anastomosierung verfügbar sind. Bei entsprechenden anatomischen Gegebenheiten ist dennoch in den meisten Fällen eine direkte Anastomosierung dieser Gefäße möglich. Bei Bedarf kann jedoch auch ein allogenes oder autologes Gefäßinterponat Verwendung finden. Der Anschluss des Gallenganges wird auf der „choledochuslosen" Seite in den meisten Fällen als biliodigestive Anastomose angelegt. Bei großen Lumina und guter Durchblutung kann auch eine direkte Gallengangsanastomose (Hepatiko/Hepatikostomie, Einlage einer T-Drainage unbedingt zu empfehlen) versucht werden.

22.8
Leberlebendspende

22.8.1
Allgemeines

Die erste Organlebendspende wurde bereits 1953 von Dr. J. Murray (Nobelpreis 1992) bei der Transplantation einer Niere zwischen eineiigen Zwillingen durchgeführt und in den folgenden Jahrzehnten im Bereich der Nierentransplantation vielfach klinisch umgesetzt. Für die Leber wurde die Idee der Lebendspende mit der Transplantation eines linkslateralen Leberlappens (Segmente II und III) erstmals 1989 verwirklicht, nachdem langjährige Erfahrungen mit der Transplantation größenreduzierter Lebern gesammelt worden waren. Die Technik der Leberlebendspende wurde stetig weiterentwickelt und auch auf die Verwendung des linken und später des rechten Leberlappens ausgedehnt. Hierdurch wurden die Voraussetzungen für die Leberlebendspende zwischen zwei Erwachsenen gegeben.

Die Indikationsstellung zur Lebertransplantation kann und wird durch die Möglichkeit der Lebendspende beeinflusst und erweitert. Die durch die Organknappheit bedingte Regulierung der Zuteilung der Spenderlebern auf Indikationen, Operationszeitpunkt, Ergebnisse und Kosten besitzt in der individuellen Situation des Empfänger-Spender-Paares nur eingeschränkte Gültigkeit. Neben der Verkürzung der Wartezeit und der generellen Möglichkeit der Transplantation bietet die Lebendspende dem Empfänger noch einige weitere Vorteile gegenüber der Transplantation mit dem Organ eines Leichenspenders:

- Der Zeitpunkt der Transplantation kann krankheitsspezifisch gewählt werden, das Fortschreiten der Lebererkrankung während der Wartezeit auf ein Spenderorgan kann vermieden oder zumindest deutlich begrenzt werden.
- Die kurze Ischämiezeit der Leber wirkt sich günstig auf den zu erwartenden Reperfusionsschaden aus.
- Durch eine sorgfältige Voruntersuchung der Spenderleber einschließlich bioptischer Beurteilung kann die Qualität des Spenderorgans zuverlässig ermittelt werden. Dies führt in Kombination mit der kürzeren Ischämiezeit zu einem – im Vergleich zur Übertragung einer Leichenleber –insgesamt niedrigeren Risiko für eine initiale Nichtfunktion.
- Die Operation kann in den meisten Fällen „elektiv" erfolgen, der Zeitpunkt kann so gewählt werden, dass möglichst günstige Voraussetzungen vorliegen, wodurch das Operationsrisiko des Empfängers reduziert wird.
- Aufgrund der besseren Histokompatibilität zwischen Verwandten könnte das Risiko der Transplantatabstoßung und der Bedarf an Immunsuppression verringert sein.
- Der Lebendorganspender kann unter verschiedenen Aspekten vorbehandelt sein und ggf. Toleranz und Immunität gegen Infektionskrankheiten vermitteln.
- Durch eine Vorbehandlung des Empfängers kann bei manchen Erkrankungen die Voraussetzungen für die Transplantation verbessert werden.

Bei der Leberlebendspende zwischen Erwachsenen wird wegen seines adäquaten Volumens und der günstigen anatomischen Positionierung im Empfängersitus vorwiegend der rechte Leberlappen transplantiert. Das Volumen des zu entnehmenden Leberanteils richtet sich nach der Größe des Empfängers. Wie bei der Teillebertransplantation bietet die GRWR einen guten Anhaltspunkt (sie sollte mindestens 0,8 oder besser 1,0 sein; s. Abschn. 22.7.1). Bei kleineren Transplantaten (linker Leberlappen oder linkes laterales Segment) ist die Gefahr einer postoperativen Leberinsuffizienz deutlich erhöht („small-for-size graft", „Small-for-size-Transplantation"). Für kindliche Empfänger werden typischerweise die Lebersegmente II und III (linkes laterales Segment) bei der Spenderoperation entnommen, für sehr kleine erwachsene Empfänger auch der linke Leberlappen (Segmente II, III und IV±I). Die Leberlebendspende für einen normalgewichtigen Erwachsenen macht in aller Regel die Entnahme des rechten Leberlappens (Segmente V, VI, VII und VIII) erforderlich. Auch bei exzellenter Qualität der Spenderleber (Verfettung <10%) sollten nicht mehr als etwa 60% des Lebervolumens entfernt werden, um die Gefährdung des Spenders auf ein Minimum zu reduzieren. Der Quotient aus verbleibendem Restleberge-wicht zu Spendergewicht sollte einen Wert von 0,5 bis 0,6 nicht unterschreiten.

> Die Fürsorgepflicht hinsichtlich der Sicherheit und der Gesundheit des Spenders besitzt bei der Lebendspende allerhöchste Priorität. Eine conditio sine qua non ist es, einen durch die Leber-resektion entstehenden gesundheitlichen Schaden des Spenders auf ein nicht weiter auszuschlie-ßendes Restrisiko zu minimieren.

Dies umfasst alle Gefahren im Rahmen der Spenderevaluation und -operation sowie ins-besondere auch die durch den Verlust eines Leberlappens möglicherweise entstehenden physischen, psychischen und sozialen Einschränkungen und Belastungen. Demzufolge schließt der Informations- und Zustimmungsprozess des Spenders wiederholte ärztliche Gespräche und psychosomatische Untersuchungen ein.

> Vor jeder Organspende ist grundsätzlich ein Votum der unabhängigen Transplantations-Kommis-sionen der jeweiligen Landesärztekammer einzuholen, um zu prüfen, ob es berechtigte Zweifel an der Motivation und der Integrität des Spenders gibt.

Ein wesentlicher und in Zukunft vermutlich noch stärker in den Vordergrund tretender Vorteil der Leberlebendspende besteht in der Planbarkeit der Transplantation. Dies bedeu-tet nicht nur, dass das Operationsrisiko gesenkt, sondern dass in einigen Fällen auch eine spezifische Vorbehandlung des Empfängers vorgenommen werden kann. Denkbar sind beispielsweise eine zeitlich genau abgestimmte Transplantation nach einer neoadjuvanten Therapie bei Tumorpatienten oder die Vorbehandlung bei Hepatitis-C-Zirrhose mit dem Ziel einer möglichst geringen Virusreplikation zum Zeitpunkt der Transplantation.

22.8.2
Voruntersuchungen und Evaluation der potentiellen Spender

Die Evaluation eines möglichen Leberlebendspenders setzt eine enge Zusammenarbeit zwischen Chirurgen, Gastroenterologen, Psychosomatikern und ggf. Pädiatern voraus. In einem ersten Schritt werden die für eine Lebertransplantation vorgesehenen Patienten und deren Angehörige sowohl über eine Transplantation mit einer Leichenleber als auch über die mögliche Alternative einer Leberlebendspende informiert. Besteht bei den An-gehörigen die Bereitschaft zu einer Leberlebendspende, so wird in allgemeinen Vorunter-suchungen die grundsätzliche Eignung zur Organspende überprüft. Hierunter fallen die Untersuchung auf Blutgruppenkompatibilität, ein psychosomatisches Vorgutachten über die Motivation des möglichen Spenders und eine allgemeine körperliche Untersuchung zum Ausschluss eventueller Vorerkrankungen. Liegt am Ende der ersten Evaluationspha-se keine Kontraindikation für eine Organspende vor, werden die potentiellen Spender stu-fenweise einem weiteren Evaluationsprozess unterzogen (s. Tabelle 22.4).
    Von großer Bedeutung vor der Leberlebendspende ist die genaue Kenntnis der Anato-mie der Spenderleber. Dies umfasst neben der Darstellung der Lebergefäße und des Gal-

Tabelle 22.4. Untersuchungen vor Lebendspende

	Somatische Untersuchungen	Psychosomatische Untersuchungen
Stufe 1	Medizinische und soziale Anamnese, klinische Untersuchung; Bestimmung der Blutgruppe; Hepatitis-Serologie; Blutbild; Leberwerte; Nierenwerte; Lipide; Elektrolyte; CRP; großer Gerinnungsstatus	
Stufe 2	EKG; Röntgenbild des Thorax; Abdomensonographie; Farbdopplersonographie; MR-Angiographie, MR-Cholangiographie und -Volumetrie der Leber; erste Hepatitis-Impfung; Leberbiopsie	Erstes Gutachten
Stufe 3	Differentialblutbild; TSH; fT3; fT4; Eisen; Ferritin; Transferrin; α_1-Antitrypsin; Coeruloplasmin; Tumormarker (CEA, AFP, CA 19-9); Gerinnungsfaktoren (V, VII, VIII); Protein C und S; Virusserologie (CMV, EBV, HSV, HIV); Urinsediment; Schwangerschaftstest; Lungenfunktion; Belastungs-EKG; Echokardiographie; erste Eigenblutspende	
Stufe 4	Internistisches und gastroenterologisches Konsil; ggf. weitere Konsile; anästhesiologische Untersuchung und Aufklärung; zweite Eigenblutspende	
Stufe 5	Leberfunktionstest (MEGX-, Indozyaningrün-, Galaktose-Belastungs-Test); HLA-Diagnostik; Crossmatch; zweite Hepatitis-Impfung	Zweites Gutachten

lenwegsystems auch eine exakte Volumetrie der Spenderleber. In aller Regel ist zur Beurteilung der vaskulären und biliären Strukturen eine Magnetresonanz-Angiographie und eine Magnetresonanz-Cholangiographie bzw. eine Computertomographie ausreichend, auf eine konventionelle Angiographie oder eine ERCP muss nur in seltenen Fällen zurückgegriffen werden. Eine Kontraindikation für die Leberlebenspende erwächst aus anatomischen Gründen selten, da durch entsprechende Operationstechniken auch mehrere Leberarterien oder Gallenwege sicher anastomosiert werden können. Das Fehlen einer typischen Pfortaderbifurkation kann den Wiederanschluss der Pfortader erheblich erschweren, eine generelle Kontraindikation zur Leberlebendspende stellt jedoch auch diese anatomische Variante nicht dar. Das Vorliegen einer akzessorischen linken Leberarterie aus der A. gastrica sinistra kann eine geplante linkslaterale Lebendspende verbieten.

22.8.3
Spenderoperation

Bei der Spenderoperation für eine Leberlebendspende handelt es sich im Prinzip um einen In-situ-Split. Die Parenchymdurchtrennung erfolgt immer ohne Hilusokklusion und unter peinlichst genauer Blutstillung. Es ist unbedingt anzustreben, dass die Spenderoperation ohne Gabe von Fremdblut erfolgt. Neben der präoperativen Spende von ein bis zwei Konserven Eigenblut ist die Verwendung des Cell-Savers zwingend geboten. Besonderes Augenmerk muss den Gallenwegen gelten. Um mögliche Variationen und akzessorische Gallenwege erkennen zu können und die Durchblutung der Gallenwege durch zu ausgedehntes Präparieren im Leberhilus nicht zu gefährden, kann das Sondieren der Gallenwege über eine Choledochotomie hilfreich sein. Danach ist jedoch die Einlage einer T-Drainage beim Spender zu erwägen. Nach kompletter Durchtrennung des Parenchyms werden die entsprechenden Leberarterien- und Pfortaderäste sowie die Lebervene abgeklemmt und das Transplantat entnommen. Im Anschluss hieran wird das Transplantat sofort gekühlt und ex situ über die Leberarterie und Pfortader mit Konservierungslösung perfundiert. Eventuelle Gefäßrekonstruktionen werden ebenfalls auf dem Back-Table vorgenommen. Bei Spende des rechten Leberlappens (Segmente V bis VIII) kann die mittlere Lebervene sowohl dem Transplantat zugeschlagen werden als auch beim Spender verbleiben. In aller Regel wird die Entnahme des rechten Leberlappens jedoch ohne mittlere Lebervene durchgeführt, um beim Spender einen optimalen venösen Abstrom des Segmentes IV zu gewährleisten.

22.8.4
Empfängeroperation

Die Empfängerhepatektomie erfolgt in der bereits beschriebenen Technik mit Erhalt der V. cava. Da nicht immer eine genaue zeitliche Koordinierung zwischen Spender- und Empfängeroperation möglich ist, bietet sich die Anlage eines temporären portokavalen Shunts beim Empfänger an, um eine längere Stauung im Mesenterialstromgebiet zu vermeiden. Vergleichbar mit einer Split-Leber besitzt auch das Transplantat bei der Leberlebendspende kurze hiläre und venöse Strukturen. Die Implantation beginnt mit der Naht der venösen Anastomose. Bei der Transplantation eines rechten Leberlappens liegen nahezu optimale anatomische Gegebenheiten vor, da sich dieser Leberlappen gut in den Subkostalraum rechts einpasst. Da die V. hepatica media in aller Regel nicht zum Transplantat gehört, kann es zu venösen Abflussstörungen aus den Segmenten V und VIII kommen, insbesondere dann, wenn aus diesen Segmenten größere Lebervenen in die mittlere Lebervene abfließen und damit bei der Resektion durchtrennt wurden. Ggf. muss der venöse Abstrom aus dem Transplantat durch Anastomosierung einer dieser Lebervenen in die empfängerseitige V. cava verbessert werden. Im nächsten Schritt wird der temporäre portokavale Shunt aufgelöst und die Pfortader anastomosiert. Obwohl hier größere Lumendifferenzen vorliegen können, stellt diese Anastomose in aller Regel keine operationstechnische Schwierigkeit dar. Bei der Rekonstruktion der Leberarterie und der Gallenwege sind entsprechend der Anatomie erhebliche Variationen möglich und oftmals auch umfangreiche Rekonstruktionen (z. B. Gefäßinterposition für die arterielle Anastomose) erforderlich. Der Gallengangsanschluss wird typischerweise als Hepatiko-Jejunostomie (insbesondere bei Vorliegen von zwei oder mehreren Gallengängen) vorgenommen, allerdings ist bei entsprechenden Größenverhältnissen auch die Anlage einer direkten End-zu-End- oder Seit-zu-Seit-Gallengangsanastomose denkbar. In diesen Fällen ist eine Entlastung über eine T-Drainage unbedingt zu empfehlen (Abb. 22.9 bis 22.12).

Abb. 22.9.
Linkslateraler Leberlappen (Segmente II und III) nach Lebendspende. Sowohl die Hilusstrukturen als auch die linke Lebervene sind kurz

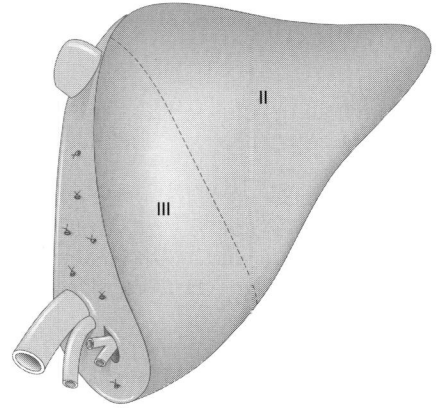

Abb. 22.10.
Situs nach Implantation eines linkslateralen Leberlappens nach Lebendspende. Die Galleableitung erfolgt mittels biliodigestiver Anastomose

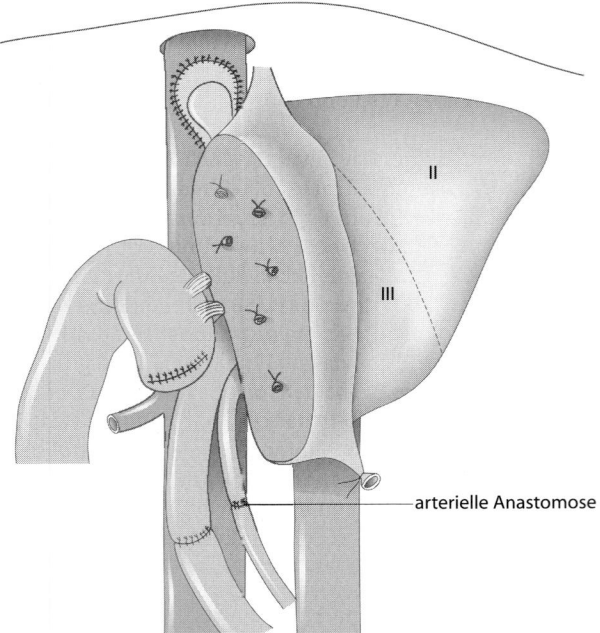

arterielle Anastomose

Abb. 22.11.
Rechter Leberlappen (Segmente
V bis VIII) nach Lebendspende
mit kurzen Hilusstrukturen und
kurzer rechter Lebervene

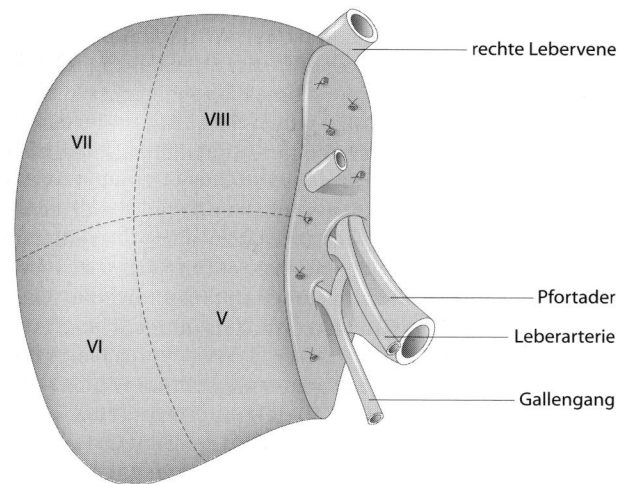

rechte Lebervene

Pfortader

Leberarterie

Gallengang

Abb. 22.12.
Situs nach Implantation eines
rechten Leberlappens nach
Lebendspende. Zusätzlich zur
rechten Lebervene werden auch
größere Lebervenen von der
Resektionsfläche durch Venen-
interponate mit der V. cava
anastomosiert

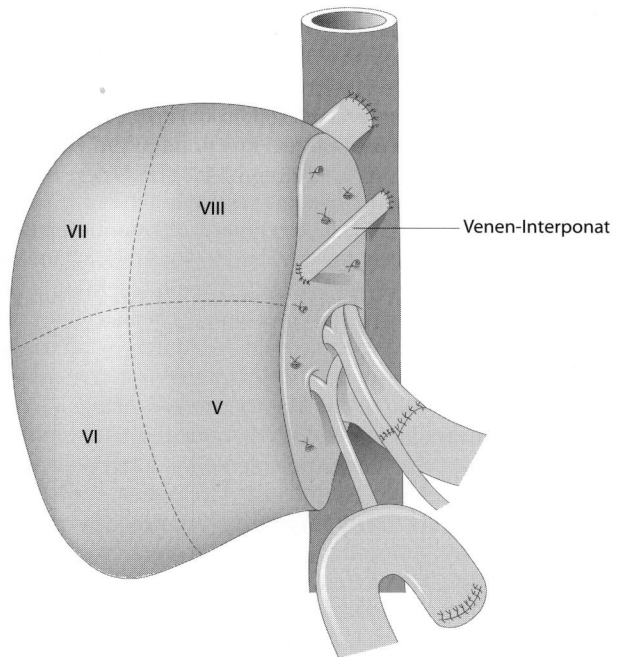

Venen-Interponat

22.8.5
Spezielle postoperative Probleme und Risiken nach Leberlebendspende

Nach den bisherigen Erfahrungen erwachsen dem Leberlebendspender durch die Organspende nur wenige körperliche und/oder psychische Nachteile. Insbesondere birgt die Evaluationsphase kaum Risiken. Durch eine präoperative Eigenblutspende kann die Notwendigkeit einer Übertragung von Fremdblut im Rahmen der Spenderoperation nahezu ausgeschlossen werden. Die postoperative Morbidität beträgt je nach Größe des entfernten Leberlappens zwischen 10% und 15%, wobei Gallelecks, Wundinfektionen und intestinale Ulzerationen die häufigsten Komplikationen darstellen. Die Mortalität der Spenderoperation liegt deutlich unter 1%. Nach ausgedehnten (>50% der Lebermasse) Lebendspenden ist eine temporäre Einschränkung der Leberfunktion durchaus möglich. Nach unkompliziertem Verlauf ist durch Regenerationsprozesse der Leber jedoch eine vollständige Erholung der Leberfunktion innerhalb weniger Wochen nach der Spenderoperation zu erwarten.

Es bleibt allerdings abzuwarten, inwieweit bei den Spendern, bei denen im Rahmen der Leberteilresektion operative Maßnahmen am Hauptgallengang vorgenommen wurden (Übernähung des Ductus hepaticus communis, Einlage einer T-Drainage, Revision bei Galleleckage, Anlage einer biliodigestiven Anastomose) langfristig Schädigungen des Gallenwegssystems und der Leber auftreten werden.

22.9
Sequenzielle Lebertransplantation, Dominotransplantation

Die familiäre amyloidotische Polyneuropathie Typ 1 (FAP) ist eine autosomal-dominant vererbte Erkrankung, die das periphere und autonome Nervensystem sowie Herz, Nieren und Magen-Darm-Trakt befällt. Hierbei lagern sich Amyloidfibrillen extrazellulär ab. Das Amyloid der Typ 1-FAP ist ein Präalbumin (Methionin-30-Variante des Plasmaproteins Transthyretin), das aufgrund eines genetischen Defektes in der Leber produziert wird. Der Verlauf der Erkrankung ist geprägt durch den Befall des sensorischen, motorischen und autonomen Nervensystems. Die Symptome treten meist erst nach dem 20. Lebensjahr in Erscheinung und führen dann innerhalb von wenigen Jahren zur vollständigen Lähmung und zum Tod des Patienten. Die therapeutischen Möglichkeiten bei Typ 1-FAP sind beschränkt. Durch eine Lebertransplantation kann jedoch die Ursprungsquelle des Transthyretins beseitigt und damit ein Fortschreiten der Erkrankung verhindert werden. Die bisherigen Verläufe nach Lebertransplantation wegen Typ 1-FAP zeigen darüber hinaus, dass es nach der Transplantation auch zu einer Rückbildung bereits ausgeprägter neurologischer Symptome kommen kann.

Bei der Leber eines Patienten mit Typ 1-FAP handelt es sich um ein morphologisch intaktes Organ, das jedoch den für die Amyloidose verantwortlichen Gendefekt trägt. Da sich die Erkrankung erst nach etwa 20 Jahren manifestiert, erscheint die Verwendung einer Leber eines Patienten mit Typ 1-FAP als Spenderorgan unter bestimmten Konditionen berechtigt. Für die Durchführung einer sequenziellen Lebertransplantation ist neben der Genehmigung durch eine Ethikkommission selbstverständlich eine sehr sorgfältige Aufklärung des potentiellen Leberempfängers über die Besonderheit des Spenderorgans unbedingte Voraussetzung. Aufgrund des Krankheitsverlaufes der Amyloidose empfiehlt es sich, Lebern von FAP-Patienten bevorzugt an ältere, sorgfältig selektionierte Patienten

(z. B. Tumorpatienten) zu übertragen. Hierunter sind insbesondere solche Patienten zu verstehen, die bei dem momentan gültigen Allokationssystem ein Spenderorgan erst nach einer nicht vertretbar langen Wartezeit erhalten würden. Die Möglichkeit der sequenziellen Lebertransplantation sollte keine Auswirkung auf die Indikationsstellung zur Lebertransplantation bei den möglichen Empfängern haben, d. h., als Empfänger sollten nur solche Patienten in Frage kommen, die wirklich eine gesicherte Indikation zur Lebertransplantation haben.

Unter operativ-technischen Gesichtspunkten ist zu berücksichtigen, dass die erste Lebertransplantation (bei dem FAP-Patienten) als Standardtransplantation ausgeführt werden muss, um die V. cava am Explantat zu behalten. Die zweite Lebertransplantation, d. h. die Implantation der Amyloidose-Leber kann dann wahlweise in der Standardtechnik oder als Piggy-back-Transplantation vorgenommen werden.

22.10
Auxiliäre Transplantation

Ziel einer auxiliären Lebertransplantation kann sowohl eine temporäre als auch eine langfristige Unterstützung der patienteneigenen Leberfunktion sein. Dabei sind drei Konstellationen denkbar:

- der langfristige Leberersatz bei chronischer Lebererkrankung,
- die langfristige Substitution eines einzelnen Enzymdefektes bei normaler Leberfunktion und
- der temporäre Leberersatz beim akuten Leberversagen.

Die erste auxiliäre Lebertransplantation wurde 1964 durch Absolon zur Therapie einer chronischen Lebererkrankung vorgenommen. Hierbei wurde das Transplantat heterotop positioniert. Die erkrankte patienteneigene Leber wurde in situ belassen. Dadurch wurde die in den Anfangsjahren der Lebertransplantation oftmals sehr komplikationsträchtige Hepatektomie beim Empfänger vermieden. Bei diesem Vorgehen bleibt jedoch das Risiko für Komplikationen durch die meist zirrhotische Leber, insbesondere die Entwicklung eines hepatozellulären Karzinoms und die portale Hypertension, bestehen. Da heutzutage die Empfängerhepatektomie trotz manchmal schwieriger Operationsbedingungen technisch ein Routineverfahren darstellt und zudem aus physiologischen Gründen die orthotope Positionierung des Transplantats ohne Frage zu bevorzugen ist, gibt es bei terminaler Leberinsuffizienz auf dem Boden eines chronischen Leberleidens keine Indikation mehr für eine auxiliäre Transplantation.

Demgegenüber werden isolierte, hepatisch bedingte Stoffwechseldefekte (z. B. Crigler-Najjar-Syndrom, Hämophilie A), die nicht mit morphologischen Veränderungen der Leber, jedoch mit schwerwiegenden extrahepatischen Komplikationen einhergehen, als mögliche Indikationen für eine auxiliäre Lebertransplantation angesehen. In diesen Fällen ist die patienteneigene Leber bis auf den Gendefekt nicht krankhaft verändert und in ihrer sonstigen Funktion auch nicht eingeschränkt. Sie muss daher auch nicht entfernt werden. Das auxiliäre Transplantat hat dann lediglich die Aufgabe, einen einzelnen Enzymdefekt oder -mangel zu kompensieren. Der Vorteil der auxiliären Lebertransplantation gegenüber der totalen Hepatektomie und orthotopen Lebertransplantation besteht bei dieser Indikation darin, dass die transplantierte Leber im Falle eines Transplantatversagens wieder entfernt werden kann, ohne dass eine Notfall-Retransplantation erforderlich ist. Der Verbleib der patienteneigenen Leber eröffnet zudem für die Zukunft die Chance, den Stoffwechseldefekt durch dann evtl. mögliche gentherapeutische Maßnahmen beheben zu können.

Die derzeit häufigste Indikation für eine auxiliäre Lebertransplantation ist das akute Leberversagen. Grundlage hierfür ist die Fähigkeit der Leber, selbst bei schwerster Schädigung innerhalb einiger Wochen bis hin zur Restitutio ad integrum zu regenerieren. Für diesen Zeitraum übernimmt das auxiliäre Transplantat die Leberfunktion, um dann nach vollständiger Erholung der patienteneigenen Leber wieder entfernt oder chronisch abgestoßen zu werden. Hierdurch wird den Patienten die lebenslange immunsuppressive Therapie erspart. Die Möglichkeit für eine auxiliäre Transplantation sollte bei allen Patienten mit einem transplantationswürdigen, aber potentiell reversiblen akuten Leberversagen überprüft werden (s. Abschn. 22.1.3.4). Entscheidend für den Erfolg einer auxiliären Transplantation ist die Regenerationsfähigkeit der patienteneigenen Leber. Da es hierfür aber keine zuverlässigen Prädiktoren gibt, müssen klinische und morphologische Parameter als Entscheidungshilfen bei der Indikationsstellung herangezogen werden, in erster Linie die makroskopische und mikroskopische Beurteilung der Leber. Eine chronische Lebererkrankung (beginnende Fibrose oder Zirrhose) stellt immer eine Kontraindikation für ein auxiliäres Vorgehen dar. Demgegenüber ist eine erfolgreiche auxiliäre Transplantation bei einer nicht vorgeschädigten Leber auch bei einer Nekroserate über 90% möglich. Eine Korrelation zwischen dem Ausmaß der Leberzellnekrose und der potentiellen Regenerationsfähigkeit der Leber besteht nicht.

Der zweite wesentliche Gesichtspunkt, der bei der Entscheidung zur auxiliären Transplantation berücksichtigt werden muss, ist der klinische Zustand des Patienten. So ist bei instabilen Kreislaufverhältnissen mit hohem Katecholaminbedarf die Entfernung der gesamten Leber unbedingt vorzuziehen, um die hämodynamische Situation des Patienten zu verbessern. Ebenso ist bei massiver Hirndrucksymptomatik die Transplantation mit einem Vollorgan günstiger, um eine möglichst rasche Restitutio der Leberfunktion zu erhalten. Weitere Argumente für die totale Hepatektomie und gegen eine auxiliäre Transplantation sind neben funktionellen Gesichtspunkten (schnellere Erholung der Leberfunktion bei Transplantation eines Vollorgans) auch die bei einer auxiliären Transplantation häufigeren operationstechnischen Schwierigkeiten mit vermehrten vaskulären, biliären und dann auch infektiösen Komplikationen.

22.10.1
Spezielle operationstechnische Aspekte

Wesentliche Bedeutung bei der auxiliären Transplantation kommt der Positionierung des Transplantats zu. Bei der heterotopen Transplantation wird das Transplantat im rechten Oberbauch direkt unter die in situ verbleibende patienteneigene Leber positioniert. Neben Platzproblemen und einem oftmals schlechten Blutzufluss aus dem Mesenterialstromgebiet hat diese Form der Transplantation den Nachteil, dass es aufgrund hoher venöser Drücke in der infrahepatischen V. cava zu einem unphysiologischen lebervenösen Abstrom aus dem Transplantat kommt. Demgegenüber geht die orthotope Lage mit physiologischen Flussmustern in den Lebervenen einher. Der Nachteil der orthotopen Transplantation liegt in der Notwendigkeit, einen Teil der patienteneigenen Leber entfernen zu müssen. Eine wichtige Frage betrifft auch die Parenchymmenge, die transplantiert werden muss, um beim akuten Leberversagen eine suffiziente Leberfunktion unmittelbar postoperativ zu erhalten. Die klinische und insbesondere operationstechnische Problematik besteht darin, dass ein zu kleines Transplantat funktionell möglicherweise nicht ausreicht, ein zu großes Transplantat jedoch aus Platzgründen mit vermehrten vaskulären Komplikationen behaftet ist.

Der erste Schritt der Empfängeroperation (bei akutem Leberversagen) besteht immer in der kritischen Inspektion der patienteneigenen Leber (makroskopische Beurteilung, Biopsie und Schnellschnittuntersuchung mit der Frage, ob noch vitales Gewebe vorhanden und eine Regeneration möglich ist). Je nach gewähltem Vorgehen wird bei der Resektion der linkslaterale, der linke oder auch der rechte Leberlappen entfernt. Der entsprechende Lebervenenstumpf dieser Leberseite sollte für die spätere venöse Anastomose lang gelassen werden. Die arterielle Anastomose wird entweder direkt auf die Aorta oder bei der Transplantation eines rechten Leberlappens auch auf eine eventuelle akzessorische rechte Leberarterie gelegt. Die Pfortaderanastomose wird als End-zu-Seit-Anastomose an den Pfortaderhauptstamm oder als End-zu-End-Anastomose an das Ostium des zuvor abgesetzten rechten bzw. linken Hauptaderastes genäht. Die Rekonstruktion der Gallenwege erfolgt als biliodigestive Anastomose. Bei auxiliärer Transplantation wegen eines Stoffwechseldefektes kann es günstig sein, den Blutfluss über die empfängereigene Pfortader etwas zu verringern, um eine Kompetition zwischen patienteneigener Leber und Transplantat zu vermeiden und damit eine Atrophie des Transplantats zu verhindern. Dieses Vorgehen ist allerdings nur dann möglich und auch nötig, wenn die patienteneigene Leber bis auf den Stoffwechseldefekt intakt ist und das Transplantat auch langfristig funktionieren soll. Bei der auxiliären Transplantation wegen eines akuten Leberversagens ist dagegen der Pfortaderfluss zur Regeneration der patienteneigenen Leber unverzichtbar.

Bei Stoffwechseldefekten kann die Funktion der auxiliären Leber sowohl klinisch (Wegfall der entsprechenden Symptomatik) als auch anhand laborchemischer Parameter (entsprechender Nachweis, z. B. Faktor VIII bei der Hämophilie) beurteilt werden. Bei der auxiliären Transplantation wegen eines akuten Leberversagens ist zunächst der klinische Verlauf entscheidend (Erholung des Patienten und der gesamten Leberfunktion). Innerhalb einiger Wochen nach der Transplantation kann dann beispielsweise durch nuklearmedizinische Methoden (z. B. hepatobiliäres Sequenzszintigramm) eine Aussage zur Funktion beider Lebern gemacht werden. Die Biopsie der patienteneigenen Leber kann ebenfalls zur Beurteilung des Regenerationsprozesses herangezogen werden, allerdings können der Grad der Nekrose und das Ausmaß der Regenerationsvorgänge innerhalb der Leber variieren, wodurch die histologische Untersuchung in ihrer Aussagekraft eingeschränkt wird.

Das Transplantat kann nach erfolgreicher auxiliärer Transplantation beim akutem Leberversagen entweder chirurgisch oder durch chronische Abstoßung mit entsprechender Fibrosierung und Schrumpfung „entfernt" werden. Nachteilig bei der Resektion sind die Risiken einer erneuten Operation in einem bereits voroperierten Gebiet. Allerdings kann es bei dem Versuch, eine Fibrosierung des Transplantats durch langsames Ausschleichen der immunsuppressiven Therapie zu erreichen, zu schweren akuten Abstoßungsreaktionen mit entsprechender Symptomatik kommen. Der Zeitpunkt, zu dem die immunsuppressive Therapie reduziert werden soll, ist nicht abschließend geklärt. Selbstverständlich dürfen keinerlei Zweifel mehr an der vollständigen Erholung der patienteneigenen Leber bestehen (in aller Regel nach einigen Wochen bis wenigen Monaten). Grundsätzlich ist es wünschenswert, die immunsuppressive Therapie so früh wie möglich zu reduzieren, um Nebenwirkungen und Risiken gering zu halten. Im Falle von Komplikationen durch das Transplantat (z. B. rezidivierende Cholangitiden, Abszesse etc.) ist eine sofortige operative Entfernung vorzunehmen.

Literatur

Absolon KB, Hagihara PF, Griffen WO, Lillehei RC (1965) Experimental and clinical heterotopic liver homotransplantation. Rev Int Hepatol 15: 1481

Anand AC, Nightingale P, Neuberger JM (1997) Early indicators of prognosis in fulminant hepatic failure: an assessment of the King's criteria. J Hepatol 26: 62–68

Azoulay D, Astarcioglu I, Bismuth H, Castaing D, Majno P, Adam R, Johann M (1996) Split-Liver transplantation – the Paul Brousse Policy. Ann Surg 224: 737–748

Bechstein WO, Neuhaus P (2000) Blutungsproblematik in der Leberchirurgie und Lebertransplantation. Chirurg 71: 363–368

Bernuau J, Goudeau A, Poynard T, Dubois F et al. (1986) Multivariate analysis of prognostic factors in fulminant hepatitis B. Hepatology 6: 648

Böker KHW, Manns MP (1998) Akutes Leberversagen. Internist 39: 442–452

Böker KHW, Oldhafer KJ (1996) Lebertransplantation – Indikation, Ergebnisse, Vor- und Nachsorge. Internist 37: 250–263

Böker KH, Dalley G, Bahr MJ, Maschek H et al. (1997) Long-term outcome of hepatitis C infection after liver transplantation. Hepatology 25: 203

Bresson-Hadni S, Koch S, Beurton I, Vuitton DA et al. (1999) Primary disease recurrence after liver transplantation for alveolar echinococcosis: longterm evaluation in 15 patients. Hepatology 30: 857

Broelsch CE, Neuhaus P, Burdelski M, Bernsau U, Pichlmayr R (1984) Orthotopic transplantation of hepatic segments in infants with biliary atresia. Langenbecks Arch Chir Suppl: 105–109

Broelsch CE, Emond JC, Whitington PF, Thistlethwaite JR, Baker AL, Lichtor JL (1990) Application of reduced-size liver transplants as split grafts, auxiliary orthotopic grafts, and living related segmental transplants. Ann Surg 212: 368–377

Broelsch CE, Whitington PF, Emond JC et al. (1991) Liver transplantation in children from living related donors. Ann Surg 214: 428–439

Broelsch CE, Burdelski M, Rogiers et al. (1994) Living donor for liver transplantation. Hepatology 20: 49–55

Broelsch CE, Malagó M, Testa G, Valentin Gamazo C (2000) Living donor liver transplantation in adults: outcome in Europe. Liver Transpl 6: 64–65

Busuttil RW, Goss JA (1999) Split liver transplantation. Ann Surg 229: 313–321

Erhard J, Lange R, Rauen U et al. (1998) Auxiliary liver transplantation with arterialization of the portal vein for acute hepatic failure. Transplant International 11: 266–271

European FK 506 Multicenter Liver Study Group (1994) Randomised trial comparing tacrolimus (FK 506) and cyclosporin in prevention of liver allograft rejection. Lancet 334: 423–428

European Mycophenolate Mofetil Cooperative Study Group (1995) Placebo-controlled study of mycophenolate mofetil combined with cyclosporin and corticosteroids for prevention of acute rejection. Lancet 345: 1321–1325

Gubernatis G, Pichlmayr R (1996) Allgemeine Aspekte der Organspende. Chirurg 67: 300–309

Gubernatis G, Pichlmayr R, Kemnitz J, Gratz K et al. (1991) Auxiliary partial orthotopic liver transplantation (APOLT) for fulminant hepatic failure: first successful case report. World J Surg 15: 660–666

Gubernatis G, Tusch G, Oldhafer K, Pichlmayr R (1995) Subjective assessment of donor liver quality. Transplant Proc 27: 2191

Hashikura V, Makuuchi M, Kawasaki S, Matsunami H, Ikegami T, Nakazawa Y et al. (1994) Successful living related partial liver transplantation to an adult patient. Lancet 343: 1233–1234

Hatano E, Kiuchi T, Tanaka A, Shinohara H, Kitai T, Satoh S et al. (1997) Hepatic preservation with histidine-tryptophan-ketoglutarate solution in living-related and cadaveric liver transplantation. Clin Sci 93: 81–88

Hesse UJ, Troisi R, Mortier E, Decruyenaere J, de Hemptinne B (1997) Die sequenzielle orthotope Lebertransplantation – Dominotransplantation. Chirurg 68: 1011–1013

Hoofnagle JH, Carithers RJ, Shapiro C et al. (1995) Fulminant hepatic failure: summary of a workshop. Hepatology 21: 240–252

Jonas S, Bechstein WO, Steinmüller T, Herrmann M, Radke C, Berg, Settmacher U, Neuhaus P (2001) Vascular invasion and histopathologic grading determine outcome after liver transplantation for hepatocellular carcinoma in cirrhosis. Hepatology 33: 1080–1086

Kiuchi T, Tanaka K (1998) Living-related donor liver transplantation: status quo in Kyoto, Japan. Transplant Proc 30: 687–691

Kiuchi T, Kasahara M, Uryuhara K et al. (1999) Impact of graft size mismatching on graft prognosis in liver transplantation from living donors. Transplantation 67: 321–327

Klempnauer J, Manns MP (2000) Hepatitis und Lebertransplantation. Chirurg 71: 404–409

Klupp J, Bechstein WO, Lobeck H, Neuhaus P (1996) Orthotope Lebertransplantation zur Therapie der fortgeschrittenen polycystischen Lebererkrankungen. Chirurg 67: 515–521

Kohlhaw K, Schwarz R, Lübke P, Hartwig T, Berr F, Hauss J (2000) Klinische Studien in der Lebertransplantation. Chirurg 71: 667–675

Kuse ER (2001) Organtransplantation. In: Burchardi H et al. (Hrsg) Intensivmedizin, 8. Aufl. Springer, Berlin Heidelberg New York Tokyo, S 1253–1269

Lang H, Braun-Lang U, Weimann A, Raab R (1999) Transcutane Sonographie: Organbezogene Untersuchungen nach Nieren-, Leber- und Pankreastransplantation. In: Weisser HF, Birth M (Hrsg) Viszeralchirurgische Sonographie. Springer, Berlin Heidelberg New York Tokyo, S 553–577

Lang H, Broelsch CE (2000) Leberresektion und Lebertransplantation als Therapie primärer Lebertumoren. Onkologe 127: 520–527

Lang H, Malagó M, Broelsch CE (2000) Liver transplantation in children and segmental transplantation. In: Blumgart LH, Fong Y (eds) Surgery of the liver and biliary tract, 3rd edn. WB Saunders, London Edinburgh New York Philadelphia St. Louis Sydney Toronto, pp 2107–2120

Lang H, Malagó M, Testa G, Clauer U, Broelsch CE (2001) Die Leberlebendspende aus chirurgischer Sicht – das Risiko des Spenders. Psychotherapie, Psychosomatik, Medizinische Psychosomatik 51: 447–451

Lang H, Oldhafer KJ, Weimann A, Schlitt HJ, Scheumann GFW, Flemming P et al. (1997) Liver transplantation for metastatic neuroendocrine tumors. Ann Surg 225: 347–354

Lang H, Schlitt HJ, Manns MP, Pichlmayr R (1997) Chirurgie bei immunsupprimierten Patienten unter Notfall- und Elektivbedingungen. Chirurg 68: 675–680

Lang H, v Woellwarth J, Oldhafer K, Behrend M, Schlitt HJ, Nashan B, Pichlmayr R (1997) Liver transplantation in patients with polycystic liver disease. Transplant Proc 29: 2832–2833

Langrehr JM, Glanemann M, Guckelberger O, Klupp J et al. (1998) A randomized, placebo-controlled trial with anti-IL-2 receptor antibody for immunosuppressive induction therapy after liver transplantation. Clin Transplant 12: 303

Langrehr JM, Nussler NC, Neumann U, Guckelberger O et al. (1997) A prospective randomized trial comparing interleukin-2-receptor antibody versus antithymocyte globuline as part of a quadruple immunosuppressive induction therapy following orthotopic liver transplantation. Transplantation 63: 1772

Lo MC, Fan ST, Chan JK, Wie W, Lo RJ, Lai CL (1996) Minimum graft volume for successful adult to adult living donor liver transplantation for fulminant hepatic failure. Transplantation 62: 696–698

Lo CM, Fan ST, Liu CL, Yong BH, Chan JK, Wong J (1999) Increased risk for living liver donors after extended right lobectomy. Transplant Proc 31: 533–534

Majno PE, Adam R, Bismuth H et al. (1997) Influence of preoperative transarterial chemoembolization on resection and transplantation for hepatocellular carcinoma in patients with cirrhosis. Ann Surg 226: 688–703

Manns MP, Böker KHW (2000) Chronische Hepatitis. In: Hahn EG, Riemann JF (Hrsg) Klinische Gastroenterologie. Thieme, Stuttgart New York, S 1557–1577

Manns MP, Rambusch EG (1966) Diagnostik der Autoimmunhepatitis. Dtsch med Wochenschr 121: 1503–1507

Marcos (2000) A right-lobe living donor liver transplantation. Liver Transpl 6: 59–63

Marino IR, Todo S, Tzakis AG et al. (1988) Treatment of hepatic epitheloid hemangioendothelioma with liver transplantation. Cancer 62: 2079–2084

Müller AR, Platz KP, Neuhaus (2001) Lebertransplantation (LTx). In: Pfitzmann R, Neuhaus P, Hetzer R (Hrsg) Organtransplantation. De Gruyter, Berlin New York, S 141–170

Nashan B, Schlitt HJ, Schwinzer R, Ringe B et al. (1996) Immunoprophylaxis with a monoclonal anti-IL-2 receptor antibody in liver transplant patients. Transplantation 61: 546

Nashan B, Schlitt HJ, Tusch G et al. (1996) Biliary malignancies in primary sclerosing cholangitis: Timing for liver transplantation. Hepatology 23: 1105–1111

Nazar H, Ede RJ, Mowat AP, Williams R (1986) Wilson's disease: clinical presentation and use of prognostic index. Gut 27: 1377

Neuhaus P, Bechstein WO, Lefebre B, Blumhardt G, Slama K (1989) Effect of aprotinin on intra-operative bleeding and fibrinolysis in liver transplantation. Lancet II: 924

Neuhaus P, Blumhardt G, Bechstein WO et al. (1994) Technique and results of biliary reconstruction using side-to-side choledochocholedochostomy in 300 orthotopic liver transplants. Ann Surg 219: 426–434

Neuhaus P, Blumhardt G, Bechstein WO, Platz KP, Jonas S et al. (1995) Comparison of FK 506– and cyclosporine-based immunosuppression in primary orthototopic liver transplantation. A single center experience. Transplantation 59: 31–40

Neuhaus P, Müller AR, Platz KP (1996) Die Lebertransplantation als Schule der Visceralchirurgie – Erfahrungen für das perioperative Management. Chirurg 67: 341–347

Oldhafer KJ, Chavan A, Frühauf NR, Flemming P, Schlitt HJ, Kubicka S et al. (1998) Arterial chemoembolization before liver transplantation in patients with hepatocellular carcinoma – marked tumor necrosis but no survival benefit? J Hepatol 29: 953–959

Oldhafer KJ, Bornscheuer A, Frühauf NR, Frerker MK, Schlitt HJ, Ringe B et al. (1999) Rescue hepatectomy for initial graft non-function after liver transplantation. Transplantation 67: 1024–1028

Pichlmayr R, Ringe B, Gubernatis G, Hauss J, Bunzendahl H (1988) Transplantation einer Spenderleber auf zwei Empfänger (Splitting-Transplantation): Eine neue Methode in der Weiterentwicklung der Lebersegmenttransplantation. Langenbecks Arch Chir 373: 127–130

Pichlmayr R, Weimann A, Oldhafer KJ, Schlitt HJ, Klempnauer J, Bornscheuer A et al. (1995) Role of liver transplantation in the treatment of unresectable liver cancer. World J Surg 19: 807–813

Platz KP, Mueller AR, Spree E, Schumacher G, Nüssler NC, Rayes N et al. (2000) Liver transplantation for alcoholic cirrhosis. Transpl Int 13: 127–130

Pomposelli JJ, Jenkins RE (2000) Early and late complications of liver transplantation. In: Blumgart LH, Fong Y (eds) Surgery of the liver and biliary tract. 3rd edn. Saunders, London Edinburgh New York Philadelphia, pp 2141–2154

Post S, Meßmer K (1996) Die Rolle des Reperfusionsschadens. Chirurg 67: 318–323

Raia SJ, Nery JR, Mies S (1989) Liver transplantation from live donors. Lancet II: 497

Rela M, Muiesan P, Andreani P, Gibbs P, Mieli-Vergani G, Mowat AP, Heaton ND (1997) Auxiliary liver transplantation for metabolic diseases. Transplant Proc 29: 444–445

Ringe B, Lang H, Tusch G, Pichlmayr R (1994) Role of liver transplantation in the management of esophageal variceal hemorrhage. World J Surg 18: 233–239

Ringe B, Lang H, Oldhafer KJ et al. (1995) Which is the best surgery for Budd-Chiari syndrome: venous decompression or liver transplantation? A single-center experience with 50 patients. Hepatology 21: 1337–1344

Ringe B, Pichlmayr R (1995) Total hepatectomy and liver transplantation: a life-saving procedure in patients with severe hepatic trauma. Br J Surg 82: 837–839

Ringe B, Canelo R, Lorf T, Klinge B, Schulze FP, Fischer U et al. (1997) Chirurgische Therapie benigner Lebertumoren. Internist 38: 944–953

Rogiers X, Malagò, Gawad K et al. (1996) In situ splitting of cadaveric livers. The ultimate expansion of a limited donor pool. Ann Surg 224: 331–334

Saner FH, Kavuk I, Lang H, Frühauf NR, Paul A, Stavrou G, Malagó M, Broelsch CE (2003) Postoperative ICU management in liver transplant patients. EUR J Med Res 8; 511–516

Schlitt HJ, Nashan B, Ringe B, Bunzendahl H, Wittekind C, Wonigeit K, Pichlmayr R (1991) Differentiation of liver graft dysfunction by transplant aspiration cytology. Transplantation 51: 786–792

Schlitt HJ, Meier PN, Nashan B et al. (1999) Reconstructive surgery for ischemic-type lesions at the bile duct bifurcation after liver transplantation. Ann Surg 229: 137–145

Stangl MJ, Beuers U, Schauer R et al. (2000) Die allogene Lebertransplantation – eine Form der „Gentherapie" bei metabolischen Erkrankungen. Chirurg 71: 808–819

Starzl TE, Marchioro TL, V. Kaulla KN, Hermann G, Brittain RS, Waddell WR (1963) Homotransplantation of the liver in humans. Surg Gynecol Obstet 117: 659–676

Starzl TE, Groth GG, Brettschneider L (1968) Orthotopic homotransplantation of the human liver. Ann Surg 168: 392–415

Starzl TE, Iwtsuki S, Esquivel C et al. (1985) Refinements in the surgical technique of liver transplantation. Seminars in Liver Disease 5: 349–356

Sterneck M, Nischwitz M, Burdelski M, Kjer S, Rogiers X, Broelsch CE (1996) Auswahl der Lebendspender für die Lebersegmenttransplantation bei Kindern. Dtsch med Wochenschr 121: 189–194

Strong RW, Lynch SV, Ong TH, Matsunami H, Koido Y, Balderson GA (1990) Successful liver transplantation from a living donor to her son. New Engl J Med 322: 1505–1507

Tanaka K, Uemoto S, Tokunaga Y et al. (1993) Surgical techniques and innovations in living related liver transplantation. Ann Surg 217: 82–91

Todo S, Furukawa H, Bon Jin M, Shimamura T (2000) Living donor liver transplantation in adults: outcome in Japan. Liver Transpl 6: 66–72

Valentin-Gamazo C, Malagó M, Karliova M, Lutz JT, Frilling A, Nadalin S, Testa G, Ruehm SG, Erim Y, Paul A, Lang H, Gerken G, Broelsch CE (2004) Experience after the evaluation of 700 potential donors for living donor liver transplantation in a single center. Liver Transpl 10: 1087–1096

Weimann A, Varnholt H, Schlitt HJ et al. (2000) Retrospective analysis of prognostic factors after liver resection and transplantation for cholangiocellular carcinoma. Br J Surg 87: 1182–1187

Wonigeit K (1996) Immunsuppression bei Organtransplantation. Internist 37: 229–239

Yabe S, Egawa H, Inomata Y et al. (1998) Auxiliary partial orthotopic liver transplantation from living donors – significance of portal blood flow. Transplantation 66: 484–488

KAPITEL 23

Pankreastransplantation 23

W. O. BECHSTEIN

Anmerkungen

Die kombinierte Pankreas-Nieren-Transplantation („simultaneous pancreas-kidney transplantation", SPK) kann derzeit als lebenserhaltende Therapie für niereninsuffiziente Typ-1-Diabetiker gewertet werden (Ojo 2001; Smets 1999; Tyden 1999). Eine Pankreastransplantation nach bereits erfolgter Nierentransplantation („pancreas after kidney transplantation", PAK) wird seltener durchgeführt, während die isolierte Pankreastransplantation („pancreas transplant alone", PTA) vor Ausbildung einer diabetisch bedingten Niereninsuffizienz nur in Ausnahmefällen indiziert erscheint für Patienten mit konservativ nicht ausreichend zu behandelndem Diabetes mellitus Typ 1. Weltweit wurden bis 2001 insgesamt 17.895 Pankreastransplantationen durchgeführt, davon 4.944 außerhalb der USA (International Pancreas Transplant Registry 2002). Wenngleich vereinzelt auch bei Patienten mit Typ-2-Diabetes Pankreastransplantationen durchgeführt wurden, kann diese Erkrankung derzeit noch nicht als gesicherte Indikation für eine Pankreastransplantation angesehen werden (Sutherland 2001).

23.1
Diagnostik und Indikation

23.1.1
Zur Definition

Diabetes mellitus Typ 1 ist eine Autoimmunerkrankung mit der Ausbildung von Antikörpern gegen die Inselzellantigene GAD, ICA und IA-2. Der Manifestationsgipfel wird im Kindes- und Jugendalter beobachtet. Diabetes mellitus Typ 1 zeichnet sich aus durch eine komplette Zerstörung der Inselzellen des eigenen Pankreas, so dass eine Insulinsekretion nicht mehr nachweisbar ist.

Beim Typ-2-Diabetes hingegen ist die Insulinsekretion des Pankreas prinzipiell erhalten, häufig sogar gesteigert, und der Erkrankung liegt eine periphere Insulinresistenz zugrunde.

23.1.2
Diagnostik

23.1.2.1
Erkrankungsdiagnostik

Zur Sicherung der Diagnose eines Typ-1-Diabetes ist die Bestimmung der Inselzellantikörper Anti-GAD, -ICA und -IA-2 erforderlich. Bei fehlendem Nachweis dieser Autoimmun-Antikörper trotz typischen klinischen Verlaufs (juveniler Diabetes) kann die fehlende Insulinsekretion des Pankreas durch Ausbleiben der Sekretion des C-Peptids nach Stimulation des Pankreas (Clamp-Test) gesichert werden (Bundesärztekammer 2002).

23.1.2.2
Diagnostik vor der Transplantation

Eine anamnestische, klinische und ggf. apparative Statuserhebung möglicher diabetischer Langzeitschäden wie fortgeschrittene Arteriosklerose (Karotiden, Koronar- und Beckengefäße sowie peripher-arterielle Strombahn), Polyneuropathie und Retinopathie ist notwendig zur Identifizierung etwaiger Kontraindikationen und als Ausgangsstatus zur Beurteilung der Progression der Komplikationen im Laufe der Zeit – auch nach erfolgreicher Transplantation. Die Untersuchungen zur Evaluierung vor Transplantation sind im Folgenden zusammengestellt.

Organsystem	Untersuchungen
Herz	EKG, Echokardiographie, Dobutamin-Stressechokardiographie
Gefäße	Sonographische Doppleruntersuchungen der Aa. carotis, Aa. iliaca und der Beinarterien
Lunge	Lungenfunktionsprüfung (Vitalkapazität, FEV1)
Blut	Blutgruppe, Gerinnung (ggf. erweiterte Trombophiliediagnostik)
Immunsystem	Virusserologie (HBV, HCV, CMV, EBV, VZV, HSV) HLA-Typisierung, PRA

Die häufigste Todesursache nach Pankreas-Nieren-Transplantation ist der Herztod durch koronare Herzerkrankung (KHK) entweder durch Myokardinfarkt oder Herzrhythmusstörungen. Dem Ausschluss einer klinisch relevanten, fortgeschrittenen KHK kommt daher besondere Bedeutung zu. In einigen Zentren wird von allen potentiellen Organempfängern vor Anmeldung auf die Warteliste generell eine Koronarangiographie gefordert (Steinmann 2001). Da die häufig noch bestehende Restdiurese durch die Kontrastmittelbelastung im Rahmen dieser Untersuchung gefährdet ist, besteht bei Nephrologen und häufig auch seitens der Patienten Zurückhaltung gegenüber einer routinemäßig durchgeführten Koronarangiographie. Im eigenen Vorgehen wird zunächst eine Dobutamin-Stressechokardiographie zum Ausschluss einer myokardialen Ischämie empfohlen.

Eine fortgeschrittene Arteriosklerose mit zirkulären Kalzifikationen („Porzellanarterien") kann nahezu unüberwindbare operative Schwierigkeiten bedingen und sollte ausgeschlossen werden. Die Angiographie der Beckenetage kann dabei durchaus normale Gefäßlumina ohne größere Stenosen zeigen. Geeigneter zum Ausschluss ausgeprägter Kalzifikationen erscheint eine konventionelle native Röntgenaufnahme des Beckens (Beckenübersicht), im Zweifelsfall eine CT-Arteriographie der Beckengefäße, ggf. mit dreidimensionaler Rekonstruktion.

 Bei der Vorbereitung zur Transplantation sollte, soweit nicht bereits geschehen, der Impfstatus des künftigen Empfängers aktualisiert werden, insbesondere unter Einschluss einer aktiven Impfung gegen Hepatitis B.

Einer der häufigsten Gründe für ein frühes Versagen des Pankreastransplantats ist die venöse Thrombose (Portalvene). Im Rahmen der Erstvorstellung im Transplantationszentrum sollte deshalb eine besonders sorgfältige Anamnese im Hinblick auf eine möglicherweise bestehende Thrombophilie erhoben werden (Vorgeschichte von Beinvenenthrombosen?, rezidivierende Shuntverschlüsse?). Bei positiver Anamnese sollte eine weiterführende Diagnostik eingeleitet werden mit Bestimmmung von Protein S, Protein C, APC-Resistenz, Faktor-V-Leiden und Antiphospholipid-Syndrom (Wullstein 2003).

23.1.3
Indikation

23.1.3.1
Kombinierte Pankreas-Nieren-Transplantation

In den allermeisten Fällen wird die Indikation zur kombinierten Pankreas-Nieren-Transplantation (SPK) beim niereninsuffizienten Typ-1-Diabetiker gestellt (Bundesärztekammer 2000). Eine präemptive Transplantation, d. h. noch vor Beginn der Dialysebehandlung erscheint besonders günstig. Über den Zeitpunkt der Meldung zur Transplantation herrscht derzeit jedoch noch keine Einigkeit. Die Aufnahme des Patienten auf die Warteliste zur Transplantation erscheint bei Erreichen einer Kreatininclearance von <20 ml/min unstrittig, allerdings erfolgt vor allem in nordamerikanischen Zentren die Meldung häufig bereits beim Unterschreiten einer Kreatininclearance von 40 ml/min.

Im Folgenden wird, sofern nicht anders hervorgehoben, der Typ-1-Diabetiker mit fortgeschrittener Niereninsuffizienz betrachtet. Die fortgeschrittene Niereninsuffizienz ist hier nur eine der vielfältigen Ausprägungen des diabetischen Spätsyndroms. Weitere diabetische Spätschäden wie diabetische Retinopathie, periphere und autonome Polyneuropathie, Makro- und Mikroangiopathie finden sich nahezu regelmäßig, wenngleich auch in unterschiedlicher Ausprägung. Eine Rückbildung dieser Spätschäden (mit Ausnahme der Neuropathien) ist meist nicht zu erwarten, allerdings kann die Pankreastransplantation durch das Erreichen einer nahezu physiologischen Euglykämie die Progression der diabetischen Spätschäden in klinisch relevantem Ausmaß verhindern oder verlangsamen (Bechstein 2001). Besonders von der SPK profitieren Patienten, die jünger als 50 Jahre sind, ein höheres Lebensalter stellt damit eine relative Kontraindikation dar (Ojo 2000).

Als Kontraindikation für die Pankreastransplantation wie für die Nierentransplantation gelten
- schwerwiegende kardiopulmonale Begleiterkrankungen (fortgeschrittene KHK mit deutlich eingeschränkter linksventrikulärer Funktion, chronisch-obstruktive Lungenerkrankung mit deutlich eingeschränkter pulmonaler Reserve),
- unbehandelte oder metastasierte Krebserkrankungen,
- aktive, nicht behandelbare Infektionen und Aids.

> **CAVE**
> **Psychiatrische Erkrankungen, psychische Probleme, Non-Compliance in der Vergangenheit und Suchterkrankungen können einen langfristigen Transplantationserfolg gefährden, sind aber häufig schwieriger zu beurteilen und bedürfen einer besonders sorgfältigen interdisziplinären Abstimmung.**

23.1.3.2
Pankreas-nach-Nieren-Transplantation

Die Indikationsstellung für eine Pankreastransplantation nach bereits erfolgter, erfolgreicher Nierentransplantation (PAK) ist dann besonders schwierig, wenn das Nierentransplantat aufgrund chronischer Allograft-Nephropathie bereits eine deutliche Funktionseinschränkung aufweist. Eine Kreatininclearance von >80 ml/min ermöglicht eine PAK, bei einer Clearance von <40 ml/min sollte an Stelle einer PAK eine kombinierte Pankreas-Nieren-Transplantation (SPK) erwogen werden. Der Bereich der Kreatininclearance zwischen 40 und 80 ml/min stellt eine indikatorische Grauzone dar.

23.1.3.3
Isolierte Pankreastransplantation

Die isolierte Pankreastransplantation (PTA) wird wesentlich seltener durchgeführt als eine SPK oder PAK. Mögliche Indikationen sind lebensbedrohliche, rezidivierende Hypoglykämien, die vom Patienten unter Umständen nicht mehr als solche wahrgenommen werden („hypoglycemia unawareness") oder eine rapide Progression mehrerer nichtrenaler Spätschäden (wie Polyneuropathie, Osteoarthropathie, Retinopathie). Die Indikation für eine PTA zu stellen fällt schwerer, da in dieser Situation eine lebenslange immunsuppressive Therapie begonnen wird (anders als im Falle von SPK und PAK, wo die Immunsuppression primär auch die Funktion des Nierentransplantats gewährleisten muss).

23.2
Operative Therapie allgemein

Die Pankreastransplantation erfolgt heute immer als Transplantation des gesamten Organs mit anhängender Duodenalmanschette. Die Pankreassegmenttransplantation und die Transplantation des Organs mit einem lediglich schmalen peripapillären Duodenalsaum sind nur noch historisch interessant und heute obsolet. Die intraabdominelle Implantation des Pankreas hat sich durchgesetzt (im Gegensatz zur retroperitonealen Implantation in die Fossa iliaca). Heute gebräuchliche technische Varianten sind im Folgenden zusammengestellt.
- Arterielle Anastomosen
  - Gemeinsamer Aortenpatch von Truncus coeliacus und A. mesenterica superior
  - Gefäßrekonstruktion mit Iliakalarterie des Spenders
- Portal venöse Anastomose
  - Systemisch-venös
  - Portal-venös
- Exokrine Drainage
  - Blasendrainage (vesikal)
  - Dünndarmdrainage (enteral)

Verschiedene Techniken können miteinander kombiniert werden bis auf eine Ausnahme: Blasendrainage und portal-venöse Drainage sind technisch unvereinbar.

Zusätzlich kann noch die intraabdominelle Positionierung des Pankreastransplantats variieren, je nach Orientierung von Pankreaskopf bzw. Pankreasschwanz („head-down/tail-up" bzw. „head-up/tail-down"; Abb. 23.1, 23.2).

Abb. 23.1.
Blasendrainage
(Aus: Steurer 2001)

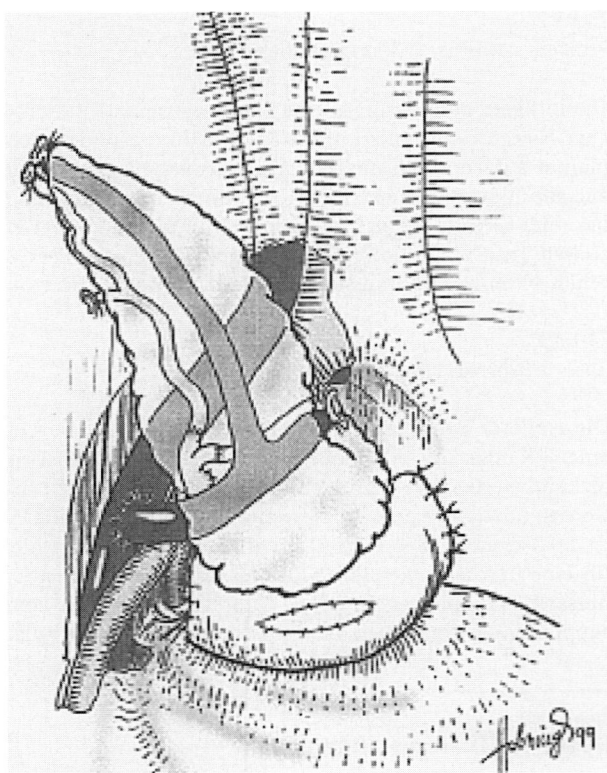

23.2.1
Pankreastransplantation mit systemisch-venöser und enteraler Drainage

Diese Technik wird weltweit derzeit am häufigsten durchgeführt. Zumeist erfolgt die systemisch-venöse Drainage durch Anastomosierung der Pfortader des Transplantats mit der V. cava bzw. der V. iliaca des Empfängers. Die Drainage des exokrinen Pankreassekrets erfolgt enteral, wobei das Spenderduodenum Seit-zu-Seit an den Dünndarm des Empfängers bzw. an eine ausgeschaltete Roux Y Schlinge anastomosiert wird.

23.2.2
Pankreastransplantation mit portal-venöser und enteraler Drainage

In den letzten Jahren hat die Verwendung der portal-venösen Drainage zugenommen. Als theoretischer Vorteil wird die physiologischere Einleitung des produzierten Insulins genannt mit First-pass durch die Leber und den daraus resultierenden Vorteilen (im Gegensatz zur permanenten, wenngleich niedrigen Hyperinsulinämie bei systemisch-venöser Drainage). Ein eindeutiger metabolischer Vorteil der portal-venösen gegenüber der systemisch-venösen Drainage konnte in randomisierten Studien jedoch bisher nicht nachgewiesen werden. Eine Verminderung der Abstoßungsraten auch einer gleichzeitig trans-

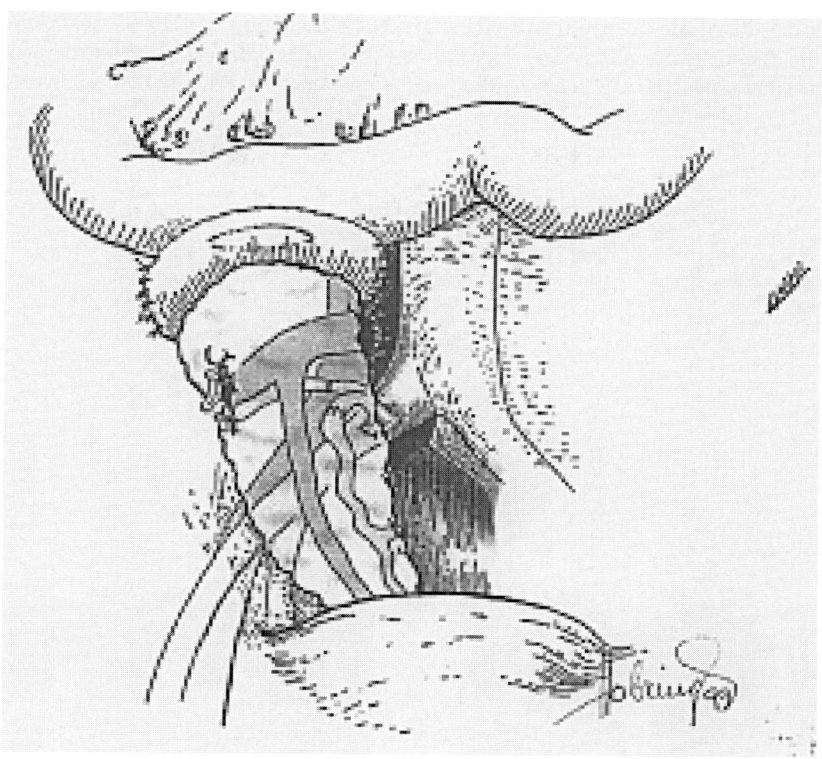

Abb. 23.2. Enterale Drainage (Aus: Steurer 2001)

plantierten Niere nach portal-venöser im Gegensatz zu systemisch-venöser Drainage wurde mehrfach berichtet, auch dieser Effekt konnte in randomisierten Studien jedoch nicht gesichert werden.

23.2.3
Pankreastransplantation mit systemisch-venöser und Blasendrainage

Die Blasendrainage hat der klinischen Pankreastransplantation den Durchbruch ermöglicht und der weiten Verbreitung den Weg bereitet (Sollinger 1998). Bis vor kurzem war nach den Daten des Internationalen Pankreastransplantationsregisters die Pankreastransplantationen mit Blasendrainage-Technik noch mit einer signifikant niedrigeren Rate technischer Transplantatverluste assoziiert (gegenüber Pankreastransplantationen mit enteraler Drainage). Die Ableitung der exokrinen Sekrete über die Harnblase eröffnet die Möglichkeit der Transplantatüberwachung durch Bestimmung der *quantitativen* Amylaseausscheidung (nicht der Konzentration) bezogen auf den 24 Stunden-Sammelurin. Besonders hilfreich erscheint dies bei der isolierten Transplantation (PTA) und bei der Pankreas-nach-Nieren-Transplantation (PAK). Aufgrund positiver Erfahrungen mit neueren Immunsuppressiva-Protokollen wird aber zunehmend auch bei diesen Indikationen die enterale Drainagetechnik verwendet. Ein weiterer Vorteil der Blasendrainage ist begründet durch die positiven Auswirkungen auf eine häufig bestehende arterielle Hypertonie, die nicht nur durch den vermehrten Bikarbonat-Salz-Verlust über die Blase erklärbar erscheinen (Hricik 2000). Diesen Vorteilen stehen eine Reihe von Nachteilen gegenüber (s. Abschn. 23.6.4).

Notizen

23.3
Operationsvorbereitung

23.3.1
Vorbereitung des Pankreastransplantats

Sobald die meist durch andere Teams entnommenen Organe eingetroffen sind, sollte mit der Präparation der Organe an einem sterilen Nebentisch begonnen werden. Diese „Back-table-Präparation" dauert in der Regel mindestens eine Stunde. Zunächst wird das Organ auf seine Eignung zur Transplantation überprüft. Schwere Verletzungen des Pankreas-parenchyms, fehlerhaft präparierte oder fehlende Gefäße und eine zu dicht am Pankreas abgesetzte Mesenterialwurzel lassen sich rasch durch Inspektion ausschließen.

> **CAVE**
> **Ein völlig fehlendes Duodenum wird glücklicherweise selten beobachtet, stellt jedoch eine absolute Kontraindikation zur Transplantation dar.**

Nach kurzer Inspektion kann sodann (bei Vorliegen eines negativen „crossmatch") mit der Empfängeroperation parallel begonnen werden. Das Duodenum wird auf eine Länge von 6–8 cm unter Zuhilfenahme von Klammernahtgeräten zurückgekürzt. Im eigenen Vorgehen hat sich die vorherige Kanülierung des Gallengangs und der Papilla Vateri und die Markierung der Papillenregion am Duodenum durch eine oberflächliche Einzel-knopfnaht bewährt. Eine Verlängerung der Pfortader durch Venensegmente des Organ-spenders ist selten notwendig. A. lienalis und A. mesenterica superior werden in der Regel durch Anastomosierung mit der Iliakalarteriengabel (Y-Segment) des Spenders zu einer gemeinsamen Einstrombahn vereinigt. Bei fehlenden Spendergefäßen kann alternativ die A. lienalis End-zu-Seit mit der A. mesenterica superior anastomosiert werden. Ein ge-meinsamer Aortenpatch von Truncus coeliacus und Abgang der A. mesenterica superior steht bei gleichzeitiger Leberentnahme heute selten zur Verfügung und weist auch weni-ger Flexibilität bezüglich Positionierung und Länge der arteriellen Gefäße zur Implanta-tion im Empfänger auf. Vor Implantation werden die rekonstruierten Gefäße noch auf Dichtigkeit überprüft.

23.3.2
Vorbereitung des Organempfängers

Nach Eintreffen des Organempfängers im Transplantationszentrum müssen im Wesent-lichen drei Punkte überprüft werden:
- Ist der Empfänger aktuell transplantabel (Ausschluss von interkurrenten Infektionen und offenen Wunden bei diabetischem Fußsyndrom etc.)?
- Besteht die Notwendigkeit zur unmittelbaren präoperativen Hämodialyse (Hyperkali-ämie, Volumenüberlastung; in enger Absprache mit Anästhesie zu klären)?
- Ist die immunologische Verträglichkeit des vermittelten Organs zu erwarten (Cross-match)?

Bei einem nicht sensibilisierten Empfänger einer ersten Transplantation ohne Bluttrans-fusionen in der aktuellen Anamnese ist eine Crossmatch-Untersuchung mit gelagertem

Serum des Typisierungslabors ausreichend. In allen andern Fällen (nachweisbare Sensibilisierung [präformierte Antikörper, PRA >0%], während der Wartezeit erfolgte Bluttransfusionen, Retransplantation) ist ein negatives Crossmatch mit aktuellem Serum die Vor-
aussetzungfür die Transplantation.

 Ein positives Crossmatch stellt eine Kontraindikation für die Organtransplantation dar.

Neben den allgemeinen Maßnahmen (aktuelles Notfallabor, EKG, Röntgenuntersuchung
des Thorax) umfasst die präoperative Vorbereitung noch eine aktuelle Kontrolle des viro-
logischen Status (insbesondere Zytomegalie-Virus).

Im eigenen Vorgehen wird die erste Dosis der Immunsuppressiva (Tacrolimus, Mycophenolatmofetil) bereits präoperativ auf Station oral appliziert. Methylprednisolon
(500 mg) wird unmittelbar präoperativ i.v. verabreicht, eine einzelne Gabe eines polyklonalen Antikörperpräparates wird unmittelbar nach Narkoseeinleitung gegeben.

23.4
Spezielle intraoperative Gesichtspunkte

23.4.1
Zugangswege

Die früher gelegentlich propagierte retroperitoneale Implantation in die Fossa iliaca analog zum Vorgehen bei der Nierentransplantation ist heute verlassen. Standardzugang für
die Pankreastransplantation ist die mediane Laparotomie. Kaudal wird die Inzision bis
zur Symphyse geführt. Die supraumbilikale Ausdehnung der Inzision ist abhängig vom
Körperumfang, bei adipösen Empfängern kann eine Ausdehnung bis zum Xiphoid notwendig werden. Rechtsseitig wird die A. iliaca communis dargestellt sowie die V. iliaca
communis und die V. cava bzw. die V. iliaca externa im Fall einer geplanten Blasendraina-
getechnik. Eine Auslösung des Colon ascendens aus dem Retroperitoneum ist hierfür
nicht erforderlich. Für eine geplante portal-venöse Drainage wird die V. mesenterica superior kranial der Mündung der V. ileocolica aufgesucht.

23.4.2
Operationstechnik

Eine atraumatische, subtile Präparationstechnik ist Voraussetzung für eine technisch erfolgreiche Pankreastransplantation. Dies betrifft nicht nur die schonende Handhabung
des Transplantats während der Implantation, sondern auch die Präparation der Arterien.
Infolge des langjährig bestehenden Diabetes mellitus mit entsprechender Mediaschwäche
oder ausgedehnten Verkalkungen kann Letzteres erhebliche Schwierigkeiten bereiten. Die
Pfortader sollte möglichst kurz belassen werden, um das Risiko einer postoperativen Abknickung und Thrombose zu vermindern. Nach Fertigstellung der Pfortaderanastomose
erfolgt die arterielle Anastomosierung. Auch hierbei ist auf eine adäquate Länge der Gefäße ohne Tendenz zum Abknicken zu achten. Die Reperfusion erfolgt im eigenen Vorgehen immer mit Entfernen der venösen Klemmen vor dem Entfernen der arteriellen Klem-

me. Operative Fehler im Bereich der Vene lassen sich so leichter korrigieren, als wenn mit der arteriellen Reperfusion begonnen wird. Vor der Anastomosierung des Duodenums (enteral oder vesikal) zur exokrinen Drainage erfolgt eine ausgiebige Blutstillung. Die meisten Blutungen nach Reperfusion finden sich periportal, im Bereich der Mesowurzel und im Bereich des Pankreasschwanz. Die Anastomosierung zwischen Spenderduodenum und Blase oder Jejunum erfolgt immer zweireihig mit monofilem, resorbierbaren Nahtmaterial. Die Ausschaltung einer Dünndarmschlinge nach Roux Y wird von manchen Autoren befürwortet. Nach Fertigstellung der enteralen vesikalen Anastomose erfolgt eine ausgiebige Spülung der Anastomosenregion, um eine bakterielle Kontamination des Situs möglichst zu vermindern. Der Eingriff wird durch eine erneute subtile Blutstillung und die Drainage des Situs mit peripankreatischer Platzierung von zwei weichen Kapillardrainagen abgeschlossen.

23.4.3
Intraoperative Medikation

Evidenzbasierte Standards zur intraoperativen Medikation sind bisher nicht bekannt. Die Gabe von Methylprednisolon (z. B. 500 mg i.v.) erfolgt in den meisten Zentren vor der Reperfusion des Organs. Zur Prävention der Reperfusionspankreatitis wird im eigenen Vorgehen Aprotinin eingesetzt (500.000 I.E. als Bolus gefolgt von 100.000–200.000 I.E./h als kontinuierliche Infusion über einen Perfusor).

Im Hinblick auf die meist unmittelbar folgende Nierentransplantation erscheint ein zentral-venöser Druck (ZVD) von 8–10 cm H_2O wünschenswert. Bei Patienten mit Myokardinfarkt in der Anamnese und eingeschränkter linksventrikulärer Funktion ist eine besonderes sorgfältige intraoperative Überwachung erforderlich, u. U. auch der Einsatz eines Pulmonalis-Einschwemmkatheters.

23.4.3.1
Immunsuppression

Die Immunsuppression basiert auf vier Säulen:
- Antikörperinduktion:
  - polyklonale Antilymphozytenglobuline (ALG) oder Antithymozytenglobulin (ATG) oder Interleukin-2-Rezeptor Antikörper (Basiliximab oder Daclizumab),
- Calcineurin-Inhibitoren:
  - Ciclosporin oder Tacrolimus,
- antiproliferative Substanzen:
  - Azathioprin oder Mycophenolatmofetil (MMF) und
- Steroide:
  - meist Prednisolon.

Kaum ein Bereich der Transplantationsmedizin ist so vielen Wechseln unterworfen wie die aktuellen immunsuppressiven Regimes, eine detaillierte Betrachtung würde jedoch den Rahmen dieses Kapitels sprengen. Eine viel versprechende neuere Substanz, das Makrolid Sirolimus, wird derzeit im Bereich der Pankreastransplantation geprüft. Zur Orientierung ist im Folgenden ein mögliches Schema zur immunsuppressiven Behandlung nach kombinierter Pankreas-Nieren-Transplantation aufgeführt, welches wir im eigenen Vorgehen mit Erfolg angewendet haben.

Antithymozytenglobulin (ATG)	Einmalig intraoperativ, vor Reperfusion
Tacrolimus	Initialdosis 0,1 mg/kg/d, Blut-Talspiegel adaptiert (10–15 ng/ml während der ersten vier Wochen, danach 8–12 ng/ml)
Mycophenolatmofetil	2–3 g/Tag
Steroide	Intraoperativ 500 mg Methylprednisolon, ab dem ersten postoperativen Tag 20 mg Prednisolon p.o.

Unter einer Immunsuppression mit der Dreifachkombination Tacrolimus, MMF und Steroiden sowie der Einmalgabe von Antithymozytenglobulin wurden bei über 50 konsekutiven Pankreastransplantation weniger als 25% akute Abstoßungen beobachtet. Besonders bedeutsam für die Anwendung und Kombination der Immunsuppressiva ist nicht nur Wissen um die Anwendung und unerwünschte Wirkungen der Einzelkomponenten, sondern ein auf Erfahrung basierendes Verständnis der Zusammenhänge von Abstoßungsprophylaxe auf der einen und Infektionsgefährdung auf der anderen Seite.

23.4.3.2
Antibiotikaprophylaxe

Postoperative Infektionen sind zu unterscheiden in transplantatspezifische und allgemeine Infektionen bei Organtransplantationen. Intraabdominelle Infektionen sind besonders gefürchtet, weil sie mit einem hohen Risiko des Transplantatverlusts einhergehen und gelegentlich letal enden können (Steurer 2000; Troppmann 1998). Andererseits ist das Spektrum der Infektionen mit den möglichen Infektionen nach Nierentransplantation vergleichbar; im frühen postoperativen Verlauf treten am häufigsten Harnwegsinfekte und Zytomegalie-Virus(CMV)-Infektionen auf, gefolgt von Pneumonien und Wundinfektionen (Wullstein 2002). Intraabdominelle Infekte treten meist infolge einer Transplantatpankreatitis auf. Risikofaktoren für die Entwicklung einer Transplantatpankreatitis sind – abgesehen von technischen Fehlern – vor allem eine verlängerte Ischämiezeit und Organe übergewichtiger oder älterer (>50 Jahre) Spender. Im eigenen Vorgehen wird zur Antibiotikaprophylaxe präoperativ einmal Cefotriam (2 g) und Metronidazol (500 mg) i.v. bei Narkoseeinleitung verabreicht.

Die postoperative antiinfektive Prophylaxe betrifft mehrere Erreger, sie ist nicht spezifisch für die Pankreastransplantation, sondern allen Organtransplantationen gemeinsam:
- Pneumozystis carinii (PC),
- Herpes-simplex-Virus (HSV),
- Zytomegalie-Virus (CMV) und
- Candida als Erreger der oralen Candidiasis (Soor).

In Übereinstimmung mit den Empfehlungen von aktuellen Studien und zahlreichen anderen Zentren wird im eigenen Vorgehen die folgende Prophylaxe durchgeführt:
- Trimethoprim-Sulfamethoxazol (TMP 80 mg/SMZ 320 mg in fixer Kombination) 3-mal eine Dosis pro Woche (z. B. Montag, Mittwoch, Freitag) für die Dauer eines halben Jahres zur PC-Prophylaxe,
- Aciclovir 4-mal täglich 200 mg p.o. für die Dauer von 6 Wochen zur HSV-Prophylaxe,

- CMV-Prophylaxe nur bei Patienten mit entsprechendem Risiko (Empfänger: CMV-IgG negativ, Spender: CMV-IgG positiv) mit Ganciclovir oral, adaptiert an die Nierenfunktion, für die Dauer von 3 Monaten,
- Amphotericin Lutschtabletten für die Dauer von 6 Wochen zur Prophylaxe einer oralen Candidiasis.

Zumindest ebenso wichtig wie die Infektionsprophylaxe erscheint die aggressive und zeitnahe Diagnostik und Therapie von Infektionen. Im Falle von intraabdominellen Infektionen bedeutet dies eine interventionelle, also CT- oder sonographiegesteuerte Drainage im Fall lokalisierter Abszesse und die Durchführung einer Revisionslaparotomie bei nicht lokal begrenzten Infektionen. Im Falle einer Pneumonie sollte eine Bronchoskopie mit Erregergewinnung durch bronchoalveoläre Lavage (BAL) erfolgen.

23.4.3.3
Gerinnungsmanagement

Thrombosen der Pankreastransplantatgefäße sind die häufigste Ursache für einen frühen Transplantatverlust. Es gibt unseres Wissens keine evidenzbasierten Erkenntnisse, die den Stellenwert eines bestimmten Gerinnungsmanagements zweifelsfrei erwiesen haben außer bei Patienten mit präoperativ bekannten Thrombophilien (z. B. Antiphospholipid-Syndrom; Wullstein 2003). Im eigenen Vorgehen erfolgt die Thromboseprophylaxe mit niedermolekularem Heparin beginnend am ersten postoperativen Tag analog zur Heparinprophylaxe tiefer Beinvenenthrombosen. Lediglich bei Patienten nach komplexen Gefäßrekonstruktionen erfolgt eine PTT-adaptierte intravenöse Heparinisierung (PTT 40–60 s) mit unfraktioniertem Heparin für die Dauer von 7 bis 14 Tagen.

Notizen

23.5
Postoperative Behandlung

Häufig nimmt das Pankreastransplantat bereits intraoperativ seine Funktion auf, kenntlich an dem nun möglichen Verzicht auf exogene Insulinzufuhr und Normoglykämie. Bei verzögerter Transplantatfunktionsaufnahme (primäre Transplantatdysfunktion) kann die Bestimmung des C-Peptids hilfreich sein, wobei eine gleichzeitig bestehende Niereninsuffizienz diese nur eingeschränkt beurteilbar macht.

Nach Einsetzen der Peristaltik (meist nach 2 bis 3 Tagen) kann mit dem Kostaufbau begonnen werden. Bereits am ersten postoperativen Tag wird mit der Mobilisierung des Patienten begonnen.

 Jeder Pankreastransplantierte sollte während des initialen Krankenhausaufenthalts mindestens zweimal täglich visitiert werden. Die klinische Untersuchung ist mindestens so wichtig wie die tägliche Kontrolle der Laborwerte.

23.6
Spezielle postoperative Probleme

23.6.1
Transplantatpankreatitis

Eine eindeutige Definition der Transplantatpankreatitis, z. B. durch Grenzwerte für Amylase und Lipase gibt es nicht. Risikofaktoren für die Ausbildung einer Transplantatpankreatitis sind sowohl spenderbedingt (Alter, Adipositas) als auch operationsbedingt (Ischämiezeit, intraoperative Manipulationen, Minderperfusion). Die Transplantatpankreatitis als Ausdruck der Ischämie/Reperfusionsschädigung verläuft ähnlich einer Pankreatitis beim nativen Pankreas mit dem Unterschied, dass das Pankreas nach Transplantation intraabdominell liegt. Daher sind retroperitoneale Nekrosestrassen selten, häufiger kommt es zu einer peritonitischen Reaktion. Ansonsten gibt es alle Verlaufsstadien von milder, ödematöser Pankreatitis bis hin zur nekrotisierenden Pankreatitis mit Peritonitis in der Folge. Wie bei der nativen Pankreatitis kann es zur Ansammlung peripankreatischer Flüssigkeit kommen, die sich infizieren kann (peripankreatischer Abszess) oder bei der es zu einer Abkapselung durch eine bindegewebige Kapsel (Pankreaspseudozyste) kommt. Die Notwendigkeit zur operativen Intervention ergibt sich mehr aus dem klinischen Bild (Peritonitiszeichen?) bzw. dem Verlauf als aus den Ergebnissen der Laboruntersuchungen (Amylase, Lipase, C-reaktives Protein [CRP], Leukozyten). Letztere sind vor allem zur Verlaufsbeobachtung wichtig.

Bei Peritonitiszeichen (Klopf-, Erschütterungs- und/oder Loslassschmerz) ist die Indikation zur Revisionslaparotomie unabdingbar gegeben, allein schon zum Ausschluss einer Anastomoseninsuffizienz. Zudem können die Symptome der Peritonitis durch die Steroidmedikation larviert sein. Verwirrtheit, Verschlechterung der Nierenfunktion und zunehmendes Unwohlsein können erste Symptome einer beginnenden Peritonitis sein. Je nach intraoperativem Befund kann das Spektrum des erforderlichen Eingriffs von abdomineller Lavage über Nekrosektomie oder Parenchymresektion bis hin zur Transplantatpankreatektomie reichen (Troppmann 1998). Als gefürchtete Folgekomplikation der

Transplantatpankreatitis kann eine Arrosionsblutung aus den Transplantatarterien auftreten. Derartige, lebensbedrohliche Arrosionsblutungen können auch noch nach mehr als vier Wochen postoperativ, also bereits im ambulanten Verlauf auftreten. Aufgrund der ausgeprägten intraabdominellen Verwachsungen sind diese dann nicht in jedem Fall sofort letal, denn in manchen Fällen entwickelt sich ein protrahierter Schock, der eine erfolgreiche chirurgische Versorgung bei rechtzeitigem Eintreffen in die Klinik erlaubt. Allerdings ist in diesem Fall immer eine Transplantatpankreatektomie notwendig.

23.6.2
Gefäßthrombose

Gefäßthrombosen, meist der Pfortader und Milzvene des Transplantats, sind nach wie vor die häufigste Ursache für einen frühen Transplantatverlust mit einer Inzidenz von 7–10% in Sammelstatistiken (Gruessner 2001). Am häufigsten sind chirurgisch-technische Mängel die Ursache für eine Transplantatthrombose (z. B. eine zu lange Pfortader mit Abknicken des Gefäßes). Allerdings kann sich auch eine Abstoßung als venöse Thrombose manifestieren (Drachenberg 2001). Eine weitere wichtige Ursache für Transplantatthrombosen sind angeborene oder erworbene Thrombophilien. Bei entsprechender Anamnese (rezidivierende Shuntverschlüsse, vorausgegangene Beinvenenthrombose) ist eine erweiterte Thrombophiliediagnostik zu empfehlen (Wullstein 2003).

Die Transplantatthrombose manifestiert sich durch eine schlagartige Verschlechterung des Glukosestoffwechsels mit plötzlich einsetzender Hyperglykämie. Ein Abfall des C-Peptids kann nachgewiesen werden. Bildgebende Verfahren (Dopplersonographie, Angio-CT, dynamische MRT, Angiographie) können die Diagnose der Thrombose sichern. Allerdings verzögern alle genannten Untersuchungen die Re-Operation, welche – zeitig durchgeführt – das Transplantat retten kann. Verschiedene Verfahren wie Thrombektomie oder Pankreasschwanzresektion bei isoliertem Befall des Pankreasschwanzes können zur Anwendung kommen. Bei verspätetem Erkennen und kompletter hämorrhagischer Nekrose des Transplantats wird dagegen die Transplantatpankreatektomie unvermeidlich.

23.6.3
Anastomoseninsuffizienz

Anastomoseninsuffizienzen treten selten auf. Im Fall der Blasendrainage können diese aufgrund der Lage der Anastomose im kleinen Becken und entsprechender Abschottung klinisch zunächst wenig auffällig sein. In seltenen Fällen von Spätinsuffizienzen der duodeno-vesikalen Anastomose kann ein „pankreatogener" Aszites auftreten mit Nachweis von Amylase und Lipase sowie durch die Verbindung zur Harnblase meist erhöhter Kreatininkonzentration im Aszites. Im Fall der enteralen Drainage kommt es bei der Anastomoseninsuffizienz zum Austritt von Dünndarminhalt des Empfängers, es resultiert je nach Zeitpunkt des Auftretens und Ausmaß der postoperativen Verklebungen ein Abszess oder eine Peritonitis. Abszesse können gelegentlich perkutan drainiert werden, in der Regel erfordert eine Anastomoseninsuffizienz bei enteraler Drainage eine Revisionsoperation und Peritonitisbehandlung.

> **CAVE**
>
> Die typischen Zeichen der Peritonitis (Abwehrspannung, Klopf-, Loslass- und/oder Erschütterungsschmerz) können durch die immunsuppressive Therapie maskiert sein, vor allem bei Gabe hochdosierter Steroide. Ein hoher Grad von klinischer Aufmerksamkeit ist erforderlich, um nicht zu erleben, dass der Patient eine Sepsis mit nachfolgendem Mehrorganversagen entwickelt, bevor die notwendige Revisionsoperation erfolgt.

23.6.4
Komplikationen der Blasendrainage

Wenn das exokrine Pankreassekret über die Blase drainiert wird, gibt es eine Plethora möglicher Komplikationen, z. B. negative Auswirkungen der unphysiologischen Ausscheidung von Verdauungssäften über den Urogenitaltrakt (hämorrhagische Zystitis, vermehrte Harnwegsinfektionen, Urethritis [bis hin zur Urethraruptur und Beckenbodensepsis] und Balanitis), Dehydrierung durch Bikarbonatverlust und rezidivierende Pankreatitiden durch Reflux des Harnblaseninhalts bei der Miktion in die anastomosierte Duodenalmanschette.

Aufgrund dieser Komplikationen wird im Verlauf nach Transplantation bei 18–30% der Empfänger eine Umwandlungsoperation zur enteralen Drainage notwendig. Auch Jahre nach der Pankreastransplantation können noch Komplikationen der Blasendrainage auftreten.

Literatur

Lehrbücher und Übersichtsarbeiten

Friedman EA, Friedman AL, Sommer G (2001) Renal and pancreas transplantation for diabetic nephropathy. In: Morris PJ (ed) Kidney transplantation. Principles and practice, 5. edn. WB Saunders, Philadelphia, pp 571–603
Harland RC (2000) Pancreas transplantation. In: Norton JA et al. (eds) Surgery. Basic science and clinical evidence. Springer, Berlin Heidelberg New York Tokyo, pp 1463–1472
Hopt UT, Drognitz O (2000) Pancreas organ transplantation. Short and long-term results in terms of diabetes control. Langenbecks Arch Surg 385: 379–389
Sollinger HW, Knechtle SJ (1997) Pancreas transplantation. In: Sabiston DC (ed) Textbook of surgery. The biological basis of modern surgical practice, 15. edn. WB Saunders, Philadelphia, pp 473–477
White SA, Nicholson ML, London NJM (1999) Vascularized pancreas allotransplantation – clinical indications and outcome. Diabet Med 16: 533–543

Zitierte Literatur

Bundesärztekammer (2000) Richtlinien für die Warteliste zur Nieren und zur (Nieren-) Pankreastransplantation. Dtsch Ärztebl 97: A397–398
Bundesärztekammer (2002) Richtlinien für die Warteliste zur Nieren- und zur (Nieren-)Pankreastransplantation (geänderte Fassung). Dtsch Ärztebl 99: 1046
Bechstein WO (2001) Long-term outcome of pancreas transplantation. Transplant Proc 33: 1652–1654
Drachenberg CB, Papadimitriou JC, Farney A et al. (2001) Pancreas transplantation: the histologic morphology of graft loss and clinical correlations. Transplantation 71: 1784–1791
Gruessner AC, Sutherland DE (2001) Analysis of United States (US) and non-US pancreas transplants reported to the United network for organ sharing (UNOS) and the international pancreas transplant registry (IPTR) as of October 2001. Clin Transpl 41–72
Hricik DE, Chareandee C, Knauss TC, Schulak JA (2000) Hypertension after pancreas-kidney transplantation: role of bladder versus enteric pancreatic drainage. Transplantation 70: 494–496

International Pancreas Transplant Registry (Aug 2002) Newsletter, p 1. http://www.iptr.umn.edu

Ojo AO, Meier-Kriesche H-U, Hanson JA et al. (2001) The impact of simultaneous pancreas-kidney transplantation on long-term patient survival. Transplantation 71: 82–90

Smets YF, Westendorp RG, vna der Pijl JW, de Charro FT, Ringers J, de Fijter JW, Lemkes HH (1999) Effect of simultaneous pancreas-kidney transplantation on mortality of patients with type-1 diabetes mellitus and end-stage renal failure. Lancet 353: 1915–1919

Sollinger HW, Odorico JS, Knechtle SJ, D'Alessandro AM, Kalayoglu M JD, Pirsch JD (1998) Experience with 500 simultaneous pancreas-kidney transplants. Ann Surg 228: 284–296

Steinman TI, Becker BN, Frost AE, Olthoff KM, Smart FW, Suki WN, Wilkinson AH (2001) Guidelines for the referral and management of patients eligible for solid organ transplantation. Transplantation 71: 1189–1204

Steurer W, Bonatti H, Obrist P et al. (2000) Incidence of intraabdominal infection in a consecutive series of 40 enteric-drained pancreas transplants with FK506 and MMF immunosuppression. Transpl Int 13 (Suppl 1): 195–198

Steurer W, Margreiter R, Königsrainer A (2001) Surgical techniques for pancreas transplantation. Acta Chir Austriaca 33: 8–12

Sutherland DE, Gruessner RW, Dunn DL et al. (2001) Lessons learned from more than 1,000 pancreas transplants at a single institution. Ann Surg 233: 463–501

Troppman CMD, Gruessner AC, Dunn DL, Sutherland DER, Gruessner RWG (1998) Surgical complications requiring early relaparotomy after pancreas transplantation: a multivariate risk factor and economic impact analysis of the cyclosporin era. Ann Surg 227: 255–268

Tyden G, Bolinder J, Solders G, Brattstrom C, Tibell A, Groth CG (1999) Improved survival in patients with insulin-dependent diabetes mellitus and end-stage diabetic nephropathy 10 years after combined pancreas and kidney transplantation. Transplantation 67: 645–648

Wullstein C, Schwarz R, Woeste G, Gumprich M, Lübke P, Kohlhaw K, Bechstein WO (2002) Does simultaneous pancreas kidney transplantation still lead to a higher morbidity than kidney transplantation alone? Transplant Proc 34: 2256

Wullstein C, Woeste G, Zapletal C, Dette K, Bechstein WO (2003) Simultaneous pancreas-kidney transplantation in patients with antiphospholipid syndrome. Transplantation (US) 75: 563–563

KAPITEL 24

Präoperative Vorbereitung 24

W. HILLER

24.1
Routineuntersuchungen

Für die Erkennung manifester und auch latenter Vorschäden sind genaue *Anamneseerhebung, gezielte Befragung* und *allgemeine klinische Untersuchung* am wichtigsten. Ihre Bedeutung ist deutlich höher als die von Routine-Screening-Untersuchungen. Deren Wert kann sogar bezweifelt werden. Trotzdem wird man solche Untersuchungen in sinnvoll abgestufter Form durchführen. Sie können doch in Einzelfällen nicht vermutete Abweichungen von der Norm aufdecken, sie geben gewisse Sicherheiten über das Vorliegen von Normalbefunden und sie sind v.a. auch Ausgangsbasis für Abweichungen nach einer Operation.

Insgesamt dient es also der Sicherheit der Patientenbehandlung, Basisuntersuchungen routinemäßig durchzuführen. Zur Erleichterung des Arbeitsablaufs und zum Schutz vor Unvollständigkeit kann dies schematisiert erfolgen. Dagegen müssen die auf den Basisuntersuchungen aufbauenden gezielten, erkrankungs- oder situationsorientierten Spezialuntersuchungen naturgemäß individuell ausgerichtet sein.

Für die Basisuntersuchungen sind je nach Schweregrad des geplanten Eingriffs sowie Alter und Zustand des Patienten unterschiedliche Abstufungen von Untersuchungen sinnvoll, um einerseits die jeweils wichtigsten Bereiche zu erfassen, andererseits aber die Belastungen und Kosten möglichst gering zu halten. Nachstehende drei Schemata können in diesem Sinn bei einem Großteil der Patienten für die präoperative Basisdiagnostik verwendet werden.

24.1.1
Schemata der präoperativen Routinediagnostik bei Elektiveingriffen

Schema I	
Für kleinere Eingriffe besonders bei jungen Patienten	
Labor	Nur bei auffälliger Anamnese (Infektion, Gerinnungsstörung, andere Allgemeinerkrankung)
Röntgen	Bei Patienten >70 Jahre, bei Dyspnoe, Zyanose, pathologischem Auskultationsbefund und/oder auffälliger Anamnese (insbesondere kardiale Vitien, schwere pulmonale Erkrankungen)
EKG	Bei Patienten <40 Jahren nur bei auffälliger kardiopulmonaler Anamnese, pathologischem Auskultationsbefund und/oder aktuellen thorakalen/epigastrischen Beschwerden. EKG immer als 12-Kanal-EKG mit Standard- und Brustwandableitung (s. unten)

Schema II	
Für mittelgroße Eingriffe	
Labor	Kleines Blutbild, CRP, Urinstatus, Elektrolyte und Harnstoff im Serum, Glukose im Serum, Leberenzyme (SGOT, SGPT, γ-GT), Bilirubin/alkalische Phosphatase bei Verdacht auf Cholestase, kleiner Gerinnungsstatus (Quick/INR; pTT), Blutgruppe
Röntgen	Thorax in zwei Ebenen bei Patienten >40 Jahre
EKG	Standard- und Brustwandableitungen

Schema III	
Für große Eingriffe, für Eingriffe bei älteren und/oder mangelernährten Patienten sowie generell bei schlechtem Allgemeinzustand, für alle Patienten ab ASA III	
Labor	Kleines Blutbild, CRP, Urinstatus Elektrolyte, Harnstoff bzw. Kreatinin im Serum, Glukose im Serum, ggf. Blutzuckertagesprofil, Blutgasanalyse (BGA), Leberenzyme (SGOT, SGPT, γ-GT), alkalische Phosphatase, CHE, evtl. GLDH, Bilirubin, LDH, Gesamteiweiß und Albumin (alternativ Gesamtelektrophorese), Gerinnungsstatus (Quick/INR, pTT), AT III bei Patienten im drohenden/manifesten Schock, bei Verbrauchskoagulopathie (DIC) auch Fibrinogen, Blutgruppe
Röntgen	Thorax in zwei Ebenen
EKG	Standard- und Brustwandableitungen
Ergometrie	Bei allen Risikopatienten mit auffälliger akuter kardialer Anamnese ggf. mit BGA unter Belastung
Lungenfunktionsprüfung	Bei allen thorakalen Eingriffen, bei allen Patienten mit Belastungsdyspnoe/Zyanose und/oder pulmonaler/kardialer Erkrankung

24.1.1.1
Elemente der präoperativen Diagnostik

Laborwerte

Eine Laboranalyse ist bei kleinen Eingriffen besonders bei jungen Patienten, entbehrlich (Delahunt u. Turnbull 1980), sofern klinisch-anamnestisch keine Verdachtsmomente auf eine Blutgerinnungsstörung oder auf anderweitige Allgemeinerkrankungen (Hepatitis, Diabetes mellitus etc.) vorliegen.

Die Kombination *kleines Blutbild* und *CRP* in Schema II stellt das Minimum dar, das im Allgemeinen für mittlere Eingriffe ausreichend erscheint, insbesondere als Ausgangswert im postoperativen Verlauf. Die Bestimmung der *Serumelektrolyte* ab Schema II könnte bei Patienten in normalem Ernährungszustand entbehrlich sein, stellt aber bei geringem Aufwand eine Sicherheit gerade gegenüber unerkannten hyper- oder hypokaliämischen Zuständen mit ihrer Narkosegefährdung dar. Bestmögliche Korrektur aller Elektrolytstörungen präoperativ schließt ggf. wiederholte Kontrollen ein, da sich ein Defizit häufig erst nach Ausgleich einer Exsikkose oder Hypovolämie bemerkbar macht.

Die *Blutgasanalyse* (ab Schema III) gibt Auskunft über pulmonale Funktionen des Patienten in Ruhe und über den aktuellen Säure-Basen-Haushalt. Insbesondere zur Demaskierung einer unerkannten Azidose bei Ernährungs- und Stoffwechselstörungen ist sie hilfreich.

Eine orientierende Untersuchung der Nierenfunktion durch Bestimmung des *Serumharnstoffs* oder besser des *Serumkreatinins* ist bei mittelgroßen Eingriffen (Schema II) angezeigt.

Eine *Blutzuckerbestimmung* soll bei der Häufigkeit eines bisher unbekannten Diabetes mellitus und der Möglichkeit einer postoperativer „Entgleisung" bereits ab Schema II routinemäßig erfolgen, bei pathologischer Konzentration zusätzlich im Tagesprofil.

Die präoperative Bestimmung der *Leberenzyme* (besonders SGOT, SGPT) ist zur Aufdeckung einer Hepatitis (Differentialdiagnose, Vermeidung einer Operation bei latenter Hepatitis, Schutz des Operationspersonals etc.), einer intra- oder posthepatischen Cholestase (z. B. bei ikterischen Patienten, Patienten mit Oberbauchsymptomatik) und als Ausdruck der Lebersynthese wichtig. Bei Nachweis einer Hepatitis erfolgt die laborchemisch einfache weitergehende Differenzierung (Hepatitis A–E). Neben der Albuminsynthese und Quick/INR kann auch die hepatisch gebildete CHE als Marker für eine ausgeprägte Störung der Syntheseleistung genutzt werden.

Die *Bestimmung von Gesamteiweiß* und *Albumin*, alternativ eine *Eektrophorese*, ist vor großen Eingriffen (Schema III) angezeigt, bei schlechtem Allgemeinzustand und Mangelernährung ist sie durch die Bestimmung weiterer Plasmaproteine (z. B. Transferrin, Eisenbindungskapazität) zu ergänzen, um auch einen akuten Proteinmangel aufdecken zu können.

Die routinemäßige Erfassung des *Gerinnungsstatus* erscheint ab Schema II notwendig, für die gezielte Durchführung dieser Untersuchungen bleibt jedoch immer die Anamnese entscheidend. Bei Patienten im drohenden oder manifesten Schock sollten zur Erkennung einer möglichen Verbrauchskoagulopathie (DIC) immer frühzeitig AT III und Fibrinogen neben den Standardgerinnungsmesswerten Quick/INR und pTT kontrolliert werden.

Die *Blutgruppe* wird sicherheitshalber ab Schema II bestimmt (bezüglich Blutkonservenbereitstellung s. jeweils „Operationsvorbereitung" in den einzelnen Kapiteln).

Blutabnahmen für die Bestimmung der Blutgruppe und die Durchführung der Kreuzprobe müssen im Elektivfall getrennt erfolgen; sie fallen – ebenso wie eine Bluttransfusion selbst – in den ärztlichen Aufgabenbereich.

Röntgen

Vor kleineren Eingriffen kann bei jüngeren Patienten mit leerer spezifischer Anamnese auf die routinemäßige Durchführung präoperativer Röntgenuntersuchungen verzichtet werden. Röntgenthoraxaufnahmen sind stets in zwei Ebenen wünschenswert.

EKG

Aufgrund der Aussagefähigkeit und der schnellen Erstellung sollte prinzipiell immer eine 12-Kanal-EKG-Registrierung durchgeführt werden (Standard- und Brustwandableitungen nach Einthoven, Goldberger und Wilson). Generell sollte vor jeder Operation in Vollnarkose und allen mittleren und großen Eingriffen in lokaler oder rückenmarksnaher (spinaler/periduraler) Anästhesie ein EKG aus den letzten vier Wochen vorliegen. Ausnahmen können bei Kindern und Jugendlichen und/oder bei kleinen Eingriffen gemacht werden.

Zur Abschätzung des Operationsrisikos bei allen Patienten mit *manifester koronarer Herzerkrankung (KHK)* oder bei dringlichem Verdacht auf das Vorliegen einer KHK dienen neben der sorgfältig erstellten Anamnese vorrangig die physikalisch oder medikamentös induzierten Belastungsuntersuchungen wie die klassische Ergometrie oder – noch aussagekräftiger – die Stressechokardiographie oder SPECT-Myokardszintigraphie. Mit einer hohen Inzidenz relevanter Erkrankungen der Koronararterien ist bei allen Patienten zu rechnen, bei denen gefäßchirurgische Eingriffe (z. B. wegen arterieller Verschlusskrankheit, Aortenaneurysma, Karotisarteriopathie) geplant sind, vor diesen ist also eine weitergehende präoperative kardiale Diagnostik indiziert.

Lungenfunktionsprüfung

Sie ist routinemäßig bei älteren Patienten wünschenswert, bei pathologischem Ausfall und vor größeren Eingriffen ist sie mit einer arteriellen Blutgasanalyse zu kombinieren. Wichtigste und einfach zu bestimmende Werte sind die Vitalkapazität und der exspiratorische 1-Sekunden-Wert (FEV_1; Celli 1993). Eine Erniedrigung der Vitalkapazität bei normalem FEV_1 weist auf restriktive Veränderungen hin, eine Einschränkung des FEV_1 auf obstruktive. Grenzwerte für ein deutlich erhöhtes Operationsrisiko sind eine Vitalkapazität von <50% der Norm oder eine FEV_1 von <40% der Vitalkapazität.

Darüber hinaus haben spezifische Lungenfunktionsuntersuchungen unterschiedliche Bedeutung für pulmonale und extrapulmonale Eingriffe (Gass u. Olsen 1986; Lawrence et al. 1989). Insbesondere bei großen Oberbaucheingriffen und thorakalen Operationen (z. B. Zweihöhleneingriff am Ösophagus) führen bereits Reduktionen der Vitalkapazität auf <90% der altersentsprechenden Norm und des Sauerstoffpartialdrucks (paO$_2$) auf 70 mmHg zu einer exponentiellen Zunahme des pulmonalen Risikos (Bartels et al. 1998).

24.2
Medikamentöse Vorbehandlung

Zur Thromboseprophylaxe s. Kap. 25.

24.2.1
Herzglykoside

Eine früher breit – auch prophylaktisch – angewandte präoperative Digitalisierung ist heute obsolet. Für die Frage einer Digitalisierung erscheint stets ein kardiologisches Konsil angezeigt. Die alleinige Indikation ist das Vorliegen einer tachykarden Herzrhythmusstörung aus dem Vorhof (tachykarde Form der absoluten Arrhythmie bei Vorhofflimmern oder Vorhofflattern; Erdmann 1983; Doherty 1985) oder bei Vorliegen einer Herzinsuffizienz, insbesondere der Linksherzinsuffizienz im Stadium III und IV (NYHA). Standardmäßig erfolgt die Behandlung der chronischen Herzinsuffizienz mittels Diuretika, ACE-Hemmern und β-Blockern.

Bei Vorliegen einer akuten kardialen Dekompensation ist eine schnelle, binnen 24 Stunden durchzuführende, intravenöse Digitalisierung neben der parenteralen Gabe von Diuretika und Dilatanzien erforderlich. Patienten mit einer chronischen Herzinsuffizienz oder einer Tacharrhythmia absoluta können oral oder intravenös langsam innerhalb von drei Tagen aufdigitalisiert werden mit nachfolgender täglicher Erhaltungsdosis und Kontrolle des Serumdigoxin- bzw. -digitoxinspiegels (May et al. 1987).

24.2.2
Antibiotika

Präoperativ ist eine Antibiotikagabe nur bei klinisch manifesten oder vermuteten Infektionen (z. B. Gallenblasenempyem, Harnwegsinfektionen, bronchopulmonale Infektionen) indiziert. Die Wahl des Antibiotikums richtet sich nach der Art der vermuteten oder nachgewiesenen Keimgruppe.

Eine generelle Antibiotikaprophylaxe gegenüber intra- und postoperativen Infektionen soll wegen des Risikos der Entwicklung gefährlicher multiresistenter Bakterien und der Gefahr einer sich entwickelnden Mykose (Magen-Darm-Trakt, Harnblase, tracheobronchial) nicht erfolgen. Entsprechend den Richtlinien der Deutschen Gesellschaft für Chirurgie und des Paul-Ehrlich-Instituts des Bundesgesundheitsamtes besteht eine differenzierte Indikationsstellung hinsichtlich der Auswahl der Antibiotika und der Applikation als einmalige („single shot") oder mehrfache Gabe (bis zu drei Tagen). Zu den Richtlinien und Indikationen s. Kap. 24.

24.2.3
Antidiabetika

Die Hauptgefahren einer Operation im Zusammenhang mit einem Diabetes mellitus liegen – abgesehen von vermehrter Wundinfektion und insgesamt erhöhtem Operationsrisiko

- in der Auslösung oder Verstärkung eines bisher unbekannten Diabetes mellitus und der Nichterkennung dieser Komplikation mit seinen Folgen,
- in größeren und sich rasch ändernden Schwankungen des Blutzuckers bei bekanntem Diabetes mellitus, v.a. mit der Gefahr einer Hypoglykämie bei zu hoher Insulineinstellung.

Der erstgenannten Gefahr soll die ab Schema II (s. Abschn. 24.1.1) routinemäßig erfolgende Bestimmung des Nüchternblutzuckers während der präoperativen Vorbereitungszeit vorbeugen, mit dieser wird ein *latenter Diabetes mellitus* allerdings nicht ausgeschlossen. Bei familiärer Belastung und anderen Verdachtsmomenten ist ggf. die Bestimmung des Blutzuckertagesprofils, evtl. auch ein oraler Glukosetoleranztest (OGT) angezeigt. Auch bei normalen präoperativen Werten kann postoperativ eine Entgleisung des Kohlenhydratstoffwechsels erstmals auftreten, so dass bei entsprechenden Störungen des postoperativen Verlaufs (Polyurie, Exsikkose, Verwirrtheitszustände etc.) gerade bei älteren Patienten Blutzuckerbestimmungen erforderlich sind.

Bei *präoperativ bestehendem* bzw. *bekanntem Diabetes mellitus* ist intra- u. postoperativ infolge des Überwiegens insulinantagonistischer Faktoren im Rahmen des Postaggressionssyndroms an sich mit einer gewissen Verstärkung der Kohlenhydratstoffwechselstörung zu rechnen, die geringe Kohlenhydratzufuhr wirkt jedoch wieder in gegensätzlichem Sinn. Somit kann in etwa mit einer richtigen Blutzuckereinstellung, d. h. verglichen mit der präoperativen mit einer etwas erhöhten Blutzuckerkonzentration, gerechnet werden, wenn die präoperative antidiabetische Behandlung in gleicher oder äquivalenter Dosierung fortgesetzt wird; Voraussetzung hierbei ist eine Kalorienangebot von mindestens 1000 kcal/Tag mit dem Hauptanteil in Kohlenhydratform. Bei jeder Komplikation, besonders bei infektiösen, bei starken Schwankungen der Kalorienzufuhr und bei verlängerter Rekonvaleszenz ist mit erheblichen Abweichungen vom präoperativen Verhalten zu rechnen; die Einstellung kann dann nur nach kurzfristig wiederholten Blutzuckerbestimmungen erfolgen. Das Ziel liegt dabei in einem hoch normalen Blutzuckerwert unter Vermeidung von Hypoglykämien und exzessiven Hyperglykämien.

> **CAVE**
> Eine postoperative „Entgleisung" des Kohlenhydratstoffwechsels kann ein Hinweis auf eine klinisch bisher nicht bemerkte Komplikation sein, v.a. auf eine Infektion. Bei Patienten mit Diabetes mellitus ist bei allen größeren Operationen oder solchen mit wesentlicher Keimkontamination eine *perioperative Antibiotikaprophylaxe* (s. Kap. 25) indiziert.

Im Einzelnen kann bei präoperativ bekanntem Diabetes mellitus für die verschiedenen Patientengruppen folgendes Vorgehen empfohlen werden:
- Patienten mit *ausschließlich diätetisch* behandeltem Diabetes
  - Übliches prä-, intra- und postoperatives Vorgehen ohne Antidiabetika. Blutzuckerbestimmung einige Stunden postoperativ und als Tagesprofil am ersten post-

operativen Tag. Gabe von Insulin erst ab Werten von 18 mmol/l (entsprechend 300 mg/dl); weitere Bestimmungen je nach Verlauf; Tagesprofil vor Entlassung.

● Patienten, die mit *oralen Antidiabetika* eingestellt sind
  – Bei Operationen mit nur kurzzeitiger Unterbrechung (ca. 1 Tag) der oralen Nahrungszufuhr: Keine speziellen Maßnahmen, Blutzuckerkontrollen mindestens einmal täglich über die ersten Tage. Bei Operationen mit Unterbrechung der oralen Nahrungszufuhr über mehrere Tage: Umstellung auf Altinsulin in Infusion; ca. 3 × 12–3 × 18 I.E./Tag, Einzeldosis jeweils in 500 ml Glukose (10%ig) über 8 Stunden. Rückumstellung auf orales Antidiabetikum nach Ende der parenteralen Ernährung unter genauer Kontrolle des Blutzuckers (abwechselnd Tagesprofil- und Nüchternblutzukeruntersuchung an konsekutiven Tagen).

● Patienten, die mit *Insulin* eingestellt sind
  – *Elektiv:* Umstellung auf i.v.-Gabe von Altinsulin einen Tag präoperativ (Umrechnung der Dosierung Depotinsulin:Altinsulin wie 1:1,5). Verabreichung in drei Portionen über je 8 Stunden in 500 ml einer 10%igen Glukoselösung, dabei 4- bis 6-stündliche Blutzuckerbestimmung und ggf. Veränderung der Insulindosierung (angestrebte Höhe: 5–15 mmol/l, entsprechend 90–250 mg/dl). Beibehaltung dieses Schemas am Operationstag und postoperativ während der Phase der parenteralen Ernährung. Blutzuckerkontrolle je nach Stabilität der Werte alle 4 bis 8 Stunden, Umstellung auf vorherige Behandlung bei Wiederaufnahme der vollen oralen Ernährung: Die Blutzuckerwerte dürfen dabei anfangs noch etwas höher liegen als präoperativ. *Im Notfall:* wie bei Elektiveingriffen, Beginn der intravenösen Insulingabe jedoch erst postoperativ (spezielle Gefahr einer intraoperativ unbemerkten Hypoglykämie bei Überlappung von Depot- und Altinsulin, mit gravierenden Folgen, z.B. schwere zerebrale Schädigung).

24.2.4
Operationen nach/unter Behandlung mit differenten Medikamenten (Antihypertensiva, Antikoagulanzien, Thrombozytenaggregationshemmer, Glukokortikoide, Zytostatika)

24.2.4.1
Antihypertensiva

Bei Operationen unter Antihypertensiva sind v.a. zwei Reaktionen zu beachten:
● Bei *Volumenverlusten* können überproportionale Hypotoniephasen auftreten, die entsprechend große Mengen von Volumen mit der Gefahr einer kardialen Überlastung erfordern; vasokonstriktive Medikamente sind infolge der ganglienblockierenden Wirkung vieler Antihypertensiva unwirksam. Prophylaktisch ist speziell bei Hypertoniepatienten zu Beginn einer Vollnarkose oder einer rückenmarksnahen Narkose eine vorbeugende Volumengabe im Sinne einer milden Hypervolämie (Kirchner 1971) indiziert.
● Nach antihypertensiver Behandlung, v. a. mit β-Rezeptoren-Blockern oder Kalziumantagonisten vom Verapamiltyp können bradykarde Herzrhythmusstörungen auftreten; ggf. muss dagegen Atropin oder Orciprenalin (Alupent) verabreicht werden. Bei Medikamenten, die überwiegend periphere Angriffsorte haben, sind schwerwiegende Auswirkungen auf den Herzrhythmus nicht zu erwarten. Häufig liegt jedoch gerade bei Gebrauch von Diuretika eine relative Wasserverarmung und Elektrolytstörung

(Natrium und Kalium) vor. Dabei ist unter kaliumsparenden Diuretika wie Triamteren oder Spironolacton insbesondere bei Vorliegen einer Niereninsuffizienz auf eine Hyperkaliämie ebenso zu achten wie auf eine Hypokaliämie bei Einsatz von Schleifendiuretika.

Die heute häufig eingesetzten ACE-Hemmer und die Gruppe der AT I-Blocker sind hinsichtlich einer geplanten Operation nebenwirkungsarm. Aufgrund des vasodilatierenden Effektes sollte intra- und postoperativ auf eine ausreichende Hydrierung des Patienten geachtet werden, da sonst insbesondere bei älteren Patienten mit vorbestehender Niereninsuffizienz eine Verschlechterung der Nierenfunktion zu erwarten ist.

Ein abruptes Absetzen einer bereits längere Zeit laufenden antihypertensiven Therapie ist nicht nur gefährlich, sondern bietet auch bei der oft langen Nachwirkung der Medikamente keinen wirksamen Schutz vor unerwünschten intraoperativen Nebenwirkungen. Ähnlich wird auch ein unmittelbarer präoperativer Beginn einer antihypertensiven Therapie wegen der individuell nicht absehbaren Wirkung selten indiziert sein (*Ausnahme*: exzessiver Hypertonus und Phäochromozytom; s. Kap. 14). Insgesamt kommt es also sowohl bei medikamentös behandelter als auch bei unbehandelter Hypertonie sehr auf eine exakte Narkoseüberwachung und -führung an

24.2.4.2
Antikoagulanzien

Sofern von Seiten der zur Antikoagulation führenden Erkrankung vertretbar, soll bei Cumarinbehandlung der Quick-Wert (Thromboplastinzeit, TPZ) präoperativ auf 30–50% (INR 1,5–2) eingestellt werden. Hierbei kann eine Operation ohne wesentliche Gefahren durchgeführt werden. Postoperativ wird baldmöglichst mit der präoperativen Behandlung fortgefahren oder kurzfristig auf Heparin umgestellt.

In Einzelfällen, z. B. nach Mitralklappenersatz oder nach kardialer Embolie, erscheint die alleinige Erhöhung des Quick-Wertes auf 30% nicht tolerabel. Hier erfolgt präoperativ eine überlappende Umstellung der Antikoagulation auf ein unfraktioniertes Heparin (etwa 100 I.E./h über Perfusor), wobei die pTT (aktivierte partielle Thromboplastinzeit) etwa auf das 2fache verlängert werden sollte (etwa 80 s). Bei Schwierigkeiten in der Blutstillung kann intraoperativ eine Antagonisierung mit Protaminsulfat erfolgen. Postoperativ ist frühzeitig eine effektive Heparinisierung erforderlich.

Alternativ zur Gabe von unfraktionierten Heparin besteht die Möglichkeit der Gabe von niedermolekularen Heparinen, die gewichtsadaptiert ein- oder zweimalig s.c. gegeben werden und eine effektive Antikoagulation bewirken.

> **CAVE**
> Da eine Neutralisierung nur zu ca. 50–60% mit Protaminchlorid-Infusionen möglich ist, sollte eine Karenzzeit von mindestens 12-, besser 24 Stunden zwischen der Gabe von niedermolekularem (fraktionierten) Heparin und Operation eingehalten werden.

Bei Noteingriffen und Quick-Werten unter 30% ist die prä- oder intraoperative Gabe von PPSB indiziert. Entgegen der früher häufig angewandten Praktik sollte aufgrund des erhöhten Infektionsrisikos auf die Gabe von Fresh-frozen-Plasma (FFP) verzichtet werden. Nur bei massivem Blutverlust und dem dadurch bedingten Verlust von Gerinnungsfaktoren, die nicht Vitamin-K-abhängig sind, ist neben der Gabe von Erythrozytenkonzentraten die Gabe von FFP angezeigt.

24.2.4.3
Thrombozytenaggregationshemmer

Eine zunehmende Anzahl älterer Patienten ist einer lebenslangen Thrombozytenaggregationshemmung unterworfen, dazu stehen derzeit drei Medikamentengruppen mit unterschiedlichen Wirkungsmechanismen zur Verfügung.

Während die Acetylsalicylsäure (ASS) eine irreversible Hemmung in der Thromboxansynthese des Thrombozyten bewirkt, handelt es sich bei Ticlopidin (Tyklid) und dem Nachfolgeprodukt Clopidogrel (Plavix, Iscover) um ADP-Antagonisten. Es besteht bei diesen Substanzen keine Möglichkeit der Antagonisierung. Dies bedeutet, dass eine Normalisierung der Blutungszeit erst mit der Thrombozytenreplikation erfolgt und in aller Regel etwa 7 Tage benötigt.

Einzelne Kasuistiken weisen auf erhebliche Schwierigkeiten der Blutungsstillung nach Langzeitgabe von Thrombozytenaggregationshemmern hin. Doch spricht die große Zahl von Operationen, die unter diesen Umständen ohne Blutungskomplikationen ausgeführt werden, gegen eine generelle Kontraindikation bei so vorbehandelten Patienten (Ferraris u. Swanson 1983). Wenn möglich, sollte aber eine siebentägige präoperative Medikationspause vor der Operation eingelegt werden. Eine normale Blutungszeit nach Dukes ist dabei anzustreben.

Fibrinogen-Rezeptorantagonisten, die GpIIb/IIIa-Antagonisten, hemmen die Vernetzung aktivierter Thrombozyten untereinander und am Endotheldefekt. Der Effekt dieser insbesondere in der interventionellen Kardiologie parenteral verabreichten Substanzen ist ebenfalls irreversibel und nicht zu antagonisieren, die Halbwertszeit beträgt 2–12 Stunden. Da ein messtechnisches Verfahren zur Wirksamkeit der GpIIb/IIIa-Antagonisten in vielen Kliniken nicht verfügbar ist, muss auf ein entsprechendes Intervall von der Applikation bis zu einer Operation geachtet werden.

Bei notfallmäßig durchzuführenden Operationen unter Therapie mit Thrombozytenaggregationshemmern kann der verlängerten Blutungszeit durch den intraoperativen Einsatz von Desmopressin entgegen gewirkt werden (Flordal u. Sahlin 1993; Porte u. Leebeek 2002). Ggf. müssen Thrombozytenkonzentrate zur effektiven Blutstillung eingesetzt werden.

24.2.4.4
Glukokortikoide

Besonders zwei Probleme sind zu beachten: die antiinflammatorisch-antiproliferative Wirkung mit vermehrten Wundheilungsstörungen und Maskierung von Infekten sowie die Suppression der Nebennierenrinde. Erstgenannter Effekt ist dosis-, möglicherweise auch individualabhängig und stellt letztlich eine Gefahr bei jeder über der physiologischen Hormonproduktion liegenden Dosierung dar; besondere Gefahren dürften bei Dosen von 30 mg Prednison/Prednisolon pro Tag liegen, insbesondere bei Langzeitapplikation. Die entsprechenden Effekte enden nicht mit dem Absetzen bzw. Reduktion des Medikamentes; es ist mit Nachwirkung zumindest über einige Wochen zu rechnen (Beyer 2000).

Eine erst intra- bzw. postoperativ begonnene Glukokortikoidtherapie ist weniger gefährlich als eine präoperative. Wenn dies hinsichtlich der mit Prednisolon behandelten Erkrankung vertretbar ist, soll im perioperativen Zeitraum die Prednisolondosierung auf Hydrokortison umgestellt werden (Dosierung s. unten).

Mit einer Suppression der Nebennierenrinde ist bereits bei einer Glukokortikoidbehandlung über wenige Wochen zu rechnen. Eine abrupte Therapieunterbrechung ist somit nicht möglich. Auch bei mehrere Monate zurückliegender Therapie muss mit einer partiellen Insuffizienz der Nebennierenrinde gerechnet werden. Sicherheitshalber wird bei diesen Patienten im perioperativen Zeitraum eine volle, d. h. zur Kompensation des „Operationsstresses" deutlich erhöhte Glukokortikoidbehandlung durchgeführt. Die normale Erhaltungsdosis von Glukokortikoiden liegt bei 20 mg Hydrokortison täglich.

Im Zusammenhang mit einer Operation kann etwa folgendes Behandlungsschema empfohlen werden:

- *bis zum Abend vor dem Operationstag*   ggf. laufende Dosierung beibehalten,

- *intraoperativ*   ca. 15 mg Hydrokortison/h i.v.,

- *ab Operationsende*   je 100 mg Hydrokortison/8 h im Perfusor oder in der Infusion.

- *danach*   Reduktion der Dosis, s. Kap. 14.

Bei Komplikationen irgendeiner Art, auch bei Infektionen und Zeichen einer Nebenniereninsuffizienz (v.a. bei Hyoptonie und Hypoglykämie) in der Phase der Reduzierung der Kortisondosis ist die Dosierung ggf. wieder zu erhöhen.

Eine Substitution von Mineralokortikoiden ist selten erforderlich; bei der Dosierung von Hydrokortison <100 mg/Tag (bzw. bei entsprechenden Äquivalenten) sollte sicherheitshalber Fluorokortisol 0,1 mg/Tag (betonte Mineralkortikoidwirkung) verabreicht werden.

Perioperativ ist meist eine Antibiotikaprophylaxe indiziert.

24.2.4.5
Zytostatika

Im Rahmen multimodaler Therapiekonzepte in der interdisziplinären Onkologie gewinnt die neoadjuvante Chemotherapie zunehmend an Bedeutung. Im Gegensatz zur Radio-Chemo-Therapie sind durch alleinige präoperative Chemotherapie im Allgemeinen keine wesentlichen Komplikationen im postoperativen Verlauf zu erwarten (Tabira et al. 1999). Zumeist sind die unmittelbaren Auswirkungen der Zytostase und ihrer Toxizität innerhalb weniger Wochen reversibel. Tiefstwerte der Granulozyten und Thrombozyten finden sich bei den meisten Präparaten etwa 1 bis 2 Wochen, bei anderen jedoch erst 4 bis 6 Wochen nach der letzten bzw. nach der letzten hohen Zytostatikaapplikation. Wenn möglich, soll der Operationszeitpunkt entsprechend *nach* diesem Zeitraum eingeplant werden (Baird u. Rebbeck 1986; Schlag u. Kettelhack 1989).

Gerade nach längerfristiger Zytostatikagabe können auch anhaltende, z. T. latente Nebenwirkungen bestehen, die sich perioperativ manifestieren können, z. B.

- längerfristige Knochenmarkdepressionen bei alkylierenden Substanzen und Antimetaboliten,
- Ileus und Wundheilungsstörungen bei Vinblastin und Cisplatin,
- kardiotoxische Nebenwirkungen bei Adriamycin und Daunorubicin,
- Nephrotoxität bei Cisplatin und Methotrexat sowie
- Lungenfunktionsstörungen bei Bleomycin und Etoposid (Preiß u. Fischer 1984).

Ähnlich wie bei den Glukokortikoiden ist auch hier die intraoperative (selten) oder relativ frühzeitige postoperative (häufiger) Behandlung weniger risikoreich als eine langfristig präoperative.

 Bei zytostatisch vorbehandelten Patienten ist eine perioperative Antibiotikaprophylaxe angezeigt.

24.3
Ernährungstherapeutische Vorbehandlung

24.3.1
Mangelernährung

Es ist gesichert, dass ein Mangelernährungszustand das perioperative Morbiditäts- und Letalitätsrisiko erhöht (Warnold u. Lundhol 1984; Klein et al. 1997; Skipper 1998; Nakamura et al. 1999). Die Hoffnung, durch eine präoperative paraenterale Ernährung diese erhöhten Gefahren abwenden zu können, hat sich nicht generell erfüllt.

Insbesondere eine Hyperalimentation, also die Zufuhr von Nährstoffen über den Bedarf hinaus, scheint heute eher gefährlich. Weiter muss bei langfristiger parenteraler Substitution mit den doch häufigen septischen Katheterkomplikationen gerechnet werden. Dabei ist aber eine parenterale Ernährung nur wirksam, wenn sie mindestens 8–10 Tage präoperativ vorgenommen wird. Eine Normalisierung einer erkrankungsbezogenen katabolen Stoffwechsellage wird man – gerade bei Fortbestehen des Grundleidens, meist eines Tumorleidens – kaum erreichen; lediglich das Ausmaß der Veränderungen, etwa eine starke Hypalbuminämie, kann verringert werden (Löhlein 1986 u. 1987). Eine präoperative künstliche Ernährung zur Vorbereitung auf eine große viszeralchirurgische Operation sollte möglichst enteral erfolgen und ist nur bei manifester Mangelernährung (>15% Gewichtsverlust, BMI[1]<17, Albumin im Serum <30 g/l)) vor einer auch postoperativ mit längerer Nahrungskarenz verbundenen Operation für eine Dauer von 10 bis 14 Tagen sinnvoll (Veterans Affairs 1991). Andernfalls ist eine Verzögerung der Operation nicht zu rechtfertigen.

Erste Ergebnisse sprechen für den Einsatz von bereits prästationär einzunehmenden Trinklösungen mit immunmodulierenden Substraten (Braga et al. 1999). Bei längerer präoperativer Vorbereitung soll eine leichte Gewichtszunahme erfolgen, eine zu starke würde jedoch eher für Wasserretention sprechen.

Zu unterscheiden von dieser begrenzten Bedeutung einer präoperativen Ernährung ist die Notwendigkeit, eine bestehende Exsikkose, Serumelektrolytstörungen und ggf. auch vermutete intrazelluläre Elektrolytveränderungen auszugleichen. Dies gilt v.a. für Patienten mit hohen Dünndarmfisteln und für ernährungsgestörte M. Crohn-Patienten (intrazelluläres Kaliumdefizit; Lehr et al. 1982).

---

[1] „body mass index" entspricht Körpergewicht multipliziert mit dem Quadrat der Körperlänge:

$$BMI = kg \cdot m^2$$

24.3.2
Adipositas

Auch eine Adipositas, besonders bei erheblichen Ausmaßen (BMI >37; Beyer 2000), bedingt erhöhte perioperative Risiken. Kurzfristige Gegenmaßnahmen haben naturgemäß keinen Sinn, längerfristige scheiden bei klarer und besonders bei dringender Operationsindikation aus.

Sehr zu befürworten ist jedoch eine Gewichtsreduktion – unter fachdiätetischer Führung – bei Erkrankungen, deren Operation einen Aufschub erlaubt und deren Verlauf dann erwartungsgemäß leichter ist; dies gilt v.a. für die Operation von Bauchnarbenbrüchen, daneben auch für Sigmadivertikulitis oder Cholelithiasis. Bei einer Refluxösophagitis kann die Gewichtsreduktion allein zu einer wesentlichen Verringerung der Beschwerden führen, oft sogar zur Vermeidung der Operation. Ggf. kann bei Adipositas ein Proteinmangel vorliegen, dem durch Aminosäureninfusionen begegnet werden soll (Fekl u. Löhlein 1982).

24.3.3
Präoperative Entlastung des Magen-Darm-Trakts

Eine längere *präoperative Ernährungspause*, etwa im Rahmen ausführlicher präoperativer Diagnostik, erscheint generell ungünstig. Ist eine solche Begrenzung der oralen Nahrungsaufnahme unvermeidbar (Stenosierung im Gastrointestinaltrakt bei M. Crohn, bei Karzinom u.a., konventionelle Dickdarmvorbereitung bei Kontraindikationen zur progranden Lavage etc.) so soll stets versucht werden, das Ernährungsdefizit durch entsprechende Sondenkost und ggf. parenterale Ernährung zu kompensieren (McClave et al. 1999).

24.4
Physikalische Vorbehandlung

Die Häufigkeit bronchopulmonaler, kardialer und vaskulärer postoperativer Komplikationen hängt entscheidend von der prä- und postoperativen körperlichen Aktivität des Patienten ab. Diese ist präoperativ meist nicht wesentlich zu steigern oder zu verändern. Sofern bei älteren Patienten eine Operation nicht dringend ist und ein deutliches Bewegungsdefizit vorgelegen hat, wird nach Möglichkeit präoperativ eine mehrwöchige Phase einer sich steigernden körperlichen Aktivität, ggf. kombiniert mit Gewichtsreduktion, zu empfehlen sein.

Im Allgemeinen ist jedoch die Vorbereitungszeit kurz, eine Steigerung der körperlichen Gesamtaktivität kommt dabei nicht zum Tragen. Wichtig ist jedoch in jedem Falle eine *atemgymnastische Behandlung* bzw. Beratung. Sie verfolgt im Wesentlichen die im Folgenden dargestellten Ziele.

24.4.1
Vorbereitung der postoperativen Atemgymnastik

Hierzu gehören u.a. die Besprechung der Bedeutung, der Technik und auch der möglichen Schmerzhaftigkeit des tiefen Durchatmens und des Abhustens postoperativ sowie das präoperative Einüben: Bei lungengesunden Patienten reicht dabei das mehrmals tägliche tiefe Durchatmen mit Betonung der thorakalen Atemexkursion, was durch die Benutzung des Giebel-Rohrs oder wohl besser durch das Training einer „angehaltenen maximalen Inspiration" („sustained maximal inspiration", SMI; Brandl 1983) mit dem Triflow-Meter einfach und in leicht handhabbarer Form gefördert werden kann (Brandl 1983). Bei Patienten mit einer *respiratorischen Störung* kann darüber hinaus das Einüben einer Respiratorbehandlung (intermittierend positive Druckbeatmung über ein Mundstück, IPPB) sowie der Einsatz einer PEP(„positive exspiratory pressure")-Maske oder einer Flutter-Therapie („oscillating positive exspiratory pressure") sinnvoll sein. Maßnahmen dieser Art sind – individuell angepasst – letztlich bei jedem Patienten präoperativ angezeigt, speziell vor größeren Abdominal- und Thoraxeingriffen (Olsen et al. 1997).

24.4.2
Vorbehandlung bei bereits präoperativ vorliegender respiratorischer Störung

Behandelbar sind v.a. entzündliche und obstruktive Veränderungen, während restriktive mit Ausnahme einer Lungenstauung oder eines Pleuraergusses naturgemäß nicht oder kaum beeinflusst werden können. Bei restriktiven Störungen ist die präoperative Einübung einer Respirationsbehandlung am wichtigsten. Bei obstruktiven – und meist entzündlichen – Veränderungen sind zumindest über mehrere Tage eine Aerosoltherapie, je nach Situation mit Zusätzen von Emser-Salz oder Sympathikomimetika, ggf. auch deren generelle Applikation notwendig und aussichtsreich. Eine Wiederholung der Lungenfunktionsprüfung präoperativ lässt den Erfolgsgrad der Behandlung beurteilen, was ggf. ein Kriterium der allgemeinen Operabilität darstellt.

Bedeutsam sind weiter das präoperative Einüben und Besprechen der v.a. postoperativ wichtigen Bein- und Fußbewegungen und der Hinweis auf das Frühaufstehen etwa am ersten postoperativen Tag. Aufgrund dieser präoperativen Erklärungen lassen sich die postoperativen Maßnahmen leichter und früher durchführen.

24.5
Einige andere vorbereitende Maßnahmen

Zu den weiteren präoperativen Maßnahmen gehören Aufklärung, Nahrungskarenz, Abführen, Harnableitung, Rasieren, Lagern, Hämodilution und Eigenblutspende.

24.5.1
Aufklärung

Die Aufklärung über eine Operation muss stets die individuelle Situation berücksichtigen und in Verantwortungsbewusstsein einfühlend vorgenommen werden. Einen für jede Situation gültigen Katalog von zu besprechenden Fragen oder Komplikationsmöglichkeiten kann es nicht geben. Der Arzt, der die Aufklärung übernimmt, muss sich bei jedem einzelnen Patienten überlegen, welche Kenntnisse für *dessen* Entscheidung erforderlich sind. So ist es selbstverständlich, dass bei Vorliegen benigner Erkrankungen in der Regel eine weit genauere, auch sehr seltene Komplikationsmöglichkeiten einschließende Erörterung notwendig ist (v. a. wenn konservative Behandlungsalternativen existieren) als bei einer malignen Erkrankung, bei der die Operation die alleinige Heilungschance oder die bestmögliche palliative Therapieform ist.

Bei einer oft zu starken Berücksichtigung möglicher juristischer Auseinandersetzungen besteht die Gefahr einer zu detaillierten Aufklärung über mögliche Frühkomplikationen, womit sich mehr der aufklärende Arzt vor juristischen Konsequenzen schützt, als dass er dem Patienten eine Entscheidungsgrundlage bietet. Dabei kommt häufig sowohl die Erörterung wichtiger Gesichtspunkte des längerfristigen Verlaufs als auch die der Frage von Rezidiven und der Abwägungsgründe gegenüber anderen Therapiemöglichkeiten zu kurz. Es darf festgestellt werden, dass die neuere Rechtssprechung – im Gegensatz zu manchen Ansichten früherer Jahre – wieder mehr den individuellen Charakter der Aufklärung akzeptiert und ihn für richtig hält. Diesem wird ein geeignetes persönliches Gespräch in der Regel weit mehr gerecht als häufig stark schematisierte Aufklärungsbögen und -broschüren. Sicher muss aber im Hinblick auf ggf. juristische Auseinandersetzungen und in Kenntnis des oft raschen Erinnerungsverlustes Wesentliches des Aufklärungsgesprächs und seiner Inhalte schriftlich fixiert werden.

Hauptziel einer Aufklärung muss es also sein, den Patienten – und ggf. Angehörige – in die Lage zu versetzen, eine eigene Entscheidung zu treffen, wozu der Patient als medizinischer Laie ohne dieses nicht in gleicher Weise im Stande wäre. Selbstverständlich kann und wird dabei meist der auf Erfahrung beruhende Rat des aufklärenden Arztes, besonders auch der des Operateurs eine wichtige Rolle spielen. Keinesfalls darf dem Patienten eine Entscheidung überantwortet werden, die er aufgrund seines Wissensstandes nicht treffen kann. Der aufklärende Arzt muss auch erkennen, wenn eine entsprechende Grundlage bei dem Patienten nicht vorliegt oder er sich z. B. von einer Operation weit mehr verspricht, als zu erwarten ist. Andererseits soll ihm jedoch keinesfalls bei ernster Situation durch die Aufklärung zusätzlich Schaden zugefügt werden. Es ist darauf Wert zulegen, dass das Gespräch über eine bevorstehende Operation wieder mehr das Hauptziel der Vertrauensbildung zwischen Patient und Arzt verfolgt, als rein juristische Kriterien zu erfüllen und z. T. auch falsch verstandenen Forderungen nachzukommen.

24.5.2
Nahrungskarenz

Vor elektiven Eingriffen soll eine Nahrungskarenz von mindestens 6 bis 8 Stunden eingehalten werden. Eine Operation in Vollnarkose mit einem geringeren Zeitintervall nach der letzten Nahrungsaufnahme muss vom Operateur bezüglich ihrer Dringlichkeit eindeutig begründet und mit dem Anästhesisten besprochen sein. Eine präoperative Magenspülung – sofern bei dem Grundleiden möglich – kann das Risiko einer Aspiration etwas mindern, aber nicht ausschalten. Alle Maßnahmen zur Bekämpfung einer Aspiration sind vorzubereiten, besonders ein funktionsfähiges Absauggerät und die Lagerung des Patienten auf einem rasch kippbarem Operationstisch.

> **CAVE** Mit einer verzögerten Magenentleerung auch über 6 bis 8 Stunden muss bei akut entzündlichen Baucherkrankungen, nach Traumen und bei Gravidität gerechnet werden.

Bei jeder Form einer funktionell wirksamen Magenausgangsstenose ist längere Nahrungskarenz (24 bis 48 Stunden) und präoperatives Ableiten von Magensekret über eine nasogastrale Sonde erforderlich. Trotzdem muss hierbei mit unvollständiger Magenentleerung gerechnet werden.

24.5.3
Darmentleerung

Vor Elektiveingriffen besonders im Abdominalbereich ist ein Einlauf oder ein Klysma am Abend vor dem Operationstag üblich, um zumindest den distalen Dickdarmanteil zu entleeren und so eine intraoperative Defäkation und eine postoperative starke Eindickung der Faezes zu vermeiden. Für extraabdominelle und kleinere intraabdominelle Eingriffe (z. B. Cholezystektomie, Hernienoperationen etc.) ist diese Form der Darmentleerung präoperativ ausreichend; vor größeren Eingriffen (z. B. partielle Magenresektion, Gastrektomie, Pankreasoperationen, Rezidiveingriffe) ist die weitgehende Entleerung des Dickdarms durch zusätzliche Gabe von Abführmitteln zu empfehlen, die jedoch mindestens am Morgen des Vortages der Operation verabreicht werden. Alternativ können am Nachmittag vor der Operation 1–2 l Polyethylenglykol verabreicht werden. Zur Dickdarmreinigung bei Kolon-Rektum-Eingriffen, insbesondere zur prograden Lavage s. Kap. 17.

24.5.4
Harnableitung

Eine kontrollierte Harnableitung ist angezeigt bei allen großen und mehrstündigen Operationen, bei Eingriffen am Rektum sowie bei Risikopatienten oder spezieller urologischer Indikation. Da bei diesen Indikationen in aller Regel auch postoperativ eine mehrtägige Urinableitung erforderlich ist, erscheint es günstig, an Stelle eines transurethralen Harnblasenkatheters intraoperativ bei entsprechend gefüllter Harnblase einen suprapubischen Katheter mittels Splitkanüle einzubringen (dies v.a. beim Mann wegen der erhöhten Gefahr einer Infektion und postoperativen Blasenentleerungsstörung; am besten aber wohl grundsätzlich). Bei der Notwendigkeit, bereits präoperativ durch transurethrale Katheterisierung eine Harnableitung durchzuführen (z. B. Schocksituation), sollte intraoperativ nach Auffüllen der Harnblase eine suprapubische Katheterisierung erfolgen; der transurethrale Katheter muss dann später entfernt werden.

24.5.5
Rasieren

Das Operationsgebiet mit einem weiten Sicherheitsbereich soll möglichst kurzfristig vor der Operation (frühestens am Tag vor der Operation) rasiert werden, da sonst mit stärkerer Infektion der unvermeidbaren Hautläsion zu rechnen ist. Wenn möglich, ist die Schambehaarung wegen des langsamen Nachwachsens von der Rasur auszusparen. Die generelle Anwendung von Enthaarungscremes zur Vermeidung von Hautinfektionen scheitert im Allgemeinen aus Kostengründen. Nach der allgemeinen körperlichen Reinigung (Baden oder Duschen) und dem Rasieren soll der Patient zur Vermeidung von Hospitalinfektionen ein neues Bett erhalten.

24.5.6
Lagerung

Die exakte und sichere Lagerung ist gemeinsame Aufgabe von Anästhesisten und Chirurgen. Besonders gefährdete Stellen sind der Armplexus bei überstrecktem oder unter der Horizontale gelagertem Arm (Verantwortungsbereich besonders des Anästhesisten), das Brachialis- und das Ulnarisgebiet bei angelegtem Arm infolge direkten Drucks, besonders durch Lageveränderungen des Operationstisches sowie der Fibularisbereich bei Lagerung zur Rektumoperation, ebenfalls besonders durch intraoperative Lagerungsveränderungen und fehlende Kontrollmöglichkeit infolge der Abdeckung. Bei intraoperativer Lagerungsänderung muss jeweils geprüft werden, ob die Beinlage noch locker ist.

24.5.7
Hämodilution und Eigenblutspende

Im Allgemeinen soll der präoperative Hämoglobinwert nicht wesentlich unter 10 g/dl liegen. Vor Operationen mit zu erwartendem nennenswerten Blutverlust sowie bei älteren oder allgemein geschädigten Patienten soll mindestens diese Hämoglobinhöhe präoperativ erreicht sein. Ausgenommen sind Patienten mit chronischem Hämoglobinmangel (z. B. Dialysepatienten), bei denen Werte von 6–8 g/dl als ausreichend erachtet werden können.

Andererseits kann zur Vermeidung intraoperativer Bluttransfusionen mit ihren bekannten Gefahren (speziell Hepatitis B, C und HIV-Infektion) bei kardial gesunden Patienten, die präoperativ einen Hämoglobingehalt von >12 g/dl haben und bei denen mit einem intraoperativen Blutverlust von ca. 1000–1500 ml zu rechnen ist, unmittelbar präoperativ eine induzierte normovolämische Hämodilution mit einer Gewinnung von etwa 1000 ml Eigenblut und mindestens isovolämischer Substitution mit Plasmaexpandern und Glukose-Elektrolyt-Lösung angebracht sein (Bormann et al. 1986; Gillon 1994; Olsfanger et al. 1997). Möglichkeiten für die Gewinnung größerer Mengen von Eigenblut liegen in einer ersten Entnahme 3–4 Wochen vor dem elektiven Operationstermin und einer wöchentlichen Entnahme (je eine Konserve) bis eine Woche vor der geplanten Operation, ggf. unterstützt durch die Gabe von Erythropoetin. Begleitend sollte eine Eisensubstitution erfolgen, auch ein Mangel an Vitamin B_{12}- und/oder Folsäure muss ausgeglichen werden.

Literatur

Lehrbücher und Übersichtsarbeiten

Plauth M, Weimann A, Holm E, Müller MJ (1999) Richtlinien der GASL zur Ernährung bei Lebererkrankungen und Lebertransplantation. Z Gastroenterol 37: 301–312
Schmitt W, Hartwig W (Hrsg) (1985) Allgemeine Chirurgie. Barth, Leipzig
Schmoll JH, Höffken K, Possinger K (1999) Kompendium Internistische Onkologie. Springer, Berlin Heidelberg New York Tokyo
Siewert JR, Harder F, Rothmund M (2001) Praxis der Viszeralchirurgie: Onkologische Chirurgie. Springer, Berlin Heidelberg New York Tokyo

Zitierte Literatur

Baird RM, Rebbeck PA (1986) Impact of preoperative chemotherapy for the surgeon. Recent results. Cancer Res 103: 79

Bartels H, Stein HJ, Siewert JR (1998) Trachebronchial lesions following oesophagectomy: prevalence, predisposing factors and outcome. Br J Surg 85: 840–845

Beyer J (2000) Glukokortikoidtherapie. In: Wolff HP, Weihrauch TR (Hrsg) Internistische Therapie 2000/2001. Urban & Fischer, München Jena, S 954–960

Bormann von B, Weidler B, Boldt J, Joos D, Aigner K, Pfeil J, Hempelmann G (1986) Die akute normovolämische Hämodilution bei großen operativen Eingriffen. Chirurg 57: 457–464

Braga M, Gianotti L, Radaelli G, Vignali A, Mari G, Genilini O, Di Carlo V (1999) Perioperative immunonutrition in patients undergoing cancer surgery: results of a randomized double-blind phase 3 trial. Arch Surg 134: 428–433

Brandl M (1983) Präoperative Atemtherapie. Anasthesiol Intensivmed Notfallmed Schmerzther 24: 206–213

Celli BR (1993) What is the value of preoperative pulmonary function testing? Med Clin North Am 77: 309–325

Delahunt B, Turnbull PR (1980) How cost effective are routine preoperative investigations? N Z Med J 673: 431–432

Doherty JE (1985) Clinical use of digitalis glycosides. An update. Cardiology 72: 225–254

Erdmann E (1983) Neue Aspekte der Digitalistherapie. Internist 24: 422–428

Fagevik Olsen M, Hahn I, Norfgren S, Lonroth H, Lundholm K (1997) Randomized controlled trial of prophylactic chest physiotherapy in major abdominal surgery. Br J Surg 84: 1535–1538

Fekl W, Löhlein D (1982) Indikation und Praxis der perioperativen parenteralen Ernährung. Infusionstherapie 9: 56–93

Ferrais VA, Swanson E (1983) Aspirin usage and perioperative blood loss in patients undergoing unexpected operations. Surg Gynecol Obstet 156: 439–442

Flordal PA, Sahlin S (1993) Use of desmopressin to prevent bleeding complications in patients treated with aspirin. Br J Surg 80:723–724

Gass GD, Olsen GN (1986) Preoperative pulmonary function testing to predict postoperative morbidity and mortality. Chest 89: 127–135

Gillon J (1994) Controversies in transfusion medicine. Acute normovolaemic haemodiluton in elective major surgery. Transfusion 34: 269–271

Kirchner E (1971) Induzierte Hypervolämie. Bruns Beitr Klin Chirg 219: 97–105

Klein S, Kinney J, Jeejeebhoy KN, Alpers DH, Hellerstein M, Murray MJ, Twomey P (1997) Nutrition support in clinical practice: review of published data and recommendations for future research directions. J Parenteral Enteral Nutr 21: 133–156

Lawrence VA, Page CP, Harris GD (1989) Preoperative spirometry before abdominal operations. A critical appraisal of its predictive value. Arch Intern Med 149: 280–285

Lehr L, Schober O, Hundeshagen H, Pichlmayr R (1982) Total body potassium depletion and the need for preoperative nutritional support in Crohn's disease. Ann Surg 196: 709–714

Löhlein D (1986) Beeinflusst die präoperative parenterale Ernährung die postoperative Komplikationsrate bei Karzinompatienten? Akt Onkol 35: 164–173

Löhlein D (1987) Präoperative Ernährungstherapie bei Tumorpatienten. MMW 129: 271–274

May JR, DiPiro JT, Sisley JF (1987) Drug interactions in surgical patients. Am J Surg 153: 327–335

Mc Clave SA, Snider HL, Spain DA (1999): Preoperative issues in clinical nutrition. Chest 115: 64S–70S

Nakamura K, Moriyama Y, Kariyazono H, Hamada N, Toyohira H, Taira A, Yamada K (1999) Influence of preoperative nutritional state on inflammatory response after surgery. Nutrition 15: 834–841

Olsfanger D, Fredman B, Goldstein B, Shapiro A, Jedeikin R (1997) Acute normovolaemic haemodilution decreases postoperative blood transfusion after total knee replacement. Br J Anesth 79: 317–321

Porte RJ, Leebeek TW (2002) Pharmacological strategies to decrease transfusion requirements in patients undergoing surgery. Drugs 62: 2193–2211

Preiß J, Fischer J (1984) Zytostatische Therapie solider Tumoren. In: Wolff HP, Weihrauch TR (Hrsg) Internistische Therapie 1984. Urban & Schwarzenberg, München Jena

Rees AM, Roberts CJ, Bligh AS, Evans KT (1972). Routine preoperative chest radiography in non cardiopulmonary surgery. Br Med J (Clin Res) I: 1333–1335

Schlag P, Kettelhack C (1989) Zum Problem der operativen Behandlung von Patienten unter cytostatischer Chemotherapie. Chirurg 60: 295–300

Skipper A (1998) Dietician's handbook of enteral and parenteral nutrition, 2nd edn. Aspen, Gaithertsburg/MD

Tabira Y, Okuma T, Kondo K et al. (1999) Does neoadjuvant chemotherapy for carcinoma in the thoracic esophagus increase postoperative morbidity? Jpn J Thorac Cardiovasc Surg 47: 361–367

The Veterans Affairs Total Parenteral Nutrition Cooperative Study Group (1991) Perioperative total parenteral nutrition in surgical patients. N Engl J Med 325: 525–532
Warnhold I, Lundholm K (1984) Clinical significance of preoperative nutritional status in 215 noncancer
patients. Ann Surg 199: 299–305

KAPITEL 25

Postoperative Behandlung

25

A. WEIMANN

Schemata für standardisierte postoperative Infusionstherapien

Schema I

	Tag 0	Tag 1	Tag 2	Tag 3 und folgende
Peripher	Elektrolytlösung bilanziert ca. 2000 ml abends Tee, Labor: BB, Elektrolyte (ggf. Substitution)	Falls erforderlich Fortsetzung wie Tag 0 – weiter oraler Kostaufbau		

Schema II

	Tag 0	Tag 1	Tag 2	Tag 3 und folgende
Peripher	Elektrolytlösung bilanziert. Labor: BB, Elektrolyte (ggf. Substitution)	500 ml AS 5% oder 10% (25–50 g), 1000 ml KH 10–12% mit Elektrolytzusatz (100–120 g), ca. 500 kcal, nach Puls und RR Kristalloide. Labor: BB, Elektrolyte, evtl. Glukose. Beginn mit Tee	Infusionen wie am Vortag, falls erhöhter Kalorienbedarf Lipidgabe z. B. 250 ml 20% (50 g) ca. 1000 kcal. Weiterer oraler Kostaufbau nach Verträglichkeit. Bei Verschlechterung Übergang auf Schema III	Wie Vortag, Fortsetzung des oralen Kostaufbaus. Bei Verschlechterung Übergang auf Schema III

Schema III

	Tag 0	Tag 1	Tag 2	Tag 3 und folgende
Mit zentralem Venenkatheter	Elektrolytlösung nach Puls und RR. Labor: BB, Elektrolyte (ggf. Substitution)	1000 ml AS 10% (100 g), 1000 ml KH 20/25% mit Elektrolytzusatz (200–250 g) ca. 1000 kcal. Nach Puls und RR Kristalloide. Labor: BB, Elektrolyte, Glukose, Harnstoff, Kreatinin. Enterale Zufuhr möglich?	Wie Tag 1, evtl. Lipide 250 ml 20% (50 g) ca. 1500 kcal. Labor: zusätzlich Triglyzeride, Albumin. Enterale Zufuhr? Bei Verschlechterung Übergang auf Schema IV	Wie Vortag. Enterale Zufuhr? Oraler Kostaufbau meist ab 5. Tag. Bei Verschlechterung Übergang auf Schema IV

Schema IV

	Tag 0	Tag 1	Tag 2	Tag 3 und folgende
Mit zentralem Venenkatheter Langzeit TPN absehbar	Elektrolytlösung nach Puls und RR. Labor: BB, Elektrolyte (ggf. Substitution)	1000 ml AS 10% (100 g), 1000 ml KH 20/25% mit Elektrolytzusatz (200–250 g) ca. 1000 kcal. Substitution wasserlöslicher Vitamine und Spurenelemente. Nach Puls und RR Kristalloide. Labor: BB, Elektrolyte, Glukose, Harnstoff, Kreatinin, Leberenzyme, Lipase, Protein, Triglyzeride, Cholesterin. Urin: Harnstoff, Glukose, Elektrolyte. Enterale Zufuhr möglich?	Wie Tag 1, Lipide 250 ml 20% (50 g) ca. 1500 kcal, zusätzlich Substitution mit fettlöslichen Vitaminen (A, D, E, K). Enterale Zufuhr möglich?	Wie Vortag, evtl. Lipdzufuhr steigern 500 ml 20%, ca. 2000 kcal. Labor: täglich Elektrolyte, Glukose, Harnstoff, Triglyzeride, Kreatinin, 2-mal/Woche Leberenzyme, Lipase, Protein, Elektrolyte komplett, 1-mal/Woche: Harnstoff, Glukose, Elektrolyte im Urin

BB Blutbild; *AS* Aminosäuren; *KH* Kohlenhydrate; *TPN* Total parenterale Ernährung (zunächst „total parenteral nutrition"), *RR* Blutdruck; Labor: Glukose im Serum bis 120 mg/dl tolerieren, Insulingabe vermeiden, ggf. Zufuhr von Glukose reduzieren, Glukose-/Xylit-Lösungen verwenden. Triglyzeride bis 3 mmol/l unter laufender Infusion tolerieren, ggf. Lipidzufuhr reduzieren

Vorbemerkungen

Akute Komplikationen und Gefahren drohen vor allem im unmittelbar postoperativen Zeitraum. Hierbei ist es entscheidend, dass wichtige Vorkehrungen (s. unten) stets, d. h. auch nach kleineren Eingriffen ausgeführt werden. Durch diese Maßnahmen, die weniger von apparativen Möglichkeiten als von der personellen Situation und der Zuverlässigkeit der Beteiligten abhängen, können schwere Komplikationen, besonders eine postoperative Asphyxie oder eine akute Nachblutung, verhütet bzw. rechtzeitig erkannt werden.

Im Operationssaal bzw. Operationsbereich	
Am Operationstisch	Nach abdominellen Operationen bimanuelle Kompression der Bauchdecke im Wundbereich während des endobronchialen Absaugens und der Extubation ggf. zusätzliches Anlegen einer Leibbinde (Cingulum)
Nach Umlagerung ins Bett	Kontrolle der unbehinderten Ableitung von Drainagen und Kathetern
	Katheter- bzw. Drainagebeschriftung zur Zuordnung der Lage und des Drainagesekrets
	Einmaliges passives Bewegen der Beine, leichtes Hochstellen des Fußendes am Patientenbett
	Abgabe des Patienten durch den Anästhesisten nur bei eindeutig vorhandenen Reflexen und sicher gestellter Spontanatmung
Auf dem Transport	Ununterbrochene Beobachtung der Atmung

Im Aufwachbereich bzw. auf Station	Sauerstoffnasensonde für mindestens mehrere Stunden
	Überwachung von Atmung, Bewusstseinslage und Reflexverhalten je nach Situation, mindestens über 30–60 min (regelmäßig, ggf. kontinuierlich)
	Kontrolle von Blutdruck und Puls zunächst alle 30 min (meist über 2 h, dann stündlich)
	Kontrolle der Verfügbarkeit eines intravenösen Zuganges; ggf. Röntgenkontrolle der Lage eines zentralvenösen Katheters
	Beginn der postoperativen Bilanzierung von Ein- und Ausfuhr, einschl. Drainageflüssigkeiten
	Weitergabe wichtiger Informationen vom Operationsteam an zuständiges Stationspersonal, schriftliche Festlegung von Kontroll- und Behandlungsanweisungen

Rasche Rekonvaleszenz und Rehabilitation nach abdominalchirurgischen Eingriffen („Enhanced Recovery after Surgery = ERAS") sind die Voraussetzung für eine Senkung der Krankenhausverweildauer. Insbesondere nach Coloneingriffen ist der sogenannte „Fast Track" zum Maßstab des postoperativen Managements geworden (Basse et al. 2000, Bisgaard und Kehlet 2002). Limitierende Faktoren der Rekonvaleszenz sind Nausea und Erbrechen, paralytischer Ileus, Schmerz und Fatigue, welche durch unzureichende Mobilisierung, Schmerztherapie mit Opiaten, zu lang belassene Magensonden und traditionelle orale Nahrungskarenz verstärkt werden.

„Fast Track" zielt auf ein multimodales Rehabilitationsprogramm mit

- optimaler Schmerztherapie möglichst durch Opiate sparende thorakal epidurale Analgesie
- frühzeiger enteraler, möglichst oraler Ernährung und
- frühzeitiger Vollmobilisierung

Sofern diese Maßnahmen erfolgreich sind, besteht bei diesen Patienten zu keinem Zeitpunkt die Indikation für eine künstliche Ernährung.

Der prognostische Einfluss einer Mangelernährung auf postoperative Morbidität und Letalität ist vielfach belegt. So ist die Indikation zur künstlichen Ernährung da gegeben, wo die Ausgangssituation des Ernährungsstatus oder ein protrahierter Verlauf ein länger anhaltendes Kaloriendefizit erwarten lassen. Entscheidend bleibt es hierbei, diese Patienten rechtzeitig zu erkennen, um frühzeitig mit der adäquaten Ernährungstherapie beginnen zu können.

25.1
Infusionstherapie

Im Idealfall sollte diese immer streng individuell durchgeführt werden, wobei sich die Flüssigkeitszufuhr nach der Körperoberfläche richtet, die Zufuhr von Nährsubstraten nach dem Körpergewicht und dem hieraus geschätzten Energiebedarf. In der Praxis ist eine Standardisierung erforderlich und vertretbar. So wird für die meisten Patienten nach elektiven Operationen und ohne schwere Begleiterkrankungen ein sog. Basisschema ausreichend sein. Im Einzelfall muss dieses Schema den Besonderheiten (z. B. Intensivtherapie) oder erhöhten Flüssigkeits- oder Sekretverlusten (s. unten) entsprechend bilanziert und angepasst werden.

25.1.1
Flüssigkeits- und Elektrolytsubstitution

Diese ist heute nach allen Operationen selbstverständlich und soll so vollständig wie möglich durchgeführt werden. Dabei ist der Grundbedarf bei einem normalgewichtigen Erwachsenen mit ca. 1.500 ml/m² Körperoberfläche entsprechend ca. 2.000–2.500 ml Flüssigkeit weitgehend standardisiert; zusätzlich müssen Verluste aus Drainagen, besonders aus der Magensonde, aus Fisteln und durch Absonderungen berücksichtigt und ersetzt werden, sofern sie 300 ml und mehr überschreiten.

Ein vermehrter Bedarf besteht auch bei Fieber, Schwitzen und erhöhter Außentemperatur. Die Menge der Urinausscheidung ist dabei (Nierenschädigungen ausgeschlossen) unter anderem ein Maß für die intravasal verfügbare Flüssigkeitsmenge. Die stündliche Urinproduktion soll nicht unter 50 ml liegen, eine Menge zwischen 50 und 100 ml ist anzustreben. Bei Nachlassen der Ausscheidung sind zahlreiche differentialdiagnostische Überlegungen notwendig, ausgeschlossen bzw. bedacht werden müssen vor allem

- ein Volumenmangel,
- eine Hypotonie,
- Flüssigkeitsverluste in den Extravasalraum,
- ein septisch-toxisches Nierenversagen sowie
- etliche nephrologische und urologische Störungen (Hartig 1993).

25.1.2
Parenterale Ernährung

Es gibt heute keinen erkennbaren Grund mehr dafür, dass ein Patient, der nach einer Operation mehrere Tage nicht essen kann, darf oder will, hungern muss! Nach allen größeren und ausgedehnten operativen Eingriffen kann eine möglichst vollständige künstliche Ernährung durchgeführt werden, bei schweren Komplikationen und längerfristig notwendiger Nahrungskarenz ist sie wohl auch ausschlaggebend für eine Gesundung des Patienten.

Aktuelle Metaanalysen haben den Wert einer frühzeitigen oralen bzw. enteralen Zufuhr im Hinblick auf Infektionsraten und Krankenhausverweildauer für chirurgische Patienten und auch kritisch Kranke gezeigt (Braunschweig 2001; Lewis 2001; Zaloga 2001). Die häufig befürchtete Beeinträchtigung der Heilung von gastrointestinalen Anastomosen ist nicht nachgewiesen worden (Lewis 2001).

 Die Indikation zur künstlichen Ernährung besteht daher auch bei Patienten ohne Zeichen der Mangelernährung, die perioperativ voraussichtlich mehr als 7 Tage keine orale Nahrungszufuhr oder mehr als 14 Tage oral eine nicht bedarfsdeckende Kost erhalten. Hier wird ohne Verzögerung der Beginn einer möglichst enteralen Ernährung empfohlen (DGEM-Leitlinien 2003).

Enteral versus parenteral

In der Vergangenheit wurden enterale und parenterale Nährstoffapplikation als konkurrierend dargestellt und diskutiert. Zweifellos sprechen der physiologische Zugang und ökonomische Faktoren für die enterale Applikation. Das Argument, dass die parenterale Ernährung die Darmpermeabilität und die Gefahr septischer Komplikationen erhöhe, hat sich in klinischen Studien nicht bestätigt. Nach zwischenzeitlicher absoluter Präferenz der enteralen Ernährung besteht nun Übereinstimmung, diese nicht zu erzwingen. Dies wird auch gestützt durch Woodcock et al. (2001), welche in einer prospektiven Studie die Art der künstlichen Ernährung nach der Funktion des Gastrointestinaltrakts differenzierten: Komplikationen hinsichtlich des Applikationssystems traten signifikant häufiger in beiden enteralen Gruppen auf, in diesen Gruppen war die Morbidität signifikant höher. Die enterale Ernährung war häufiger mit unzureichender Energieaufnahme assoziiert. Hinsichtlich septischer Komplikationen bestanden keine Unterschiede zwischen enteraler und parenteraler Ernährung. Die Autoren folgerten, dass bei fraglicher Funktion des Gastrointestinaltrakts bevorzugt parenteral ernährt werden sollte. Mit dem Ziel eines „minimal enteral nutritional support" können auch beim kritisch Kranken Mengen weit unter dem täglichen Kalorienbedarf zugeführt werden. In diesen Fällen ist die Kombination von enteraler und parenteraler Zufuhr unumgänglich. Bei mangelernährten Patienten sollte die parenterale Applikation bevorzugt werden. Dies haben Metaanalysen von Braunschweig et al. (2001; 27 Studien mit 1.828 Patienten) mit signifikant niedrigerer Letalität und tendenziell niedrigerer Infektionsrate gezeigt, außerdem Analysen von Heyland et al. (1998 und 2001; 26 Studien mit 2.211 Patienten) an kritisch Kranken und chirurgischen Patienten, sie zeigten eine signifikant niedrigere Komplikationsrate ohne Einfluss auf die Letalität. Zur Einschätzung des Operationsrisikos ist weiterhin die präoperative Bestimmung des Albuminspiegels im Serum zu empfehlen (Kudsk et al. 2003). In einer großen Studie der US Veterans Administration an 87.078 Patienten korrelierte der präoperative Serumalbuminspiegel am engsten mit der Krankenhausletalität (Khuri et al. 1997). Zusammenfassend lässt sich sagen, dass enterale und parenterale Ernährung einander nicht ausschließen, sondern komplementäre Indikationen besitzen.

Praxis der parenteralen Ernährung

Eine sichere Evidenz für eine Verbesserung des „outcome" gerade bei kurzfristiger Dauer der künstlichen Ernährung besteht nach den derzeit verfügbaren Literaturdaten nicht (Klein et al. 1997). So ist nicht bei jedem viszeralchirurgischen Patienten postoperativ eine total parenterale Ernährung (TPN) erforderlich, insbesondere wenn mit der oralen oder enteralen Nahrungszufuhr innerhalb von 5 bis 7 Tagen begonnen werden kann (Klein et al. 1997; ASPEN 2002). Nach den meisten kleineren und extraabdominellen Eingriffen mit nur kurzfristiger postoperativer Nahrungskarenz kann ganz auf eine parenterale Nährstoffzufuhr verzichtet werden.

Für die tägliche Praxis lässt sich daraus ein relativ einfaches, aber dennoch differenziertes Konzept für die postoperative parenterale Ernährung ableiten, welches im Wesentlichen Art und Ausmaß des operativen Eingriffs sowie Notwendigkeit und Dauer einer postoperativen Nahrungskarenz berücksichtigt.

Keine generelle Notwendigkeit für eine parenterale Ernährung besteht bei kleineren und kurzdauernden Eingriffen ohne Eröffnung des Intestinaltrakts, da die körpereigenen Autoregulationsmechanismen ausreichen, um die begrenzten Traumafolgen problemlos zu kompensieren. Eine entsprechende Flüssigkeits- und Elektrolytsubstitution ist obligat.

Nur eine gezielte Substratsubstitution, keine vollständige parenterale Ernährung ist bei Patienten mit mittleren bis größeren Eingriffen notwendig, bei denen nur eine geringe Gefahr von postoperativen Komplikationen besteht und bei denen die Nahrungskarenz auf wenige Tage begrenzt ist. Hier braucht nur an den sog. Schwachstellen der Autoregulation – endogener Protein- und Glukosebedarf – unterstützend eingegriffen zu werden (Löhlein 1984, 1985). Ausreichend ist eine adäquate Substitution von Aminosäuren mit niedrig dosierter Kohlenhydratzufuhr, die den endogenen Bedarf deckt (Löhlein 1984; Dölp 1986). Aufgrund der postoperativ bestehenden Insulinresistenz kann in dieser Situation die Verwendung von Zuckeraustauschstoffen, insbesondere Xylit, energetische Vorteile aufweisen (Löhlein 1981; Georgieff 1985).

Erfordern große und ausgedehnte operative Eingriffe eine längerfristige Nahrungskarenz >7 Tage und besteht ein erhöhtes Risiko für postoperative Komplikationen, so sollte frühzeitig mit einer möglichst vollständigen parenteralen bzw. kombiniert enteralen/parenteralen Ernährung begonnen werden. Diese muss dem posttraumatisch benötigten Protein- und dem insgesamt erhöhten Kalorienbedarf angepasst werden, wobei jedoch mehrere Aspekte zu beachten sind.

- Der kalorimetrisch bestimmte postoperative Energiebedarf ist deutlich geringer als früher angenommen bzw. kalkuliert (Kinney 1983; Schmitz 1985; Jauch 1997), selbst nach größeren Traumen und nach den meisten elektiven Operationen beträgt er selten mehr als 2.000 kcal (8.500 kJ) und übersteigt auch bei Sepsis, Peritonitis oder Multiorganversagen kaum 2.500 kcal. (10.500 kJ; *Ausnahme*: Verbrennungskrankheit).
- Die Verwertung von Kohlenhydraten – auch von Glukose – ist postoperativ bzw. posttraumatisch begrenzt. Bei hyperkalorischer Zufuhr von mehr als 400–500 g Glukose pro Tag kommt es vor allem zur Fettablagerung in der Leber mit der Folge von Steatose, Cholestase und zur Bildung von Sludge in der Gallenblase. Vermehrte CO_2-Produktion und erhöhter Sauerstoffverbrauch können gerade in der „weaning phase" zusätzlich ernährungsbedingten forcierten Stress bedeuten.
- In der postoperativen Phase bestehen für den Einsatz von Fettemulsionen heute keine Bedenken mehr hinsichtlich Verträglichkeit und Nebenwirkungen. Im Gegenteil, die Fettzufuhr muss als energetisch günstig angesehen werden. So sollte ein erhöhter Energiebedarf unter Anwendung eines kalorischen Glukose-Fett-Verhältnisses von 70:30 (ggf. auch 50:50) gedeckt werden. Fettemulsionen können auch periphervenös verabreicht werden. Aufgrund der besonders raschen Metabolisierung scheint die Verwendung von Mischlösungen (MCT/LCT) aus mittel- und langkettigen Triglyzeriden zusätzliche Vorteile aufzuweisen. Für die klinische Routine ist noch offen, inwieweit speziell aus ungesättigten Fettsäuren und mittelkettigen Triglyzeriden zusammengesetzte Lipidlösungen sogenannte „strukturierte Lipide" als auch solche mit einem immunologisch neutralen Verhältnis der ω-6/ω-3-Fettsäuren von 2:1 besondere Vorteile aufweisen.

Die Durchführung einer totalen parenteralen Ernährung erfordert immer einen zentralvenösen Katheter. Dieser weist jedoch ein Morbiditätsrisiko von etwa 5% auf (Heberer 1984; Müller 1984; Stock 1985), wobei septische und nichtseptische Komplikationen etwa gleich häufig auftreten, das Letalitätsrisiko einer Kathetersepsis wird mit ca. 5% angegeben (Ladefoge 1981). Diese Gefahren sind neben den ebenfalls möglichen metabolischen Komplikationen (s. unten) bei der Indikationsstellung zu berücksichtigen. Häufig ist der zentralvenöse Zugang jedoch auch für das Kreislaufmonitoring gerade beim Intensivpatienten unverzichtbar und sollte dann auch für die parenterale Ernährung genutzt werden. Andererseits ist die Indikation zur Katheteranlage mit dem Ziel der alleinigen Durchführung einer parenteralen Ernährung immer sehr kritisch zu stellen. Die Möglichkeiten der enteralen Sondenernährung wie der periphervenösen Nährstoffzufuhr sollten immer wieder geprüft werden, insbesondere während der späteren postoperativen Phase. Aufgrund zu vermeidender Nebenwirkungen bei eingeschränkter Nährstofftoleranz muss die Kalorienzufuhr bei „kritisch Kranken" in der Sepsis mit katecholamingestütztem Kreislauf täglich anhand der Glukose- und Triglyzeridspiegel im Serum überdacht und ggf. reduziert werden (s. Empfehlungen und Infusionsschema).

Dennoch ist vor allzu großen Kompromissen im Hinblick auf eine notwendige parenterale Ernährung zu warnen, wozu die folgenden Empfehlungen beitragen sollen.

Empfohlenes Vorgehen

Eine möglichst große Standardisierung und die bestmögliche Angleichung der Behandlungspläne an die jeweilig individuelle Situation des Patienten und den Schweregrad des operativen Eingriffs lassen zunächst drei Schemata für die postoperative Phase empfehlen; ergänzend ist für eine evtl. über Wochen erforderliche Langzeiternährung auch das Schema IV aufgeführt. Jedoch ist immer zu prüfen: enterale Sondenernährung bzw. kombinierte Zufuhr möglich?.

In Anlehnung an die einfachen Schemata kann in der entsprechenden Zusammensetzung auch der Einsatz der von der Industrie angebotenen Zwei- (Kohlenhydrate, Aminosäuren) und Dreikammerbeutel (Kohlenhydrate, Aminosäuren und Fette) empfohlen werden. Bei diesen Fertigbeuteln erfolgt die Mischung zur All-in-one-Lösung unmittelbar vor Applikation durch Einreißen der Verbindung (Peelnaht) zwischen den Kammern. Wesentliche Vorteile sind die einfache Handhabung und das sehr geringe Kontaminationsrisiko.

Schema I	
Anwendungsbereich	Vor allem extraabdominelle und extrathorakale Eingriffe (z. B. Mamma-, Schilddrüsen-, kleinere Gefäßoperationen) und kleinere und mittlere abdominelle Eingriffe (Appendektomie, Herniotomie, Cholezystektomie, Splenektomie) ohne Eröffnung/Anastomosierung des Intestinaltrakts sowie kleinere und mittlere thorakale Eingriffe (z. B. Segmentresektion, Lobektomie, Mediastinaloperationen), bei gutem Allgemein- und Ernährungszustand
Prinzip	Alleinige Flüssigkeits- und Elektrolytsubstitution bis zum 1. oder 2. Tag postoperativ; gleichzeitig orale Flüssigkeitszufuhr und Kostaufbau
Applikation	Periphervenös, bevorzugte Lösung Ringerlaktat, bei Erhöhung des Serumkalium (Dialysepatient) NaCl 0,9%

Schema II	
Anwendungsbereich	Mittlere und größere abdominelle Operationen (z. B. partielle Magenresektion, biliodigestive Anastomose, Dünndarm-, Dickdarm-, Leberresektion) mit Eröffnung/Anastomosierung des Intestinaltrakts bei gutem Allgemein- und Ernährungszustand sowie kleinere und mittlere thorakale Eingriffe (z. B. Segmentresektion, Lobektomie, Mediastinaloperationen) bei reduziertem Ernährungszustand
Prinzip	Hypokalorische parenterale Ernährung, d. h. adäquate Substitution von Aminosäuren bei limitierter, nur den Basisbedarf deckender Kohlenhydratzufuhr
Applikation	Periphervenös, ggf. jedoch Venenreizung, besonders bei zusätzlicher Elektrolyt- oder Medikamentengabe (Kurzinfusion von Antibiotika etc.); Komplettlösungen bzw. Zweikammerbeutel sind ausreichend

Schema III	
Anwendungsbereich	Große und ggf. komplizierte abdominelle oder thorakale Operationen (z. B. Gastrektomie, Ösophagusresektion, Pneumonektomie, Pankreas-, erweiterte Leber-, Rektumresektion, evtl. abdomineller Gefäßersatz) mit voraussichtlich längerer postoperativer oraler Nahrungskarenz bzw. nur verzögert möglichem Aufbau der enteralen Ernährung, insbesondere bei reduziertem Ernährungszustand (bei ausgeprägter Mangelernährung auch präoperativ)
Prinzip	Kalorisch adäquate parenterale Ernährung, bei voraussichtlicher Ernährung über mehr als 7 Tage mit Fettzufuhr am 2. bis 3. Tag beginnen
Applikation	Zentralvenös (Jugularis- oder Subklaviakatheter), Misch- bzw. Zwei- oder Dreikammerbeutel

Schema IV	
Anwendungsbereich	Längerfristig erforderliche parenterale Ernährung >14 Tage ohne Möglichkeit oder Indikation zur enteralen Ernährung z. B. bei Eintreten schwerer Komplikationen (Peritonitis, Dünndarmfistel, Kurzdarmsyndrom)
Prinzip	Bedarfsgerechte Kalorienzufuhr unter Berücksichtigung aller Substrate sowie adäquate Substitution von Vitaminen und Spurenelementen („total parenterale Ernährung")
Applikation	Zentralvenös, genaues Stoffwechsel- und Labormonitoring erforderlich

Insbesondere nach großen und ausgedehnten Operationen kommt alternativ zur ausschließlichen Glukosezufuhr die Verwendung von Mischlösungen mit Zuckeraustauschstoffen (Glukose und Xylit im Verhältnis 2:1) in Betracht, wenn eine signifikante Hyperglykämie (>200 mg/dl) und Glukosurie (semiquantitativ 3fach positiv) auf das Vorliegen einer ausgeprägten Glukoseverwertungsstörung hinweisen. Die früher auch praktizierte Verwendung von Fruktose ist aufgrund von Fällen unerkannter Intoleranz mit nachfolgendem Leberversagen verlassen worden.

Neuere Daten weisen darauf, dass gerade bei kritisch Kranken eine strenge Blutzuckereinstellung (110 mg/dl) mit signifikant höheren Überlebensraten einhergeht (Van den Berghe et al. 2001). Bei hohen Blutzuckerspiegeln sollte die Reduktion der Zufuhr einer Insulingabe vorausgehen.

Glutamin als bedingt essentielle Aminosäure ist sowohl als Bestandteil einer Vollaminosäurelösung als auch als Supplement erhältlich. Ziel der Supplementierung der total parenteralen Ernährung ist vor allem auch der Erhalt der intestinalen Barriere. In einer Metaanalyse der zahlreichen klinischen Studien konnte für elektiv chirurgische Patienten eine Verminderung der Rate infektiöser Komplikationen und der Krankenhausverweildauer ohne Beeinflussung der Letalität gezeigt werden, für kritisch Kranke sogar sowohl eine signifikant niedrigere Komplikationsrate als auch eine geringere Letalität (Novak et al. 2002).

Mit ω-3-Fettsäuren angereicherte Fettemulsionen befinden sich derzeit noch in der klinischen Evaluation. Ziel ist eine antiinflammatorische Wirkung im Rahmen der postoperativen systemischen Entzündungsreaktion (Grimm et al. 2002). Da jedoch in der immunsupprimierten Phase der Sepsis eine Verstärkung der Abwehrschwächung nicht ausgeschlossen werden kann, muss derzeit von der Gabe bei septischen Patienten abgeraten werden.

Bei nur kurzfristiger künstlicher Ernährung sind nicht zuletzt auch aus Kostengründen spezielle Zusätze von Spurenelementen und Vitaminen nicht erforderlich. Die mögliche klinische Bedeutung der Vitamine (vor allem E und C) als Antioxidanzien zur Senkung von oxidativem Stress im Rahmen der systemischen Entzündungsreaktion (SIRS) frühpostoperativ bedarf noch weiterer Klärung. Nicht nur bei der längerfristigen Ernährung (Schema IV), sondern auch in der frühen postoperativen Phase (z. B. Schema III) muss auf eine ausreichende Substitution von Elektrolyten geachtet werden. Hierbei sollte auch der Phosphatspiegel kontrolliert werden, da es ohne Substitution bereits relativ kurzfristig postoperativ zum Auftreten einer Hypophosphatämie kommen kann. Mögliche neurologische und muskuläre Störungen bei der Manifestation eines Mangelsyndroms werden dann leicht verkannt (Löhlein 1976). Eine tägliche Zufuhr von 30–40 mmol Phosphat (z. B. Kalium- oder Natriumdihydrogenphosphat, bzw. -glyzerophosphat) reicht aus, um derartige Zustände sicher zu vermeiden.

Seltenere Kationen wie Zink und Magnesium sind in den meisten Aminosäurelösungen und in Kohlenhydratlösungen mit Elektrolytzusätzen enthalten. Eine gezielte Substitution ist erst bei mehrwöchiger ausschließlicher parenteraler Ernährung erforderlich. Gleiches gilt für die Eisensubstitution, deren Notwendigkeit nicht erst anhand von Blutbildveränderungen (hypochrome Anämie), sondern schon früher aus dem Anstieg der Eisenbindungskapazität (Transferrin) diagnostiziert werden kann. Die Substitution kann intravenös (Eisen III-Komplex) erfolgen.

Die Zufuhr wasserlöslicher Vitamine (B-Komplex und C) soll bei längerfristiger parenteraler Ernährung schon von Beginn an täglich und in ausreichender Menge erfolgen (s. Anmerkungen zu Schema IV). Eine zusätzlich gezielte Substitution von Vitamin B1 (Thiamin) und Folsäure kann bei schwerer Mangelernährung und chronischer Alkoholkrankheit indiziert sein.

Die fettlöslichen Vitamine A, D, E und K sind während längerfristiger parenteraler Ernährung spätestens ab der zweiten Woche täglich mit der Lipidlösung zu substituieren. Auch ein Kombinationspräparat zur gemeinsamen Substitution wasser- und fettlöslicher Vitamine (jedoch ohne Vitamin K) steht zur Verfügung.

Alle diese Empfehlungen gelten ohne wesentliche Einschränkungen auch nach Organinsbesondere Lebertransplantation (Weimann et al. 2001).

25.1.3
Intravenöse Zugänge

Hauptanforderung an einen intravenösen Zugang ist zunächst die Gefahrlosigkeit bzw. eine möglichst weitgehende Minimierung der mit ihm verbundenen Risiken, andere sind dauernde Verfügbarkeit des Zugangs, nur geringe Behinderung und Belästigung des Patienten sowie Brauchbarkeit des Zugangs für alle Infusionslösungen und die Messungen des zentralen Venendrucks. Die beiden letztgenannten Ziele werden nur von zentralvenösen Kathetern erfüllt, die jedoch der Hauptanforderung der Gefahrenarmut nicht ausreichend gerecht werden. Die beträchtliche Rate leichter und schwerer Komplikationen, besonders die Kathetersepsis mit nachweisbaren Letalitätsrisiko verbietet es, diese Methode routinemäßig oder bei nicht streng gestellter Indikation anzuwenden.

25.1.3.1
Peripherer Zugang

Der intravenöse Regelzugang für die weit überwiegende Zahl von Operationen und Situationen ist der periphere. Hierbei kann zwischen einer Vielzahl von Kanülenarten gewählt werden. Es sollte möglichst die Beugeseite des Unterarmes verwendet werden. Eine bestmögliche Ruhigstellung des Punktionsgebietes ist immer anzustreben.

Prinzipiell soll der periphere Zugang über eine Kanüle bei Dauerinfusionen frühzeitig spätestens nach 48 Stunden gewechselt werden, da die Thrombophlebitisrate danach erheblich ansteigt. Im Gegensatz zum zentralen Zugang handelt es sich dabei immer um ein lokalisiertes bzw. lokales Geschehen, so dass bei einem rechtzeitigen Kanülenwechsel später dieselbe Vene erneut verwendet werden kann, der Einstich sollte dann etwas weiter proximal erfolgen.

Generell liegt die osmotische Toleranz peripherer Venen bei 600–700 mosmol. Wichtig ist die Möglichkeit zur Applikation von Fettemulsionen als zusätzlichem Kalorienträger.

Die Infusionen nach den Schemata I und II können über einen peripheren Zugang appliziert werden, so dass dieser für die meisten Routineoperationen (z. B. Strumaresektion, Cholezystektomie, partielle Magenresektion) postoperativ ausreichend ist.

25.1.3.2
Zentralvenöser Katheter

Indikation
Das Legen eines zentralvenösen Zuganges erfordert stets eine begründete Indikationsstellung. Hierzu gehören
- ununterbrochene Verfügbarkeit eines intravenösen Zuganges (z. B. perioperatives Monitoring bei großen Operationen, Intensivpatienten),
- Kontrolle des zentralen Venendrucks (meist mit erstgenannter Notwendigkeit zusammenfallend),
- total parenterale Ernährung mit Bedarf von Kohlenhydratlösungen in höherer Konzentration von >10–12% und
- besonders ungünstige periphere Venenverhältnisse (*relative* Indikation).

Günstig sind v. a. bei Einsatz in der Intensivmedizin Mehrlumenkatheter, mit denen ohne Unterbrechung der parenteralen Substratzufuhr die separate Gabe von Medikamenten und/oder das Monitoring des zentralen Venendrucks möglich ist.

Technik
Je nach persönlicher Erfahrung kann die Anlage über die V. jugularis interna, V. jugularis externa oder die V. suclavia (Gefahr der Lungenverletzung) erfolgen. Der Zugang über die V. basilica oder V. cephalica mit langem intravasalen Verlauf des Katheters ist wegen des hohen Thrombose- und lokalen Infektionsrisikos zu vermeiden. Das Legen eines Katheters in die V. cava inferior über die V. saphena oder V. femoralis muss wegen des extrem hohen Thromboserisikos auf kurzfristige Notsituationen beschränkt bleiben. Das Einbringen des Katheters ins Gefäßlumen geschieht üblicherweise durch transkutane Punktion unter Benutzung geeigneter Sets überwiegend nach der Seldinger-Technik und nur ausnahmsweise über eine Vv. sectio. Das Risiko einer Katheterinfektion vor allem durch Besiedlung mit Staphylokokken wird möglicherweise durch neue mit Chlorhexidin und Silber-Sulfadiazin beschichtete Katheter vermindert.

Verschiedene Kathetertypen
Bei zentralen Venenkathetern, die für eine parenterale Langzeiternährung (z. B. beim Kurzdarmsyndrom) benutzt werden sollen, ist auf die Bildung eines ausreichend langen, subkutanen Hauttunnels als Infektionsbarriere zu achten. Die Implantation derartiger Katheter wird meist operativ vorgenommen (Broviak 1973; Hickman 1979), sie kann aber auch mit einer speziellen Punktionstechnik erfolgen.

Die komplett subkutan implantierbaren, vor allem in der Chemotherapie genutzten Kathetersysteme (venöse Ports) sind kosmetisch günstiger, bei der Langzeiternährung aber dem Broviac-Katheter hinsichtlich der Rate infektiöser Komplikationen unterlegen (Bozzetti et al. 2002).

Kontroll- und Pflegemaßnahmen:
Streng aseptisches Vorgehen ist obligat; sofern dies in praxi aus Gründen einer Notsituation oder ähnliches nicht voll realisiert wurde, ist nach Überwindung der momentanen Gefahrensituation eine Neuanlage über einen anderen Zugangsweg erforderlich. In allen Elektivsituationen und so bald wie möglich nach Notsituationen ist die Katheterlage röntgenologisch zu kontrollieren bzw. zu korrigieren (korrekter Sitz der Katheterspitze im Bereich der oberen Hohlvene). Nach schwierigen oder vergeblichen Punktionsversuchen so-

wie nach Anstechen einer Arterie sind kurzfristig wiederholte Röntgenkontrollen des Thorax mit der Fragestellung „Pneumo- oder Hämatothorax" erforderlich.

> **CAVE**
> Eine spezielle Gefahr ist das oft längere Zeit unbemerkte Einlaufen von Infusionsflüssigkeiten in den Pleuralraum, die damit verbundene Kreislaufverschlechterung kann leicht zu forcierter Infusionstherapie mit evtl. katastrophalen Folgen führen.

Die Kathetereinstichstelle sollte täglich inspiziert werden. Ferner muss die Verbindung des Katheters mit dem Infusionssystem vor versehentlichem und dann meist unbeobachteten Lösen durch das Verwenden von Lock-Systemen gesichert werden. Üblicherweise werden die postoperativen Infusionen – insbesondere Schema II und III – kontinuierlich über 24 Stunden zugeführt. Bei Unterbrechungen, z. B. zur Mobilisation des Patienten, ist der Katheter vor dem Abstöpseln mit einigen Millilitern physiologischer Kochsalzlösung mit Heparinzusatz (z. B. 500 IE/5 ml) durchzuspritzen und mit einem den Ansatz übergreifenden Drehverschluss zu sichern. Beim Wiederanschluss ist auf steriles Konnektieren zu achten, andernfalls ist das Überleitungssystem auszuwechseln. Zu vermeiden ist das Einlaufen potentiell infizierter Flüssigkeiten, etwa einer längere Zeit stehenden NaCl-Wassersäule zur Bestimmung des zentralvenösen Drucks.

Temperaturerhöhungen unklarer Ursache sollten immer an eine katheterbedingte Infektion denken lassen. Zum Ausschluss ist der Katheter zu entfernen, die Katheterspitze ist bakteriologisch zu untersuchen. Besteht ein manifester und ausgedehnter Infekt an der Kathetereintrittsstelle und/oder ist die Blutkultur positiv, so ist günstigerweise nach der Entfernung vor der Neuanlage zunächst eine mehrtägige Phase einer periphervenösen Ernährung (z. B. Aminosäuren- und Fettzufuhr, niedrig dosierte Kohlenhydrate) dazwischen zu schalten. Zusätzlich ist eine Antibiotikagabe bzw. -abdeckung – später gezielt nach Keimnachweis obligat.

Bei Langzeiternährung über Port- oder Broviac-Katheter und bei Problemen mit dem Gefäßzugang kann bei „stabilem" Patienten ein Erhaltungsversuch des Kathetersystems gerechtfertigt werden. Zunächst wird der Katheter stillgelegt. Mindestens zwei Blutkulturen sollten jeweils aus dem Katheter und aus einer peripheren Vene entnommen werden. Danach erfolgt das sog. Antibiotika-Lock des Katheters für 14 Tage kombiniert mit einer systemischen Antibiose z. B. nach den Empfehlungen der Infectious Disease Society of America (Grant 2002; Mermel 2001). Hierbei sollte auch vor dem Vorliegen des Antibiogramms ein Antibiotikum mit schmalem Spektrum (entsprechend der Erregerhäufigkeit z. B. Vancomycin) bevorzugt werden. Grundsätzlich ist die Durchführung einer Echokardiographie zum Nachweis bzw. Ausschluss einer Klappenbesiedlung zu empfehlen. Auch posttherapeutisch sollten Katheter- und Blutkulturen angelegt werden. Bei Nachweis einer gramnegativen oder Pilzinfektion sowie rezidivierendem Infekt ist das Kathetersystem sofort zu entfernen

25.2
Enterale Sondenernährung

Diese hat für den operierten Patienten in den letzten Jahren wieder zunehmend an Bedeutung gewonnen und ist, wo immer möglich, die künstliche Ernährung der Wahl. Die Anreicherung einer enteralen Diät mit immunmodulierenden Substraten als „Immunonutrition" hat sich in vielen prospektiven Studien für viszeralchirurgische Karzinompatienten mit großen Operationen (v. a. Ösophagusresektion, Gastrektomie, partielle Duodenopankreatektomie) zur Senkung infektiöser Komplikationen und der Krankenhausverweildauer als vorteilhaft erwiesen. Dies ist aktuell auch in drei Metaanalysen (Heys 1999; Beale 1999; Heyland 2001) gezeigt worden. So sollte während jeder abdominellen Operation die Indikation zur enteralen Ernährung geprüft und über den Zugang (z. B. Feinnadelkatheterjejunostomie) entschieden werden. Mit dem Ziel, die Auswirkungen der systemischen Entzündungsreaktion zu vermindern und die gastrointestinale Barriere zu stabilisieren, wird der Beginn einer enteralen Zufuhr auch nur geringer Mengen (5–10 ml/h) bereits wenige Stunden nach der Operation transduodenal oder -jejunal empfohlen. Da die enteralen Zufuhrraten nur schrittweise gesteigert werden können, ist in der frühen postoperativen Phase – sofern überhaupt erforderlich – zur Deckung des Kalorienbedarfs zumeist eine kombinierte enterale/parenterale Ernährung sinnvoll. In der späteren postoperativen Phase wird die enterale Zufuhr dann häufig ausreichen. Die Feinnadelkatheterjejunostomie bietet die Möglichkeit, gerade nach großen Eingriffen (z. B. Ösophagusresektion) im Bedarfsfall auch über Monate parallel zur oralen Kost eine zusätzliche Kalorienzufuhr (z. B. 500 kcal.) über Nacht zu gewährleisten. Zusätzlich steht ein sicherer Zugang für die Ernährung im Falle einer postoperativen Anastomoseninsuffizienz oder -striktur zur Verfügung.

Voraussetzung für eine enterale Nährstoffzufuhr ist in jedem Fall ein weitgehend funktionsfähiger Dünndarm mit ungestörten Passageverhältnissen. Dementsprechend sind Patienten mit mechanischer Passagebehinderung (z. B. Adhäsionsileus) oder Darmparalyse (z. B. schwere Peritonitis) ungeeignet. Die akute Pankreatitis ist nicht mehr als strikte Kontraindikation anzusehen. Auch hier sollte für den Fall einer erforderlichen Operation die Implantation einer Feinnadelkatheterjejunostomie erwogen werden. Eingeschränkt ist die Indikation bei Patienten mit akutem Schub einer chronisch entzündlichen Darmerkrankung (z. B. Enteritis, ausgedehnter M. Crohn).

Eine Indikation zur enteralen Sondenernährung ist zusätzlich gegeben bei bewusstlosen und/oder polytraumatisierten Patienten mit intaktem Gastrointestinaltrakt sowie bei Langzeiterernährung wegen Insuffizienz oder Fisteln des oberen Intestinaltraktes.

25.2.1
Zugänge

Magen-, Dünndarmsonden

Hier muss zunächst generell zwischen der üblichen nasogastralen Verweilsonde und den Dünndarmernährungssonden unterschieden werden. Nasogastrale Verweilsonden bestehen üblicherweise aus PVC mit Weichmachern und haben einen Außendurchmesser zwischen 4 und 8 mm, entsprechend 12–24 Charrière. Sie werden schon nach relativ kurzer Zeit (in der Regel höchstens 2–3 Tage) unflexibel, können zu Schleimhautnekrosen führen und sollten deshalb nicht als längerfristige Ernährungssonden dienen, sondern lediglich zur – relativ kurzfristigen – Dekompression des Magens. Auch bei gastraler Ernährung, die mit einem erhöhten Aspirationsrisiko verbunden ist, sind daher weiche und relativ dünne (8–12 Charr) Sonden aus Polyurethan oder Silikonkautschuk zu verwenden (s. unten).

Dünndarmernährungssonden sollen filiform und flexibel sein mit einem Außendurchmesser von nicht mehr als etwa 2 mm (entsprechend 6 Charr) und einer Länge von 100 cm und mehr. Die meisten Sonden bestehen aus Silikonkautschuk, der auch nach längerer

Liegedauer nicht hart wird. Obwohl verschiedene Konstruktionen der Sondenspitzen (Ballon, Metallbeschwerung, Plastikknopf) oder die Sonde selbst in der Form einer Spirale dazu dienen, den Transport in Duodenum und Jejunum allein mit der Peristaltik zu ermöglichen, gelingt die Platzierung oft doch nur unter Röntgendurchleuchtung oder sogar endoskopiegestützt.

Bei intraoperativer Sondeneinlage empfiehlt sich postoperativ die Röntgenkontrolle, wobei die endgültige Lage (z. B. 15–20 cm unterhalb einer insuffizienten Anastomose) durch Anspritzen mit einigen Millilitern wasserlöslichen Kontrastmittels (*Cave*: Aspiration) dokumentiert wird. Immer ist mit einer Dislokation zu rechnen, so dass entsprechende klinische Zeichen (z. B. Erbrechen, Sondenkost über Fisteln etc.) zu beachten bzw. zu kontrollieren sind.

Katheterjejunostomie

Sie ist die moderne Alternative zur lange bekannten und auch schon früher angewandten Jejunalfistel (Kirschner 1920). Ihr Prinzip – submuköse Tunnelung, peritoneale Anheftung (Delany 1976) – ist mittels kompletter Sets mit Split-Kanülen, Halteplatten zur Fixation und belastbaren Konnektoren gut praktikabel und nur mit geringen Komplikationen behaftet (Sarr 1999). Sofern eine Laparotomie nicht indiziert ist (z. B. bei Irresektabilität eines Oberbauchtumors), kann die Implantation ggf. auch laparoskopisch erfolgen.

Empfehlungen für die Anlage einer Feinnadelkatheterjejunostomie (Arbeitsgruppe Chirurgie und Transplantation der Deutschen Gesellschaft für Ernährungsmedizin)

Ausgewählt wird die am weitesten kranial gelegene an die linksseitige Bauchwand spannungsfrei zu mobilisierende Jejunumschlinge. Gegenüber dieser Schlinge wird im linken Oberbauch der Katheter von außen nach innen durch die Bauchdecke hindurch geführt z. B. mittels Splitkanüle. Die Dünndarmschlinge wird so weit hervorluxiert, dass mit einer weiteren Splitkanüle antimesenteriell intramural ein Tunnel über 10 cm in der Darmwand gestochen werden kann. Erst dann wird die Kanüle in das Darmlumen vorgeschoben und der Katheter, soweit möglich über ca. 20 cm nach aboral geführt. Bei angelegter Roux Y-Fußpunktanastomose wird die Katheterspitze üblicherweise aboral der Anastomose platziert. Um die Einstichstelle herum werden mit gegenüberliegendem Einstich zwei knappe Tabaksbeutelnähte (schnell resorbierbar) vorgelegt. Diese werden leicht angezogen und geknotet. Mit den lang gelassenen Nähten wird jetzt um die Durchstichstelle des Katheters am parietalen Peritoneum der Bauchwand jeweils eine Tabaksbeutelnaht kranial und kaudal halbzirkulär und überlappend eingestochen. Die Tabaksbeutelnähte werden angezogen und geknotet. Es muss sich jetzt das parietale Peritoneum komplett zirkulär um die Einstichstelle herumgelegt haben. Der Katheterschlauch darf weder sichtbar noch dorsal direkt palpatorisch erreichbar sein. Um eine Rotation um die Einstichstelle zu verhindern, werden kranial und kaudal Einzelnähte angelegt, die eine breitere Fixation des Jejunum an der Bauchwand gewährleisten. Mit geeigneter Technik (z. B. Halteplatte und Annähen mit nichtresorbierbarem Material) wird der Katheter an der äußeren Bauchwand fixiert. Während der gesamten Anlage ist darauf zu achten, dass der Katheter einen wenig gebogenen und nicht geknickten Verlauf nimmt. Die Halteplatte wird deswegen möglichst links der Durchstichstelle an der Bauchwand angebracht (andere Drainagen im linken Oberbauch erst nach Anlage der Halteplatte platzieren!). Der Kanal durch die Bauchwand verläuft dann möglichst leicht schräg bereits in die Richtung des weiteren

Verlaufs im Dünndarm, also nach medial kaudal. Entsprechend unter Vermeidung einer Abknickung ist auch die Darmschlinge an der inneren Bauchwand zu fixieren. Durchgängigkeit und Lage werden abschließend noch einmal überprüft.

Nota bene: Wichtige Faktoren zur Verhinderung einer Leckage sind:

- der Katheter muss an der Darmeinstichstelle mit zwei Tabaksbeutelnähten umnähend fixiert werden,
  - der Katheter muss an der Bauchwand vollständig von Peritoneum umgeben sein.

Zur Verhinderung einer Torsion erforderlich ist eine

- zusätzliche kraniale und kaudale Fixierung der Darmschlinge an der Bauchwand.

Die mögliche Ileusgefahr durch die angeheftete Schlinge ist gering. Insgesamt liegt die Häufigkeit katheterbedingter Komplikationen (z. B. subkutaner Abszess, Fistelbildung, Dislokation oder Obstruktion des Katheters) zwischen 3 und 4% (Vestweber 1987). Infektiöse Komplikationen sind lokal begrenzt, die Gefahr einer Sepsis ist nicht gegeben. Es genügen häufig lokale Maßnahmen wie Abszessspaltung, Lagekorrektur etc., um die entsprechenden Komplikationen zu beherrschen. Auch nach akzidenteller Entfernung gelingt es häufig, in den ersten Stunden über den noch vorhandenen Tunnel eine neue Sonde einzubringen. So kann die Ernährungstherapie auch bei Problemen in den meisten Fällen fortgesetzt werden. Nach Beendigung der enteralen Ernährung kann der Katheter direkt auch ambulant gezogen werden. Sollte bei frühzeitiger Entfernung noch vor Resorption des Nahtmaterials der Katheter festsitzen, so empfiehlt es sich, für einige Tage zu warten und den Katheter während dieser Zeit mehrfach zu drehen. Danach ist die Entfernung in der Regel problemlos möglich.

Gastrostomie

Die perkutane endoskopische Gastro-(PEG) oder Jejunostomie (PEJ) hat die aus der Vergangenheit bekannte operativ angelegte Witzel- oder Kaderfistel zur Zufuhr einer flüssigen, breiigen Kost in den Magen über großlumige Gummi- oder Latexkatheter vollständig abgelöst. Da ihre Anlage keiner Laparotomie bedarf, liegt ihre besondere Bedeutung in der Sicherstellung einer enteralen Nahrungszufuhr bei eindeutig irresektablen Tumoren des oberen Gastrointestinaltrakts z. B. Ösophaguskarzinom. Weitere Indikationen bestehen bei Langzeitintensivpatienten ohne Laparotomie >4 Wochen (z. B. Poly-/Schädel-Hirn-Trauma), in der Neurologie bei Schluckstörungen und in der Geriatrie bei fortgeschrittener Demenz.

Sofern die Passierbarkeit für das Endoskop nicht gegeben ist, kann die Einlage auch sonographiegestützt (PSG) oder laparoskopisch versucht werden.

25.2.2
Diäten

Die Wahl der Sondennahrung richtet sich nach Verdauungsleistung und Resorptionskapazität des Dünndarms. Sofern diese normal oder nur gering eingeschränkt ist, kommen die sog. nährstoffdefinierten Diäten zur Anwendung. Diese weisen eine definierte und bilanzierte Zusammensetzung der Nährstoffe bzw. der Einzelsubstrate auf. Üblicherweise haben diese Diäten eine Kaloriendichte von ca. 1.000 kcal/Tag und enthalten darin etwa 30 bis 50 g Eiweiß, eine tägliche Zufuhr von ca. zwei Litern wird somit in den meisten Fällen den Bedarf decken, wohl auch den der zusätzlich vorhandenen Spurenelemente und Vitamine. Die chemisch definierten Diäten, auch Oligopeptid-Diäten – in Weiterentwicklung der sog. Astronautenkost – werden weitgehend vollständig auch bei geringer Verdauungsleistung resorbiert. Die Indikation zum Einsatz besteht nur bei sehr schwerer Malassimilation oder -absorption (z. B. beim Kurzdarmsyndrom).

25.2.3
Therapieschemata

Das in Tabelle 25.1 zusammengefasste einfache Stufenschema soll als Beispiel für den streng nach Toleranz erfolgenden Aufbau einer enteralen Ernährung dienen. Bei 20–30% der Patienten ist mit Toleranzproblemen wie Diarrhöe, abdomineller Distension, Darmparalyse oder Erbrechen zu rechnen.

Es empfiehlt sich eine einschleichende Volumensteigerung. Die Zufuhr soll insbesondere bei duodenaler und jejunaler Sondenlage kontinuierlich über 18 bzw. 24 Stunden erfolgen, günstigerweise über spezielle Ernährungspumpen. Die klinische Kontrolle des Abdomens – Inspektion, Perkussion und Auskultation – ist in den ersten Tagen mehrfach täglich geboten, ebenso eine exakte Überwachung der Kreislaufsituation. Eine gleichzeitige Infusionstherapie (z. B. nach Schema II) sollte in der Anfangsphase immer erfolgen. Die Infusionstherapie bzw. die parenterale Ernährung (z. B. Schema III oder IV) kann relativ rasch reduziert werden, wenn die Sondenernährung in ausreichender Kalorienmenge toleriert wird. Auch danach muss jedoch auf ausreichende Flüssigkeitszufuhr geachtet werden.

Von einer postoperativen enteralen Sondenernährung profitieren vor allem Patienten, bei denen nach großen hals- und viszeralchirurgischen Tumoroperationen (Larynx-, Pharynxresektion, Ösophagusresektion, Gastrektomie, partielle Duodenopankreatektomie) oder schwerem Polytrauma die orale Kalorienzufuhr frühestens nach einigen Tagen begonnen werden kann. Für diese Patienten wird der Einsatz von immunmodulierenden Sondennahrungen (enthalten Arginin, ω-3-Fettsäuren und Ribonukleotide) empfohlen. Mit der Sondenernährung sollte möglichst innerhalb von 24 Stunden mit der Zufuhr geringer Mengen (5–10 ml/h) begonnen werden.

Die Steigerung der Zufuhr muss situationsadaptiert und streng nach Toleranz erfolgen. Eine Zeitdauer von 5 bis 7 Tagen bis zur Deckung des Kalorienbedarfs auf enteralem Wege ist einzuplanen und bringt keinen Nachteil mit sich.

Tabelle 25.1. Stufenschema zum Aufbau einer enteralen Ernährung

	Enteral	Energie [kcal]	Parenteral
1	25 ml/h über 24 h	600	1000 ml Glukose 10–12% (100–120 g ca. 500 kcal), 1000 ml Aminosäuren 10% (100 g)[a,b]
2	50 ml/h über 24 h	1.200	1000 ml Glukose 20–25% (200–250 g ca. 1000 kcal), 1000 ml Aminosäuren 10% (100 g)[a]
3	75 ml/h über 24 h	1.800	1000 ml Glukose 10–12%, Aminosäuren 100 g[a]
4	100 ml/h über 20–24 h	2.000–2.400	
5	Evtl. auch 125 ml/h über 18 h	2.250	

[a] auf ausreichende Elektrolyt- und Flüssigkeitszufuhr achten.
[b] sofern eine Steigerung der enteralen Zufuhr über 25 ml/h nicht möglich ist und die Dauer der künstlichen Ernährung nicht absehbar ist, kann an Tag 2 oder 3 mit der Zufuhr von Fetten z. B. 250 ml 20% (50 g) begonnen werden.

ÜBERSICHT

**Enterale Sondenernährung: Empfehlungen
zum praktischen Vorgehen und zum Monitoring
Arbeitsgruppe Chirurgie und Transplantation der Deutschen Gesellschaft
für Ernährungsmedizin**

- Langsame Steigerung auf maximal 50 ml/h innerhalb der ersten 4 Tage in 10–20 ml Schritten/Tag unter Beobachtung der Toleranz durch Sondenrückfluss und Kontrollen des Abdomens (Peristaltik, Distension),
- Verwendung hochmolekularer (ballaststoffreicher) Diäten,
- ausreichend Flüssigkeitszufuhr,
- bei hämodynamischer Instabilität und/oder abdomineller Distension sofortige Reduktion der Zufuhrraten (auf 10–20 ml/h, „minimal enteral feeding"), ggf. vorübergehender Stopp,
- bei gastraler Ernährung Pausen von 2 × 2 oder 4 × 1 Stunde(n) zur Abschätzung der Toleranz und Ansäuerung des Magens.

25.3
Medikamentöse Behandlung

25.3.1
Antiarrhythmika, vasoaktive Substanzen

25.3.1.1
Antiarrhythmika

Intra- und postoperative Herzrhythmusstörungen müssen zunächst bezüglich ihrer verschiedenen Formen (supraventrikulär, ventrikulär, gestörte AV-Überleitung, Bigeminus etc.) und Ursachen (Hypoxie, Volumenmangel, Überdigitalisierung, Vorerkrankungen, Störungen im Elektrolyt- und im Säure-Basen-Haushalt etc.) soweit wie möglich differenziert und spezifisch behandelt werden. Der Dringlichkeit nach ist stets primär und sofort eine Hypoxie und eine schwere Volumenmangelsituation auszuschließen. Antiarrhythmika sollten keinesfalls primär oder undifferenziert gegeben werden, da sie selbst (zusätzlich) negativ inotrop wirken.

Tachykarde Herzrhythmusstörungen, die zu kardialen Insuffizienzzeichen führen oder bei denen solche in Kürze zu erwarten sind, erfordern jedoch ein rasches Handeln, ggf. auch vor Kenntnis der Ursache – sofern Hypovolämie und/oder Hypoxie ausgeschlossen sind. Hierbei kann der Einsatz von Betarezeptorenblockern (z. B. Dociton) sowie Lidocain (Xylocain) oder Verapamil (z. B. Isoptin) berechtigt und notwendig sein; ggf. kann eine Kardioversion erforderlich werden. Gefährlich sind vor allem Kammertachykardien und gehäufte ventrikuläre Extrasystolen. Auch extreme Sinustachykardien mit Pulsfrequenzen >140–160/min sind hämodynamisch bedenklich.

Bei bradykarden Rhythmusstörungen wird – wiederum nach bestmöglicher Differenzierung, gezielter Behandlung, ggf. auch nach oder unter medikamentöser Behandlung (z. B. Atropin, Alupent) – die Indikation für einen temporären Schrittmacher weit gestellt, besonders um Wiederholungen einer schweren Bradykardie sofort begegnen zu können.

25.3.1.2
Vasoaktive Substanzen

Routinemäßig sind postoperativ weder vasokonstriktive noch vasodilatorische Substanzen anzuwenden, sie können aber in speziellen Situationen berechtigt und notwendig sein: Postoperativ häufig sind Hypertonien, welche kurzfristig toleriert bzw. deren Spitzen z. B. mit Nitropräparaten behandelt werden können. Eine evtl. bestehende orale antihypertensive Medikation sollte so bald wie möglich wieder aufgenommen werden. Bei nicht bekannter Hypertonie und anhaltender Blutdruckerhöhung sollte nach Stabilisierung des Patienten eine weitergehende Diagnostik veranlasst werden. Eine induzierte Vasodilatation (z. B. mit Nitrosubstanzenl) ist v. a. dann angebracht, wenn bei gutem Blutdruck Volumenzufuhr allein eine periphere Mangeldurchblutung nicht beseitigt oder eine Volumenzufuhr bei erhöhtem zentralvenösen Druck nicht in ausreichendem Maße erfolgen kann. Der Einsatz von vasokonstriktiv wirkenden Substanzen (z. B. Dopamin, Noradrenalin) in hoher Dosierung ist ggf. angezeigt, wenn bei offensichtlich ausreichender peripherer Durchblutung und adäquatem Volumenangebot ein speziell für die Urinproduktion ausreichender Blutdruck nicht zustande kommt. In solchen Situationen kann für ein genaueres Kreislaufmonitoring insbesondere zur Beurteilung der Druckverhältnisse im linken Vorhof die Platzierung eines Pulmonalis(Swan-Ganz)-katheters angezeigt sein. Bevorzugt sollte zunächst hierbei die Gabe von positiv inotropen Substanzen wie (z. B. Dobutamin) zur Anwendung kommen.

25.3.2
Antibiotika

Die Therapie mit Antibiotika erfährt fortlaufend Neuerungen in der Weiterentwicklung von Substanzen aber auch in der Resistenzentwicklung. Aktuelle Informationen über geeignete Präparate, Dosierungen und Kombinationen werden ständig durch die pharmazeutische Industrie und in Spezialliteratur vermittelt. Die Auswahl bestimmter Präparate hängt auch ab von lokalen Gegebenheiten, der Resistenzsituation im Krankenhaus bzw. auf der Station und z. T. von finanziellen Überlegungen. Allgemein gültige Therapieschemata lassen sich somit nicht aufstellen, bzw. müssen immer in Abstimmung mit Infektiologen und Mikrobiologen an die spezielle Situation im eigenen Haus – Änderung des Keimspektrums, Resistenzentwicklung – angepasst werden.

Im Folgenden können deshalb entsprechend den Empfehlungen der Deutschen Gesellschaft für Chirurgie lediglich prinzipielle Fragen der Indikationsstellung, Auswahl, Dosierung und Dauer behandelt werden.

Indikation
Die *therapeutische Gabe von Antibiotika* ist in ihrer Bedeutung bei gravierenden Infektionen unbestritten und hat im Rahmen allgemeinchirurgischer Operationen folgende Indikationsbereiche:
- Operationsvorbereitung bei infektiösem Grundleiden oder infektiösen Komplikationen (z. B. akute Cholezystitis oder Cholangitis, perityphlitisches Infiltrat, Divertikulitis).
- Infektiöses Grundleiden, das durch die Operation (möglicherweise) nicht ausreichend behandelbar ist (z. B. perforierte Appendizitis, schwere Cholangitis, nekrotisierende Pankreatitis, Peritonitis).

- Bekämpfung infektiöser Operationskomplikationen allgemeiner Natur (z. B. Bronchopneumonie, Harnwegsinfektion).
- Bekämpfung infektiöser Operationskomplikationen lokaler Natur, soweit rein chirurgisch nicht ausreichend behandelbar (z. B. Anastomoseninsuffizienz, nicht aber lokale Wundinfektion).

Die *prophylaktische Gabe von Antibiotika* ist zur Bekämpfung der durch die Operation gesetzten oder erleichterten Infektionen einzusetzen. Entscheidend ist, dass die Antibiotikagabe vor Beginn des chirurgischen Eingriffes oder spätestens bei Beginn erfolgt. Günstig ist der Zeitpunkt der Narkoseeinleitung, also etwa 30 Minuten vor dem „Schnitt" (Peters et al. 1995). Nach den Empfehlungen der Deutschen Gesellschaft für Chirurgie (1995) gelten folgende Indikationsbereiche für eine perioperative Antibiotikaprophylaxe in der Allgemein- und Viszeralchirurgie.

Gesicherte Indikationen

Eingriffe an Kolon-Rektum
Resezierende Ösophagus- und Magenchirurgie
Gallenblasen- und Gallenwegschirurgie bei obstruierenden Prozessen und/oder Risikopatienten

Akzeptierte Indikation

Appendektomie

Die perioperative Antibiotikaprophylaxe ist indiziert bei operativen Eingriffen mit zwar geringer Verschmutzungsgefahr jedoch erwarteter Kontamination durch gefährliche Keime („clean – contaminated"; z. B. Gastrektomie bei Magenkarzinom, Eröffnung infizierter Gallenwege, Eröffnung eines vorbereiteten Dickdarms u. ä.; Tabelle 25.2).

Sie ist ferner indiziert bei operativen Eingriffen mit erheblicher bis starker Verschmutzungsgefahr und reichlicher Keimverschleppung in die Umgebung („contaminated – dirty"; z. B. Dünndarmeröffnung bei Ileus, Verschmutzung aus nicht vorbereitetem Dickdarm, Eröffnung primär abgegrenzter, intraperitonealer Abszesse u. ä.; Tabelle 25.2).

Die Antibiotikagabe erfolgt in Normaldosierung zumeist in Form eines „single shot", d. h. einmal intraoperativ. Bei einer Operationsdauer über 3 Stunden kann eine zweite Gabe durchgeführt werden. Eine Antibiotikagabe darüber hinaus kann im Einzelfall emp-

Tabelle 25.2. Klassifikation von operativen Eingriffen in vier verschiedene Kontaminationsgrade. (National Research Council USA 1964)

Kategorie	Eingriff	Inzidenz postoperativer Wundinfektionen [%]
„Sauber"	Aseptische Eingriffe ohne Eröffnung des Gastrointestinal- oder Respirationstrakts	1,5
„Sauber – kontaminiert"	Saubere Eingriffe mit Eröffnung des Gastrointestinal- oder Respirationstrakts ohne Austritt von Inhalt	7,7
„Kontaminiert"	Eingriffe bei akuter Entzündung und/oder Entleerung von Hohlorganinhalt; Durchbruch der Asepsis bei Eingriffen zur Versorgung frischer Verletzungen	15,2
„Verschmutzt"	Eingriffe bei Eiteransammlungen oder perforierten Hohlorganen und alten Verletzungen	40

Tabelle 25.3. Dauer der postoperativen Antibiotikatherapie. (Empfehlungen der Deutschen Gesellschaft für Chirurgie 1997)

Kontamination – kein postoperatives Antibiotikum	Gastroduodenale peptische Perforationen, die innerhalb von 12 h operiert wurden
	Traumatische Darmperforationen, die innerhalb von 12 h operiert wurden
	Peritoneale Kontamination mit Darminhalt während Elektiv- oder Notfalleingriffen
	Appendektomie wegen katarrhalischer (früher) oder phlegmonöser Appendizitis
	Cholezystektomie wegen serofibröser (früher), oder phlegmonöser Cholezystitis
Chirurgisch sanierbare Infektions-quelle – Antibiotikum für 24 Stunden	Appendektomie wegen gangränöser Appendizitis
	Cholezystektomie wegen gangränöser Cholezystitis
	Darmresektion wegen ischämischer oder strangulations-bedingter Nekrose, ohne freie Perforation
„Geringgradige" Infektion – Antibiotikum für 48 h	Intraabdominelle Infektion aus verschiedenen Quellen (Herden) mit lokalisierter Eiteransammlung
	Späte (älter als 12 h) traumatische Darmläsionen und gastroduodenale Perforationen ohne gesicherte intra-abdominelle Infektion
„Mäßig schwere" Infektion – Antibiotikum bis zu 5 Tagen	Diffuse, gesicherte intraabdominelle Infektion aus Infektionsquellen jeder Art
„Hochgradige (schwere)" Infektion – Antibiotikum mehr als 5 Tage	Schwere intraabdominelle Infektion mit nicht einfach zu kontrollierender Infektionsquelle (infizierte Pankreas-nekrose)
	Schwere intraabdominelle Infektion, die mit geplanten Relaparotomien behandelt wird
	Postoperative intraabdominelle Infektion

fehlenswert sein, stellt aber definitionsgemäß keine perioperative Prophylaxe dar, sondern eine Antibiotikatherapie (s. Tabelle 25.3).

Keine Indikation für eine prophylaktische Antibiotikagabe besteht nach heutiger Auffassung bei operativen Eingriffen ohne Verschmutzungsgefahr („clean"; z. B. Laparotomie ohne Eröffnung des Gastrointestinaltraktes wie z. B. Splenektomie, Fundoplikatio etc.), aufgrund einer längeren Operationsdauer zur Verhinderung von Pneumonie oder Harnwegsinfekten und auch nicht aufgrund der Einstufung als Risikopatient (z. B. operative Eingriffe bei Patienten mit Diabetes mellitus, Glukokortikoid- oder Zytostatikavorbehandlung), sofern diese nicht unter die oben erwähnten Indikationsgruppen fallen (Daschner 1998).

Anmerkungen zur therapeutischen Antibiotikagabe:
Der therapeutische Einsatz von Antibiotika ist nur eine Unterstützung der operativen Maßnahmen, so entscheidend Antibiotika dabei auch sein können, die operative Therapie darf in Indikation und Durchführung davon nicht betroffen werden. Gerade abgegrenzte Infektionsherde (Residualabszesse etc.) sind einer Antibiotikatherapie meist nicht zugänglich, die Notwendigkeit und Dringlichkeit operativer Maßnahmen bei akuten, entzündlich eitrigen Erkrankungen (z. B. akute Appendizitis, Analabszess, Panaritium etc.) ist durch Einführung der Antibiotika nicht verändert worden.

Entscheidend verbessert hat sich jedoch die Prognose systemisch ausgebreiteter Infektionen bzw. Infektionen in Stadien, die durch chirurgische Maßnahmen allein eben nicht oder nicht ausreichend behandelbar sind (z. B. diffuse Peritonitis, schwere Cholangitis, schwere Wundinfektion mit Generalisierung, Komplikationen chirurgischer Maßnahmen wie Harnwegsinfektion, Bronchopneumonie). In diesem Indikationsbereich liegt weiterhin die große Bedeutung der Antibiotikatherapie.

Bei der gleichermaßen für den einzelnen Patienten wie zur Vermeidung allgemeiner Resistenzentwicklung notwendigen Einschränkung des Antibiotikaeinsatzes ist somit die Eingrenzung auf die operativ nicht ausreichend behandelbare Infektion entscheidend wichtig. So gehören eine akute Appendizitis oder eine lokale Wundinfektion in der Regel nicht zum Indikationsbereich einer Antibiotikatherapie.

Wahl des Antibiotikums und Dosierung

In der Allgemein- und besonders in der Viszeralchirurgie ist die überwiegende Zahl chirurgisch bedeutsamer Infektionen und Erkrankungen durch darmassoziierte Keime wie Enterobacteriaceae (z. B. E. coli), Anaerobier (z. B. Bacteroides spp.) und Enterokokken, ferner durch Staphylococcus aureus und orale Streptokokken bedingt (Peters et al. 1995), so dass für die Prophylaxe einer derartigen Infektion Antibiotika auszuwählen sind, die dieses Keimspektrum möglichst vollständig abdecken. Hierfür infrage kommen am ehesten Penicilline mit breitem Wirkungsspektrum wie Aminopenicillin oder Mezlocillin jeweils in Kombination mit Metronidazol (Wirksamkeit gegen anaerobe Keime). Alternativ können aber auch Cephalosporine primär der zweiten Generation wie z. B. Cefazolin oder Cefotiam eingesetzt werden (s. unten), wobei diese in keinem Fall Enterokokken erfassen.

Eingriffe	Substanzen (Beispiele)
Kolon-Rektum-Chirurgie, Appendektomie, Ösophagus-Magen-Chirurgie	Aminopenicillin + Metronidazol, Cephalosporin (II. Generation z. B. Cefazolin, Cefuroxim, Cefamandol, Cefotiam) + Metronidazol, Mezlozillin + Metronidazol, Aminopenicillin/β-Lactamase-Inhibitor- (z. B. Clavulansäure-Sulbactam-) Kombination, Cefoxitin
Gallenwegchirurgie	Aminopenicillin/β-Lactamase-Inhibitor-Kombination, Mezlocillin + Metronidazol

Der Forderung, Antibiotika nur gezielt entsprechend der Keim- und Resistenzbestimmung zu verabreichen, soll selbstverständlich auch in der Chirurgie soweit wie möglich entsprochen werden; in praxi ist jedoch häufig ein Abwarten auf das Ergebnis einer bakteriellen Kultur nicht vertretbar oder eine Keimbestimmung nicht möglich (z. B. beginnende Pneumonie, Prophylaxe). Die Wahl des Antibiotikums ist somit „kalkuliert" zu treffen nach der Wahrscheinlichkeit des Keimspektrums (s. oben), der Gewebegängigkeit, lokalen Resistenzhäufigkeiten – insbesondere der eigenen Klinik bzw. Intensivstation – und unter Berücksichtigung der Nebenwirkungen beim einzelnen Patienten (z. B. Nephrotoxizität bei Nierenschädigung, Kombination mit anderen zur gleichen Zeit applizierten Medikamenten etc.).

Ist eine Antibiotikatherapie eingeleitet, muss diese jeweils nach Erhalt des Antibiogramms geändert oder ergänzt werden, besonders wenn ein bereits einige Tage (maximal 48–72 h) angewandtes Antibiotikum bzw. eine Kombination klinisch keine Wirkung zeigt. Nach Vorliegen von Erregerspektrum und Antibiogramm muss also ggf. eine Umstellung der Therapie erfolgen. Eine spezielle Situation liegt bei den gerade auf Intensivpflegeeinheiten häufig vorkommenden Problemkeimen vor, z. B. Pseudomonas, Staphylococcus aureus, Enterokokken. Diese weisen eine hohe Resistenzquote gegenüber den meisten –

üblichen – Antibiotikagruppen auf (z. B. Oxacillin- bzw. Methicillinresistente Staphylokokken, ORSA, MRSA). Hier sollte die Antibiotikatherapie möglichst immer in enger Abstimmung mit Mikrobiologen, Hygienikern und/oder klinischen Infektiologen erfolgen. Hinsichtlich der Dosierung ist auf die entsprechende Literatur zu verweisen (Simon u. Stille 2000;Daschner 1998) sowie gerade bei neueren Präparaten auf die Angaben des Herstellers.

Bei Funktionsstörungen von Nieren oder der Leber ist auf eine mögliche Akkumulation zu achten. Die Behandlungsdauer soll bei therapeutischer Anwendung den Zeitpunkt der Entfieberung in der Regel um höchstens 2–3 Tage überschreiten. Bei prophylaktischer Anwendung erscheint eine 1–2malige Gabe (intra- und postoperativ, s. oben) ausreichend. Zur Dauer der Antibiotikagabe s. Tabelle 25.3.

Anmerkung: Für die lokale Anwendung eines Antibiotikums, z. B. bei Spülung in der Peritonealhöhle, von Abszesshöhlen oder Fistelgängen bestehen keine gesicherten Grundlagen, so dass wohl auf eine Anwendung verzichtet werden kann. Ggf. können den Spüllösungen bakterizide Substanzen oder Desinfektionsmittel (z. B. Polividon-Jod oder Taurolin) zugesetzt werden, was im eigenen Vorgehen jedoch ebenfalls nur in Ausnahmefällen Anwendung findet, da keine eindeutigen Ergebnisse aus kontrollierten Studien vorliegen.

25.3.3
Antidiabetika

S. Kap. 24, Präoperative Vorbereitung.

25.3.4
Thromboseprophylaxe und therapeutische Antikoagulation

Eine Thrombose- bzw. Thromboembolieprophylaxe mit niedrig dosiertem Heparin ist bei chirurgischen Patienten perioperativ üblich. Es kann als gesichert gelten, dass damit das Risiko dieser gefürchteten Komplikationen gesenkt werden kann und zwar stärker als durch andere Maßnahmen allein. Doch sind diese, speziell die frühzeitige aktive Mobilisierung des Patienten, darunter keinesfalls zu vernachlässigen (s. Abschn. 25.5). Für die postoperative Antikoagulation aus prophylaktischen und therapeutischen Gründen wurde „klassischerweise" wegen des sofortigen Wirkungseintrittes, der exakten Dosierbarkeit und der Möglichkeit der sofortigen Inaktivierung unfraktioniertes Heparin (UFH) in Dosierungen von 2-mal 5.000 IE (bei höherem Körpergewicht 3-mal 5.000 I.E.) eingesetzt.

Heute stellen niedermolekulare Heparine (NMH) bei der Prophylaxe mit subkutaner Einmalgabe aufgrund der besseren pharmakologischen Eigenschaften, insbesondere der längeren Halbwertszeit die primäre Wahl dar. Die Gabe erfolgt bei Hochrisikopatienten gewichtsadaptiert.

> **CAVE** Beim Einsatz niedermolekularer Heparine muss bedacht werden, dass bereits bei nur mittelgradig eingeschränkter Nierenfunktion mit einer Akkumulation zu rechnen ist.

„Neben den operations- bzw. verletzungsbedingten Thromboserisiken (expositionelles Risiko) sind die dispositionellen Faktoren des Patienten (s. unten) zu berücksichtigen, um zu entscheiden, ob überhaupt und wenn ja welche Thromboseprophylaxe notwendig ist. Von besonderer Bedeutung ist die sorgfältige Erhebung einer detaillierten Anamnese bezüglich früherer spontan aufgetretener Thrombosen in der eigenen Vorgeschichte oder bei Verwandten ersten Grades. Bei positiver Anamnese sollte die laboranalytische Abklärung eines möglicherweise vorliegenden Hämostasedefekts erwogen werden" (Leitlinien der Deutschen Gesellschaft für Chirurgie 2000).

ÜBERSICHT

Dispositionelle Risikofaktoren für eine venöse Thromboembolie (Deutsche Gesellschaft für Chirurgie 2003)

- Thrombophilie:
  - venöse Thromboembolie in der Anamnese
  - angeborene oder erworbene thrombophile Hämostasedefekte (z. B.: Antiphospholipidsyndrom, Antithrombin-, Protein C-, Protein-S-Mangel, APC-Resistenz / Faktor V Leiden Mutation, thrombophiler Prothrombinpolymorphismus, u.a.)
- Malignome
- Schwangerschaft und Postpartalperiode
- höheres Alter (>50 Jahre; Risikozunahme mit dem Alter)
- Therapie mit oder Blockade von Sexualhormonen (einschl. Kontrazeptiva und Hormonersatztherapien)
- chronisch venöse Insuffizienz
- schwere systemisch wirksame Infektion
- starkes Übergewicht (Mody Mass Index >30)
- Herzinsuffizienz NYHA III° oder IV°
- nephrotisches Syndrom

Bei der Thromboseprophylaxe handelt es sich immer um eine ärztliche Individualentscheidung, bei der Nutzen und Risiko für den Patienten gegeneinander abgewogen werden müssen. Die Durchführung der Thromboseprophylaxe unterliegt der formfreien Aufklärungspflicht. Die Aufklärung sollte jedoch insbesondere bei Ablehnung oder ärztlichem Verzicht schriftlich dokumentiert werden (Leitlinien der Deutschen Gesellschaft für Chirurgie 2003).

Auch bei der routinemäßigen medikamentösen Thromboseprophylaxe sind eine optimale Allgemeinbehandlung (speziell Flüssigkeits- bzw. Volumen-Ersatz) und die physikalische Thromboseprophylaxe von entscheidender Wichtigkeit. So stellt die intra- und postoperative Hämodilution durch entsprechende Infusionstherapie (z. B. Dextrane: Senkung der Blutviskosität, Verminderung der Adhäsivität der Thrombozyten und Erhöhung der venösen Strömungsgeschwindigkeit) ebenfalls einen Teil der Thromboseprophylaxe dar. Physikalische Maßnahmen, hierzu gehören alle Maßnahmen, die direkt oder indirekt den venösen Blutfluss steigern und einer Stase entgegenwirken (s. unten), können wohl das Auftreten klinisch manifester Thrombosen reduzieren, nicht aber das Thromboembolierisiko per se senken.

Physikalische Maßnahmen zur Thromboseprophylaxe

- Sorgfältig angepasste Kompressionsstrümpfe (Oberschenkel-, Wadenstrümpfe)
- präoperative Anleitung zu Bewegungsübungen (Bettfahrrad),
- bestmögliche Lagerung auf dem Operationstisch (möglichst in leichter Oberkörpertief-Beckenhoch-Lagerung),
- zwischenzeitliches Durchbewegen der unteren Extremitäten bei länger andauernden Eingriffen in Steinschnittlage,
- prinzipielles Hochstellen des Bettfußendes (um etwa 15 cm) postoperativ,
- postoperativ möglichst bald aktive Mobilisierung besonders der Beine (Auffordern zum Beugen der Beine unter Mithilfe 2–3 Stunden postoperativ) und Aufstehen meist am ersten postoperativen Tag
- intermittierende pneumatische Waden- bzw. Fußsohlenkompression bei kontinuierlicher Anwendung und
- die Sprunggelenksbewegungsschiene.

Nach den Leitlinien der Deutschen Gesellschaft für Chirurgie (2003) ist bei Patienten mit mittlerem und insbesondere hohem Thromboserisiko (s. unten) neben der Ausschöpfung der physikalischen und frühmobilisierenden Basismaßnahmen auch die Indikation für eine medikamentöse Thromboseprophylaxe gegeben. Die Datenlage ist derzeit nicht ausreichend, um bei Patienten mit niedrigem Thromboserisiko eine medikamentöse Prophylaxe generell zu empfehlen.

Thromboserisikostratifizierung in der Chirurgie. (Deutsche Gesellschaft für Chirurgie 2003)	
Niedriges Risiko	Kleinere oder mittlere operative Eingriffe mit geringer Traumatisierung Verletzungen ohne oder mit geringem Weichteilschaden Kein zusätzliches bzw. nur geringes dispositionelles Risiko
Mittleres Risiko	Länger dauernde Operationen Gelenkübergreifende Immobilisation der unteren Extemität im Hartverband Niedriges operations- bzw. verletzungsbedingtes Thromboembolierisiko und zusätzlich dispositionelles Thromboembolierisiko
Hohes Risiko	Größere Eingriffe in der Bauch- und Beckenregion bei malignen Tumoren oder entzündlichen Erkrankungen Polytrauma, schwere Verletzungen der Wirbelsäule, des Beckens und/oder der unteren Extremität Größere Eingriffe an Wirbelsäure, Becken, Hüft- und Kniegelenk Größere operative Eingriffe in den Körperhöhlen der Brust-, Bauch- und/oder Beckenregion Mittleres operations- bzw. verletzungsbedingtes Risiko und zusätzliches dispositionelles Risiko Patienten mit Thrombosen oder Lungenembolien in der Eigenanamnese

Nota bene: Nicht nur Patienten mit kalkuliert höherem Thomboserisiko (thromboembolische Erkrankungen in der Anamnese, erhebliche Adipositas, herabgesetzte Aktivität, Eingriffe im Becken etc.), sondern auch – gerade? – kräftige, trainierte, junge Patienten können nach mittleren Eingriffen thromboemboliegefährdet sein und sind dementsprechend medikamentös und allgemein-physikalisch optimal zu behandeln.

Die Dauer der postoperativen Heparingabe richtet sich nach dem Verlauf. Wichtig ist, dass ein junger Patient mit geringem Risiko und ohne Thromboseprophylaxe durch einen komplizierten postoperativen Verlauf (z. B. nach Appendektomie) in die Gruppe mit mittlerem Risiko aufsteigt, damit ergibt sich eine Indikation zur Heparingabe. Das Absetzen soll gerade in der Hochrisikogruppe sehr vorsichtig erst dann erfolgen, wenn der Patient weitgehend mobilisiert ist und sich mehr als die Hälfte des Tages außerhalb des Bettes aufhält. In Einzelfällen mit besonderem Thromboserisiko (z. B. nach Hüft-TEP oder großen Beckeneingriffen) z. B. wegen Malignom ist wahrscheinlich die Fortsetzung der Thromboseprophylaxe poststationär über 4 bis 6 Wochen günstig.

Nicht notwendig erscheint eine Thromboseprophylaxe bei kleinen Eingriffen in Lokalanästhesie, wenn der Patient selbst den Operationstisch verlassen kann: ebenso nicht nach kurzen – meist diagnostischen Eingriffen in Vollnarkose, wenn der Patient innerhalb weniger Stunden wieder voll mobilisiert ist und etwa ambulant weiterbehandelt wird.

> **CAVE**
> Bereits der klinische Verdacht auf eine tiefe Bein- oder Beckenvenenthrombose stellt eine klare und dringende Indikation zur therapeutischen Antikoagulation mit Heparin dar.

Diese kann heute auch gewichtsadaptiert mit NMH erfolgen. Eine Objektivierung der Diagnose durch apparative Diagnostik ist notwendig. Diese erfolgt v. a. mit der nichtinvasiven farbkodierten Duplexsonographie, welche jedoch in der Aussage stark von der Erfahrung des Untersuchers abhängig ist, und mit der klassischen aszendierenden Phlebographie. Nach der Antikoagulation mit Heparin aus therapeutischen Gründen ist zumeist eine Fortführung der Behandlung mit oralen Antikoagulanzien indiziert.

Zur Behandlung einer oberflächlichen Beinvenenthrombose bzw. Thrombophlebitis erscheint eine Heparingabe nicht indiziert oder zumindest nicht erforderlich. Hier sind allgemeine Maßnahmen ausreichend.

> **CAVE**
> Bei Zeichen einer Lungenembolie ist eine absolute Indikation für eine sofortige (Voll-)heparinisierung gegeben.

Hier wird klassisch eine hohe Initialdosis von 10.000 IE zu empfohlen, da unter dieser hohen Dosierung möglicherweise noch Aussicht auf Thrombenauflösung besteht. Gewichtsbezogen und hochdosiert kann die Therapie auch mit NMH durchgeführt werden.

Nach klinischer Symptomatik (Dyspnoe, thorakaler Schmerz, Zyanose) sowie Blutdruck und Sauerstoffsättigung können vier Schweregrade der Lungenembolie unterschieden werden. Die apparative Diagnostik erfolgt vielfach szintigraphisch. Eine negativer Befund in der Perfusionsszintigraphie schließt eine Lungenembolie mit hoher Wahrscheinlichkeit aus. Bei Patienten mit Schocksymptomatik sollte die Diagnose möglichst rasch und eindeutig (s. auch Tabelle 25.4) mit Hilfe von Angio-CT, Magnetresonanztomographie und ggf. mit der invasiven Pulmonalisangiographie gestellt werden. Letztere bietet zusätzlich die Möglichkeit der intrapulmonalen Lyse. Im Stadium III (massive Lungenembolie) und IV (drohender Kreislaufstillstand) ist oberstes Therapieziel die Rekanalisation zur Wiederherstellung der Perfusion. Hier besteht die Indikation zur hochdosierten Kurzzeitlysetherapie (Streptokinase, Urokinase, Alteplase). Bei drohendem Kreislaufstillstand (Stadium IV) und Kontraindikationen für eine Lysetherapie bzw. nach erfolgloser Durchführung kann unter den günstigen Bedingungen verfügbarer Herzchirurgie am besten unter Einsatz der Herz-Lungen-Maschine eine Pulmonalembolektomie nach Trendelenburg versucht werden. Eine Unterbrechung der unteren Hohlvene mit Schirm (z. B. Mo-

Tabelle 25.4. Behandlung von Thrombosen und Thromboembolien

Indikationsbereich	Wichtige diagnostische Kriterien/Verfahren	Wichtige Maßnahmen	Alternativen/zusätzliche Maßnahmen
Thrombosebehandlung			
Oberflächliche Venenthrombose	Klinik	Fortsetzung der Mobilisierung, antiphlogistisch evtl. antibiotisch; Aufstehen mit Kompressionsverband, -strümpfen	Evtl. zusätzlich Antikoagulation mit NMH (bei entsprechender Risikokonstellation)
Tiefe Venenthrombose	Klinik (unsicher! – Spannungsgefühl, evtl. leichte Temperaturerhöhung, Plantar- und Wadendruckschmerz), Dopplersonographie, Phlebographie	Antikoagulation mit NMH (körpergewichtsadaptierte Dosierung) und Übergang auf orale Antikoagulation (soweit möglich), Bettruhe (evtl. Beinhochlagerung), Kompressionstherapie, Aufstehen in Abhängigkeit von Thromboselokalisation und -ausdehnung	Bei Thrombose im Oberschenkel-Becken-Bereich: evtl. Thrombektomie bei sehr frischen Thrombosen, evtl. Thrombolyse (lokal/systemisch; falls keine chirurgischen Kontraindikationen)
Thromboemboliebehandlung			
Akute Lungenembolie	Klinik, EKG, Blutgasanalyse, gerinnungsphysiologische Laboruntersuchungen, Echokardiographie, Röntgen-Thorax, Lungenperfusions- und Ventilationsszintigraphie, Spiral-CT/Angio-CT/MRT, evtl. Pulmonalisangiographie	Bettruhe; Mobilisierung stadienabhängig, Antikoagulation mit NMH (evtl. UFH) mit körpergewichtsadaptierter Dosierung im Stadium I (leicht) und II (submassiv)	Im Stadium III (massiv) und IV (fulminant) Thrombolysetherapie (lokal/systemisch; Kontraindikationen relativieren sich mit der vitalen Bedrohung); bei fulminanter Lungenembolie evtl. operative pulmonale Embolektomie (Letalität 50%!)
Rezidivierende Lungenembolie	Evtl. Phlebographie, Spiral-CT	Evtl. zusätzlich Kavaschirm	

bin-Uddin-Filter) oder Clip (Adams-De-Weese-Clip) ist v.a. angezeigt, wenn unter regelrecht durchgeführter Antikoagulation erneut Embolien auftreten, eine Antikoagulationstherapie kontraindiziert ist, sowie bei schon eingetretener Obstruktion einer Lunge.

Dosierung und Kontrolle einer Antikoagulation
Bei der niedrig dosierten Heparinthromboseprophylaxe braucht in der Regel keine Gerinnungskontrolle zu erfolgen. Eine „therapeutische" Heparinisierung soll in der Regel zur sog. „Vollheparinisierung" führen. Nach einer initialen Gabe von 5.000–10.000 IE und Fortsetzung mit 1.000 IE/h richtet sich die weitere Dosierung nach der partiellen Thromboplastinzeit (PTT), die um das 1,5- bis 2fache des Normwertes (40–45 s) erhöht sein soll.

Die Dosierung oraler Antikoagulanzien richtet sich nach der Thromboplastinzeit (TPZ; Quick-Normwert 70–100%) bzw. der INR („international normalized ratio", Normwert 1,0).

Zur sicheren Antikoagulation auch in der Übergangsphase ist ein Überlappen beider Behandlungsprinzipien über mehrere (3–5) Tage erforderlich. In dieser Zeit wird Heparin in normaler Dosierung weitergegeben, orale Antikoagulanzien werden üblicherweise in abfallender Dosierung eingesetzt (z. B. Phenprocoumon, Marcumar/Falithrom 4–3–2 Tabletten an konsekutiven Tagen). Ab einem INR-Wert >2,0 kann auf die Heparingabe verzichtet werden. Eine volle orale Antikoagulation besteht bei einem INR-Wert zwischen 3,0 und 4,0, entsprechend etwa einem Quick-Wert von 15–25%. Bei den meisten Patienten wird die Sekundärprophylaxe nach tiefer Bein- und Beckenvenenthrombose oder Lungenembolie heute mit niedriger Antikoagulation durchgeführt. Hierbei beträgt der INR-Wert 2,0–3,0, entsprechend einem Quick-Wert von 25–35%.

Heparininduzierte Thrombozytopenie

Wichtig ist die Erkennung einer heparininduzierten Thrombozytopenie (HIT). Diese tritt in zwei verschiedenen Formen auf (HIT I und II), wahrscheinlich seltener bei Verwendung von NMH. Problematisch ist vor allem die HIT II, bei der es zwischen dem 5. und 14. Tag nach Beginn der Behandlung zur Thrombozytopenie mit Abfall der Thrombozyten auf 50.000/μl kommt. Die Heparinbehandlung muss sofort beendet werden, die Antikoagulation muss anders fortgesetzt werden, z. B. mit Danaparoid oder Hirudin. Sofern keine anderen Ursachen für eine Thrombozytopenie wie Sepsis oder Chemotherapie in Betracht kommen, sollte immer insbesondere bei entzündlicher Infiltration der Heparin-Injektionsstellen auch an das Vorliegen einer HIT II gedacht werden.

25.4
Schmerztherapie

Eine schnelle und wirksame Schmerztherapie erleichtert erheblich sowohl Frühmobilisation als auch Atemgymnastik, sie ist günstiger, als dem Schmerz immer „hinterher zu rennen". Mit dem Ziel des „Fast Track" sollte bei viszeralchirurgischen Eingriffen die Analgesie möglichst thorakal-epidural unter minimaler Opiatgabe erfolgen. In enger Zusammenarbeit mit den Anästhesisten hat trotz erhöhten technischen und organisatorischen Aufwandes auch die intravenös durchgeführte, vom Patienten kontrollierte Analgesie („patient-controlled analgesia", PCA) über programmierbare Spritzenpumpen erheblich an Bedeutung gewonnen. Voraussetzung ist eine gute Kooperation des Patienten. Die Schmerztherapie sollte bereits präoperativ mit dem Patienten besprochen werden („Schmerzanamnesegespräch"). Postoperativ muss der Therapieerfolg (z. B. im Rahmen der Visiten) immer wieder überprüft werden. Ideal ist eine mindestens zweimal tägliche (beispielsweise wenn Temperatur und Blutdruck kontrolliert werden) Messung und Dokumentation der Schmerzintensität in Ruhe und bei Bewegung z. B. durch visuelle Analog- oder verbale Ratingskalen (Wulf et al. 1997).

25.5
Physikalische Behandlung

Die entscheidende allgemeine physikalische Behandlung der ersten Tage ist auf die Unterstützung und Normalisierung des kardiovaskulären und des respiratorischen Systems ausgerichtet. Hauptziele sind die Vermeidung bronchopulmonaler und thrombotischer Komplikationen.

Wichtigste Bestandteile der physikalischen Behandlung in dieser Phase sind
● allgemeine körperliche Frühmobilisierung und
● Atemgymnastik einschließlich unterstützender Maßnahmen.

Anleitung, regelmäßige Durchführung und Überwachung dieser Maßnahmen obliegt im Routinefall nach kleineren (insbesondere auch nach laparoskopischen) und mittleren Eingriffen dem Krankenpflegepersonal und dem ärztlichen Personal. Lediglich bei Risikopatienten muss ein Teil dieser dann erweiterten Aufgaben von Physiotherapeuten übernommen werden.

Stets, auch nach größeren abdominalchirurgischen Eingriffen, können und sollen bald nach dem Erwachen die Beine aktiv – mit leichter Unterstützung im Knie – zumindest kurzfristig „durchbewegt" werden; hiermit wird die bis dahin häufig verkrampfte Haltung des Patienten durchbrochen, weitere spontane Aktivitäten werden angeregt. Gerade am Operationstag muss der Patient mehrfach zu Bewegungen aufgefordert werden. Das frühe Aufstehen meist am Morgen des ersten postoperativen Tages, nach laparoskopischen, extraabdominellen und extrathorakalen Eingriffen der Allgemeinchirurgie häufig bereits am Abend des Operationstages, ist allgemein üblich. Bedenken hinsichtlich einer durch Druckerhöhung bedingten Gefährdung des Bauchdeckenverschlusses sind mit wohl wenigen Ausnahmen (evtl. bei Faszienverschluss mit erheblicher Gewebsspannung) unbegründet. Die allgemeine körperliche Aktivierung, das tiefe Durchatmen, die Möglichkeit des spontanen Wasserlassens etc. werden durch diese *Frühmobilisation* entscheidend verbessert.

> **CAVE**
>
> Die Frühmobilisation muss jedoch gerade bei älteren Patienten – aber nicht nur bei diesen – vorsichtig, etappenweise über das Aufsetzen und stets unter Beobachtung erfolgen; abruptes Aufstehen kann zu orthostatischer Dysregulation mit dem „typischen" Kollapsereignis führen, bei älteren Patienten aber durchaus auch mit den Folgen eines ischämischen Insultes oder eines Herzinfarktes.

Der richtige Mittelweg zwischen zu geringer Mobilisierung und zu forciertem Aufstehen ist stets individuell zu finden, dafür ist das Kreislaufverhalten beim Aufsetzen ein guter und einfacher Indikator. Bei längerer Bettlägerigkeit wegen Kreislaufinsuffizienz oder aus anderen Gründen muss die aktive Bewegungstherapie im Liegen verstärkt werden. Die Gabe von Sympathikomimetika vor dem Aufstehen erscheint ggf. nur bei jungen Patienten mit anamnestisch bekannter orthostatischer Dysregulation indiziert.

Zur Vermeidung einer oberflächlichen Schonatmung sollte mit kontrolliert bewusst tiefen Atembewegungen baldmöglichst postoperativ, jedenfalls noch am Operationstag begonnen werden. Auf die Notwendigkeit zur Pneumonieprophylaxe und auf mögliche Beschwerden im Bereich einer abdominellen oder thorakalen Wunde sollte bereits präoperativ hingewiesen werden. Auch die Atemübungen und insbesondere der Umgang mit einem entsprechenden Übungsgerät (z. B. Triflow) sollten bereits präoperativ trainiert werden. Mit dem Beginn der Übungen sollte frühzeitig nach der Extubation begonnen werden. Das Abhusten, das nach Baucheingriffen zunächst durch exspirationssynchrones, bimanuelles Komprimieren des Rippenbogens unterstützt werden muss, soll spätestens am ersten postoperativen Tag, besser noch am Abend des Operationstages versucht werden.

Eine *Inhalationstherapie* wird von den Patienten meist als angenehm empfunden und kann großzügig angewandt werden, bei pulmonal gesunden Patienten erscheint sie jedoch nicht notwendig. Dies gilt auch für sekretolytische Maßnahmen. Bei pulmonal vorgeschädigten Patienten sowie bei Zeichen einer irgendwie gearteten bronchopulmonalen Komplikation (Verschleimung, unzureichendes Abhusten, Bildung von Atelektasen, Bronchopneumonie etc.) sind zusätzlich zur routinemäßigen und gesteigerten Atemgymnastik entsprechend spezifische Maßnahmen notwendig und zeitlich dringend indiziert (z. B. Sekretolyse, Bronchodilatation, Vibrationsmassage, Respiratorbehandlung, Antibiotika- gabe).

 Atmung, Atemgymnastik und Abhusten hängen entscheidend von der damit verbundenen Schmerzhaftigkeit ab. Deshalb ist ein eher großzügiger Gebrauch von Analgetika, günstigerweise patientenkontrolliert (PCA) in den ersten postoperativen Tagen, speziell auch am Operationstag und der darauf folgenden Nacht gerade zur Verhütung bronchopulmonaler Komplikationen güns- tig. Die hiermit ggf. verbundene Atemdepression wird durch die erleichterte Atmung zumindest kompensiert.

25.6
Andere postoperative Maßnahmen

Verbandswechsel
Ein Verband kann bei primär genähten Wunden prinzipiell ab dem zweiten postoperati- ven Tag entfernt werden, ggf. schützt danach ein leichter Verband vor störendem Reiben an der Kleidung etc. Primär und sekundär offene Wunden sind zunächst stets feucht (ein- bis mehrmals täglich) und zwar sehr locker – zur Vermeidung einer das Bakterienwachs- tum begünstigenden „feuchten Kammer" – zu verbinden. Die Tamponade einer Wunde kommt nur kurzfristig in besonderen Situationen chirurgisch nicht stillbarer Blutungen in Betracht, sie ist ansonsten stets als ungünstig zu bezeichnen.

Die Versorgung von Problemwunden stellt ein eigenes Thema dar, auf diesem Gebiet haben sich in den letzten Jahren viele neue Therapieansätze (z. B. der Vakuumverband) als günstig erwiesen.

Drainagepflege
Peritonealdrainagen (z. B. Silikonröhren oder Easy-flow-Drainagen) sollten möglichst ge- schlossen in einen Auffangbeutel abgeleitet werden, um die Keimaszension so gering wie möglich zu halten und Art sowie Menge des Sekrets stets beurteilen zu können. Drainagen zur Ableitung von Wundsekreten können je nach Menge des aufgefangenen Sekrets meist am ersten bis dritten Tag entfernt werden. Hierbei muss nicht das vollständige Sistieren der Sekretion abgewartet werden, da die Drainage selbst häufig eine gewisse Sekretion un- terhalten kann. Drainagen zur Erkennung bzw. Ableitung bei möglicher Anastomosenin- suffizienz müssen meist fünf bis sieben Tage verbleiben (im Einzelnen s. entsprechende Kapitel).

 Thoraxdrainagen müssen stets unter Wasser abgeleitet sein. Beim Transport des Patienten wird die Drainage doppelt abgeklemmt. Nach Ziehen eines Thoraxdrains ist stets eine Röntgenaufnahme des Thorax indiziert.

Redon-Drainagen bleiben stets geschlossen unter Vakuumsog; sie werden meist 24 Stun- den postoperativ etwas angezogen, um Verklebungen des Drainageschlauchs mit anlie- gendem Gewebe zu lösen – dies kann jedoch schmerzhaft sein. Deswegen sollte vor dem endgültigen Entfernen der Vakuumsog aufgehoben werden.

Harnableitung

Bei großen viszeralchirurgischen Operationen sollte die Indikation zur *suprapubischen* Harnableitung aufgrund des risikoarmen Zugangs bei der Implantation zur Vermeidung einer evtl. längerfristig erforderlichen transurethralen Ableitung und dem damit verbundenen höheren Risiko für Infektionen und Harnröhrenstrikturen großzügig gestellt werden. Ferner besteht die Möglichkeit zur Durchführung eines schonenden Harnblasentrainings. Da bei ausgedehnten Eingriffen im Becken (z. B. tiefe anteriore Rektumresektion) operationsbedingte Störungen der Spontanmiktion nicht ausgeschlossen werden können, sollte die suprapubische Harnableitung hier routinemäßig erfolgen. So sollte nach tiefen Rektumresektionen, insbesondere auch Rektumexstirpationen mindestens über drei bis fünf Tage eine geschlossene Ableitung durchgeführt werden. Danach kann durch intermittierendes Abklemmen ein Blasentraining aufgenommen werden, welches dem Patienten die Eigenmiktion erlaubt, gleichzeitig die Feststellung des verbliebenen Restharns in der Blase ermöglicht. Beträgt der Restharn weniger als 30–50 ml, so kann die suprapubische Ableitung entfernt werden.

Stets kontinuierlich abzuleiten ist der Urin bei einem eingelegten *transurethralen* Harnblasenkatheter; die Zeiträume zur Entfernung entsprechen den obigen Angaben. Eine intermittierende Abklemmung zum Blasentraining ist wegen der möglichen Keimaszension nicht zu empfehlen. Bei Miktionsstörungen nach Entfernung des Katheters kann eine sterile Einmalkatheterisierung alle 12 Stunden notwendig sein, bei Persistenz sollte nach konsiliarischer urologischer Untersuchung über einen erneuten Dauerkatheter bzw. die sekundäre Implantation einer suprapubischen Ableitung bis zur Aufnahme der normalen Blasenfunktion entschieden werden.

Literatur

Original- und Übersichtsarbeiten

Basse L, Hjort Jakbsen D, Billesbolle P, Werner M, Kehlet H (2000) A clinical pathway to accelerate recovery after colonic resection. Ann Surg 232: 51–57

Bastian L, Weimann A (2002) Immunonutrition in patients after multiple trauma. Br J Nutr 87 Suppl 1: 133–134

Beale RJ, Bryg DJ, Bihari DJ (1999) Immunonutrition in the critically ill: a systematic review of clinical outcome. Crit Care Med 27: 2799–2805

Berghe van den G, Wouters P, Weekers F et al. (2001) Intensive insulin therapy in the critically ill patients. N Engl J Med 345: 1359–1367

Bisgaard T, Kehlet H (2002) Early oral feeding after elective abdominal surgery – what are the issues? Nutrition 18: 944–948

Bozzetti F, Mariani L, Baggio Bertinet D, Chiavenna G, Crosie N, Ce Cicco M, Gigli G, Micklewright A, Moreno Villares JM, Oan A, Pertikiewicz M, Pironi L, Planas Vilas M, Prins F, Thul P ESPEN-HAN working group (2002) Central venous catheter complications in 447 patients on home parenteral nutrition: An Analysis of 100.000 catheter days. Clin Nutr 21: 465–485

Braunschweig CL, Levy P; Sheehan PM, Wang X (2001) Enteral compared with parenteral nutrition: a meta-analysis. Am J Clin Nutr 74: 534–542

Broviac JW, Cole JJ, Scribnek BH (1973) Silicone rubber atrial catheter for prolonged parenteral alimentation. Surg Gynec Obstet 136: 602–608

Cinat ME, Wilson SE (1999) New advances in the use of antimicrobial agents in surgery: Intra-abdominal infections. J Chemother 11: 453–463

Daschner F (1998) Antibiotika am Krankenbett, 9. Aufl. Springer, Berlin Heidelberg New York Tokyo

DeLalla F (1999) Antimicrobial chemotherapy in the control of surgical infectious complications. J Chemother 11: 440–445

Delany HM, Carnevale N, Garvey JW, Moss CM (1977) Postoperative nutritional support using needle catheter feeding jejunostomy. Ann Surg 186: 165–170

Gadek JE, DeMichele SJ, Karlstad MD (1999) Effect of enteral feeding with eicosapentaenoic acid, gamma-linolenic acid and antioxidants in patients with acute respiratory distress syndrome. Enteral Nutrition in ARDS Study Group. Crit Care Med 227: 1408–1420

Grant J (2002) Recognition, prevention, and treatment of home parenteral nutrition central venous access comlications. J Parent Enteral Nutr 26: 21–28

Grimm H, Mayer K, Mayser P, Eigenbrodt E (2002) Regulatory potential of omega-3-fatty acids in immunological and inflammatory processes. Br J Nutr 87 Suppl 1: 59–67

Hartig W (1993) Moderne Infusionstherapie, 5. Aufl. Zuckschwerdt, München

Hartig W, Weimann A (2000) Der postoperative Kostaufbau chirurgischer Patienten. Akt Ernähr Med 25: 298–304

Heberer M, Günther B (1988) Praxis der parenteralen und enteralen Ernährung in der Chirurgie. Springer, Berlin Heidelberg New York Tokyo

Heyland DK, Montalvo M, MacDonald S, Keefe L, Su XY, Drover JW (2001) Total parenteral nutrition in the surgical patient – a meta-analysis. Can J Surg 44: 102–111

Heyland DK, Novak F, Drover JW, Jain M, Su X, Suchner U (2001) Should immunonutrition become routine in critically ill patients? A systematic review of the evidence. JAMA 286: 944–953

Heys SD, Walker LG, Smith I, Eremin O (1999) Enteral nutritional supplementation with key nutrients in patients with critical illness and cancer. Ann Surg 229: 467–477

Hickman RO, Buckner CD, Clift RA, Sanders JE, Stewart R, Thomas ED (1979) A modified right aterial catheter access to the venous system in marrow transplant recipients. Surg Gynec Obstet 148: 871–874

Hyers TM, Hall RD, Weg JG, Morris TA, Samama M, Tapsom V (1998) Antithrombotic therapy for venous thromboembolic disease. Chest 114: 5671S-578S

Jauch KW (1997) Chirurgischer Metabolismus. Chirurg 68: 551–558

Khuri SF, Daley J, Henderson W et al. (1997) Risk adjustment of the postoperative mortality rate for the comparative assessment of the quality of surgical care: results of the National Veteran Affairs Surgical Risk Study. J Am Coll Surg 185: 315–327

Kirschner M (1920) Die prophylaktische Jejunostomie bei Magenoperationen. Arch Klin Chir 157: 561–600

Kudsk KA, Tolley EA, DeWitt RC, Janu PG, Blackwell AP, Yeary S, King BK (2003) Preoperative albumin and surgical site identify surgical risk and major postoperative complications. J Parenter Enteral Nutr 27: 1–9

Lewis SJ, Egger M, Sylvester PA, Topic ST (2001) Early enteral feeding versus „nil by mouth" after gastrointestinal surgery: a systematic review and meta-analysis of controlled trial. BMJ 323: 773–776

Lobo DN, Bostock KA, Neal KR, Perkins AC, Rowlands BJ, Allison SP (2002) Effect of salt and water balance on recovery of gastrointestinal function after elective colonic resection: a randomised controlled trial. Lancet 359: 1812–1818

Löhlein D (1986) Principles and indications of hypocaloric parenteral nutrition. World J Surg 10: 64–71

Mermel LA, Farr BM, Sherertz RJ, Raad IL, O'Grady N, Harris JS, Craven DE (2001) Guidelines for the managemnt of intravascular catheter-related infection. Clin Infect Dis 32: 1249–1272

Neugebauer E, Koch-Epping G (1999) Perioperative Schmerztherapie: Ein zentrales chirurgisches Thema! Viszeralchirurgie 34: 107–114

Novak F, Heyland DK, Avenell A, Drover JW, Su X (2002) Glutamine supplementation in serious illness: a systematic review of the evidence. Crit Care Med 30: 2022–2029

Sarr MG (1999) Appropriate use, complications and advantages demonstrated in 500 consecutive needle catheter jejunostomies. Br J Surg 86: 557–561

Simon C, Stille W (2000) Antibiotika-Therapie – in Klinik und Praxis, 10. Aufl. Schattauer, Stuttgart New York

Vestweber KH, Troidl H, Sommer H (1984) Perkutane endoskopische Gastrostomie. Eine einfache Technik zur enteralen Ernährung. Dtsch Med Wochenschr 109: 1203–1205

Weimann A, Bischoff SC (2001) Künstliche Ernährung: enteral – parenteral. Urban & Fischer, München Jena

Weimann A, Plauth M, Bischoff SC, Kuse E (2000) Nutrition of liver transplant patients. Can J Gastroenterol 14 (Suppl D): 85D–88D

Woitas RP, Wilhelm K, Hortling N, Becher H, Grünwald F (1998) Diagnostik der akuten Lungenembolie. Dtsch Med Wochenschr 123: 225–228

Wulf H, Neugebauer E, Maier C (1997) Die Behandlung postoperativer und posttraumatischer Schmerzen. Thieme, Stuttgart New York

Leitlinien und Empfehlungen

ASPEN Board of Directors and The Clinical Guidelines Task Force. (2002) Guidelines for the use of parenteral and enteral nutrition in adult and pediatric patients. JPEN 28 (Suppl)

Consensus Recommendations from the U.S. Summit on Immune-Enhancing Enteral Therapy (2001) JPEN 25: 61–63

Deutsche Gesellschaft für Chirurgie (1997) Leitlinien zur Dauer der postoperativen Antibiotikatherapie. In: Grundlagen der Chirurgie G77, Beilage zu den Mitteilungen der Deutschen Gesellschaft für Chirurgie 4

Deutsche Gesellschaft für Chirurgie (2003) Leitlinien zur stationären und ambulanten Thromboembolie-Prophylaxe in der Chirurgie und perioperativen Medizin. In: Grundlagen der Chirurgie G97, Beilage zu den Mitteilungen der Deutschen Gesellschaft für Chirurgie 3

International Consensus Statement (1997) Prevention of venous thromboembolism. International Consensus statement (guidelines according to scientific evidence). Int Angiol 16: 3–38

Klein S, Kinney J, Jeejeebhoy K, Alpers D, Hellerstein M, Murray M, Twomey P (1997) Nutrition support in clinical practice: review of published data and recommendations for future research directions. J Parent Ent Nutr 21: 133–156

Lochs H, Lübke H, Weimann A (2003) Leitlinien Enterale Ernährung der Deutschen Gesellschaft für Ernährungsmedizin. Aktuel Ernaehr Med 28 (Suppl 1): 1–120

Peters G, Fischer R, Herrmann M (1995) Perioperative Antibiotikaprophylaxe bei chirurgischen Eingriffen. In: Grundlagen der Chirurgie G68, Beilage zu den Mitteilungen der Deutschen Gesellschaft für Chirurgie 5

Plauth M, Weimann A, Holm E, Müller MJ (1999) Leitlinien der GASL zur Ernährung bei Leberkrankheiten und Lebertransplantation. Z Gastroenterol 37: 241–251

Weimann A, Jauch KW, Kemen M, Hiesmayr JM, Horbach T, Kuse ER, Vestweber KH (2003) DGEM-Leitlinie Enterale Ernährung: Chirurgie und Transplantation, Aktuel Ernaehr Med 28 (Suppl 1): S51–S60

KAPITEL 26

Chirurgische Intensivmedizin

26

T. BREIDENBACH, E. NAGEL

Einleitung

Die Erfolge im Bereich Chirurgie sind nicht zuletzt auf die Weiterentwicklungen im Bereich der Intensivmedizin zurückzuführen. Viele größere ausgedehnte Operationen vor allem bei immer älteren Patienten wären ohne die moderne Intensivmedizin nicht denkbar. Neben Verbesserungen auf dem Gebiet der künstlichen Beatmung ist die hohe Qualität der intensivmedizinischen Behandlung auf das zunehmende Verständnis der pathophysiologischen Zusammenhänge sowie auf Fortschritte im Bereich der Pharmakotherapie zurückzuführen.

Im Folgenden wird ein kurzer Überblick über die chirurgische Intensivmedizin gegeben. Hierbei wird nur auf spezielle chirurgische Gesichtspunkte eingegangen.

Für die allgemeinen Aspekte der intensivmedizinischen Behandlung (Beatmung, Kreislaufüberwachung, Infusionstherapie, Pharmakotherapie, Dialyse etc.) wird auf die einschlägigen Lehrbücher der Intensivmedizin verwiesen.

26.1
Intensivmedizinisches Patientengut

Die Patienten auf der chirurgischen Intensivstation lassen sich in drei Kategorien einteilen:
1　Patienten nach einem großen, meist lang dauernden Eingriff,
2　Patienten mit eingetretenen postoperativen Komplikationen nach chirurgischer Therapie und
3　Patienten nach chirurgischer Therapie, die einer aufwändigen intensivmedizinischen Pflege bedürfen.

Bei Patienten aus der ersten Gruppe handelt es sich in der Regel um unkomplizierte Patienten mit allerdings erhöhtem Risiko für die Entwicklung chirurgischer und allgemeiner Störungen. Bei diesen Patienten kann meist eine standardisierte postoperative Intensivüberwachung und Therapie durchgeführt werden.

Bei den Patienten der zweiten Kategorie handelt es sich stets um komplizierte Patienten, ein standardisiertes Vorgehen ist nicht möglich. Neben einem notwendigen invasiven Monitoring ist eine weiterführende Diagnostik zur Planung des weiteren Vorgehens notwendig.

Bei Patienten der dritten Kategorie kann wieder vermehrt auf standardisierte Vorgehensweisen zurückgegriffen werden. Zu dieser Kategorie zählen unter anderem Patienten mit großflächigen Wunden (z. B. nach Verbrennungen), deren aufwändige Betreuung unter intensivmedizinischen Bedingungen zur Vermeidung von Komplikationen notwendig ist. Diese Aufgaben können nur durch qualifiziertes und spezialisiertes Personal durchgeführt werden.

Die Leitung einer chirurgischen Intensivstation sollte in der Hand eines mit chirurgischen Patienten vertrauten Mediziners liegen, da die meisten postoperativen Komplikationen Folgen der chirurgischen Therapie sind. Es ist dringend anzuraten, den Operateur bei Komplikationen oder zur Entscheidungsfindung bei möglichen Revisionen hinzuzuziehen. Dieser kann aus Kenntnis des Operationssitus die sich daraus möglicherweise ergebenden Veränderungen am Besten beurteilen.

26.2
Standardmaßnahmen

Abhängig von der Größe der Operation sowie vom allgemeinen Zustand des Patienten ist ein mehr oder weniger invasives, postoperatives Monitoring nötig. Zum Basismonitoring, das bei jedem postoperativen Patienten durchgeführt wird, gehört die Überwachung von Herzfrequenz, Blutdruck, Körpertemperatur, Urinausscheidung, Atemfrequenz, körperlichem Untersuchungsbefund sowie ein minimales Routinelabor.

Bei Patienten mit ausgedehnteren Operationen oder entsprechenden Risikofaktoren bzw. nach eingetretenen Komplikationen kann das Monitoring durch verschiedene nicht-invasive und invasive Methoden (Sonographie, arterielle Druckmessung, ZVD, Swan-Ganz-Katheter etc.) sowie durch erweiterte laborchemische Untersuchungen und entsprechende Diagnostik ergänzt werden.

Wichtig ist bei allen Patienten die klinische Untersuchung, die jedoch unter intensivmedizinischen Maßnahmen (z. B. künstliche Beatmung mit Sedierung oder Relaxation) deutlich erschwert und mit größeren Unsicherheiten behaftet sein kann.

Besonderes Augenmerk ist auf die Drainagen zu legen, ihrer Beobachtung kommt besondere Bedeutung zu: hier lassen sich oft frühzeitig Blutungen, Gallelecks oder Anastomoseninsuffizienzen feststellen. Allerdings kann andererseits durch das Fehlen von Sekreten in den Drainagen eine Blutung oder eine Insuffizienz nicht ausgeschlossen werden, denn selbst großlumige Drainagen können – besonders nach mehreren Tagen – durch Blutkoagel, Fibrin oder umgebendes Gewebe verlegt sein oder disloziert sein. Beim geringsten Verdacht auf einen Verhalt sollte eine weitergehende Diagnostik durchgeführt werden. Der Sonographie kommt hier eine besondere Bedeutung zu, da sie mit hoher Sensitivität pathologische Sekretansammlungen anzeigt. Abhängig von der klinischen Situation des Patienten sollten weitere diagnostische Maßnahmen (CT, MRT, Endoskopie, Punktion etc.) durchgeführt werden. Bei Hinweis auf entsprechende Komplikationen muss nach klinischer Gesamtbeurteilung ggf. die Indikation zu einer Revisionsoperation gestellt werden.

Notizen

26.3
Postoperative Komplikationen

26.3.1
Sepsis

Die postoperative Sepsis ist nach wie vor eine der häufigsten Ursachen für Morbidität und Mortalität von intensivmedizinisch behandelten Patienten. Zeichen der Sepsis sind Fieber, Tachykardie, Tachypnoe, erhöhter kardialer Auswurf, erhöhter Gefäßwiderstand, Leukozytose, Leukopenie, erhöhter Sauerstoffverbrauch und Organdysfunktionen (z. B. Nierenversagen, „acute respiratory distress syndrome", ARDS).

Neben Anastomoseninsuffizienzen sind Katheter die häufigste Infektionsquelle (Heberer et al. 1984). Daher sind konsequent durchgeführte Hygienemaßnahmen und ein regelmäßiger Wechsel der Kathetersysteme unbedingt erforderlich.

In den letzten Jahren wird eine zunehmende Verbreitung von multiresistenten Keimen im Krankenhaus, besonders auf Intensivstationen beobachtet. Der Prävention der Sepsis kommt also entscheidende Bedeutung zu. Neben den oben angesprochenen Hygienemaßnahmen und dem regelmäßigen Wechsel von Kathetersystemen kann eine frühzeitige Elimination potentieller Infektionsquellen (z. B. präoperative Darmspülung, perioperative selektive Darmdekontamination, s. unten) die Inzidenz deutlich vermindern.

Eine rasche Diagnosesicherung ist bei ersten Anzeichen einer Sepsis dringend erforderlich, um schnell therapeutische Maßnahmen einzuleiten. Neben dem direkten Nachweis einer Insuffizienz durch Beobachtung der Drainageninhalte hat vor allem – wie oben erwähnt – die sonographische Untersuchung einen hohen Stellenwert. Neben der guten Durchführbarkeit am Patientenbett liegt ein großer Vorteil in den praktisch fehlenden Kontraindikationen, der wesentliche Nachteil ist die ausgeprägte Abhängigkeit der Beurteilung vom Untersucher. Findet sich eine pathologische Sekretabsonderung kann ggf. unter Ultraschallkontrolle eine diagnostische Punktion durchgeführt werden.

Zur weiteren Abklärung müssen ggf. weitere zur Verfügung stehende diagnostische Methoden herangezogen werden, z. B. Dopplersonographie, Endoskopie, Computertomographie (CT), Magnetresonanztomographie (MRT), Angiographie. Als letzte Möglichkeit ist schließlich die diagnostische Relaparatomie zu sehen. Der richtige Zeitpunkt ist oftmals schwer einzuschätzen, sie sollte jedoch bei einem kritischen Zustand des Patienten frühzeitig erwogen werden (Kern u. Buchwald 1974).

Eine wichtige Voraussetzung für die Therapie einer Sepsis ist die Lokalisation der Infektionsquelle. Bei Hinweis auf eine Kathetersepsis sollten die entsprechenden Katheter so schnell wie möglich gewechselt werden.

Findet sich ein intraabdomineller Herd, ist eine Beseitigung der vorhandenen Infektionsquelle anzustreben. In den letzten Jahren hat die sonographisch oder computertomographisch gesteuerte Punktion zunehmend an Bedeutung gewonnen (Bartels et al. 1997). Kann hierdurch keine Beseitigung erzielt werden, muss eine Revisionsoperation durchgeführt werden. Abhängig von Schwere und Alter der Infektion, Lokalisation einer Insuffizienz und lokalen Wandverhältnissen wird entschieden zwischen dem Versuch eines Primärverschlusses (Reanastomosierung, Naht, Deckung etc.) und der Ausleitung weiterhin insuffizienzgefährdeter Darmabschnitte.

Insuffizienzen im Dünndarmbereich werden häufig durch Naht, solche im Dickdarm eher durch Ausleitung behandelt. Eine Dickdarmnaht kann besser durch die vorgeschaltete Anlage eines doppelläufigen Anus praeter gesichert werden.

Besondere Bedeutung kommt u. E. der intraoperativen Darmlavage zu. Die intraoperative Darmlavage erlaubt eine Verbesserung der Gesamtsituation und erscheint besonders indiziert bei bereits länger bestehendem Subileus/Ileus, bei erheblicher Darmfüllung, bereits bestehendem septischen Zustand und bei potentiellen erneut gefährdeten Darmanastomosen.

26.3.1.1
Offene bzw. halboffene Behandlung des Abdomens

Eine schwere diffuse Peritonitis wird heute in der Regel durch eine Form der Peritoneallavage behandelt. Diese kann geschlossen (Beger et al. 1983), offen (Pichlmayr et al. 1983; Hünefeld 1989b) oder als Etappenlavage (Teichmann et al. 1982; Kern et al. 1983) vorgenommen werden. Besondere Bedeutung hat die regelmäßige, meist tägliche Revision des Abdomens. Im eigenen Vorgehen kommt bei besonders schweren Peritonitisfällen die kontinuierliche dorsoventrale Spülung mit jeweils großer Spülmenge in Kombination mit täglichen Revisionen und dabei erneuter Spülung des Abdomens zur Anwendung (Hünefeld u. Pichlmayr 1988). Das Abdomen bleibt dabei offen bzw. halboffen.

Neuere Erfahrungen zeigen, dass eine solche offene bzw. halboffene Bauchbehandlung auch bei primär aseptischen bzw. nur intraoperativ kontaminiertem Abdomen durchgeführt werden kann. Hierbei wird in der Regel ein resorbierbares Netz eingenäht. Die Notwendigkeit hierzu ergibt sich, wenn etwa bei erheblicher Darmschwellung aufgrund einer langen Operation (ggf. bei Leberhilusabklemmung o. ä.) ein Nahtverschluss der Bauchdecke nur mit großer Spannung möglich wäre. Es erscheint jedoch sehr vorteilhaft, diese Methode auch anzuwenden, wenn ein primärer Bauchdeckenverschluss zwar möglich wäre, damit aber eine deutliche Kompression auf die Abdominalorgane ausgeübt würde mit der Folge einer Durchblutungsverminderung und besonders auch, wenn eine oder mehrere Revisionen geplant sind. Damit wird einerseits die Bauchdecke entlastet, andererseits eine erneute Traumatisierung bei mehrfacher Vernähung vermieden. Das mit Einzelkopfnähten oder fortlaufend an der Bauchdeckenfaszie angeheftete resorbierbare Netz kann jeweils in der Mitte geöffnet und wieder vernäht werden, so dass die Ränder der Bauchdecke bei Revision nicht beeinträchtigt werden. Häufig kann am Ende der Phase geplanter Revisionen infolge allgemeiner Abschwellung der Bauchorgane ein definitiver Bauchdeckenverschluss nachgeholt werden. Wenn dies nicht möglich ist, verbleibt das Netz – ggf. bei der letzten Revision gewechselt und in der Größe eingepasst – als Bauchdeckenverschluss und als Grundlage für die Granulation. Später kann meist die Epithelialisierung abgewartet werden.

Bei geplanter – ggf. wiederholter – Revision des Abdomens erscheint es in Einzelfällen möglich, auf Bauchdrainagen ganz zu verzichten. Damit werden Schädigungen der Bauchwand (Blutung, Infektion) vermieden; Sekretansammlungen etc. werden ohnehin effektiver bei der nächsten Revision entfernt.

Insgesamt wird die Tendenz zu einem „aggressiven" Vorgehen mit häufigen geplanten abdominellen Revisionen vertreten, nicht nur bei bekannter Peritonitis, sondern auch nach großen Operationen mit erhöhtem Risiko für Intestinalnahtinsuffizienz, Durchblutungsstörungen, Sekretansammlungen etc. und in anders unklar bleibenden Situationen.

26.3.1.2
Antibiotikatherapie

Die Infektionsprophylaxe und -therapie mit Antibiotika ist infolge der Weiterentwicklung der antibiotisch wirksamen Substanzen einem raschen Wandel unterworfen. Stets wird gerade bei septischen Intensivpatienten eine möglichst gezielte Antibiotikatherapie angestrebt. Ob der mikrobiologische Befund und ein Antibiogramm abgewartet werden kann, bzw. ob die Antibiotikagabe kurzfristig unterbrochen werden kann, um einen sinnvollen bakteriologischen Befund zu erhalten, ist individuell zu überlegen. Sofern dies nicht möglich erscheint, wird zumindest zunächst ein breit wirkendes Antibiotikum eingesetzt, nach Möglichkeit aber nicht unbedingt als Mittel der letzten Wahl. Dabei sind auch krankenhausspezifische Gegebenheiten zu berücksichtigen. Nach Vorliegen des Antibiogramms muss dann ggf. eine Umstellung der Antibiose erfolgen. Zunehmende Probleme ergeben sich durch multiresistente Keime die v. a. auf Intensivstationen vermehrt auftreten. Als sinnvoll hat sich die enge Zusammenarbeit mit einem erfahrenen Mikrobiologen erwiesen.

Die Durchführung einer selektiven Darmdekontamination (SDD) erscheint v. a. bei lebertransplantierten Patienten indiziert und bei Patienten, die einer längeren Intensivbehandlung bedürfen (Hünefeld 1989a). Offensichtlich lässt sich die Häufigkeit schwerer pulmonaler Infektionen und die Gesamtsterblichkeit von Intensivpatienten durch eine SDD günstig beeinflussen (D'Amico et al. 1998), ihr Stellenwert ist jedoch nach wie vor umstritten. Bedenken bestehen vor allem hinsichtlich der Entwicklung von Resistenzen.

Die Bedeutung einer lokalen Anwendung von Antibiotika erscheint dagegen begrenzt, auch bei kontinuierlicher Abdominallavage kommt der Haupteffekt wohl der Spülung selbst zu.

26.3.2
Postoperative Blutung

Ursachen einer postoperativen Blutung sind neben unzureichender intraoperativer Blutstillung, Anastomoseninsuffizienzen, Erosionsblutungen durch Drainagen, Sonden oder Infektionen auch Gerinnungsstörungen. Während die Blutungen durch unzureichende Blutstillung oder Anastomoseninsuffizienz in der Regel in der frühen postoperativen Phase auftreten, zeigen sich Blutungen durch Erosion oder Gerinnungsstörungen (z. B. durch eine Verbrauchskoagulopathie) erst im späteren Verlauf. Abhängig vom Ausmaß der Blutung kann lediglich ein leichter Abfall der Hämoglobinkonzentration vorliegen, aber auch eine hämodynamische Instabilität des Patienten. Bei Letzterer ist neben dem prompten Volumenersatz und der Transfusion von Erythrozytenkonzentraten eine sofortige Revision notwendig. Ist intraoperativ eine Blutstillung nicht möglich, z. B. bei diffusen Blutungen nach Leberteilresektion oder bei retroperitonealen Blutungen, kann als Ultima ratio eine Tamponade mit Bauchtüchern durchgeführt werden. Die Entfernung der Tamponade sollte nach ein bis zwei Tagen durchgeführt werden, sofern der Allgemeinzustand des Patienten dies zulässt.

26.3.3
Ileus

Je nach Größe des abdominalchirurgischen Eingriffs ist mit einer mehr oder weniger lang anhaltenden physiologischen Magen-Darm-Atonie zu rechnen. Die Ursachen für die Darmatonie sind pharmakologischer, metabolischer oder reflektorischer Art. In den meisten Fällen ist mit einer zunehmenden Peristaltik ab dem zweiten oder dritten postoperativen Tag zu rechen. Bei einem völligen Fehlen über den dritten Tag hinaus sollte nach möglichen Ursachen gesucht werden. Neben einem funktionellen kann – seltener –

auch ein mechanischer Ileus die Ursache sein. Bei Hinweisen auf einen paralytischen oder funktionellen Ileus sollte zunächst versucht werden, die Darmtätigkeit mit konservativen Maßnahmen anzuregen. Neben einer Entlastung des Intestinaltrakts nach oral (Magensonde) und aboral (Einläufe) kann der Einsatz motilitätssteigernder Pharmaka sinnvoll sein.

Ob und wann beim paralytischen Ileus eine chirurgische Intervention angezeigt ist, muss individuell entschieden werden. Die chirurgische Therapie besteht dann in erster Linie in einer möglichst vollständigen Darmentlastung.

Bei Vorliegen eines mechanischen Ileus muss die Ursache immer chirurgisch beseitigt werden.

26.3.4
Akutes Nierenversagen

Als akutes Nierenversagen definiert man einen prinzipiell reversiblen Ausfall der exkretorischen Nierenfunktion, es tritt postoperativ bei etwa 15% der Intensivpatienten auf (Brivet et al.1996). Da eine kausale Therapie des akuten Nierenversagens bisher nicht möglich ist, sollte besonderes Augenmerk auf eine mögliche Prävention gelegt werden. Hierzu gehören vor allem ausreichende Flüssigkeitszufuhr und die Vermeidung nephrotoxischer Substanzen.

Ist ein akutes Nierenversagen eingetreten, steht v. a. die Gefahr der Hyperhydratation und die einer Hyperkaliämie im Vordergrund. Zur Therapie sind verschiedene Verfahren möglich, es hat sich jedoch gezeigt, dass vor allem die kontinuierliche Ersatztherapie hämodynamisch am besten toleriert wird.

26.4
Intensivtherapie nach Organtransplantation

Die postoperative Therapie nach Organtransplantation stellt eine besondere Herausforderung für die Intensivmedizin dar. Neben den üblichen postoperativen Komplikationen wie Blutung, Anastomoseninsuffizienzen, Ileus etc. ist v. a. das Risiko für nosokomiale Infektionen durch die notwendige immunsuppressive Behandlung ein ernst zu nehmendes Problem.

Je nach Zentrum entwickeln nach Lebertransplantation zwischen 30 und 40% der Patienten eine bakterielle Infektionsperiode. Virusinfektionen, v. a. die Zytomegalieinfektion kommen in ca. 20% der Fälle vor, Pilzinfektionen in 10–15%.

Infektionen sind bei diesen Patienten nach wie vor die Haupttodesursache im frühen postoperativen Verlauf, daher ist ggf. frühzeitig eine Reduktion der Immunsuppresiva unter kontinuierlicher Überwachung der Transplantatfunktion zu erwägen. Wichtig ist v. a. eine konsequente Infektionsprophylaxe, die neben hohem hygienischen Aufwand gut geschultes Pflegepersonal voraussetzt.

Die perioperative Antibiotikaprophylaxe, die in der Regel nicht länger als 24 bis 48 Stunden durchgeführt werden sollte, ist abhängig vom transplantierten Organ mit seinen entsprechenden Erkrankungen (z. B. Cholangitis bei PSC) und vom lokalen Keimspektrum der jeweiligen Intensivstation.

Speziell beim lebertransplantierten Patienten hat sich zusätzlich eine SDD zur Minimierung des Infektionsrisikos für 14 bis 21 Tage durchgesetzt (Wiesner et al. 1988).

Eine CMV(Zytomegalievirus)-Prophylaxe (z. B. mit Ganciclovir) empfiehlt sich bei Risikokonstellation (CMV-positives Organ, CMV-negativen Spender). Abhängig vom immunsuppressiven Schema sollte ggf. auch eine Pneumocystis-carinii-Prophylaxe (z. B. mit Cotrimoxazol) durchgeführt werden.

Ein weiteres Problem der immunsuppressiven Behandlung sind die zum Teil erheblichen Nebenwirkungen. Aufgrund der zahlreichen heute zur Verfügung stehenden neuen Substanzen sind diese oft durch einen Wechsel auf ein anderes Immunsuppressivum zu beherrschen.

Problematisch und zu bedenken ist die mögliche Verschleierung von Symptomen durch die immunsuppressive Therapie.

Eine Stressulcusprophylaxe gilt v.a. in der Frühphase nach Transplantation als obligat.

Als schwerwiegendste Komplikation und maximale intensivmedizinische Herausforderung gilt eine initiale Nichtfunktion des Organs nach Lebertransplantation. Die Therapie entspricht im Prinzip der eines akuten Leberversagens. Ist nicht innerhalb von zwei bis maximal drei Tagen ein neues Organ verfügbar, ist die Prognose infaust.

Notizen

26.5
Therapiebegrenzung und „ärztliche Sterbebegleitung"

Fortschritte in der Medizin sind stets zu begrüßen. Sie verpflichten aber auch, die Grenzen ihrer Anwendungen zu bedenken. Nicht jede mögliche Behandlung ist in der speziellen Situation eines Patienten indiziert. Auch die Behandlungsbegrenzung kann zum ärztlichen Behandlungsauftrag gehören. Sie muss überlegt werden und zur Anwendung kommen, wenn dies dem Gebot der ärztlichen Hilfe mehr entspricht als Anwendung oder Intensivierung einer Therapiemaßnahme (Pichlmayr 1996).

Therapiebegrenzung kommt vor allem in der Präfinal-/Finalphase des Lebens in Betracht, ist aber hierauf nicht begrenzt; sie kann auch in früheren Phasen einer Erkrankung mit infauster Prognose in Betracht kommen. Therapiebegrenzung kann keinesfalls allein, sondern nur als Teil jeweils erforderlicher Hilfen für den Patienten gesehen werden.

Die Entscheidung über die Begrenzung der Therapie und deren Form (Nicht-Anwenden, Nicht-Steigern, Reduzieren, Absetzen) kann nur streng individuell und für die jeweils gegebene Situation getroffen werden.

Ärztlicher Behandlungsauftrag, Definition und Grenzen
Der ärztliche Behandlungsauftrag kann definiert werden als „Verpflichtung zu ärztlicher Hilfe". Ärztliche Behandlungsmaßnahmen müssen sich also am Kriterium der Hilfe für den Patienten orientieren. Nicht immer ist die Fortführung oder eine Intensivierung einer bestimmten Therapie eine Hilfe für den Patienten; in manchen Situationen kann Therapiebegrenzung mehr dem Gebot der ärztlichen Hilfe entsprechen und im Sinne des Patienten sein.

Bedeutung des Patientenwillens für den individuellen Behandlungsauftrag und dessen Grenzen
Der Wille des Patienten ist Grundlage jeder Behandlung. Der Arzt ist verpflichtet, den Willen bzw. den mutmaßlichen Willen des Patienten für die gegebene Situation zu eruieren. Bei eingeschränkter oder fehlender Urteilsfähigkeit des Patienten können beispielsweise frühere Gespräche, eine Patientenverfügung und Hinweise von Angehörigen dazu beitragen. Ggf. kann bzw. muss ein Betreuer bestellt werden.

Therapiebegrenzung und ärztliche Sterbebegleitung
Therapiebegrenzung kann keinesfalls alleine, sondern nur als Teil der jeweils erforderlichen Hilfen für den Patienten gesehen werden. Therapiebegrenzung kommt vor allem in der Präfinal- und in der Finalphase des Lebens in Betracht und ist dann Teil einer umfassenden ärztlichen Sterbebegleitung. Therapiebegrenzung kann jedoch auch in einer früheren Phase einer Erkrankung mit letztlich infauster Prognose in Betracht kommen; sie kann dann helfen, den Patienten auf das Ende des Lebens in einer ihm adäquaten Weise hinzuführen und kann somit zum erweiterten Bereich ärztlicher Sterbebegleitung gerechnet werden.

Ärztliche Sterbegleitung enthält die Bereiche
- menschliche Zuwendung zum Patienten,
- Linderung von Beschwerden während des Sterbevorganges und
- spezifische Therapiemaßnahmen je nach Erkrankung.

Bei Letzterer können individuelle Fortführung der Behandlung, ja sogar voller Therapieeinsatz bis zum Tode und andererseits Therapiebegrenzung angezeigt sein.

Nicht zur ärztlichen Sterbebegleitung und nicht zum ärztlichen Behandlungsauftrag generell gehören Hilfen zur Selbsttötung und intendierte Tötung. Speziell letztere wird zusätzlich zum juristischen Verbot abgelehnt.

Situationen, in denen eine Therapiebegrenzung in Betracht kommen kann

Diese Situationen können nur individuell beurteilt werden; sie lassen sich jedoch nach manchen Charakteristika gliedern und mit Beispielen erläutern.

Patienten in diesen Situationen können sein

- im Sterbeprozess (z. B. „natürliches Sterben" im Alter, Endstadium eines Malignomleidens oder einer anderen konsumierenden Erkrankung).
- in kritischer Situation mit hinreichend sicher festzustellender infauster Prognose,
- im anhaltenden Koma nach kardiopulmonaler Reanimation,
- mit interkurrenter Erkrankung bei fehlender Kommunikationsfähigkeit (z. B. bei apallischem Syndrom),
- in kontinuierlicher Abhängigkeit von der Substitution vital wichtiger Funktionen (z. B. künstliche Beatmung),
- mit einer Erkrankung ohne effektive Behandlungschance, besonders im Spätstadium der Erkrankung, jedoch noch nicht in der Final-/Präfinalphase, (z. B. inkurables Karzinomleiden).

Elemente der Situation, in denen eine Begrenzung der Therapie in Betracht kommen kann, können beispielsweise sein

- absehbares Versagen der Intensivtherapie (z. B. progredientes (Multi)Organversagen),
- schwere, potentiell letale Komplikation einer Grunderkrankung mit infauster Prognose (z. B. schwere postoperative Komplikation nach nur palliativer Tumorchirurgie),
- akute Erkrankung (Unfall) mit infauster bzw. besonders ungünstiger Prognose (z. B. schwere Verbrennungen, schweres Polytrauma, zerebrale Massenblutung),
- erhebliche Belastung bei Fortsetzen einer vermutlich erfolglosen Behandlung (z. B. wiederholte, bisher erfolglose Organtransplantation).

Allgemeine Gesichtspunkte

Therapiebegrenzung hat das Ziel, dem Patienten Belastungen durch eine Therapiemaßnahme zu ersparen, wenn diese für seine individuelle Situation keine Hilfe bringen. Eine ärztlich indizierte Therapiebegrenzung bedeutet nicht eine geringere Behandlungsintensität oder gar Nicht-Behandlung schwer kranker, gebrechlicher, alter oder behinderter Patienten aus ökonomischen Überlegungen. Eine solche Therapiebegrenzung würde ärztlichem Ethos widersprechen.

Die Entscheidung hinsichtlich einer Therapiebegrenzung ist eine ärztliche Aufgabe. Doch müssen hierbei stets Meinungen und Empfindungen der an der Behandlung hauptsächlich beteiligten Personen, insbesondere die der Pflegenden berücksichtigt werden.

Die Entscheidung für eine Therapiebegrenzung kann nur auf einer „hinreichend sicheren" Entscheidungsbasis, etwa bezüglich der Prognose des Grundleidens, der Unwirksamkeit einer Therapiemaßnahme oder der Belastung des Patienten durch eine Weiterbehandlung getroffen werden und nur bei eindeutiger Abgrenzungsmöglichkeit gegen die intendierte Tötung.

Literatur

Lehrbücher und Übersichtsarbeiten

Abdulla W (2001) Praxisbuch – Interdisziplinäre Intensivmedizin. Urban & Fischer, München
Berchtold R (2000) Chirurgie. Urban & Fischer, München
Burchardi H, Larsen R, Schuster H, Suter P (Hrsg) (2001) Intensivmedizin. Springer, Berlin Heidelberg New York Tokyo
Daschner F (2002) Antibiotika am Krankenbett. Springer, Berlin Heidelberg New York Tokyo
Grabow L (1999) Postoperative Intensivtherapie. Urban & Fischer, München
Simon C, Stille W (1999) Antibiotika-Therapie in Klinik und Praxis. Schattauer, Stuttgart
Töns C, Schumpelick V (1997) Chirurgische Notfallmedizin und Intensivmedizin. Thieme, Stuttgart New York

Zitierte Literatur

Bartels H, Theißen J et al. (1997) Interventionelle Therapie des intraabdominellen Abszesses: Ergebnisse und Grenzen. Langenbecks Arch Chir Suppl II: 956–959
Beger HG, Krautzberger W, Bittner R (1983) Therapie der diffusen bakteriellen Peritonitis mit kontinuierlicher Peritoneal-Lavage. Chirurg 54: 311–315
Brivet FG, Kleinknecht DJ, Loirat P, Landais M (1996) Acute renal failure in intensive care units: causes, outcome and prognostic factors of hospital mortality. A prospective multicenter study. Crit Care Med 24(2): 192–198
D'Amico R, Pifferi S, Leonetti C et al. (1988) Effectiveness of antibiotic prophylaxis in critically ill adult patients: systematic review of randomised controlled trials. BMJ 316: 1275–1285
Heberer M, Mosek J, Dürig M, Harder F (1984) Prospektive Untersuchung der Komplikationen des zentralen Venenkatheters. Infusionstherapie 11 : 254–261
Hünefeld G (1988) Reduktion endogener Infektionen und Verbesserung der Überlebensrate durch selektive Darmdekolonisation bei langzeitbeatmeten Patienten. Eine prospektive randomisierte Studie an 204 Patienten. Anaesthesist 37: 184
Hünefeld G, Pichlmayr R (1988) Therapieergebnisse einer offenen Bauchspülung mit Glucoselösung bei generalisierter Peritonitis. In: Schriefers KH (Hrsg) Chirurgisches Forum '88 für experimentelle und klinische Forschung. Springer, Berlin Heidelberg New York Tokyo, S 311–315
Hünefeld G (1989a) Klinische Studie zur selektiven Darmdekolonisation bei 204 langzeitbeatmeten abdominal- und unfallchirurgischen Intensivpatienten. Anaesthesiol Reanim 14: 131–153
Hünefeld G (1989b) Neue Aspekte der Peritonitisbehandlung. Habilitation, Medizinische Hochschule Hannover
Kern E, Buchwald J (1974) Allgemeine Gesichtspunkte zur Frührelaparotomie. Chirurg 45: 193–195
Kern E, Klaue P, Arbogast R (1983) Programmierte Peritoneal-Lavage bei diffuser Peritonitis. Chirurg 54: 306–310
Pichlmayr R (1996) Leitlinie zum Umfang und zur Begrenzung der ärztlichen Behandlungspflicht in der Chirurgie; Entwurf zum 113. Kongreß der Deutschen Gesellschaft für Chirurgie am 12. April 1996 in Berlin
Pichlmayr R, Lehr L, Pahlow J, Guthy E (1983) Postoperative kontinuierliche offene dorsoventrale Bauchspülung bei schweren Formen der Peritonitis. Chirurg 54: 299–305
Teichmann W, Eggert A, Welter J, Herden HN (1982) Etappenlavage bei diffuser Peritonitis. Chirurg 53: 374–376
Wiesner RH et al. (1988) Selective bowel decontamination to decrease gram-negative aerobic bacterial and Candida colonization and prevent infection after orthotopic liver transplantation. Transplantation 45: 570–574

Anhang

Leitlinie zum Umfang und zur Begrenzung der ärztlichen Behandlungspflicht in der Chirurgie

R. Pichlmayr †

Diese Leitlinie wurde von einer Kommission der Deutschen Gesellschaft für Chirurgie unter der Leitung von R. Pichlmayr und E. Nagel erarbeitet, vorgelegt und diskutiert auf dem 113. Kongress der Deutschen Gesellschaft für Chirurgie vom 9.–13. April 1996 in Berlin und verabschiedet bei der Sitzung des Präsidiums der Deutschen Gesellschaft für Chirurgie am 13./14. September 1996 in Altötting.

Einleitung

Die Behandlungsmöglichkeiten von Erkrankungen erfahren dank verschiedenartiger Fortschritte in Diagnostik, in pathophysiologischer Aufklärung und in Therapie von Gesundheitsstörungen fortlaufend Verbesserungen. In der Chirurgie tragen Fortschritte beispielsweise zur Anwendung neuer, weniger belastender Verfahren, zu größerer Sicherheit operativer Maßnahmen, zu höheren Heilungsquoten bei Malignomen, zur erfolgreichen Durchführung von Operationen im höheren Lebensalter und zu geringeren Schmerzen nach Operationen bei. Insgesamt ermöglichen Fortschritte der Chirurgie eine höhere Effizienz und eine größere Anwendungsbreite. Fortschritte können andererseits auch zur Vermeidbarkeit operativer Maßnahmen führen. Die Deutsche Gesellschaft für Chirurgie begrüßt diese Fortschritte und bemüht sich ihrerseits aktiv weiter um solche.

Die Deutsche Gesellschaft für Chirurgie verkennt aber andererseits nicht, dass mit Fortschritten stets auch die Frage der Anwendungsgrenzen verbunden ist. Solche Grenzen können etwa bei Summation mehrerer eingreifender Verfahren auftreten oder bei Einsatz von Entwicklungen, die bei bestimmter Indikation wertvoll, in dafür ungeeigneten Situationen, etwa bei Multimorbidität, nicht hilfreich sind. Die Erfolgschance einer Behandlung kann dann zu gering und im Verhältnis dazu die Belastung des Patienten zu groß sein. So mag etwa auch eine kurze Verlängerung der Überlebensspanne bei einem Übermaß an Belastungen und bei deutlich eingeschränkter Lebensqualität nicht dem Wohle oder Wunsche des Patienten entsprechen. Der Wert einer Behandlungsmöglichkeit kann im Einzelfall fragwürdig sein oder dies werden. Stets, so besonders bei der Anwendung eingreifender und individuell belastender Verfahren ist der Arzt verpflichtet, im Sinne des jeweiligen Patienten Abwägungen vorzunehmen. Stets muss der Arzt dafür Sorge tragen, dass die Behandlung dem Willen des Patienten, dem bekannten oder mutmaßlichen, entspricht. Hierbei kann es sich sowohl um Therapieanwendung und Therapieintensivierung als auch um Formen der Therapiebegrenzung handeln. *Therapiebegrenzung* meint, dass prinzipiell existierende Behandlungsmöglichkeiten nicht oder nicht in vollem Umfang zum Einsatz kommen oder auch eingeschränkt bzw beendet werden. Therapiebegrenzung bedeutet jedoch keinesfalls einen Abbruch jeder Behandlung; vielmehr ist der Arzt stets verpflichtet, ärztlichen Beistand und ärztliche Hilfe in jeweils geeigneter Form zu geben.

Fragen der Therapiebegrenzung sind also gerade im Hinblick auf laufende Entwicklungen erweiterter Therapiemöglichkeiten nicht nur berechtigt, sondern sogar erforderlich und im Sinne der Patienten.

Die Deutsche Gesellschaft für Chirurgie legt besonderen Wert darauf, festzustellen, dass finanzielle oder ökonomische Gesichtspunkte nicht die Behandlung und die Behandlungsintensität, also auch nicht Therapiebegrenzung beim einzelnen Patienten beeinflussen dürfen; stets müssen dabei die ärztliche Indikation und der Wille des Patienten die führenden Kriterien sein. Die Deutsche Gesellschaft für Chirurgie verkennt aber auch nicht, dass generell die Fragen der Therapieausweitung und der Therapiebegrenzung auch ökonomische Qualitäten haben. Sofern sich aus finanziell-ökonomischen Gründen Änderungen in der ärztlichen Indikationsstellung, vor allem generelle Einschnitte, ergeben sollten, könnte dies nicht Aufgabe der Ärzte sein, sondern müsste von der Gesellschaft bzw. vom Staat entschieden werden. Dabei dürfte nach ärztlicher Auffassung „Produktivität" des zu behandelnden Patienten bzw. des zu erhaltenden Lebens kein Kriterium sein. Es erscheint bei den dem Gesundheitssystem auferlegten finanziellen Begrenzungen wichtig, diese Abgrenzung der Zuständigkeiten deutlich zu machen und zu respektieren. Der behandelnde Arzt kann ggf. finanzielle Gesichtspunkte mit berücksichtigen, wenn er eine bestimmte Therapieform oder Therapieänderung, die Kosten erspart, für den Patienten für angemessen hält.

Überlegungen und Entscheidungen über Therapiebegrenzung sind solche in Grenzbereichen ärztlichen Tuns. Allgemeine Stellungnahmen (Richtlinien, Leitlinien, Kodizes) können bei der Abwägung in Einzelsituationen helfen und allgemein akzeptierte Grenzen präzisieren. Solche Stellungnahmen geben keine absolute Sicherheit im Handeln und können dem Arzt die Entscheidung, auch eine Entscheidung unter gewisser Unsicherheit, nicht abnehmen.

Die Deutsche Gesellschaft für Chirurgie möchte mit dieser neuen Stellungnahme in Form einer Leitlinie sowohl Hilfestellung bei individuellen Entscheidungen bieten als auch ihre Grundpositionen darlegen[1].

Zusammengefasst sind die Gründe für die Erstellung dieser Leitlinie speziell für die Chirurgie folgende:

1. Vor allem in der Chirurgie sind Behandlungsfortschritte (z. B. intensivmedizinische Maßnahmen, Organtransplantationen, Ausweitung von Eingriffen) wirksam geworden, die Entscheidungen in Grenzbereichen gerade von Chirurgen erfordern können.
2. Entsprechend häufig wird auch in öffentlicher Diskussion die Chirurgie bezüglich ihrer Haltung zu Grenzen einer Behandlung angesprochen. Dabei werden auch Fragen der verschiedenen Formen einer Sterbehilfe aufgeworfen, häufig aber nicht ausreichend scharf definiert und differenziert.
3. Zusätzlich zu der in bisherigen Stellungnahmen ausschließlich betrachteten Finalphase des Lebens sollte versucht werden, auch frühere Perioden in die Überlegungen zu Umfang und Grenzen ärztlicher, speziell auch chirurgischer Behandlung mit einzubeziehen. Dies etwa im Hinblick auf die Frage der Anwendung von eingreifenden opera-

---

[1] Siehe Stellungnahme Deutsche Gesellschaft für Chirurgie 1979. „Resolution zur Behandlung Todkranker und Sterbender – Ärztliche und rechtliche Hinweise".
Weiterhin: Bundesärztekammer: Richtlinien für die ärztliche Sterbebegleitung 1993 (entsprechend 1981/1988) und Stellungnahme der Schweizerischen Akademie der Medizinischen Wissenschaften, „Medizinisch-ethische Richtlinien für die ärztliche Betreuung sterbender und zerebral schwerst-geschädigter Patienten", 1995

tiven Verfahren in hohem Lebensalter oder von onkologischen Behandlungen mit äußerst geringer Erfolgsaussicht, insgesamt also auf die Frage des Beginns, der Intensität und der Dauer einer spezifischen Behandlung bei sehr ungünstiger Prognose.

I. Definition des ärztlichen Behandlungsauftrags und seiner Grenzen

Der ärztliche Behandlungsauftrag kann als „Verpflichtung zu ärztlicher Hilfe" definiert werden. Dies umfasst die Ziele der Heilung, der Besserung und Linderung von Krankheiten und Beschwerden, fordert aber nicht stets Maßnahmen zur Lebensverlängerung. „Lebensverlängerung um jeden Preis" ist nicht Inhalt des ärztlichen Behandlungsauftrages. Wo Hilfe nicht mehr sinnvoll ist, kann eine Begrenzung bestimmter Therapiemaßnahmen nicht nur berechtigt, sondern im Sinne des Patienten indiziert sein, also zum ärztlichen Behandlungsauftrag gehören. Die Problematik liegt darin, dass Möglichkeit und – noch mehr – Sinn weiterer Behandlung oft schwer festzustellen sind. Absolute Gewissheit kann es dabei in der Beurteilung einer Prognose auch unter Heranziehung aller verfügbaren Parameter nicht geben. Ferner ist der individuelle Wert einer auch sehr begrenzten Lebensspanne und deren Möglichkeiten nicht ausreichend – jedenfalls nicht vorausschauend – zu beurteilen. Es wäre jedoch auch nicht richtig, aus diesen Unsicherheiten heraus zu fordern, jede mögliche Therapie müsse bis zum Tode fortgesetzt oder laufend intensiviert werden. Neben den bestehenden Therapiegrenzen (d. h. fehlende Therapiemöglichkeit) muss die Diskussion über Therapiebegrenzung (d. h. nicht oder nicht volles Einsetzen aller Therapiemöglichkeiten) hinzutreten, wenn dies nach bestem Wissen im Einzelfall dem Grundsatz der ärztlichen Hilfe mehr entspricht als Maximaltherapie. Entscheidend ist dabei stets, dass die Sicht des Patienten zur Grundlage von Überlegungen und Handlungen gemacht wird.

II. Bedeutung des Willens des Patienten für den individuellen ärztlichen Behandlungsauftrag und seine Grenzen

Der Wille des Patienten ist Grundlage jeder Behandlung, so auch der Grenzen einer Behandlung. Für die hier zur Diskussion stehenden Fragen der Therapiebegrenzung ergibt sich häufig die Situation der erkrankungsbedingt eingeschränkten oder fehlenden Urteilsfähigkeit des Patienten, z. T. auch die psychologische Problematik einer detaillierten Aufklärung in der Situation einer schweren Krankheit. Es kommt dann darauf an, wenn möglich den Willen, sonst den mutmaßlichen Willen des Patienten bezüglich der aktuellen und spezifischen Behandlungssituation zu eruieren. Dazu können frühere Gespräche mit dem Patienten, dessen Verhaltensweisen und Äußerungen, eine niedergelegte Patientenverfügung („Patiententestament"), Darstellungen durch die Angehörigen oder auch ein Rückgriff auf allgemeine Wertvorstellungen beitragen. Juristisch möglich – und in schwierigen, elektiven Situationen geboten – ist es, durch das Vormundschaftsgericht einen Betreuer bestellen zu lassen, der wiederum verpflichtet ist, den Willen oder mutmaßlichen Willen des Patienten zu erkunden und diesen zu vertreten. Auch kann der Patient selbst einen Bevollmächtigten („Vertreter im Willen") bestimmt haben.

Der schwer kranke Patienten behandelnde Arzt hat es vor allem mit folgenden Situationen zu tun:

A) *Final- und Präfinalphase*

1. In der Final- bzw. Präfinalphase oder während einer Intensivtherapie sind Bewusstsein und Urteilsfähigkeit häufig nicht gegeben. Auch bei nur eingeschränkter Bewusstseinslage besteht kaum die Möglichkeit einer Aufklärung. Der Arzt muss somit versuchen, den Willen oder den mutmaßlichen Willen des Patienten für die individuelle Situation aus geeigneten Quellen zu erfahren.

2. Eine Patientenverfügung ist primär als Willensäußerung aufzufassen. Doch kann unsicher sein, ob die gegebene Situation derjenigen entspricht, die der Patient beim Abfassen der Verfügung meinte, weiter, ob er seinerzeit entsprechend aufgeklärt wurde, ob sein Wille aktuell ebenso bestünde. Somit muss der Arzt auch hier aus der Patientenverfügung und ggf. anderen Gesichtspunkten den mutmaßlichen, aktuellen Willen des Patienten zu eruieren suchen.

3. Angehörige des Patienten können bei der Feststellung des Willens oder der Erörterung des mutmaßlichen Willens des Patienten hilfreich sein. Bei der Erörterung eines therapiebegrenzenden Vorgehens gegenüber den Angehörigen sind jedoch besondere Sorgfalt und Einfühlungsvermögen erforderlich, um nicht Selbstvorwürfe – etwa wegen eines gegebenen Einverständnisses zu einer Therapiereduktion – auszulösen. Schon aus diesem Grunde darf den Angehörigen keinesfalls die Entscheidung über eine Therapiereduktion übertragen werden. Ein eigenes Entscheidungsrecht kommt Angehörigen nur als gesetzliche Vertreter etwa für ein minderjähriges Kind oder wenn sie zum Betreuer bestimmt sind zu.

4. Es ist vorstellbar, dass der mutmaßliche oder der ausgesprochene bzw. dokumentierte Wille auch eines Sterbenden bzw. sich in der Finalphase befindlichen Patienten dahin geht, dass bis zuletzt alles getan werden soll, was den Sterbeprozess möglicherweise aufhält. In aller Regel wird auch diesem Willen des Patienten Folge zu leisten sein. Doch kann ein entsprechender Behandlungswunsch auch an Grenzen der Möglichkeiten oder der Indikation ärztlicher Maßnahmen stoßen (zu denken ist hier etwa an Kreislaufsubstitution durch ein künstliches Herz bei einem Moribunden).

B) *In früheren Erkrankungsstadien*

1. In früheren Erkrankungsstadien ist bei einem bewusstseinsklaren, urteilsfähigen Patienten dessen Wille bindend (außer zur Tötung). Bei einem vom Patienten selbst geäußerten Wunsch auf Therapiebegrenzung ist zu beachten, ob der Patient ggf. von schweren Störungen der Gefühlslage, insbesondere von Depressionen beeinflusst ist und somit von ihm unter günstigeren Umständen sowie nach Gesprächen revidiert werden könnte. Bei der Erörterung einer möglicherweise indizierten Therapiebegrenzung von Seiten des Arztes oder des Patienten (z. B. Verzicht auf Chemotherapie, auf eine Organtransplantation, auf Fortsetzung einer Dialysebehandlung, auf eine Operation) sind wiederum besondere Sorgfalt und Einfühlungsvermögen angebracht; es ist in der Regel nicht ausreichend, dem Patienten Alternativen aufzuzählen; diese müssen vom Arzt für die individuelle Situation des Patienten gewichtet und auf Wunsch ausführlich dargestellt werden. Hierzu muss der Arzt selbst sich einerseits die Frage der zu erwartenden Lebensverlängerung, der dabei erreichbaren Lebensqualität, also des Nutzens der Behandlung und andererseits der vermutlichen oder möglichen Belastung durch die Behandlung jeweils für die spezifische Situation des Patienten, d. h. sein Al-

ter, seine Vitalität etc. vorlegen und bestmöglich beantworten. Eine zu starke Beeinflussung durch die Vorstellungen des Arztes ist dabei ebenso zu vermeiden wie ein Alleinlassen in einem Entscheidungszwang ohne ausreichende Darlegung von Entscheidungshilfen. In aller Regel sucht und bittet ein Patient um den Rat des Arztes für seine spezifische Situation.

2. Bei einem nicht urteilsunfähigen Patienten erfordern entsprechende Entscheidungen in der Regel die Bestellung eines Betreuers. Dies vor allem, wenn es sich um eine geplante Therapiebegrenzung bei einem längeren Krankheitsverlauf handelt (s. „Kemptener Urteil"). Im Falle einer unmittelbar zu treffenden Entscheidung etwa über den Verzicht auf Therapieintensivierung bei einer interkurrenten Komplikation eines letztlich infausten Verlaufes wird die Entscheidung orientiert am mutmaßlichen Willen des Patienten beim behandelnden Arzt ohne Einschaltung eines Betreuers bleiben.

III. Therapiebegrenzung und „ärztliche Sterbebegleitung"

Erörterungen über eine Therapiebegrenzung widersprechen nicht dem intensiven Bemühen, stets alle potentiell erfolgversprechenden Behandlungsmöglichkeiten auszuschöpfen. Dies fraglos auch bei Patienten in hohem Alter, bei Behinderten, bei Schwerkranken und Gebrechlichen. Ärztlich initiierte Therapiebegrenzung hat nichts mit einer Wertbemessung eines Lebens etwa aus gesellschaftlicher Sicht zu tun, sie orientiert sich ausschließlich an der größtmöglichen Hilfe für den jeweiligen Patienten. Diese kann auch im Geschehenlassen eines zum Tode führenden Krankheitsverlaufes in Kombination mit Maßnahmen zur Erleichterung dieses Verlaufes, besonders auch des Sterbens liegen.

Therapiebegrenzung kann nie isoliert, sondern nur als ein Teil der jeweils für den Patienten geeigneten ärztlichen Hilfen gesehen werden. Bei Begrenzung spezifischer Therapieverfahren müssen andere ärztliche Maßnahmen – ebenso wie die Pflege des Patienten – weiterlaufen, evtl. sogar intensiviert werden. Therapiebegrenzung kommt vor allem in der Final-/Präfinalphase in Betracht. Gerade in dieser Phase sind andere Hilfen entscheidend wichtig. Therapiebegrenzung wird damit zu einem Teil der „ärztlichen Sterbebegleitung" (s. u.).

Therapiebegrenzung kann jedoch auch in einer früheren Lebensphase bei reiner letztlich infauster Erkrankung in Betracht kommen. Man wird sie dann noch nicht direkt dem Begriff der „ärztlichen Sterbebegleitung" zuordnen wollen; doch kann Therapiebegrenzung in dieser Situation mit als eine Vorbereitung auf das Lebensende verstanden und genutzt werden und somit zu einem erweiterten Bereich „ärztlicher Sterbebegleitung" gerechnet werden. In jedem Fall können sich fließende Übergänge ergeben.

Inhalte einer „ärztlichen Sterbebegleitung"

1. *Die ärztliche/menschliche Zuwendung:*
   Hierzu gehört zunächst die menschliche Zuwendung des Arztes zum Patienten und das Eingehen auf seine Anliegen. Dies ist für den Arzt ebenso obligat wie für das Pflegepersonal und gilt entsprechend auch für bewusstseinsgetrübte und bewusstlose Patienten. Auch die Sorge um eine geeignete Unterbringung des Patienten und um eine Atmosphäre, die für Patient und Angehörige entsprechende Kontakte ermöglicht, ist mit ärztliche Aufgabe und Zuständigkeit.

2. *Die Linderung von Beschwerden während des Sterbevorganges:*
Ärztliche Aufgabe ist es weiter, die Begleitumstände des Sterbens nach Möglichkeit so zu beeinflussen, wie es dem Wunsch bzw. mutmaßlichen Willen des Patienten entspricht. Hierzu gehören in aller Regel eine effektive Schmerzbehandlung (Herabsetzung oder Ausschaltung der Schmerzempfindung), weiter alle Maßnahmen zur Vermeidung oder Verringerung unangenehmer oder quälender Empfindungen, wie Durst, Übelkeit, Erbrechen, Atemnot, Angst und Unruhe. Somit kann Sedierung auch in stärkerer Form bis zur Narkose erforderlich sein. Die Berechtigung und die Indikation zu solchen Maßnahmen wird nicht eingeschränkt durch eine als Nebenwirkung zu erwartende oder verursachte Lebensverkürzung.

3. *Die spezifischen Therapiemaßnahmen der Erkrankung:*
Nicht jede „ärztliche Sterbebegleitung" muss mit Therapiebegrenzung einhergehen. „Die Sterbebegleitung" kann auch unter fortgesetzter spezifischer Therapie erfolgen, wenn darin noch ein Sinn für den Patienten, d. h. eine Indikation gesehen wird. Es kann auch erforderlich sein, bis zuletzt durch Therapiemaßnahmen zu versuchen, den tödlichen Verlauf noch abzuändern (Beispiel Rettungsversuch bei Unfallopfer, maximale Intensivtherapie der Sepsis bei benignen Grundleiden, Notintubation bei Erstickungsanfall u. a.). Sofern hierfür eine Chance gesehen oder diese nicht hinreichend sicher ausgeschlossen ist, müssen die vorher beschriebenen Aufgaben einer Sterbebegleitung zurücktreten, ohne dass in diesem Fall der Vorwurf der Verhinderung eines „humanen Sterbens" berechtigt wäre; ein solcher Rettungsversuch darf nicht als widersprüchlich zu den Aufgaben der „ärztlichen Sterbebegleitung" aufgefasst werden. Sicher findet ein solches Vorgehen in Übereinstimmung mit dem mutmaßlichen Patientenwillen und allgemeinen Werturteilen statt.
Auch kann es im Interesse des Patienten sein, einen unabweisbaren Sterbeprozess zu verlängern, etwa bis zum Eintreffen von Angehörigen, bis zu einem Familienereignis o. ä. Auch diesem Verlangen hat der Arzt bestmöglich Rechnung zu tragen.
Häufiger wird zur ärztlichen Sterbebegleitung jedoch eine Therapiebegrenzung im Sinne der in dieser Stellungnahme ausgeführten Einschränkung von oder Verzicht auf bestimmte Therapieverfahren, speziell einer Maximaltherapie oder einer kardiopulmonalen Reanimation bei plötzlichem Kreislaufstillstand gehören. Es handelt sich dabei um Begrenzung von Maßnahmen, die, wenn angewandt, den spontanen Ablauf des Sterbevorganges verzögern oder ihn zeitweise aufhalten, ohne ihn jedoch mit hinreichender Sicherheit prognostizierbar grundsätzlich ändern zu können. Dabei kann Nicht-Anwendung einer Behandlung, Nicht-Steigerung von Maßnahmen oder auch Einschränkung und Abbruch von begonnenen Maßnahmen in Betracht kommen.
Ethisch und juristisch besteht zwischen diesen Formen von Therapiebegrenzung kein prinzipieller Unterschied; aus psychologischen Gründen ist in der Regel Nicht-Einsetzen oder Nicht-Steigern von Maßnahmen ein geeigneterer Weg als Einschränkung oder Abbruch begonnener Therapieverfahren.
Die hier unter ärztlicher Sterbebegleitung aufgeführten Maßnahmen werden im bisherigen Sprachgebrauch üblicherweise isoliert betrachtet und bezeichnet. So entspräche
Punkt 1. einer „reinen Sterbehilfe",
Punkt 2. der „sog. indirekten Sterbehilfe" und
Punkt 3, im Bereich der Therapiebegrenzung etwa einer „passiven Sterbehilfe" oder „Hilfe zum Sterben" bzw. einer „passiven Euthanasie".

Abgesehen davon, dass diese Begriffe häufig nicht eindeutig verwendet werden, erscheint es wegen der Zusammengehörigkeit all dieser Verhaltensweisen und Maßnahmen richtiger, sie unter einen Begriff, den der „ärztlichen Sterbebegleitung" zusammenzufassen. Diese ärztliche Sterbebegleitung ist in ihrer Gesamtheit – also auch in ihren einzelnen Bestandteilen – Inhalt des ärztlichen Behandlungsauftrages und ethisch wie juristisch voll verantwortbar und geboten.

Im Gegensatz zu der oben definierten ärztlichen Sterbebegleitung gehören andere Formen einer „Sterbehilfe" – sofern sie unter diesem Begriff zu subsumieren sind – nicht zum ärztlichen Behandlungsauftrag, z. T. widersprechen sie ihm. Es handelt sich dabei um folgende Maßnahmen:

Herausgabe oder Verbreitung von Anleitungen zur Selbsttötung: Wenngleich Selbsttötung in unserem Lande nicht im Gegensatz zu geltendem Recht steht und damit diesbezügliche Beratung nicht strafbar ist, gehört ein solches Anleiten nicht zu dem ärztlichen Behandlungsauftrag.

Hilfe bei der Selbsttötung (assisted suicide): Hierunter sind ärztliche Maßnahmen zu verstehen, die darauf gerichtet sind, den Patienten die Selbsttötung zu ermöglichen oder zu erleichtern. Solche Maßnahmen sind juristisch nicht strafbar, sofern die Entscheidung und der Ablauf der Tötung in den Händen des Patienten selbst liegt. Die Deutsche Gesellschaft für Chirurgie vertritt jedoch die Ansicht, dass solche Maßnahmen nicht Inhalt des ärztlichen Behandlungsauftrages sind. Vielmehr verpflichtet die Kenntnis eines Selbsttötungswunsches des Patienten den Arzt, nach Möglichkeiten der Änderung dieses Verlangens zu suchen.

Aktive Euthanasie (aktive Sterbehilfe): Tötung Todkranker oder Sterbender auch auf Wunsch des Betroffenen ist nach geltendem Recht als vorsätzliche Tötung verboten (§ 216) und keinesfalls Inhalt des ärztlichen Behandlungsauftrages. Nach Ansicht der Deutschen Gesellschaft für Chirurgie würde eine solche Maßnahme dem ärztlichen Behandlungsauftrag widersprechen, könnte zu schwer wiegenden Folgen führen und ist mit großem Nachdruck abzulehnen.

Diese Stellungnahme geschieht auch in Kenntnis und Würdigung von Argumenten für eine vom Patienten gewünschte Beendigung eines schwersten Leidenszustandes durch die Herbeiführung des Todes. Die Deutsche Gesellschaft für Chirurgie ist jedoch – unabhängig von dem juristischen Verbot – der Ansicht, dass solche Zustände in aller Regel durch geeignete Maßnahmen zu mildern sind – wozu eine hohe Verpflichtung besteht – weiter, dass bei Akzeptanz einer intendierten Tötung Grenzen schwer z.u halten wären und dass sich das Arztbild grundsätzlich ändern würde mit der Gefahr gravierenden Missbrauchs.

IV. Situationen, bei denen Therapiebegrenzung in Betracht kommen kann

Es kann sich jeweils nur um eine streng individuelle Überlegung und Entscheidung handeln. Doch können einige Gruppen von Situationen herausgestellt werden, die ähnliche Hauptmerkmale bezüglich der Frage einer Begrenzung spezieller Therapiemaßnahmen haben. Kombinationen oder Übergänge sind dabei möglich und häufig; manche Situationen treten nur unter intensivmedizinischer Behandlung auf, andere sind nicht darauf begrenzt.

1. Patient im Sterbeprozess befindlich

Hierzu gehören Patienten, die etwa im Altersmarasmus („natürliches Sterben" im Alter) oder im Endstadium einer Erkrankung (z. B. einem Malignomleiden, einer langfristigen progredienten kardialen Insuffizienz oder rezidivierenden zerebrovaskulären Insulten) einen moribunden Zustand erreicht haben und bei denen dieser Verlauf mehr oder weniger vorhersehbar war.

Zwar könnte in dieser Situation der Sterbeprozess durch intensivierte Therapie, wie etwa durch eine künstliche Beatmung o. ä. verzögert werden; doch dürfte dies kaum im Interesse des Patienten liegen. Hier speziell kommen alle Teile der ärztlichen Sterbebegleitung zum Tragen. So können am besten die Vorstellungen eines „humanen Sterbens" verwirklicht werden. Befindet sich ein solcher Patient in einer bereits vor der Finalphase indizierten Intensivtherapie, so kann auch hier bei erkennbarem Finalverlauf Therapiebegrenzung zur Anwendung kommen.

2. Patient in kritisch-kranker Situation mit hinreichend sicher feststellbarer, infauster Prognose

Diese beiden Charakteristika – aktuell schwerkranke Situation und der trotz aller Behandlungsmaßnahmen mit hinreichender Sicherheit als infaust zu prognostizierende Verlauf – treffen für viele unterschiedliche Situationen zu. Dabei kann die infauste Gesamtprognose durch Erfolglosigkeit der unmittelbaren Behandlung, etwa einer Sepsis, oder durch das Grundleiden, z. B. Malignom, bedingt sein. Beispielhaft kann es sich also um folgende Situationen handeln:

a) Absehbares Versagen der Intensivtherapie (z. B. progredientes (Multi-)Organversagen)
Auch maximale intensivtherapeutische Maßnahmen können manche ungünstige Verläufe, besonders bei Sepsis und Multiorganversagen, nicht verhindern. Dabei auftretende kontinuierliche oder akute Verschlechterung trotz maximaler Therapie, vor allem kombiniert mit anderen ungünstigen Faktoren, wie Vorerkrankungen und höheres Alter, können ein hinreichend verlässlich sicheres Zeichen eines endgültigen Therapieversagens sein. Prognose-Scores können bei der Beurteilung mit herangezogen werden; doch ist die individuelle Beurteilung der Gesamtsituation durch kompetente Ärzte das Wichtigste. Hierauf vor allem muss eine Entscheidung über eine Therapiebegrenzung beruhen.

b) Schwere, potentiell letale Komplikationen bei Grunderkrankung mit infauster Prognose
Bei inkurablem Grundleiden können interkurrente Komplikationen (z. B. Infektionen, schwere postoperative Komplikationen nach nur palliativer Tumorchirurgie, Nierenversagen etc.) ggf. durch hohen Therapieeinsatz behandelt werden. Es ist dabei zu bedenken, ob und wie lange dies im Sinne des Patienten ist. Sowohl der unmittelbare Erfolg der Behandlung kann fraglich sein (z. B. Langzeitbeatmung, kardiovaskuläre Insuffizienz), auch kann die Lebensqualität nach Überstehen der Komplikation in der wegen des Grundleidens nur kurzen, verbleibenden Überlebenszeit zusätzlich schwer beeinträchtigt sein. Häufig ist dann Hospitalisation, evtl. Intensivpflege bis zum Tode erforderlich.

Solche Situationen sind heute gerade auch in der Chirurgie nicht vermeidbar bei dem Ziel, auch Patienten mit maligner oder infauster Grunderkrankung mit „palliativen" Maßnahmen zu helfen – ganz im Sinn der Patienten. Sicher ist solchen Situationen keineswegs stets mit Therapiebegrenzung zu begegnen. Doch sie sind wohl Hauptmotiv für Patientenverfügungen und häufig Inhalt von Gesprächen mit Patienten, mit

Angehörigen sowie Anlass von Diskussionen in der Öffentlichkeit über den Sinn einer weiteren Intensivtherapie. So kann möglicherweise häufig von einem mutmaßlichen Willen des Patienten zur Therapiebegrenzung in solchen Situationen ausgegangen werden.

c) *Akute Erkrankungen (Unfall) mit infauster bzw. besonders ungünstiger Prognose*
Manche definierte Situationen sind nicht erfolgreich behandelbar (z. B. eine über 90%ige drittgradige Verbrennung). Hier ist Therapiebegrenzung im Rahmen der ärztlichen Sterbebegleitung angebracht. Häufiger sind Situationen mit statistisch minimaler bzw. geringer Überlebenschance und dabei hohem Wahrscheinlichkeitsgrad bleibender schwerer Folgezustände. Beispiele hierfür sind: Schweres Polytrauma mit erheblicher zerebraler Beteiligung, mit irreversibler hoher Querschnittsverletzung und initialer Reanimationsnotwendigkeit; rupturiertes Aortenaneurysma mit Reanimationspflichtigkeit im hohen Alter; Myokardreinfarkt mit schwerem hämodynamischen Schock; zerebrale Massenblutung mit Respirationspflichtigkeit u. a. Die besondere Problematik einer möglichen Therapiebegrenzung (z. B. in Form des Nicht-Einsetzens von Reanimationsmaßnahmen) liegt sowohl in der Notwendigkeit, sofort eine Entscheidung zu treffen als auch in einer Unsicherheit bezüglich des Schweregrades und der kurz- und langfristigen Prognose der Erkrankung sowie des Schweregrades eines verbleibenden Schadens, also der evtl. resultierenden Lebensqualität. In der Regel wird somit maximaler Therapieeinsatz indiziert sein. Doch ist es auch Aufgabe, die Zuverlässigkeit von Prognosekriterien und die Lebensqualität Überlebender solcher schwerer Erkrankungen und Verletzungen weiter wissenschaftlich zu bearbeiten und daraus ggf. Schlussfolgerungen für eine Therapiebegrenzung zu ziehen.

Anmerkung: Im Rahmen schwerer zerebraler Schädigungen findet bei letalem Verlauf die Entwicklung zum Hirntod statt. Während dieser Entwicklung kann u. U. evident werden, dass keine Überlebenschance besteht. Maßnahmen der Therapiebegrenzung könnten dann erwogen und angewandt werden. Sowohl wegen verbleibender Unsicherheiten einerseits als auch wegen der Möglichkeit, dass nach festgestelltem Hirntod Organspende in Betracht kommen kann, erscheint die Fortsetzung der Behandlung indiziert. Dabei ist auch letzteres Argument vertretbar, da wegen tiefer Bewusstlosigkeit eine durch Behandlungsfortsetzung ggf. verursachte Verlängerung des Sterbeprozesses für den Patienten nicht belastend ist. Auch hier kann von einem mutmaßlichen Willen des Patienten ausgegangen werden, nach dem Tode Organe zu spenden und somit bis zum Tod selbst optimal, aber auch im Hinblick auf eine mögliche Organspende behandelt zu werden.

Dagegen erscheint eine prinzipielle Beeinträchtigung und Änderung eines Sterbeprozesses, z. B. durch eine nur im Hinblick auf eine mögliche Organspende vorgenommene künstliche Beatmung bei sonst „natürlichem" Sterbevorgang, problematisch und wird hier abgelehnt. Sie könnte ggf. bei früher erklärter Bereitschaft des betreffenden Patienten hierzu in Betracht kommen.

d) *Erhebliche Belastung bei Fortsetzung einer vermutlich erfolglosen Behandlung*
Diese Situation ist etwa nach einer ein- oder mehrfach gescheiterten, ggf. kombinierten Organtransplantation vorstellbar, wenn die Erfolgschancen einer weiteren Transplantation sehr gering und die damit verbundene Belastung (auch für Angehörige) sehr hoch ist.

e) *Anhaltendes Koma durch hypoxischen Hirnschaden nach kardio-pulmonaler Reanimation*

3. Patient mit interkurrenter Erkrankung bei fehlender Kommunikationsfähigkeit
Bei Patienten mit als irreversibel erkanntem apallischen Syndrom oder schwersten anderen zerebralen Defektzuständen, etwa einer Alzheimerschen Erkrankung mit Erloschensein der Kommunikationsfähigkeit, können Komplikationen des Leidens, wie Infektionen oder Neuerkrankungen (malignome oder kardiale Erkrankungen) spontan einen letalen Verlauf nehmen. Es kann nach dem mutmaßlichen Willen des Patienten gerechtfertigt sein, diesen Verlauf nicht durch Therapiemaßnahmen zu beeinflussen.

4. Patient in kontinuierlicher Abhängigkeit von der Substitution vital wichtiger Funktionen
Patienten, die dauerhaft abhängig sind von der Substitution vital wichtiger Funktionen (z. B. künstliche Beatmung, Herz-Kreislauf-Assistenz durch Pumpenmechanismen, künstliche Ernährung u. a.) können in urteilsfähigem Zustand die Beendigung dieser Behandlung oder die Nicht-Behandlung von Komplikationen verlangen. Bevor diesem nachgekommen wird, sind ausführliche geeignete Gespräche zu führen. Zwar können Arzt und Pflegepersonen nicht verpflichtet werden, dem Verlangen des Patienten zu entsprechen, doch stellt die Erfüllung dieses Wunsches nicht den Sachverhalt des „assisted suicide" dar, sondern den der Nicht-Anwendung oder Unterbrechung einer vom Patienten abgelehnten Therapie.

Bei einem urteilsunfähigen Patienten könnte eine solche Therapiebegrenzung nur mit Zustimmung eines bestellten Betreuers bzw. eines vom Patienten beauftragten Vertreters sowie aufgrund eines mutmaßlichen Willens des Patienten und mit Zustimmung eines juristischen Vertreters erwogen werden und ggf. erfolgen (s. „Kemptener Urteil").

5. Patient mit einer Erkrankung ohne effektive Behandlungschance, besonders im Spätstadium der Erkrankung (jedoch noch nicht im Final-/Präfinalstadium)
Hier kann es sich darum handeln, dem Patienten nahe zu bringen, dass eine aussichtsreiche Behandlung seines Leidens nicht bzw. in diesem Stadium nicht mehr existiert und dass ein Verzicht auf weitere, belastende therapeutische Maßnahmen angebracht ist. Voraussetzung hierfür ist, dass ausreichend Daten vorliegen, dass weitere Behandlungsmaßnahmen ineffektiv und/oder mit einer relativ hohen Belastung für den Patienten verbunden sind. Wegen Unsicherheit darüber und wegen des Wunsches des Patienten nach Behandlung besteht heute die Neigung „alles zu versuchen". Dies ist in Zweifelsfällen bzw. über eine bestimmte Zeit berechtigt, führt jedoch derzeit wohl häufig zu einer den Patienten belastenden „Übertherapie" und muss insofern individuell infrage gestellt werden. In diesen Situationen kommt jedoch auch die wissenschaftliche Erprobung neuer Verfahren in Betracht. Der Wert weiterführender klinischer Forschung ist sehr hoch. Doch darf hierbei der Gesichtspunkt der Belastung des Patienten, ggf. durch aggressive Therapieformen mit geringen therapeutischen Aussichten, nicht außer acht gelassen werden. Der in der Regel vorhandene intensive Therapiewunsch und die Hoffnung des Patienten sind zwar wichtige Grundlagen für eine Therapie und auch einen Therapieversuch, nicht unbedingt aber eine ausreichende Begründung dafür.

V. Allgemeine Gesichtspunkte

Die Diskussion über Therapiebegrenzung wird in der Öffentlichkeit von zwei konträren Ausgangspunkten geführt: Einerseits wird, wie eingangs erwähnt, der Medizin vorgehalten, durch immer mehr Behandlung am Ende des Lebens verhindere sie „normales", ja

„humanes" Sterben und verlängere so unsinnig Kranksein und Leiden; andererseits wird die Befürchtung geäußert, Ärzte würden gerade auch unter dem Druck, Kosten zu sparen und ökonomisch zu arbeiten, die Behandlung Schwerkranker, gebrechlicher, alter oder behinderter Menschen von sich aus begrenzen, ohne dass dies im Sinne der Betroffenen ist. Es sei hier eindeutig klargestellt, dass Letzteres mit ärztlicher Ethik nicht vereinbar und ein solches Vorgehen in keiner Weise durch diese Stellungnahme gedeckt wäre.

Der erste Gesichtspunkt ist insofern richtig, als durch medizinische Fortschritte Behandlungsgrenzen verschoben wurden und dabei auch Lebensverlängerungen, die vermutlich nicht dem Wunsch des Patienten entsprechen, eintreten können. Doch geschieht dies in aller Regel als Folge von Behandlungs- und Rettungsversuchen, bei denen auch ein entsprechend ungünstiger Verlauf in Kauf genommen werden muss. Mit dieser Stellungnahme bekundet die Deutsche Gesellschaft für Chirurgie jedoch, dass sie sich der Verantwortung bewusst ist, bei Fortschritten auch die Anwendungsgrenzen stärker zu berücksichtigen.

In dieser Leitlinie wird ausgeführt, dass zum ärztlichen Behandlungsauftrag, der als ärztliche Verpflichtung zur Hilfe definiert wird, nicht nur die Anwendung von Behandlungsverfahren, sondern auch die Überlegung und Durchführung von therapiebegrenzenden Maßnahmen bzw. Verhaltensweisen gehört; dann nämlich, wenn dies dem Gebot der ärztlichen Hilfe mehr entspricht als Therapieintensivierung, also im Sinne des Patienten ist und seinem Willen oder mutmaßlichen Willen entspricht. Therapiebegrenzung wird hier vor allem als ein Teil einer umfassenden ärztlichen Sterbebegleitung gesehen. Therapiebegrenzung kann also nie allein betrachtet oder praktiziert werden.

Während Therapiebegrenzung im Rahmen der „ärztlichen Sterbebegleitung" oder auch in früheren Phasen einer prognostisch infausten Erkrankung zum ärztlichen Behandlungsauftrag gehört bzw. gehören kann, werden Tendenzen zur Akzeptanz oder zur Legalisierung der intendierten Tötung im Rahmen einer aktiven Euthanasie abgelehnt, auch in Kenntnis und unter Würdigung gegenteiliger Argumente.

Eine Entscheidung über eine Therapiebegrenzung fällt in die ärztliche Zuständigkeit. Stets sind jedoch die an der Behandlung hauptbeteiligten Personen, dabei besonders auch die den Patienten pflegenden, in den Diskussions- und Entscheidungsprozess einzubeziehen. Andere Auffassungen und Gewissensentscheide sind dabei zu beachten. Stets soll eine übereinstimmende Meinung zu Therapiebegrenzung oder Therapieintensivierung erreicht werden. Allen Beteiligten kommen stets die gesamten Aufgaben der Sterbebegleitung zu.

Auch Entscheidungen zur Therapiebegrenzung sind Entscheidungen mit einer unvermeidlichen Restunsicherheit. Unter kritischer Wertung der individuellen Situation und wissenschaftlich erwiesener Daten sowie der persönlichen Erfahrung und der Meinung anderer kann eine „hinreichende Sicherheit" für eine solche Entscheidung erreicht werden. Nur dann kann sie in Richtung einer Therapiebegrenzung getroffen werden. Anderenfalls ist der Arzt verpflichtet, die Behandlung entsprechend intensiv fortzuführen, sicher in aller Regel im Sinn des Patienten. Ein sich dann doch einstellender ungünstiger Verlauf muss als Preis für das Ziel, einen Patienten niemals zu früh aufzugeben bzw. eine Behandlung niemals zu früh zu beenden, aufgefasst und akzeptiert werden.

Ebenso darf eine Therapiebegrenzung nicht ausgeführt werden, wenn behandelnde Personen das Gefühl haben, hier nicht ausreichend zu intendierter Tötung des Patienten differenzieren zu können.

Prof. Dr. R. PICHLMAYR †
Präsident der Deutschen Gesellschaft für Chirurgie

Mitglieder der Kommission:
Prof. Dr. H. Bauer, Altötting; Prof. Dr. G. Feifel, Homburg; Prof. Dr. M. Hansis, Bonn;
Prof. Dr. W. Hartel, München; Prof. Dr. M. Honnecker, Bonn; Rose Killmer, Harndorf;
Prof. Dr. H. Lippert, Magdeburg; Dr. Dr. E. Nagel, Hannover; Prof. Dr. R. Pichlmayr †,
Hannover; Prof. Dr. H. Pohlmeier, Göttingen; Prof. Dr. M. J. Polonius, Dortmund; Prof. Dr.
Th. Prien, Münster; Prof. Dr. F.-W. Schildberg, München; U. Schlaudraff, Hannover; Prof.
Dr. H. L. Schreiber, Göttingen; Prof. Dr. H. W. Schreiber, Hamburg; Prof. Dr. H.-P. Schuster,
Hildesheim; Prof. Dr. L. Schweiberer, München; Prof. Dr. J. Wedell, Herford

Stichwortverzeichnis